U0242955

『十二五』國家重點圖書出版規劃項目

二〇一一—二〇二〇年國家古籍整理出版規劃項目

國家古籍整理出版專項經費資助項目

中國古農書集粹

王思明——主編

鳳凰出版社

圖書在版編目（ＣＩＰ）數據

植物名實圖考 / （清）吳其濬撰. -- 南京 : 鳳凰出版社, 2024.5
（中國古農書集粹 / 王思明主編）
ISBN 978-7-5506-4058-0

Ⅰ. ①植… Ⅱ. ①吳… Ⅲ. ①藥用植物－植物志－中國－清代 Ⅳ. ①R282.71

中國國家版本館CIP數據核字(2024)第042427號

書　　名	植物名實圖考
著　　者	(清)吳其濬 等
主　　編	王思明
責任編輯	王　劍
裝幀設計	姜　嵩
責任監製	程明嬌
出版發行	鳳凰出版社(原江蘇古籍出版社) 發行部電話025-83223462
出版社地址	江蘇省南京市中央路165號,郵編:210009
印　　刷	常州市金壇古籍印刷廠有限公司 江蘇省金壇市晨風路186號,郵編:213200
開　　本	889毫米×1194毫米　1/16
印　　張	70
版　　次	2024年5月第1版
印　　次	2024年5月第1次印刷
標準書號	ISBN 978-7-5506-4058-0
定　　價	640.00圓（全二册）

(本書凡印裝錯誤可向承印廠調换,電話:0519-82338389)

《中國古農書集粹》編委會

主　編

王思明

副主編

惠富平　熊帝兵

編　委

沈志忠　盧　勇　丁曉蕾　夏如兵　陳少華　何紅中
劉馨秋　李昕升　劉啓振　朱鎖玲　何彦超

序

中國是世界農業的重要起源地之一，農耕文化有着上萬年的歷史，在農業方面的發明創造舉世矚目。中國幾千年的傳統文明本質上就是農業文明。農業是國民經濟中不可替代的重要的物質生産部門，在傳統社會中一直是支柱産業。農業的自然再生産與經濟再生産曾奠定了中華文明的物質基礎。在漫長的歷史進程中，中華農業文明孕育出南方水田農業文化與北方旱作農業文化、漢民族與其他少數民族農業文化等不同的發展模式。無論是哪種模式，都是人與環境協調發展的路徑選擇。中國之所以能够在十九世紀以前的一兩千年中，長期保持着世界領先的地位，就在於中國農民能够根據不斷變化的人口狀況以及自然、經濟環境作出正確的判斷和明智的選擇。

中國農業文化遺産十分豐富，包括思想、技術、生産方式以及農業遺存等。在傳統農業生産過程中，形成了以尊重自然、順應自然，天、地、人『三才』協調發展的農學指導思想；形成了以種植業爲主，種植業和養殖業相互依存、相互促進的多樣化經營格局；凸顯了『寧可少好，不可多惡』的農業經營策略和精耕細作的技術特點；蘊含了『地可使肥，又可使棘』『地力常新壯』的辯證土壤耕作理論；總結了輪作復種、間作套種和多熟種植的技術經驗；形成了北方旱地保墒栽培與南方合理管水用水相結合的農業生産模式。與世界其他國家或民族的傳統農業以及現代農學相比，中國傳統農業自身的特色明顯，既有成熟的農學理論，又有獨特的技術體系。

世代相傳的農業生産智慧與技術精華，經過一代又一代農學家的總結提高，涌現了數量龐大、種類繁多的農書。《中國農業古籍目録》收録存目農書十七大類，二千零八十四種。閔宗殿等學者在此基礎上又根據江蘇、浙江、安徽、江西、福建、四川、臺灣、上海等省市的地方志，整理出明清時期二百三十六種『新書目』。[一] 隨着時間的推移和學者的進一步深入研究，還將會有不少沉睡在古籍中的農書被不斷地揭示出來。作爲中華農業文明的重要載體，這些古農書總結了不同歷史時期中國農業經營理念和傳統農業科技的精華，是人類寶貴的文化財富。

中國古代農書豐富多彩、源遠流長，反映了中國農業科學技術的起源、發展、演變與轉型的歷史進程與發展規律，折射出中華農業文明發展的曲折而漫長的發展歷程。這些農書中包含了豐富的農業實用技術、農業經濟智慧、農村社會發展思想等，覆蓋了農、林、牧、漁、副等諸多方面，廣泛涉及傳統社會中農業生産、農村社會、農民生活等主要領域，還記述了許許多多關於生物學、土壤學、氣候學、地理學、水利工程等自然科學原理。存世豐富的中國古農書，不僅指導了我國古代農業生産與農村社會的發展，也包含了許多當今經濟社會發展中所迫切需要解決的問題——生態保護、可持續發展、農村建設、鄉村振興等思想和理念。

作爲中國傳統農業智慧的結晶，中國古農書通過各種途徑傳播到世界各地，對世界農業文明産生了深遠影響，例如《齊民要術》在唐代已傳入日本。被譽爲『宋本中之冠』的北宋天聖年間崇文院本《齊民要術》被日本視爲『國寶』，珍藏在京都博物館。而以《齊民要術》爲对象的研究被稱爲日本『賈學』。江户時代的宫崎安貞曾依照《農政全書》的體系、格局，撰寫了適合日本國情的《農業全書》十

[一] 閔宗殿《明清農書待訪録》，《中國科技史料》二〇〇三年第四期。

卷，成爲日本近世時期最有代表性、最系統、水準最高的農書，被稱爲『人世間一日不可或缺之書』。據不完全統計，受《農政全書》或《農業全書》影響的日本農書達四十六部之多。[一]中國古農書直接或間接地推動了當時整個日本農業技術的發展，提升了農業生產力。

朝鮮在新羅時期就可能已經引進了《齊民要術》。[二]高麗宣宗八年（一〇九一）李資義出使中國，宋哲宗（一〇八六—一一〇〇）要求他在高麗覆刊的書籍目録裏有《氾勝之書》。高麗後期的一三四九年與一三七二年，曾兩次刊印《元朝正本農桑輯要》。朝鮮太宗年間（一三六七—一四二二），學者從《農桑輯要》中抄録養蠶部分，譯成《養蠶經驗撮要》，摘取《農桑輯要》中穀和麻的部分譯成吏讀，並以此爲底本刊印了《農書輯要》。朝鮮的《閑情録》以《陶朱公致富奇書》爲基礎出版，《農政會要》則主要引自《授時通考》。《農家集成》《農事直説》以及姜希孟的《四時纂要》主要根據王禎《農書》等多部中國古農書編成。據不完全統計，目前韓國各文教單位收藏中國農業古籍四十種，[三]包括《齊民要術》《農政全書》《授時通考》《御製耕織圖》《江南催耕課稻編》《廣群芳譜》《農桑輯要》等。

中國古農書還通過絲綢之路傳播至歐洲各國。《農政全書》至遲在十八世紀傳入歐洲，一七三五年法國杜赫德（Jean-Baptiste Du Halde）主編的《中華帝國及華屬韃靼全志》卷二摘譯了《農政全書》卷三十一至卷三十九的《蠶桑》部分。至遲在十九世紀末，《齊民要術》已傳到歐洲。達爾文的《物種起源》和《動物和植物在家養下的變異》援引《中國紀要》中的有關事例佐證其進化論，達爾文在談到人

〔一〕韓興勇《〈農政全書〉在近世日本的影響和傳播——中日農書的比較研究》，《農業考古》二〇〇三年第一期。

〔二〕［韓］崔德卿《韓國的農書與農業技術——以朝鮮時代的農書和農法爲中心》，《中國農史》二〇〇一年第四期。

〔三〕王華夫《韓國收藏中國農業古籍概況》，《農業考古》二〇一〇年第一期。

工選擇時説：『如果以爲這種原理是近代的發現，就未免與事實相差太遠。……在一部古代的中國百科全書中，已有關於選擇原理的明確記述。』[一]而《中國紀要》中有關家畜人工選擇的内容主要來自《齊民要術》。[二]中國古農書間接地爲生物進化論提供了科學依據。英國著名學者李約瑟（Joseph Needham）編著的《中國科學技術史》第六卷『生物學與農學』分册以《齊民要術》爲重要材料，説它『即使在世界範圍内也是卓越的、傑出的、系統完整的農業科學理論與實踐的巨著』。[三]

世界上許多國家都收藏有中國古農書，如大英博物館、巴黎國家圖書館、柏林圖書館、聖彼得堡（列寧格勒）圖書館、美國國會圖書館、哈佛大學燕京圖書館、日本内閣文庫、東洋文庫等，大多珍藏有《齊民要術》《茶經》《農桑輯要》《農書》《農政全書》《授時通考》《花鏡》《植物名實圖考》等早期刻本。不少中國著名古農書還被翻譯成外文出版，如《齊民要術》有日文譯本（缺第十章），《天工開物》與《茶經》有英、日譯本，《農政全書》《授時通考》《群芳譜》的個别章節已被譯成英、法、俄等文字，《元亨療馬集》有德、法文節譯本。法蘭西學院的斯坦尼斯拉斯·儒蓮（一七九九—一八七三）翻譯的法文版《蠶桑輯要》廣爲流行，並被譯成英、德、意、俄等多種文字。顯然，中國古農書已經是全世界人民的共同財富，也是世界了解中國的重要媒介之一。

近代以來，有不少學者在古農書的搜求與整理出版方面做了大量工作。晚清務農會於光緒二十三年（一八九七）鉛印《農學叢刻》，但是收書的規模不大，僅刊古農書二十三種。一九二〇年，金陵大學在

〔一〕［英］達爾文《物種起源》，謝藴貞譯。科學出版社，一九七二年，第二十四—二十五頁。

〔二〕《中國紀要》即十八世紀在歐洲廣爲流行的全面介紹中國的法文著作《北京耶穌會士關於中國人歷史、科學、技術、風俗、習慣等紀要》。一七八〇年出版的第五卷介紹了《齊民要術》，一七八六年出版的第十一卷介紹了《齊民要術》中的養羊技術。

〔三〕轉引自繆啓愉《試論傳統農業與農業現代化》，《傳統文化與現代化》一九九三年第一期。

全國率先建立了農業歷史文獻的專門研究機構，在萬國鼎先生的引領下，開始了系統收集和整理中國古代農業歷史文獻的研究工作，着手編纂《先農集成》，從浩如煙海的農業古籍文獻資料中，搜集整理了三千七百多萬字的農史資料，後被分類輯成《中國農史資料》四百五十六册，是巨大的開創性工作。

民國期間，影印興起之初，《齊民要術》、王禎《農書》、《農政全書》等代表性古農學著作均有石印本或影印本。一九四九年以後，爲了保存農書珍籍，曾影印了一批國内孤本或海外回流的古農書珍本，如中華書局上海編輯所分别在《中國古代科技圖錄叢編》和《中國古代版畫叢刊》的總名下，影印了《天工開物》（崇禎十年本）、《便民圖纂》（萬曆本）、《救荒本草》（嘉靖四年本）、《授衣廣訓》（嘉慶原刻本）等。上海圖書館影印了元刻大字本《農桑輯要》（孤本）。一九八二年至一九八三年，農業出版社以《中國農學珍本叢書》之名，先後影印了《全芳備祖》（日藏宋刻本），《金薯傳習錄、種薯譜合刊》（前者刊本僅存福建圖書館，後者朝鮮徐有榘以漢文編寫，内存徐光啓《甘薯蔬》全文），以及《新刻注釋馬牛駝經大全集》（孤本）等。

古農書的輯佚、校勘、注釋等整理成果顯著。萬國鼎、石聲漢先生都曾對《四民月令》《氾勝之書》等進行了輯佚、整理與深入研究。到二十世紀末，具有代表性的古農書基本得到了整理，如夏緯瑛的《管子地員篇校釋》和《呂氏春秋上農等四篇校釋》，石聲漢的《齊民要術今釋》《農桑輯要校注》《農政全書校注》等，繆啓愉的《齊民要術校釋》和《四時纂要》，王毓瑚的《農桑衣食撮要》，馬宗申的《授時通考校注》等。特别是農業出版社自二十世紀五十年代一直持續到八十年代末的《中國農書叢刊》，先後出版古農書整理著作五十餘部，涉及範圍廣泛，既包括綜合性農書，也收錄不少畜牧、蠶桑、水利等專業性農書。此外，中華書局、上海古籍出版社等也有相應的古農書整理著作出版。

一些有識之士還致力於古農書的編目工作。一九二四年，金陵大學毛邕、萬國鼎編著了最早的農書簡目《中國農書目録彙編》，存佚兼收，薈萃七十餘種古農書。但因受時代和技術手段的限制，規模較小。一九四九年以後，古農書的編目、典藏等得以系統進行。一九五七年，王毓瑚的《中國農學書録》出版（一九六四年增訂），含英咀華，精心考辨，共收農書五百多種。一九五九年，北京圖書館據全國二十五個圖書館的古農書書目彙編成《中國古農書聯合目録》，收録古農書及相關整理研究著作六百餘種。一九九〇年，中國農業歷史學會和中國農業博物館據各農史單位和各大圖書館所藏農書彙編成《農業古籍聯合目録》，收書較此前更加豐富。二〇〇三年，張芳、王思明的《中國農業古籍目録》收録了古農書存目二千零八十四種。經過幾代人的艱辛努力，中國古農書的規模已基本摸清。上述基礎性工作爲古農書的搜求、彙集、出版奠定了堅實的基礎。

目前，以各種形式出版的中國古農書的數量和種類已經不少，具有代表性的重要農書還被反復出版。但是，仍有不少農書尚存於各館藏單位，一些孤本、珍本急待搶救出版。部分大型叢書已經注意到古農書的彙集與影印，《續修四庫全書》『子部農家類』收録農書六十七部，《中國科學技術典籍通匯』『農學卷』影印農書四十三種。相對於存量巨大的古代農書而言，上述影印規模還十分有限。可喜的是，在鳳凰出版社和中華農業文明研究院的共同努力下，《中國古農書集粹》被列入《二〇一一—二〇二〇年國家古籍整理出版規劃》。本《集粹》是一個涉及目録、版本、館藏、出版的系統工程，工作於二〇一二年啓動，經過近八年的醞釀與準備，影印出版在即。《集粹》原計劃收録農書一百七十七部，後根據時代的變化以及各農書的自身價值情況，幾易其稿，最終決定收録代表性農書一百五十二部。

《中國古農書集粹》填補了目前中國農業文獻集成方面的空白。本《集粹》所收録的農書，歷史跨度時間長，從先秦早期的《夏小正》一直至清代末期的《撫郡農產考略》，既展現了中國古農書的萌芽、形成、發展、成熟、定型與轉型的完整過程，也反映了中華農業文明的發展進程。明清時期是中國傳統農業發展的巔峰，它繼承了中國傳統農業中許多好的東西並將其發展到極致，而這一階段的農書恰是本《集粹》收錄的重點。本《集粹》還具有專業性強的特點。古農書屬大宗科技文獻，而非傳統意義的歷史文獻，本《集粹》更側重於與古代農業密切相關的技術史料的收錄。本《集粹》所收農書覆蓋面廣，涵蓋了綜合性農書、時令占候、農田水利、農具、土壤耕作、大田作物、園藝作物、竹木茶、植物保護、畜牧獸醫、蠶桑、水產、食品加工、物產、農政農經、救荒賑災等諸多領域。收書規模也爲目前中國農業古籍集成之最。

《中國古農書集粹》彙集了中國古代農業科技精華，是研究中國古代農業科技的重要資料。同時，中國古農書也廣泛記載了豐富的鄉村社會狀況、多彩的民間習俗、真實的物質與文化生活，反映了中國古代農民的宗教信仰與道德觀念，體現了科技語境下的鄉村景觀。不僅是科學技術史研究不可或缺的第一手資料，還是研究傳統鄉村社會的重要依據，對歷史學、社會學、人類學、哲學、經濟學、政治學及其他社會科學都具有重要參考價值。古農書是傳統文化的重要載體，是繼承和發揚優秀農業文化遺產的主要文獻依憑，對我們認識和理解中國農業、農村、農民的發展歷程，乃至整個社會經濟與文化的歷史脉絡都具有十分重要的意義。本《集粹》不僅可以加深我們對中國農業文化、本質和規律的認識，還可以鑒古知今，把握國情，爲今天的經濟與社會發展政策的制定提供歷史智慧。

本《集粹》的出版，可以加強對中國古農書的利用與研究，加深對農業與農村現代化歷史進程的必然性和艱巨性的認識。祖先們千百年耕種這片土地所積累起來的知識和經驗，對於如今人們利用這片土地仍具有指導和借鑒作用，對今天我國農業與農村存在問題的解決也不無裨益。現代農學雖然提供了一些『普適』的原理，但這些原理要發揮作用，仍要與這個地區特殊的自然環境相適應。而且現代農學原理並不否定傳統知識和經驗的作用，也不能完全代替它們。中國這片土地孕育了有中國特色的傳統農業，積累了有自己特色的知識和經驗，有利於建立有中國特色的現代農業科技體系。人類文明是世界各個民族共同創造的，人類文明未來的發展當然要繼承各個民族已經創造的成果。中國傳統的農業知識必將對人類未來農業乃至社會的發展作出貢獻。

王思明

二〇一九年二月

目録

植物名實圖考（上）

（清）吳其濬 撰

《植物名實圖考》，（清）吴其濬撰。吴其濬（一七八九—一八七四），河南固始人，嘉慶丁丑（一八七一）進士。先後任翰林院修撰、禮部尚書、侍郎等職，後來又出任湖北、江西、甘肅、浙江、湖南、雲南、貴州、廣東、福建、山西等省學政、巡撫等職，時人稱其『宦迹半天下』。《清史稿》有傳。吴氏雖是科甲出身，一直做官，但對於植物學研究有濃厚興趣。每到一地都隨時留心觀察、記錄各種植物的生長和分佈狀況，採集植物標本，並向鄉人請教；他博覽有關植物的文獻，廣泛搜集摘錄，彙集專譜，先完成《植物名實圖考長編》，在此基礎上又經過多年調查研究，採集標本，寫出《植物名實圖考》。

《植物名實圖考長編》二十二卷，著錄植物八百三十八種，分爲穀、蔬、山草、隰草、蔓草、芳草、水草、石草、毒草、果、木共十一大類。類下分若干種，每種植物列爲一條，輯錄自古以來關於該種植物的記載和評論，偶加按語。內容包括形態、産地、藥性、其他用途、栽培加工炮製方法，甚至傳説與神話典故等。書中保存了許多古代的植物、本草文獻，又經作者分類整理編纂成書，是一部很有學術價值的植物學資料彙編。

《植物名實圖考》着重考核植物名實，對歷來的同物異名或同名異物考訂尤詳，是研究中國植物種、屬及固有名稱的重要參考文獻。全書三十八卷，分爲穀、蔬、山草、陽草、石草、水草、蔓草、芳草、毒草、群芳、果、木十二個大類，收載植物一千七百一十四種，比《本草綱目》多五百一十九種。有圖一千八百餘幅。所載每種植物，大多根據著者的親自觀察，訪問擇要記錄，對植物形態特徵、顔色、性味、氣息、産地環境，用途皆有記載，尤重藥用價值的記述。多數圖譜係按照實物繪出，繪圖之精美受到中外學術界推崇。書中記載植物遍及全國十九個省。據統計産自邊遠的雲南地區的植物達三百九十餘種，這在以前是很少見的。書中糾正了不少前人的錯誤，大量記錄了我國各地豐饒的植物資源及民間開發利用情況。

《植物名實圖考長編》和《植物名實圖考》是在作者去世後第二年，即道光二十八年（一八四八）由其繼任山西巡撫陸應穀作序刻印，該書是否經過作者定稿尚屬疑問。《植物名實圖考》國內有清道光二十八年山西太原初刻本，清光緒六年（一八八〇）山西濬文書局重印本，一九一九年山西官書局刻本，一九一九年商務印書館鉛印本，萬有文庫本，一九五七年商務印書館校勘本等版本，還有日本明治二十三年（一八九〇）刻本。今據清道光二十八年陸應穀刻本影印。

（惠富平）

植物名實圖考敘

易曰天地變化草木蕃明乎剛交柔而生根荄交剛而生枝葉其蔓衍而林立者皆天地至仁之氣所隨時而發不擇地而形也故先王物土之宜務封殖以家民用豈徒入藥而已哉衣則麻桑食則麥菽茹則蔬果材則竹木安身利用之資咸取給焉厚天下不可一日無則植物較他物為特重其名晰於周禮其實載於本經集其實斯著

其名三百六十品中殆無虛列嗣是別錄圖經代有增益綱目晚出稱引尤繁頤至書類皆彙及焉材畫收十劑胎卵濕化紛然並陳未嘗專於草木成一家言如賈思勰之要術周憲王之救荒殊不易得豈其淺於所短而材力足未逮歟抑拘於專業園圃其方未嘗游觀宇宙之賾品彙之廣而知其切於民生日用者至剩且便也瀹齋先生具希世才宦跡半天下獨有見於兹而思

以念民之瘼所讀四部書苟有涉於水陸草木者靡不剬而緝之名曰長編然後乃出其生平所耳治目驗者以印証古今辨其形色別其性味看詳論定摹繪成書曰植物名實圖考所由色孚義有稽古冠時為本草特開之亘也夫天下名實相副者鮮矣或名同而實異或實是而名非先生於是區區者且決疑糾誤毫髮無少假等而上之有關於人治之大者綜核當何如耶讀者由此以窺先生之

學之全與政之寓將以得堅國興民者莫不咸在僅目為炎黃之功臣則狹矣若夫炎學木削昆蟲仿自向千金翼方之作為瀕生請命者尤其發乎至仁而以天地之心為心也然則是書之益于是哉余不敏嘗忖言焉頗得其用言所在故序刻之以廣其傳

道光二十有八年歲次戊申三月清明後五日蒙自陸應穀題於太原府署之退思齋

植物名實圖考總目

固始吳其濬著

蒙自陸應穀校刊

第一卷

穀類二十七種

第二卷

穀類二十五種

第三卷

蔬類四十五種

第四卷

蔬類三十三種

第五卷

蔬類六十七種

第六卷

蔬類三十一種

第七卷

山草三十二種

第八卷

山草五十八種

第九卷

山草六十一種

第十卷

山草五十種

第十一卷

隰草五十五種

第十二卷

隰草六十七種

第十三卷

隰草四十六種

第十四卷

隰草六十八種

第十五卷

隰草四十八種

第十六卷

石草六十四種

第十七卷

第三十四卷
木類三十種
第三十五卷
木類六十六種
第三十六卷
木類五十一種
第三十七卷
木類三十二種
第三十八卷
木類三十九種

植物名實圖考卷之一

固始吳其濬著

蒙自陸應穀校刊

穀類

胡麻　大麻
薏苡　赤小豆
白綠小豆　大豆
白大豆　粟
小麥　大麥
穬麥　粱
藊豆　黍
稷　湖南稷子
稻　雀麥
青稞　東廧
黎豆　綠豆
蕎麥　亞麻子
蠶豆　蜀黍附黍蜀即稷辯
稔頭

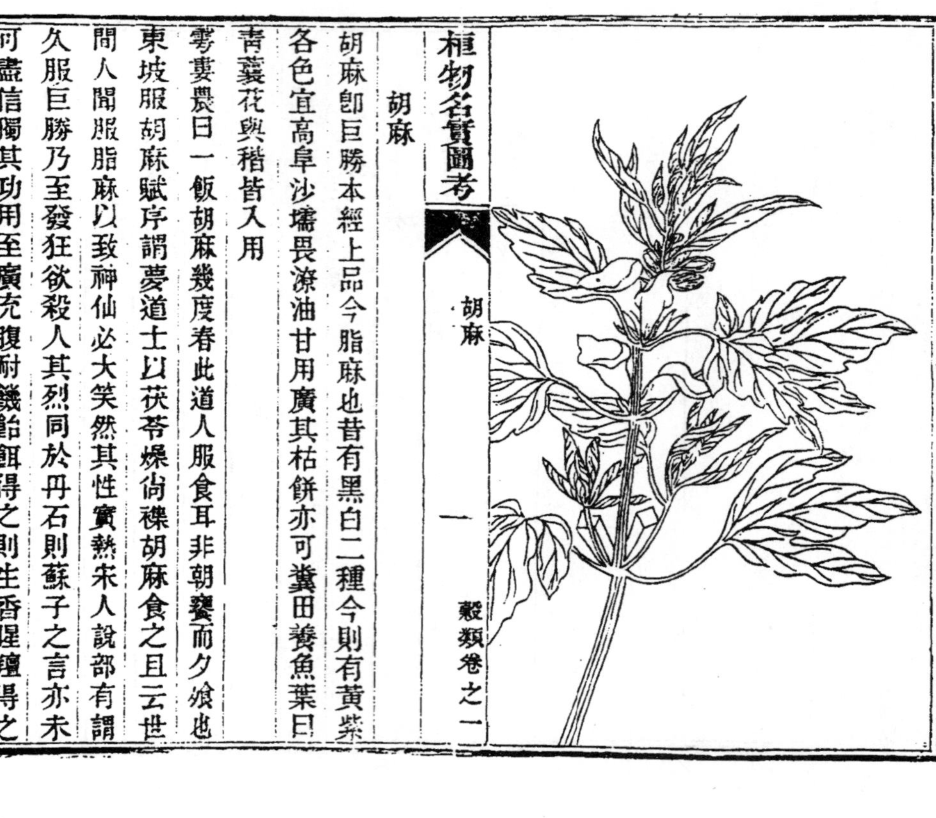

胡麻

胡麻卽巨勝本經上品今脂麻也昔有黑白二種今則有黃紫各色宜高阜沙壖畏潦油甘用廣其枯餅亦可糞田養魚葉曰青蘘花與稭皆入用

雩婁農曰一飯胡麻幾度春此道人服食耳非朝饔而夕飧也東坡服胡麻賦序謂夢道士以茯苓燥宜襍胡麻食之且云世間人聞服脂麻以致神仙必大笑然其性實熱宋人說部有謂久服巨勝乃至發狂欲殺人其烈同於丹石則蘇子之言亦未可盡信獨其功用至廣充腹耐饑飴餌得之則生香腥羶得之則解穢以爲油則性寒去毒而藥物恃以爲調其枯美田疇亦可救荒說者云大宛之種隨張騫入中國其語無所承然宜暵而畏濕特甚元人賦云六月亢旱百稼槁乾有物沃然秀於中田是爲胡麻外白中元又俗言芝麻有八拗謂雨暘時薄收大旱方大熱開花向下結子向上炒焦壓榨才得生油膏車則滑鑽鍼乃澀觀此數端可知其性

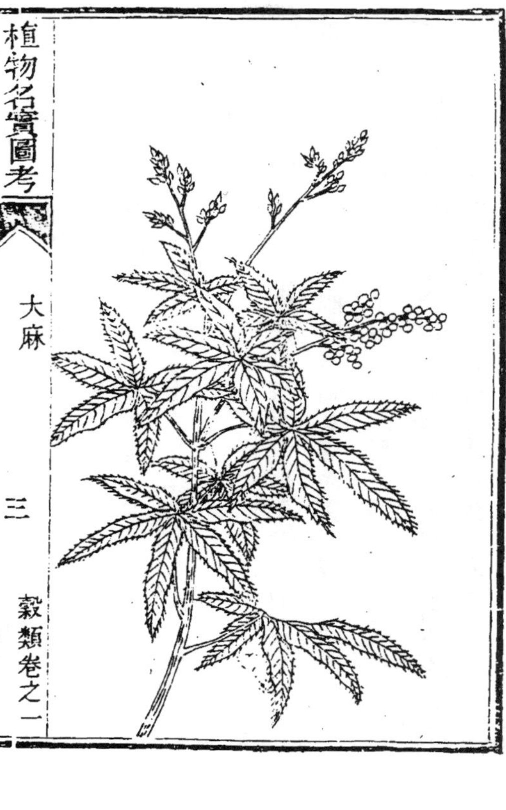

大麻

大麻本經上品救荒本草謂之山絲苗葉可食一名火麻雄者爲枲又曰牡麻雌者爲苴麻花曰麻蕡又曰麻勃麻仁爲服食藥葉根油皆入用滇黔大麻經冬不摧皆盈拱把

雩婁農曰麻爲穀屬舊說皆以爲大麻陶隱居殉爲胡麻而宋應星遂謂詩書之麻或其種已滅火麻子粒壓油無多皮爲粗惡布無當於穀斯言過矣月令以麻嘗犬周禮朝事之籩其實麷蕡蕡爲枲實亦曰苴豳風九月叔苴以食農夫說文作萉或作䕠其無子者爲牡麻大抵古人食貴滑麻子甘潤南齊書紀陳皇后生高帝乏乳夢人以兩甌麻粥與之覺而乳足則齊時尚以爲飯食醫心鏡亦云麻子仁粥治風水腰重等疾研汁入粳米煮粥下葱椒鹽豉食之蓋麻子不以入食始於近代若其衣被之功則與苧並行周官專設典枲以隸冢宰績麻漚麻婦子所事三代以前卉服未盛蠶織外舍麻固無以爲布聖人以純爲儉蓋紉絲之功省於緝縷後世棉利興不復致精於麻豈古之布必粗惡哉今之治苧葛者纖細乃能納之筒中紡麻者何獨不能夫一物之微而衣人食人如此何乃屏之粒食之外詩云雖有絲麻無棄菅蒯昔與絲伍今乃芥視又茵麻利重競

植於田而斯麻播植益稀物理盛衰良可增慨古之物不如今之細古之拙不如今之巧而天地之生物亦日出不窮移人情而省人功者凡物皆然執今人之所嗜以訂古人之所食是猶以不火食之蠻貊而較中國鼎火烹飪之劑也豈有合歟

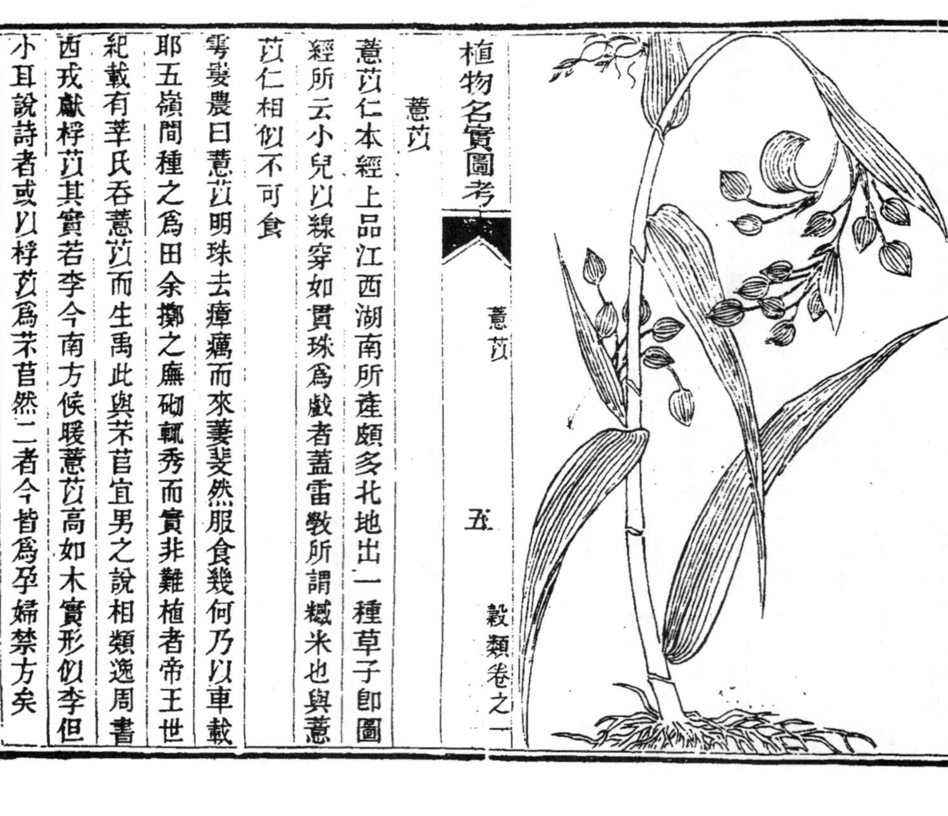

薏苡

薏苡仁本經上品江西湖南所產頗多北地出一種草子即圖經所云小兒以線穿如貫珠爲戲者蓋雷斅所謂糯米也與薏苡仁相似不可食

雩婁農曰薏苡明珠去瘴癘而來萋斐然服食幾何乃以車載耶五嶺間種之爲田余擲之廡砌輒秀而實非難植者帝王世紀載有莘氏吞薏苡而生禹此與芣苢宜男之說相類逸周書西戎獻桴苡其實若李今南方候暖薏苡高如木實形似李但小耳說詩者或以桴苡爲芣苢然二者今皆爲孕婦禁方矣

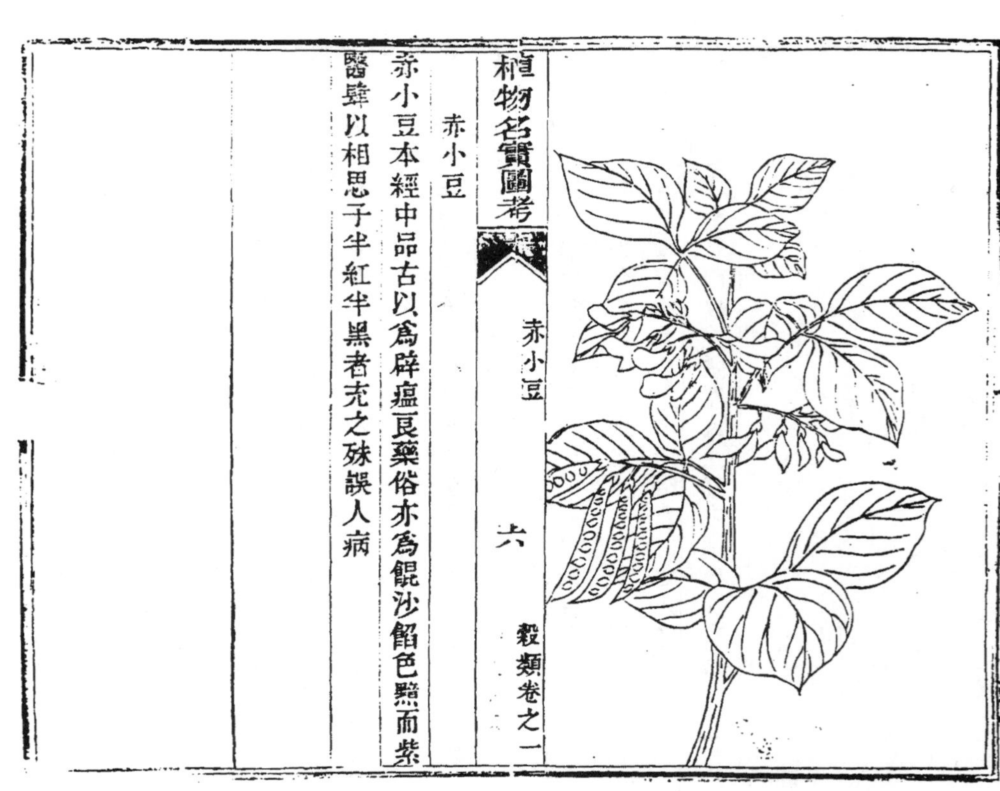

赤小豆

赤小豆本經中品古以爲辟瘟良藥俗亦爲餛沙餡色黯而紫醫肆以相思子半紅半黑者充之殊誤人病

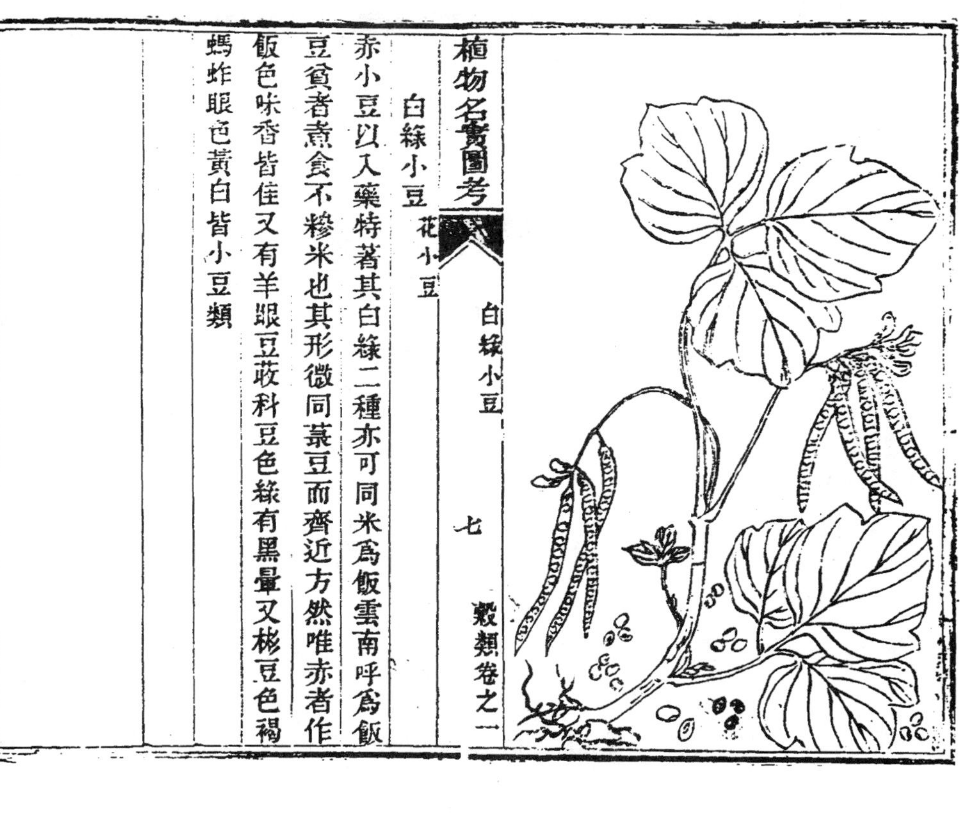

白綠小豆 花小豆

赤小豆以入藥特著其白綠二種亦可同米爲飯雲南呼爲飯豆貧者煮食不糝米也其形微同菉豆而齊近方然唯赤者作飯色味香皆佳又有羊眼豆菽科豆色綠有黑暈又彬豆色褐螞蚱眼色黃白皆小豆類

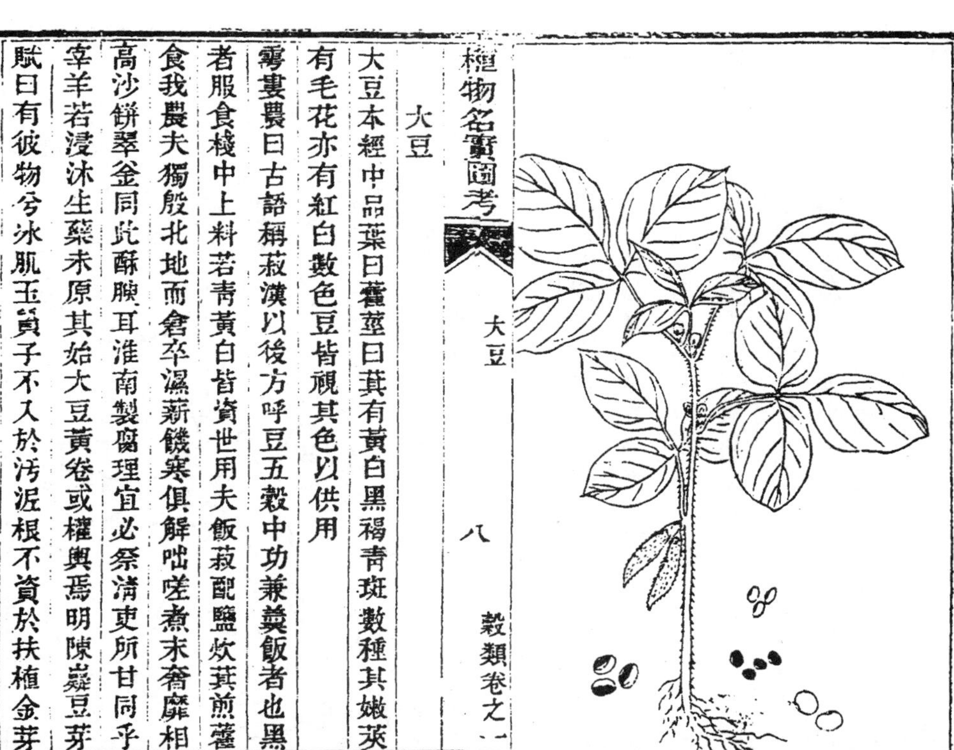

大豆

大豆本經中品葉曰藿莖曰萁有黃白黑褐青斑數種其嫩莢有毛花亦有紅白數色豆皆視其色以供用

雩婁農曰古語稱菽漢以後方呼豆五穀中功兼蔬飯者也黑者服食棧中上料若青黃白皆資世用夫飯菽配鹽炊萁煎藿食我農夫獨殷北地而倉卒濕薪饑寒俱觧咄嗟煮末奢靡相高沙餅翠釜同此酥腴耳淮南製腐理宜必祭淸吏所甘同乎宰羊若浸沐生蘖未原其始大豆黃卷或權輿焉明陳嶷豆芽賦曰有彼物兮冰肌玉質子不入於汚泥根不資於扶植金芽

寸長珠兹雙粒匪綠匪青不丹不赤白龍之鬚春蠶之蟄信哉斯言無慙其實

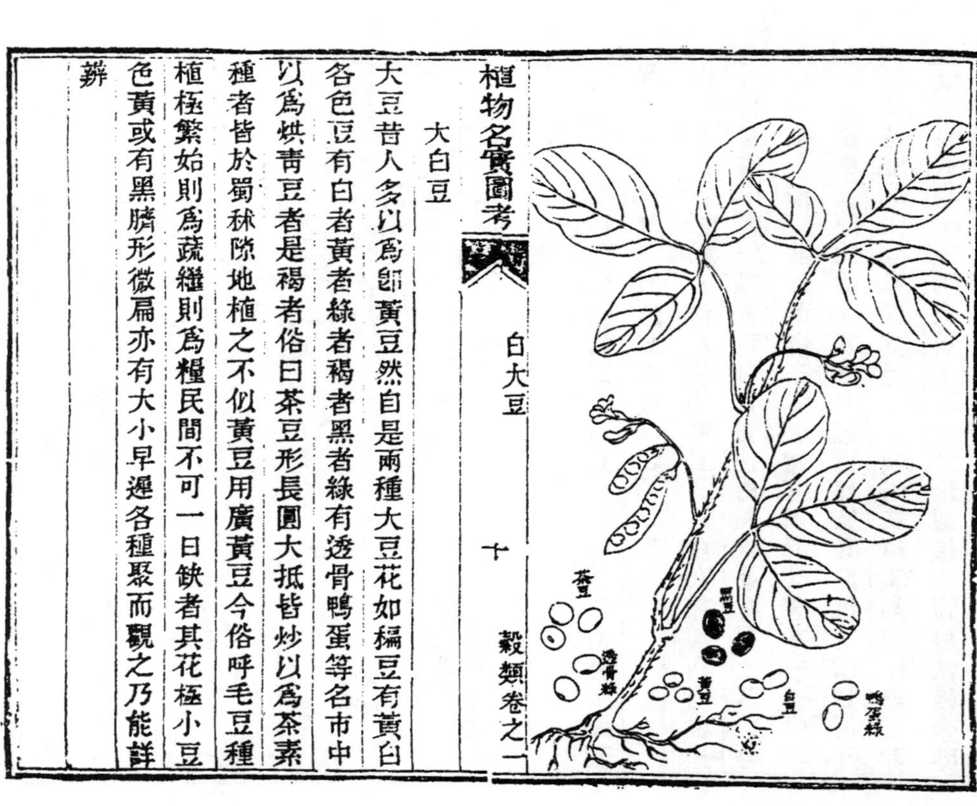

大白豆

大豆昔人多以爲即黃豆然自是兩種大豆花如穭豆有黃白各色豆有白者黃者綠者褐者黑者綠有透骨鴨蛋等名市中以爲烘青豆者是褐者俗曰茶豆形長圓大抵皆炒以爲茶素種者皆於蜀秫隙地植之不似黃豆用廣黃豆今俗呼毛豆種植極繁始則爲蔬繼則爲糧民間不可一日缺者其花極小豆色黃或有黑臍形微扁亦有大小早遲各種聚而覩之乃能詳辨

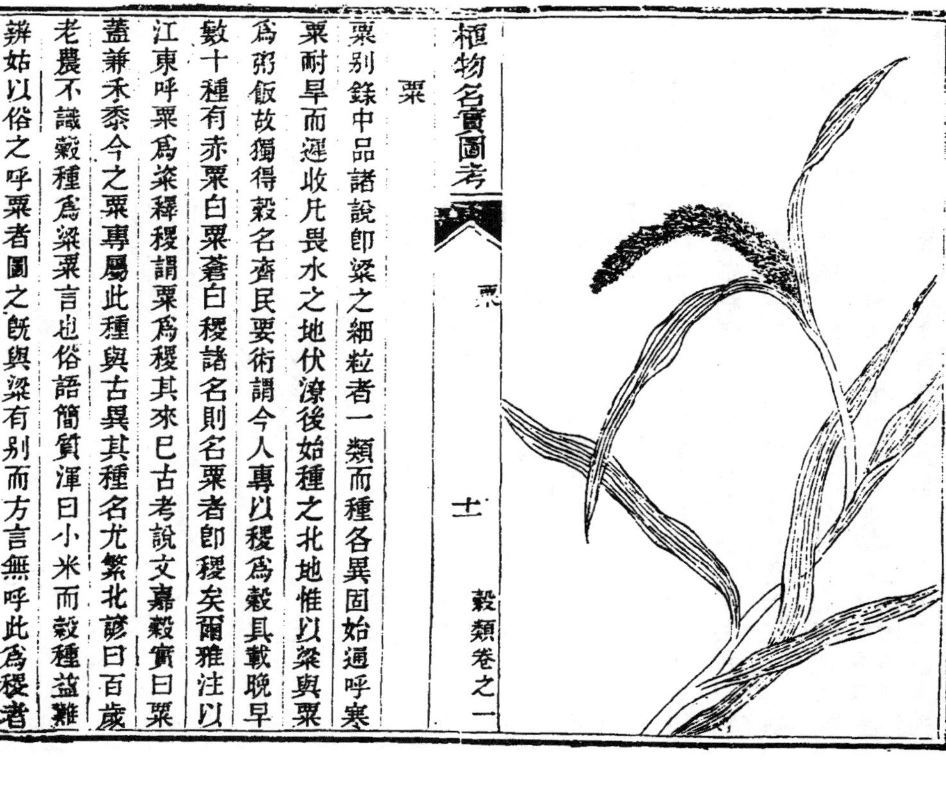

粟

粟别録中品諸説即粱之細粒者一類而種各異固始通呼寒粟耐旱而遲收凡畏水之地伏潦後始種之北地惟以粱與粟爲粥飯故獨得穀名齊民要術謂今人專以稷爲穀具載晚早數十種有赤粟白粟蒼白稷諸名則名粟者即稷矣爾雅注以江東呼粟爲粢釋稷謂粟爲稷其來已古考説文嘉穀實曰粟蓋兼禾黍今之粟專屬此種與古異其種名尤繁北諺曰百歲老農不識穀種爲粱粟言也俗語簡質渾曰小米而穀種益難辨姑以俗之呼粟者圖之既與粱有别而方言無呼此爲稷者泥古則不能通俗故仍標粟名

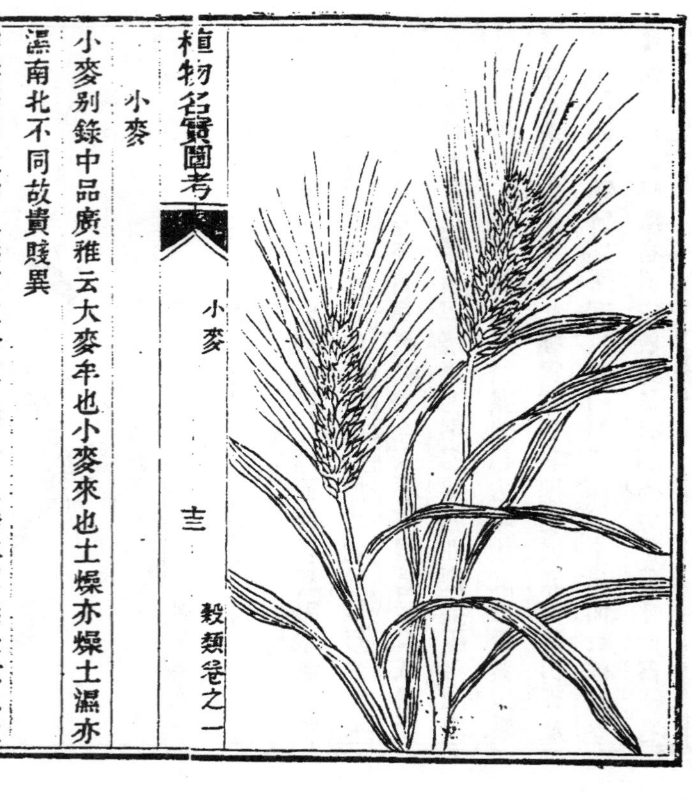

小麥

小麥別錄中品廣雅云大麥麰也小麥麳也土燥亦燥土濕亦濕南北不同故貴賤異

雩婁農曰此物大熱何故食之此西方人語本草無是說也近世醫者多以麥性燥戒病者勿食北人渡江三日不餐麪即覺骨懈筋弛夫豈有患熱者哉大抵穀種皆藉熱蒸而成稻之新也濕熱尤甚風戾而庫之經時即平和滋益矣北之麥南之稻人所賴以生然稻能久藏所耗少麥經歲則蟲生其色黑故俗呼曰牛簸揚輒減十之二三穀之飛亦爲蠱爲麥筮也三十年之蓄尚稻

而不尚麥者以此余既爲麥雪謗而並及之

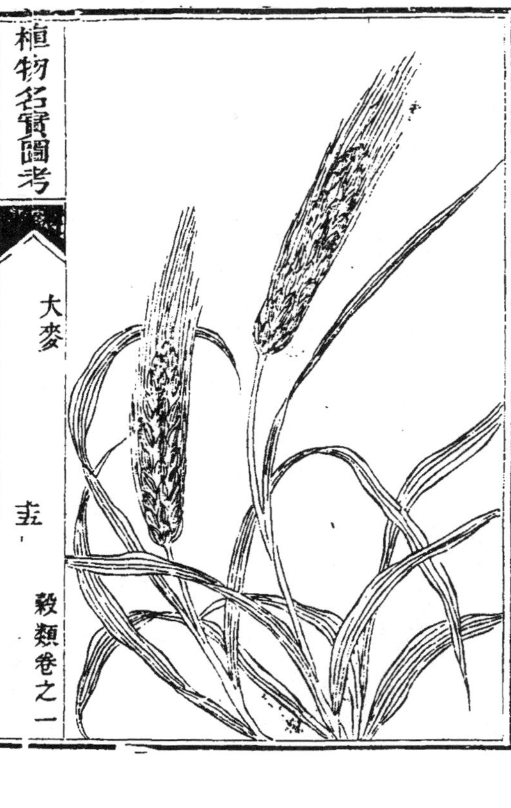

大麥

大麥別錄中品陶隱居謂為稞麥唐本草遂云出關中即青稞麥本草拾遺已斥之今青稞出西北塞外性黏尤寒與大麥異種大麥北地為粥極滑初熟時用碾半破和餹食之曰碾黏子為麵為餳為酢為酒用至廣大小麥用殊而苗相類大麥葉肥小麥葉瘦大麥芒上束小麥芒旁散諺曰穀三千麥六十得時之麥粒逾六十此其數矣

穬麥

穬麥別錄中品蘇恭以為大麥陳藏器以為麥穀圖經以為有大小二種言人人殊今山西多種之與大麥無異熟時不用打碾仁即離殼但仁外有薄皮如麩打不能去山西通志穬麥皮肉相連似稻土人謂之草麥造麵用之亦有碾其皮以食者考齊民要術穬麥大麥類早晚無常九穀考以為大麥之別種是也說文穬芒粟也麥為芒穀不應此種獨名穬西北志書多載露仁麥似即穬麥又或以為青稞說文稞穀之善者一曰無皮穀青稞與穬麥迥異然皆不需碾打而殼自落疑穬麥即稞麥

一聲之轉而青稞以色青獨著唐書謂吐蕃出青稞而齊民要術已有青稞之名與穬麥用同蓋外國方言皆無正字如山西之呼莜呼油皆本蒙古人語而作唐書者以中國之産譯爲青稞非必來自外國也天工開物謂穬麥獨産陝西一名青稞卽大麥隨土而變皮成青黑色此則糅雜臆斷不由目覩也

粱

粱別錄中品種有黃白青各色蘇頌謂粟粱一類粟雖粒細而功用無別是以粒大者爲粱細者爲粟李時珍謂穗大而毛長粒粗者爲粱穗小而毛短粒細者爲粟其說相符然二者迥別而種尤繁今北地通呼穀子亦有粘不粘之分氾勝之書粱爲秫粟也西北皆呼小米固始呼粟爲野人毛正肖其形其稈爲秣牧者以其豐歉爲繁嬴也

雩婁農曰穀粟皆粒食總名周禮注以粟爲稷齊民要術從之蓋以稷爲穀長故獨以粟名後世以穀爲粱以粟爲粱之細穗

者此自俗閒稱謂不可以訂古經也秫爲粱粟之黏者說文以爲稷爾雅注以爲粟圖經以爲黍古今注以爲稻說各不同按糯爲稻之黏者而他穀之黏者亦多曰糯即藥草亦然則秫似亦可通稱也

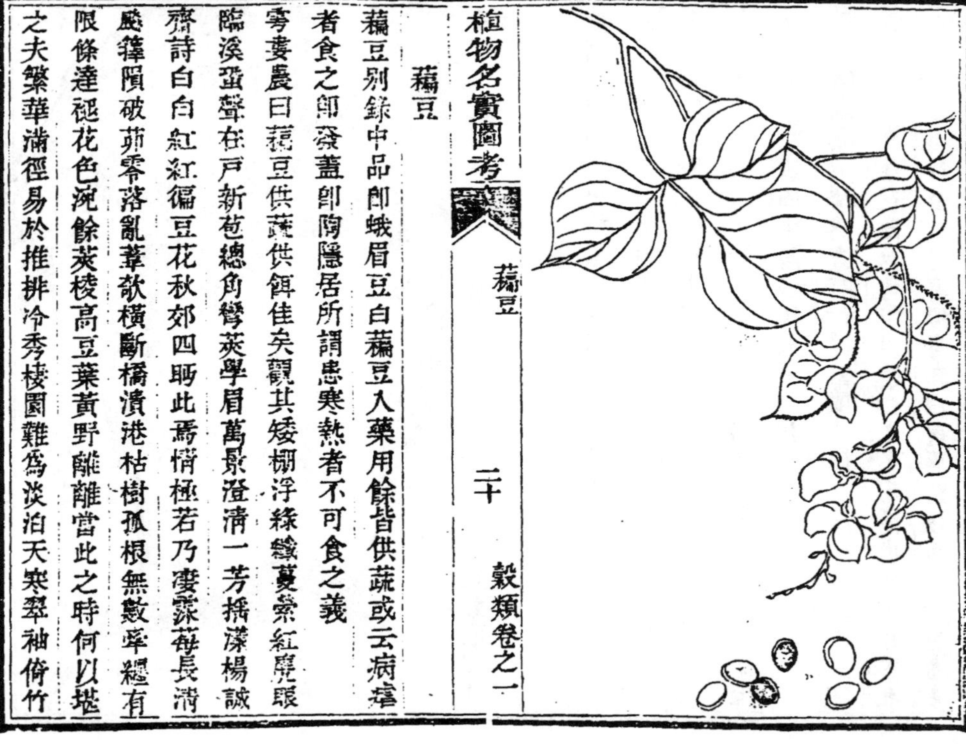

藊豆

藊豆別錄中品即蛾眉豆白藊豆入藥用餘皆供蔬或云病瘧者食之即發蓋即陶隱居所謂患寒熱者不可食之義

雩婁農曰藊豆供蔬供餌佳矣觀其矮棚浮綠纖蔓紫紅麂眼臨溪蛩聲在戸新苞總角彎莢學眉萬景澄清一芳搖漾楊誠齋詩白白紅紅偏豆花秋郊四眄此焉悄極若乃淒霖莓長涼颸籜隕破茆零落亂葦欹橫斷橋漬港枯樹孤根無鼓率纏有限條達徂花色浣餘莢棱高豆葉黃野籬離當此之時何以堪之夫繁華滿徑易於推排冷秀棲園難爲淡泊天寒翠袖倚竹

獨憐陌暖金鉤採桑成曲況復秋蕪漸老項豆將其除架何時拋藤焉住蟲聲不去雀意何如縱此流連豈殊寂寞哉

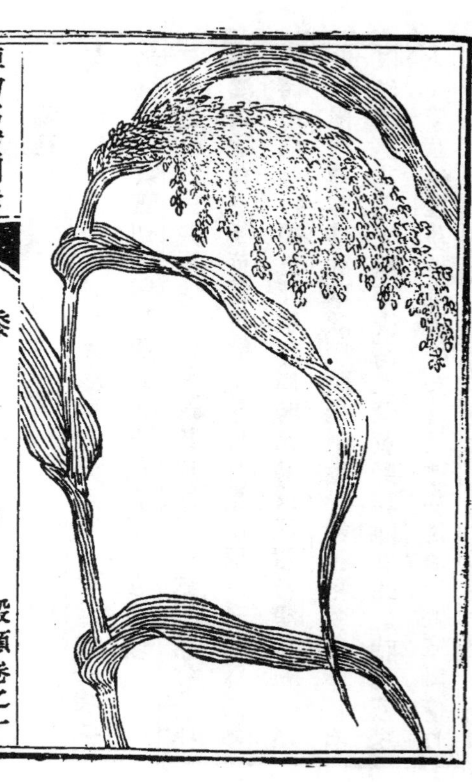

黍

黍別錄中品有丹黍黑黍及白黃數種其穗長而疎多磨以爲餻苗可爲帚京師所謂黍子條帚也

雩婁農曰黍稷盛於西北河南湖巳不徧植江左南渡議禮諸家固無由覩其狀而嚌其味也內則飯黍稷稻粱黍王黏近世亦不甚以爲飯而糗餌粉餈則資之我

朝祀事薦黍薦稷尚方有打粿餻糜之搆之法如餈白者比玉黃者侔金五月五日薦角黍以黍作之不用糯也丹黍秬黍北方亦種之而黃白者用廣稷有赤白黃黑數種而種黃色者多

京師有擔於集而負以售者計錢多少劃之呼曰切餻蓋以黍與豇豆和合爲之稷則通呼爲穈亦曰穄黃者獨曰黃米與唐本草符民間以爲飯且釀又摶爲饅首而空其中形如鐘曰黃米麪窩窩皆饑饉之製也黍稷雖相類然黍穗聚而稷穗散亦以此別大抵南方以稻北方以麥與粱爲常餐黍稷則鄉人之食士大夫或未嘗取以果腹卽官燕薊者偶食之亦誤認爲黃粱耳余所詢於輿臺者如此他日學稼尚諏於老農

說文黍禾屬而黏者也故黏字從黍黏或曰䵚說文引左氏不義不暱作不䵚黏也（今謂物之膠滑者爲膩當作䵚）又作䵒爾雅䵒膠也注膠黏䵒疏引方言䵒黐黏也（釋文女一切則音同䵚集韻音刃俗謂物之相凝著曰淳宜作䵒黐或作黐音汝今乳鉢宜作此字）又曰䵑集韻黏也（今通作紐飴餹有紐勁字宜作此字）又曰䵩集韻音護黏也（今糊字俗作去聲讀宜作此字）又曰𪏺廣韻音謹黏也（與䵒音相近）又曰䵨（當與䵒字通）類篇乃禮切玉篇黏也又曰黏說文黏也集韻音胡一曰煮黍米及麪爲鬻則餬口之餬可通（或作粘黏糊䵨翻籽䵎）又曰䵓曰䵓䵓（或作䵓）曰䵮曰𪏮（所以黏鳥）曰䵝（音摶義同）曰黐凡黏之字皆從黍則穀屬黏者無逾於黍矣其異名則曰穈（說文穄也）曰䵚（冀州謂之堅集韻作䵚）皆穄也而從黍則洵黍類矣說文䅊黍屬引有者爲䅊則䅊其䅊黍類其遺棄曰䵢說文治黍

禾豆下潰葉也音蔑或音㝮其疎長之貌曰䵘集韻音纍黍禾疏貌其香氣曰馝與𪏰同而香本字從黍則黍爲穀之最馨者歟其豉皮爲䵅其不黏則曰𪏻音曬觀從黍之字與音則其形狀性味不亦瞭然不紊哉（說文黎履黏也作履黏以黍米則古用黍黏正如今）人以麥麪爲黏

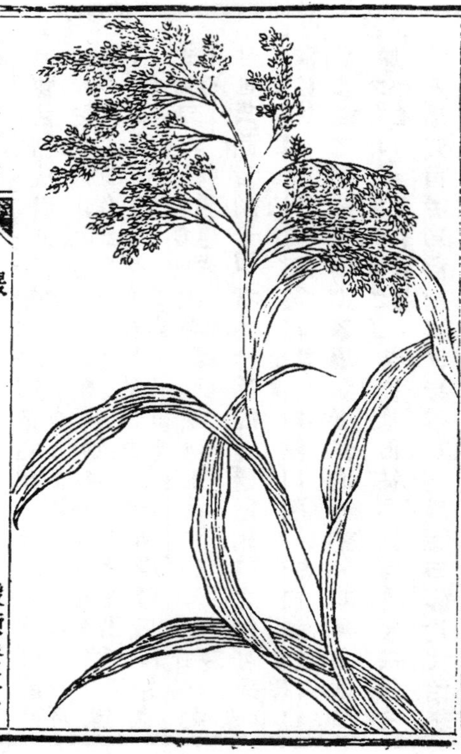

稷

稷別錄下品陶隱居云稷米亦不識此北穀蘇恭始以穄爲稷朱子釋詩經稷小於黍各說以粘者爲黍不粘者爲穄姑以穄圖之直隸人謂黍稈生而有毛穄稈無毛其色於根苗可辨穄亦有粘者特不似黍之極黏耳近世九穀考廣雅疏證皆以高粱爲稷比音櫛字釗博無前已錄入長編以廣異聞但閎儒博辨之學與習俗相沿之語不妨並存穄音近稷農家久不知稷但知有穄高粱則不聞呼稷也黍性固粘而粗於粱穄小於黍而粗於黍山西以米爲餅祇呼爲黃以售於市或濾粉以漿衣

蓋穀之賤者謂之疏食亦宜又湖南有一種稷子其形似稗與黍穄粱粟皆不類通志據畫墁錄以爲粟殆宋時以舊說謂稷爲粟故載筆仍曰粟耳今湘人皆曰稷無呼粟者北方之穄遺種江湘正如宋蔡唐之裔播遷湖黔禮失求野此其類與但古書不詳稷之狀究未敢遽信無差仍別圖湖南稷子以俟博考

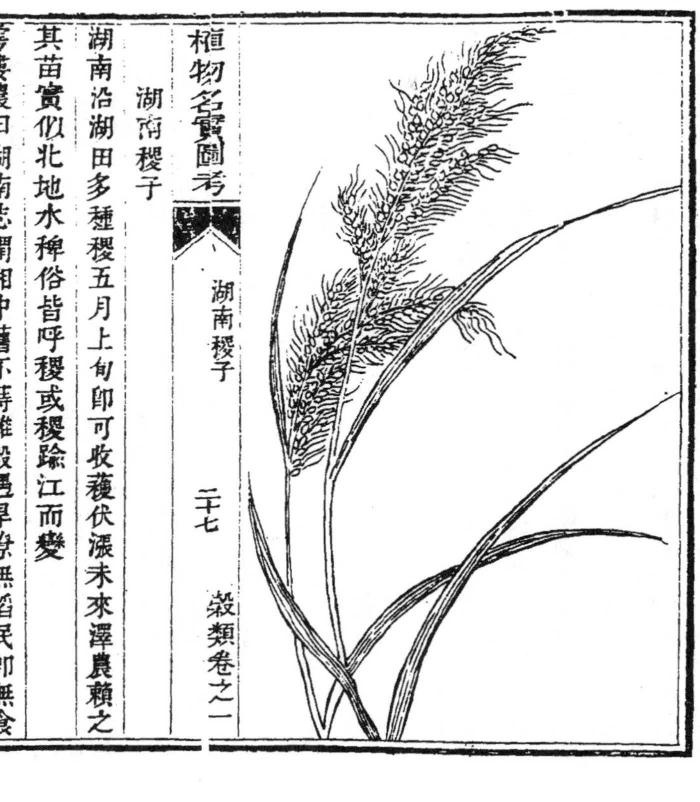

湖南稷子

湖南沿湖田多種稷五月上旬即可收穫伏漲未來澤農賴之其苗實似北地水稗俗皆呼稷或稷踰江而變

雩婁農曰湖南志謂湘中舊不蒔雜穀遇旱潦無稻民即無食有駐兵其地者令民納芻必以粟稈相率渡湖赴襄樊儹載以來費且重勞乃致其種漫布於磽确瀕湲而供其禾藁焉蓋以為厲民也後歲凶遂藉以充腸而免道殣今瀕洞庭近隄泂水無防山無泉者皆蒔之其穗與北地粱粟稍異蓋人力不專也夫民可與樂成難與慮始非嚴其罰則令不行令行而游移牽掣則民得其擾而不得其利褚衣冠伍田疇不及三年而易相則東里終為蠆尾矣江南沮洳水耕刀耨而藝粱粟者不乏收然則河北高卬之田既宜麥菽矣其污邪水潦所鍾獨不可以江南之種種之乎元時於畿甸開渠灌田其利甚鉅明季以轉漕厮留議復故蹟有倡為風水之說者事遂寢今涞水潞水灤水洺水之傍皆有引以稼下地者擴而行之不在人為哉李元則守長沙令民納粟米稈草事見畫墁錄又曰至今湖南無荒田粟米妙天下

烏臺筆補范陽督亢舊陂歲收稻數十萬石燕山叢錄房山石窩稻色白味香美為飯雖盛暑經數宿不餲遵化州志稻有東方稻雙芒稻虎皮稻糯有旱糯白糯黃糯河間府志隋時滄州魯城縣地生野稻水穀二千餘頃燕魏民就食之邢臺志稻有紅口芒稻廣平府志府西引滏水灌田白粲不減江浙按畿輔通志所載如此今稻田益擴矣滹滱之間是生旅稻鍾水阜物陂而稼之所收當何如耶

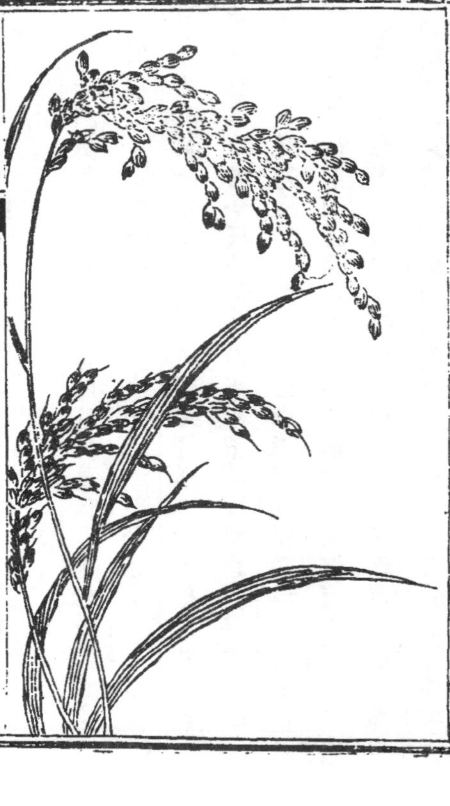

稻

稻別錄下品曰穤曰稉曰秈凡宜稻之區種類輒別志乘所紀不可殫悉然細者粒光粗者毛長早者耐旱晩者廣收其大較也稉中品

雩婁農曰本經不載稻別錄列下品說文沛國謂穤爲稻蓋穤性滯不易消故養生者愼食之抑大河以北宜麥粟民有終身不嘗稻者性亦弗喜中原九穀並用江以南則唯稻是飫注本草者以稉與秈皆附於稻爲下品殆未解古人意歟然生民一詩述后稷之穡曰荏菽曰禾役曰麻麥曰秬秠曰穈芑而獨不及稌稻豈粒食之始尙缺水耕火耨邪抑下地之稼其性果出黍稷下耶雖然稻味至美故居憂者弗食膏粱厭飫則精力委薾君子欲志氣清明固宜尙粗糲而屛滑甘別錄廁稻於下品夫亦謂所以交於神明者非食味之道也

天工開物云五穀遺稻者以古昔著書聖賢皆在西北按職方氏幷州宜五種幽州宜三種鄭康成注皆云黍稷稻雍州冀州獨宜黍稷然豳風穫稻豐年多稌汧渭之間未嘗無淀池也今渭南韓城爲關中上腴史記河渠書鄭國鑿涇溉鹵澤之田徐伯穿渭通漕肥地得穀而河東守番係言引汾溉

皮氏汾陰下引河溉汾陰蒲坂下實爲山西水利之始舊志聞喜臨汾文水產稉穤今太原晉水趙城霍泉稻田尤饒其餘滹沱汾澮州縣及沃泉曲沃以泉得名濫泉清源等處皆平地湧泉潤溪澗汚無不穿地瀆渠而塞外天鎭陽高大同亦間引溜灌注勺澤蹄涔惜如甘醴然歲常苦暵夏潦未降經瀆千里輒不能濡軌惟漳沁所從來者高難瀦爲利聞河內舊有沁渠昔西門豹引漳灌鄴或疑沙壖地不可爲稼蓋未知西北所溉者大抵麥菽禾黍如澆園蔬俗曰飲田不盡稻生止水也蒲解間往往穿井作輪車駕牛馬以汲殆井渠之遺然不宜稻

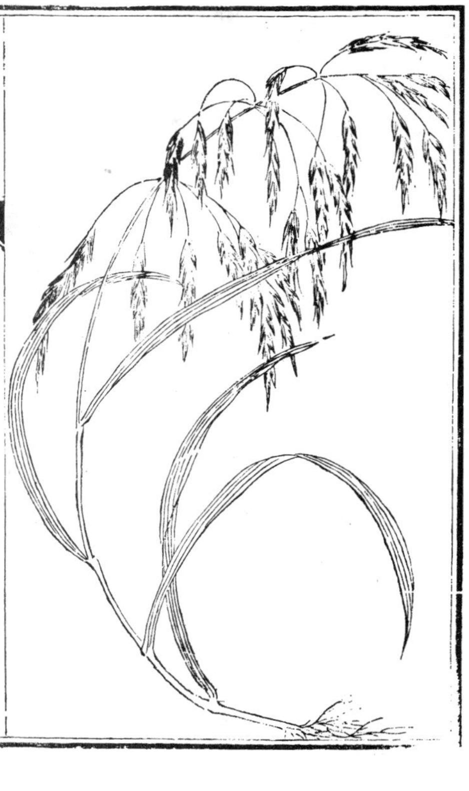

雀麥

雀麥唐本草始著錄救荒本草圖說極晰與燕麥異前人多合爲一種按爾雅蘥雀麥說文作爵麥別無異名郭注乃以爲卽燕麥今燕麥附莖結實離離下垂尙似青稞雀麥一莖十餘小穗乃微似稗二種皆與麥同時而葉相似其實殊非麥類唐本草僅以催乳錄之又云一名燕麥他方祇云雀麥古謂食燕麥令人脚弱其性蓋下行但旅生穀實熟卽落故古歌云道傍燕麥何嘗可穫醫者取其易生易落以治難產則二種應可通用或謂七發穱麥服處卽此雀麥段氏說文注已駁之

青稞麥

青稞卽莜麥一作油麥本草拾遺謂青稞似大麥天生皮肉相離秦隴以西種之是也山西蒙古皆產之形如燕麥離離下垂耐寒遲收收時苗葉尙有青者雲南近西藏界亦產或卽呼爲燕麥麗江志誤以爲雀麥維西聞見錄青稞質類莜麥莖葉類黍耐霜雪阿墩子及高寒之地皆種之經年一熟七月種六月穫夷人炒而舂麪入酥爲糌粑今山西以四五月種七八月收其味如蕎麥而細耐饑鄉黎嗜之性寒食之者多飲燒酒寢火炕以解其凝滯南人在西北者不敢餌也將熟時忽有稞粒皆黑者俗名

厭麥亟拔去否則雜入種中來歲與豆同畦則豆皆華而不實老農謂厭麥能食豆云滇南麗江府粉爲乾餱水調充服考唐書吐蕃出青稞麥西藏記拉撒穀屬產青稞亦釀酒淡而微酸名曰喒其裏塘臺地寒不產五穀喇嘛皆由中甸麗江擕青稞售賣則沿西內外產青稞者良多唐本草注誤以大麥爲青稞宜爲陳藏器所訶山西志但載油麥咸陽志謂大麥露仁者爲青稞皆不如維西聞見錄之詳核也

東廧

東廧本草拾遺始著錄相如賦東蘠雕胡魏書烏丸傳地宜東廧似穄廣志東廧粒如葵子苗似蓬色青黑十一月熟出幽涼并烏丸地 臣伏讀

聖祖御製幾暇格物編沙蓬米凡沙地皆有之鄂爾多斯所產尤多枝葉叢生如蓬米似胡麻而小性暖益脾胃易於消化好吐者食之多有益作爲粥滑膩可食或爲米可充餅餌茶湯之需向來食之者少自朕試用之知其宜人今取之者衆矣仰見

神武遠敷翠華所屆仰觀俯察纖芥不遺遂使窮塞小草上登

玉食如后菲飲㴱風勤稼千載符節小臣備員山右得覩此穀時際豐盈民少擕撫考保德州志產登相子沙地多生一名沙米作羹甚美又天祿識餘云遼史西夏出登相今甘涼銀夏之野沙中生草子細如罌粟堪作飯俗名登粟皆東廧也然則今之沙蓬米卽古東廧爰繪斯圖恭錄

聖製俾撫斯民者知沙漠寒朔亦有艮產勿執膏粱罔知艱難云爾

黎豆

黎豆或作狸豆本草拾遺始著錄按爾雅攝虎櫐注今虎豆纏蔓林樹而生莢有毛刺江東呼欇櫐陳藏器謂子作狸首文人炒食之陶隱居所謂黎豆卽此細核其形蓋卽固始所呼巴山虎豆也細蔓攀援花大如扁豆花四五莢同生一處長瘦如蒜豆莢豆細長如鼠矢而不尖滇南卽呼爲鼠豆蓋肖形也有白紅黑花各種花者褐色黑斑殆卽陳氏所云狸首文也俗以紅黑豆和米爲粥碾破爲餛沙餡白花者爲豆芽恐亦小豆別種本野生而後種植耳李時珍以櫐訛爲狸余謂古人謂黑爲黎

而色雜亦曰黎天將旰曰黎明則明暗甫分也面目曰黎黑則赤與黑兼滯也牛之雜文曰犂牛犂黎字古通用文雜而色必晰故物之劃然者亦曰犂然則豆之文駁而分明者名之曰黎亦宜書注黎民青黎皆訓黑秦改黎民爲黔首其義正同孔傳則訓衆黎明或作遲明漢書注黎訓比是皆異義爾雅正義引古今注虎豆一名虎沙似貍豆而大又云郭注山海經以櫐爲虎豆貍豆之屬貍豆一名黎豆虎豆則虎櫐也蓋一類以大小色紋異名

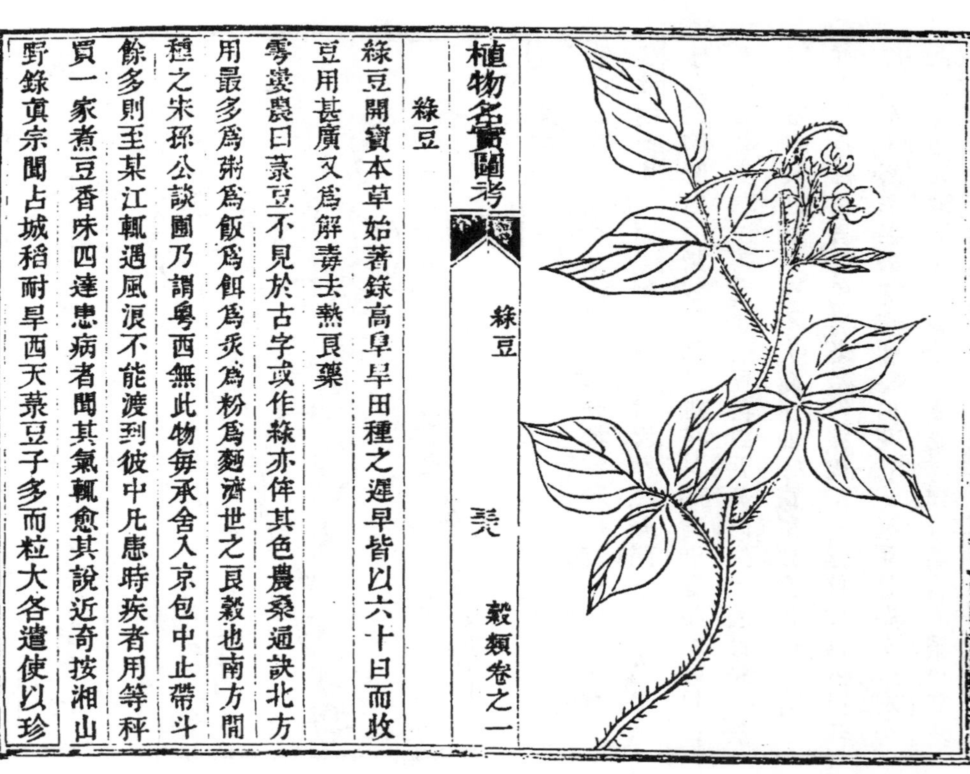

綠豆

綠豆開寶本草始著錄高阜旱田種之遲早皆以六十日而收豆用甚廣又爲解毒去熱良藥

雩婁農曰菉豆不見於古字或作綠亦侔其色農桑通訣北方用最多爲粥爲飯爲餌爲炙爲粉爲麪濟世之良穀也南方間種之宋孫公談圃乃謂粤西無此物每承舍入京包中止帶斗餘多則至某江輒遇風浪不能渡到彼中凡患時疾者用等秤買一家煮豆香味四達患病者聞其氣輒愈其說近奇按湘山野錄眞宗聞占城稻耐旱西天菉豆子多而粒大各遣使以珍

貨求其種得菉豆二石然則菉豆至宋而始重如宋眞宗之深念稼穡亦何異於幽風無逸耶菉豆去毒清熱解暑祛疫功誠鉅而養老調疾則莫如粉陳達叟贊曰碾彼綠珠撤成銀縷熱蠲金石清徹肺腑

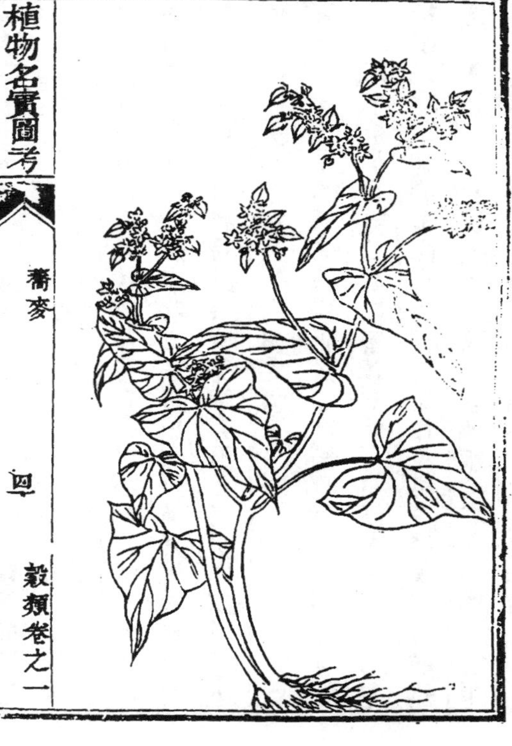

蕎麥

蕎麥嘉祐本草始著錄字或作荍然荍爲荆葵非此麥也一名烏麥北地夏旱則種之霜遲則收南方春秋皆種性能消積俗呼淨腸草又能發百病云

雩婁農曰本草綱目附入苦蕎蓋野生也滇之西北山雪谷寒乃以爲稼五穀不生唯蕎生之茹糜而甘比餦餭焉中原暵則蒔蕎秋霜零即殺之矣苦蕎獨以味苦耐寒易凍塗爲穀地殆造物憫衣裘飲酪之氓俾粒食於不毛之土而不盡以弋獵之具戕生以養其生歟

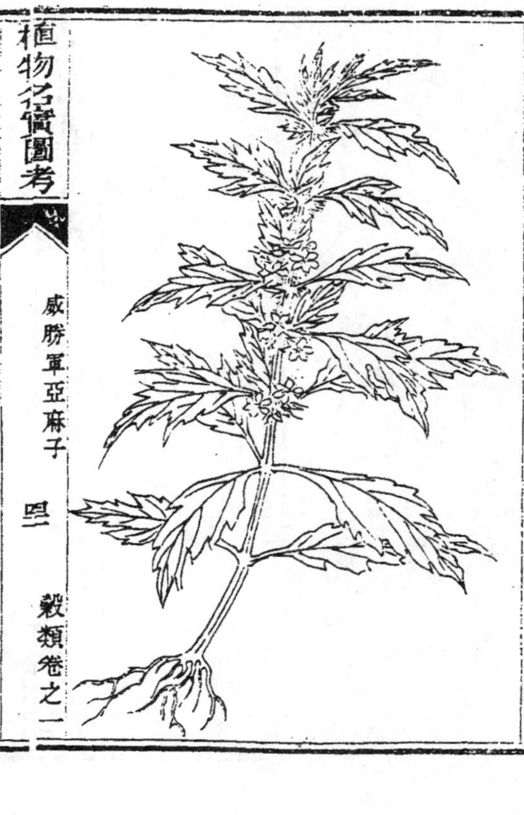

威勝軍亞麻子

宋圖經亞麻子出兗州威勝軍味甘微溫無毒苗葉俱青花白色八月上旬採其實用又名鵶麻治大風疾李時珍以爲即壁蝨胡麻臭惡田家種植絕稀

蠶豆

蠶豆食物本草始著錄農書謂蠶時熟故名滇南種於稻田冬暖即熟貧者食以代穀李時珍謂蜀中收以備荒蓋西南山澤之農以其豆大而肥易以果腹冬隙廢田尤省功作故因利乘便種植極廣米穀視其豐歉以定價矣

雩婁農曰蠶豆本草失載楊誠齋亦謂蠶豆未有賦者戲作詩曰翠莢中排淺碧珠甘欺崖蜜輭欺酥可謂淩厲無前矣夫其植根冬孶落實春風點璺爲花刻翠作莢與麥爭場高豈藏雉同葚韮熟候恰登蠶嫩者供烹老者雜飯乾之爲粉煬之爲果

農書云接新充飽和麥爲饈尚未盡其功用也益部方物記有佛豆粒甚大而堅農夫不甚種唯圃中蒔以爲利以鹽漬煮食之小兒所嗜雲南通志謂卽蠶豆豈宋時尚未徧播中原宋景文至蜀始見之耶明時以種自雲南來者絕大而佳滇爲佛國名曰佛豆其以此歟雖然滇無蠶以佛紀若江湖蠶鄉以爲蠶候則曰蠶宜

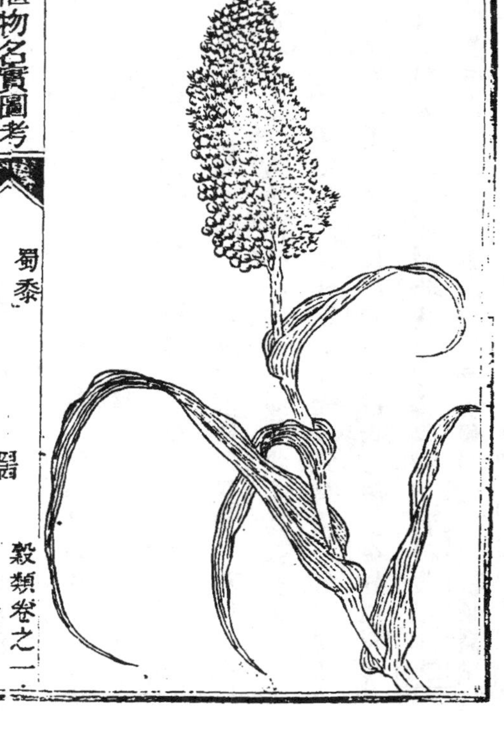

蜀黍

蜀黍食物本草始著錄北地通呼曰高粱釋經者或誤爲黍類農政全書備載其功用然大要以釀酒爲貴不畏潦過頂則枯水所浸處卽生白根摘而醬之肥美無倫

雩婁農曰吾嘗雨後夜行有聲出於田間如裂帛驚聽久之輿人曰此蜀秫拔節聲也久旱而澍則禾驟長一夜幾逾尺昔人謂鹿養茸數日便角其生機速於草木若蜀秫之勃發顧何如者又見婦稚相率入禾中褫其葉以爲疏之使茂實耳詢之則織爲簟也緝爲蓑也箯爲笠也爇爲炊也一葉之用如此若其

稃則箄之堅於葦揩以柴而床焉籬之寄於竹樊於圃而璧焉煨爐則掘其根爲榾柮搓棉則斷其梢爲莩軸聯之爲筐則榣比而方婦紅所賴以盛也析之爲筴則檽䟐而皙稚子所戲以籠也卬田足穀之家如崇如墉蓋有不可一日闕者顧其米澀不雜以麥與豆則棘口而造酒乃醇以勁利膈達腹喻之以刃敵雪銜風比之以襫利之所生凡釀者販者皆譏而稅其什一其不脛而走達於江淮閩粵者益美烈而加馨嗜者毎以得其涓滴爲快而常慮其贋且或羼以他酎故青旗之標出幾輔者曰京東出山西者曰汾潞出江北者曰沛出遼左而泛海者曰

牛莊皆都會也惟蜀秫之名不見於經博物志謂種蜀黍地多蛇北地固少虺蜴亦未稔其卽此穀與否而利民用如此其溥殆古所謂木禾木稷者歟然稻蟹之鄉既不插莠而河朔以其易生而廣收亦目爲粗糲有以麥與蜀秫麴合爲薄夜相餉者表毷毷如積雪而背殷紅倖丹砂焉吾戲謂曰宗軍人粗食如此甘美其所矜精鑿者必崑圃之珠塵玉屑耶木稷見廣雅山西通志高粱土人又稱茭子在太原屬者苗低穗緊在汾州屬者苗高穗鬆在平陽絳州諸屬者有早秫晚秫二種早秫有大老漢小老漢諸種晚秫有紅黑黃白遂頭諸種遂頭穗下垂紅黑白三種穗上生黃穗四面分披粒無殼者米硬可爲粥粒有殼者米軟可爲酒醋拔高粱之類此爲詳盡

附蜀黍卽稷辨

蜀黍非惟經傳無聞卽本草亦不載惟博物志始著其名食物本草著其用而又謂南人呼爲蘆穄今亦不聞有呼蘆穄者九穀考捌謂卽稷引据博奥一掃舊說廣雅疏證說文解字注皆主之段氏之言曰漢人皆冒粱爲稷而稷爲秫秫鄙人能通其語者士大夫不能舉其字可謂撥雲霧而覩青天矣尊祟獨至亦蜀黍之大幸也但北地呼蜀黍音重卽爲秫秫如蜀葵亦呼爲淑纈阮儀徵相國所謂淑氣是也九穀考以說文秫稷之粘者遂以蜀黍定爲秫而蜀黍之不黏者别無異名不得不謂不

黏者亦通評爲秫秫夫穀多有黏不黏二種稻黏爲糯不粘爲秈稷之黏者爲秫不應不黏者亦爲秫也九穀考又謂天下之人呼高粱爲秫秫呼其稭爲秫稭舊名在人口中世世相受夫以蜀黍音同秫秫定爲黏稷之秫彼以稷穄雙聲指穄爲稷亦西北之人至今相承語也蜀黍有黍名不得指爲黍高粱有粱名不得定爲粱獨可以其秫秫之稱而卽定爲稷之名秫者耶說文解字注謂以穄爲稷誤始蘇恭蘇氏之誤多矣如以青稞爲大麥則大小麥幾不能辨獨其以穄爲稷則尚有說考本草有稷無穄或卽以穄爲黍而齊民要術備列北方之穀獨謂稷

爲穀其云凡黍穄田黍穄者收薄穄欲早刈黍欲遲黍與穄或一類或二種皆在疑似之閒而說文秫下卽曰稷穄麋也二字相厠梨爲黍穰穰爲黍梨巳治者皆不連綴而凡黍之字皆從黍則曰麋穄也則謂穄爲稷謂穄爲黍以近日治說文之法求之二者皆可相通果孰從耶獨是蘇氏謂稷與黍爲秈秫故其苗同類是誠考之未審古以黍稷爲二穀若同類而分秈秫則稻之糯粳亦將別爲二種乎且以今之種黍子穄子者驗之則黍穗斂束穄穗䰐沙黍粒長穄粒圓或扁黍用多而穄用少大凡北地之穀種粱者什七種黍者什二種穄者

什或不得一爲三者初生皆相似而穎粟苞秀則漸異農家分畦別隴蓋取用不同也李時珍承蘇氏及羅氏之說但謂黍爲稷之黏者爾後紀載轉相沿襲不復目驗而必究其爲諸通人所厭菲而吐棄誠無足怪而吾謂秫之爲稷穄之爲黍其說亦不自九穀考始經典釋文謂北方自有秫穀全與粟相似米黏用之釀酒其莖稈似禾而粗大按其形惟蜀黍之通呼秫秫者可以當之珍珠船詧徐鉉說楚人謂之稷關中謂之穈其米爲黃米爲認黍爲稷是卽九經考以穈爲黃黍之嚆矢乃獨以稷爲粟米考爾雅注今江東呼粟爲粢說經者斥爲六朝謬說遑

於彼而又窒於此矣而爾雅正義詳繹其說謂黃米與稷相似而垂穗鼓疎則黃米與穄又別爲種與蘇氏諸人之說稍異而其釋稷粢也直云北方所謂稷米又不著其形狀豈以同時方掊擊穄之爲稷而以稷易穄耶抑穄稷實有兩種耶余遍詢直隸山西人皆謂糜穄爲一與說文同而以軟硬爲黍穄之分且云穄無黏者則是秫爲黏稷不惟無其名亦失其種段氏注說文多云爲淺人更改或佚脫此秫字下卽非竄移又求其說而不得則不敢不托蓋闕之義夫諸儒上下千古研貫百家持論閎矣余少便鞅掌王務所見卷軸何能半袁豹但諸儒以俗呼

秫秫爲稷之黏秫而於俗呼穈之米爲稷米則斥之謂晉人以粟爲稷爲誤而並以漢人之說稷者爲皆不識稷且以管子黍秫之始一言滋惑疑爲後人所加則自三代迄今舉無可從惟俗語爲徵信而俗語之言稷者不足信獨言秫者爲足信是亦未能折服昔賢而使天下後世俱以高粱爲稷而無敢異議也余既植黍與穄而審別之縱不可以穄冒稷而斷不能信以蜀黍爲稷夫北地之呼粟黍穄者皆曰小米耳統言之幾無不可通而細究之則古無今有古有今無者曷可勝數以余所見乃太倉糙米而已段氏有言草木之名實多同異雖大儒亦不能

無誤此論允矣故長編中諸說備載而不復置辯

按齊民要術穀者總名非止爲粟也然今人專以稷爲穀望俗名之耳即引孫郭諸人稷粟之說又云按今世粟名多以人姓字爲名目云云臚列近百種俱有穀粟糧稷名而別白精粗其云今人俗名者恐即指江東呼粟爲粢及稷粟之說而特疑其籠統觀其言種穀法至詳至悉夏種黍穄與植穀同時地必欲熟種粱秫法則欲薄地種與植稷同一曰植穀一曰植稷穀稷互見又非盡書穀而粱秫欲薄地或即釋文所云北方秫種似禾而高大者否則當以秫入穀不應別立條細繹賈氏之意蓋

以粱粟稷皆爲穀今人專以稷爲穀乃俗名非正也農政全書遂謂古所謂稷今通謂穀或稱粟粱與秫則稷之別種是眞以稷粱爲一矣獨其所謂穄爲黍之別種今人以音相近誤稱爲稷此九穀考以穄爲黍之所本又閩書稷明祀用之歐冶遺事穄米與黍相似而粒大按此說是蜀黍也直省志書載稷者多有都無形狀惟歙縣志物產穄有黑穄秈穄也赤穄糯穄也長如蘆葦號蘆穄皆古之稷此皆九穀考以蜀黍爲稷之說而程氏歙人也蓋其里先有是言而益推衍之以說文爲歸宿非首發難端耳（農政全書載有齊民要術種蜀黍一條文義不類恐沿上一條種粱秫而誤書又曰遺其本書當是農書中語耳）

又按說文孫炎郭璞諸說蓋皆傳聞異辭各存別名九穀考謂近人無呼粟爲秫者是誠然矣又謂他穀之黏者亦叚借通稱曰秫則黏粟黏稷皆可名秫孫郭之說已不爲謬古今注謂秫爲糯稻今南方通評秈秔糯不聞有評秫稻者則不評秫粟亦猶秬秠虋芑今亦無是稱也余嘗謂江左諸儒足跡不至北地徒以偏傍音訓推求經傳名物往往不得確詁顏黃門所辨者皆是也程徵君久僑燕薊就北方之音聲以駁文士之講說所見正與余同而於北音尚有未盡然者段氏說文注榆字云齊

民要術分姑榆山榆刺榆爲三種依許說山榆即刺榆賈氏言植物皆種植得諸目驗豈許有未諦云云則段氏亦曾以賈氏之言爲可據矣按齊民要術種粱秫法與植稷同則非謂秫即稷細繹前說黍黏收薄穄美亦收薄種秫與稷同不云與穄同恐亦以穄爲黍穄無黏者故但言美美則軟似黍耳言其美則亦非一種蘇氏獨云黃米亦稱矣鄭司農注九穀稷秫並舉固不以秫爲稷後鄭不從恐亦未必即以秫稷爲一物（以粟易秫粱可兼秫秫不可兼粱未知後鄭意如何）漢儒多家西北且嘗躬耕其於稷種蓋習見以爲人人皆知無煩訓詁故鄭氏三禮注詩箋獨不詳稷之形狀

而班固服虔諸儒亦何至不知其土宜如周子之不辨菽麥乎如蓫葍諸草漢儒多不詳其形狀遂啟後人辨證未必漢儒皆不知也叔重汝南人吾同郡也漢時種蓺吾不能知今則以稻麥豆高粱穀子爲大田非惟不植稌亦無識黍者大抵農人逐利與時貴賤古所重而今棄者良多今西北植稷者亦少恐異時並其種而失之矣諸儒但謂高粱爲北種不知漳泉皆曰番黍而黔中苗寨蓺植無隙地也又如玉蜀黍一種於古無徵今遍種矣留青日札謂爲御麥平涼縣志謂爲番麥一曰西天麥雲南志曰玉麥陝蜀黔湖皆曰包穀山氓恃以爲命大河南北皆曰玉露秫秫其種絶非蜀黍類

名以麥而非麥名以穀而非穀若據河南北方言以爲秫則亦得爲稷之別種耶

按漢儒以粟爲稷至晉不易陶隱居亦云粟粒細於粱或呼爲粢米蘇恭曰粟與粱有別今農人種小米者猶曰某穀曰某粟其穗粒俱不同一望而知不似黍穄之分尚須細別也齊民要術備列粟名曰朱穀黃聒穀加支穀李穀白鮮穀調母粱赤巴粱則穀粱粟洵一類矣而獨系以今人專以稷爲穀一語玩其詞意殆以穀是總名稷本一種而今人以爲穀則稷粟粱同有穀名遂皆並載惟既云專以稷爲穀則所載名穀者乃是稷而別名粱者必非稷矣蘇恭知粱粟有別而斥陶呼粢之非則粟不爲稷自蘇氏始亦非近時諸儒刱論但蘇非謂粟卽是粱李時珍乃謂粟粱也則粟之爲粱乃自李氏始蘇李之說固不必與漢儒注經相校但卽以別錄論之白粱青粱黃粱皆云味甘粟別一條云味鹹一類以大細爲別不應甘鹹異味陶但云粟舂熟令白亦以當白粱則未嘗以爲眞粱又曰粱是粟類亦概言之耳別錄分別性味有粟有粱有稷有秫陶以粟爲粢則無以釋稷故云不識而臆爲黍稷相似之語此大誤也其釋秫云北人以作酒亦不指爲何物齊民要術以種植爲主故凡俗之

呼穀者皆雜錄於右曰穀曰粱曰稷曰粟但隨俗呼名不復識別正如今人曰小米曰穀子其類乃不可究詰夫豈一種哉愚夫愚婦展轉相傳物以音變音以地殊凡古物在今不能指名者皆是也南人之言余不能譯今山西以高粱爲茭子以青稞爲莜麥以荏爲蒼售於市書於牘無異辭不覩其物無由識之安得以其俗語改古訓哉別錄卽漢以來名醫所錄既分載稷粟何得謂漢儒皆以粟冒稷汜勝之書粱爲秫粟秫之通稱漢時已然說文黏稷蓋以稷爲穀長姑舉一類以統其餘匡謬正俗謂秫似黍米而粒小此殆是說文黏稷也大抵稷秫以黏不

黏爲别而粱粟卽以秫不秫爲别舉稷之名秫以爲凡黏穀之名此乃所謂穀長矣惟農家統以穀名粱與粟與稷三種久已混淆而秫粟音尤相近當時必有以秫粟爲一者諸儒相承卽以粟稷互訓或因俗稱或傳寫以聲而訛而欲别稷者仍當於俗呼穀粟之類别之特古訓遺其形狀難爲識别蘇氏以穄爲稷遂至謂稷無黏者孫郭以秫爲黏粟遂致以秫爲黏粟之定名而未考氾勝之書粱爲秫粟是則偶未細檢而措語稍偏李氏之說則正言直斷敢於信矣諸儒詆之職此之由余謂以穄爲稷誠非有本之言而以蜀黍之俗呼秫秫者定爲黏稷則詩

集注之黍似卽指蜀黍而鄉間塾師輒以高粱爲粱一物而數名吾誰適從若以蜀黍種早指爲首種今北地春而種麥滇南蜀黍宿根自生此豈可以訂古訓哉

又按齊民要術種粱秫並欲薄地與植稷同一本稷作穀益信賈氏之所謂穀者確是稷而粱秫稷三種判然可知矣粱爲秫粟秫不得爲黏粱而與植稷同時則秫或卽爲黏稷與說文同稷不黏而秫黏一種二名其性異其狀未必異也氾勝之書粱爲秫粟粱粟二名其性異其狀亦不應異也農家貴穤種秫粱爲常植圖經謂能盡地力故植薄地漢晉人以稷爲穀穀與粟皆總名名以穀並名以粟而與粱之不黏者同名而滋混矣爾雅翼謂圓而細者爲粱之粟吾疑圓而細者乃前儒所謂稷而得粟名者也粱以大粒長毛與諸穀異其不黏者亦不應穗粒圓細且今之粱自有黏不黏二種不黏者卽粟矣而又有粟一種此粟非卽稷乎諸儒皆斥前人以粟冒稷吾謂粱與稷同有粟名而本草注不復細别遂專以粟屬粱並以稷之名粟者亦爲粱吾非爲漢晉諸儒作調人特以今之通呼穀與魏晉人之呼穀一也魏晉之穀粱粟稷皆廁其中今日之穀種亦繁矣何得謂無稷也湖南有稷子苗似粱而穗散粒大乃甚似高粱翟

粱一名木稷其以此歟

稔頭

稔頭一名灰包蜀黍之不成實者忽作一包白瓤如茭瓜小兒輒取食之味甘而酥能噎人亦可作茹老則黑樓迸出成灰亦有作粒者輒卽黑枯地不熟功不至則生余偶以嘗客戲語之曰山西謂蜀黍爲茭子俗亦謂菰爲茭鄭康成以菰列九穀此不可謂菰耶客曰吾食茭瓜而不知爲雕胡食蜀黍而不知有稔頭微君言吾固不辨爲二穀請作食經以充吾廚勿談太元以覆吾瓿

植物名實圖考卷之二

固始吳其濬著

蒙自陸應穀校刊

穀類

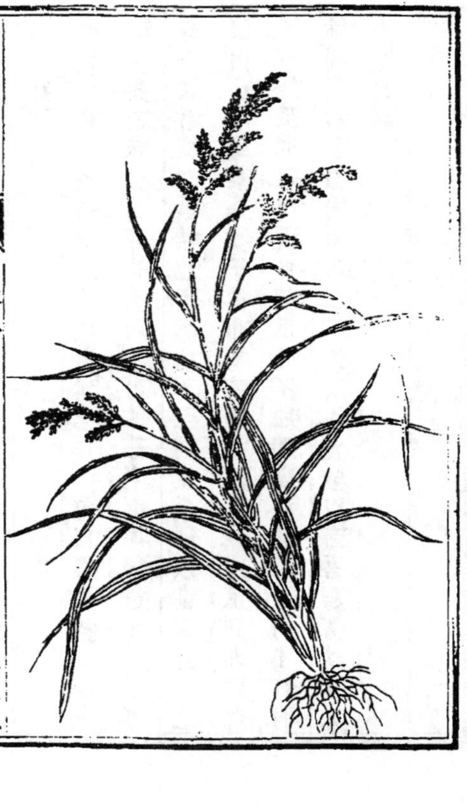

稗子

救荒本草水稗生水田邊旱稗生田野中苗葉似穇子葉色深綠脚葉頗帶紫色梢頭出匾穗結子如黍粒大茶褐色味微苦性微温採子擣米煮粥食蒸食尤佳或磨作麪食皆可

雩婁農曰稗能亂苗亦有二種有圓穗如黍者有扁而數穗同生者與米同舂則雜而帶殼別而杵之則粒白而細煎粥滑美北地多種之於塍非稂莠比也爾雅稊苵注謂似稗布地生穢草又古詩云蒲稗相因依則稊爲陸生稗爲澤生歟農政全書諄諄以種稗爲勸備豫不虞仁人之用心哉

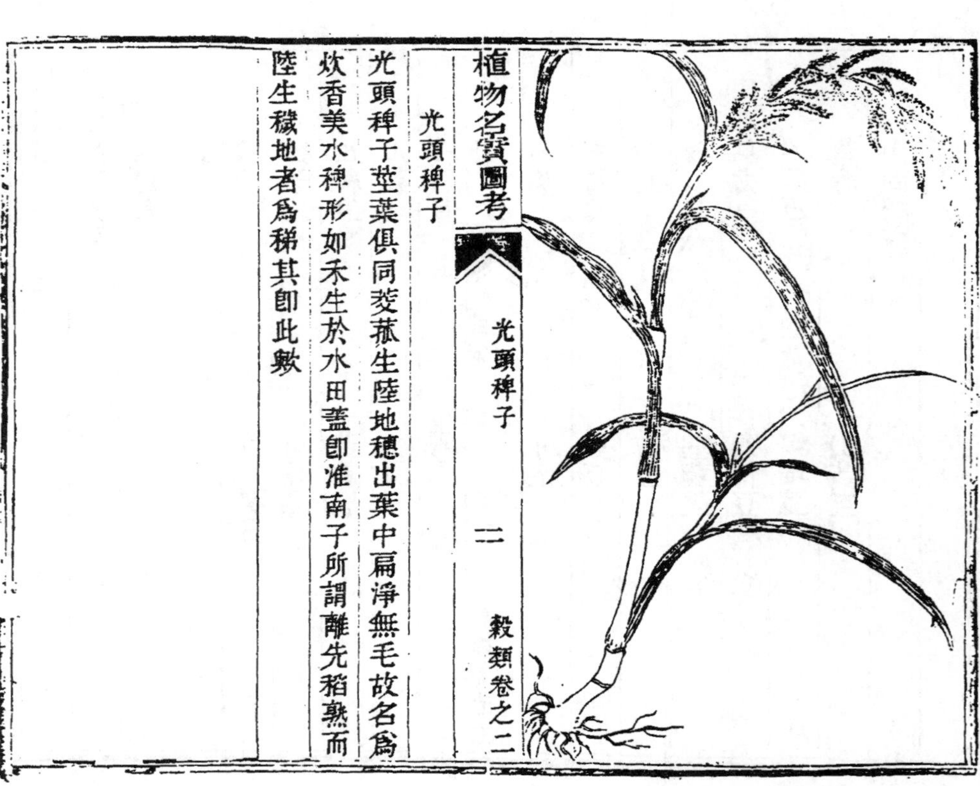

光頭稗子

光頭稗子莖葉俱同茭菰生陸地穗出葉中扁淨無毛故名爲炊香美水稗形如禾生於水田蓋即淮南子所謂離先稻熟而陸生穢地者爲稊其即此歟

䅟子

救荒本草䅟子生水田中及濕地內苗葉似稻但差短梢頭結穗彷彿稗子穗其子如黍粒大茶褐色味甘採子搗米煮粥或磨作麪蒸食亦可黔山多種鷹爪稗亦呼䅟子雲南曰鴨掌稗

雩婁農曰䅟子稗類於書尠見其穗駢出參差如大小指或以䅟䅟得名耶廣羣芳譜一名龍爪粟一名鴨爪稗北地荒坡處種之苗葉似穀至頂抽莖有三棱開細花簇簇結穗分數歧如鷹爪之狀形容極肖日照縣志䅟子粟之賤者有黑白二種宜濕地石得米二斗餘民賴以餬口而三峽志謂自滇中來曰雲南稗一曰雁爪稗亦[illegible][illegible][illegible][illegible][illegible]穀爭價東南所無蓋峽中石田瘠於嘉種耳余過[illegible][illegible]河塘極饒時黃雲徧野擔摣弗及安得謂東南無此黔山磽瘠無異峽中溪頭峯角種植殆徧秋曰穗稔秸穋壓蹊駢者如掌鉤者如拳既省工力亦獲篝車民恃爲命敢云農惡哉救荒圖與此稍異或一類亦有二種

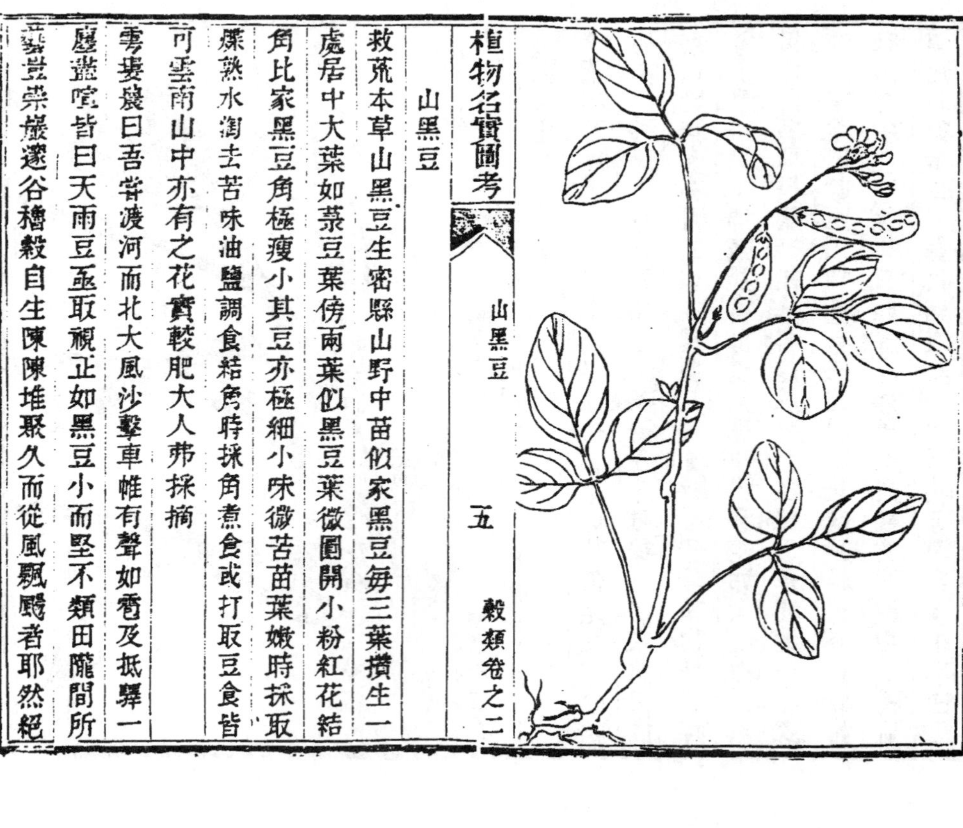

山黑豆

救荒本草山黑豆生密縣山野中苗似家黑豆每三葉攢生一處居中大葉如菉豆葉傍兩葉似黑豆葉微圓開小粉紅花結角比家黑豆角極瘦小其豆亦極細小味微苦苗葉嫩時採取煠熟水淘去苦味油鹽調食結角時採角煮食或打取豆食皆可雲南山中亦有之花實較肥大人弗採摘

雩婁農曰吾嘗渡河而北大風沙擊車帷有聲如霄及抵驛一壁盡喧皆曰天雨豆亟取視正如黑豆小而堅不類田隴間所蒔豈崇巖邃谷穭穀自生陳陳堆聚久而從風飄颺者耶然絕無斷莖敗莢相雜如出諸倉篅者抑猨鼠所窖大風有隧因而發其覆耶羅泌路史博載史傳雨金雨粟雨毛雨血雨魚諸異然未得於目覩而志五行者或附會以爲休咎是邑也時有小旱不爲災亦無他異暨風雨奇怪非常理可測至池魚飛越或有龍雷震攝昔僧過野塘一卒擊罅聲未絕游魚擺刺飛水上數尺有自擲於岸者靜極騷動不可卒制理固然爾

古今注元康中南陽雨豆永平中下邳雨豆似槐實宋史元豐中忠州南賓縣皆雨豆大觀中廬州雨大豆金史大定中雨豆於臨潢之境形上銳而赤味苦元史至元中鄱陽雨豆

民取食之癸辛雜識至元中永嘉雨黑米泉州雨紅豆如丹砂可爲飯漢陽府志明時雨小豆種之蔓生不實又黟熟皆雨豆鞏昌府安會雨豆破之有麪味苦澀又陝西雨黑豆食之氣悶六合雨紅豆有二瓣食作腥氣同安雨豆扁而細或黃或黑有掃之盈升者雨豆一也或可食或不可食其有似豆而非豆者耶抑以此別災祥耶

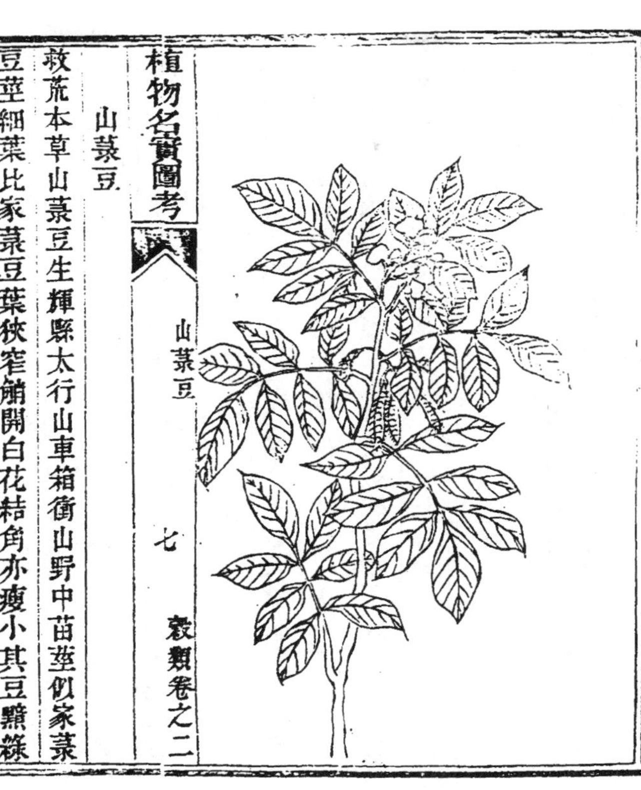

山菉豆

救荒本草山菉豆生輝縣太行山車箱衝山野中苗莖似家菉豆莖細葉比家菉豆葉狹窄艄開白花結角亦瘦小其豆黯綠色味甘採取其豆煮食或磨麪攤煎餅食亦可

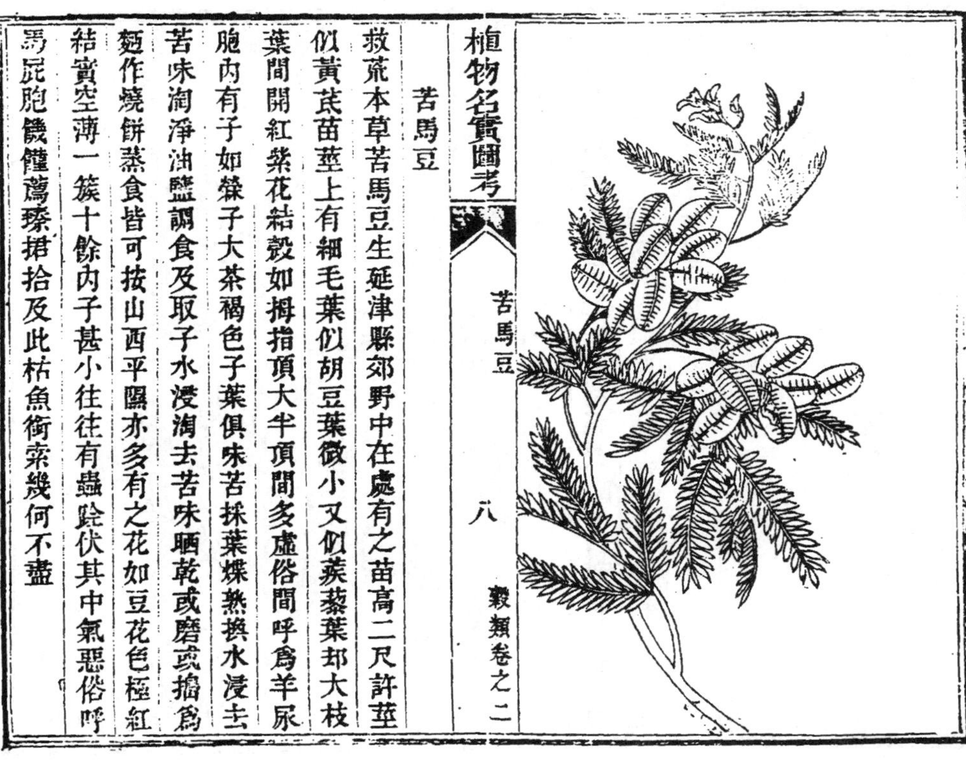

苦馬豆

救荒本草苦馬豆生延津縣郊野中在處有之苗高二尺許莖似黃芪苗莖上有細毛葉似胡豆葉微小又似蒺藜葉却大枝葉間開紅紫花結殼如拇指頂大中間多虛俗間呼爲羊尿胞內有子如檾子大茶褐色子葉俱味苦採葉煠熟換水浸去苦味淘淨油鹽調食及取子水浸淘去苦味晒乾或磨或擣爲麪作燒餅蒸食皆可按山西平陽亦多有之花如豆花色極紅結實空薄一簇十餘內子甚小往往有蟲蛀伏其中氣惡俗呼馬屁胞饑饉薦臻捃拾及此枯魚銜索幾何不盡

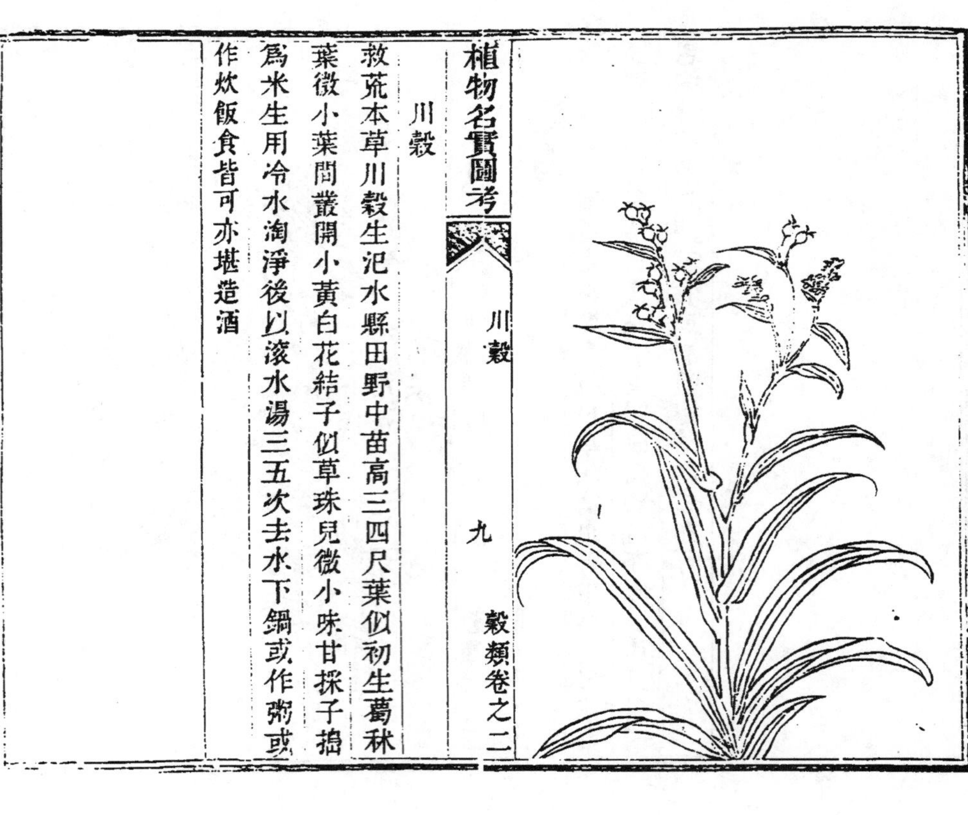

川穀

救荒本草川穀生汜水縣田野中苗高三四尺葉似初生薥秫葉微小葉間叢開小黃白花結子似草珠兒微小味甘採子擣為米生用冷水淘淨後以滚水湯三五次去水下鍋或作粥或作炊飯食皆可亦堪造酒

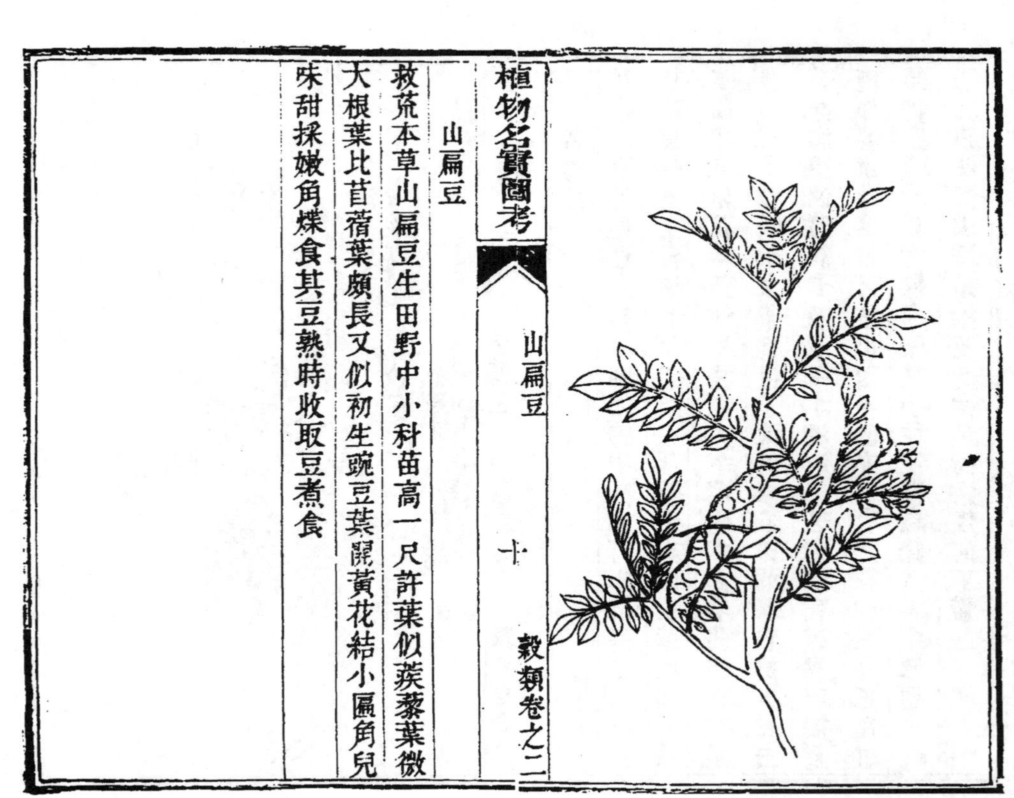

山扁豆

救荒本草山扁豆生田野中小科苗高一尺許葉似蒺藜葉微大根葉比苜蓿葉頗長又似初生豌豆葉開黃花結小匾角兒味甜採嫩角煠食其豆熟時收取豆煮食

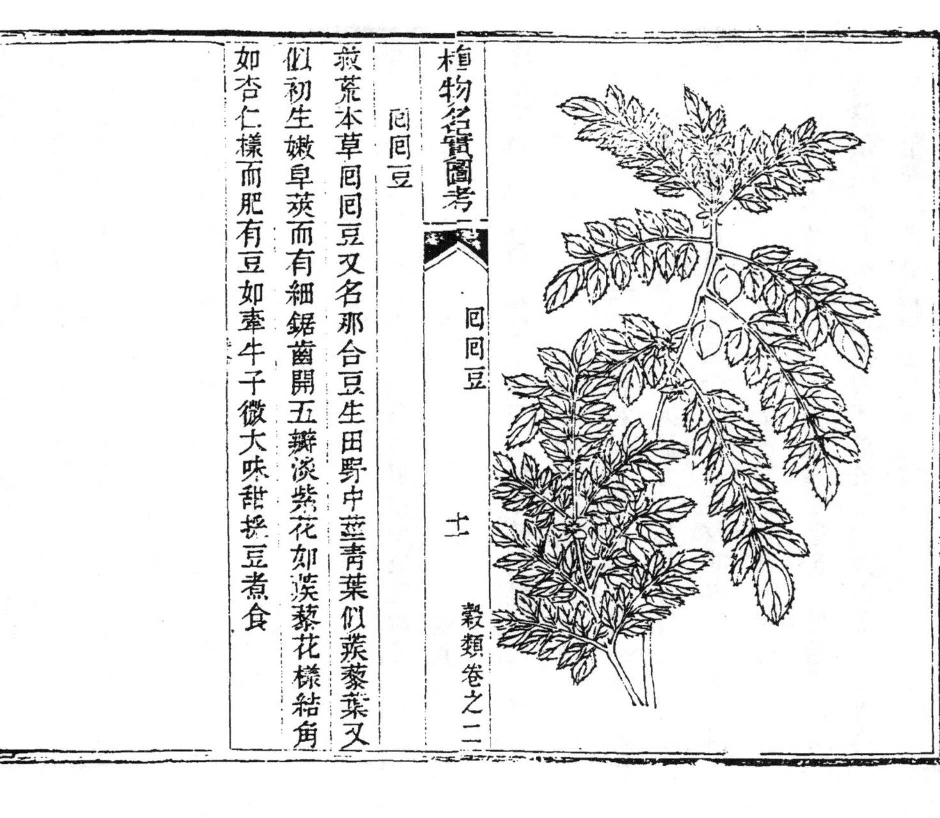

回回豆

救荒本草回回豆又名那合豆生田野中莖青葉似蒺藜葉又似初生嫩皁莢而有細鋸齒開五瓣淡紫花如蒺藜花樣結角如杏仁樣而肥有豆如牽牛子微大味甜採豆煮食

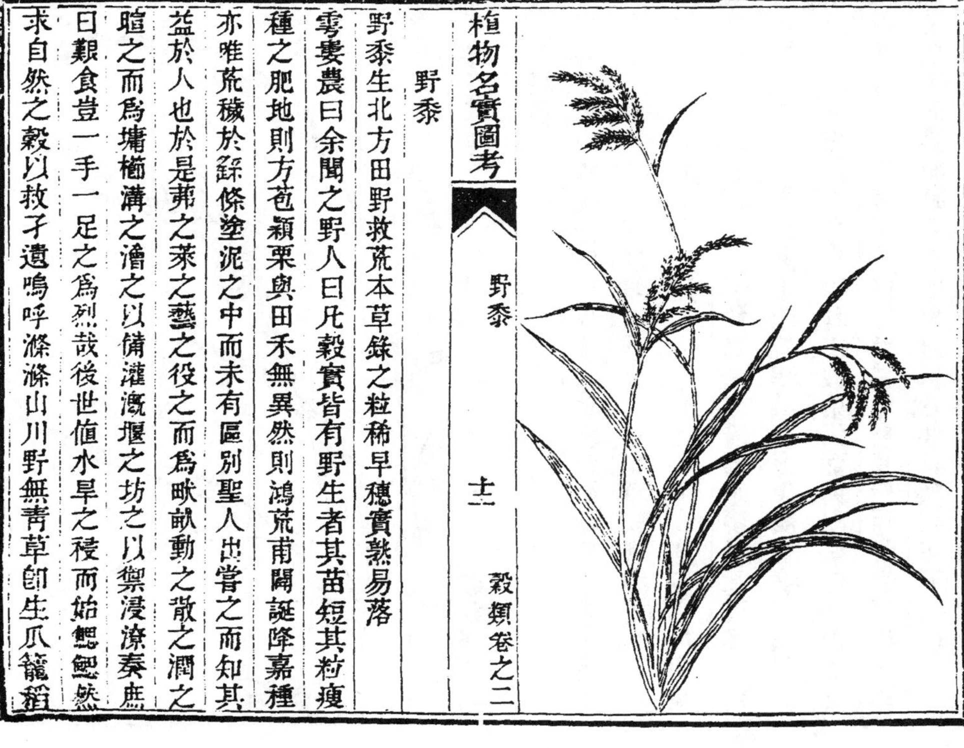

野黍

野黍生北方田野救荒本草錄之粒稀早穗實熟易落

雩婁農曰余聞之野人曰凡穀實皆有野生者其苗短其粒瘦種之肥地則方苞穎栗與田禾無異然則鴻荒甫闢誕降嘉種亦唯荒穢於蘇條塗泥之中而未有區別聖人出嘗之而知其益於人也於是茀之萊之藝之役之而爲畎畝動之散之潤之暄之而爲墉櫛溝之澮之以備灌漑堰之坊之以禦浸潦奏庶曰艱食豈一手一足之爲烈哉後世値水旱之祲而始鰓鰓然求自然之穀以救孑遺嗚呼滌滌山川野無青草卽生瓜籠稆

亦安可得然自來饑饉荐臻之後或旅生以蘇喘息或歧穗以補困窮蓋造物仁愛未嘗一息或停而氣數之厄造物亦無如何彼耐暵耐濕之種固不乏矣而田家五行所占多驗課問勤則徵應不爽休咎之兆龜筮有不及者吾居鄉時春雨足而夏澤屢愆播種於田所獲不能倍於種盛暑中偶憩一農家則場圃盡築種稑倉積矣訊其故則曰稻種有六月棱者早種速穫其米糙而收薄數年來田家皆以夏暵失其業吾及尺澤而耕徂暑而熟祈雨者務龍柳圈鼓鬩鬩於隴首吾以其時僦閒民割吾禾於烈日中雇錢少而秷秸且無損所收雖約然市無赤

米價方昂而未已較之粒米狼戾廢積不售其贏殆倍蓰焉噫一上農之力能與造物爭盈虛如此然則爲民上者訪深明農事之人以爲田畯又博求多種相陰陽寒暑之不齊而增損之使民之趨時赴功如救火追亡人而力袪其呰窳偷生之習詎不足補救災祲於萬一哉徐元扈曰稗多收能水旱宜擇佳種于下田種之災年便可廣植勝於流移捃拾吾亦謂有田者必預求能水旱之穀種視地之高下各種數區毋以收薄而鹵莽之歲美俱美歲惡必不俱惡豈不愈於禾稂莠而冀稽穀哉然曰家有能有不能者則曰必先去其貪

燕麥

燕麥多生廢地與雀麥異救荒本草辨別極晰野菜贊云有小米可作粥其稽細長織帽極佳故北地業草帽者種之

雩婁農曰甚矣瘠土之民之苦也博物志謂食燕麥令人骨軟救荒本草錄之亦謂抵溝壑耳麗江府志燕麥粉爲乾餱水調充服爲土人終歲之需維西苦寒其人力作幾曾病足哉蓼之蟲佳之蓋生而甘之烏知其辛彼糱酒蘊肉齀覭然嘗食者其亦幸而不生雪窖冰天得以塡其慾壑耳然而醉生夢死與圂豕搵羊同其肥腯冥然罔覺以暴殄集其殃其亦不幸也已

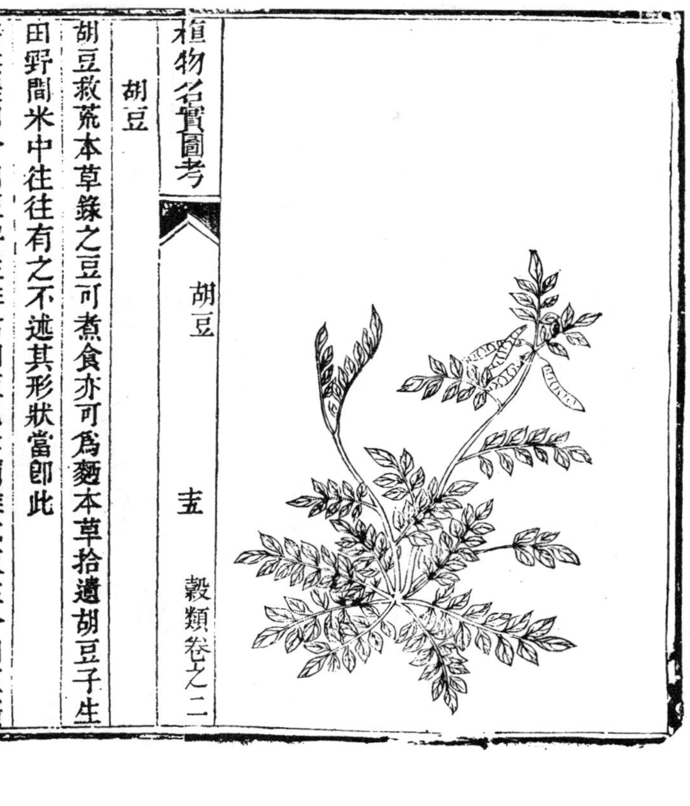

胡豆

胡豆救荒本草錄之豆可煑食亦可爲麪本草拾遺胡豆子生田野間米中往往有之不述其形狀當即此

雩婁農曰今胡豆野生非古胡豆也考爾雅戎菽注今胡豆廣雅齊民要術胡豆與大豆異類名醫別錄序例云胡豆今靑斑豆則是豆之有靑斑者大豆飯豆中皆有之蓋舊時胡麻胡瓜草木中多以胡名者今皆異稱胡麻旣別爲山西一種而胡豆則田野旅生誠不能定古之胡豆爲今何豆也廣雅胡豆䜊𧰖也李時珍以豇豆角雙指爲䜊𧰖九穀考以郭注胡豆或即今豌豆亦本李說夫䜊𧰖但以形聲臆度而廣雅胡豆豌豆兩釋方言異字彼此是非蓋闕如也滇黔紀遊謂太和戎菽年前即采土人謂之大荒豆此即蠶豆文人泚筆動援古籍可無論耳

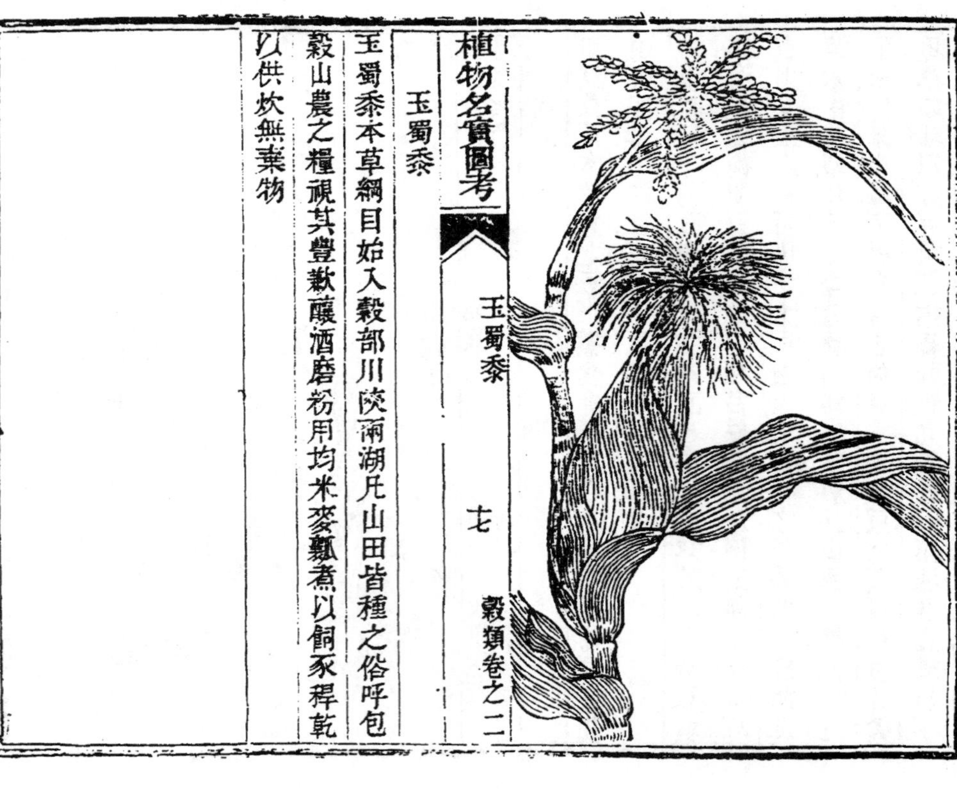

玉蜀黍

玉蜀黍本草綱目始入穀部川陝兩湖凡山田皆種之俗呼包穀山農之糧視其豐歉釀酒磨粉用均米麥瓤煮以飼豕稈乾以供炊無棄物

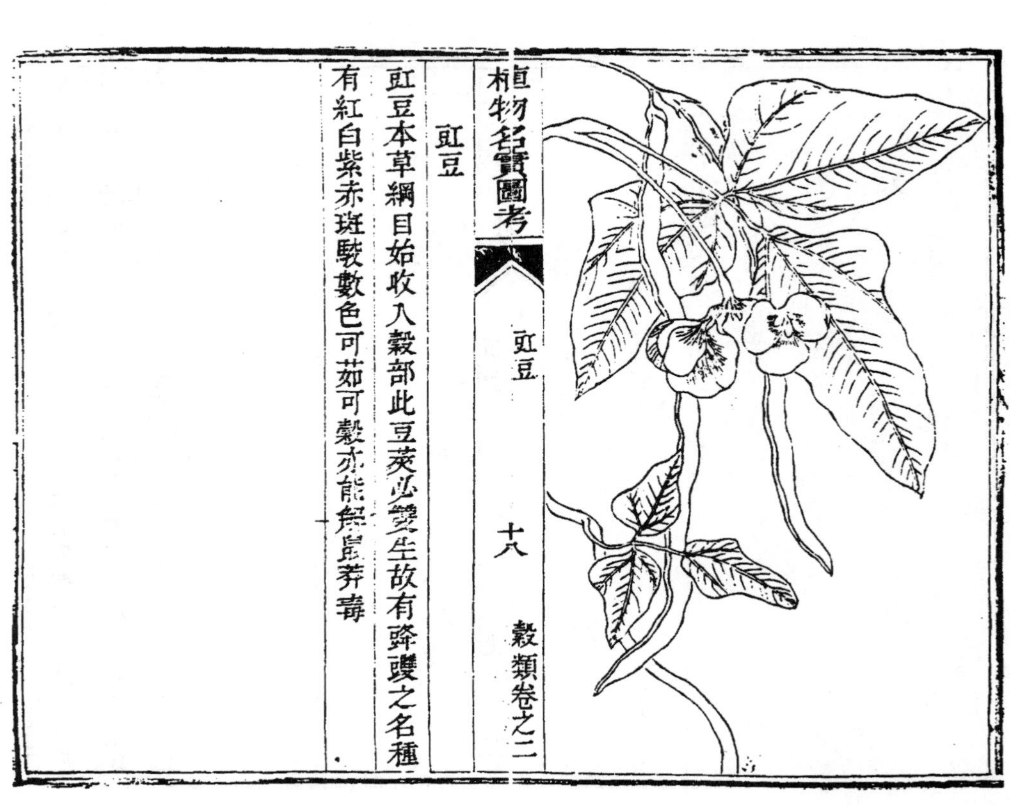

豇豆

豇豆本草綱目始收入穀部此豆莢必雙生故有跭⿰足雙之名種有紅白紫赤斑駁數色可茹可穀亦能解鼠莽毒

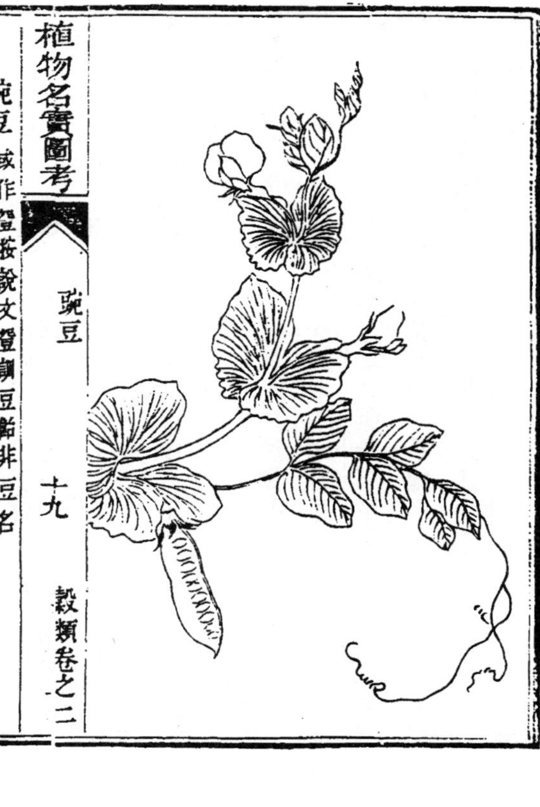

豌豆 或作登按說文登豆飴非豆名

豌豆李時珍以爲卽胡豆然本草拾遺所云胡豆非此豆也古音義胡多訓大後世輒以種出胡地附會其說皆無稽也豌豆葉皆爲佳蔬南方多以豆飼馬與麥齊種齊收廣雅畢豆豌豆留豆也本草中皆未著錄

雩婁農曰豌豆本草不具卽詩人亦無詠者細蔓儷蓴新粒含蜜菜之美者吾鄉之巢烏能相擬哉按陸宣公狀云京兆府先奏當管蟲食豌豆請據數折納大豆度支續奏據時估豌豆每斗七十價已上大豆每斗價三十已下望令各據估計錢數折

納螟蜮爲灾豌豆全損司府折納充數已爲寬下從權度支準估計錢乃是幸灾規利且豌豆爲物其用甚微舊例所支唯充畜料準數迴給大豆諸司誰曰不宜蓋昔時僅以秣馬而未嘗供蔬感既有詠齒亦弗及至利計秋毫冀益國用自非程异皇甫鎛之徒何能辨此

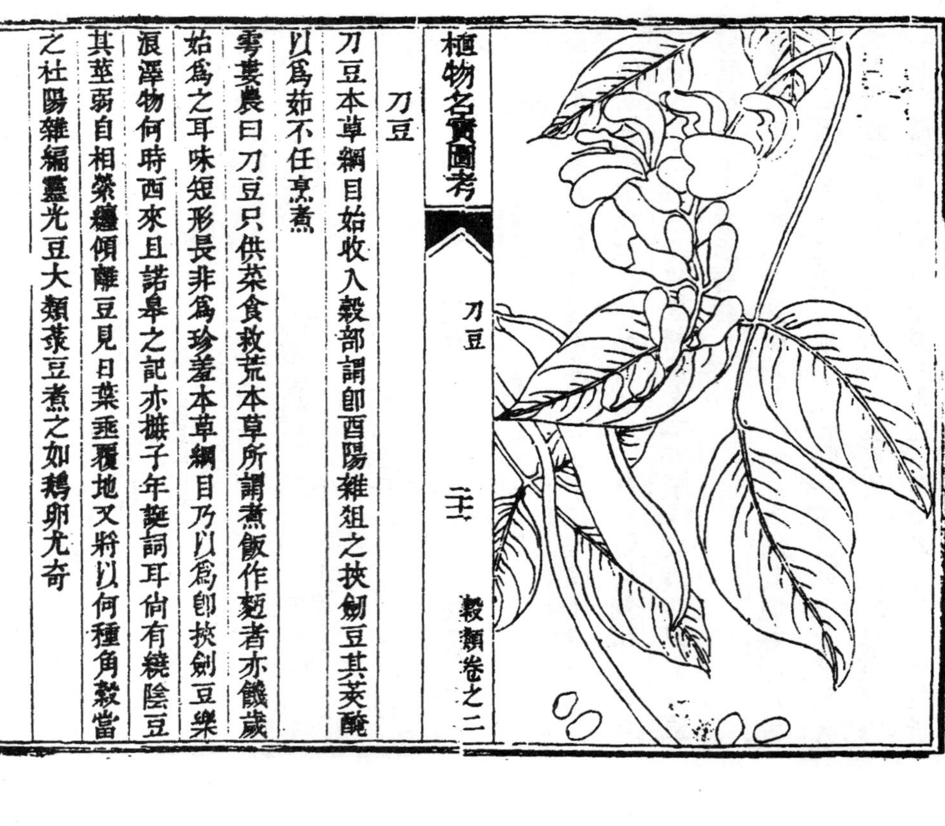

刀豆

刀豆本草綱目始收入穀部謂卽酉陽雜俎之挾劍豆其莢醃以爲茹不任烹煮

雩婁農曰刀豆只供菜食救荒本草所謂煮飯作麪者亦饑歲始爲之耳味短形長非爲珍羞本草綱目乃以爲卽挾劍豆樂浪澤物何時西來且諾皋之記亦撫子年誕詞耳倘有繞陰豆其莖弱自相縈纏傾離豆見日葉垂覆地又將以何種角穀當之杜陽雜編靈光豆大類菉豆煮之如鵝卵尤奇

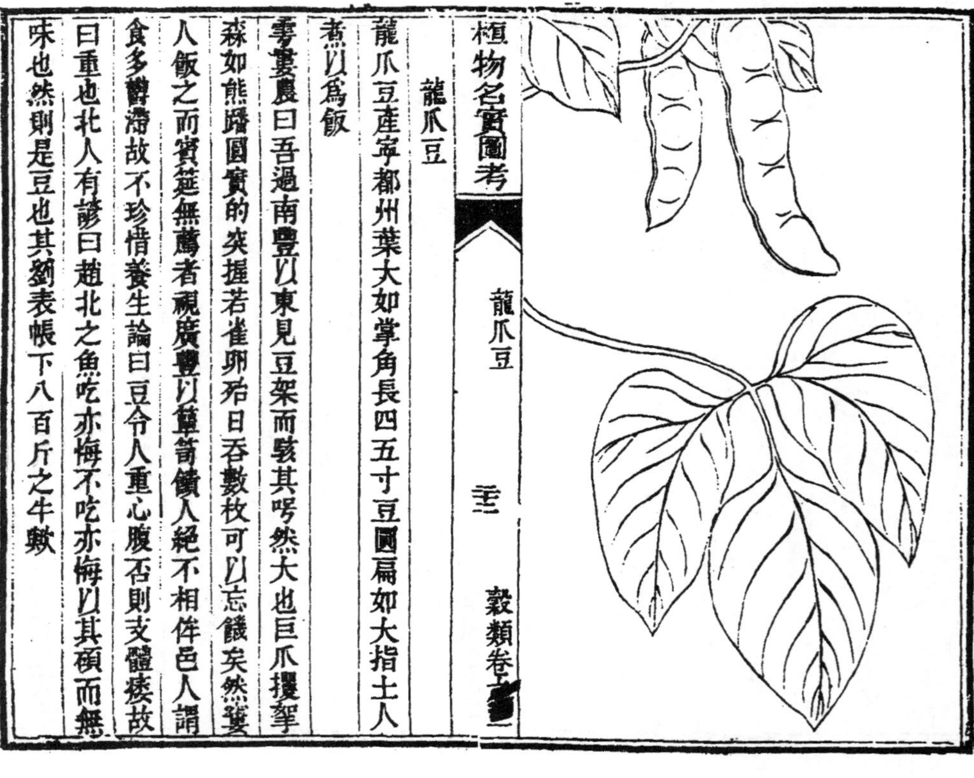

龍爪豆

龍爪豆產寧都州葉大如掌角長四五寸豆圓扁如大指土人煮以爲飯

雩婁農曰吾過南豐以東見豆架而駭其呀然大也巨爪攫拏森如熊蹯圓實的奕握若雀卵殆日吞數枚可以忘饑矣然婁人飯之而賓筵無薦者視廣豐以韭筍餉人絕不相侔邑人謂食多鬱滯故不珍惜養生論曰豆令人重心腹否則支體痿故曰重也北人有諺曰趙北之魚吃亦悔不吃亦悔以其碩而無味也然則是豆也其劉表帳下八百斤之牛歟

龍爪豆又一種

龍爪豆卽刀豆之類豆大而扁如指頂或有紋如荷包形有紫黑二種

雩婁農曰江西廣豐近封禁山產大豆角如爪其實白質而赤章殊如扁豆而甘且藏久無藥氣土人亦珍之移之南昌實未成而隕疑秋風漸早也顧吾邑所蒔荷包豆者黑白紋極細形狀正同味稍薄豈一類而黑紋者獨耐寒耶唐本草藊豆北人呼鵲豆以其黑而白間如鵲羽凡藊豆皆然惟李時珍謂有斑者或此類

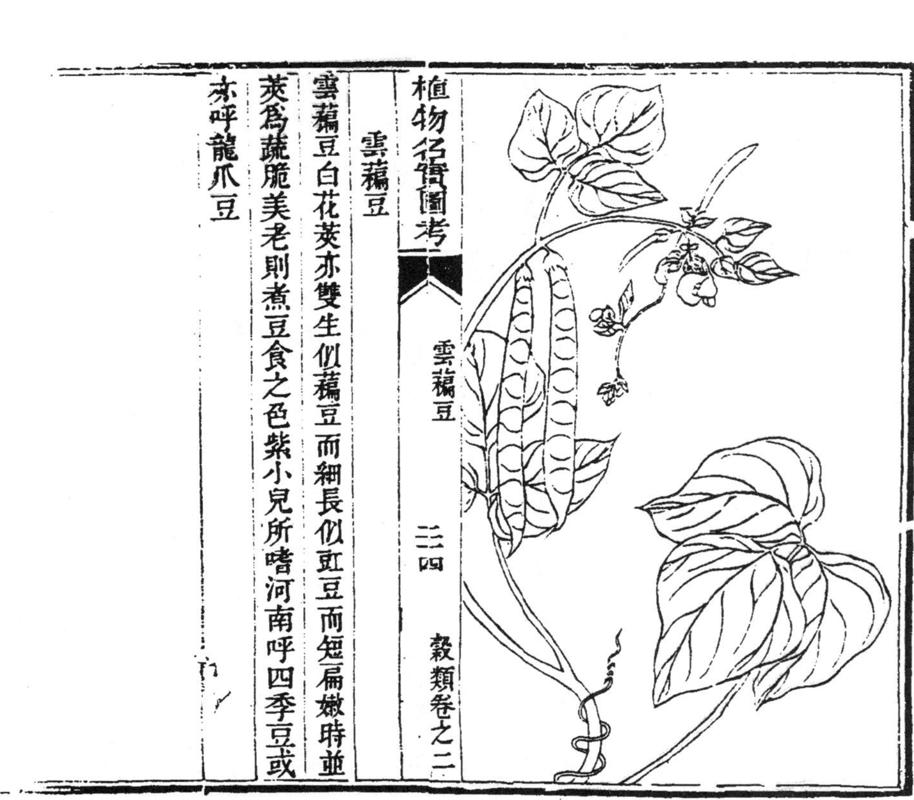

雲藊豆

雲藊豆白花莢亦雙生似藊豆而細長似豇豆而短扁嫩時並莢爲蔬脆美老則煮豆食之色紫小兒所嗜河南呼四季豆或亦呼龍爪豆

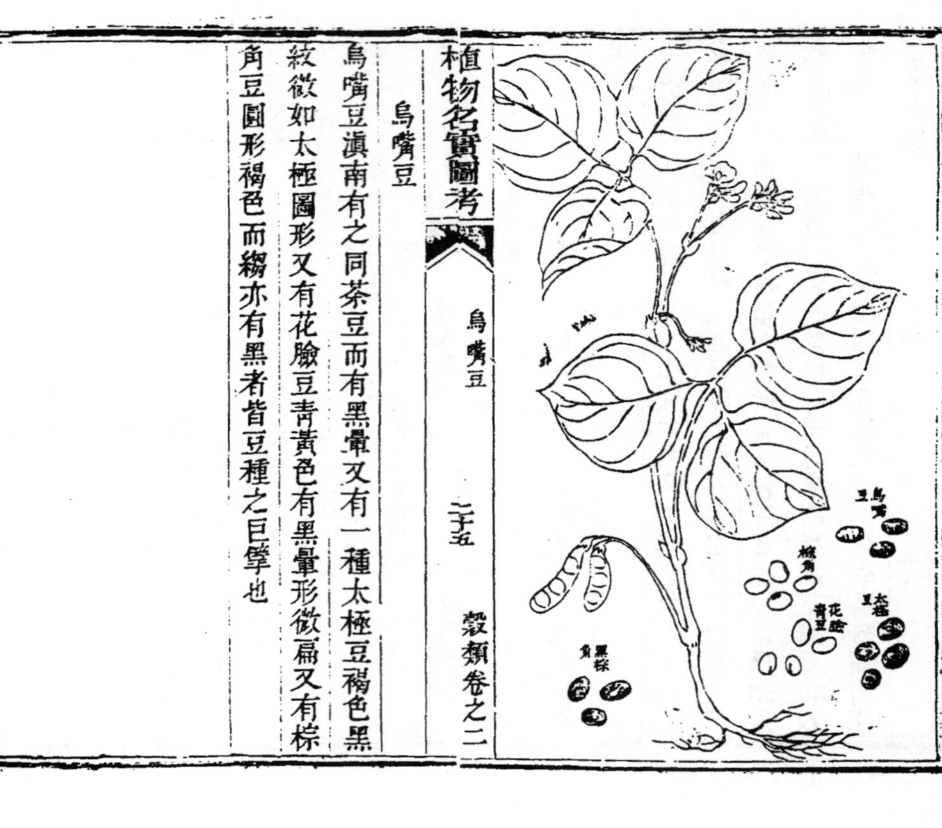

烏嘴豆

烏嘴豆滇南有之同茶豆而有黑暈又有一種太極豆褐色黑紋微如太極圖形又有花臉豆青黃色有黑暈形微扁又有棕角豆圓形褐色而綉亦有黑者皆豆種之巨擘也

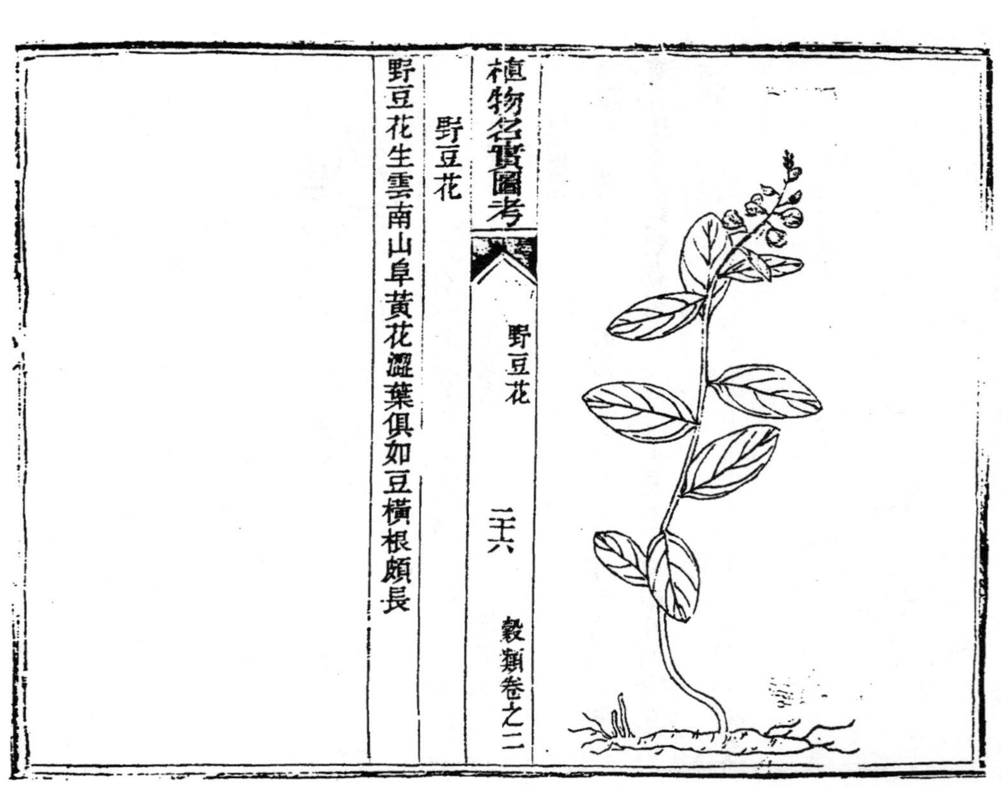

野豆花

野豆花生雲南山阜黃花澀葉俱如豆橫根頗長

黑藥豆

黑藥豆生江西南安山林間形狀頗似䠙豆花黃紫色結角長六七分內有黑豆二粒光圓如人瞳子俗云每日吞二粒明目至老不花

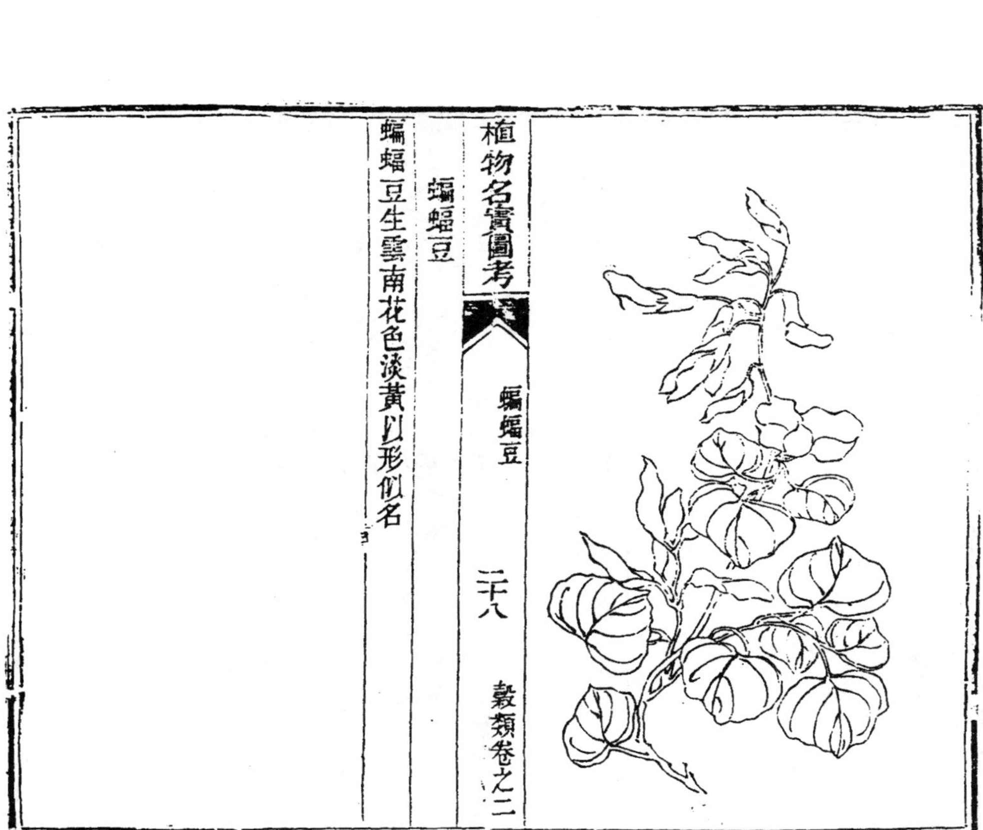

蝙蝠豆

蝙蝠豆生雲南花色淡黃以形似名

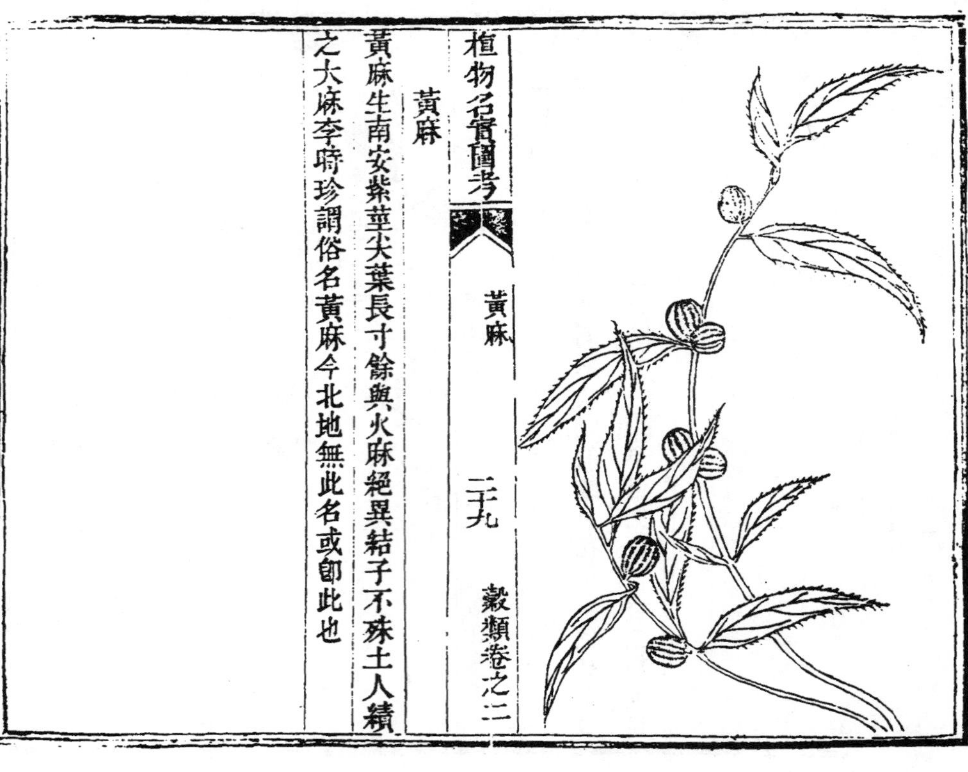

黄麻

黄麻生南安紫莖尖葉長寸餘與火麻絕異結子不殊土人績之大麻李時珍謂俗名黄麻今北地無此名或卽此也

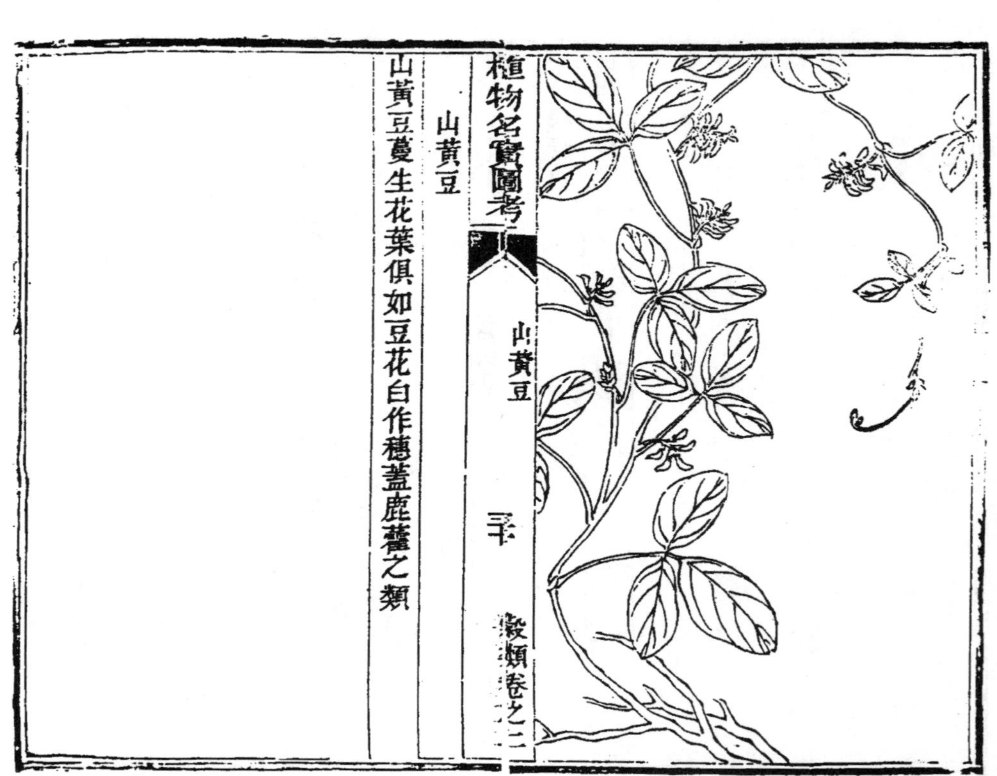

山黄豆

山黄豆蔓生花葉俱如豆花白作穗蓋鹿藿之類

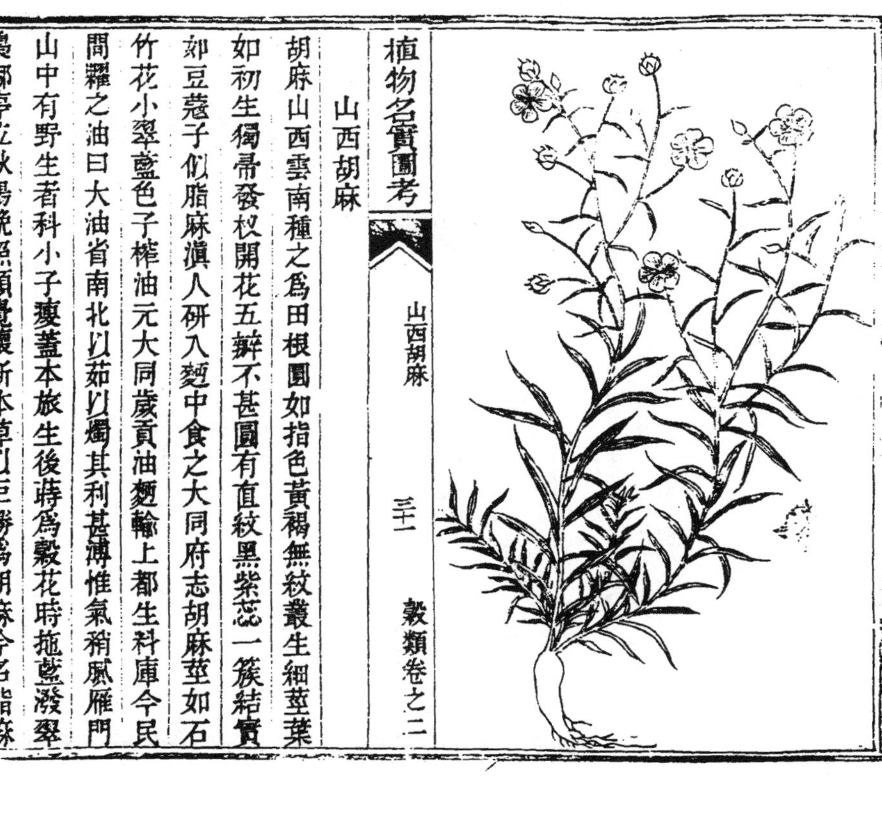

山西胡麻

胡麻山西雲南種之爲田根圓如指色黃褐無紋叢生細莖葉如初生獨帚發杈開花五瓣不甚圓有直紋黑紫蕊一簇結實如豆蔻子似脂麻滇人研入麪中食之大同府志胡麻莖如石竹花小翠藍色子榨油元大同歲貢油麪輸上都生料庫今民間羅之油曰大油省南北以茹以燭其利甚溥惟氣稍膩雁門山中有野生者科小子瘦蓋本旅生後蒔爲穀花時拖藍潑翠裊娜亭立秋暘晚照頓覺倀新本草以巨勝爲胡麻今名脂麻而此草則通呼胡麻別錄謂胡麻生上黨不識指何種也

植物名實圖考卷之三

固始吳其濬著

蒙自陸應穀校刊

蔬類

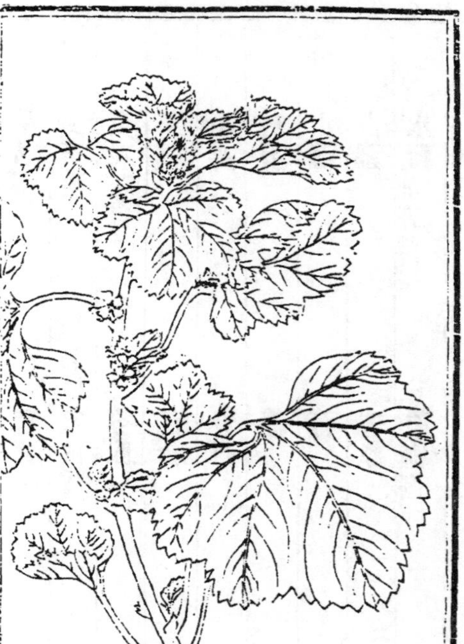

冬葵

冬葵本經上品爲百菜之主江西湖南皆種之湖南亦呼葵菜亦曰冬寒菜江西呼蘄菜葵蘄一聲之轉志書中亦多載之李時珍謂今人不復食殊誤湘南節署東偏爲又一村有菜圃焉余課丁種葵兩三區終歲取足晨浸夕茁避露惜根吮其寒滑藏神清而渴喉潤郵致其子於薊門故舊北地泉冽土沃含膏飽霜味尤雋腴金齏玉膾驟得南蔬亦皆屬饜焉考唐宋以前園葵諸作皆述其烹飪之功而物狀亦備後人詠蜀葵黄葵伴色揣稱佳句膾炙而葵菜與管城子無翰墨緣矣然王禎農書

述葵之濟世謂無棄材山家清供救荒本草皆云葵似蜀葵而
小明以前非無知者唯王世懋云菜品無葵不知何菜當之隨
筆淚語不足典要李時珍博覽遠搜厥功甚鉅其書已爲著述
家所宗而鄉曲奉之尤謹乃亦云今人不復食之亦無種者此
語出而不種葵者不知葵種葵者亦不敢名葵遂使經傳資生
之物與本草養竅之功同作莊列寓言豈不惜哉夫不著其功
用猶之可也乃其發宿疾動風氣病者貿貿食之何以示禁忌
嗚呼以一人所未知而曰今人皆不知以一人所未食而曰今
人皆不食抑何果於自信耶郭景純注山海經於詭異荒渺之

物不敢以爲世所未有注爾雅所不識則云未詳不以一己所
見概天下誠慎之也本草之注昔人所慎一語之誤乃至死生
然則任天下事以己所不知而謂今人皆不知己所不能而謂
今人皆不能其關於天下之人生死又何如耶葵之名幾湮葵
之圖具在按圖雖不得驥要可得馬今以後有不知葵者試以
冬寒菜蕲菜與諸書葵圖較（農政全書冬葵圖極精細）
雩婁農曰烹葵及菽農夫之食綠葵紫蓼粟飧葵菜高人志士
山蔬固應不惡遼史張儉在相位二十餘年致政歸第會宋書
辭不如禮上將親征幸儉第進葵羹乾飯上食之美徐問以策

芝草生最爲簡要古以爲香草大夫之摯芝蘭又曰與善人居
如入芝蘭之室久而不聞其香則與之化矣今芝不香未知何
故芝乃多種故方術家有六芝其五芝備五色五味分生五嶽
惟紫芝最多昔四老避秦入商洛山采芝食之作歌曰煜煜紫
芝可以療饑是也古稱上藥養命中藥養性下藥治病養命則
五石之鍊形六芝之延年養性則合歡蠲忿萱草忘憂治病則
大黃除實當歸止痛芝之品其略有六至葛稚川則云芝有石
芝有木芝有草芝有肉芝有菌芝各百許種則芝類非特六矣
孝經援神契曰威喜辟兵威喜亦木芝之一也松柏之脂入地

千歲化茯苓茯苓萬歲上生小木如蓮華名曰木威喜芝夜視
有光持之甚滑燒之不然帶之辟兵又建木實生都廣皮如纓
蛇實如鸞鳥者亦謂之芝則無所不備然大抵紫芝最多陶隱
居獨怪今俗所用紫芝乃是朽木株上所生狀如木檽者然古
人言芝蓋只如此內則人君燕食所加庶羞有芝栭菱椇之屬
庾蔚云無華葉而生者曰芝栭盧氏云芝木芝也王肅云無華
而實者名栭皆芝屬芝栭春夏生于木可用爲菹其有白者不
堪食賀氏亦云芝木椹獨別謂栭爲輭棗則多一物不合鄭氏
三十一物之數然則檽椹類總名芝矣莊子朝菌司馬亦云大

芝也天陰生糞上見日則死崔云糞上芝朝生暮死簡文云欻生之芝也是菌皆得芝名太元曰黃菌不誕俟于慶雲靈芝也漢藝文志有黃帝雜子芝菌十八卷

蜀葵

蜀葵爾雅菺戎葵注今蜀葵嘉祐本草始著錄葉亦可食滇南四時有花根堅如木滇花中耐久朋也

雩婁農曰陳標詠蜀葵詩云能共牡丹爭幾許得人輕處祇緣多流傳以為絕妙好詞矣余以歲暮至滇百卉具腓一花獨婪雖太陽不及亦解傾心劉長卿擔下葵詩太陽偏不及非是未傾心如火如荼何多之有韓魏公詩不入當時眼其如向日心則人情輕所多者亦未具冷眼耳記兒時在京華廚人摘花之白者劑以麵油灼食之甚美邇來南北無以入饌者毋亦衆口難調

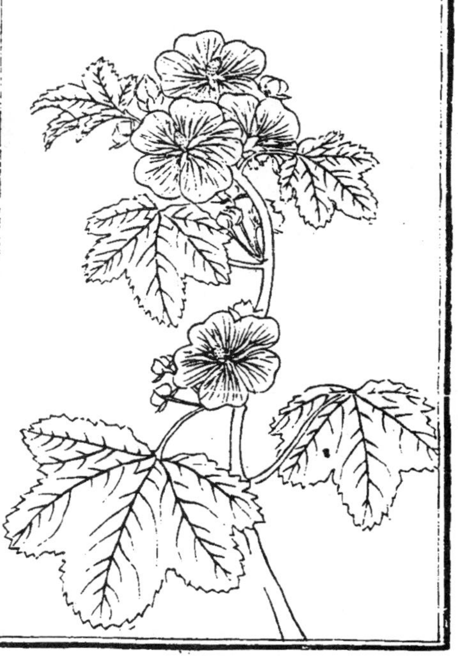

錦葵

錦葵爾雅荍蚍衃注今荊葵也似葵紫色謝氏云小草多華少葉葉又翹起陸璣詩疏似蕪菁華紫綠色可食微苦按花亦有白色者逐節舒葩人或謂之旌節花

雩婁農曰葵有數種皆登爾雅詩視爾如荍至以狀美色此即梨花帶雨之元胎也然人心不同如其面焉玉環飛燕肥瘠豈能同態花草譜謂錢葵止有粉間深紅一色不知滇南有白色者尤雅萬彙蕃變不可思議若據所見以斷物類之有無其必爲穆王之化人而後可

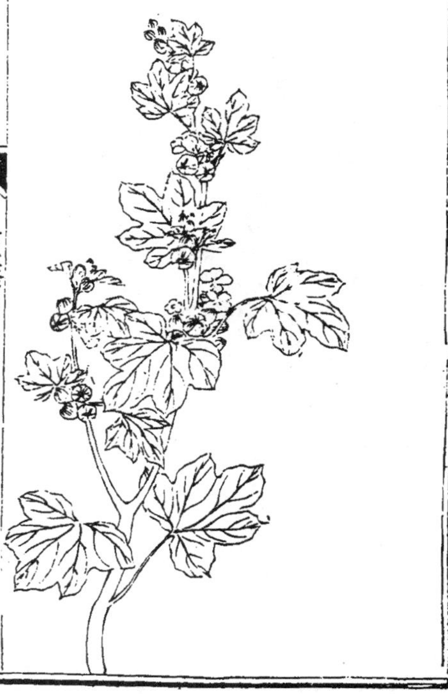

菟葵

菟葵爾雅莃菟葵注頗似葵而小葉狀如藜有毛汋啖之滑唐宋本草皆詳晰唯鄭樵以爲天葵生於崖石殊謬天葵不可食江西湖南山中有之菟葵即野葵比家葵瘦小耳武昌謂之棋盤菜雲南無種葵菜者野葵浸淫覆畦被隴霜中作花炎止動搖春風山西尤多試以南方葵種種之亦肥美則有菟葵之處即可種葵幽地早寒七月烹葵殆不能耐霜雪耳

雩婁農曰文人之好奇也菟葵燕麥芟夷蘊崇之物耳種麥者惡其害麥燕麥害麥者也種葵者惡其害葵菟葵害葵者也因

年採以救饑亦謂其易生不至暵乾耳若石崖之天葵彼蒙袂輯屨貿貿然者尚能踰壑越澗耶孟子曰道在邇而求諸遠事在易而求諸難

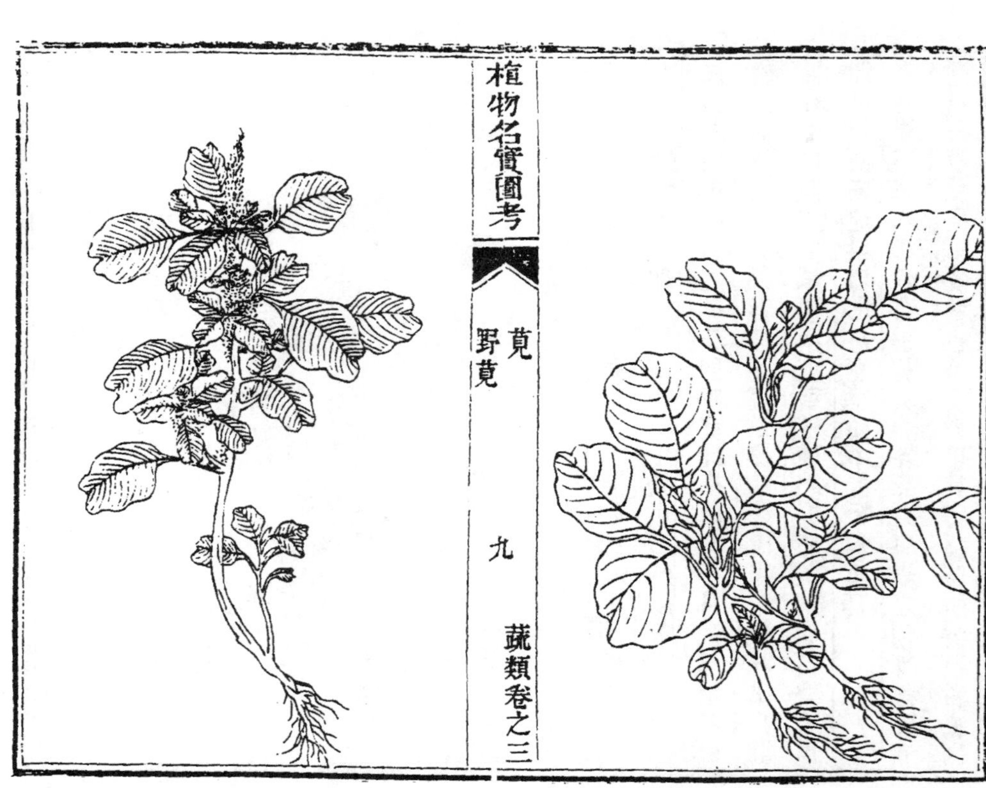

莧

莧本經上品蜀本草莧凡六種赤莧白莧人莧紫莧五色莧馬莧圖經云五色莧今亦稀有疑即鴈來紅之屬人莧北地通呼亦謂之鐵莧白莧紫茄以爲常餌蓋莧以白爲美爾雅蕢赤莧說文蕼赤蕼也今江西土醫書野莧爲野蕼蕢蕼同部當可通說文不以蕢爲莧名而厠蕼於茜殆以其汁赤如茜也或謂野莧炒食比家莧更美南方雨多菜科速長味薄野莧但含土膏無灌溉催促固當雋永列子程生馬馬生人馬者馬莧之類人者人莧之類宋方岳羹莧詩見說能醫射工毒人間此物正醫騷可謂詩中本草

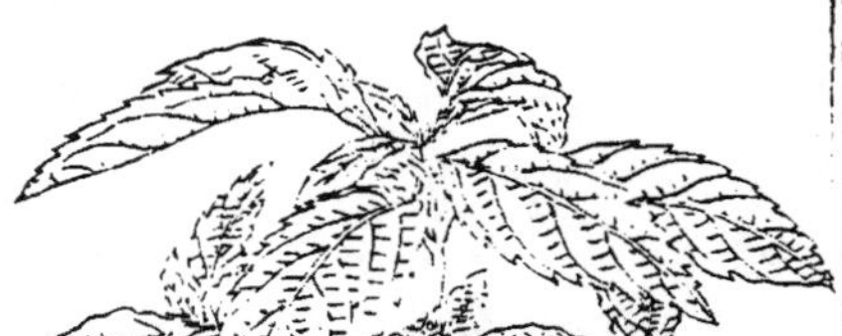

人莧

人莧蓋莧之通稱北地以色青黑而莖硬者當之一名鐵莧葉極粗澀不中食爲刀創要藥其花有兩片承一二圓蒂漸出小莖結子甚細江西俗呼海蚌含珠又曰撮斗撮金珠皆肖其形顏氏家訓博士皆以參差者是莧菜呼人莧爲人荇亦可笑之甚宋人說部有以人莧二字爲奇者是殆記兎園冊子者也

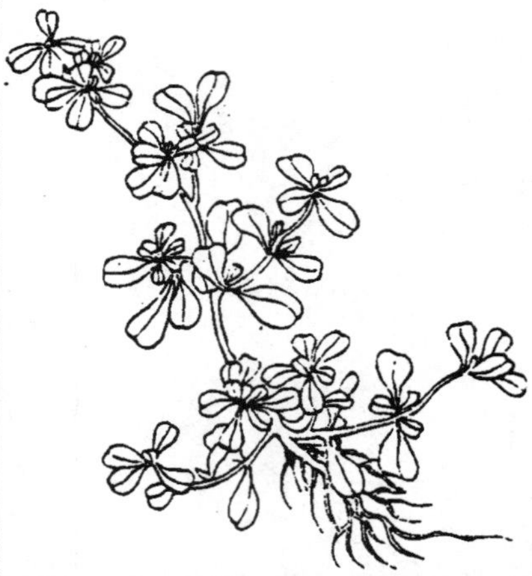

馬齒莧

馬齒莧別錄謂之馬莧蜀本草始別出俗呼長命菜今爲治痔要藥救荒本草謂之五行草淮南人家採其肥莖以針縷之浸水中揉去其澀汁曝乾如銀絲味極鮮且可寄遠杜詩又如馬齒盛氣擁葵荏昏若得此法製之則蠹剌痕皆爲纏齒羊當不咎園官送菜把

雩婁農曰易曰莧陸夬夬莧馬齒莧陸商陸陸有毒能致鬼神莧感一陰之氣而生拔而暴諸日不萎本草以爲難死之草九五與上六比爲諸陽之宗而牽於柔猶商陸與莧毒而難去故重言夬夬欲其決而又決勿宴安鴆毒而使陰類伏而不死也然陰之類終不能絕上六孤乘一變爲姤而其勢熾矣唐之五王不除三思宋之司馬不去蔡京小人之難死人事耶抑天道耶老杜於人莧浸淫馬齒掩蔬皆以傷君子不遇爲比蓋有本於易非爲瑣物而泛及之

菥蓂

菥蓂本經上品爾雅菥蓂大薺俗呼花薺味不如薺蜀本草似薺而細者是

苦菜

苦菜本經上品釋草小記考述極詳鋪地生葉數十爲簇開黃花甚小花罷爲絮所謂荼也根細有鬚味極苦北地野菜中之先茁者亦采食之至苣蕒生而此菜不復入筠籃矣救荒本草謂苦苣有花葉光葉二種驗之信然今併圖之但嘉祐本草分苦苣苦蕒二種救荒本草所云苦苣似卽苦蕒其所圖苦蕒梢葉如鴉嘴形俗名老鸛菜自別一種大抵苦蕒花小而繁苦苣俗呼苣蕒花稀而大正同蒲公英花園圃所種皆苣蕒嘉祐本草之家苦蕒恐以葉之花光分別未見人家有種苦蕒者野菜

相似極多而稱名以地而異僅見一二種强爲附麗終無當於古所云爾

雩婁農曰余少時以暮春入都門始茹苦蕒和以蔗餳其苦猶强於甘徒以其性能抑熱强嚙之非佳饈也河以南無食之者無論江湖本草及小學家辨别良苦然孰是提挑菜之橛而烹炊萁之釜者乎西北春遲四月中新黃纖纖挺露積沙中者如老人短髮歷歷可數齠齔男女坐地以指掘其根芽就而咀嚼之葉稍舒則挈以歸雜糠覈煮爲飯或剉以飼雞豕無寸青尺縷委於踐履者故無一物不爲之名程徵君瑤田有言曰餉策

陳言其在人口中者雖經數千百年有非兵燹所能刼易姓改物所能變者此言誠然然唯西北語質其聲音輕重尚可以古韻求之耳太行中條以南土沃候暖萌達句出率不過旬日卽茁發穎豎蒙茸於蓬蒿藜莠中幾荒蕪而不可治自非曠土隙壤無不芟夷殆盡尚有能盡名其物者乎余嘗以苦蕒詢之開封人或以爲燕兒苗然則救荒本草所云苦苣者乃以本草之名名之非俗語如是也昔有令治獄獄成以付吏吏爲定爰書令視之詫曰此非昔所鞫獄辭也吏出袖中舊牘以進曰凡治獄必改易其辭如舊牘始與律比令熟思良久曰汝言是也若

並其人名而易之則與舊案無一字不比矣然則本草小學諸書所謂某草卽古某草者無亦有如今之治獄欲併易其人名以比於舊牘者乎

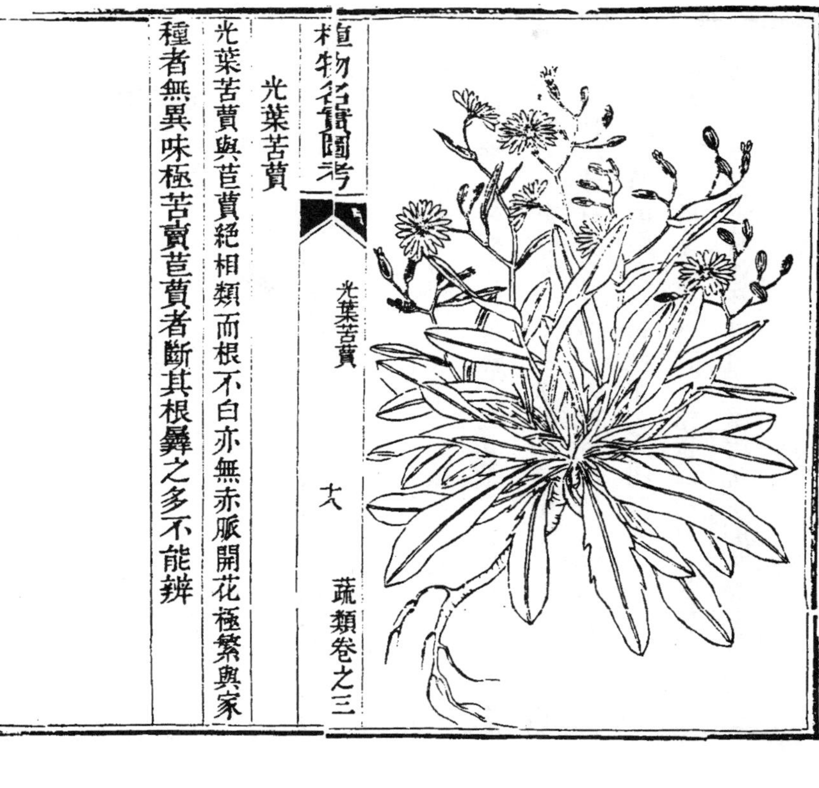

光葉苦蕒

光葉苦蕒與苣蕒絕相類而根不白亦無赤脈開花極繁輿家種者無異味極苦賣苣蕒者斷其根鬻之多不能辨

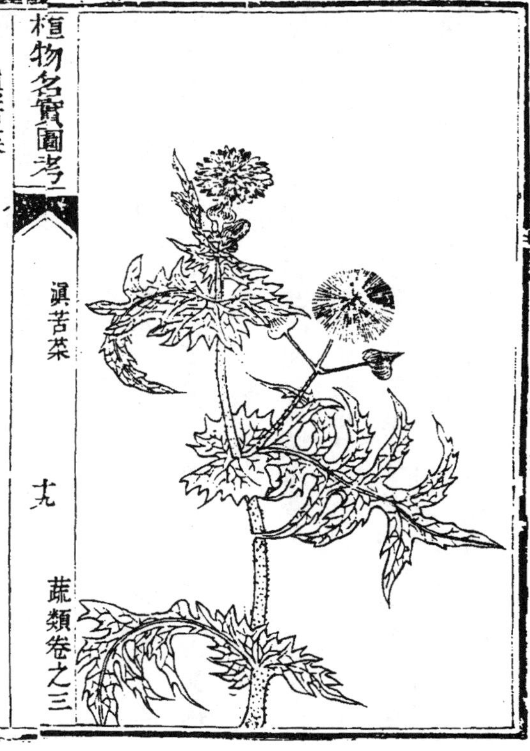

滇苦菜

滇苦菜即李時珍所謂胼葉似花蘿蔔菜葉上葉抱莖似老鸛嘴每葉分叉攛挺如穿葉狀而別錄以爲生益州淩冬不死者也滇人亦呼苦馬菜貧人摘食之四季皆有江湖間亦多故李時珍以爲即苦菜與北地苦蕒迥異中州或謂爲蒲公英用治毒亦效蓋性皆苦寒所主固可同耳畿輔通志苦盆菜生溝塹中可生食亦可瀹乾即此

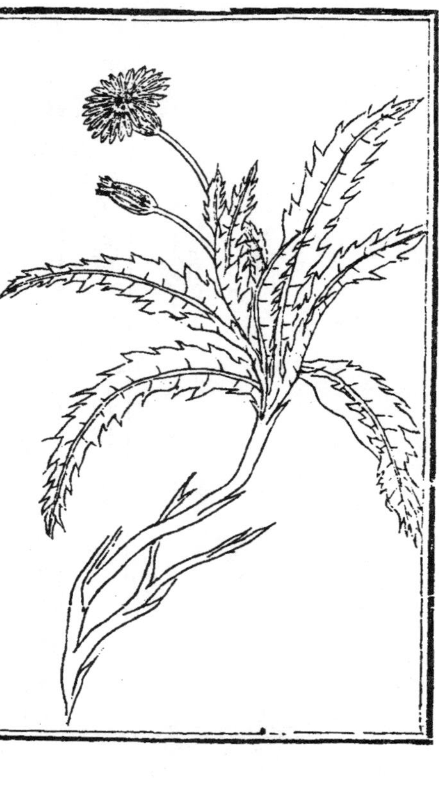

苣蕒菜

苣蕒菜北地極多亦曰甜苣長根肥白微紅味苦回甘野蔬中佳品也以餳與醬拌食或焯熟茹之其葉長數寸鋸齒森森中露白脈開花正如蒲公英齊民要術引詩義疏藘苦蕒青州謂之芑是也陸璣詩疏云芑似苦菜西河鴈門尤美曰似苦菜則與苦菜異物今山西野生者極肥土人嗜之元恪之言信有徵矣南方多種以爲蔬沃土澆漑形味稍異釋草小記云葉如劍形而本有岐莖老時如此又有一種野苦蕒亦相類具別圖

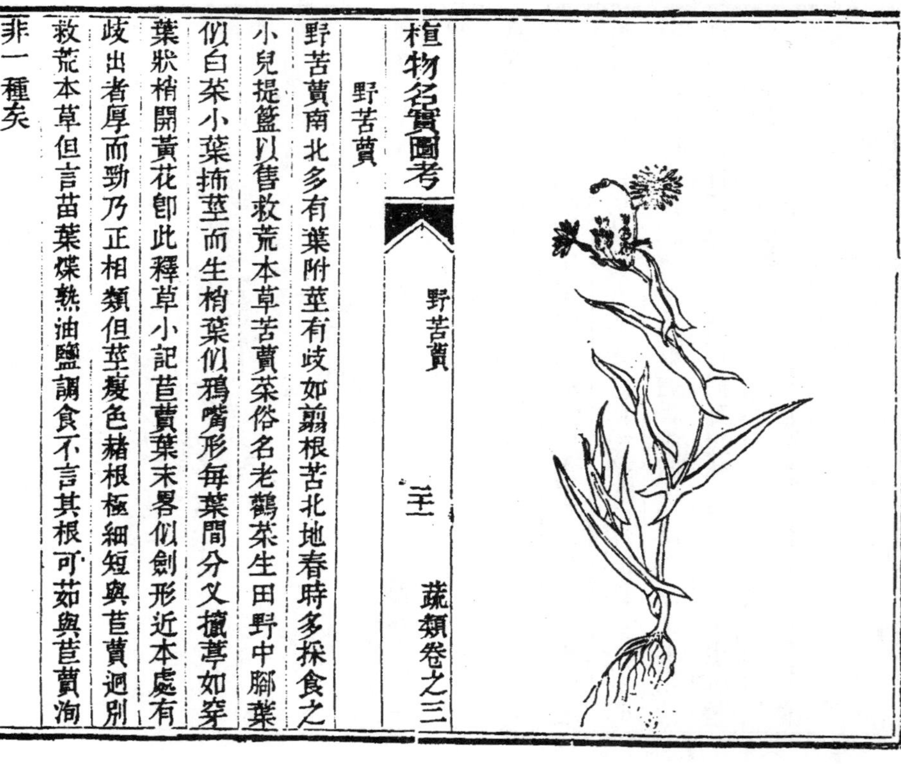

野苦蕒

野苦蕒南北多有葉附莖有歧如薊根苦北地春時多採食之小兒提籃以售救荒本草苦蕒菜俗名老鸛菜生田野中脚葉似白菜小葉抪莖而生梢葉似鴉嘴形每葉間分叉攛葶如穿葉狀梢開黃花卽此釋草小記苣蕒葉末畧似劍形近本處有歧出者厚而勁乃正相類但莖瘦色赭根極細短與苣蕒迥別救荒本草但言苗葉煠熟油鹽調食不言其根可茹與苣蕒洵非一種矣

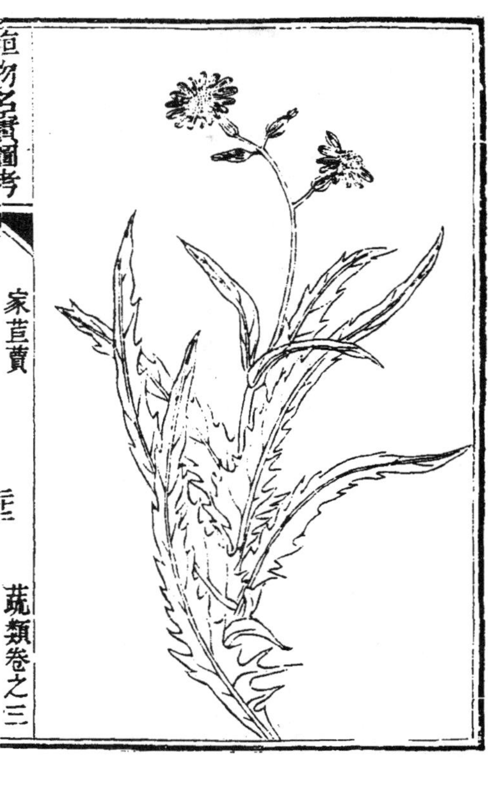

家苣蕒

家苣蕒江西種之成畦高至五六尺披其葉茹之齊民要術所謂畦種足水繁茂甜脆勝野生者也嘉祐本草謂江外嶺南吳人無白苣嘗植野苣以供廚饌然則此本野生特移植肥壯耳非別一種但謂爲苦苣味苦不知其回甘也近時江右亦有白苣惟葉瘦不如北地生菜脆肥萵苣亦然江右有一種柳蕒與苣蕒無異而葉白有紫縷抽莖長四五尺莖葉細長如柳故名

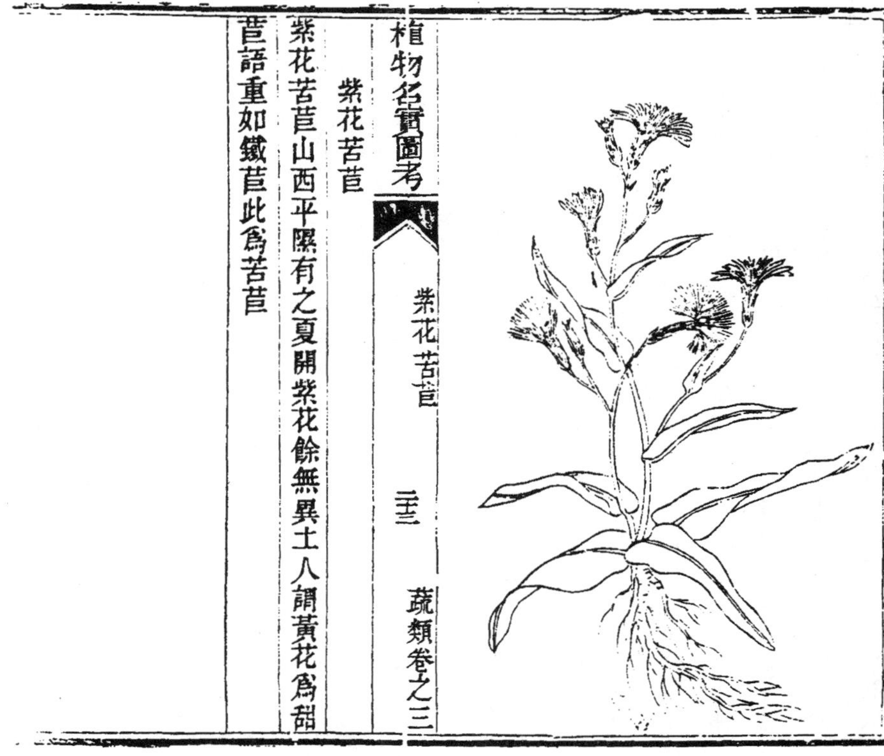

紫花苦苣

紫花苦苣山西平隰有之夏開紫花餘無異土人謂黃花爲甜苣語重如鐵苣此爲苦苣

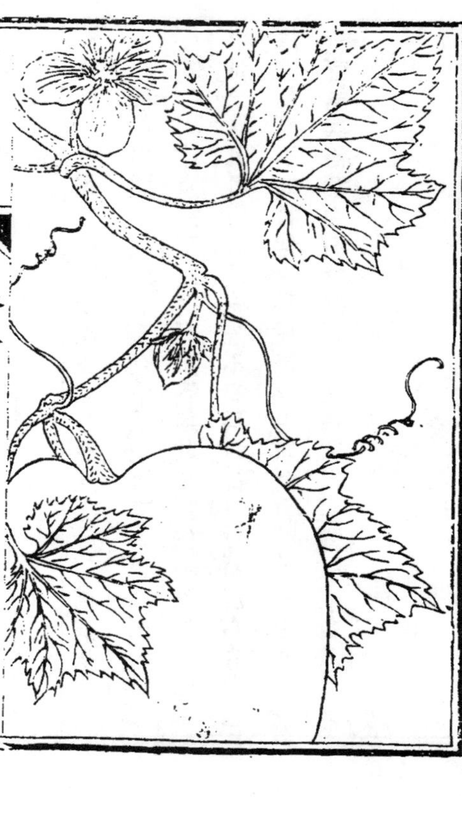

冬瓜

冬瓜本經上品一名白瓜削敷癰疽分散熱毒最良子可服食皮治跌撲傷損葉治消渴傅瘡滇南本草治痰吼氣喘又解遠方瘴氣小兒驚風皮治中風煨湯服效又有象腿瓜長圓有溝皮白肉與冬瓜無異子如南瓜子味在二瓜之間有南瓜之甘而無其濁有冬瓜之嫩而勝其淡亦佳蔬也

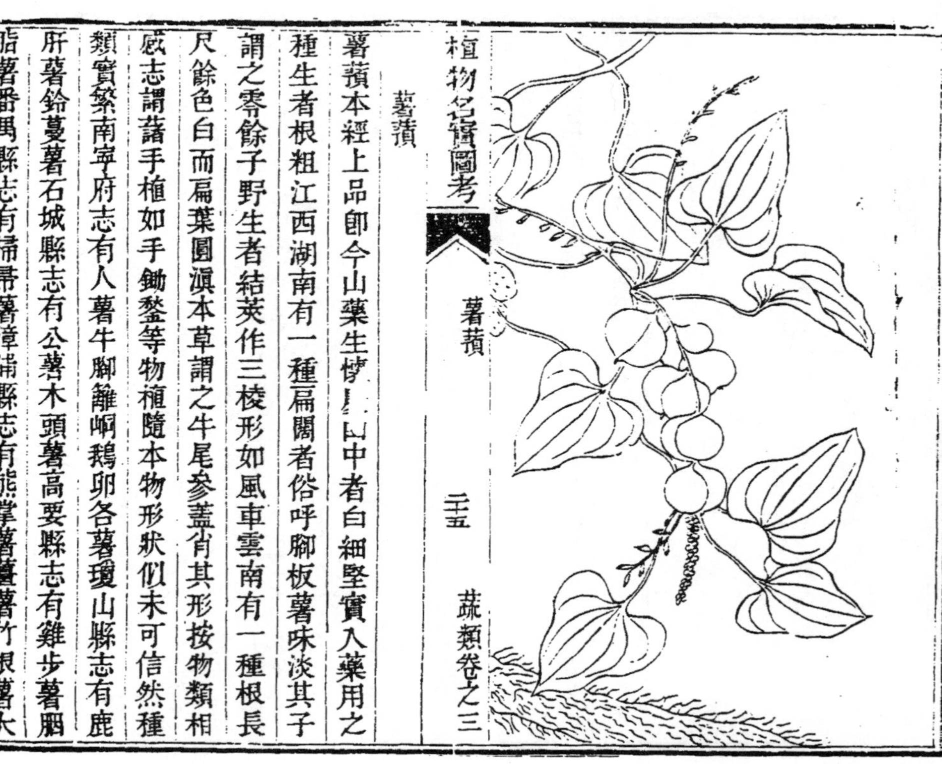

薯蕷

薯蕷本經上品卽今山藥生懷慶山中者白細堅實入藥用之種生者根粗江西湖南有一種扁闊者俗呼脚板薯味淡其子謂之零餘子野生者結莢作三稜形如風車雲南有一種根長尺餘色白而扁葉圓滇本草謂之牛尾參蓋肖其形按物類相感志謂藷手植如手鋤甕等物植隨本物形狀似未可信然種類實繁南寧府志有人薯牛脚離嗰鷄卵各薯瓊山縣志有鹿肝薯鈴蔓薯石城縣志有公薯木頭薯高要縣志有雞步薯胭脂薯番禺縣志有掃帚薯漳浦縣志有熊掌薯薑薯竹根薯大

要皆因形色賦名也文與可有謝寄希夷陳先生服唐福山藥方詩唐福在蜀江之東其詩曰壯士臂曰仙人掌則亦牛尾脚板之類蓋野生者耳文昌雜錄載乾山藥法風掛籠烘皆佳山家清供謂以玉延磨篩爲湯餅索餅取色香味爲三絕宋史王文正公旦病甚帝手和藥并薯蕷粥賜之今仕宦家不復入食單矣唯雲仙雜記載李輔國大畏薯藥或示之必眼中火出毛髮瀝血其禽獸之腸與人異耶

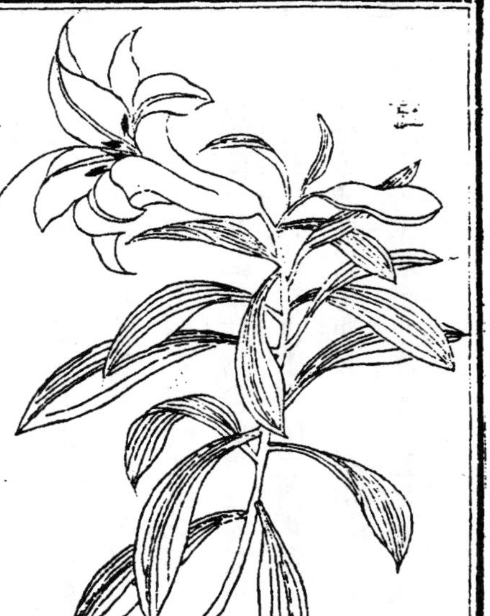

百合

百合本經中品生山石上者根嫩多汁瓣小種生沙地者根大開大白花南都賦藷蔗薑䪤䪤百合蒜也近以嵩山產者爲良江西廣饒懸崖倒垂玉綻蓮馨根謝土膏味含雲液療嗽潤肺洵推此種夷門植此爲業以肥甘不苦者爲佳滇南土沃乃至翦採如薪供瓶經夏本草綱目引王維詩冥搜到百合眞使當重肉按全詩云少陵晩崎嶇天隨白寂寞輞川集豈應有此蓋宋王右丞非摩詰也又云果堪止淚無用本草止涕淚之說肺氣固則五液斂也

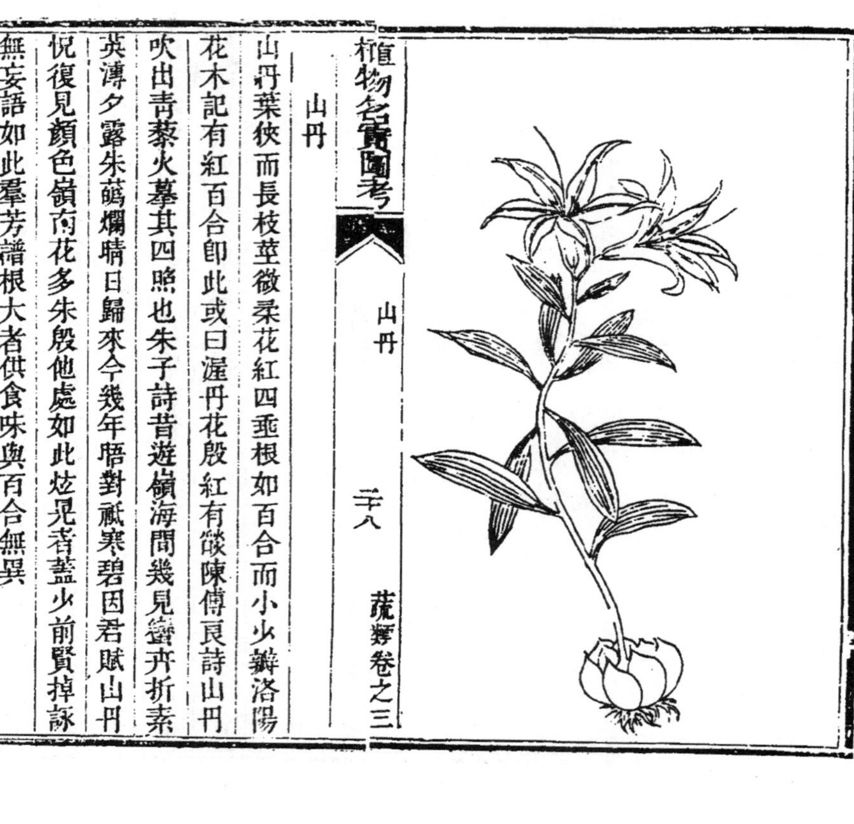

山丹

山丹葉狹而長枝莖微柔花紅四垂根如百合而小少瓣洛陽花木記有紅百合即此或曰渥丹花殷紅有燄陳傅良詩山丹吹出青藜火摹其四照也朱子詩昔遊嶺海間幾見蠻卉折素英溥夕露朱蘤爛晴日歸來今幾年晤對甁寒碧因君賦山丹悅復見顏色嶺南花多朱殷他處如此炫晃者蓋少前賢掉詠無妄語如此羣芳譜根大者供食味與百合無異

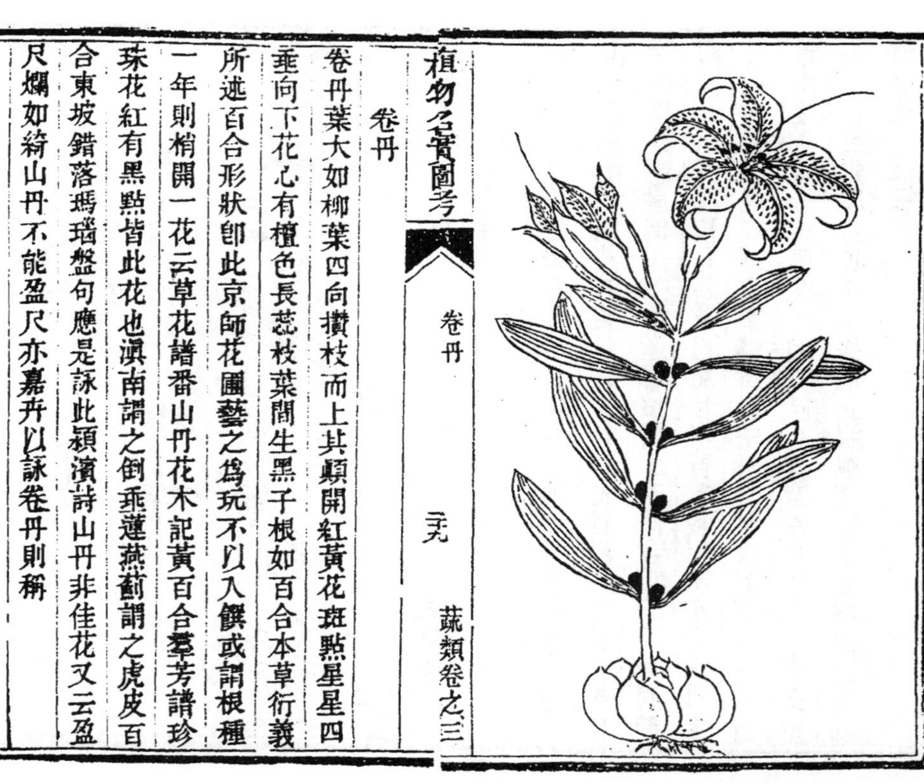

卷丹

卷丹葉大如柳葉四向攢枝而上其顛開紅黃花斑點星星四垂向下花心有檀色長蕊枝葉間生黑子根如百合本草衍義所述百合形狀即此京師花圃藝之爲玩不以入饌或謂根種一年則梢開一花云草花譜番山丹花木記黃百合羣芳譜珍珠花紅有黑點皆此花也滇南謂之倒垂蓮燕薊謂之虎皮百合東坡錯落瑪瑙盤句應是詠此穎濱詩山丹非佳花又云盈尺爛如綺山丹不能盈尺亦嘉卉以詠卷丹則稱

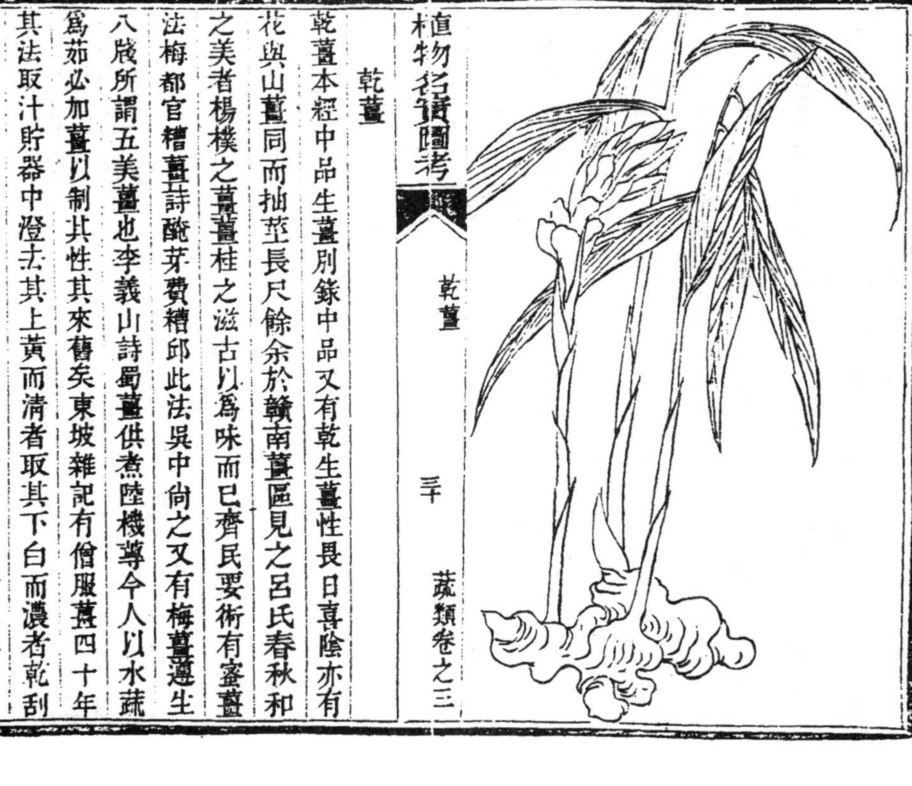

乾薑

乾薑本經中品生薑別錄中品又有乾生薑性畏日喜陰亦有花與山薑同而抽莖長尺餘余於贛南薑區見之呂氏春秋和之美者楊樸之薑薑桂之滋古以爲味而已齊民要術有蜜薑法梅都官糟薑詩酸芽費糟邱此法吳中尚之又有梅薑蓮生八戕所謂五美薑也李義山詩蜀薑供煮陸機等今人以水蔬爲茹必加薑以制其性其來舊矣東坡雜記有僧服薑四十年其法取汁貯器中澄去其上黃而清者取其下白而濃者乾刮取如麪謂之薑乳飦溲爲丸或末置湯食茶飲中食之無力治此和皮嚼爛溫水醮之初固稍辣久則甘美云五味皆有偏勝習慣則甘今江湖人茹之飲之咀嚼之非此不能勝濕食蓼不知辛殆有斯須不能去者東坡詩先社薑芽肥勝肉蜀固多薑乃甘於肉東坡又云食薑粥甚美一嚴夢足得不汗出如漿耶陶隱居謂久服少智少志傷心氣唐本草注本經言久服通神明陶氏謬爲此說朱子詩薑云能損心此謗誰與雪則蘇氏已雪之於前矣劉原父戲爲道非明民將以愚之之說誠堪解頤然孔稱不徹薑乃不食人之所嗜固自不同史記千畦薑韭其人與千戶侯等薑爲和爲蔬爲果爲藥用芽用老用乾用炮用

汁其爲用甚廣諺曰養牛種薑子利相當此言非謬李杲謂秋不食薑走氣瀉肺故禁之晦翁語錄亦有秋薑夭人天年之語李時珍謂積熱患目病痔人多食兼酒立發癰瘡人多食則生惡肉此皆覆鑒好而知惡者鮮矣

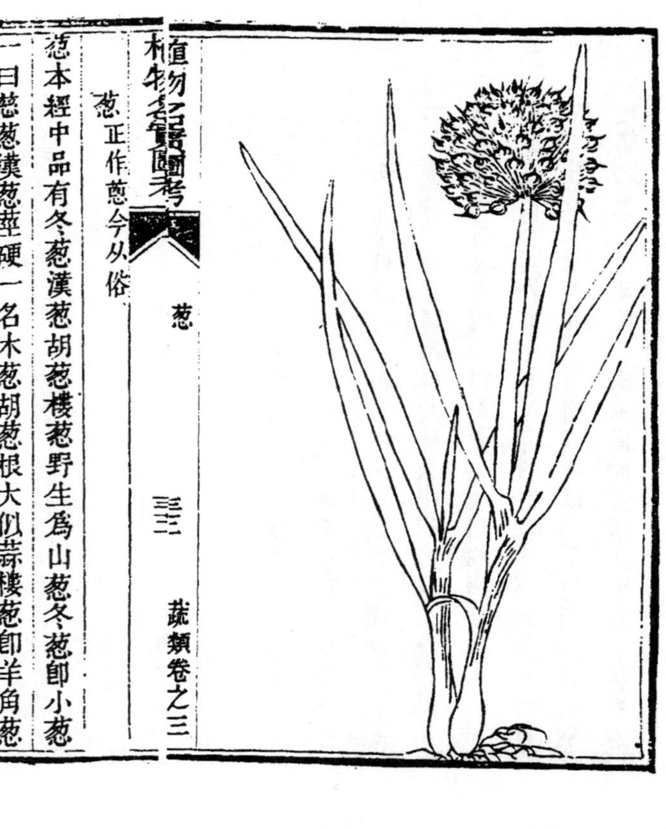

葱 正作蔥今从俗

葱本經中品有冬葱漢葱胡葱樓葱野生爲山葱冬葱卽小葱一曰慈葱漢葱莖硬一名木葱胡葱根大似蒜樓葱卽羊角葱一名龍爪葱山葱卽茖汁爲葱涕西北樓葱肥白少辛氣寸斷烹茹內則注浹蒸葱也淸異錄趙魏間有盤盞葱大如柱杖粗盈尺孔奮在姑臧但食葱菜劉先主歸曹瞞聞雷失箸曹瞞覘之方拔葱使厮人爲之不端正以杖擊之屈突通莅官勁正語曰甯食三斗葱不逢屈突通蓋不比江左芼羹用大官葱但呼曰和事草也葱葉無可味麥飯葱葉食之窶者故井丹推去之

然其中空用以通耳鼻諸竅皆有驗東坡詩總角黎家三小童口吹葱葉送迎翁小兒游戲卽蘆笙矣若其治脫陽金瘡便閉卒死諸危症回陽氣於須臾盤飧中有靈妙寶丹非他蔬所敢儕輩也

植物名實圖考 山葱 蔬類卷之三

山葱

山葱爾雅茖山葱千金方始著錄救荒本草謂之鹿耳葱山石原澤皆有之而澤葱細嫩叢生故詩人以爲翠管西河舊事葱嶺山高大上生葱故曰葱嶺淮南子山上有葱下有銀此山葱也生沙地曰沙葱曹唐詩隴上沙葱葉正齊是也晉令有紫葱唐書西域傳泥婆羅獻渾提葱皆葱肆所不具西域聞見錄不雅斯類野蒜頭大如雞子葉似葱而不中空味辛甘肅人呼爲沙葱回人嗜之其渾提類耶

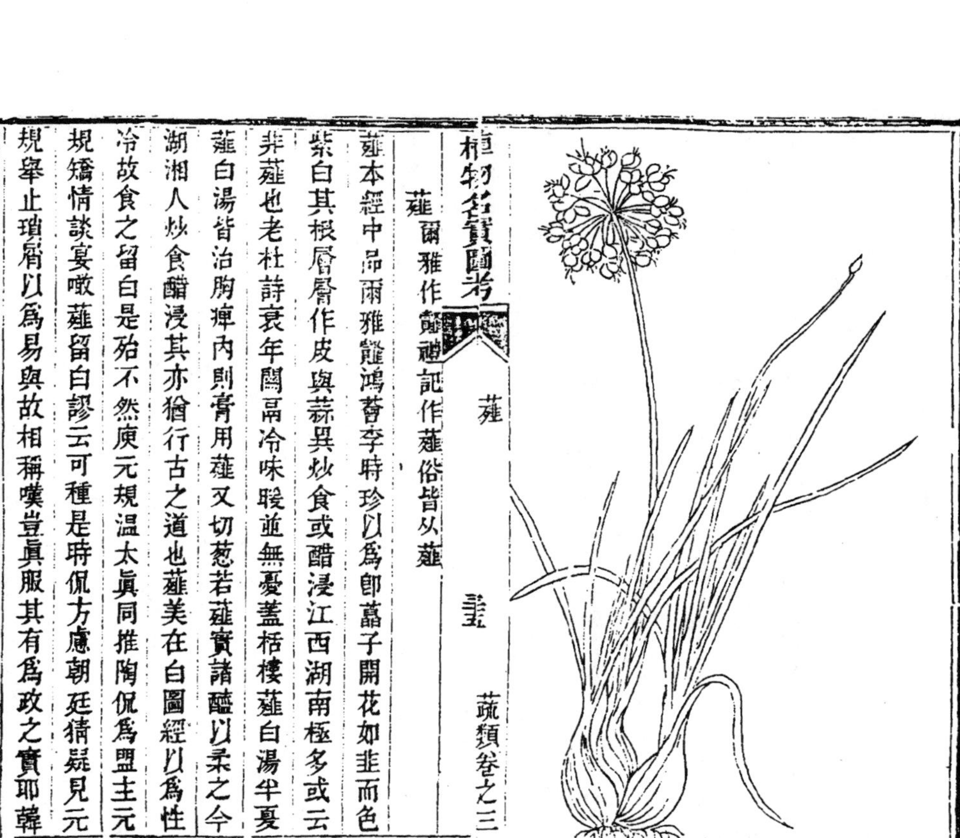

薤 爾雅作䪥禮記作薤俗皆从薤

薤本經中品爾雅䪥鴻薈李時珍以爲卽藠子開花如韭而色紫白其根層層作皮與蒜異炒食或醋浸江西湖南極多或云韭薤也老杜詩衰年關鬲冷味暖並無憂蓋栝樓薤白湯半夏薤白湯皆治胸痺內則膏用薤又切葱若薤實諸醯以柔之今湖湘人炒食醋浸其亦猶行古之道也薤美在白圖經以爲性冷故食之留白是殆不然庾元規溫太眞同推陶侃爲盟主元規矯情談宴噉薤留白謬云可種是時侃方慮朝廷猜疑見元規舉止瑣屑以爲易與故相稱嘆豈眞服其有爲政之實耶韓

況盛饌延賓曉間詰責所費爲人所輕舉大事者安得復碎薤本相連拔薤喻抑强宗東坡詩細思種薤五十本大勝取禾三百廛龔遂傳令人口種百本薤蓋取屬對耳香山詩酥暖薤白酒或謂以酥炒薤白投酒中此味吾所不解

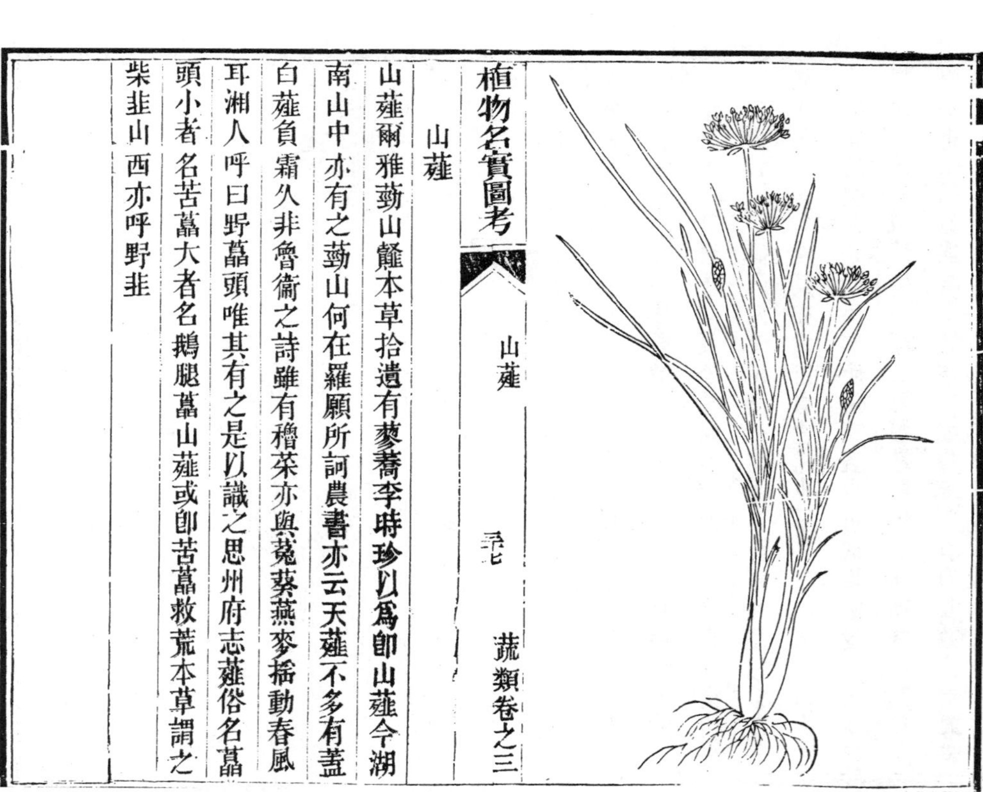

山薤

山薤爾雅葝山䪥本草拾遺有蓼蕎李時珍以爲卽山薤今湖南山中亦有之葝山何在羅願所訶農書亦云天薤不多有蓋白薤負霜久非魯衞之詩雖有穭菜亦與菟葵燕麥揺動春風耳湘人呼曰野藠頭唯其有之是以識之思州府志薤俗名藠頭小者名苦藠大者名鵝腿藠山薤或卽苦藠救荒本草謂之柴韭山西亦呼野韭

苦瓠

苦瓠本經下品卽壺盧有苦甜二種甜者爲匏苦者爲瓠詩經匏有苦葉味苦者也幡幡瓠葉味甘者也滇南本草苦瓠瓤葉爲末盛囊內出行渴時取一分服之不中水毒加雄黃龍解啞瘴山嵐之毒凡中夷人之毒服此方二三分俱可不可多用按苦瓠能吐人凡瘴毒多以吐解其甘者河以北皆茹之唐柳玭鄭餘慶皆以常食瓠爲淸德而陶穀淸異錄乃謂之淨街槌眞不知菜根味者但北地種多風燥烹之暴之無不宜之南方種植旣稀久雨或就籬乾瘠佳者製爲玩具頗得善價山家淸供

以岳柯勲閱有詩曰去毛切莫拗蒸壺嘆其知野人風味余以爲岳詩亦只隸事耳若責南人以食壺爲儉則當與盛筵中之黃芽白菜營盤磨姑並駛而爭雄矣元范梈詩序或言種瓠蔓長必蒻其標乃實齋前因樹爲架蔓緣不已果多虛花云凡蓏皆然不獨瓠也高季廸詩自笑詩人骨何由似爾肥肥白如瓠誠爲食肉相然如益州張裔如瓠壺外澤內粗其與無竅而堅者何異瓜花多黃瓠花色白杜詩幸結白花了自是瓠架

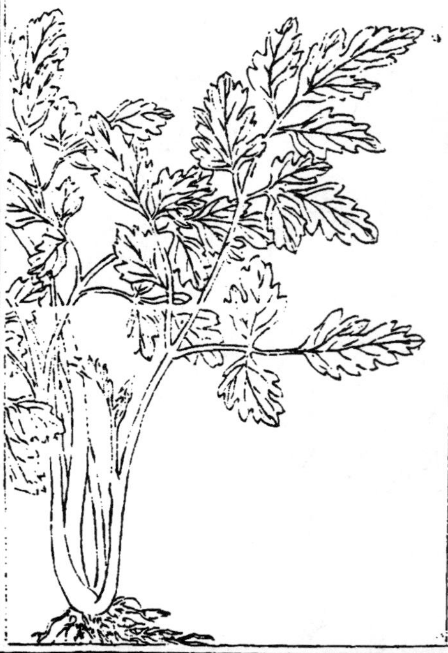

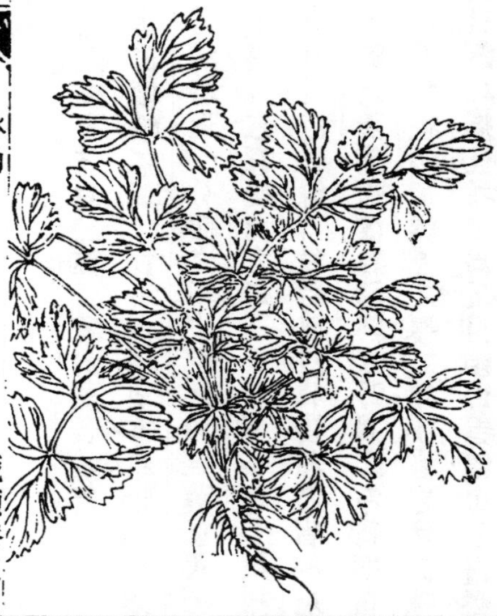

植物名實圖考　水勤　旱勤　四十　蔬類卷之三

水蘄

水蘄本經下品陶隱居以爲合在上品未解何意乃在下別錄謂生南海池澤此是常蔬不識何以云生南海殆非人所種者耶芹菹加豆之實而列子云人有美戎菽甘枲莖芹萍子者對鄉豪稱之鄉豪取而嘗之蜇於口慘於腹其所謂芹子必非園圃中物矣按詩觱沸檻泉言采其芹蓋古時以爲野蔬青州有芹泉楡林有芹葉水老杜詩多言芹靑泥鳥嘴亦自生之蔬耳二老堂詩話蜀人縷鳩爲膾配以芹菜或爲詩云本欲將勤補那知弄巧成言雖謔而可諷

雩婁農曰羊鼻公嗜醋芹此常饈耳龍城錄三杯食盡之說近狎侮矣太宗敬文貞甚至不應有此臣執作從事獨僻此收斂物文貞豈以口腹之故而爲嗇夫喋喋者昌歜羊棗聖賢不以爲病若於飲食之間而覘朝臣所短則漢景賜食而不設箸孫歆燕飲澆灌取足豈盛德事哉昔人謂龍城錄爲僞書其言猶信

植物名實圖考　水蘄　四十　蔬類卷之三

無圖

菫

蘄同芹菫音謹爾雅芹楚葵注今水中芹菜而唐本草別出菫菜云野生非人所種葉似蕺菜花紫色李時珍以爲即旱芹按爾雅齧苦菫注今菫葵也葉似柳子如米汋食之滑與蘄菜殊不類近時亦無蒸芹而食之者唯疏引唐本草菫菜釋之余疑本草菫別一種惟諸家皆以爲水蘄當有所據又按詩菫荼如飴傳菫菜也疏以爲烏頭烏頭毒草豈可釋菜內則菫荁同列未必異物士虞禮冬用荁夏用葵然則菫其葵之類耶爾雅芹與苦菫兩釋究不可定爲一種烏頭之菫音覲與菫葵亦異讀

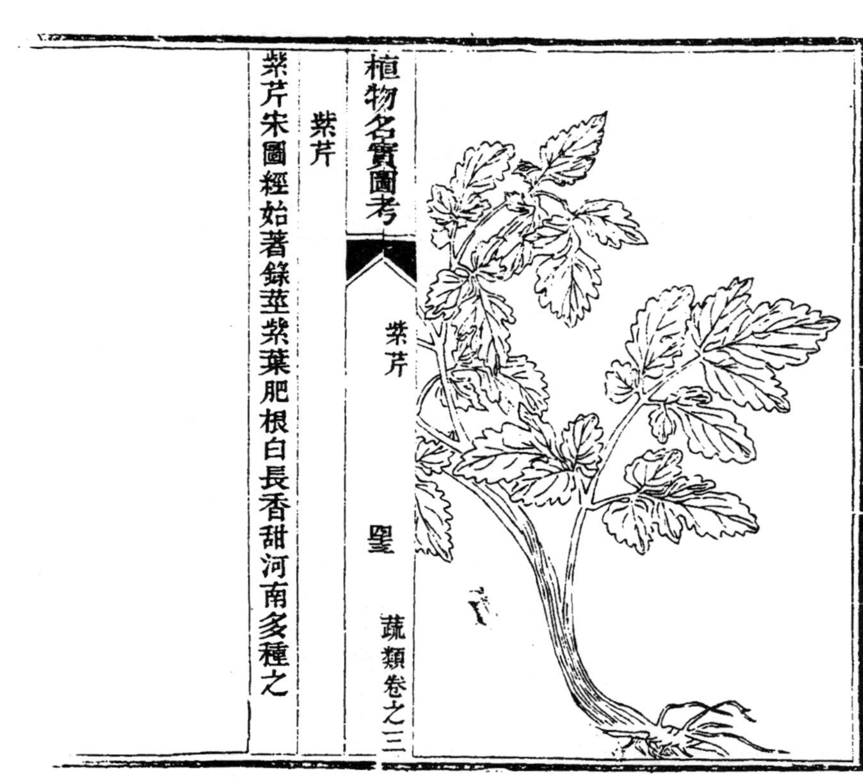

紫芹

紫芹宋圖經始著錄莖紫葉肥根白長香甜河南多種之

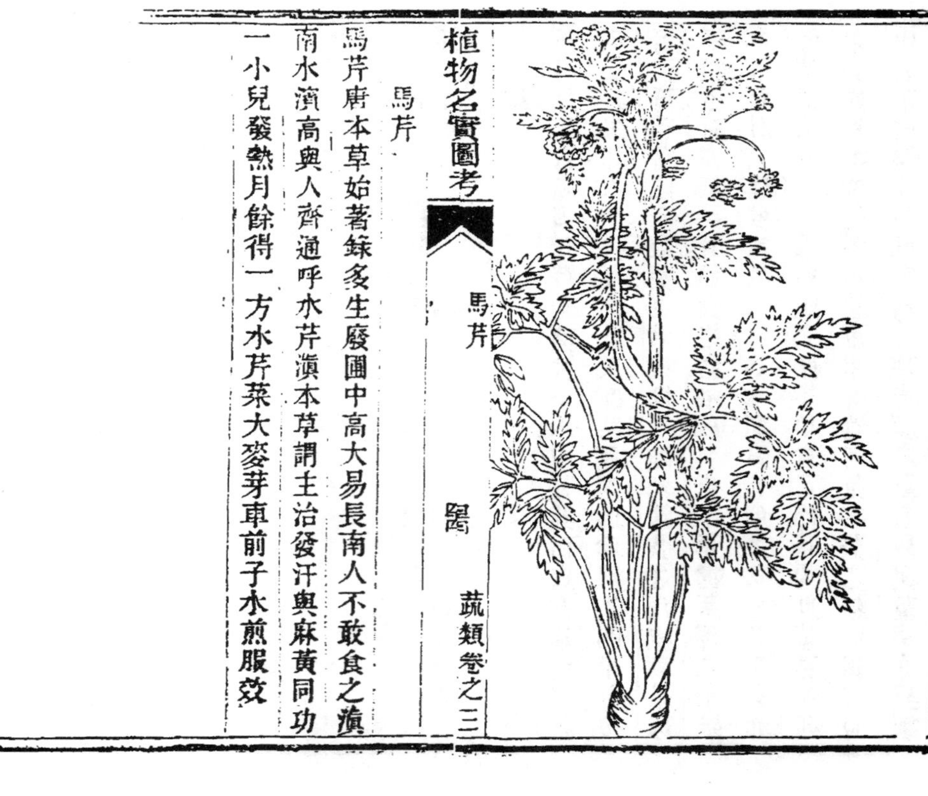

馬芹

馬芹唐本草始著録多生廢園中高大易長南人不敢食之滇南水濱高與人齊通呼水芹滇本草謂主治發汗與麻黄同功一小兒發熱月餘得一方水芹菜大麥芽車前子水煎服效

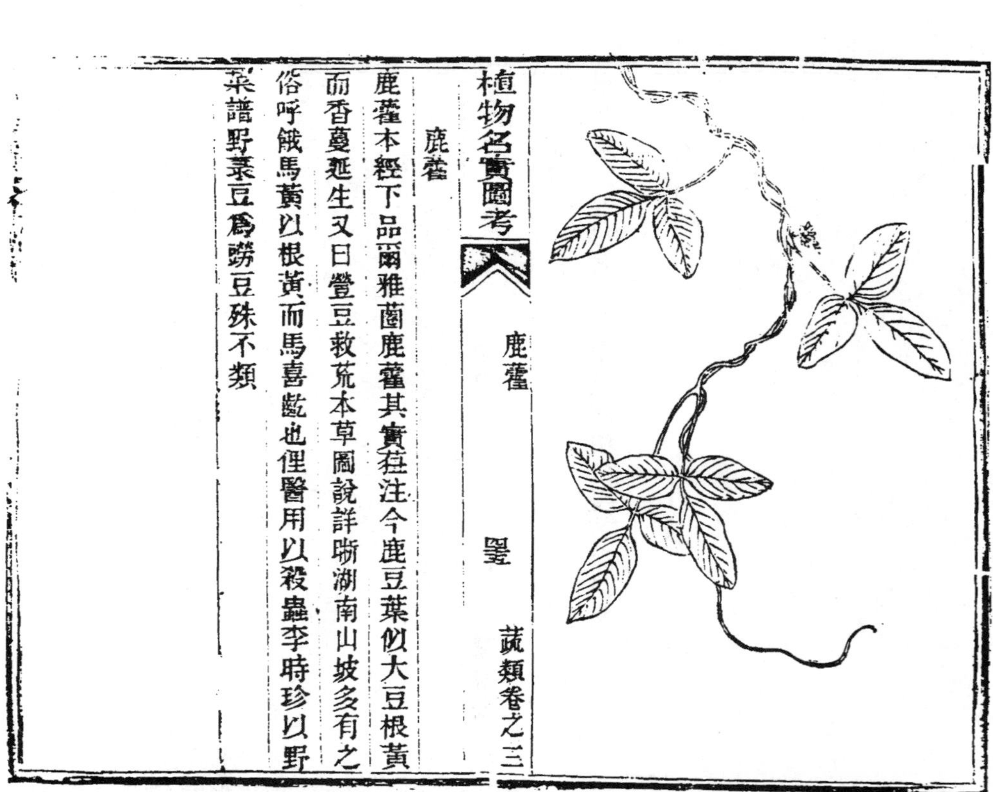

鹿藿

鹿藿本經下品爾雅蔨鹿藿其實莥注今鹿豆葉似大豆根黄而香蔓延生又曰登豆救荒本草圖說詳浙湖南山坡多有之俗呼餓馬黄以根黄而馬喜齕也俚醫用以殺蟲李時珍以野菜譜野菉豆爲勞豆殊不類

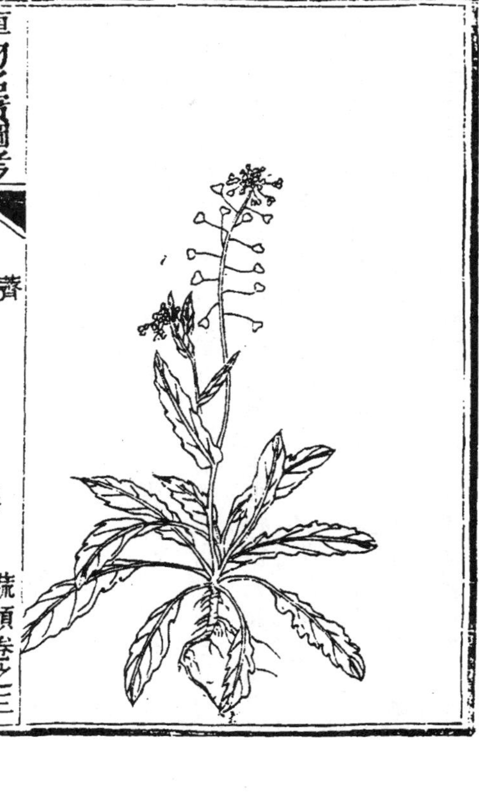

薺

薺別錄上品爾雅蒫薺實湖南候暖冬初生苗巳供匕筯春初即結實其花能消小兒乳積投之乳中旋化爲水肉食者可以蕩滌腸胃俗亦謂之淨腸草故燒灰治紅白痢有效陸放翁詩目有食薺糝甚美蓋蜀人所謂東坡羹也今燕京歲首亦作之呼爲翡翠羹牛乳拌酥洵無此色味放翁又有食薺詩云挑根擇葉無虛日直到開花如雪時眞知食菜者矣清異錄俗號薺爲百歲羹言至貧亦可具雖百歲可常享然金李獻能詩曉雪没寒薺無物充朝飢則苦寒之地有求之不得者珍珠船池陽上巳日以薺花點油祝而灑之謂之油花卜物類相感志三月三日收薺菜花置燈檠上則蚊蟲飛蛾不敢近伶仃小草有益食用如此

雩婁農曰孟東野云食薺腸亦苦放翁亦云傳誇眞欲嫌荼苦自笑何時得瓠肥咬斷菜根者得不令人疑其勉而爲薺耶冰壺先生沉醉大嚼適然之妙非必醒酒鮓也高力士氣味不改一語王右丞鄭司戶恐未能道薺爲靡草阨於夏南方不可居也金生而生水王而王木茂而茂歲欲甘甘草先生薺成而告甘薺乾端坤倪牙於小草故君子曰愼微

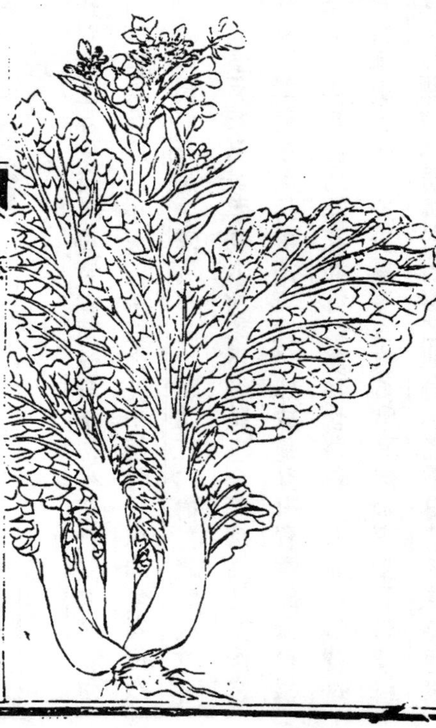

菘

菘別錄上品相承以爲卽白菜北地產者肥大昔人謂北地種菘變爲蔓菁殊不然考嶺表錄異嶺南種蔓菁卽變爲芥今北地種芥多肥大亦似變爲蔓菁也按菘菜種類有蓮花白箭幹鈴杵杓白各種惟黃芽白則肥美無敵王世懋謂爲蔬中神品不虛也北無菘菜前人已爲洗謗南方之種多從燕薊攜歸閩書謂張燕公自西京攜種歸曲江種之閩中呼爲張相公菘以余所至如湖廣之襄陽施南辰州沅州皆產之可與黃芽爲厮輿湖南之長沙縣有數區地宜種則燕薊之雲礽也聞廣東雷州亦佳然羊城初筵皆海船冬致東吳兩浙江右檻艘歸帆不脛而走味勝於肉亦非無食肉相者所能頓頓捫腹也滇南四時不絕亦少渣滓似此菜根良有滋味惟怪古人歌詠不及范石湖田園雜興詩撥雪挑來塌地菘味如蜜藕更肥濃此尚是黑葉白菜之類若北地大雪菜皆偃凍瓊糜玉液頓成枯柟矣又菘以心實爲貴其覆地者北人謂之窮漢菜亦曰帽纓子誠賤之也清異錄江右多菘菜粥筍者惡之置曰心子菜蓋筍虛中而菘實中也雜南縣志有圓根者療饑濟荒與蔓菁同功今北地連根煮食味亦甘微作辛氣李時珍謂根堅小不可食亦

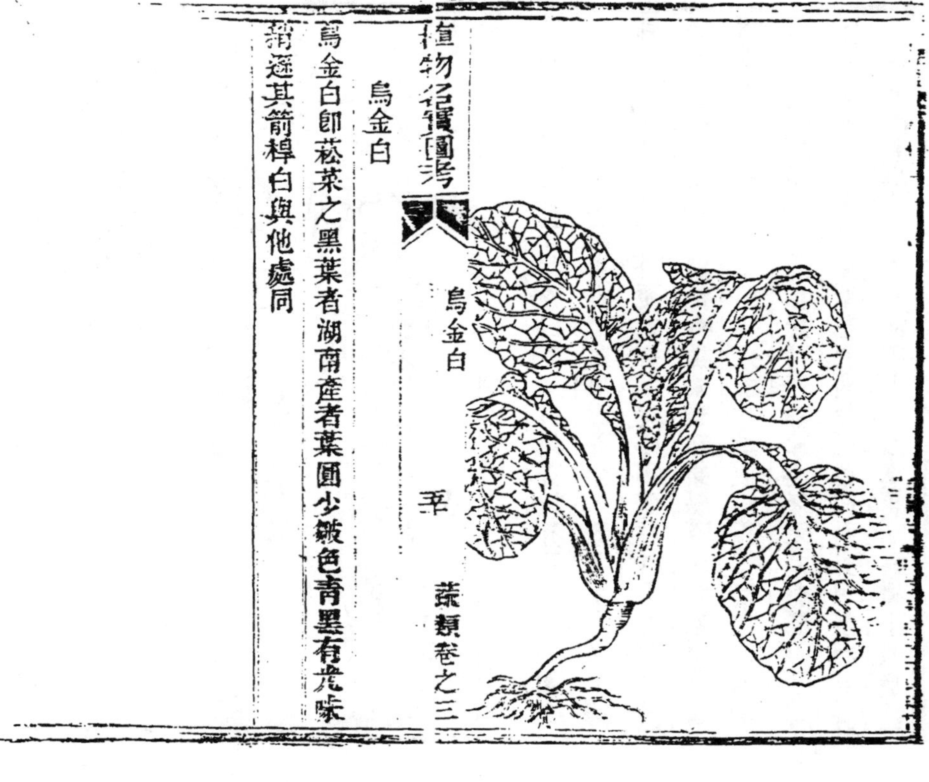

烏金白

烏金白即菘菜之黑葉者湖南產者葉圓少皺色青黑有光味稍遜其箭桿白與他處同

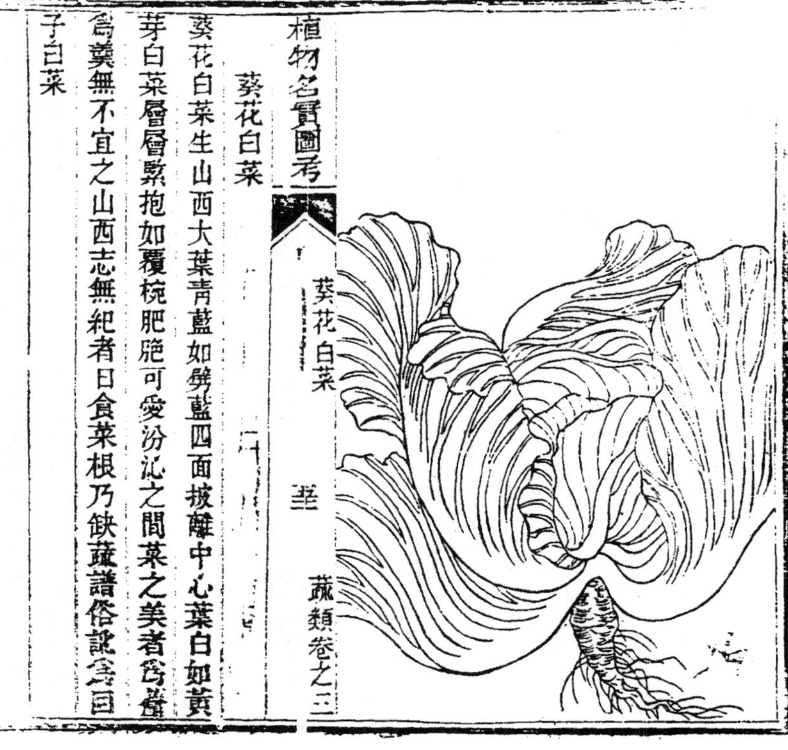

葵花白菜

葵花白菜生山西大葉青藍如劈藍四面披離中心葉白如黃芽白菜層層緊抱如覆椀肥脆可愛汾沁之間菜之美者爲齏爲羹無不宜之山西志無紀者日食菜根乃缺蔬譜俗謂爲回子白菜

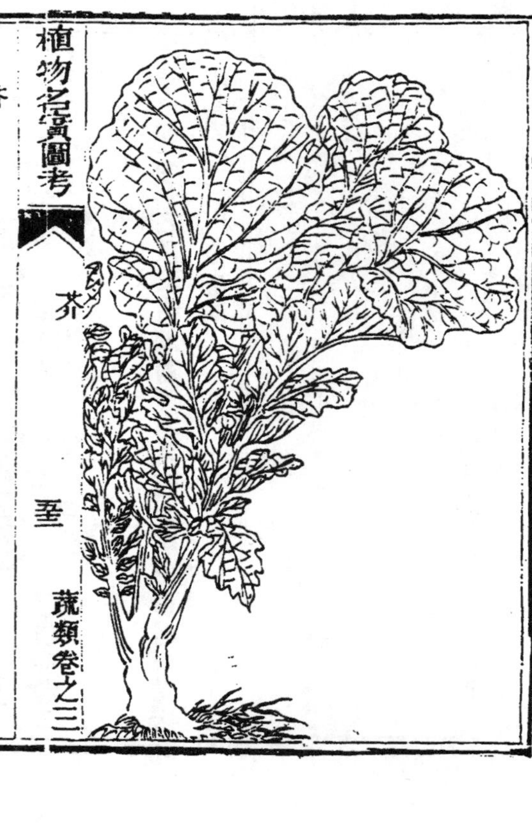

芥

芥別錄上品有青芥紫芥白芥又有南芥旋芥花芥石芥南土多芥種類殊夥宋開寶本草别出白芥今入藥多用之又上海縣志矮小者曰黃農芥更有細莖扁心名銀絲芥亦名佛手芥長洲縣志有雞腳芥湖南有排菜蓋卽銀絲芥然老圃所常蓺者兩種耳其科大根小曰辣菜根大葉瘦曰芥圪荅亦曰大頭菜南方芥爲常膳而王世懋乃以燕京春不老爲最蓋南芥辛多甘少北芥甘多辛少南菘色青北菘色白南芥色淡綠北芥色深碧此其異也江西芥尤肥大煮以爲虀味清滑不似晦翁南芥詩輟餐時擁鼻也寧都州冬時生薹如萵苣筍甚腴土人珍之曰菜腦南昌則二月中有之寒暖氣遲早耳滇中一歲數食之東坡詩芥藍如菌蕈脆美牙齒響余謂其味美於回勝於艮蕈一爽無餘石芥紫芥皆未得入饌錢起石芥詩山芥絲初嘗吳寬紫芥詩此種乃野生又云氣味旣不辛卻與芥同行蓋非圃鮭亦芥之别宗耳

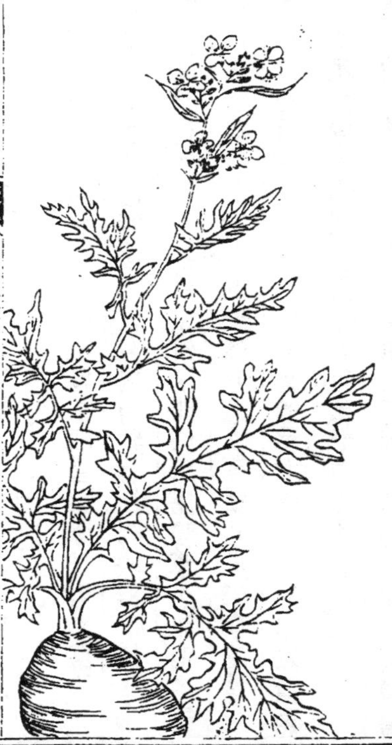

花芥

芥之別本草諸書詳矣然不及其根王世懋蔬疏芥之有根者想卽蔓菁京師大而肥為蔬中佳味攜子歸種之移植他所輒不如初如所言則江以南芥無大根宜諸書不詳而蔬疏誤以為蔓菁也蔓菁根圓味甘而大芥根味辛而小形微長北地呼為芥疙瘩醬漬者為大頭菜鹼而封之辛辣刺鼻謂之閉甕菜往往誤買蔓菁則味甘而無趣嶺南異物志南土芥高者五六尺子如雞卵為鹹菹埋地中有三十年者疑以其根為子遵義府志大頭菜各邑俱產滇中尤多花葉卵根辛爽可人醬醃與

京華相埒淄川縣志圃種者根葉肥大俱可食昔人屢著芥辣法而未知根之辣妙於子莖日用飲食非必忽焉不察殆地宜之囿人矣

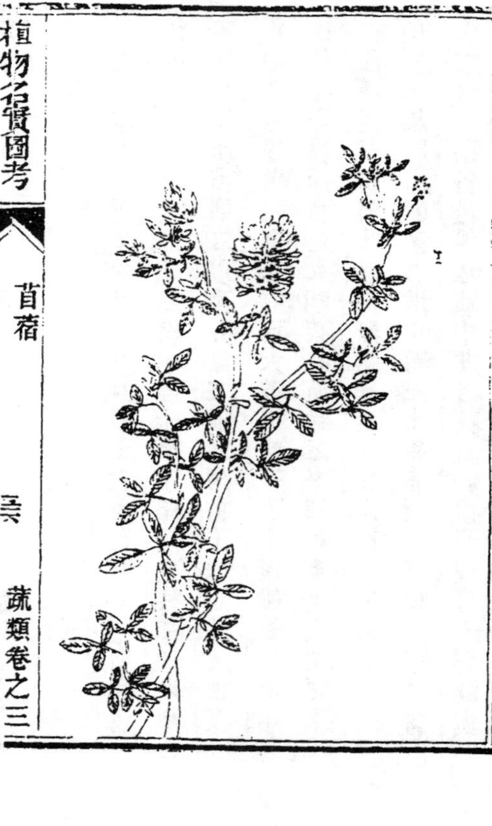

苜蓿

苜蓿別錄上品西北種之畦中宿根肥雪綠葉早春與麥齊浪被隴如雲懷風之名信非虛矣夏時紫萼穎豎映日爭輝西京雜記謂花有光采不經目驗殆未能作斯語釋草小記藝根審實敘述無遺斥李說之誤褒羣芳之核可謂的矣但李說黃花者亦自是南方一種野苜蓿未必卽水木樨耳亦別圖之滇南苜蓿穭生圃園亦以供蔬味如豆藿訛其名爲龍鬚

雩婁農曰按史記大宛列傳祇云馬嗜苜蓿述異記始謂張騫使西域得苜蓿菜晉華廙苜蓿園阡陌甚整其亦以媚盤飧耶山西農家摘茹其稚亦非常饈大利在肥牧耳土人謂芻秣壯於棧豆谷量牛馬者其牧必有道矣元史世祖初令冬社防饑年種苜蓿未審其爲騋牝爲黔黎也陶隱居云南人不甚食之以其無味唐薛令之苜蓿闌干詩清況宛然山家清供謂羹茹皆可風味不惡膏粱芻豢濟以野蔌正如敗鼓韗底皆可烹飪豈其本味哉階前新綠雨後繁葩忽誦宛馬總肥秦苜蓿句令人有撻伐之志

野苜蓿

野苜蓿俱如家苜蓿而葉尖瘦花黃三瓣乾則紫黑唯拖秧鋪地不能植立移種亦然羣芳譜云紫花本草綱目云黃花皆各就所見爲說釋草小記斥李說以爲黃花是水木犀按水木犀園圃所植婦稚皆知李氏不應孤陋如此或程徵君偶爲人以水木犀相誑耳

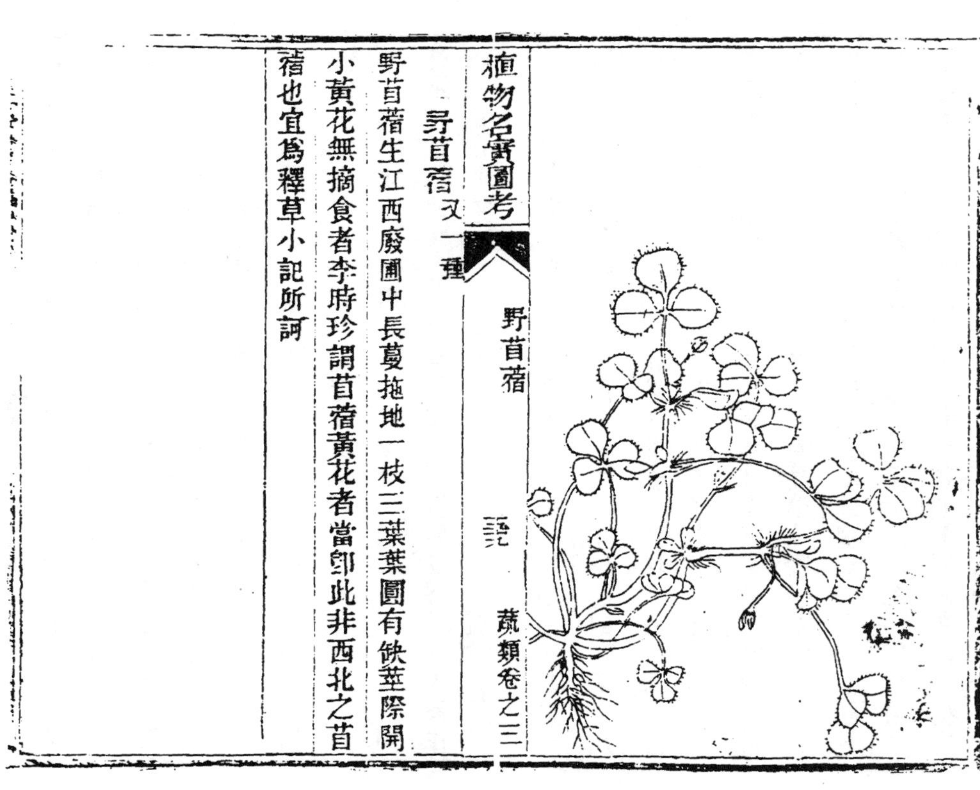

野苜蓿又一種

野苜蓿生江西廢圃中長蔓拖地一枝三葉葉圓有缺莖際開小黃花無摘食者李時珍謂苜蓿黃花者當卽此非西北之苜蓿也宜爲釋草小記所訶

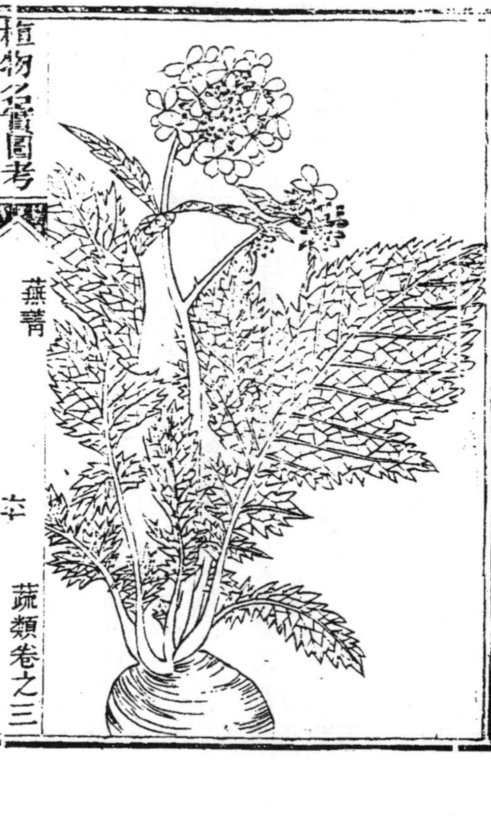

蕪菁

蕪菁別錄上品卽蔓菁昔人謂葑須芥蕵蕪蕘蕪菁蔓菁七名一物蜀人謂之諸葛菜今辰沅有馬王菜亦卽此袁滋雲南記巂州界緣山野間有菜大葉而粗莖其根若大蘿蔔土人蒸煮其根葉而食之可以療飢名之爲諸葛菜云武侯南征用此菜蒔於山中以濟軍食亦猶廣都縣山櫟木謂之諸葛木也袁氏殆未知其爲蔓菁耶周禮菁菹鄭司農以爲韭菹康成破謂蔓菁二說皆通若包匭菁茅釐方貢菜則荔支龍眼不爲疲尉堠矣恐亦非物土之宜先主在曹閉門種蕪菁陸遜聞韓扁爲敵所獲方催人種葑豆軍行齎種蓋亦兵家之常孟信爲趙平守素木盤盛蕪菁菹清德可風亦西土之美放翁詩往日蕪菁不到吳如今幽圃手親鋤楊誠齋詩早覺蔓菁撲鼻香南方舊已有種者蕪菁蘿蔔別錄同條陶隱居亦有分曉後人乃以葉根強別兼明書不知其誤而博引以實之何未一詢老圃

雩婁農曰吾觀麗江府志而知食蔓菁之法武侯之遺不僅爲行軍利也世以此爲蔬耳而志云夏種冬收戶戶曬乾囷積務足一歲之糧栽餅稗粥外饔飧必需惟廣積之家用以代料飼馬麗江西隣苦寒春盡無青草土人至以燕麥爲乾餱大麥作

饅首煮蔓菁湯咽之小麥非享客不敢用稻惟沿江産其與貉俗異者幾希蔓菁耐寒剳而復生又爲復生菜然則蔓菁之用於維西也大矣余留滯江湖久不覩蕪菁風味自黔入滇見之圃中因爲諸葛菜賦以蔓菁六利諸葛種之爲韻其詞曰

魏闕霄三滇山仭萬驅余馬兮將煩加余餐兮孰勸時則稷霰天霏葭霜夕隕敗蒲枯葦林渡冰澌蔓草荒榛楂城風健凋謠煨芋之爐棖觸折秔之飯穴有凍雀之號塊無野人之獻顧見園菁向陽舒蔓寒畦擢潁蒼壤夷榮玉樟猶潤金耜幾耕耐冬不萎踏雪復生試共采衛原之菲何殊貢荆匭之菁辨葑蓯之

同異味鹽芥之生烹偉此伶仃之小草猶留宇宙之大名憶昔武侯時逢逐鹿居南陽而就顧者三表北征而未解者六方其志變中原先以威戡南服地入不毛士持半菽怨春日兮祁蘩牧秋原兮苜蓿碧雞滇海誰備裹荷白飯浮圖難分寶粥慮同斜谷之乏糧計效湟中之屯穀披草萊於棗嶺盤江携蔬種於蠶叢魚復小駐儲胥預謀旨蓄輿古新封句町舊地瓜戍雲屯芭田星萃麾羽扇以經營拄杖笻而布置竹落布而紆青栁嘗開而含翠人閑賣叟甄作園官峯接烏蒙頓成葱肆況乃薇蕨易生亦復菅蒯可棄豈比爲種之千金信爲軍儲之六利方其

龍川春早犂水風徐士輕藤甲日暖毳廬三尺鹿盧之劍一肩鴉觜之鋤隴上蘆笙齊來挑菜帳中銅斗小煮摘蔬苞香綠濕葉嫩紅舒芬超五弋馨越七菹爰調和以葯醬應倚葦夫桃諸若乃萬栱森寒千屯曠闊風卷旄頭葉飛木末氷堅黑水尙有凍荄雪壓蒼山猶存枯枿劚玉根兮芳肥提筠籃兮穎拶踏金馬以遄歸喜木牛之初達數聲蠻鼓士飽馬騰萬竈寒烟香升翠潑不數疏巢無論菘葛迄於今白國皆饒朱提徧種染釵股而同餐薦木槃而常供非堯韭之祥珍豈姬菖之鄭重爽癒則羹憶老蘇方物則圖傳小宋長卿之嘉話猶傳昌黎之感詩可誦噫則懷日食之二升而緬天威於七縱試思當時雲棧出師支營夜擣壘壁晨移刈比成周之麥踐同魯國之葵臨渭愴屯田之役闢門想種菜之疑中興不再舊障空遺浮雲變古埒莪如斯逕悵望兮無盡輒流連而賦之

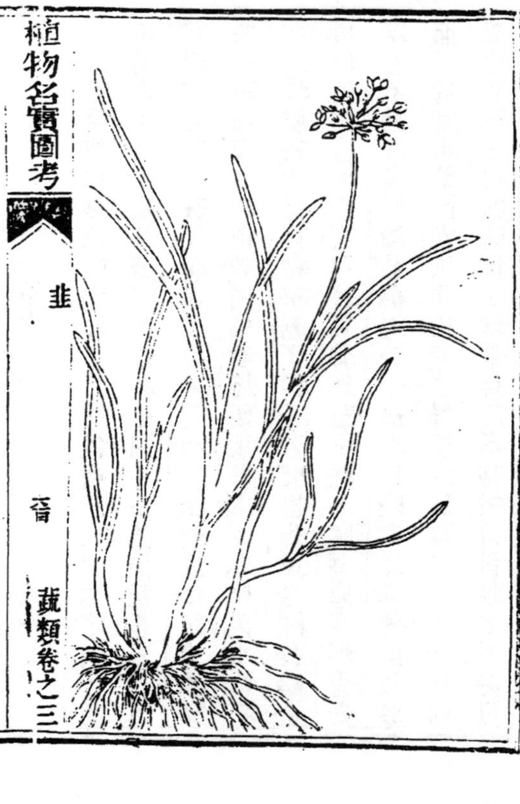

韭

韭別錄中品本草拾遺謂之草鍾乳醃韭汁治吐血極效北地冬時培作韭黃味美卽漢時溫養之類陶隱居以其辛臭爲養生所忌而諸醫以爲溫而宜人有草鍾乳起陽草諸名治噎膈及胃口死血作痛用韭汁治漏精用韭子根葉之用尤多亦蔬中良藥也一種屢翦古諺云日中不翦韭而夜雨留賓遂爲詩人膾炙然則翦忌日而喜雨其物性宜耶昔人謂韭黃豪貴所珍東坡詩漸覺東風料峭寒青蒿黃韭試春盤蒿生而韭黃非窨藏之時矣放翁詩雨足韭頭白蓋紀實也韭花逞味實謂珍饈鼎雉禁臠得之尤妙石崇冬月得韭蓱齎亦何足異但藝門春盤亦多以麥苗雜之庾郎食鮭二十七種李令公一食十八種一以貧而誚一以富而恔三國世畧謂北齊後宮冬月皆食韭芽然則韭芽帶土蔟如拳癯儒用籑比玉食矣朝事之豆其實韭菹司農訓菁菹亦爲韭菹一物再薦見韭祭韭小正特書豈果有取於性溫而種能久耶政道得則陰物變爲陽若葱變爲韭後秦周隋皆有之矣果何道而致此張耒詩注俗言八月韭佛開口味肥而忘其葷甚美甚惡孰則辨之

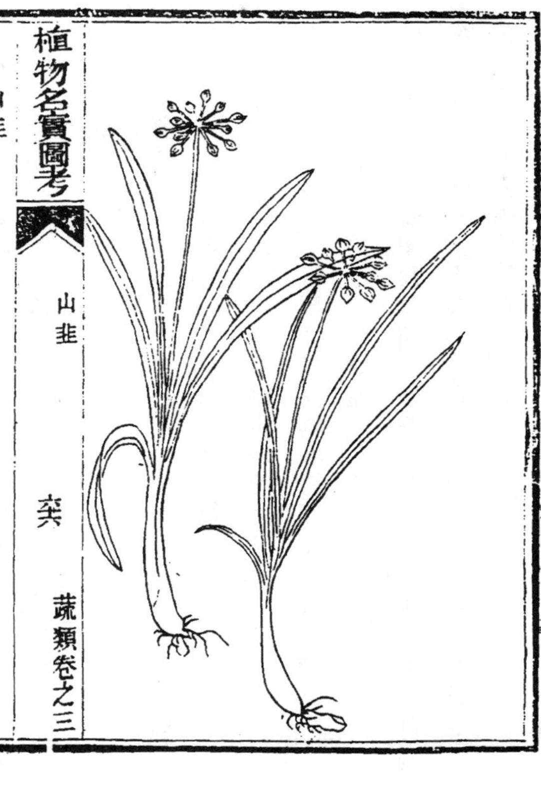

山韭

山韭爾雅藿山韭千金方始著錄今山中多有之救荒本草有背韭似韭而寬根如葱又有柴韭亦可食韓詩六月食鬱及藿爾雅翼本其說以爲山韭可以食賤老但其形似燈心不甚似韭輝縣九山咸陽野韭澤鄉寧縣硃砂山句容仙韭山定遠縣韭山安化縣韭菜嵛重慶府邑梅司韭山皆以產韭得名志謂比家韭長大而咸陽澤坦鹵不生五穀惟野韭自生於蓬蒿荻草中則又徧及原澤而非宗生高岡北征錄北邊雲臺戎地多野韭沙葱人採食之許有壬詩西風吹野韭花發滿沙陀氣較

葷蔬媚功於肉食多濃香跨薑桂餘味及瓜茄我欲收其實歸山種澗阿蓋皆此物玩許詩乃勝於家韭也滇南山韭亦似燈心草滇本草一名長生草味甘能養血健脾壯筋骨添氣力根汁治跌損同赤石脂搗擦刀斧傷爲金瘡聖藥與奉親養老書藿菜羹治老人脾弱同功而加詳唯山草似韭者尚多或可食不可食孝文韭諸葛韭雖因人命名然形味不具非若野葱野蒜處處擷擷助匕箸也北戶錄水韭生池塘中引字林蓺水中野韭與說文䪥山韭音同宜可通

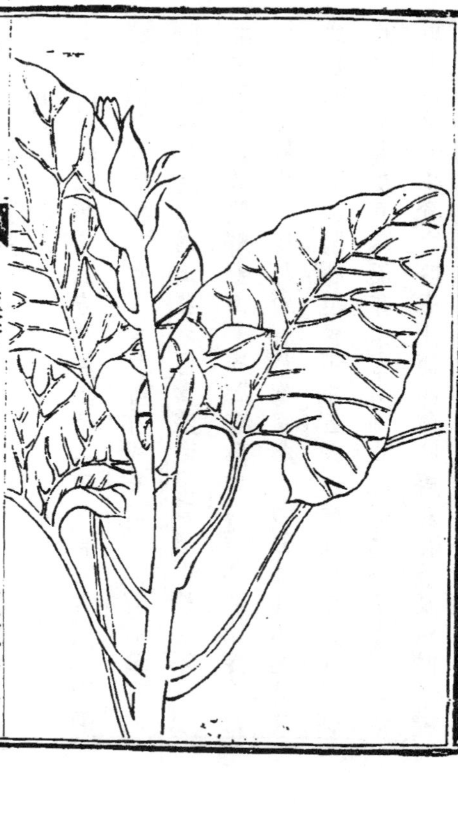

蘘荷

蘘荷別錄中品古以爲蔬宋圖經引據極晰他說亦多紀其種植之法惟本草綱目退入隰草而蔬譜不復品列矣滇本草圖其形貴州諸志皆載之此蔬固猶在老圃也余前至江西建昌土醫有所謂八仙賀壽草者卽疑其爲蘘荷以示滇學使家編修荔裳編修曰此正是矣吾鄉植之南墻下抽莖開花青白色如荷而小未舒時摘而醬漬之細瓣層層如剝蕉也余疑頓釋他時再蒞而咲之種而蕃之使數百年埋没之嘉蔬一旦作食鼎俎非一快哉編修名存義泰興人

雩婁農曰夫物顯晦固有時乃有晦之而愈顯顯而愈晦者何也蘘荷嘉草也其葉如蒳故名以荷其功除蠱故名以嘉依陰藏冬列於蔬焉詞人詠之本草圖之無異說也近世山居錄野菜譜亦俱詳矣楊升菴偶未之見遂據蘘荷一名甘露而以芭蕉之結甘露者當之本草綱目農政全書轉相附會而滇志乃謂芭蕉根可爲菹惜無試者夫芭蕉世無不知者以芭蕉易爲蘘荷能使人不名芭蕉而名蘘荷乎蘘荷農圃皆知之以蘘荷爲卽芭蕉能使人種蘘荷如種芭蕉乎芭蕉根不堪㗖脫以爲茹螫於口而刺於腹不幾如蔡謨食蟛蜞幾爲勤學死乎按貴

州志有洋荷花未開時取苞醋漬以食湖南志有陽藿廣西志有洋百合謂卽蘘荷江西建昌土音呼如仙賀皆方言聲音輕重耳俗醫乃書作八仙賀壽草誠堪解頤然絕不以本草有芭蕉之說而强目爲蕉也獨惟耳食之徒捫鍾揣籥且矜芭蕉甘露之同名以爲能獨識蘘荷於是蘘荷之名雖顯而蘘荷之實益晦且馬之貴者似鹿有以鹿爲馬者馬果卽鹿耶雉之文者似鳳有以雉爲鳳者雉果卽鳳耶唐時諛墓之文言孝則曾閔言忠則稷卨言經術則鄭服言文詞則賈馬讀其文者有以爲卽曾閔稷卨鄭服賈馬耶有善龍者云於深山中見古衣冠人

詢之曰吾某邑某也官於朝無奇績亦無愧事歿葬於某原越數年有豐碑巽起於墓道覗之爲吾姓名而碑所紀皆古賢人事非吾也過者每捫之而頌古賢人嘖嘖不絕口吾懼焉故逃之今蕉之葉可以書皮可以織露可以飲而止餌於世非無益者乃忽有對芭蕉而頌其葉似荷功治蠱咀其露掘其根以爲旨蓄禦冬蕉若有知不以爲晦其所長而顯其所短耶嗚呼邪庶其之弃不書盜而實盜首曹孟德之死乃書漢而實漢賊事不祟實蓋之而彌彰彰之而轉沒一人之口烏能使天下皆爲悠悠之毀譽哉

蒜

蒜別錄下品葫別錄下品小蒜爲蒜大蒜爲葫諸家說同唯李時珍以辯少者爲小蒜瓣多者爲大蒜其野生小蒜別爲山蒜范石湖在蜀爲蒜所薰致形譏嘲若北地則頓頓伴食同於不徹行炙而不得鹽蒜其能敎張融搖指半日而口不言耶新寒暑暍得之者以爲滹沱粥淸涼散避暑錄話一僕暑月馳馬仆地欲絕王相敎用大蒜及道上熱土各一握研爛以新汲水一琖和取汁抉齒灌之卽甦今官道勞人囊盛而趨活人殆無算也曾見負戴者蹲而大嚼不止晉帝畫兩盂燥蒜矣然目不赤

而腹不鳌異於袁子所覩食冶葛而粥硫黄性固有偏五月五日食卵及蒜袁牢以東風俗同之小正納卵蒜之訓奕禩遵行願民情也損性伐命服食所忌然裴晉公有言雞豬魚蒜遇着卽食何況餘子閔仲叔含菽飲水周黨遺以生蒜受而不食李惲爲兗州刺史所種小麥胡蒜悉付從事而不留清介之士不取一介如此

雩婁農曰離騷索胡繩之纚纚王逸注香草言紉索胡繩令澤好以善自約束洪慶善云胡繩謂草有莖葉可作繩索者皆望文生義而不能名其物吳仁傑草木疏以胡爲葷菜本陶隱居

今人謂大蒜爲葫也以繩爲繩毒本廣雅蛇床一名繩毒也蛇床氣味微芬宜近香澤葫氣至穢一薰一蕕十年有臭無乃移鮑魚之肆以近芝蘭之室乎草木名胡者多矣固不可盡以葫當之而胡繩一物古無確詁以爲虺床尙各從其類耳

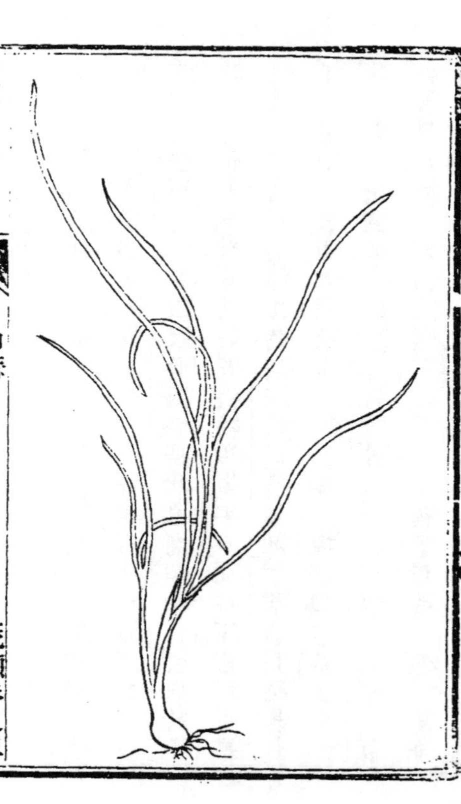

山蒜

山蒜爾雅蒚山蒜本草拾遺始著錄救荒本草澤蒜又曰小蒜黄帝登蒚山得蒜其說近剏然京口之山以蒜得名則軒轅所歷無妨以蒚名矣在山曰山在澤曰澤今原隰極繁顆大如指甘肥多漿洵非圃中物可伍自來醫者以此爲小蒜宜爲李時珍所斥

植物名實圖考卷之四

固始吳其濬著

蒙自陸應穀校刊

蔬類

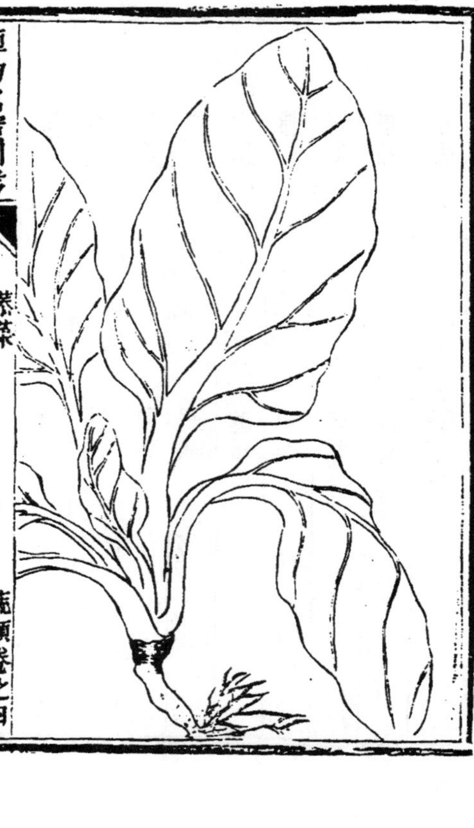

菾菜

菾菜別錄中品卽著蓬菜湖南謂之甜菜有紅莖者不中噉人種以爲玩　按著蓬嘉祐本草始著錄李時珍以菾甜聲近遂併爲一物然與諸說葉似升麻及蒴藋皆不類姑仍其說菜味甜而不正品最劣易種易肥老圃之惰孅者植之與唐本注蒸炰食之大香美殊異又夏月與菜作粥食解熱近時亦無以爲粥者滇本草治中膈冷痰存於胃中不可多食滇多珍蔬固宜見擯

雩婁農曰人之嗜甘同也甘而苦者雋甘而酸者爽甘而辛者疏甘而鹹者津一於甘若琴瑟之專壹誰能聽之然甘而清甘而腴猶有嗜者嗜之久則齒蠹與胃蚘蛋生焉穀之飛亦爲蠱甘而無所制也至甘而濁且邪則士大夫農圃皆賤之菾菜是也人之以甘悅人者多矣而有悅有不悅豈獨非同嗜乎毋亦如菾之濁且邪爲人所賤耶諛人者好諛者必能辨之

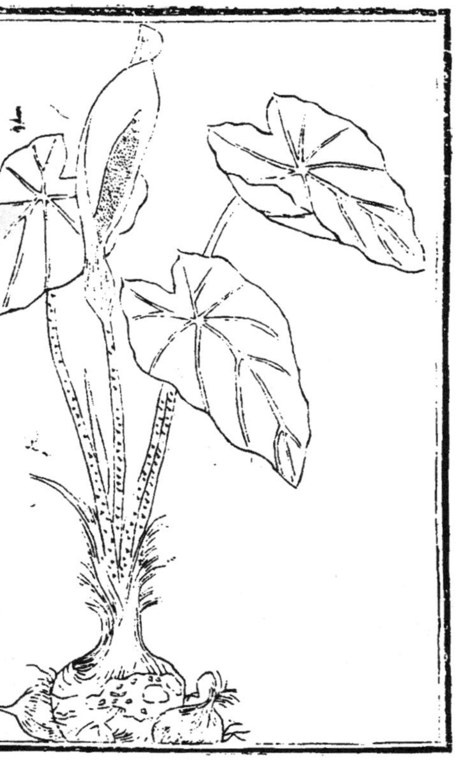

芋

芋別錄中品芋種甚夥大小殊形湖南有開花者一瓣一蕊長三四寸色黃野芋毒人山間亦多嶺南滇蜀芋名尤衆南寧府志宜燥地者曰大芋宜濕地者曰麪芋有旱芋狗爪芋水芋璞芋韶芋蒙自縣志有棕芋白芋麻芋會同縣志有冬芋水黎紅口彈子薑芋大頭風芋瓊山縣志有雞母芋東芋石城縣志有青竹芋黃芋番芋瑞安縣志有兒芋麪芋蓋未可悉數滇海虞衡志以爲滇芋巨甲天下殆未確丸璞謂滇芋熟早味美蔬可作羹蘇玉局玉糝羹詩有香如龍涎味如牛乳之誇而山谷詠

薯蕷有畧無風味笑蹲鴟之貶放翁則曰莫笑蹲鴟少風味賴渠撐拄過凶年枵腸轉雷玉延黃獨托以爲命亦安所擇然只是詠蹲鴟耳若三吳芋奶滑嫩如乳調以蔗飴入喉自下亦何甘讓居玉延下耶又農政全書謂芋汁洗膩衣潔白如玉東坡雜記云蜀人接花果皆用芋膠其餘波尚供民用如此枯葉煨芋自是山人辟穀宿糧若雲仙雜記燒絕品炭以龍腦裹煨芋魁山家淸供大耐糕以大芋去皮心焯以白梅甘草塡以松子欖仁豈復有霜曉風味唐馮光進校文選解蹲鴟云卽是著毛蘿蔔肉食之人何由識農圃中物矣唯面牆

雩婁農曰滇之芋有根紅而花者其狀與海芋南星同類也斷其花之蕨剝而煠之烹以五味比芥藍焉根盤不可食夫蹲鴟濟世厥功實偉章貢之間瀟湘之曲其爲芋田多矣不覩其荂間有之詫爲異怯者或懼其爲鴆滇人飽其魁而羹之而煨之而屑之又獨得有花者而餐之儼於萱與藿草木之在滇者抑何阜耶萬物生於東成於西滇居西南歲多閶闔風物在秋而道精華聚而升故木者易華草者易榮晝煦以和夜肇以肅發之收之勿俾其洩早花而遲實物勞而不憊然滇之地有伏而羨有臘而苞景朝多陰景夕多風直其偏也惟大理以東北致

役乎坤

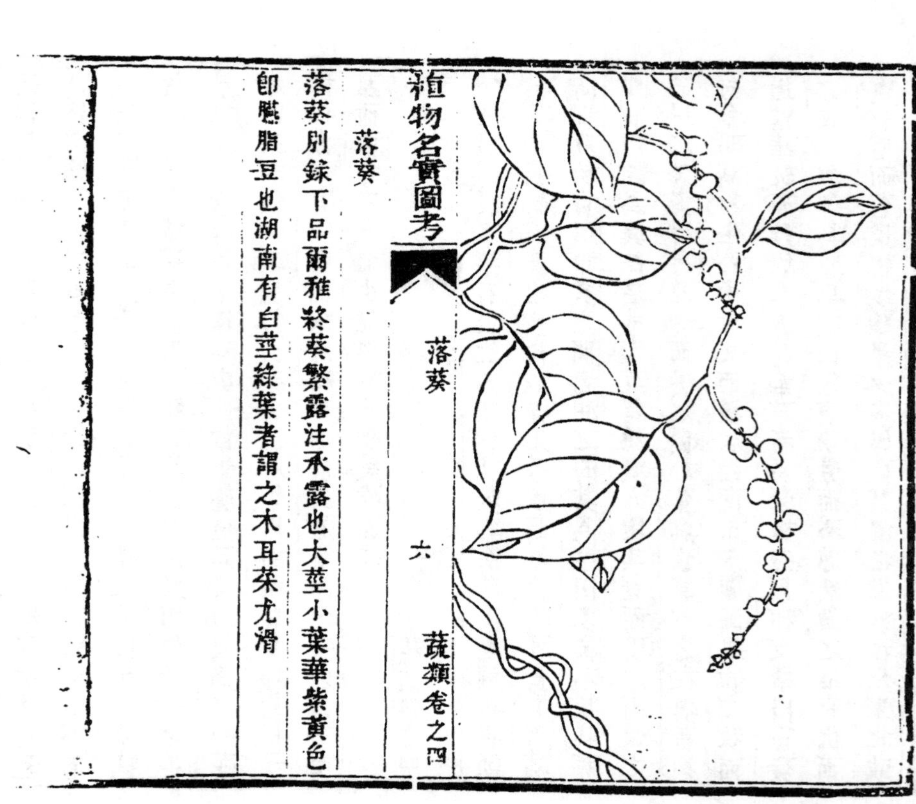

落葵

落葵別錄下品爾雅蔠葵繁露注承露也大莖小葉華紫黃色卽臙脂豆也湖南有白莖綠葉者謂之木耳菜尤滑

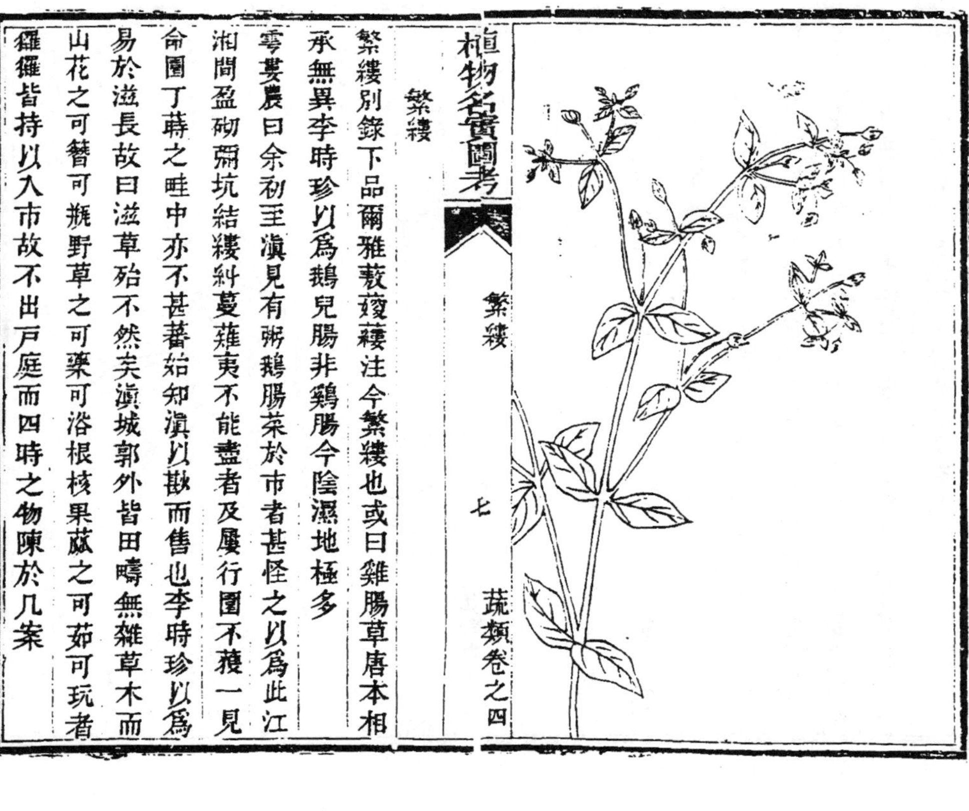

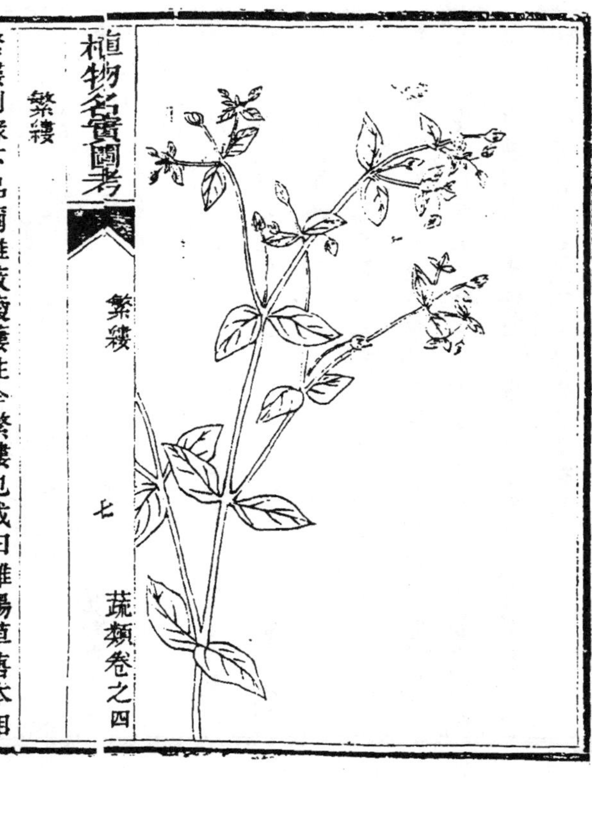

繁縷

繁縷別錄下品爾雅蔜蕿蔞注今蘩縷也或曰雞腸草唐本相承無異李時珍以爲鵝兒腸非雞腸今陰濕地極多

雩婁農曰余初至滇見有粥鵝腸菜於市者甚怪之以爲此江湘間盈砌彌坑結縷糾蔓薙夷不能盡者及屢行圃不獲一見命圃丁蒔之畦中亦不甚蕃始知滇以尠而售也李時珍以爲易於滋長故曰滋草殆不然矣滇城郭外皆田疇無雜草木而山花之可簪可瓶野草之可藥可浴根核果蓏之可茹可玩者籮籮皆持以入市故不出戶庭而四時之物陳於几案

雞腸草

雞腸草別錄下品李時珍辨別鵝腸雞腸二物甚晰但雞腸俗名亦多今以救荒本草雞腸菜圖之

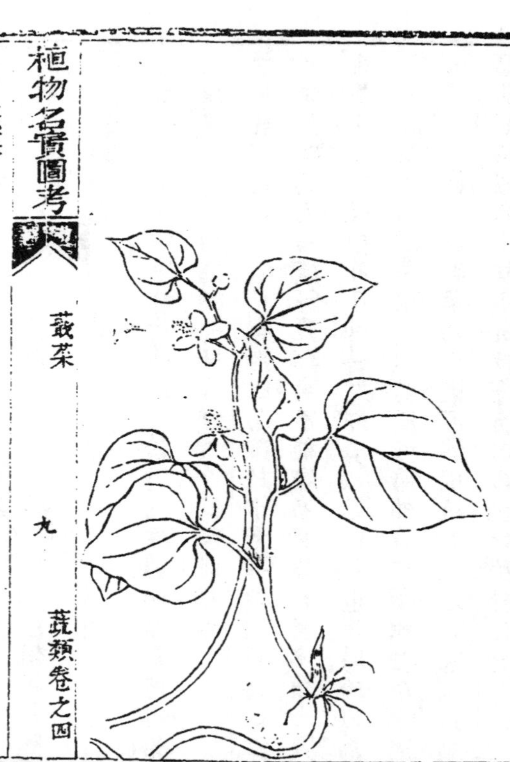

蕺菜

蕺菜別錄下品卽魚腥草開花如海棠色白中有長綠心突出以其葉覆魚可不速餒湖南夏時煎水爲飲以解暑爾雅藏黃蒢注草似酸漿華小而白中心黃江東以作葅通志以爲卽蕺蕺藏音近其狀亦相類吳越春秋越王嘗糞惡之遂病口臭范蠡令左右食岑草以亂其氣注岑草蕺也凶年飢民劚其根食之齊民要術有蕺葅法今無食者醫方亦鮮用唯江湘土醫蒔爲外科要藥遵義府志側耳根卽蕺菜荒年民掘食其根本草味辛山陰縣志味苦損陽消髓聊綴溝壑瘠耳

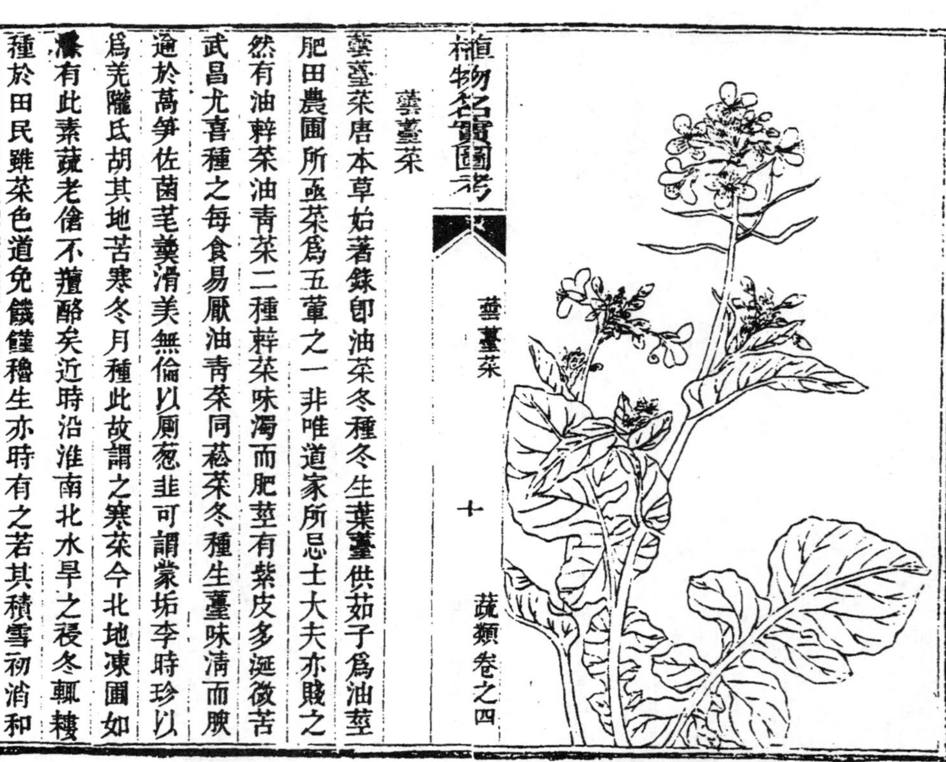

蕓薹菜

蕓薹菜唐本草始著錄卽油菜冬種冬生葉薹供茹子爲油莖肥田農圃所亟菜爲五葷之一非唯道家所忌士大夫亦賤之然有油辢菜油青菜二種辢菜味濁而肥莖有紫皮多涎微苦武昌尤喜種之每食易厭油青菜同菘菜冬種生薹味清而腴逾於蒿筍佐菌芼羹滑美無倫以厠葱韭可謂蒙垢李時珍以爲羌隴氐胡其地苦寒冬月種此故謂之寒菜今北地凍圃如纍有此素蔬老傖不攏酪矣近時沿淮南北水旱之祲冬輒樓種於田民雖菜色道免餓殣穭生亦時有之若其積雪初消和

風澹扇萬頃黄金動連山澤覺桃花淨盡菜花開語爲倒置古人詩如范石湖菘心青嫩芥薹肥楊誠齋菘薹正自有風味皆指芥菜得非以其薹而不置齒牙間乎

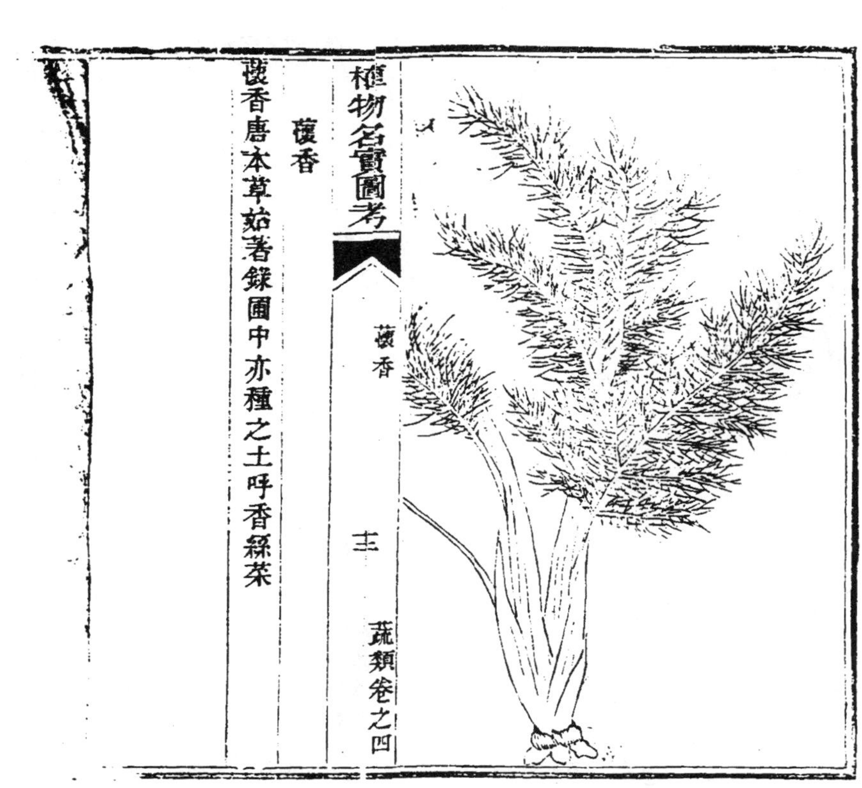

蘹香

蘹香唐本草始著録圃中亦種之土呼香絲菜

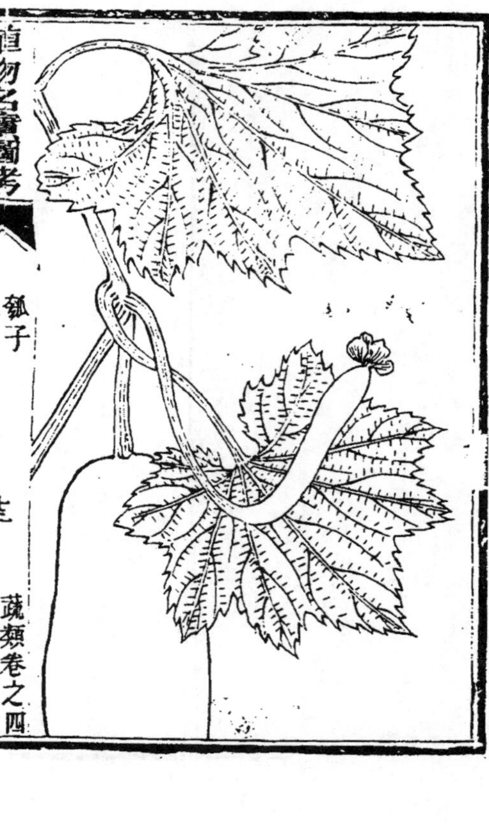

瓠子

唐本草注瓠味皆甘時有苦者面似越瓜長者尺餘頭尾相似與甜瓠瓠體性相類但味甘冷通利水道止渴消熱無毒多食令人吐　按瓠子方書多不載而唐本草所謂似越瓜頭尾相似則卽今瓠子非匏瓠也滇本草瓠子又名龍蛋瓜又名天瓜味甘寒治小兒初生周身無皮用瓠子燒灰調菜油搽之甚效又治左癱右瘓燒灰用酒服之亦治痰火腿足疼痛烤熱包之卽愈又治諸瘡膿血流潰楊梅結毒橫擔魚口用蕎麵包好入火燒焦去麵爲末服之最效作藥服之不宜多恐腹痛心寒嘔吐葉治瘋癲發狂根治痘瘡倒靨子煨湯服治啞瘴夷人治拳瘡跌打損傷擦之甚效用生薑同服治咽喉腫痛甚效按所治症甚夥而自來本草遺之足以補闕

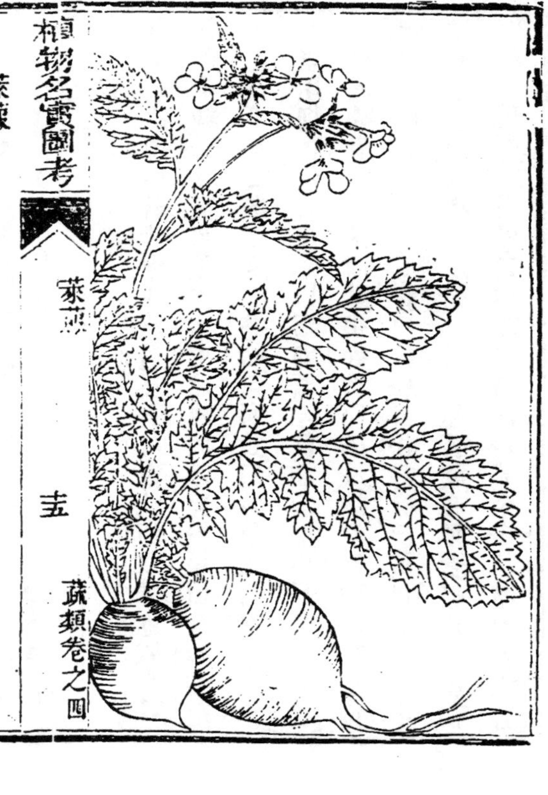

萊菔

萊菔爾雅葖蘆葩注葩宜爲菔唐本草始著録種類甚夥汁子皆入藥滇海虞衡志滇產紅蘿蔔頗奇通體玲瓏如胭脂最可愛玩至其內外通紅片開如紅玉板以水浸之水卽深紅粵東市上亦賣此片然猶以蘇木水發之玆則本汁自然之紅水也羅次人刨而乾之以爲絲拌糟不用紅麴而其紅過之寧州志蘿蔔紅者名透心紅移去他郡則變亦卽此食法生熟皆宜東坡詩中有蘆菔根尚含曉露清以蔓菁同爲羹固可鬬勝酪玊挺根爛煮研米爲糝寬胃助胃不必以味勝矣寇萊公同地黄並餌髭鬚早白物性相制驗之不爽近人服何首烏者食之亦能白髮蓋引消散之品入血分也消食醒酒紀載備述小說謂一老醫病嗽飲村民煮蘿蔔乾水稍止卽以此治一官久嗽壽愈亦蘿蔔子治喘嗽之效而味甘平於久嗽氣虛尤宜緗素雜記以萊菔爲菘蘴牖閒評斥之是矣然譏東坡山丹如瑪瑙盤沈括鈴鈴草爲蘭爲非亦不自知其誤也

雩婁農曰蘿蔔天下皆有佳品而獨宜於燕薊冬飈撼壁圍爐永夜煤燄燭窗口鼻炱黑忽聞門外有賣水蘿蔔賽如梨者無論貧富耄稚奔走購之唯恐其過街越巷也瓊瑶一片嚼如冰雪齒鳴未已眾熱俱平嘗此時曷異醍醐灌頂都門市諺有冷官熱做熱官冷做之語余謂畏寒而火火盛思寒一時之間氣候不稱而調劑適宜則冷而熱熱而冷如環無端亦唯自解其处而已

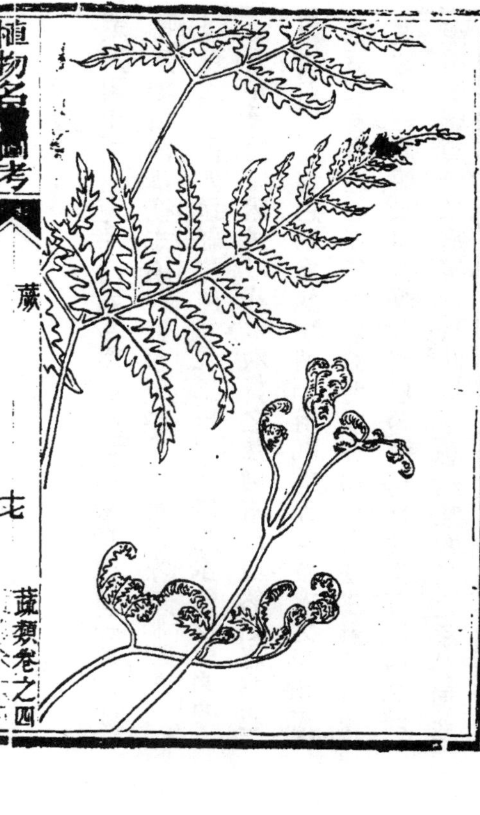

蕨

蕨本草拾遺始著錄爾雅蕨鼈又綦月爾注即紫綦也似蕨可食蓋紫綦二種又水蕨生水中北地謂之龍鬚菜山堂肆考范文正公奉使安撫江淮還進貧民所食烏昧草呈乞宣示六宮戚里用抑奢侈安徽志以爲即蕨今江湖滇黔山民皆研其根爲餌遵義府志一種甜蕨根如竹節掘洗擣爛曰蕨凝和水掏汁以椶皮濾滓隔宿成膏曰蕨粉摶粉爲餅曰蕨巴瀝粉釜中微火起之曰蕨線煮之如水引一種苦蕨亦可食又有貓蕨初生有白膜裹之不可食水邊生者曰薹蕨余舟行潕水有大聲出於硤中就視之則居人以木桶就溪杵蕨如所謂舂堂者明羅永恭詩南村北村日卓午萬戶喧闐不停杵初疑五丁驅金牛又似催花撾羯鼓非目覩者不解其所謂又云堆盤炊熟紫瑪瑙入口嚼碎明琉璃則爲溝壑之瘠增氣色矣陳藏器云多食弱人腳朱子次惠蕨詩枯筇有餘力意亦謂此而或者釋蕨爲鼈且云負荷者不肯食以余所見黔中之攀附任重頂踵相接者無不甘之如飴宋方岳詩偃王妙處原無骨鉤弋生來已作拳刻畫至矣楊誠齋詩則曰食蕨食臂莫食拳滇蜀山民腊而蓄之長幾有咫而孤竹之墟所產尤肥以蕨絕音同更曰吉

祥伏臘燕享轉以佳名登翠釜不復憶夷齊食之而夭矣至其灰可以燒瓷粉可以漿絲民間習用而紀載闕如

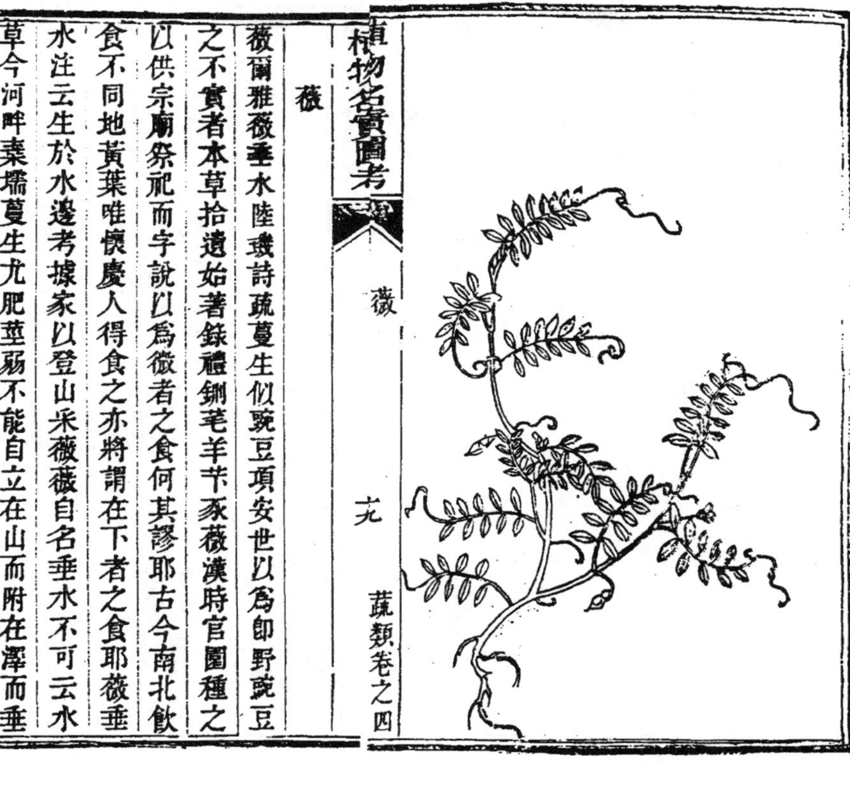

植物名實圖考　薇　十九　蔬類卷之四

薇

薇爾雅薇垂水陸璣詩疏蔓生似豌豆項安世以爲卽野豌豆之不實者本草拾遺始著錄禮鉶芼羊苄豕薇漢時官園種之以供宗廟祭祀而字說以爲微者之食何其謬耶古今南北飲食不同地黃葉唯懷慶人得食之亦將謂在下者之食耶薇垂水注云生於水邊考據家以登山采薇薇自名垂水不可云水草今河畔麋壖蔓生尤肥莖弱不能自立在山而附在澤而垂奚有異也杜詩今日南湖采蕨薇蕨有山水二種薇亦然矣說文薇似藿菜之微者形義俱足陳藏器以爲葉似萍亦與豌豆

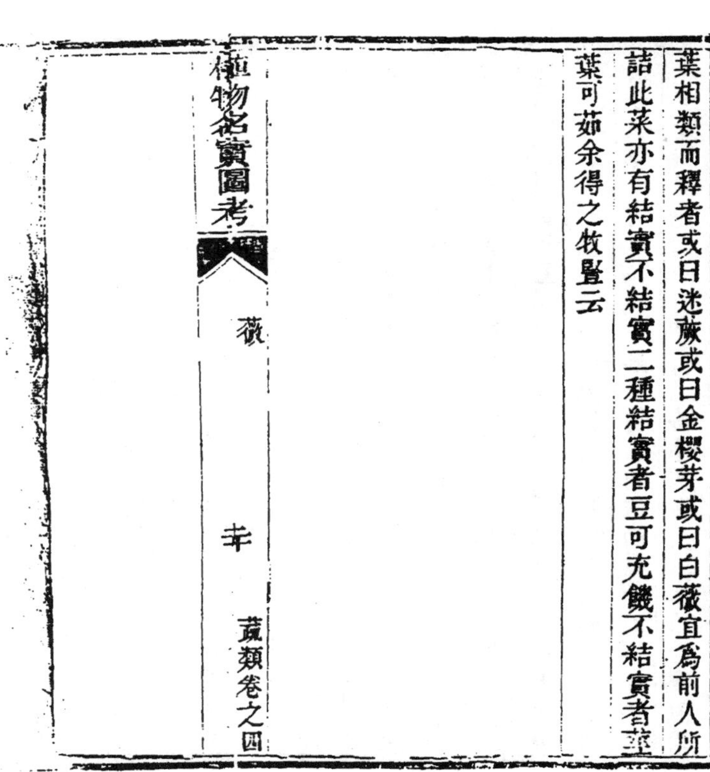

葉相類而釋者或曰迷蕨或曰金櫻芽或曰白薇宜爲前人所詰此菜亦有結實不結實二種結實者豆可充饑不結實者莖葉可茹余得之牧豎云

植物名實圖考　薇　二十　蔬類卷之四

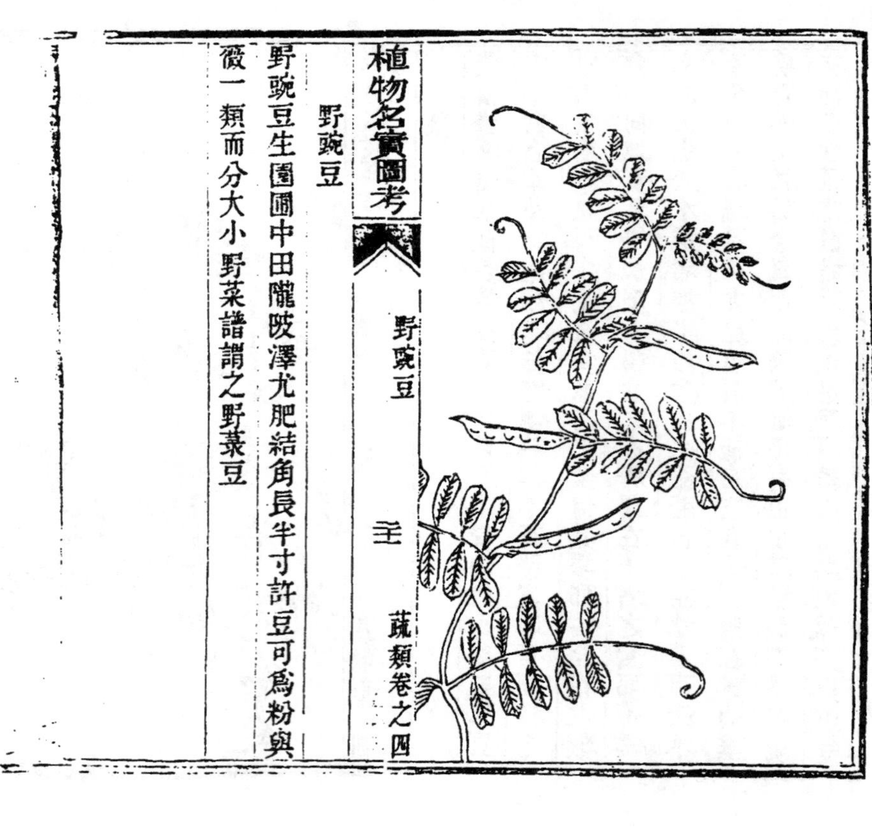

野豌豆

野豌豆生園圃中田隴陂澤尤肥結角長半寸許豆可爲粉與薇一類而分大小野菜譜謂之野菉豆

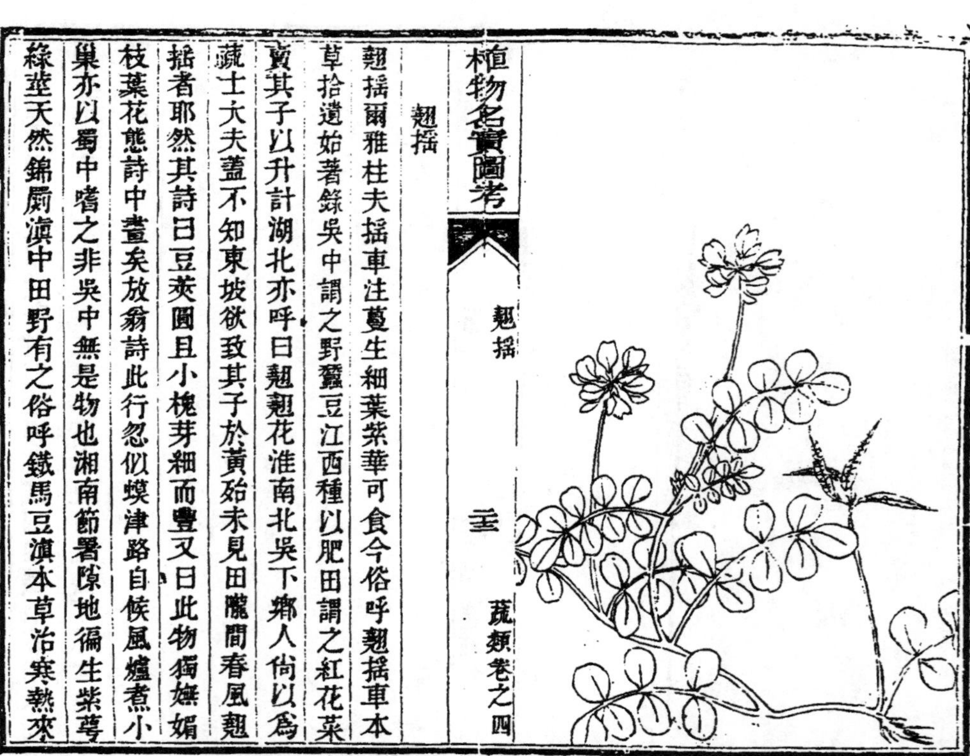

翹搖

翹搖爾雅柱夫摇車注蔓生細葉紫華可食今俗呼翹搖車本草拾遺始著錄吳中謂之野蠶豆江西種以肥田謂之紅花菜蜀人賣其子以升計湖北亦呼曰翹翹花淮南北吳下鄉人倘以爲蔬士大夫蓋不知東坡欲致其子於黃殆未見田隴間春風翹搖者耶然其詩曰豆莢圓且小槐芽細而豐又曰此物獨嫵媚枝葉花態詩中畫矣放翁詩此行忽似蟆津路自候風爐煮小巢亦以蜀中嗜之非吳中無是物也湘南節署隙地徧生紫萼綠莖天然錦罽滇中田野有之俗呼鐵馬豆滇本草治寒熱來

往肝勞與古法治熱癧活血明目同症又有黃花者名黃花山馬豆滇中草花多非一色唯形狀不差耳詩曰卭有旨苕苕一名苕饒郎翹搖之本音苕而曰旨則古人嗜之矣野菜譜有板蕎蕎亦當作翹翹

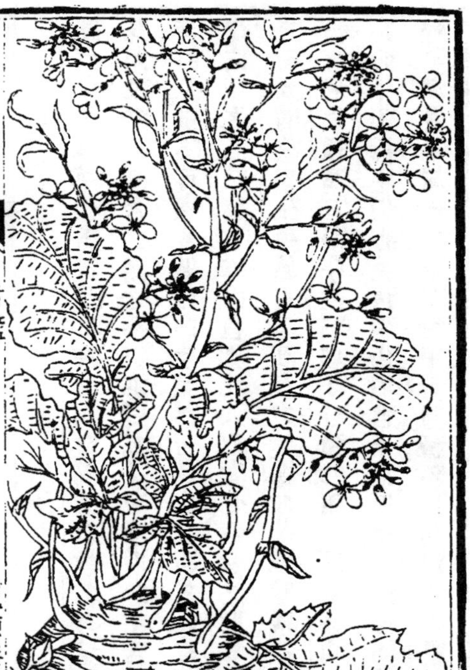

甘藍

甘藍本草拾遺始著錄云是西土藍農政全書北人謂之擘藍按此即今北地擻藍根大有十數斤者生食醬食不宜烹飪也山西志謂之玉蔓菁縷以爲絲皓若爛銀浸之井華劑以醯醢脆美爽喉一入沸湯辛軟不任咀嚼矣葉以爲齏曰酸黃菜尤美滇本草治作芥藍治脾虛火盛中膈存痰腹內冷痛夜多小便又治大痲瘋癩等症服之立效生食止渴婐食治大腸下血燒灰爲末治腦漏鼻衄吹鼻治中風不語葉貼瘡皮治淋症最效

雩婁農曰蔓菁蘿蔔二物也醫者或誤一之甘藍盛於西北俗書擘撇乃無正字醫者以爲大葉冬藍可謂按圖索驥矣余移種湘中久不拆芽視之腐矣畏濕喜燥其性然也滇南終歲可得夏秋尤美此物根生土上復有直根如插橛花繁葉碩與風搖動若懸擢然初視者或以爲奇余生長於北終日食之而不識其狀西南萬里藝之小圃朝夕晤對彼足不至西北者雖欲一物不知以爲深恥將如之何

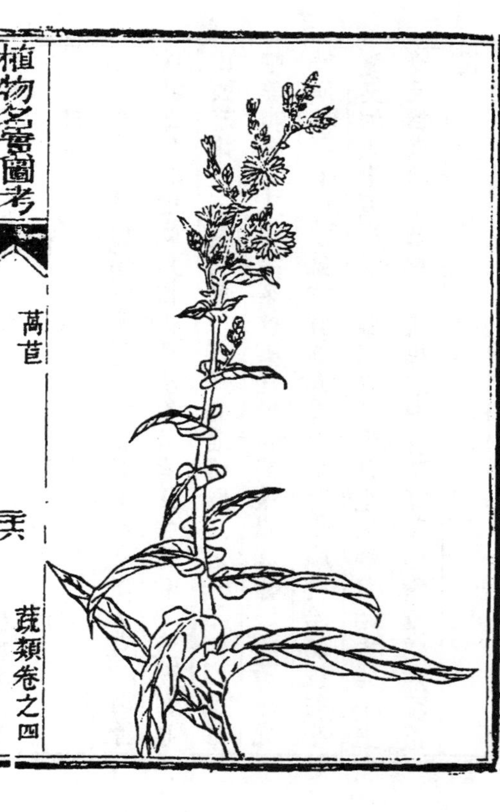

萵苣

萵苣食療本草始著錄墨客揮犀謂自咼國來故名有紫花黃花兩種醃其薹食之謂之萵筍亦呼爲薹乾李時珍謂苦苣萵苣白苣俱不可煮食通可曰生菜然苦苣生食固已萵苣葉薹爚之羞之五味皆宜唯白苣則北人以葉包飯食之脆甘無傖且耐大嚼故以生菜屬之而萵苣之美則在薹鹽脯禦冬響牙齒也老杜種萵苣詩序堂下理小畦種一兩席許萵苣向二旬矣而苣不拆甲獨野莧青青傷時君子或晚得微祿轗軻不進野莧滋蔓是誠然矣苣不拆甲毋乃種不以法淺根孤露栽培

未至雖易生之物植者希矣菠薐過朔乃生圃娄經雨乃苗凡物有用於人皆有本性用之而拂之其輙輌又誰咎耶萵苣一名千金菜清波雜志云紹興中車駕巡建康新豐鎮頓物皆備忽索生菜兩籃前頓傳報生菜遂爲珍品物有時而貴千金其適然矣

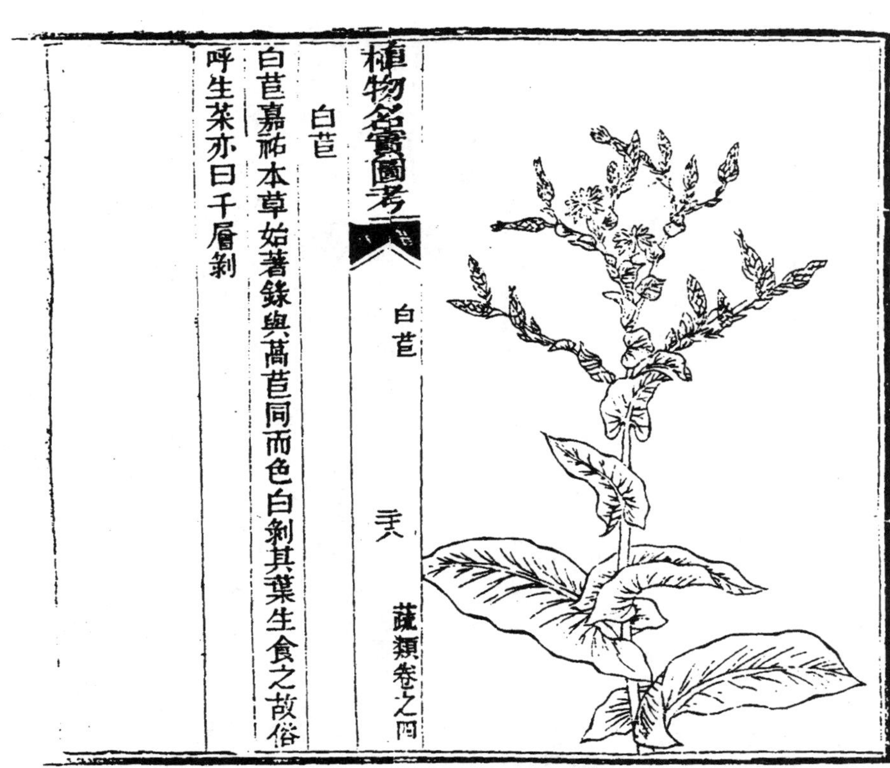

白苣

白苣嘉祐本草始著錄與萵苣同而色白剝其葉生食之故俗呼生菜亦曰千層剝

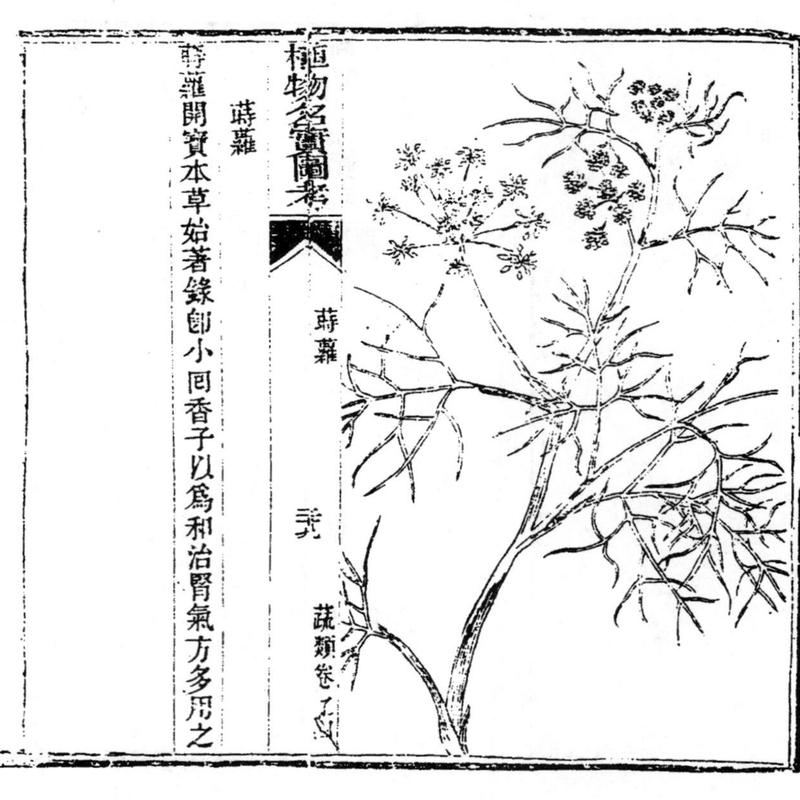

蒔蘿

蒔蘿開寶本草始著錄卽小茴香子以爲和治腎氣方多用之

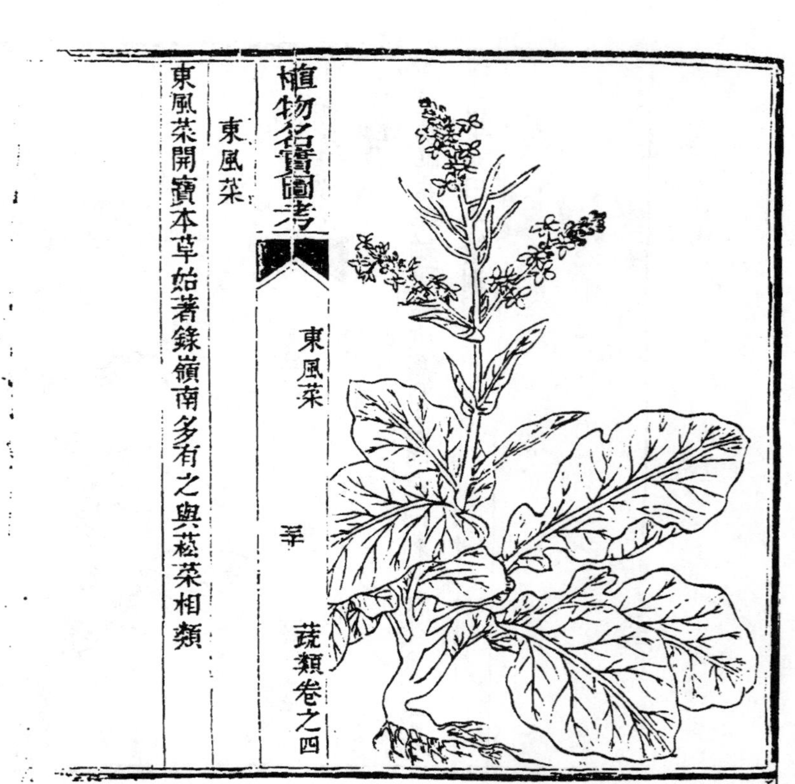

東風菜

東風菜開寶本草始著錄嶺南多有之與菘菜相類

越瓜

越瓜開寶本草始著錄即菜瓜形長有直紋惟汴中產者圓詩是剝是菹注瓜成剝削淹漬為菹而獻皇祖齊民要術瓜菹法詩矣汴梁作包瓜以薑及杏仁核桃等包而醬漬之亦有豐歉士大夫家習製之則剝菹獻祖之遺風也倦游雜錄韓龍圖贄山東人鄉里食味好以醬漬瓜啗謂之瓜齏韓為河北都漕廨宇在大名府諸軍營多鬻此物韓嘗曰某營佳某次之有人曰歐陽永叔撰花譜蔡君謨著荔支譜今須請韓龍圖撰瓜齏譜矣余謂韓誠不敢與歐蔡伍若作瓜齏譜則逾二公甚遠

茄

茄開寶本草始著錄本草拾遺一名落蘇有紫白黃青各種長圓大小亦異嶺表錄異茄樹其實如瓜余親見之茄蒂根燒灰治皸瘃莖灰入火藥用茄種既繁鼎俎惟宜遵生八牋有糖蒸醋糟淡乾鵪鶉各法然未盡也水茄甘者可以為果山谷有謝銀茄詩云君家水茄白銀色絕勝埧裏紫彭亨白固勝於紫然唐以前但云崑崙紫瓜白茄曰渤海曰番茄蓋後出也段成式云茄乃蓮莖之名今呼茄菜其音若伽未知所自小說有草下作佳作召作音之諱白獺髓趙希倉倅紹興令庖人造燥子茄

欲書判食單問曆吏茄字吏曰草頭下着加遂援筆書草下家
字都八目曰𣸪子蒙

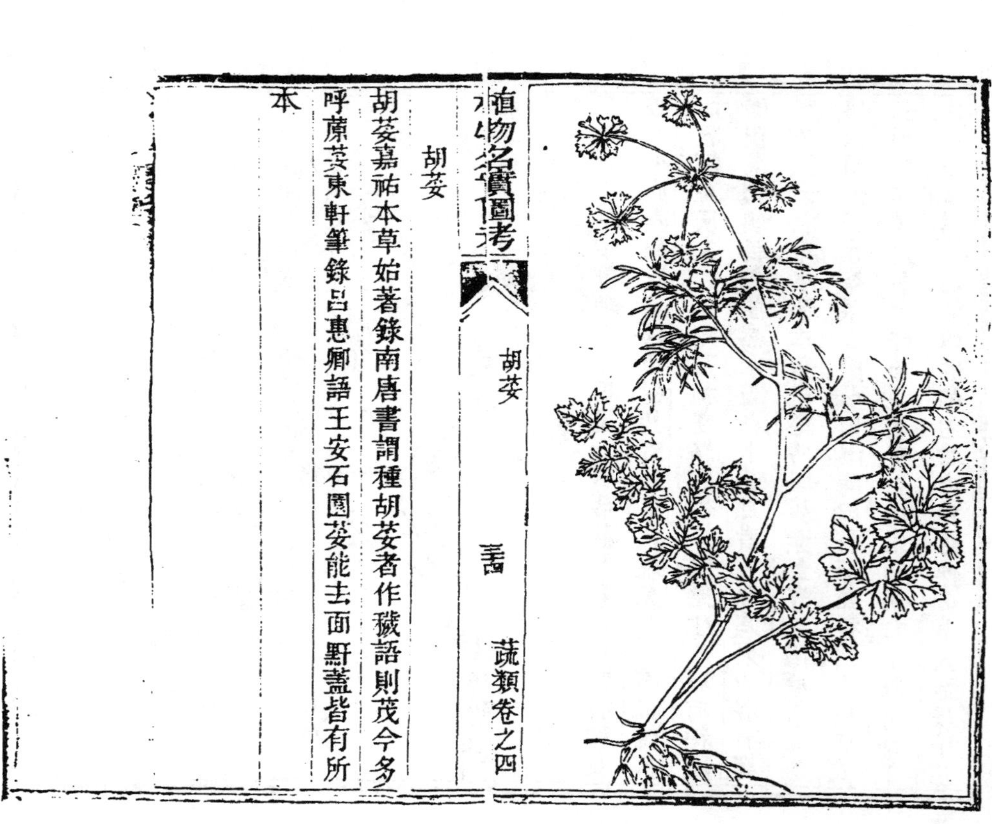

胡荽

胡荽嘉祐本草始著錄南唐書謂種胡荽者作穢語則茂今多
呼蒝荽東軒筆錄呂惠卿語王安石園荽能去面䵟蓋皆有所
本

茼蒿

茼蒿嘉祐本草始著錄開花如菊俗呼菊花菜汪機不識茼蒿始未窺園李時珍斥之固當但茼蒿究無蓬蒿之名蓬茼音近義不能通千金方以茼蒿入菜類蓬蒿野生細如水藻可茹而非園蔬若大蓬蒿則卽白蒿與此別種此菜葉如青蒿葷氣亦相近而黄花散金自春徂暑老圃喜華增其縟麗可爲晚節先導

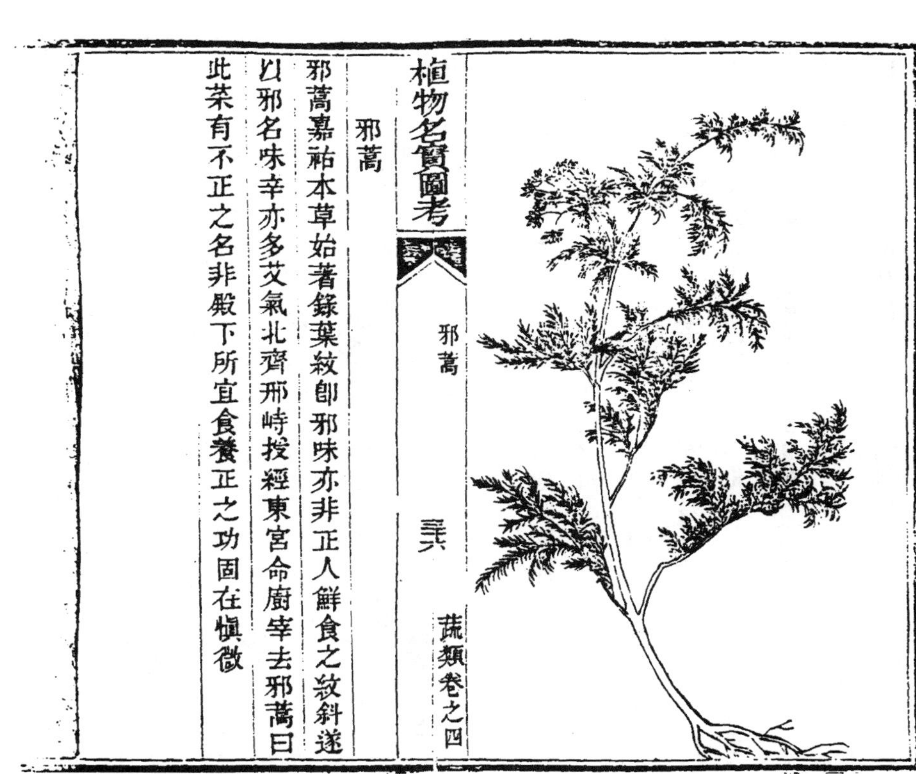

邪蒿

邪蒿嘉祐本草始著錄葉紋卽邪味亦非正人鮮食之敍斜逐以邪名味辛亦多艾氣北齊邢峙授經東宮命廚宰去邪蒿曰此菜有不正之名非殿下所宜食養正之功固在愼微

羅勒

羅勒嘉祐本草始著錄即蘭香也術家以羊角馬蹄燒灰撒濕地即生羅勒云救荒本草香菜伊洛間種之即此甕牖閒評不識羅勒乃斥事物紀原因石勒諱改名蘭香爲非且援鄭穆夢蘭爲証是直以蘭香爲蘭草矣金銀白及泄韲便誤多識下問固當不妄雌黄

菠薐

菠薐嘉祐本草始著錄嘉話錄種自頗陵國移來訛爲菠薐味滑利五臟此菜色味皆佳廣船珊瑚以色如菠菜莖者爲貴則亦可名珊瑚菜矣南中四時不絕以早春初冬時嫩美東坡詩北方苦寒今未已雪底菠薐如鐵甲豈知吾蜀富冬蔬霜葉露芽寒更茁大抵江以南皆富冬蔬而北地之窖生者色尤翠味尤肥也惟此菜忽有澁者乃不能下咽豈將土不相宜耶北地三四月間菜把高如人肥壯無筋焯而腊之入湯鮮嫩可愛目之曰萬年青聞黑龍江菠薐厚勁如箭鏃則洵乎鐵甲矣

灰藋

灰藋嘉祐本草始著錄卽灰條菜其紅心者爲藜一種圓葉者名和倚頭味遜爾雅釐蔓華說者云釐卽萊陸璣詩疏萊卽藜也其子可爲飯救荒本草謂之舜芒穀藜藋之羹昔賢所甘唐宋詩人嵛形歌詠而後人或以爲落帚蓬窗續錄乃以爲苜蓿何其陋也詢芻錄古稱藜卽灰莧老可爲杖蓋藜杖也余鄉居時摘而焯爲蔬味微鹹特未蒸以爲羹耳其莖秋時伐爲杖輕而有致髹以漆則堅耐久杖鄉者曳扶至便比戶奉之非難識也北地採其子以備荒荍中有所謂蘭花子者皆是物充之王

世懋蔬疏藜蒿多生江岸得不誤爲蔞耶明饒介詩序藜科蔬生庭中白露日割而爲帚是日取藜無蟻諺云藜末出可帚亦恐誤爲落帚也二草絕不相蒙雷斅云白青色是妓女莖不知何故以爲一類富貴之家不敢粗食窗前草芟夷勿使能植何由得見敝襟不掩肘藜羹常乏斟耶滇本草灰滌銀粉菜作菜食令人不噎隔反胃煎服治火眼疼痛洗眼去風熱可補諸本草爾雅拜蔏藋注亦似藜疏引莊子藜藋柱宇蓋紅者爲藜白者爲藋

按爾雅郭注王蔧似藜說文繫傳今落帚或謂落藜初生可食藜之類也二物皆生穢地科茂如樹葉俱可茹故曰同類其實枝葉自迥別救荒本草有水落藜亦是灰藋非落帚也又繫傳藋釐草也徐鍇謂卽灰藋爾雅拜蔏藋郭注亦似藜說文舉其一類郭注別其二種本自明顯徐氏不以釐釋藜爾雅正義以萊釐藜爲一物而釋蔏藋仍以有紅線者爲灰藋不採嘉祐本草白藋入藥紅藜堪杖之說皆偏舉而未融貫也

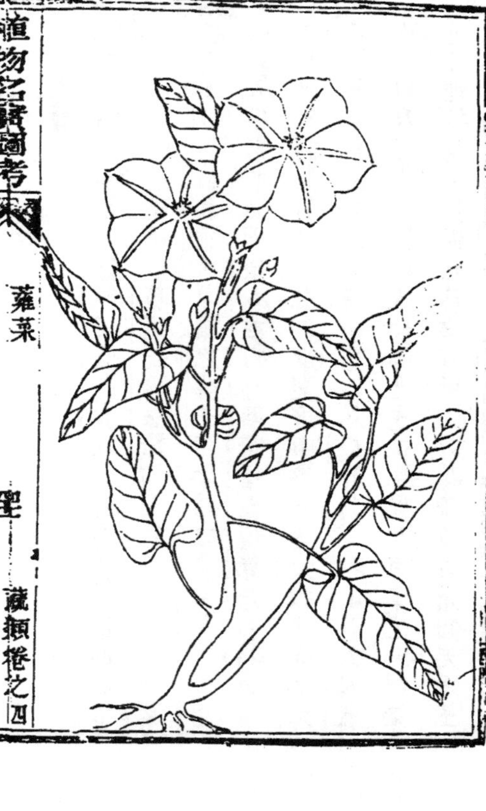

蕹菜

蕹菜詳南方草木狀嘉祐本草始著録花葉與旋花無異惟根不甚長解冶葛毒湖南謂食水莽草亦以此解之江右湖南種之不減閩粤余疑與蕌蕌苗爲一物南方種爲蔬北地則野生麥田中徒供腯豕耳其心空中嶺南夏秋間疑有蛭藏於内多不敢食種法如番薯掐蔓插之卽活一畦足供八口之食味滑如葵在嶺南則爲嘉蔬王世懋云南京有之移植不生易生物亦有不遷地者何異匹夫不可奪志

雩婁農曰余壯時以盛夏使嶺南瘴暑如焚曰啜冷齏抵贛縣茹蕹菜未細咀而已下咽矣每食必設乃與五穀日益親蓋其性滑能養竅中空能疏滯寒能抑熱近時阿芙蓉毒天下有倡爲蕹菜膏者云可以已癮余疑鴉片膏中必雜以冶葛故生吞者毒烈立斃吸其煙則灼薰積於肺臟毒發稍緩如服硫黄然蕹者冶葛之所畏也因其畏而治之如人面瘡之畏貝母心腹蟲之畏藍與地黄歟否則藉其寒滑以爲利導而熄無根之火耳然必受害淺者或可以已不然者吾以爲杯水車薪之喻

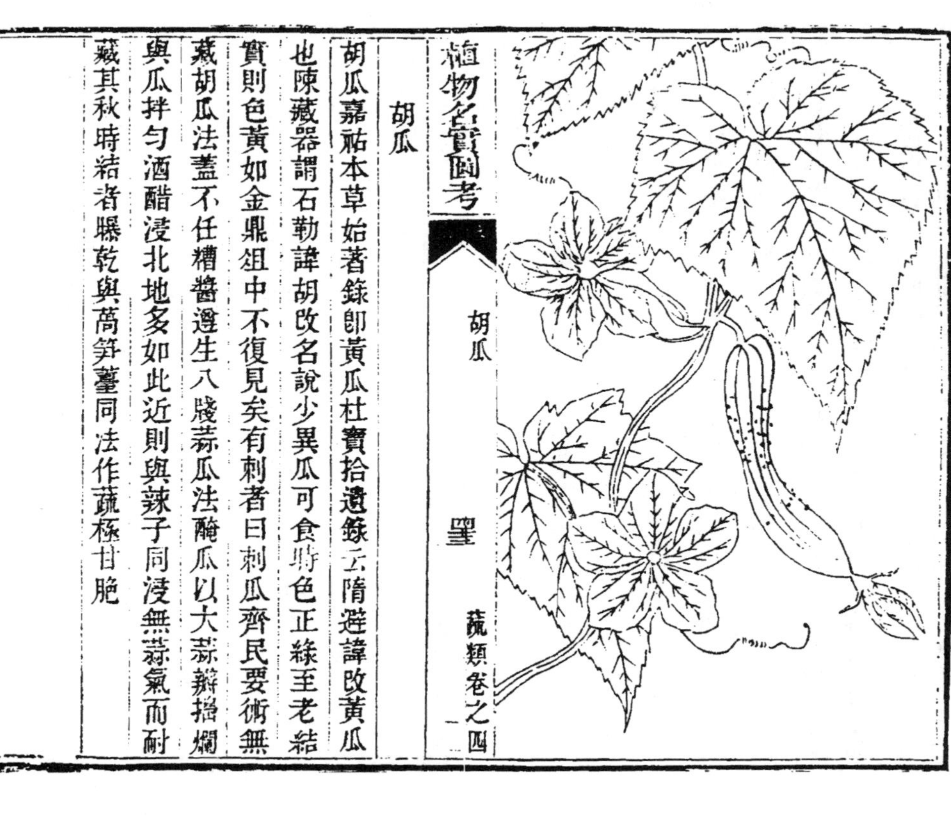

植物名實圖考　胡瓜　蔬類卷之四

胡瓜

胡瓜嘉祐本草始著錄即黃瓜杜寶拾遺錄云隋避諱改黃瓜也陳藏器謂石勒諱胡改名說少異瓜可食時色正綠至老結實則色黃如金鼎俎中不復見矣有刺者曰刺瓜齊民要術無藏胡瓜法蓋不任糟醬避生八殘蒜瓜法醃瓜以大蒜瓣搗爛與瓜拌勻酒醋浸北地多如此近則與辣子同浸無蒜氣而耐藏其秋時結者曝乾與萵筍薹同法作蔬極甘脆

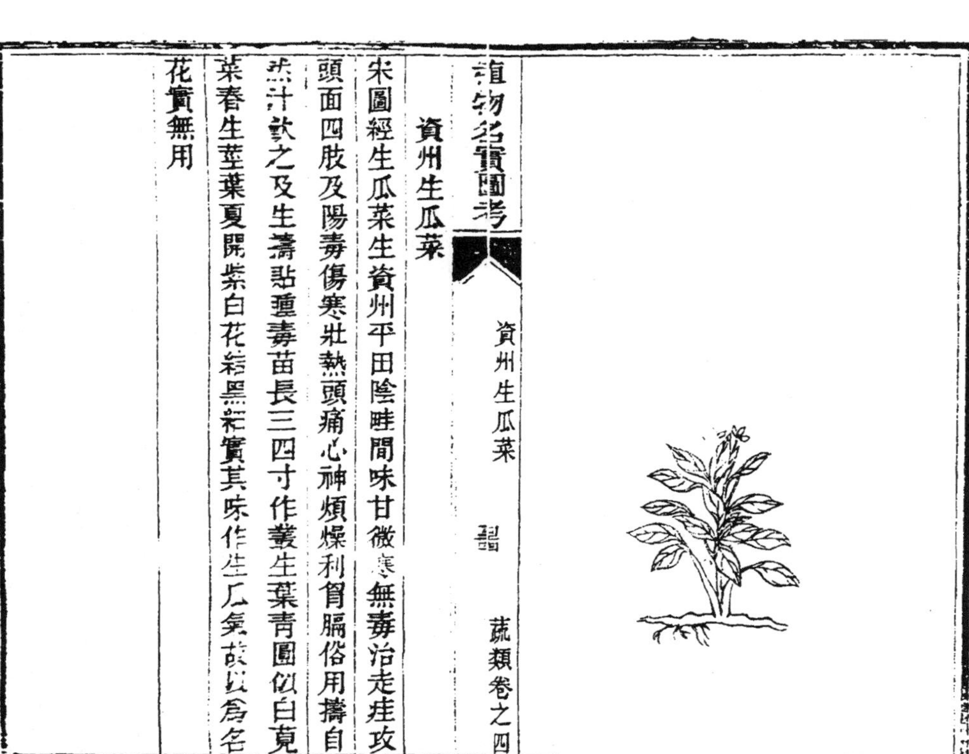

植物名實圖考　資州生瓜菜　蔬類卷之四

資州生瓜菜

宋圖經生瓜菜生資州平田陰畦間味甘微寒無毒治走疰攻頭面四肢及陽毒傷寒壯熱頭痛心神煩燥利胷膈俗用擣自然汁飲之及生擣貼癰毒苗長三四寸作叢生葉青圓似白莧葉春生莖葉夏開紫白花結黑細實其味作生瓜氣故以爲名花實無用

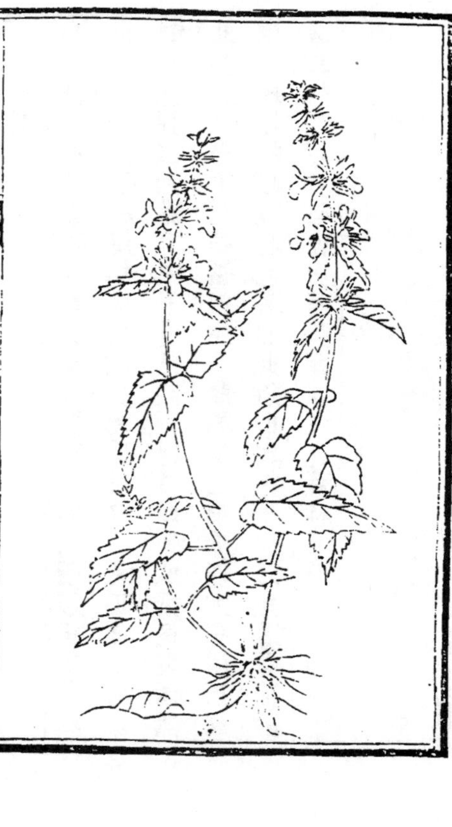

草石蠶

草石蠶本草會編始著錄卽甘露子莖花與水蘇同而根如連珠北地多種之以爲蔬　按拾遺雖有草石蠶之名而謂根有毛節葉如卷柏生山石上此卽俗呼返魂草已入石草非甘露也惟本草會編所述地蠶形狀正是救荒本草甘露兒祗可供茹若除風破血恐無此功用姑仍綱目舊標而辨正之

雩婁農曰地蠶味脥處處食之而本草不載其無當於君臣佐使耶楊升菴以芭蕉之甘露爲蘘荷後人復因甘露之名以地蠶爲蘘荷但古今不聞以芭蕉爲蔬者或者附會以爲其根可茹而無人試之可信否耶甘露兒未必卽蘘荷然以補蘘荷之缺奚不可者屠本畯玉環菜詩云甘露草生何關珊堪綴步搖照玉環則玉環卽此菜矣明人不識蘘荷而屠本畯云白者白裹赤者赤穰此何物耶其味辛蓋薑類

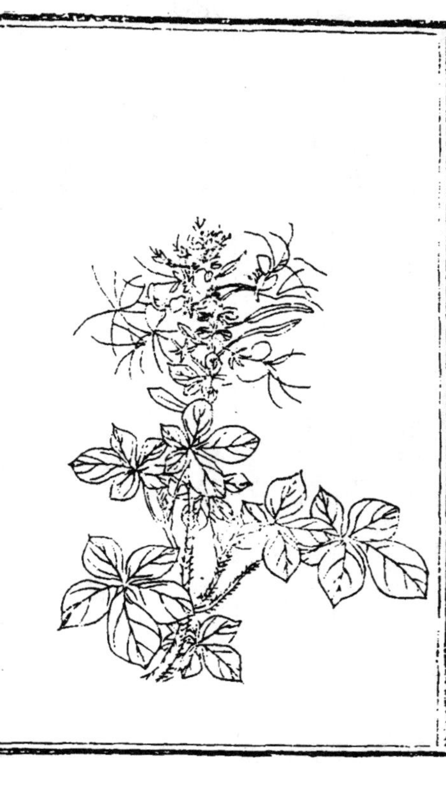

白花菜

白花菜食物本草收之圃中亦有種者味近臭惟宜醃食亦有黃花者白瓣黃鬚褭褭有致而氣味乃不得相近圃人種而自食不知其味若何久而不聞其臭彼固日在鮑魚之肆也存此以見窮民惡食未必卽以臭爲香

黃瓜菜

黃瓜菜食物本草始著錄似苦藚而花甚細救荒本草黃鵪菜卽此此草與薺苣齊生而味肥俱不如彼爲膏粱此爲草芥矣蒸以飼鵞蓋鷄鶩不與爭也

植物名實圖考卷之五

固始吳其濬著

蒙自陸應穀校刊

蔬類

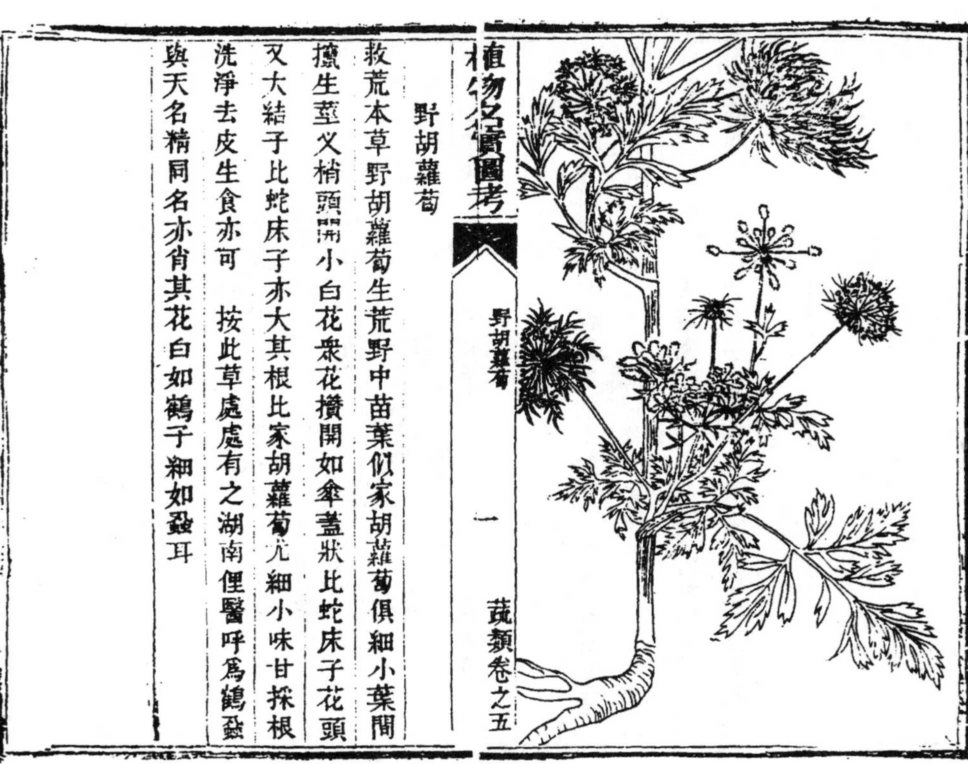

野胡蘿蔔

救荒本草野胡蘿蔔生荒野中苗葉似家胡蘿蔔俱細小葉間攛生莖叉稍頭開小白花衆花攢開如傘蓋狀比蛇床子花頭又大結子比蛇床子亦大其根比家胡蘿蔔尤細小味甘採根洗淨去皮生食亦可　按此草處處有之湖南俚醫呼爲鶴蝨與天名精同名亦肖其花白如鶴子細如蝨耳

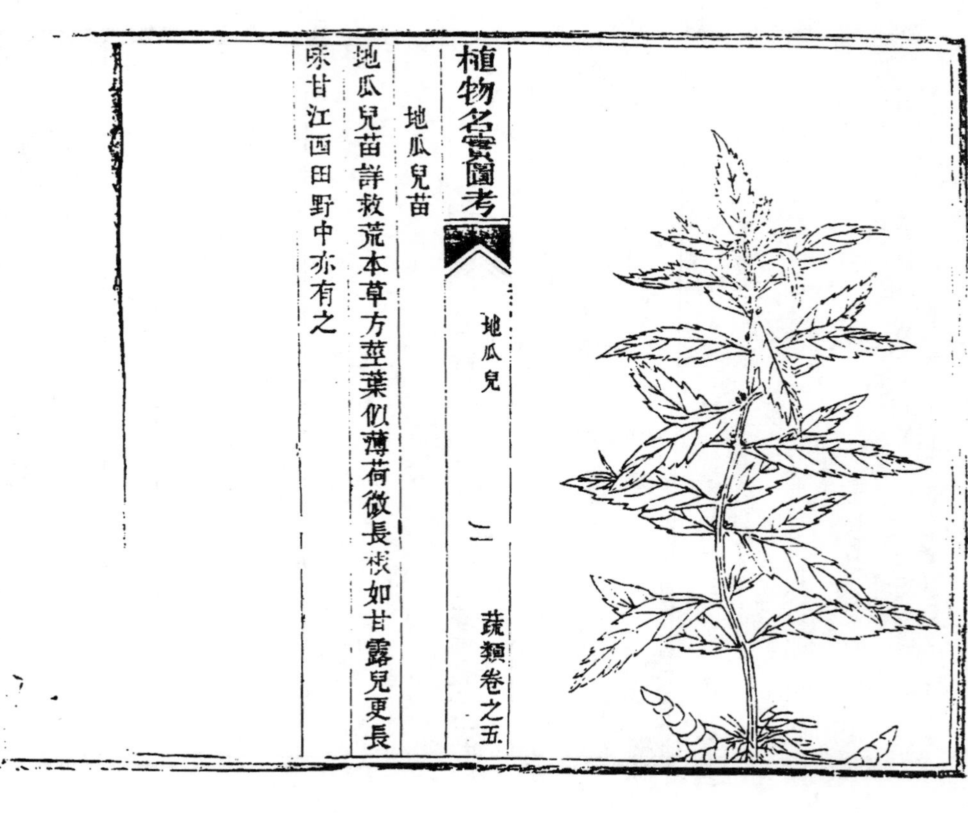

地瓜兒苗

地瓜兒苗詳救荒本草方莖葉似薄荷微長根如甘露兒更長味甘江西田野中亦有之

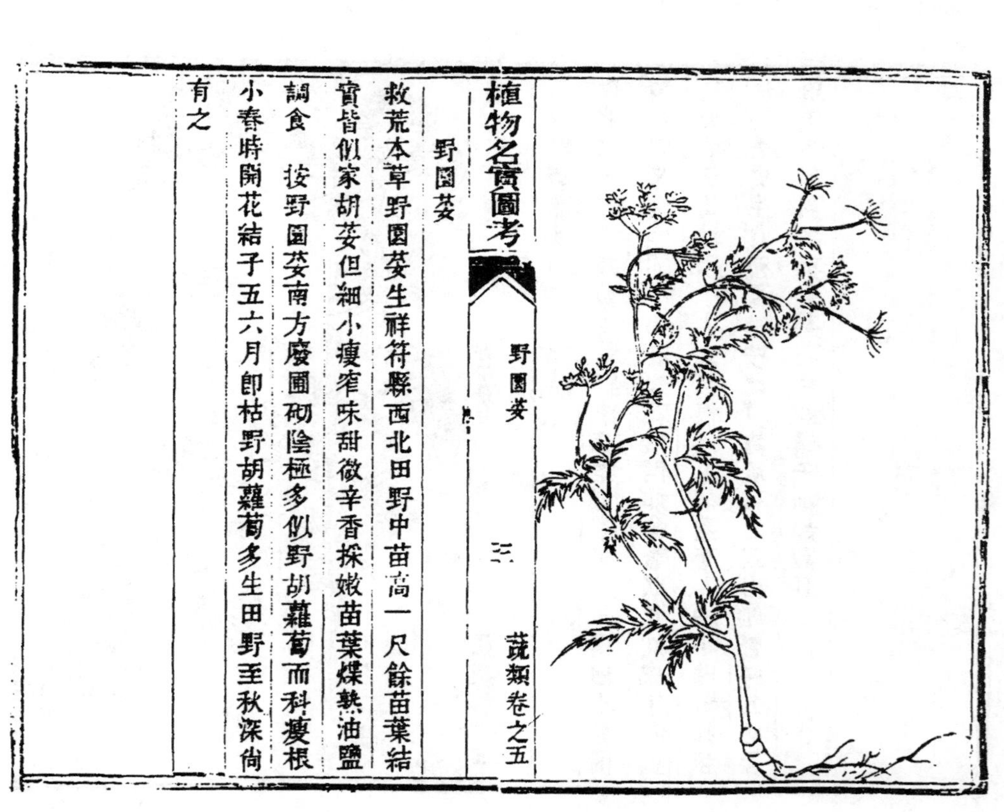

野園荾

救荒本草野園荾生祥符縣西北田野中苗高一尺餘苗葉結實皆似家胡荾但細小瘦窄味甜微辛香採嫩苗葉煠熟油鹽調食　按野園荾南方廢圃砌陰極多似野胡蘿蔔而科瘦根小春時開花結子五六月即枯野胡蘿蔔多生田野至秋深尚有之

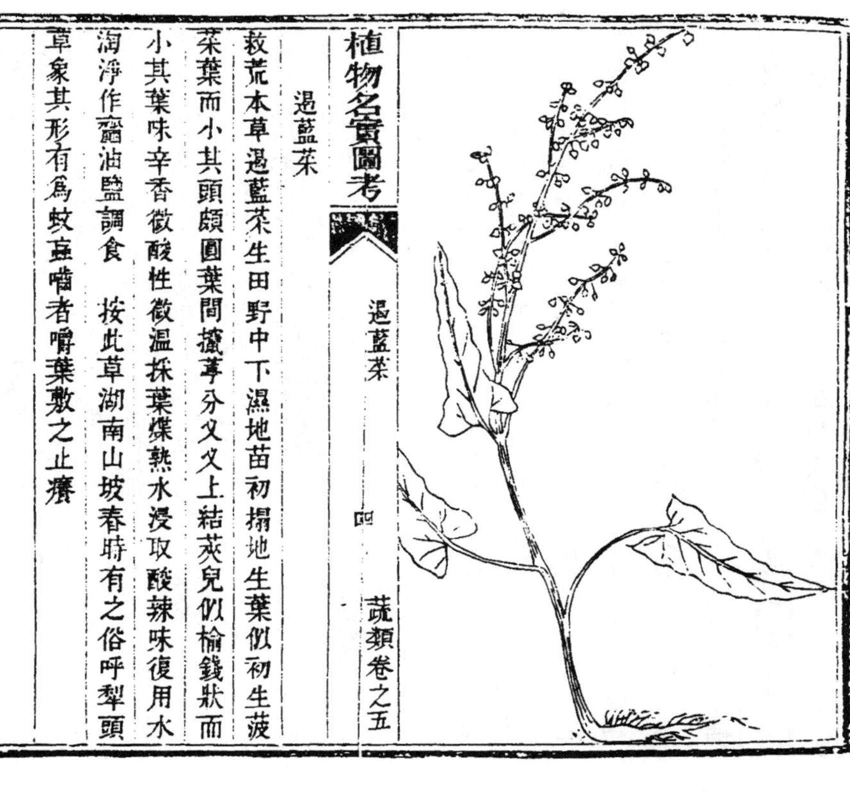

植物名實圖考　遏藍菜　四　蔬類卷之五

遏藍菜

救荒本草遏藍菜生田野中下濕地苗初搨地生葉似初生菠菜葉而小其頭頗圓葉間攛葶分叉叉上結荚兒似榆錢狀而小其葉味辛香微酸性微溫採葉煠熟水浸取酸辣味復用水淘淨作齏油鹽調食　按此草湖南山坡春時有之俗呼犁頭草象其形有爲蚊虫嚙者嚼葉敷之止癢

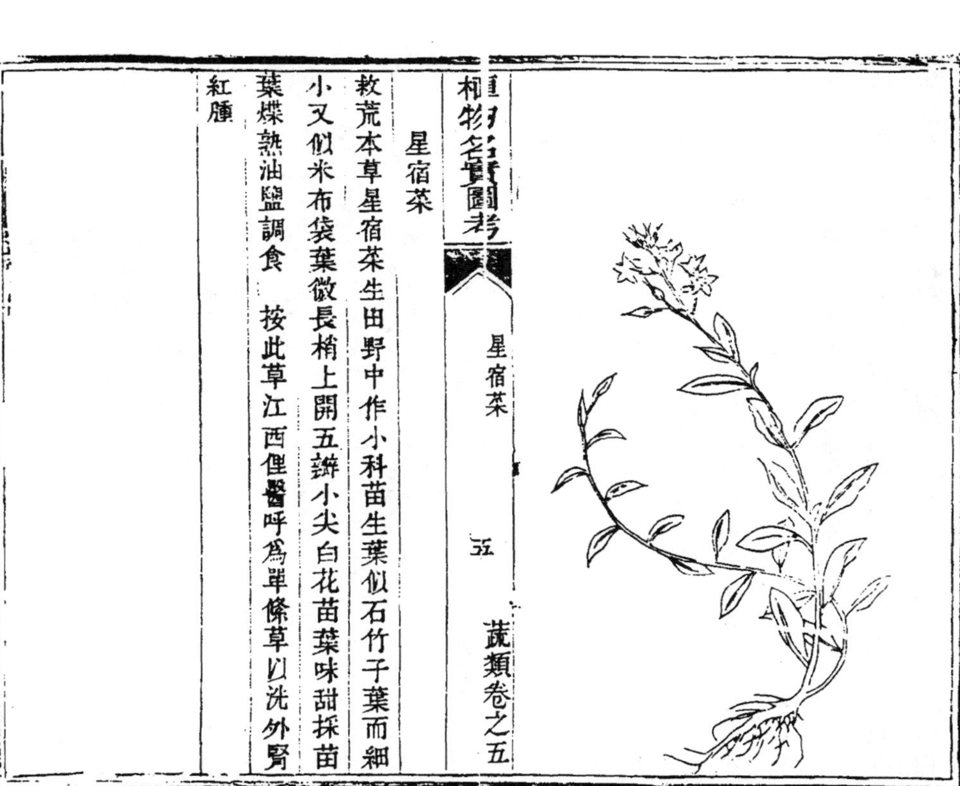

植物名實圖考　星宿菜　五　蔬類卷之五

星宿菜

救荒本草星宿菜生田野中作小科苗生葉似石竹子葉而細小又似米布袋葉微長梢上開五瓣小尖白花苗葉味甜採苗葉煠熟油鹽調食　按此草江西俚醫呼爲單條草以洗外腎紅腫

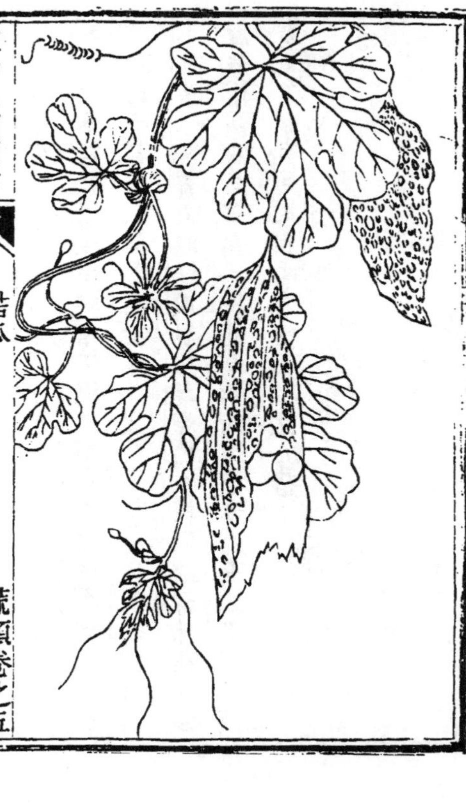

苦瓜

苦瓜救荒本草謂之錦荔枝一曰癩葡萄南方有長數尺者瓤紅如血味甜食之多衂血徐元扈云閩粵嗜之余所至江右兩湖雲南皆爲圃架蒔蔬京師亦賣於肆豈南烹北徙耶肥甘之中揹以苦薏俗呼解暑之羞苦口藥石固當友諫果而兄破睡侯矣貧者藜藿不糝五味失和非有茹蘗之操何以堪此滇本草治一切丹火毒氣金瘡結毒遍身芝麻疔大疔疼不可忍者取葉曬乾爲末每服三錢無灰酒下神效又治楊梅瘡取瓜花煆爲末治胃氣疼滾湯下治目痛燈草湯下皆昔人所未及

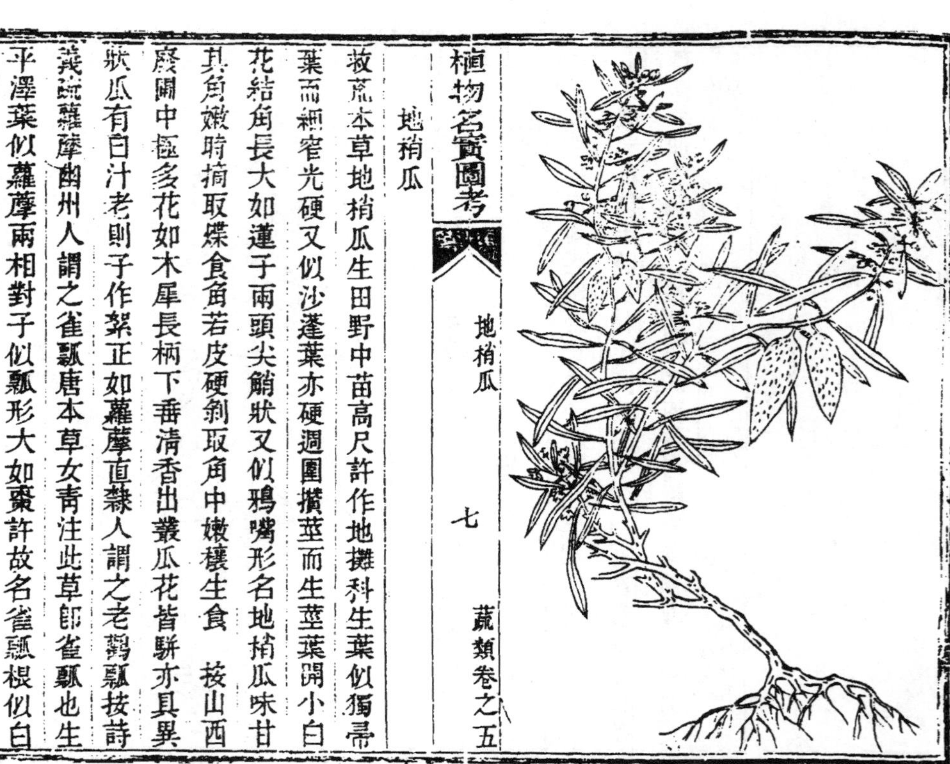

地梢瓜

救荒本草地梢瓜生田野中苗高尺許作地攤科生葉似獨帚葉而細窄光硬又似沙蓬葉亦硬週圍攢莖而生莖葉間小白花結角長大如蓮子兩頭尖艄狀又似鴉嘴形名地梢瓜味甘其角嫩時摘取煠食角若皮硬剝取角中嫩穰生食　按山西廢關中極多花如木犀長柄下垂清香出叢瓜花皆駢亦具異狀瓜有白汁老則子作絮正如蘿藦直隸人謂之老鸛瓢按詩義疏蘿摩幽州人謂之雀瓢唐本草女青注此草即雀瓢也生平澤葉似蘿摩兩相對子似瓢形大如棗許故名雀瓢根似白

微莖葉並臭又云蘿藦葉似女青故亦名雀瓢據此則北語老鸛瓢即雀瓢矣蘇恭謂子似瓢形頗肖而葉則迥異蘿藦或謂生肥地葉亦肥似旋花葉草木相似極多究未知蘇說雀瓢又有別否大抵二種子皆如針線囿應一類詩義疏謂之雀瓢蓋統言之李時珍未見此草輒以蘇說根實形狀爲誤可謂孟浪而李氏所謂與蘿藦相似子如豆者乃臭皮藤南方至多北地無是物也惟女青有雀瓢之名而諸說紛紛無定解故不卽以入女青此草花香而莖葉皆有白汁氣近臭亦可謂薰蕕同器矣

水蘇子

救荒本草水蘇子生下濕地莖淡紫色對生莖叉葉亦對生其葉似地瓜葉而窄邊有花鋸齒三叉尖葉下兩傍叉有小叉葉梢開花黃色其葉微辛採苗葉煠熟油鹽調食

水落藜

救荒本草水落藜生水邊所在處處有之莖高尺餘莖色微紅葉似野灰菜葉而瘦小味微苦澁性涼採苗葉煠熟換水浸淘洗淨油鹽調食曬乾煠食尤好

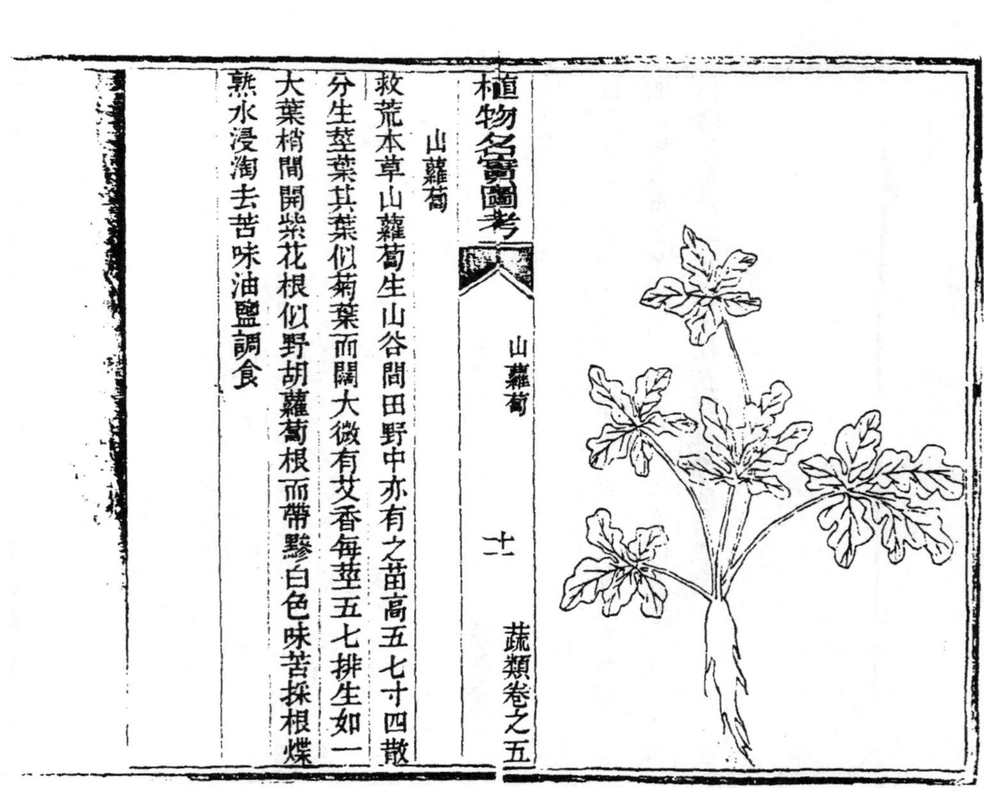

山蘿蔔

救荒本草山蘿蔔生山谷間田野中亦有之苗高五七寸四散分生莖葉其葉似菊葉而闊大微有艾香每莖五七排生如一大葉梢間開紫花根似野胡蘿蔔根而帶黲白色味苦採根煠熟水浸淘去苦味油鹽調食

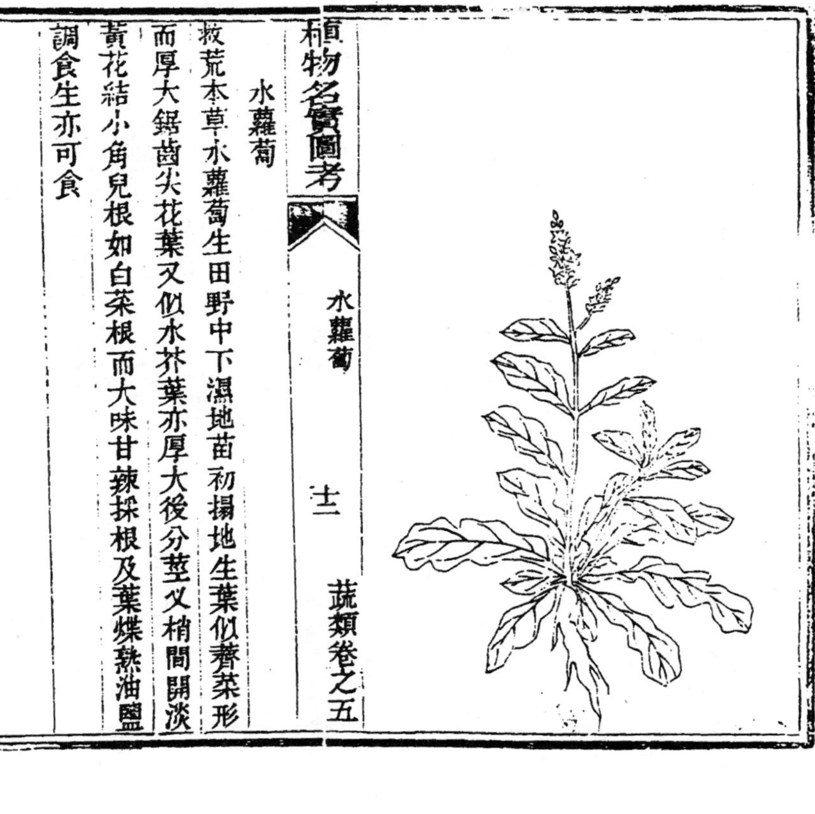

水蘿蔔

救荒本草水蘿蔔生田野中下濕地苗初搨地生葉似薺菜形而厚大鋸齒尖花葉又似水芥葉亦厚大後分莖叉梢間開淡黃花結小角兒根如白菜根而大味甘辣採根及葉煠熟油鹽調食生亦可食

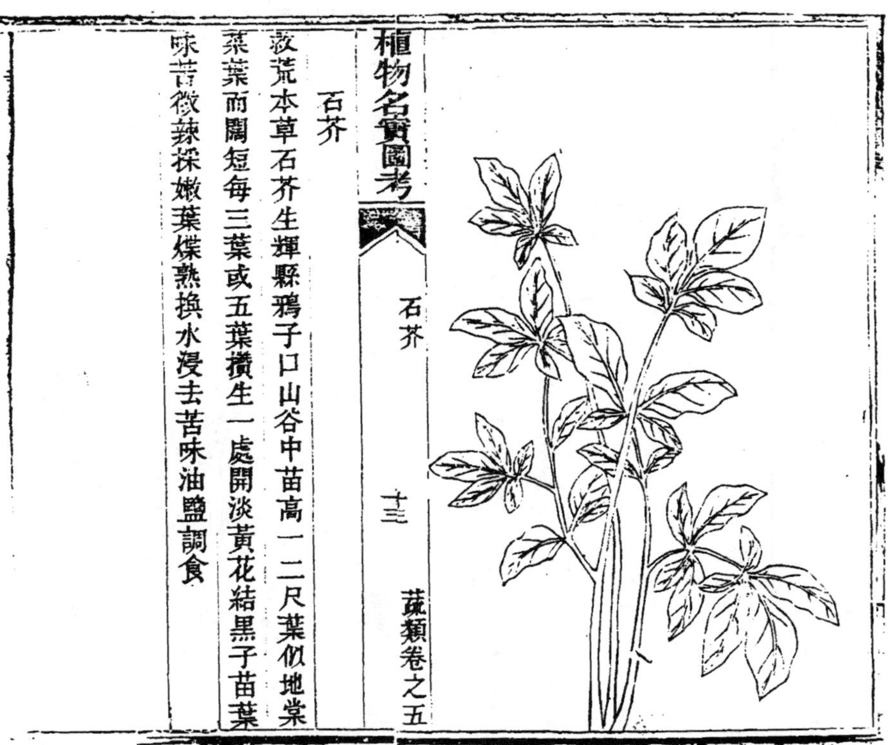

石芥

救荒本草石芥生輝縣鴉子口山谷中苗高一二尺葉似地棠菜葉而闊短每三葉或五葉攢生一處開淡黃花結黑子苗葉味苦微辣採嫩葉煠熟換水浸去苦味油鹽調食

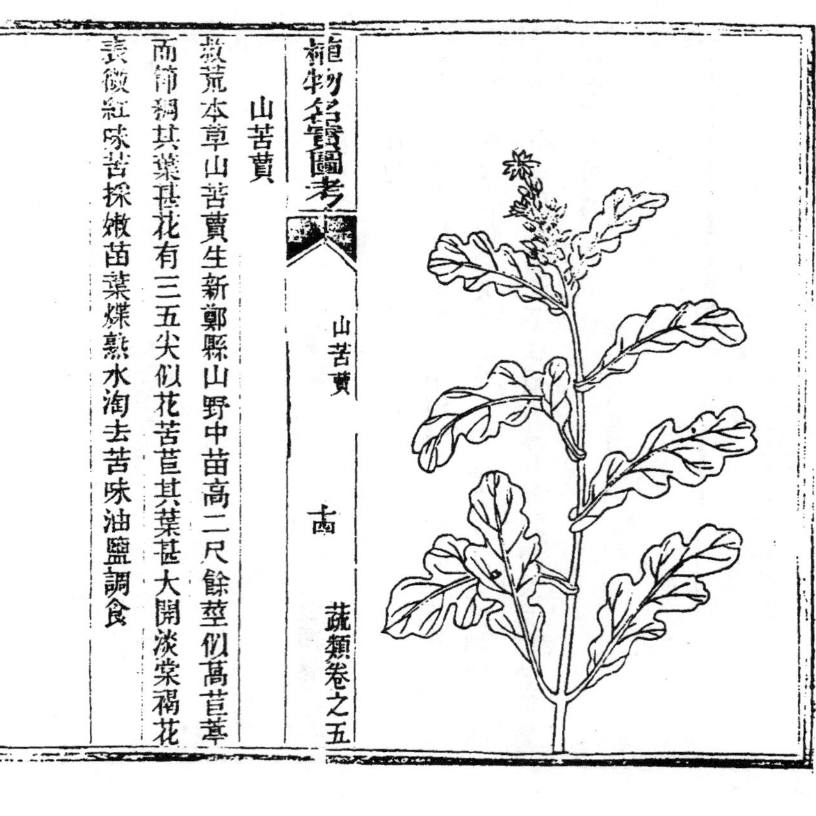

山苦藚

救荒本草山苦藚生新鄭縣山野中苗高二尺餘莖似萵苣葶而節稠其葉甚花有三五尖似花苦苣其葉甚大開淡棠褐花表微紅味苦採嫩苗葉煠熟水淘去苦味油鹽調食

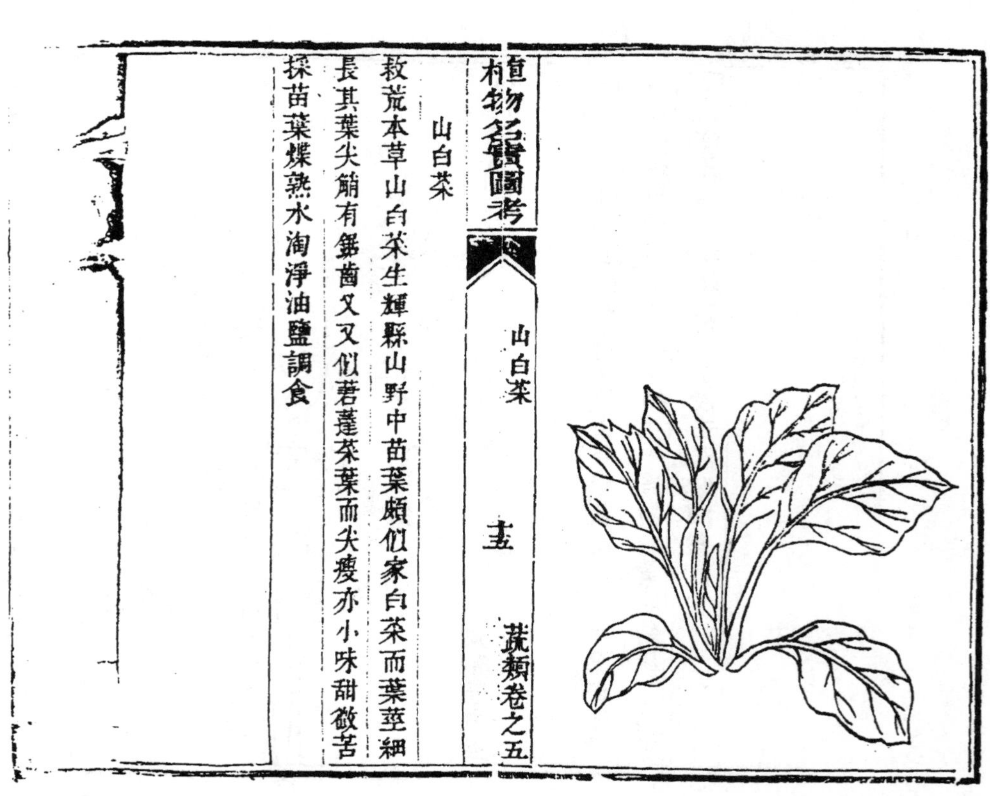

山白菜

救荒本草山白菜生輝縣山野中苗葉頗似家白菜而葉莖細長其葉尖艄有鋸齒叉又似莙薘菜葉而尖瘦亦小味甜微苦採苗葉煠熟水淘淨油鹽調食

山宜菜

救荒本草山宜菜又名山苦菜生新鄭縣山野中苗初塌地生葉似薄荷葉而大葉根兩傍有叉背白又似青莢兒菜葉亦大味苦採苗葉煠熟油鹽調食

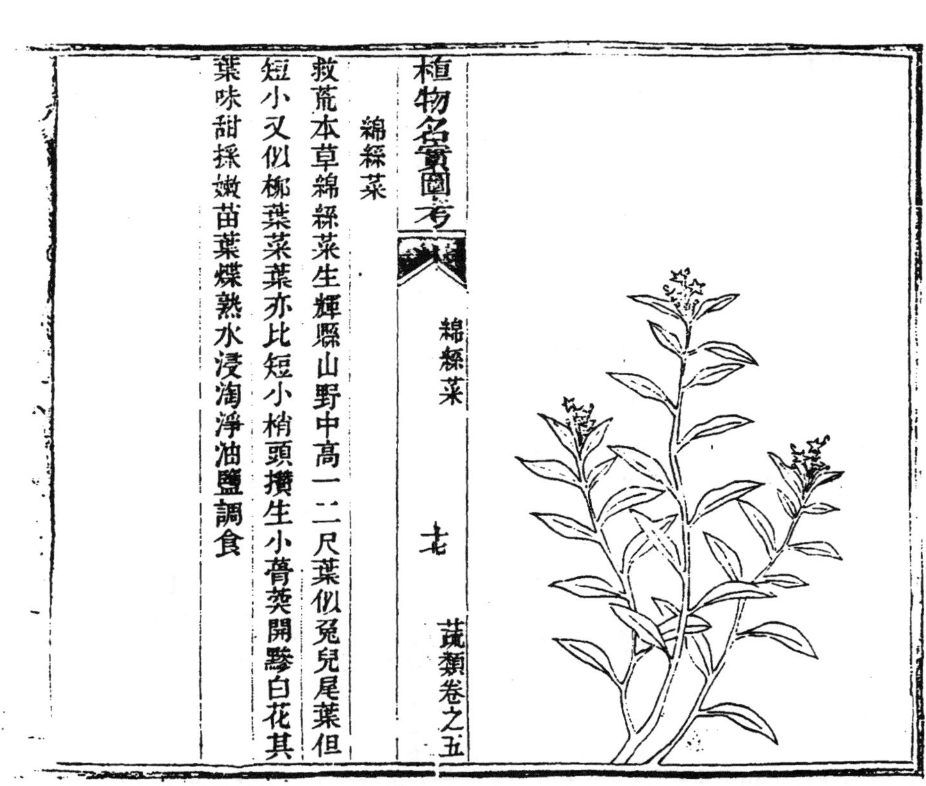

綿絲菜

救荒本草綿絲菜生輝縣山野中高一二尺葉似兔兒尾葉但短小又似柳葉菜葉亦比短小梢頭攢生小蓇葖開黲白花其葉味甜採嫩苗葉煠熟水浸淘淨油鹽調食

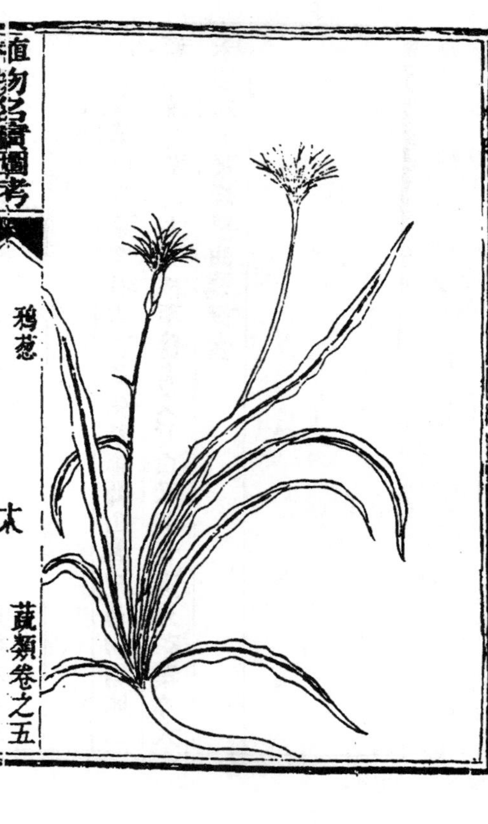

鵝葱

救荒本草：鵝葱生田野中，枝葉尖長，搨地而生，葉似初生蜀秫葉而小，又似初生大藍葉，細窄而尖，其葉邊皆曲皺，葉中擴葶吐結小蓇葖，後出白英，味微辛。採苗葉煠熟，油鹽調食。

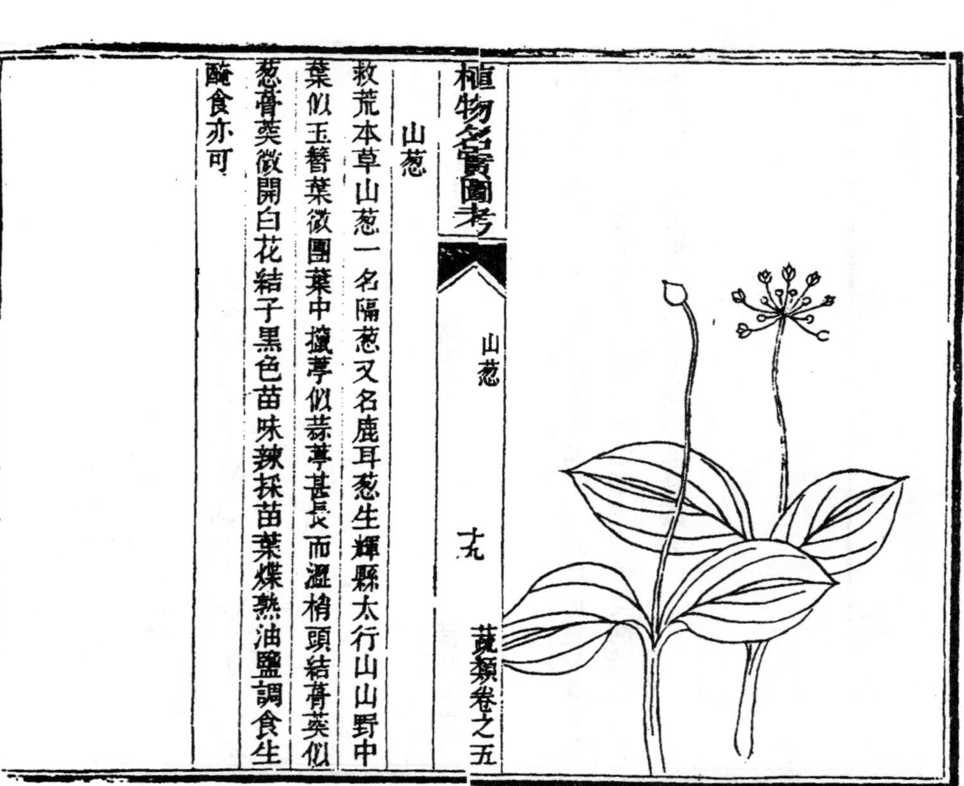

山葱

救荒本草：山葱一名隔葱，又名鹿耳葱，生輝縣太行山山野中。葉似玉簪葉，微團，葉中擴葶似蒜葶，甚長而澀，梢頭結蓇葖似葱蓇葖，微開白花，結子黑色，苗味辣。採苗葉煠熟，油鹽調食，生醃食亦可。

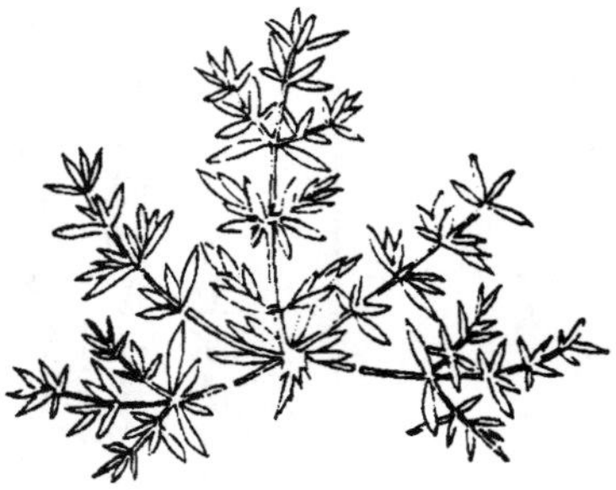

節節菜

救荒本草節節菜生荒野下濕地科苗甚小葉似鹻蓬又更細小而稀踈其莖多節堅硬葉間開粉紫花味甜採嫩苗揀擇淨煠熟水浸淘過油鹽調食

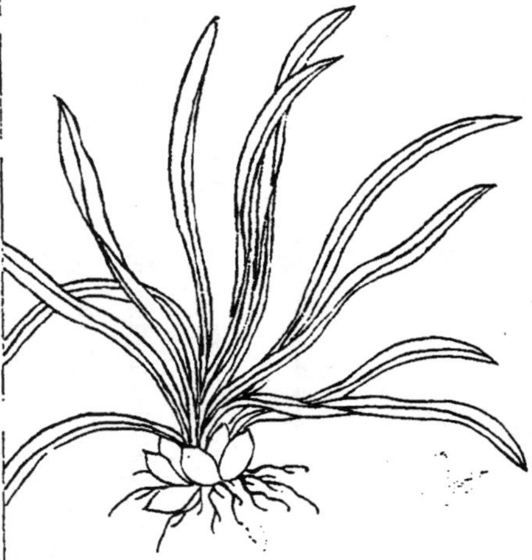

老鴉蒜

救荒本草老鴉蒜生水邊下濕地中其葉直生出土四垂葉狀似蒲而短背起劍脊其根形如蒜瓣味甜採根煠熟水浸淘淨油鹽調食　按本草綱目以此爲石蒜根形殊不類

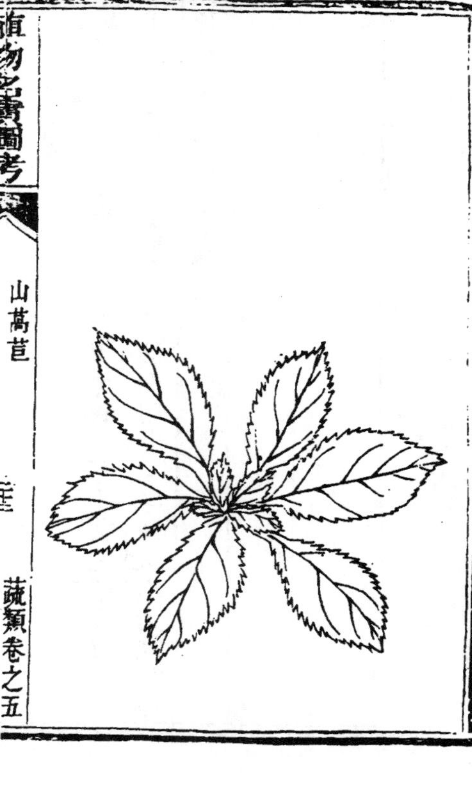

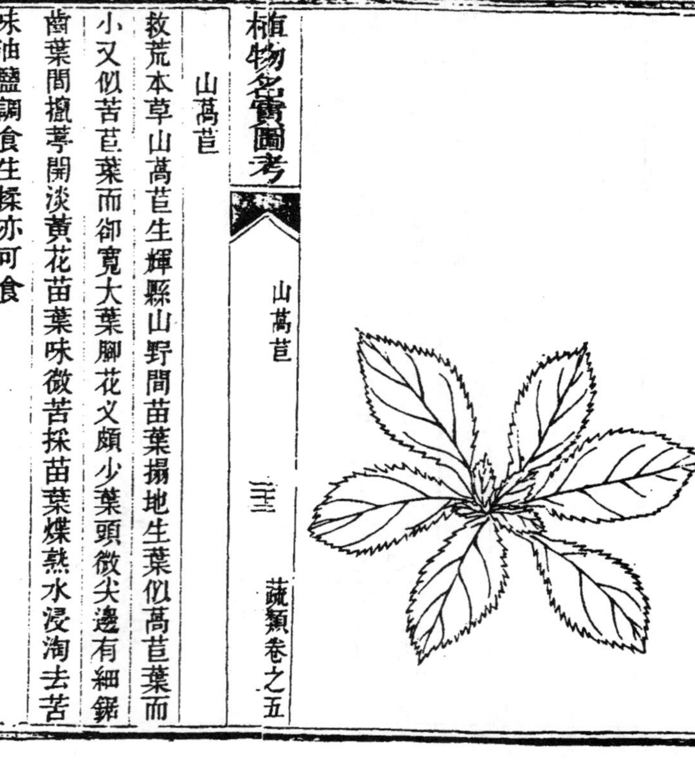

山萵苣

救荒本草：山萵苣生輝縣山野間，苗葉搨地生，葉似萵苣葉而小，又似苦苣葉而㭾寬大，葉脚花叉頗少，葉頭微尖，邊有細鋸齒，葉間攛葶，開淡黄花，苗葉味微苦。採苗葉煠熟，水浸淘去苦味，油鹽調食，生揉亦可食。

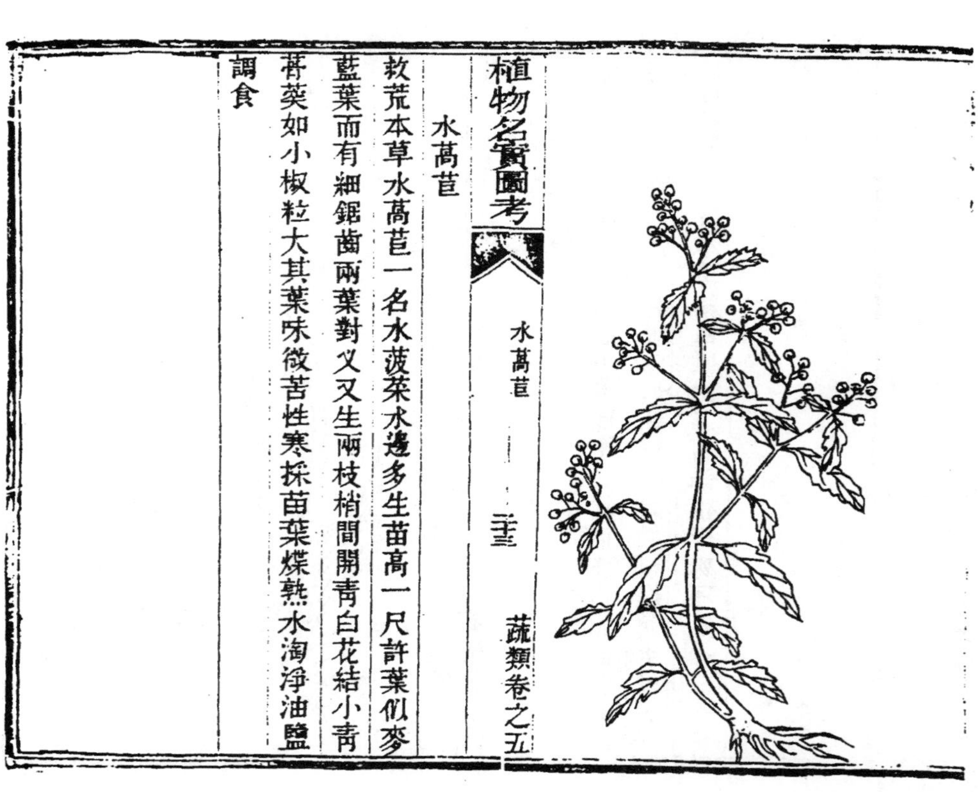

水萵苣

救荒本草：水萵苣一名水菠菜，水邊多生，苗高一尺許，葉似麥藍葉而有細鋸齒，兩葉對叉，又生兩枝，梢間開青白花，結小青蓇葖，如小椒粒大，其葉味微苦，性寒。採苗葉煠熟，水淘淨，油鹽調食。

野蔓菁

救荒本草野蔓菁生輝縣栲栳圈山谷中苗葉似家蔓菁葉而薄小其葉頭尖艄葉腳花叉甚多葉間花出枝叉上開黃花結小角其子黑色根似白菜根頗大苗葉根味微苦採苗葉煠熟水浸淘淨油鹽調食或採根換水煮去苦味食之亦可

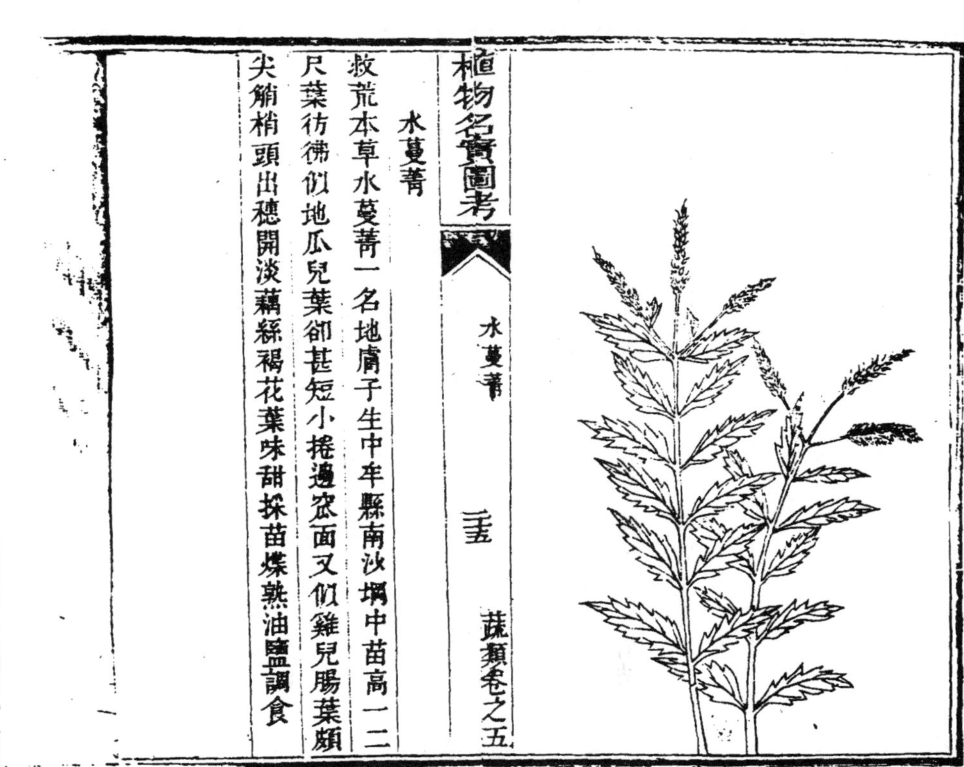

水蔓菁

救荒本草水蔓菁一名地肩子生中牟縣南沙堈中苗高一二尺葉彷彿似地瓜兒葉卻甚短小捲邊窊面又似雞兒腸葉頗尖艄梢頭出穗開淡藕絲褐花葉味甜採苗煠熟油鹽調食

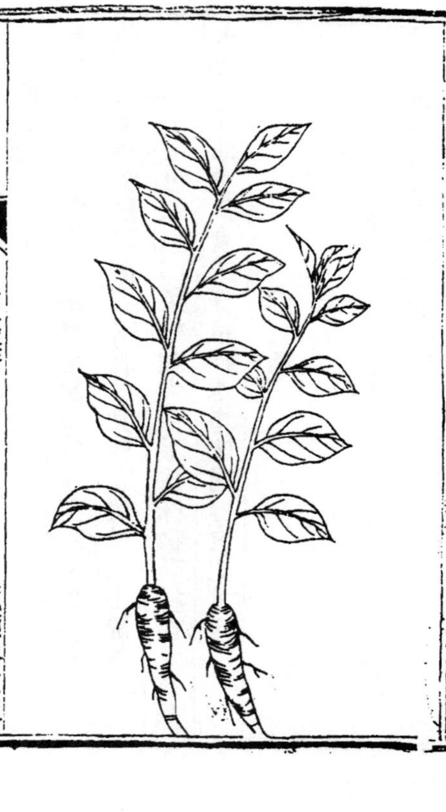

山蔓菁

救荒本草山蔓菁生鈞州山野中苗高一二尺莖葉皆萵苣色葉似桔梗葉頗長艄而不對生又似山小菜葉微窄根形類沙參如手指麄其皮灰色中間白色味甜採根煮熟生食亦可

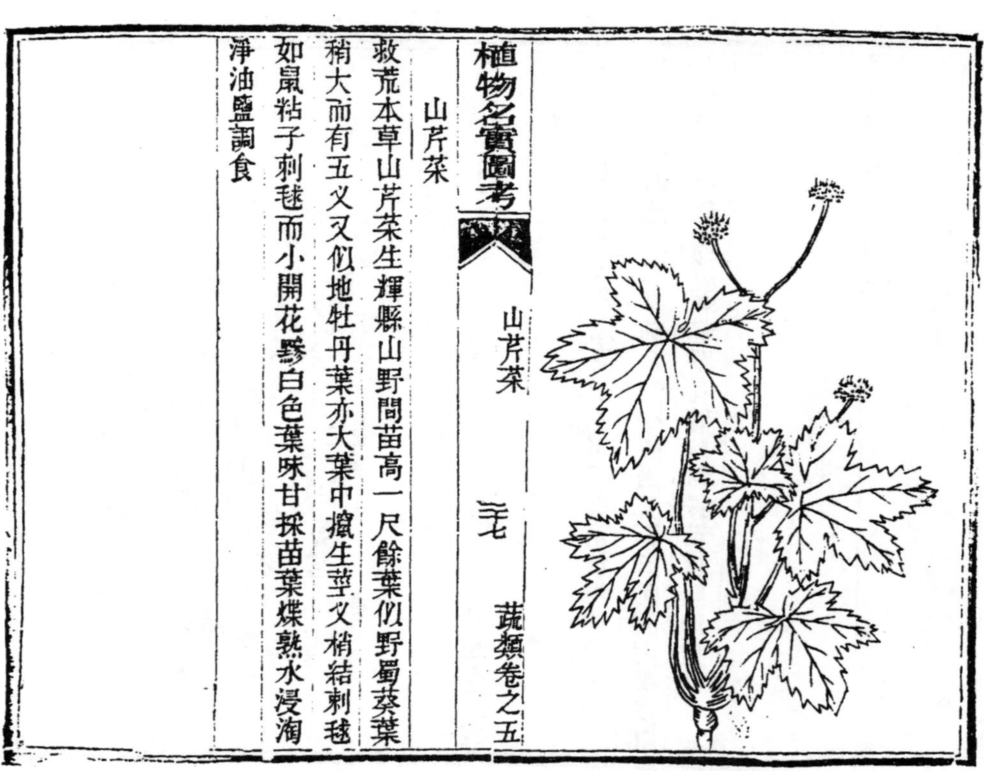

山芹菜

救荒本草山芹菜生輝縣山野間苗高一尺餘葉似野蜀葵葉稍大而有五叉又似地牡丹葉亦大葉中攛生莖叉梢結刺毬如鼠粘子刺毬而小開花攢白色葉味甘採苗葉煠熟水浸淘淨油鹽調食

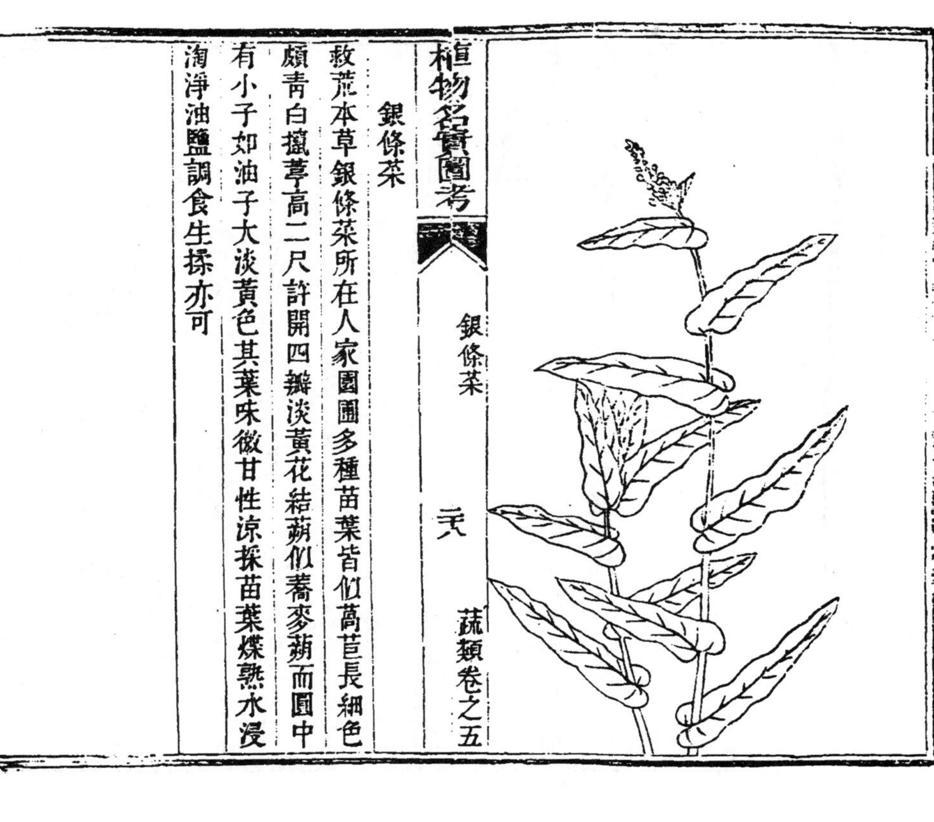

銀條菜

救荒本草：銀條菜所在人家園圃多種。苗葉皆似萵苣，長細，色頗青白。攛葶高二尺許，開四瓣淡黄花。結蒴似蕎麥蒴而圓，中有小子如油子大，淡黄色。其葉味微甘，性涼。採苗葉煠熟，水浸淘淨，油鹽調食。生揉亦可。

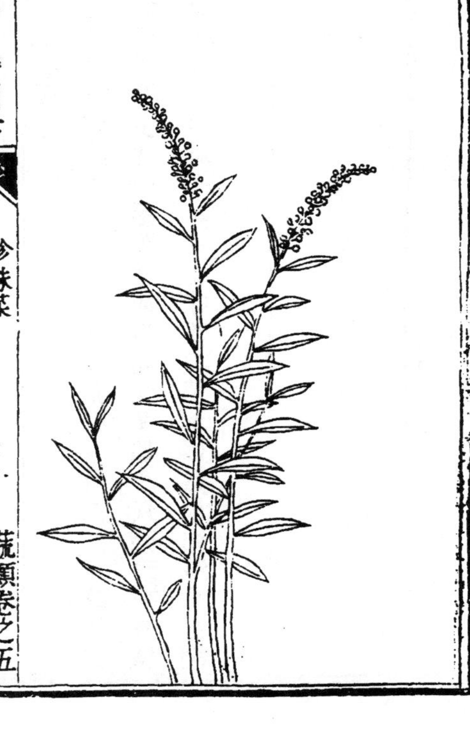

珍珠菜

救荒本草：珍珠菜生密縣山野中。苗高二尺許，莖似蒿稈，微帶紅色。其葉狀似柳葉而極細小，又似地梢瓜葉。頭出穗，狀類鼠尾草穗，開白花。結子小如菉豆粒，黄褐色。葉味苦澀。採葉煠熟，換水浸去澀味，淘淨，油鹽調食。按黄山志：眞珠菜藤本蔓生。暮春發芽，每芽端綴一二蘂，圓白如珠，葉肥綠如茶。連蘂葉腊之，香甘鮮滑，他蔬讓美焉。與此異種。

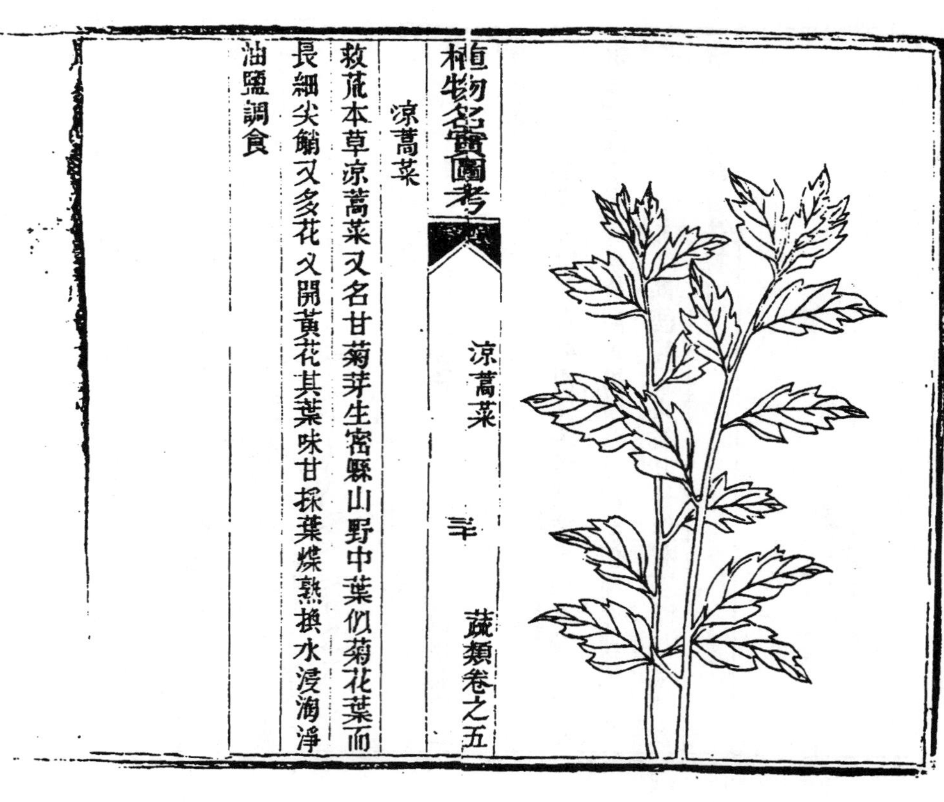

涼蒿菜

救荒本草涼蒿菜又名甘菊芽生密縣山野中葉似菊花葉而長細尖艄又多花叉開黄花其葉味甘採葉煠熟換水浸淘淨油鹽調食

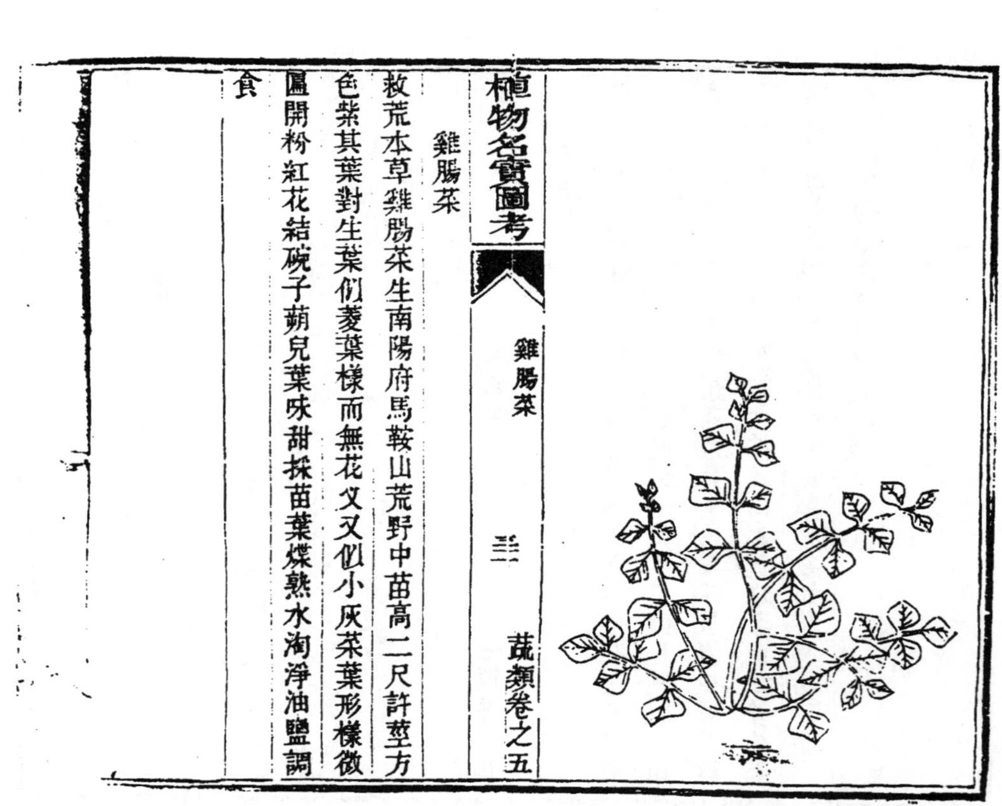

雞腸菜

救荒本草雞腸菜生南陽府馬鞍山荒野中苗高二尺許莖方色紫其葉對生葉似菱葉樣而無花叉又似小灰菜葉形樣微匾開粉紅花結碗子蒴兒葉味甜採苗葉煠熟水淘淨油鹽調食

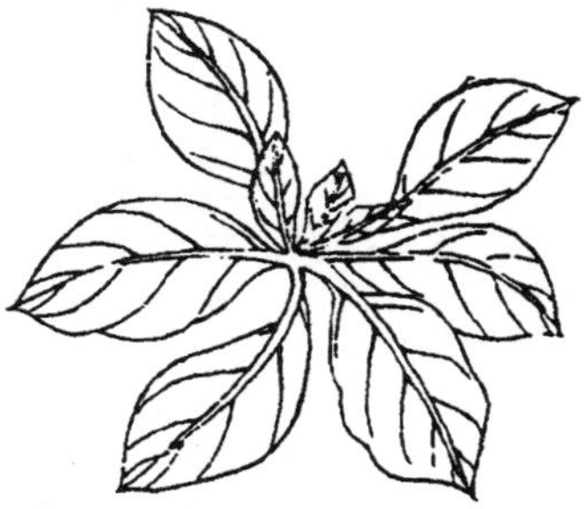

鵞兒菜

救荒本草鵞兒菜生密縣山澗中苗葉搨地生葉似匙頭樣頗長又似耳朶菜而葉稍小微澀又似山萵苣葉亦小頗硬而頭微團味苦採苗葉煠熟換水浸淘淨油鹽調食

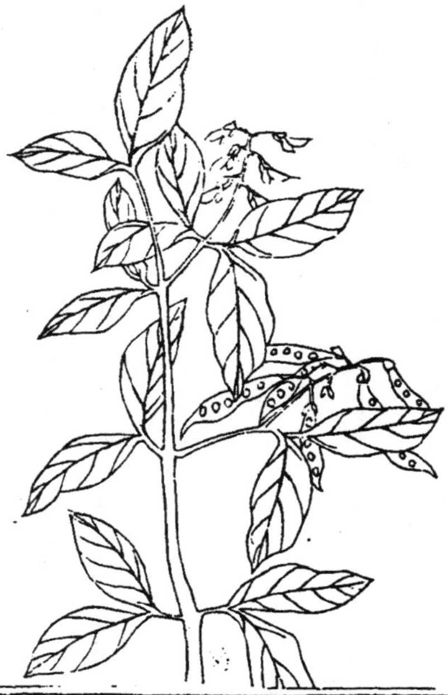

歪頭菜

救荒本草歪頭菜出新鄭縣山野中細莖就地叢生葉似豇豆葉而狹長背微白兩葉並生一處開紅紫花結角比豌豆角短小匾瘦葉味甜採葉煠熟油鹽調食

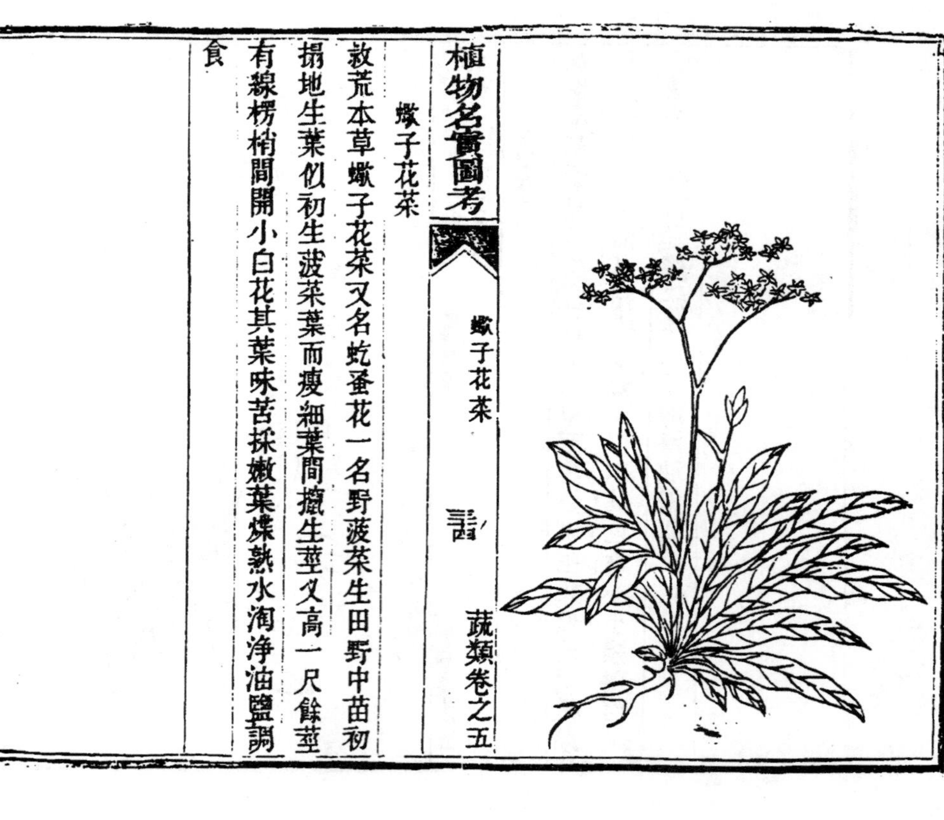

植物名實圖考　蠍子花菜　蔬類卷之五

蠍子花菜

救荒本草蠍子花菜又名虼蚤花一名野菠菜生田野中苗初搨地生葉似初生菠菜葉而瘦細葉間攛生莛叉高一尺餘莛有線楞梢間開小白花其葉味苦採嫩葉煠熟水淘淨油鹽調食

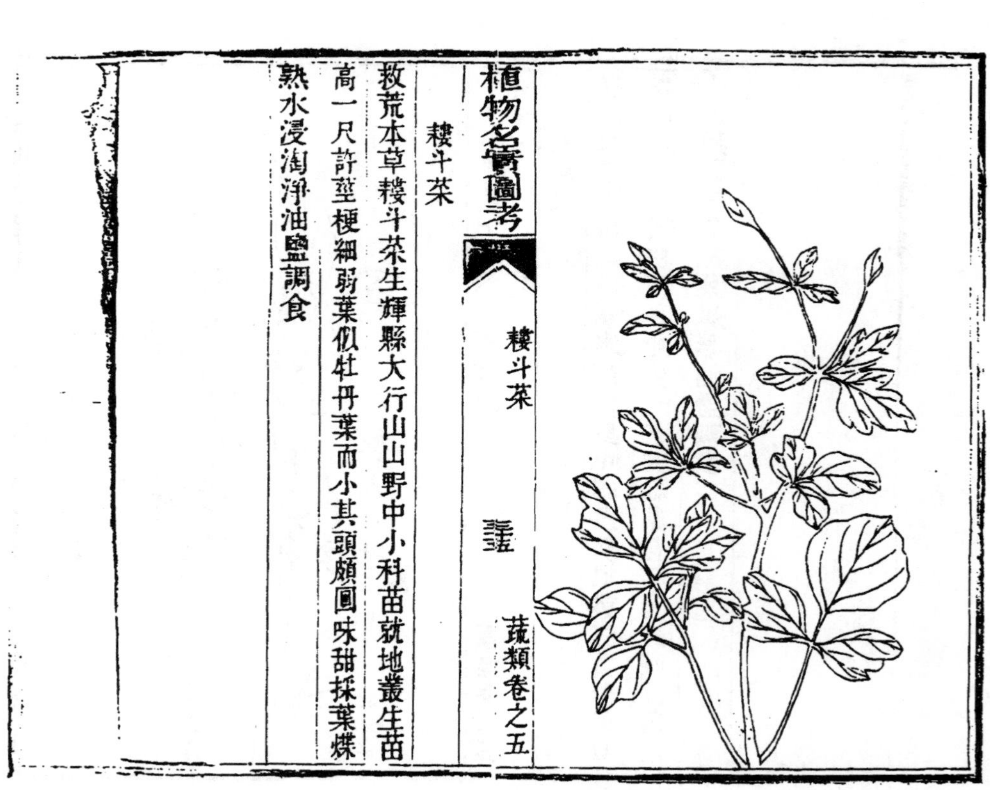

植物名實圖考　耬斗菜　蔬類卷之五

耬斗菜

救荒本草耬斗菜生輝縣太行山山野中小科苗就地叢生苗高一尺許莖梗細弱葉似牡丹葉而小其頭頗圓味甜採葉煠熟水浸淘淨油鹽調食

植物名實圖考　毛女兒菜　三六　蔬類卷之五

毛女兒菜

救荒本草毛女兒菜生南陽府馬鞍山中苗高一尺許葉似綿系菜葉而微尖又似兔兒尾葉而小莖葉皆有白毛梢間開淡黃花如大黍粒數十顆攢成一穗味甘酸採苗葉煠熟水浸淘淨油鹽調食或拌米麪蒸食亦可

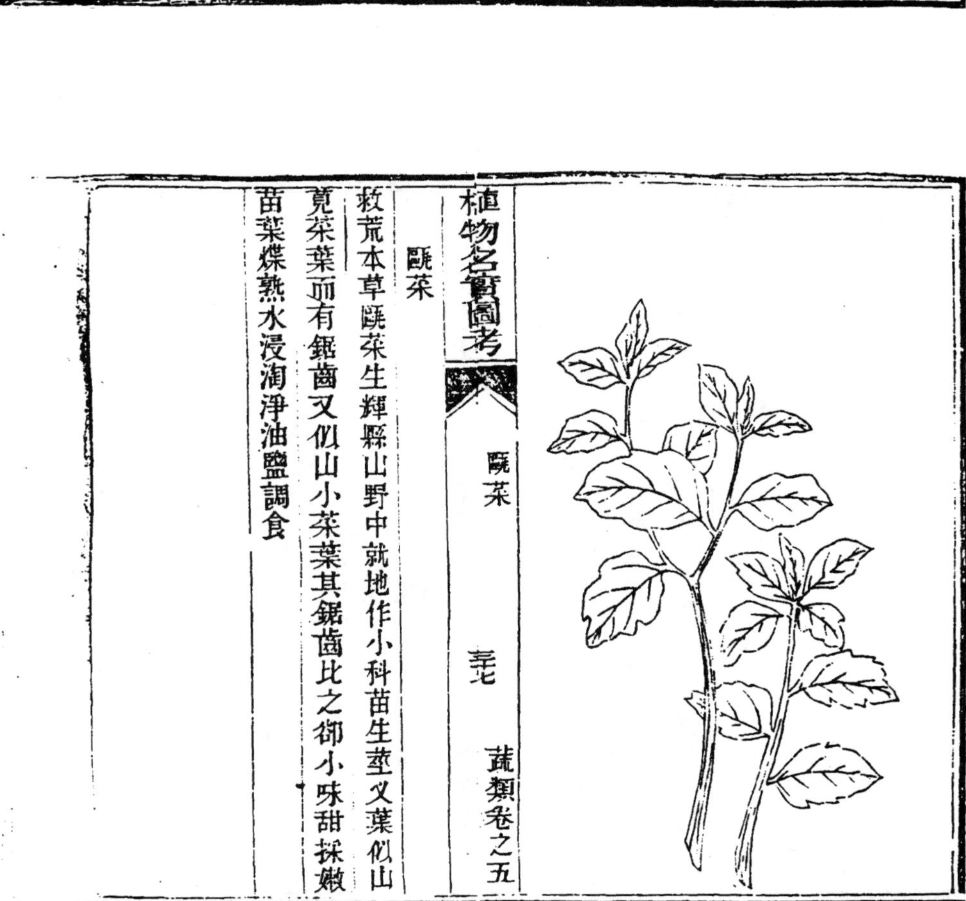

植物名實圖考　匙菜　三七　蔬類卷之五

匙菜

救荒本草匙菜生輝縣山野中就地作小科苗生莖叉葉似山莧菜葉而有鋸齒又似山小菜葉其鋸齒比之卻小味甜採嫩苗葉煠熟水浸淘淨油鹽調食

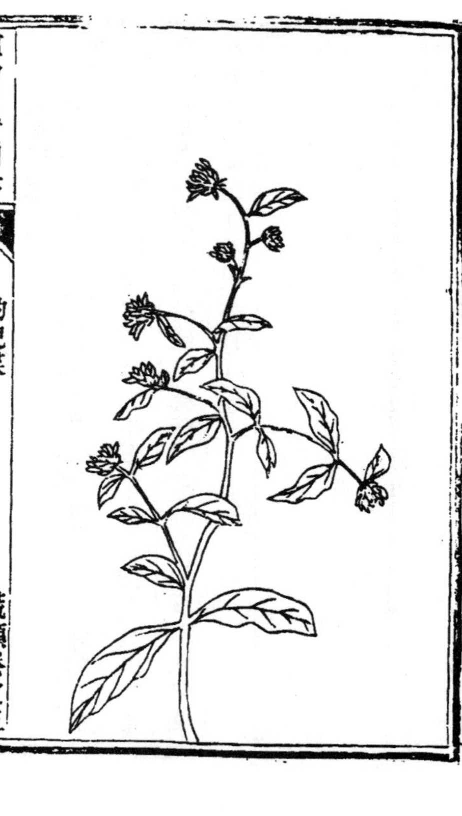

枸兒菜

救荒本草枸兒菜生密縣山野中苗高一二尺葉類狗掉尾葉而窄頗長黑綠色微有毛澁又似耐驚菜葉而小軟薄梢葉更小開碎瓣淡黄白花其葉味苦採葉煠熟水浸去苦味淘洗淨油鹽調食

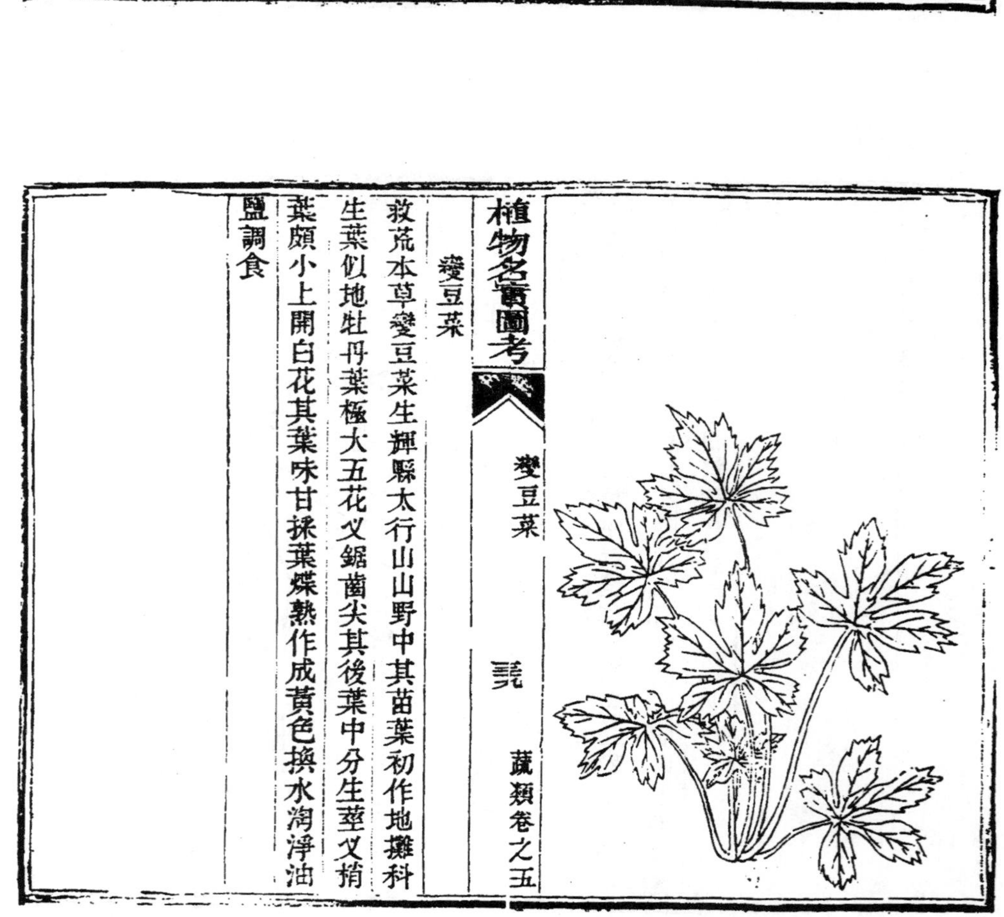

變豆菜

救荒本草變豆菜生輝縣太行山山野中其苗葉初作地攤科生葉似地牡丹葉極大五花叉鋸齒尖其後葉中分生莖叉梢葉頗小上開白花其葉味甘採葉煠熟作成黃色換水淘淨油鹽調食

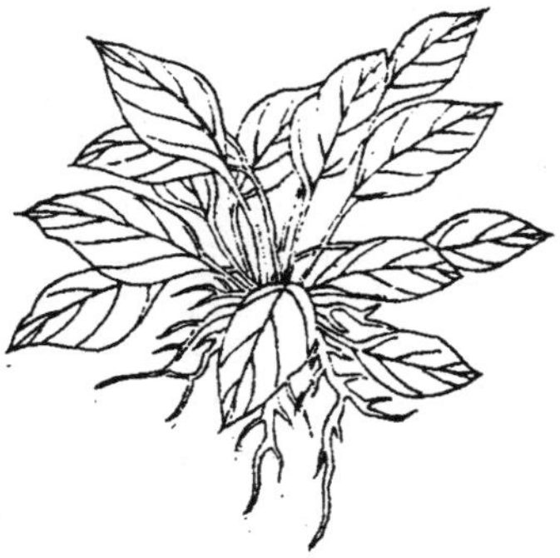

獐牙菜

救荒本草獐牙菜生水邊苗初搨地生葉似龍鬚菜葉而長窄葉頭頗圓而不尖其葉嫩薄又似牛尾菜葉亦長窄其根如牙根而嫩皮色黑灰味甜掘根洗淨煮熟油鹽調食

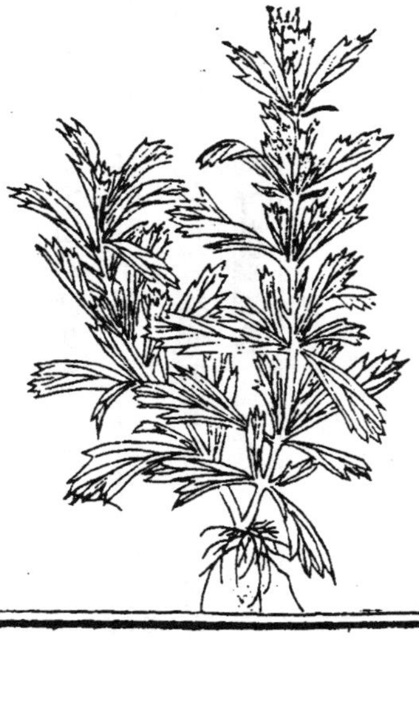

水辣菜

救荒本草水辣菜生水邊下濕地中莖高一尺餘莖圓葉似雞兒腸葉頭微齊短又似馬蘭頭葉亦更齊短其葉抪莖生梢間出穗如黄蒿穗其葉味辣採嫩苗葉煠熟換水淘去辣氣油鹽調食生亦可食　按此草江西湖南河濱亦有之作蒿氣與唐本草注齊頭蒿相類殆即一草詳牡蒿下

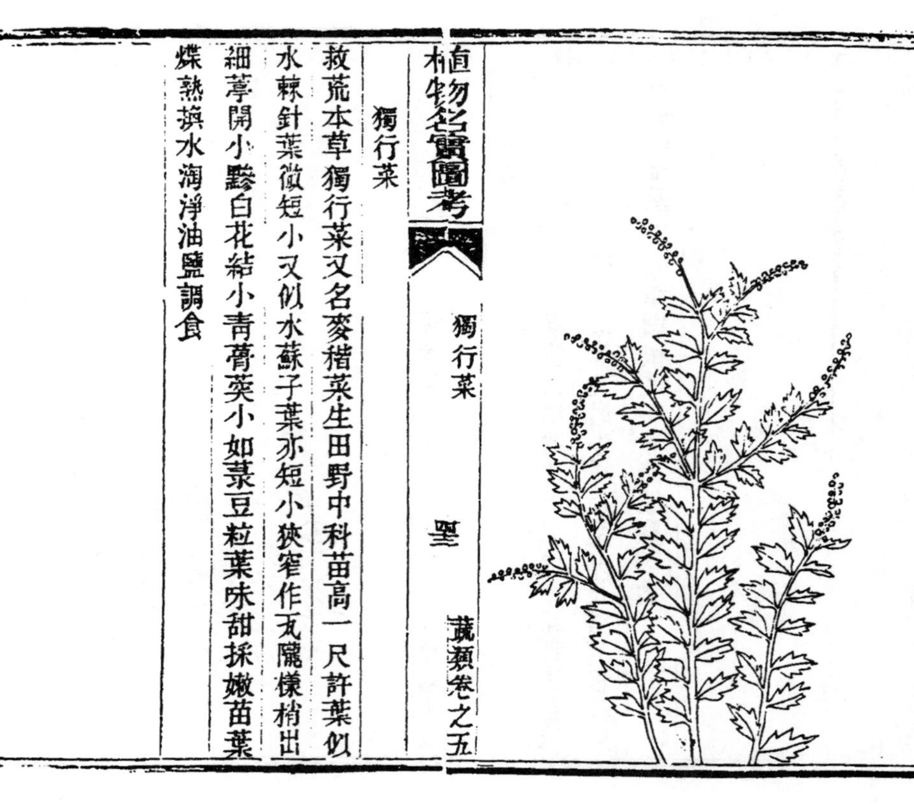

獨行菜

救荒本草獨行菜又名麥藉菜生田野中科苗高一尺許葉似水棘針葉微短小又似水蘇子葉亦短小狹窄作瓦隴樣梢出細葶開小黲白花結小青蓇葖小如菉豆粒葉味甜採嫩苗葉煠熟換水淘淨油鹽調食

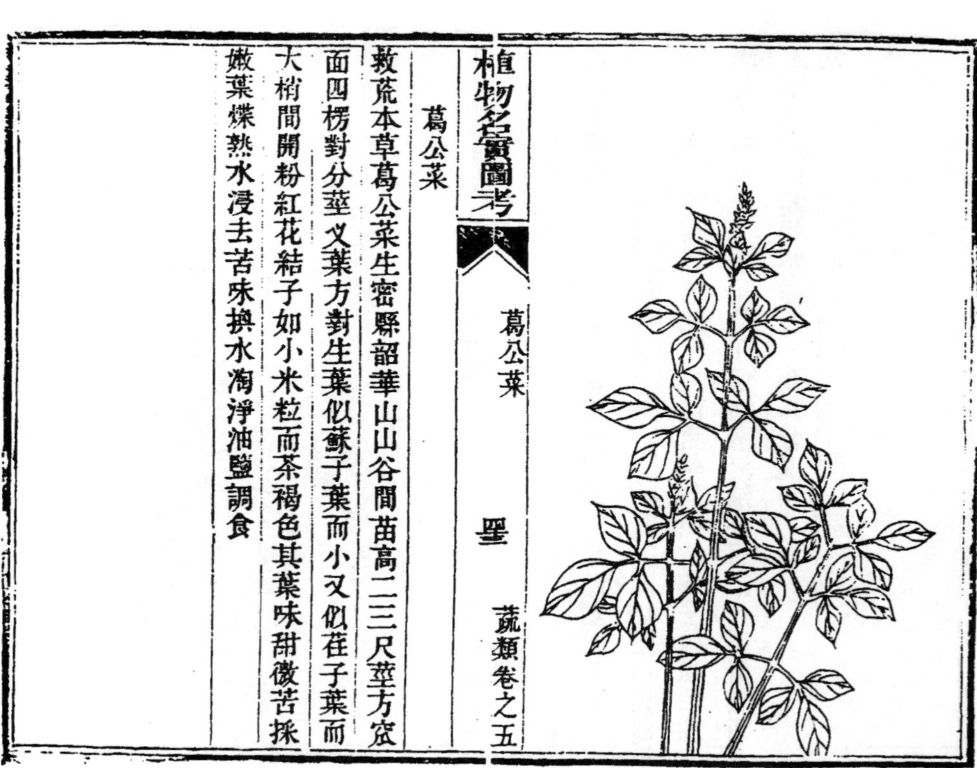

葛公菜

救荒本草葛公菜生密縣韶華山山谷間苗高二三尺莖方窊面四楞對分莖叉葉方對生葉似蘇子葉而小又似荏子葉而大梢間開粉紅花結子如小米粒而茶褐色其葉味甜微苦採嫩葉煠熟水浸去苦味換水淘淨油鹽調食

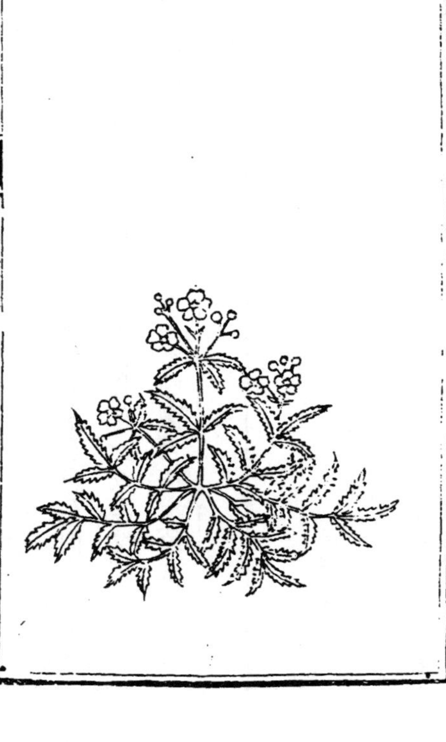

委陵菜

救荒本草委陵菜一名翻白菜生田野中苗初塌地生後分莖叉莖節稠密上有白毛葉彷彿類柏葉而極闊大邊如鋸齒形面青背白又似雞腿兒葉而却窄又類鹿蕨葉亦窄莖葉梢間開五瓣黃花其葉味苦微辣採苗葉煠熟水浸淘淨油鹽調食

女婁菜

救荒本草女婁菜生密縣韶華山山谷中苗高一二尺莖叉相對分生葉似旋覆花葉頗短色微深綠抪莖對生梢間出青蓇葖開花微吐白蘂結實青子如枸杞微小其葉味苦採嫩苗葉煠熟換水浸去苦味淘淨油鹽調食

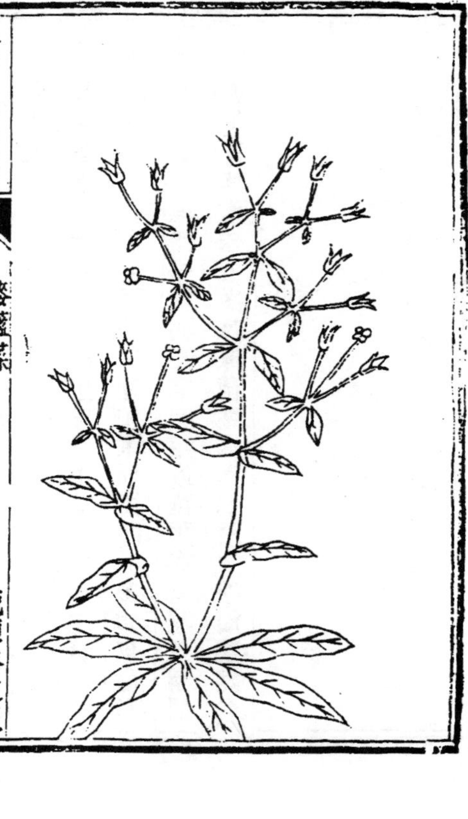

麥藍菜

救荒本草：麥藍菜生田野中，莖葉俱深莴苣色，葉似大藍梢葉而小，頗尖，其葉抱莖對生，每一葉間攛生一叉，莖叉梢頭開小肉紅花，結蒴，有子似小桃紅子。苗葉味微苦。採嫩苗葉煠熟，水浸淘淨，油鹽調食。

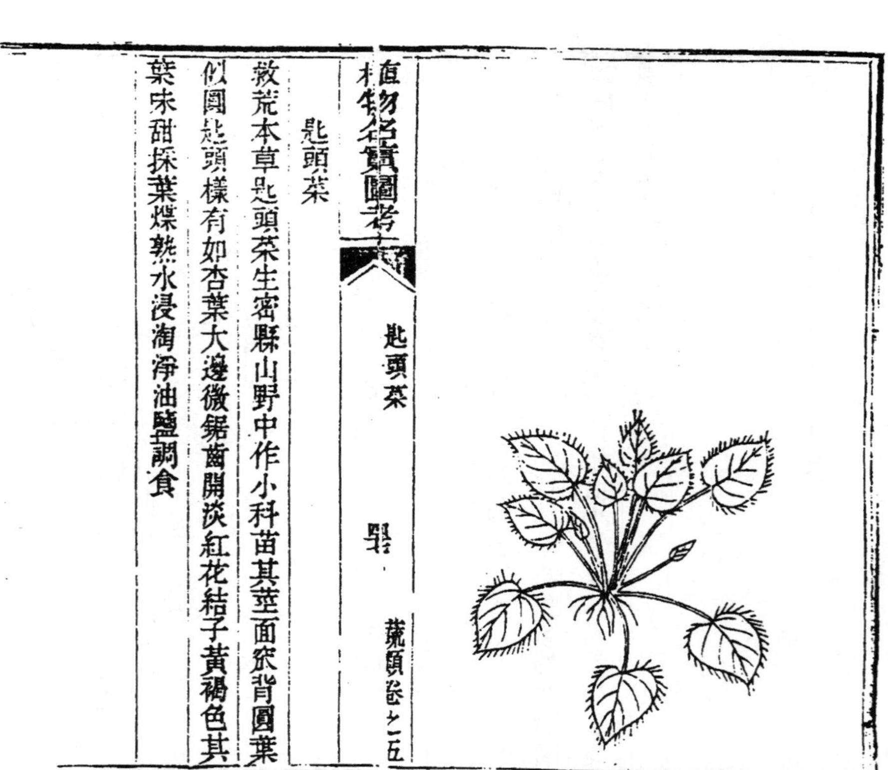

匙頭菜

救荒本草：匙頭菜生密縣山野中，作小科苗，其莖面窊背圓，葉似團匙頭樣，有如杏葉大，邊微鋸齒，開淡紅花，結子黄褐色。其葉味甜。採葉煠熟，水浸淘淨，油鹽調食。

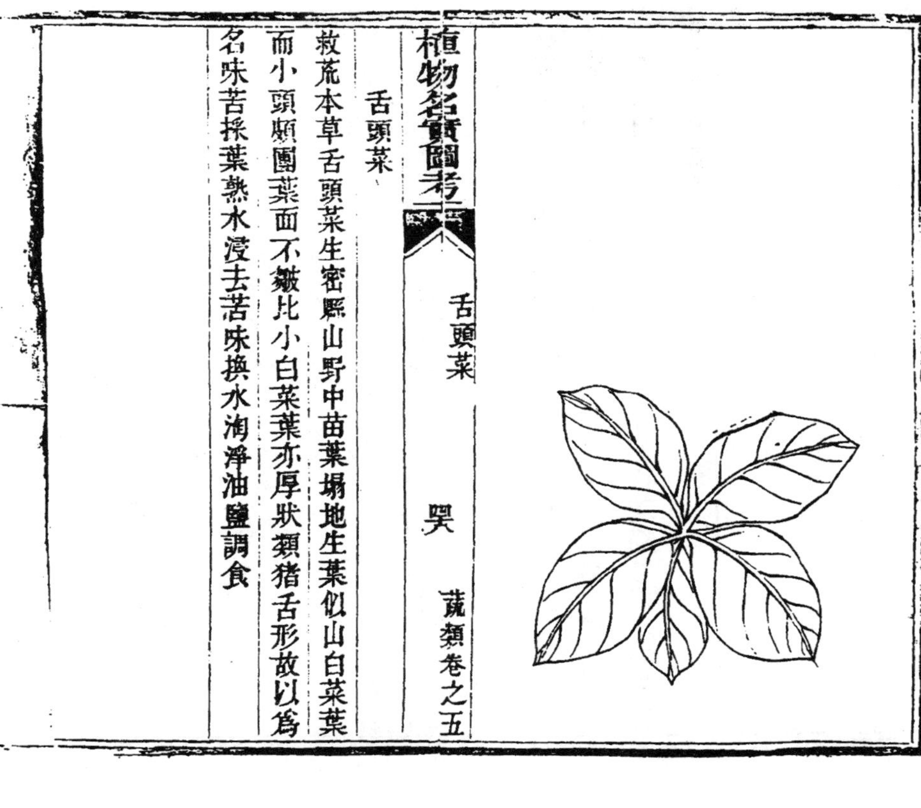

舌頭菜

救荒本草舌頭菜生密縣山野中苗葉塌地生葉似山白菜葉而小頭頗團葉面不皺比小白菜葉亦厚狀類猪舌形故以爲名味苦採葉熟水浸去苦味換水淘淨油鹽調食

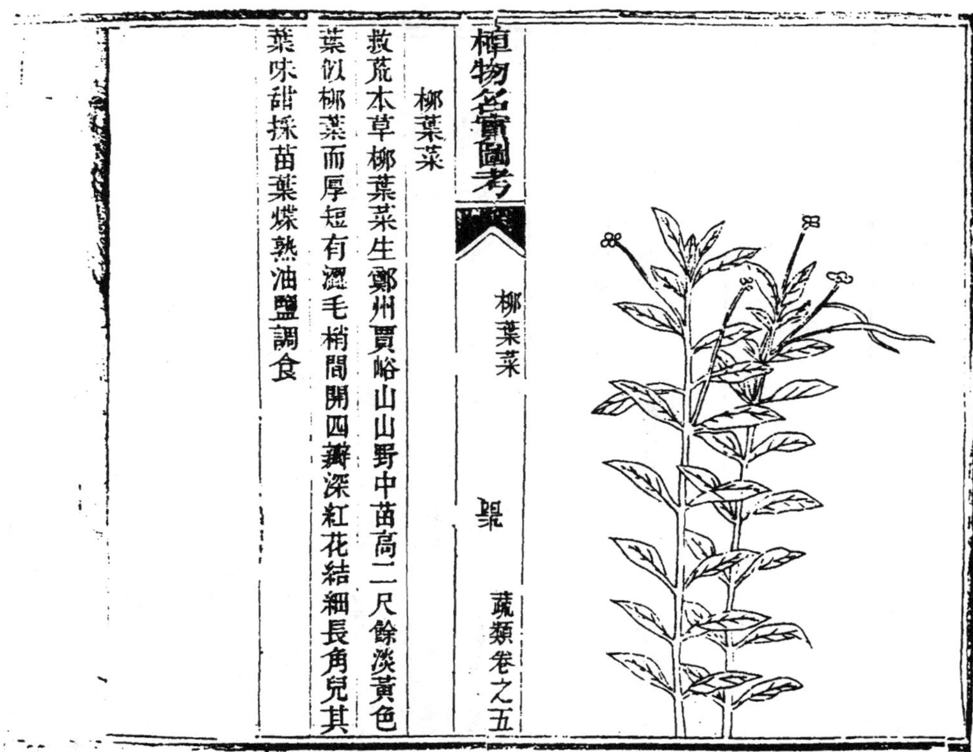

柳葉菜

救荒本草柳葉菜生鄭州賈峪山山野中苗高一二尺餘淡黃色葉似柳葉而厚短有澀毛梢間開四瓣深紅花結細長角兒其葉味甜採苗葉煠熟油鹽調食

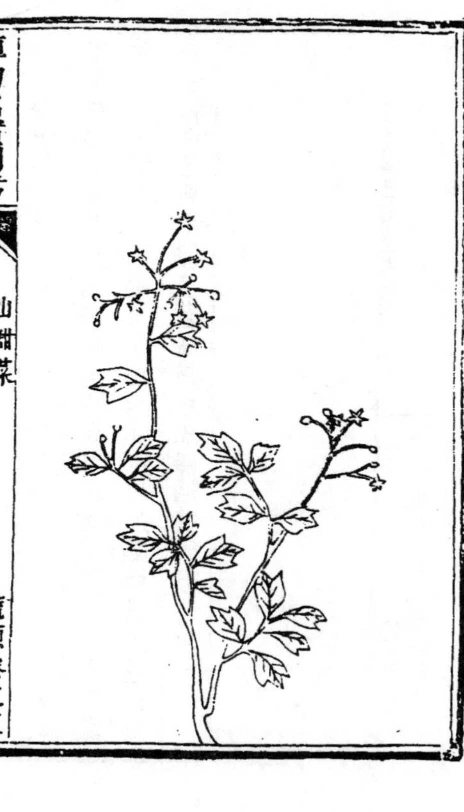

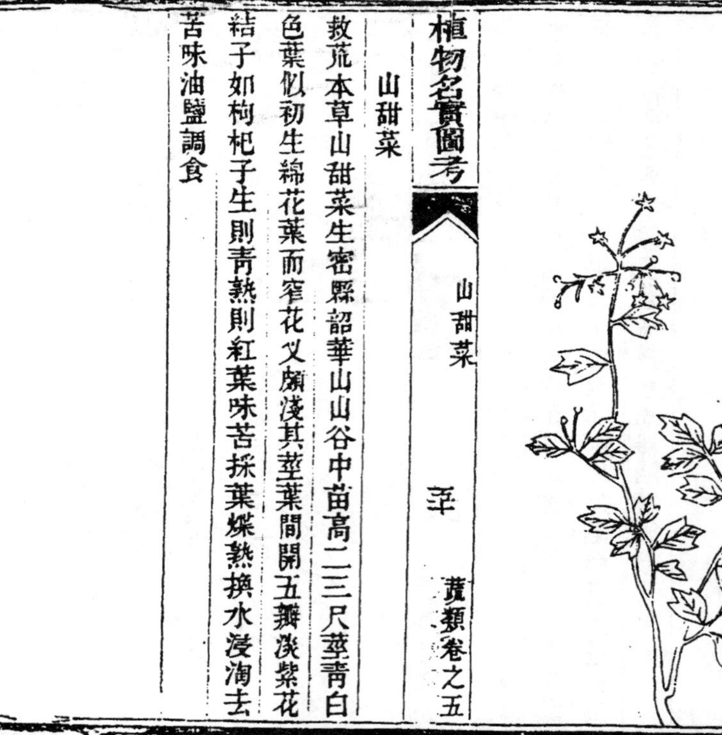

山甜菜

救荒本草山甜菜生密縣韶華山山谷中苗高二三尺莖青白色葉似初生綿花葉而窄花叉頗淺其莖葉間開五瓣淺紫花結子如枸杞子生則青熟則紅葉味苦採葉煠熟換水浸淘去苦味油鹽調食

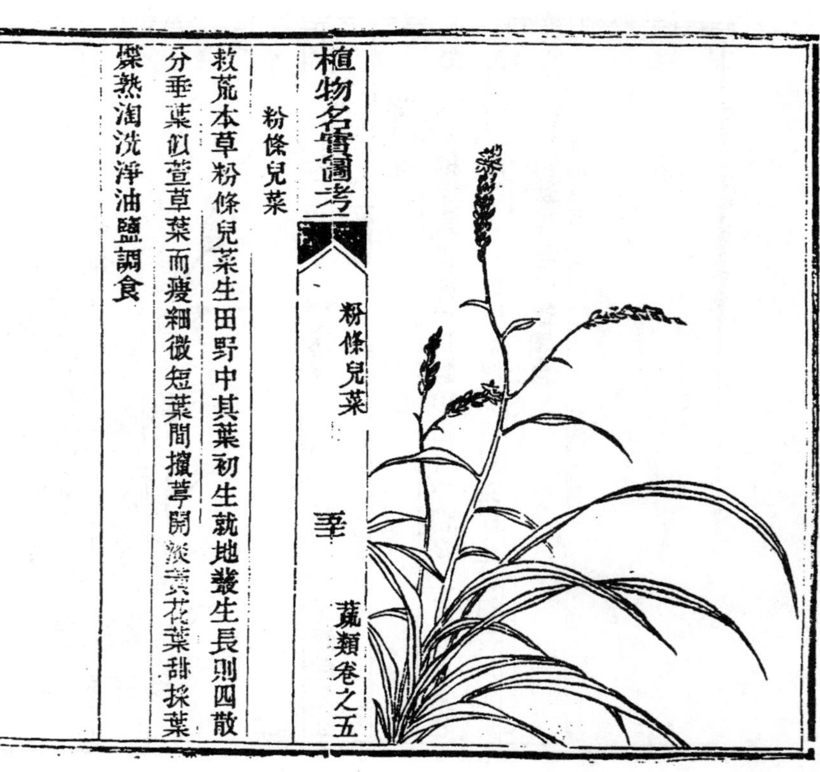

粉條兒菜

救荒本草粉條兒菜生田野中其葉初生就地叢生長則四散分垂葉似萱草葉而瘦細微短葉間攛葶開淡黃花葉甜採葉煠熟淘洗淨油鹽調食

辣辣菜

救荒本草辣辣菜生荒野今處處有之苗高五七寸初生尖葉後分枝莖上出長葉開細青白花結小匾蒴其子似米蒿子黃色味辣採嫩苗葉煠熟水浸淘淨油鹽調食

青莢兒菜

救荒本草青莢兒菜生輝縣太行山山野中苗高二尺許對生莖叉葉亦對生其葉面青背白鋸齒三叉葉脚葉花叉頗大狀似荏子葉而狹長尖艄莖葉梢間開五瓣小黃花衆花攢開形如穗狀其葉味微苦採苗葉煠熟換水浸淘去苦味油鹽調食

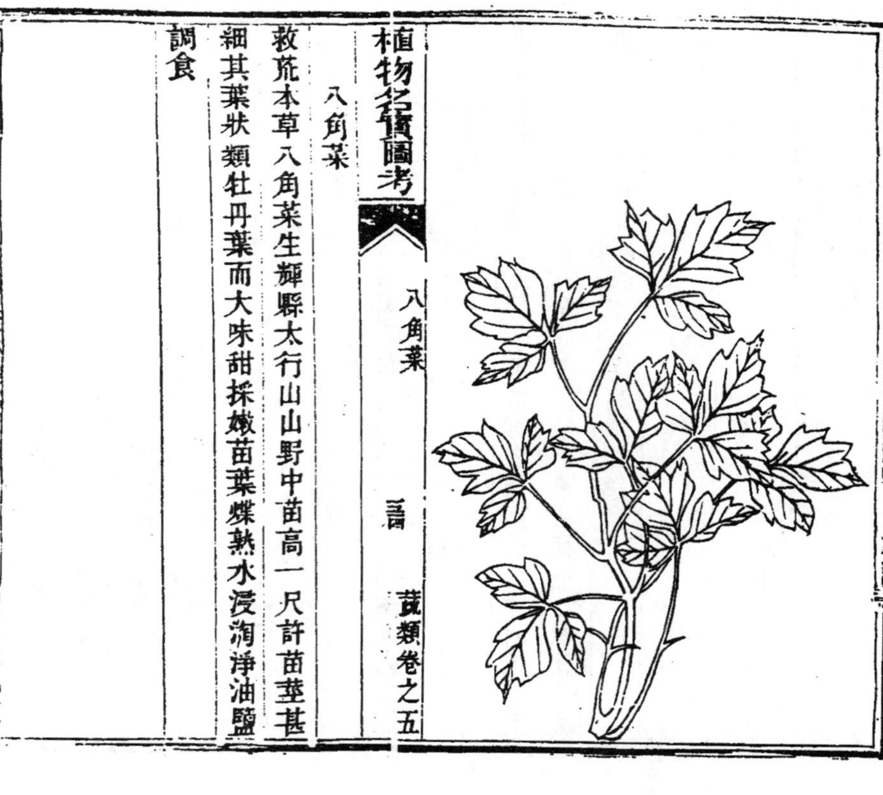

八角菜

救荒本草八角菜生輝縣太行山山野中苗高一尺許苗莖甚細其葉狀類牡丹葉而大味甜採嫩苗葉煠熟水浸淘淨油鹽調食

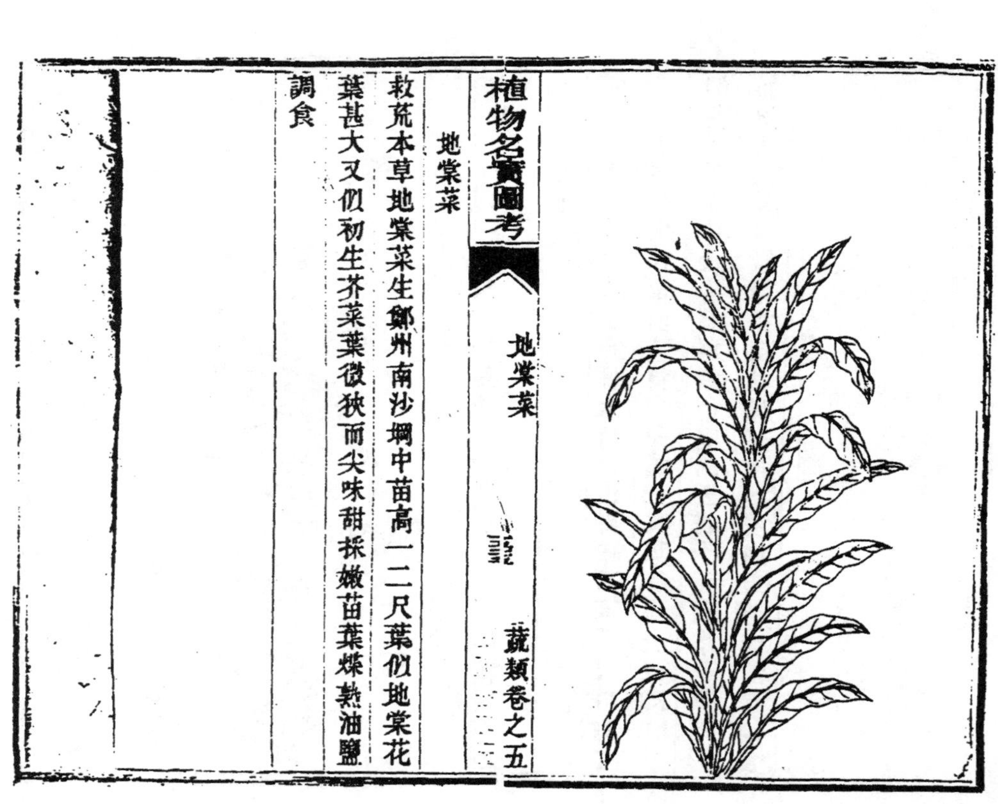

地棠菜

救荒本草地棠菜生鄭州南沙堈中苗高一二尺葉似地棠花葉甚大又似初生芥菜葉微狹而尖味甜採嫩苗葉煠熟油鹽調食

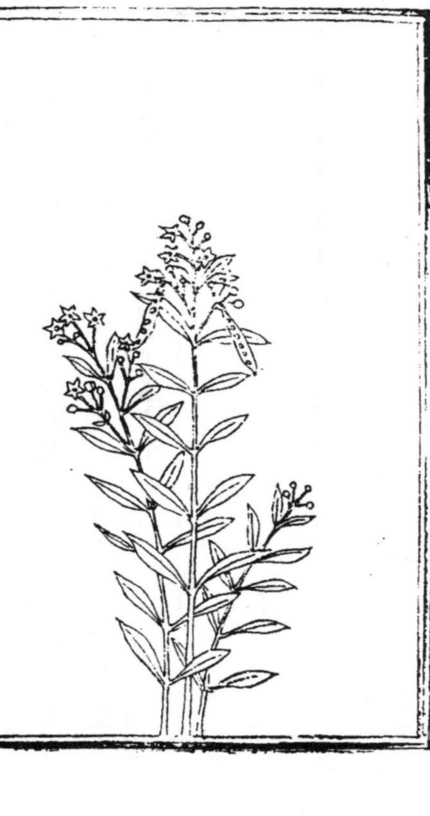

雨點兒菜

救荒本草雨點兒菜生田野中就地叢生其莖脚紫稍青葉如細柳葉而窄小抪莖而生又似石竹子葉而頗硬梢間開小尖五瓣白花結角比蘿蔔角又大其葉味甘採葉煠熟水浸淘過淘洗令淨油鹽調食

白屈菜

救荒本草白屈菜生田野中苗高一二尺初作叢生莖葉皆青白色莖有毛刺梢頭分叉上開四瓣黃花葉頗似山芥菜葉而花叉極大又似漏蘆葉而色淡味苦微辣採葉和淨土煮熟撈出連土浸一宿換水淘洗淨油鹽調食

蚵蚾菜

救荒本草蚵蚾菜生密縣山野中苗高二三尺許葉似連翹葉微長又似金銀花葉而尖紋皺卻少邊有小鋸齒開粉紫花黃心葉味甜採嫩苗葉煠熟水浸淨油鹽調食

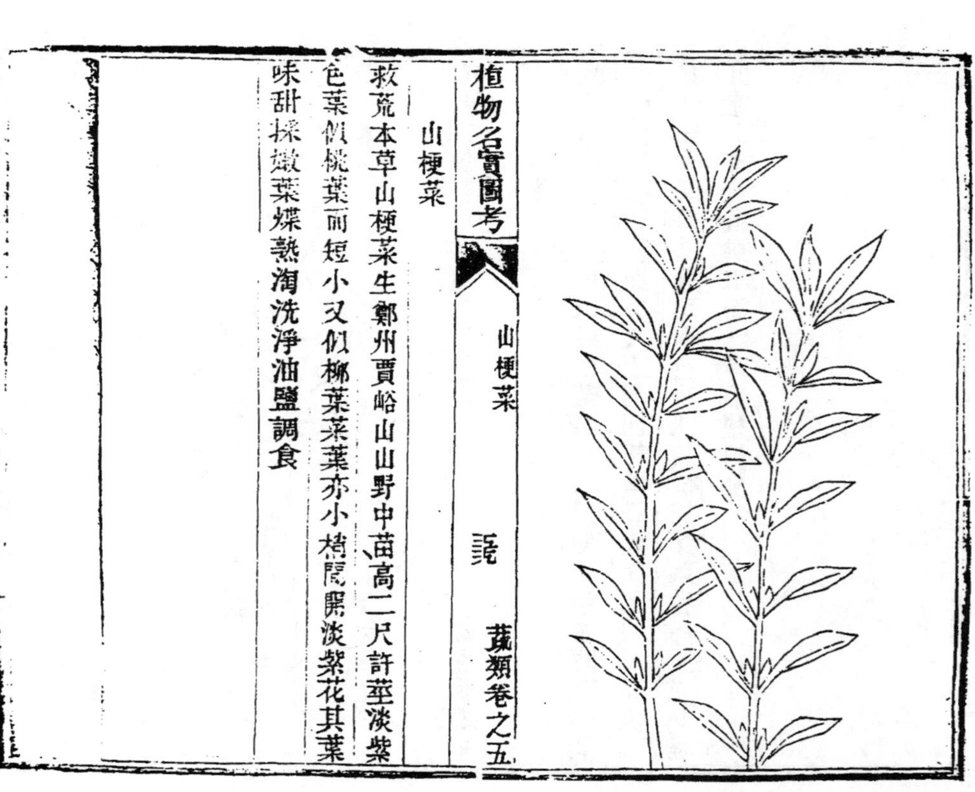

山梗菜

救荒本草山梗菜生鄭州賈峪山山野中苗高一尺許莖淡紫色葉似桃葉而短小又似柳葉菜葉亦小椏間開淡紫花其葉味甜採嫩葉煠熟淘洗淨油鹽調食

山小菜

救荒本草山小菜生密縣山野中科苗高二尺餘就地叢生葉似酸漿子葉而窄小面有細紋脉邊有鋸齒色深綠又似桔梗葉頗長艄味苦採葉煠熟水浸淘去苦味油鹽調食

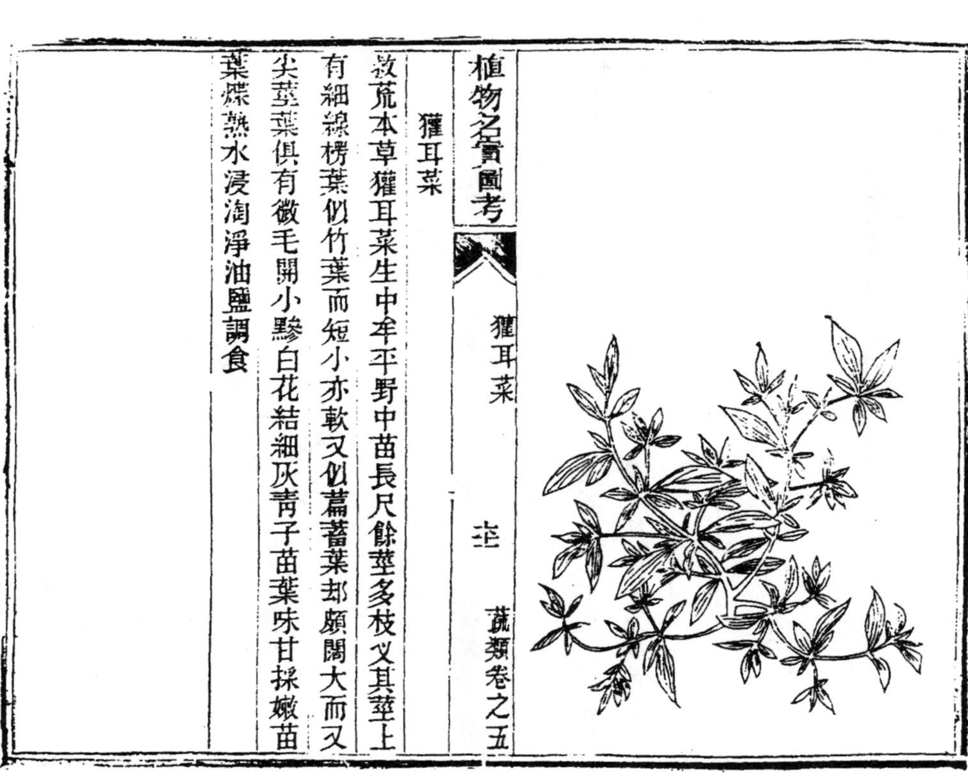

獾耳菜

救荒本草獾耳菜生中牟平野中苗長尺餘莖多枝叉其莖上有細線楞葉似竹葉而短小亦軟又似萹蓄葉却頗闊大而又尖莖葉俱有微毛開小黪白花結細灰青子苗葉味甘採嫩苗葉煠熟水浸淘淨油鹽調食

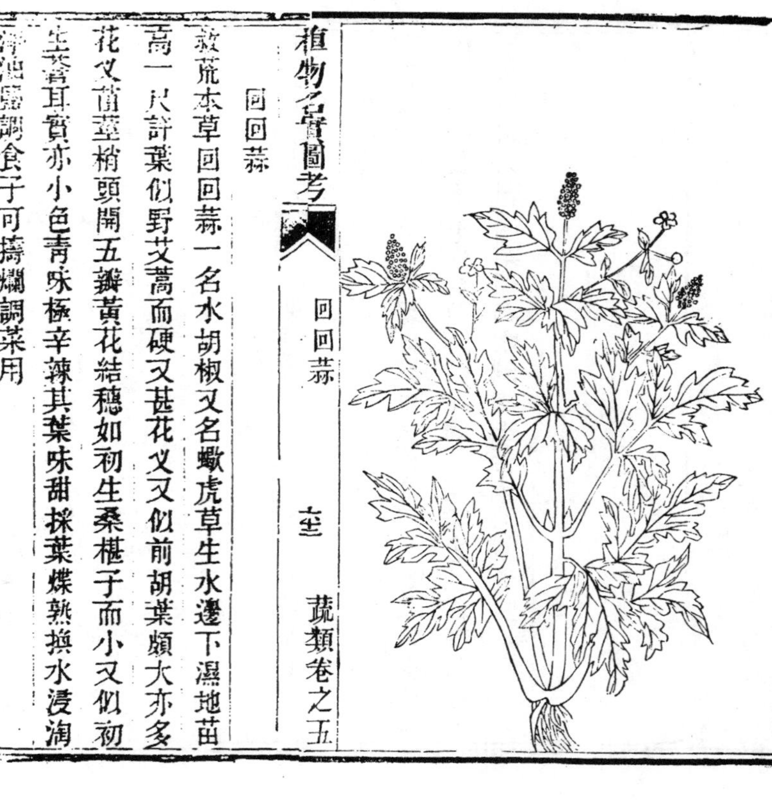

植物名實圖考　回回蒜　卅三　蔬類卷之五

回回蒜

救荒本草回回蒜一名水胡椒又名蠍虎草生水邊下濕地苗高一尺許葉似野艾蒿而硬又甚花叉又似前胡葉頗大亦多花叉苗莖梢頭開五瓣黃花結穗如初生桑椹子而小又似初生蒼耳實亦小色青味極辛辣其葉味甜採葉煠熟換水浸淘淨油鹽調食子可擣爛調菜用

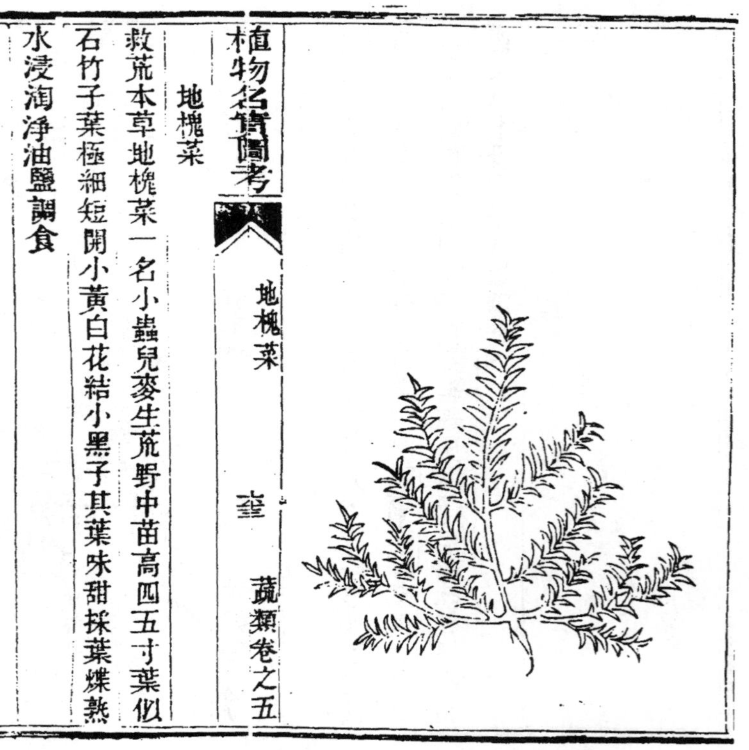

植物名實圖考　地槐菜　卅四　蔬類卷之五

地槐菜

救荒本草地槐菜一名小蟲兒麥生荒野中苗高四五寸葉似石竹子葉極細短開小黃白花結小黑子其葉味甜採葉煠熟水浸淘淨油鹽調食

泥胡菜

救荒本草泥胡菜生田野中苗高一二尺莖梗繁多葉似水芥菜葉頗大花叉甚深又似風花菜葉却比短小葉中擴葶分生莖叉梢間開淡紫花似刺薊花苗葉味辣採嫩苗葉煠熟水洗淘淨油鹽調食

山萮菜

救荒本草山萮菜生密縣山野中苗初塌地生其葉之莖背圓面窊葉似初出冬蜀葵葉梢五花叉鋸齒邊又似蔚臭苗葉而硬厚頗大後擴莖叉莖深紫色梢葉頗小味微辣採苗葉煠熟換水浸淘淨油鹽調食

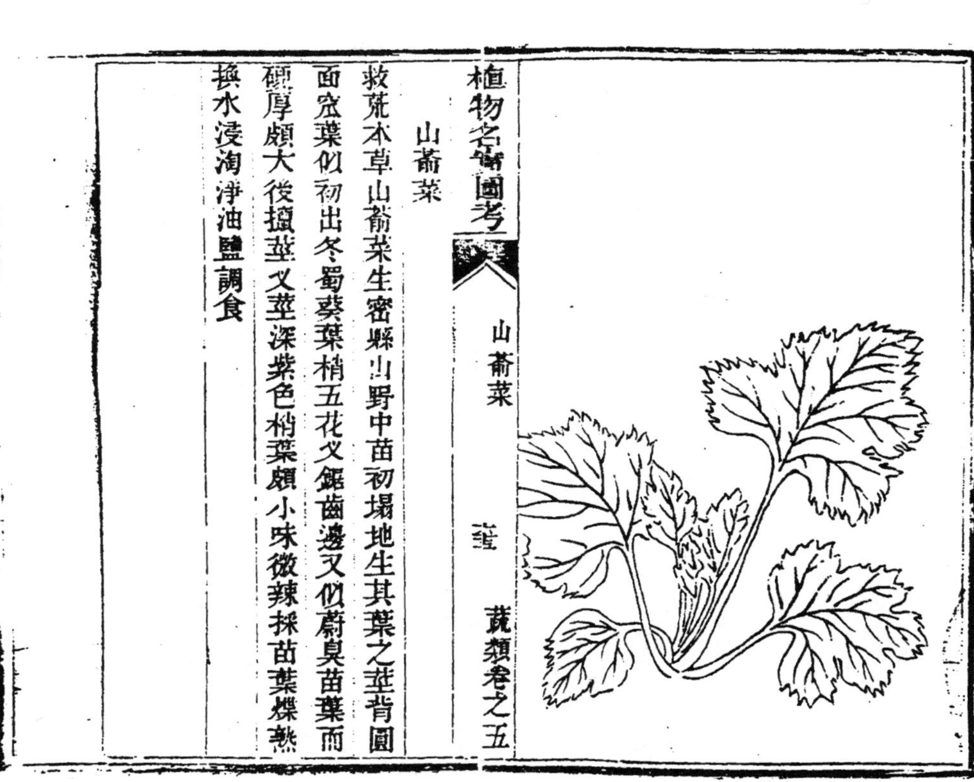

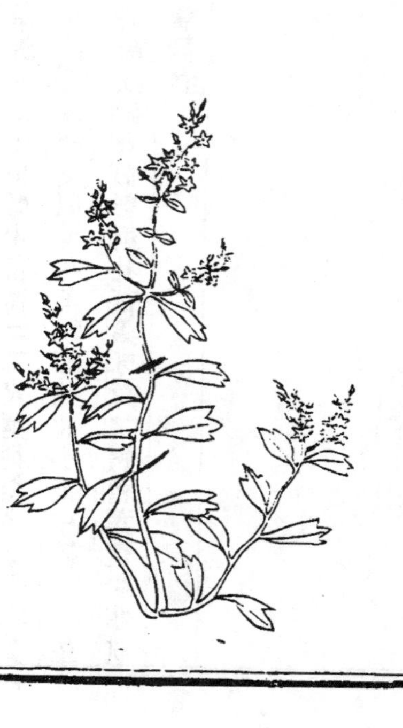

蕢菜

救荒本草蕢菜生輝縣太行山車箱衝山野間苗高尺許似火燄草葉而小頭頗齊上有鋸齒其葉抪莖而生葉梢上開五瓣小尖淡黃花結五瓣紅小花蒴兒苗葉味酸採嫩苗葉煠熟換水淘去酸味油鹽調食

紫雲菜

救荒本草紫雲菜生密縣傅家衝山野中苗高一二尺莖方紫色對節生乂葉似山小菜葉頗長抪梗對生葉頂及葉間開淡紫花其葉味微苦採嫩苗葉煠熟水浸淘去苦味油鹽調食

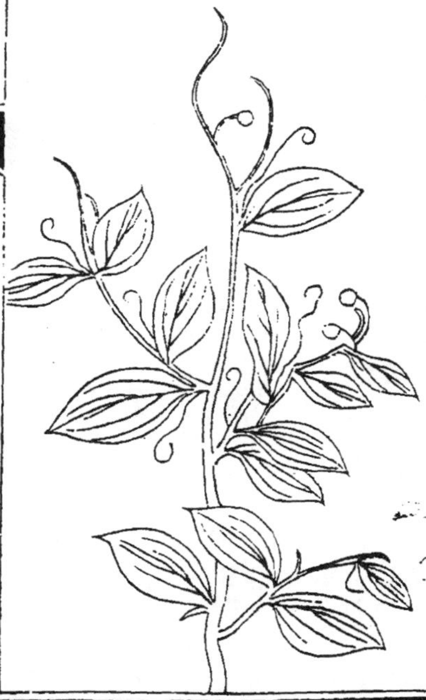

牛尾菜

救荒本草牛尾菜生輝縣鴉子口山野間苗高二三尺葉似龍鬚菜葉葉間分生叉枝及出一細絲蔓又似金剛刺葉而小紋脉皆竪莖葉梢間開白花結子黑色其葉味甘採嫩葉煠熟水浸淘淨油鹽調食

植物名實圖考卷之六

固始吳其濬著
蒙自陸應穀校刊

蔬類

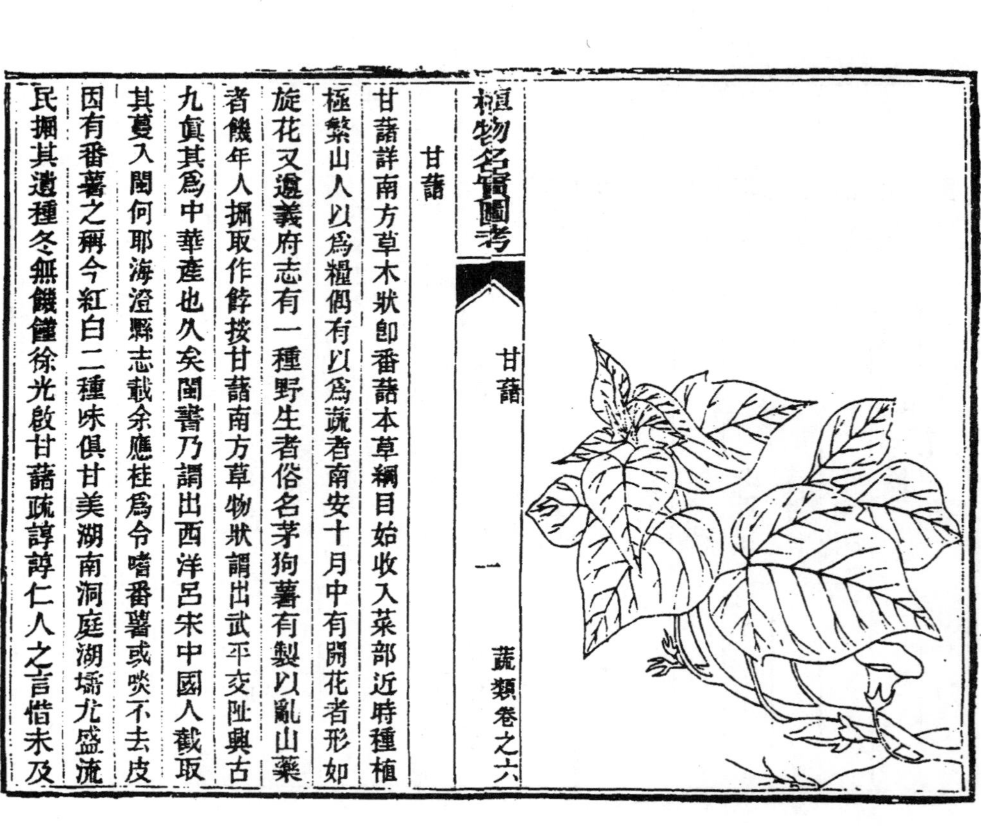

甘藷

甘藷詳南方草木狀卽番藷本草綱目始收入菜部近時種植極繁山人以爲糧偶有以爲蔬者南安十月中有開花者形如旋花又遵義府志有一種野生者俗名茅狗薯有製以亂山藥者饑年人掘取作餈按甘藷南方草物狀謂出武平交阯與古九眞其爲中華產也久矣閩書乃謂出西洋呂宋中國人截取其蔓入閩何耶海澄縣志載余應桂爲令嗜番藷或啖不去皮因有番薯之稱今紅白二種味俱甘美湖南洞庭湖壖尤盛流民掘其遺種冬無饑饉徐光啟甘藷疏諄諄仁人之言惜未及

見是物之踰汶踰淮也

雩婁農曰南北剛柔燥濕民生其間者異宜然數百年必遷移雜糅而後有傑者出焉漢焚老上之庭而金日磾奕葉珥貂於長安晉之東遷而王謝盛於江左豈以非是不能變其剛柔而蕃其族類乎中華之穀蔬草木不可勝食不可勝用矣苜蓿葡萄天馬偕來胡麻胡瓜相傳攜於鑿空之使近時木棉番藷航海踰嶺而江而淮而河而齊秦燕趙冬日之陽夏日之陰不召自來何其速也夫食人衣人造物何不自生於中土必待越鞮

壑探虎穴而後以生以息豈從來者艱而人始知寶貴耶抑中土實有之而培植取用不如四裔之精詳耶易之爲書八卦相錯然則東西南朔之氣必參伍錯綜通變極數而後大生廣生无方无體歟

葶菜

葶菜本草綱目收之俗呼辣米子田野多有人無種者蓋野菜也江西志以朱子供蔬遂矜爲奇品云生源頭至潔之地不常有亦耳食之論吾鄉人摘而醃之爲菹殊清辛耐嚼伶仃小草其與薺殆辛甘各據其勝然薺不擇地而生此草惟生曠野喜清而惡濁蓋有之矣

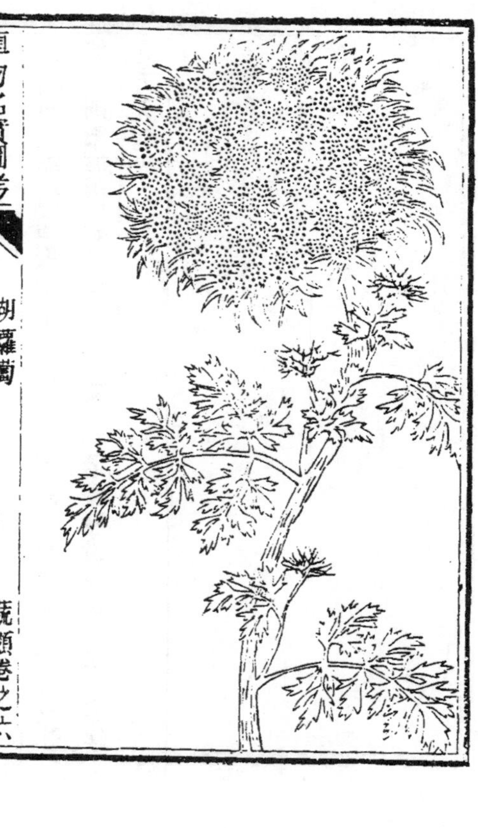

胡蘿蔔

胡蘿蔔本草綱目始收入菜部南方秋冬方食北地則終年供茹或云元時始入中國元之東也先得滇故滇之此蔬尤富而巨色有紅黃二種然其味與邪蒿爲近嗜大尾羊者必合而烹之其亦元之食憲章歟

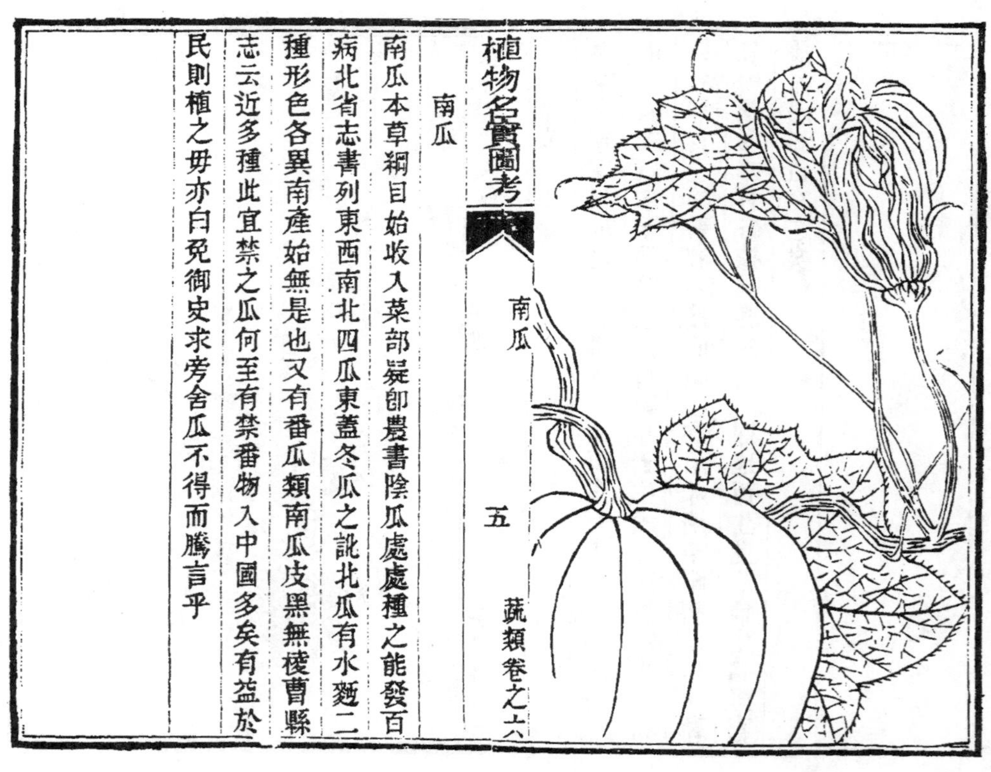

南瓜

南瓜本草綱目始收入菜部疑卽農書陰瓜處處種之能發百病北省志書列東西南北四瓜東蓋冬瓜之訛北瓜有水麪二種形色各異南產始無是也又有番瓜類南瓜皮黑無稜曹縣志云近多種此宜禁之瓜何至有禁番物入中國多矣有益於民則植之毋亦白兔御史求旁舍瓜不得而騰言乎

絲瓜

絲瓜本草綱目始收入菜部處處種之其瓤有絡俗呼爲瓤以代拭巾綱目備載諸方頗驗此瓜無甚味而不宜人鄉人易種而耐久以隙地種之江湖間有長至五六尺者宋杜北山詩數日雨晴秋草長絲瓜延上瓦墻生老圃秋藤宛然在目趙梅隱詩云黄花褪束綠身長百結絲包困曉霜虛瘦得來成一捻剛偎人面染脂香玩末句殆以其可爲拭巾耶老學菴筆記絲瓜滌研磨洗餘漬皆盡而不損研則菅蒯之餘乃登大雅之席

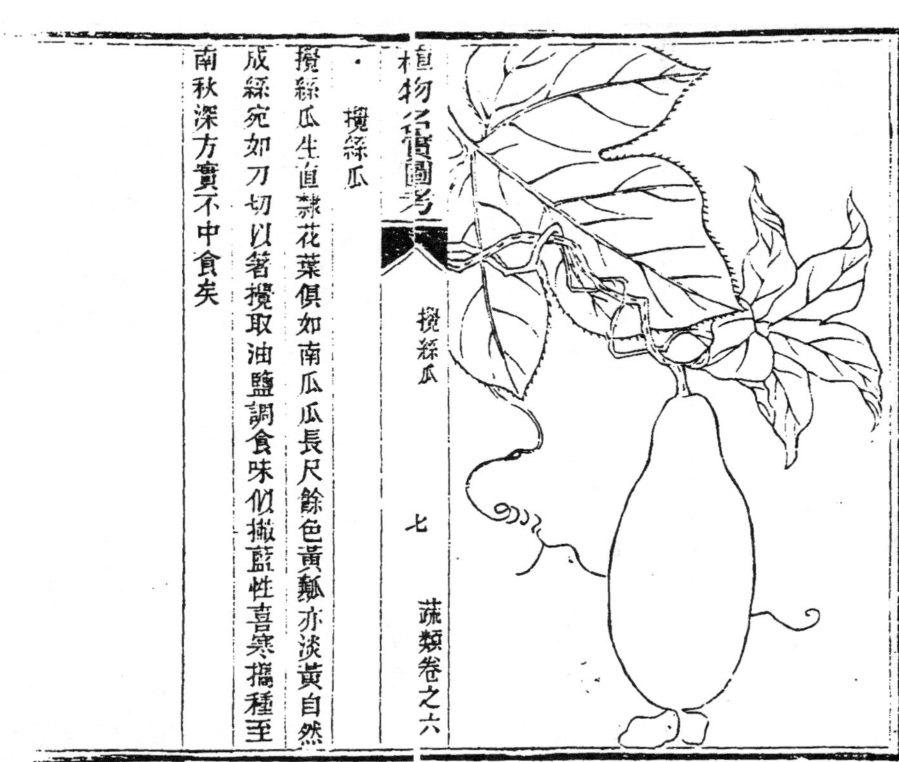

攪絲瓜

攪絲瓜生直隸花葉俱如南瓜瓜長尺餘色黃瓤亦淡黃自然成絲宛如刀切以箸攪取油鹽調食味似撇藍性喜寒攜種至南秋深方實不中食矣

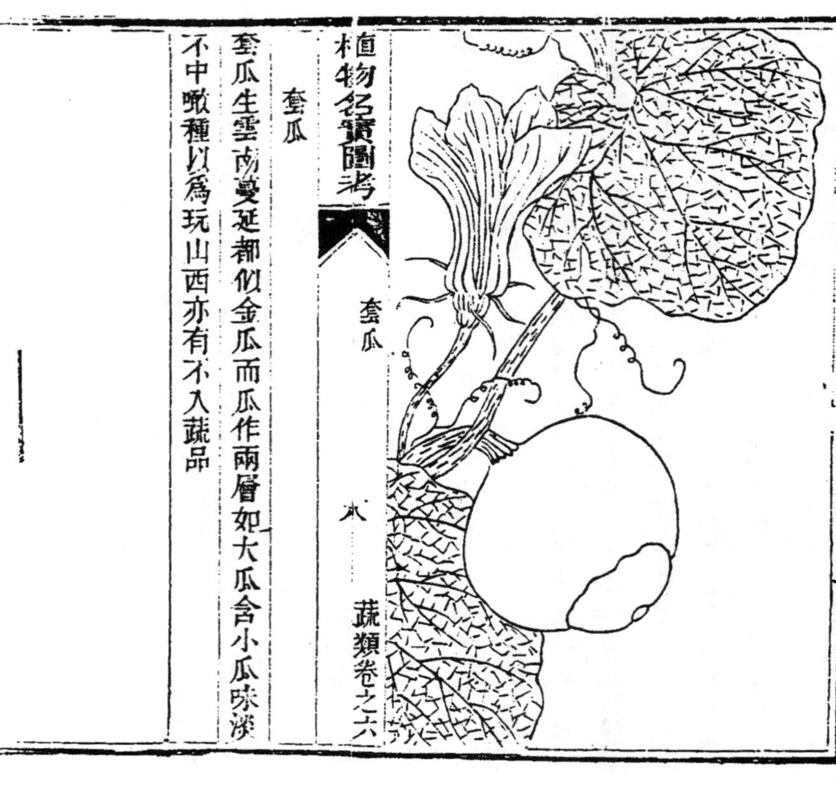

套瓜

套瓜生雲南蔓延都似金瓜而瓜作兩層如大瓜含小瓜味淡不中啖種以爲玩山西亦有不入蔬品

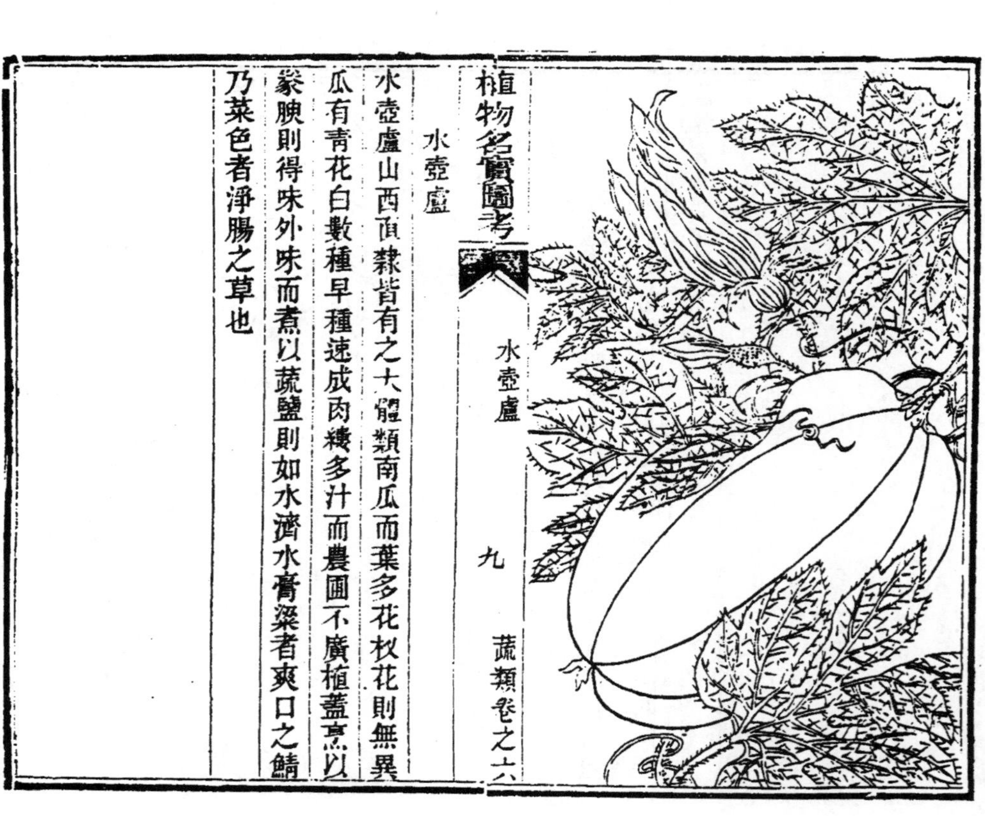

水壺盧

水壺盧山西直隸皆有之大體類南瓜而葉多花杈花則無異瓜有青花白數種早種速成肉糯多汁而農圃不廣植蓋烹以豢腴則得味外味而煮以蔬鹽則如水濟水膏粱者爽口之鯖乃菜色者淨腸之草也

排菜

排菜產長沙芥屬也花葉細長細莖叢茁數十莖爲族春抽葶如扁雞冠闊幾二寸葶上細莖與花雜放花如芥菜花頭重莖彎如屈鈎生不中噉土人瀹以爲齏酸頗醒脾賣菜者皆焯以入市黃色如金虀臛油灼蓋每食必設也上海縣志芥有細莖扁心名銀絲芥或即是此菜味以酸辛爲上芥之品盛於南嗜辛者多也不辛則鬱積而使之酸乃津津有味沈石田戲爲疏介夫傳有曰平生口刺刺抉人是非不少假借被其中者或至流涕出涕發汗每食芥輒憶其語爲之噴飯夫出涕發汗而人猶嗜之毋亦肺腑中有所甚樂欲已而不能者彼一味於甘而不知他味者必其胷間有物據焉如小兒嗜土炭矣

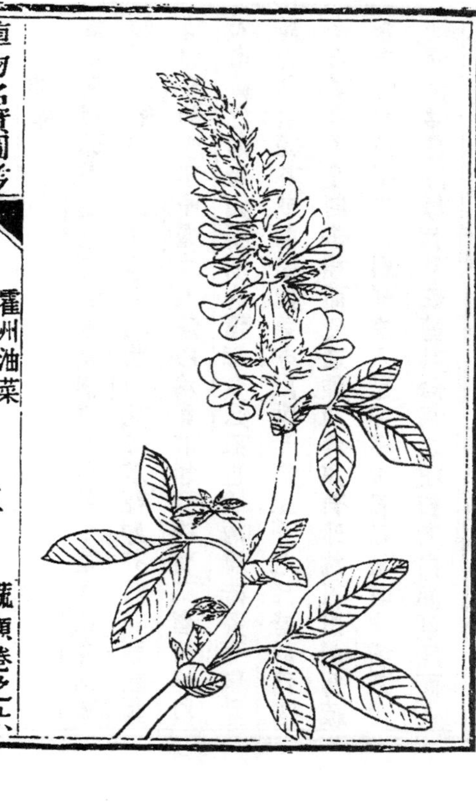

霍州油菜

霍州油菜二月生苗葉如蠶豆葉而細柔一枝三葉莖綠肥如小指作穗尤肥嫩開花如刀豆花色黃結角榨其子爲油其莖與蔓菁同味微苦春遲草淺此蔬早薦旅館案酒滿齒清脆霍山以北不見此菜矣

芥藍

芥藍嶺南及寧都多種之一作芥蘭南越筆記謂其葉有鉛不宜多食　按此是烹食其葉亦擘取之肥厚冬生土人嗜之其根細小與北地擨藍迥別自來紀述家多併爲一種蓋北人知擨藍不見芥藍閩廣知芥藍不見擨藍但取呼名相類耳嶺南雜記芥蘭甘辛如芥葉藍色鍊之能出鉛又名隔藍僧云六祖未出家時爲獵戶不茹葷血以此菜與野味同鍋隔開煮熟食之故名閩書芥藍菜葉如藍而厚青碧色蜀中萬年青極相類但此一年一種萬年青累歲不易味稍苦耳則蜀中亦產不止

閩粤廣東志諺曰多食馬藍少食芥藍則不惟形狀與撇藍異性亦迥異

木耳菜

木耳菜產南安一名血皮菜紫莖葉面綠背亦紫長葉如莧而多疎齒土人嗜之味滑如落葵亦治婦科血病酒煎服有效云十八灘篙工皆贛人既喜茹其土之所產又以價賤買而齋之曝之蓬窗篷餘綠菜把堆紅樹寥山瘦霜隕灘清滿如載丹葉而出秋林也余戲謂贛人赤米血菜紅蘿蔔紫甘藷蕹葉貢灰醉潮登頰一飯之間何止二紅

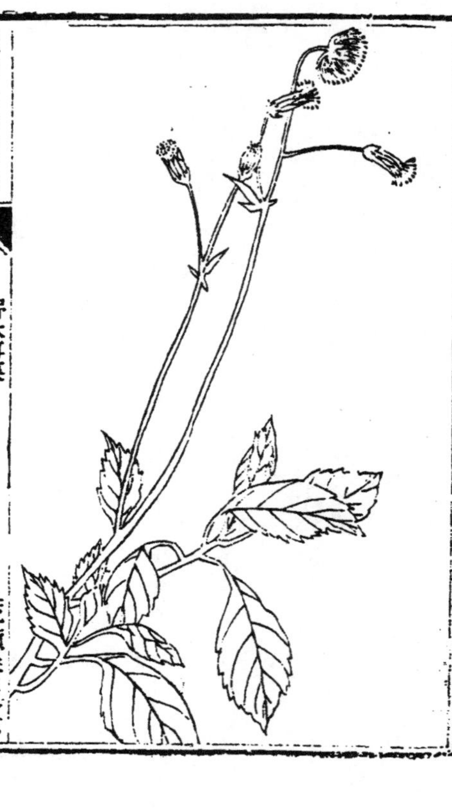

野木耳菜

野木耳生南安斑莖葉如菊而無杈歧花如蒲公英長蒂短瓣不甚開放花老成絮土人食之亦野菜也

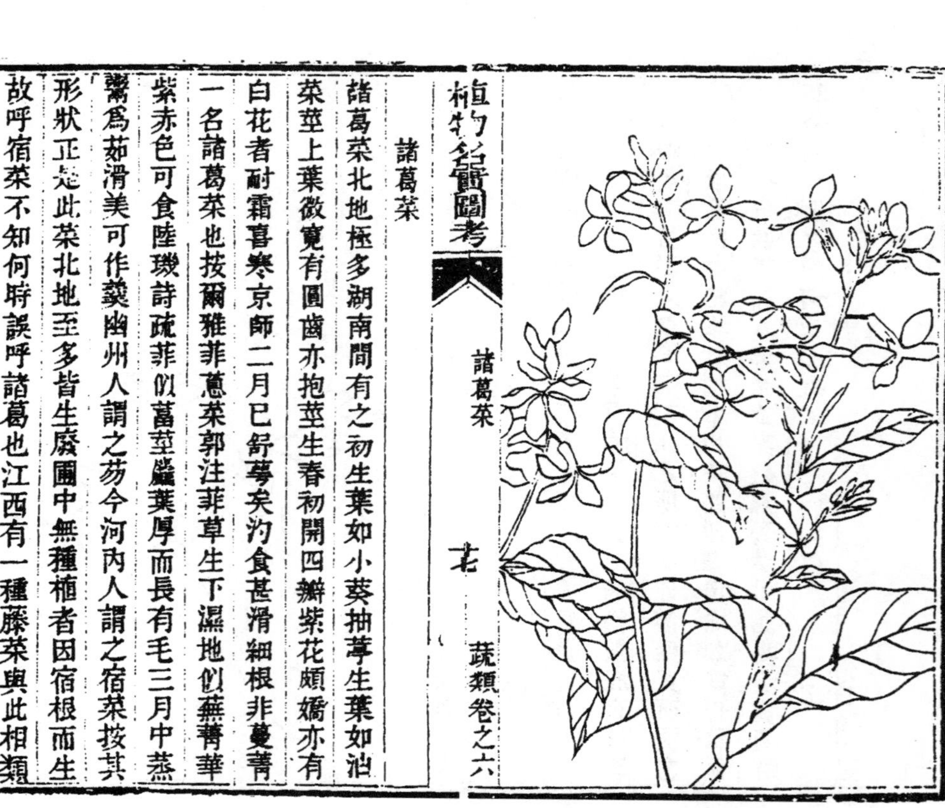

諸葛菜

諸葛菜北地極多湖南間有之初生葉如小葵抽葶生葉如油菜莖上葉微寬有圓齒亦抱莖生春初開四瓣紫花頗嬌亦有白花者耐霜喜寒京師二月已舒葶矣瀹食甚滑細根非蔓菁一名諸葛菜也按爾雅菲蒠菜郭注菲草生下濕地似蕪菁華紫赤色可食陸璣詩疏菲似葍莖麤葉厚而長有毛三月中蒸鬻為茹滑美可作羹幽州人謂之芴今河內人謂之宿菜按其形狀正是此菜北地至多皆生廢圃中無種植者因宿根而生故呼宿菜不知何時誤呼諸葛也江西有一種藤菜與此相類

而葉似蘿蔔然二菜皆無大根非蔓菁比爾雅又有菲芴郭注以爲土瓜固同名而異物矣

辣椒

辣椒處處有之江西湖南黔蜀種以爲蔬其種尖圓大小不一有柿子筆管朝天諸名蔬譜本草皆未晰惟花鏡有番椒卽此遵義府志番椒通呼海椒一名辣角每味不離長者曰牛角仰者曰纂椒味尤辣柿椒或紅或黃中盆玩味之辣至此極矣或研爲末每味必偕或以鹽醋浸爲蔬甚至熬爲油煿諸火而啗之者其胃喝寒滯乃至是哉古人之食必得其醬所以調其偏而使之平故有食醫掌之後世但取其味膏腴炰炙既爲富貴膏肓貧者茹生菜山居者或淡食而產蔗之區乃以飴爲鹹鹺

所積不同而其留著胃中格格不能下則一也薑桂之性尚可治其小患至脾胃抑塞攻之不可則必以烈山焚澤去其頑梗而求通焉番椒之謂矣

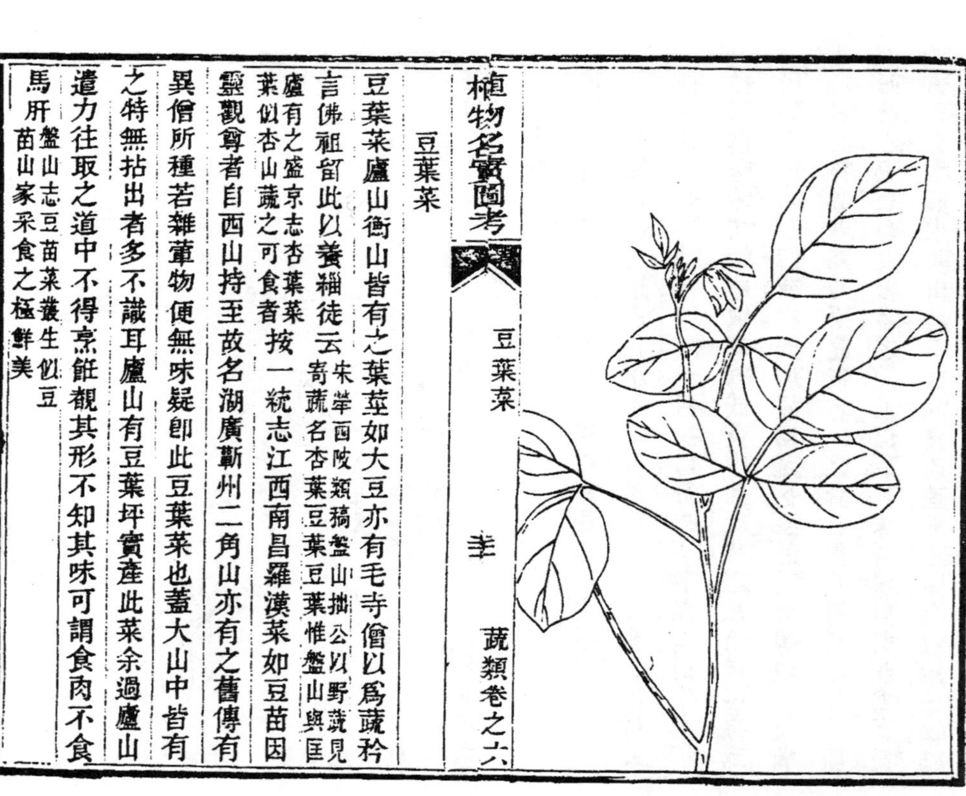

豆葉菜

豆葉菜廬山衡山皆有之葉莖如大豆亦有毛寺僧以爲蔬矜言佛祖留此以養緇徒云朱竹垞西陂類稿盤山拙公以野蔬見寄蔬名杏葉豆葉豆葉惟盤山與匡廬有之盛京志杏葉菜葉似杏山蔬之可食者按一統志江西南昌羅漢菜如豆苗因靈觀尊者自西山持至故名湖廣蘄州二角山亦有之舊傳有異僧所種若雜葷物便無味疑卽此豆葉菜也蓋大山中皆有之特無拈出者多不識耳廬山有豆葉坪實產此菜余過廬山遣力往取之道中不得烹飪覩其形不知其味可謂食肉不食馬肝盤山志豆苗菜叢生似豆苗山家采食之極鮮美

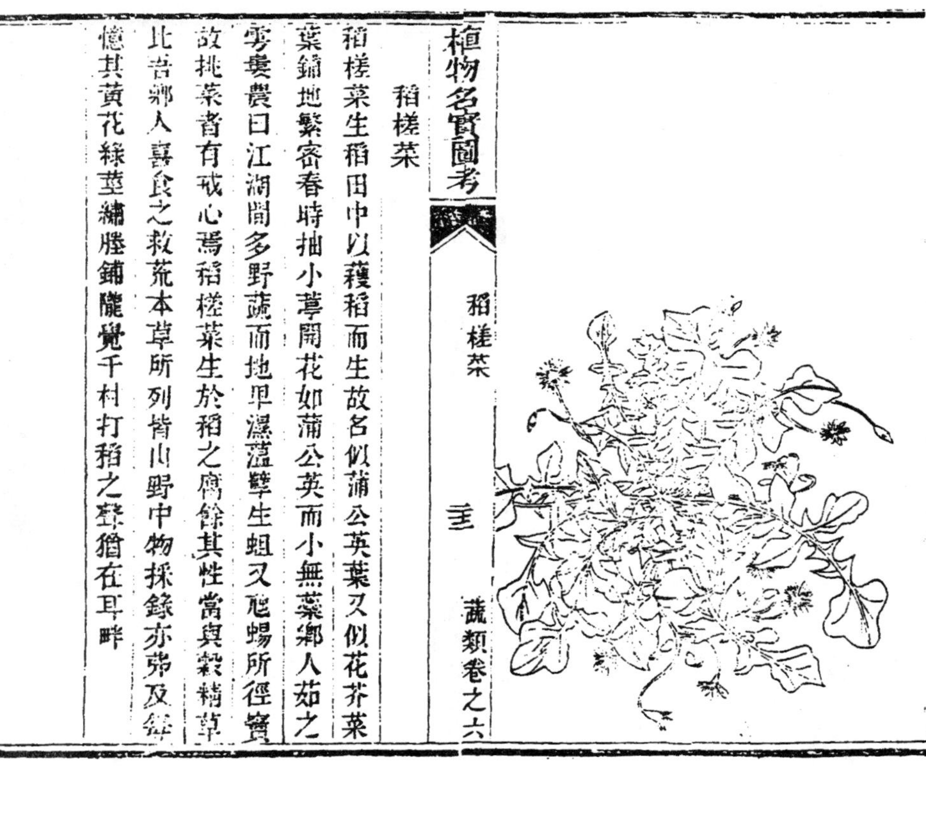

稻槎菜

稻槎菜生稻田中以穫稻而生故名似蒲公英葉又似花芥菜葉鋪地繁密春時抽小葶開花如蒲公英而小無藥鄉人茹之雩婁農曰江湖間多野蔬而地卑濕蘊孽生蛆又虺蜴所徑竇故挑菜者有戒心焉稻槎菜生於稻之腐餘其性當與穀精草比吾鄉人嘗食之救荒本草所列皆山野中物採錄亦弗及舜憶其黃花綠莖繡塍鋪隴覺千村打稻之聲猶在耳畔

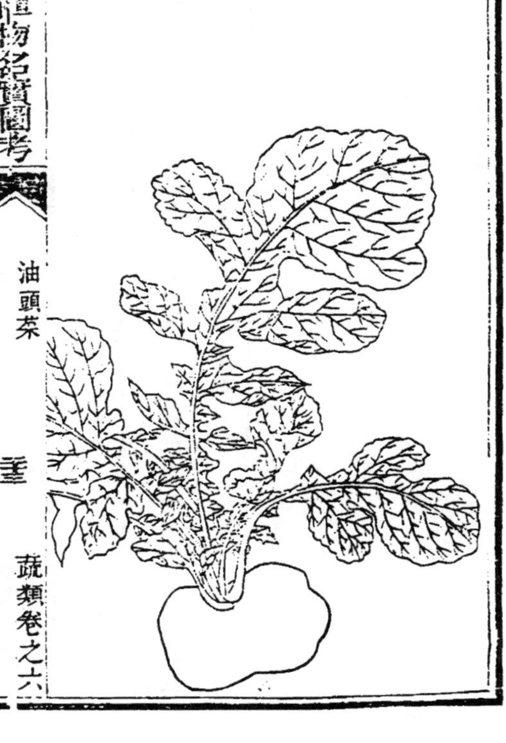

油頭菜

油頭菜贛州有之似大頭菜而扁葉如蘿蔔土人以根爲蔬生食甘脆亦以飣盤此即蔓菁種類葉亦有芥味贛州山地堅瘦故所產根不能肥大寧都州呼爲柿餅蘿蔔形味俱肖雩婁農曰贛處萬山中石田沙隴商賈行坐以通閩粵生齒日益繁百穀成不能足一歲之儲山之民有不粒食者矣果如橘柚皆不堪與南城南豐爲臺隸如油頭菜者亦登上客之筵風亦倖矣顧其他饒松杉桐茶烏臼柘蠟嶺南之鹺與牟盆擅薪油鹽鎛之利五嶺之間一都會也又聞其山多奇卉靈藥余屢

至皆以深冬山燒田萊捜採少所得至今耿耿

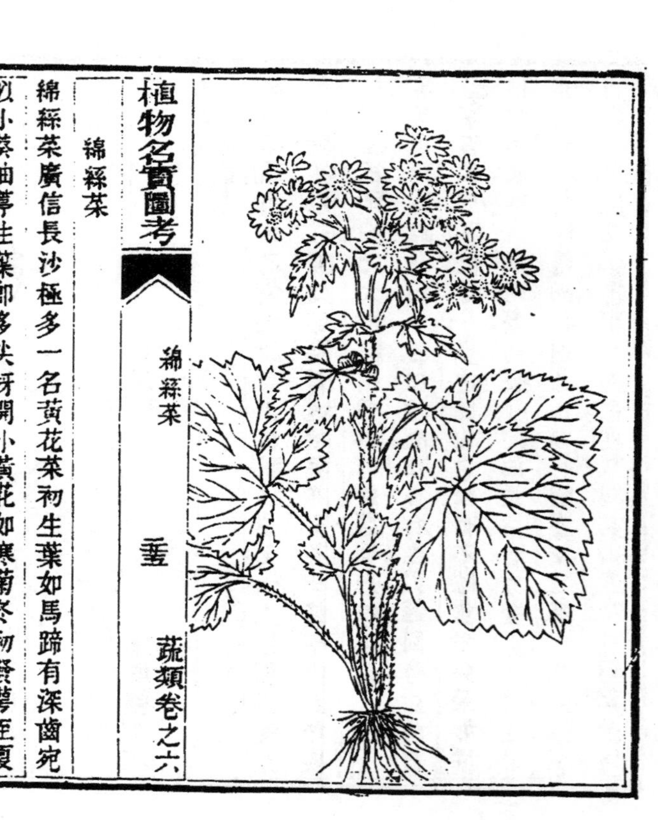

綿絲菜

綿絲菜廣信長沙極多一名黃花菜初生葉如馬蹄有深齒宛似小葵抽葶生葉即多尖杈開小黃花如寒菊冬初發葶至夏始枯貧者取其嫩葉茹之亦可去熱

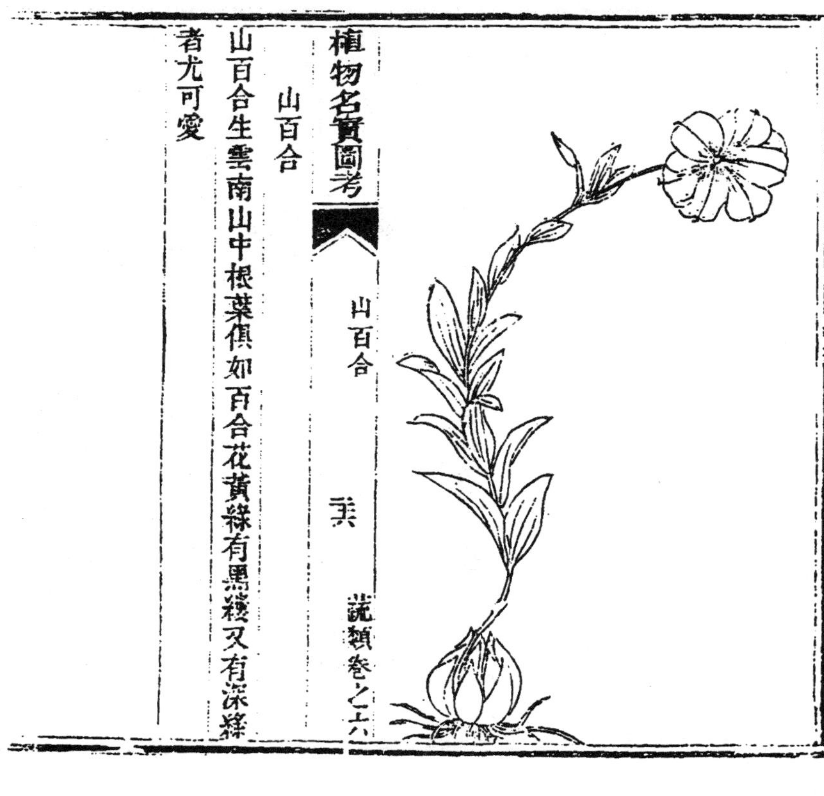

山百合

山百合生雲南山中根葉俱如百合花黃綠有黑縷又有深綠者尤可愛

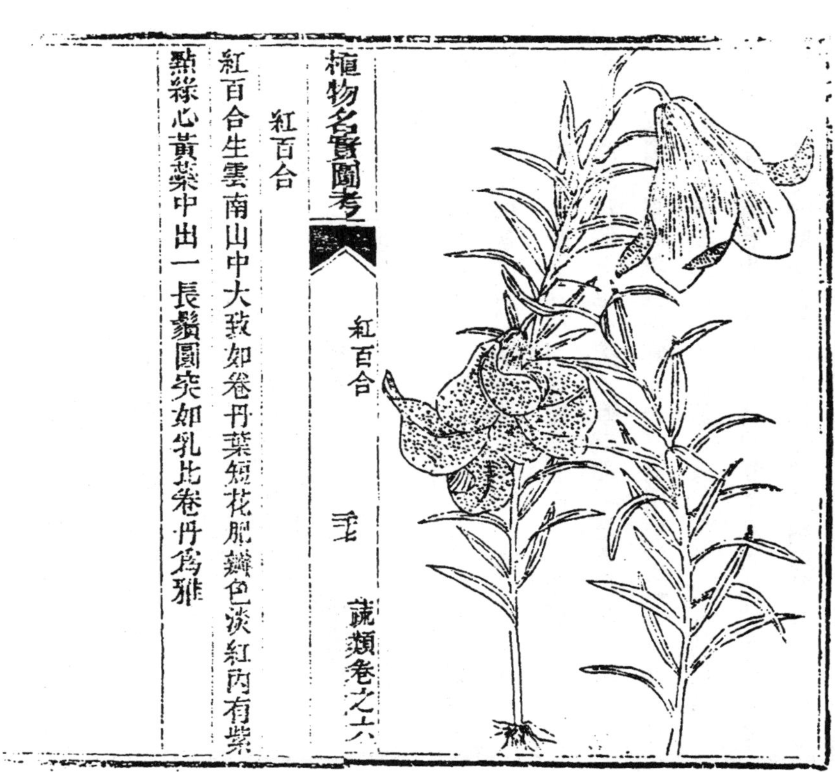

紅百合

紅百合生雲南山中大致如卷丹葉短花肥瓣色淡紅內有紫點綠心黃蕊中出一長鬚圓突如乳比卷丹爲雅

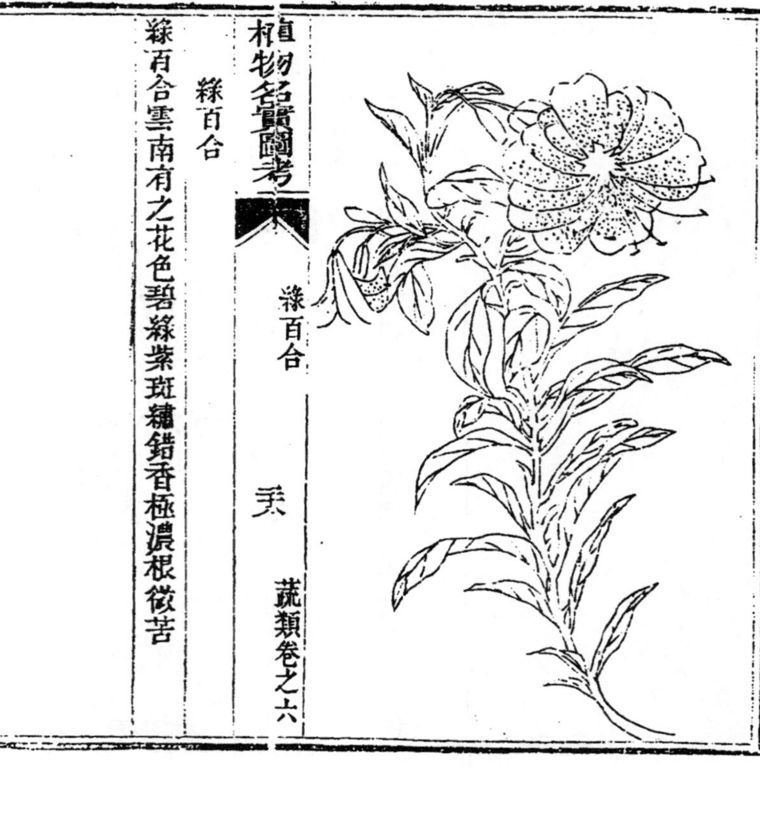

綠百合

綠百合雲南有之花色碧綠紫斑繡錯香極濃根微苦

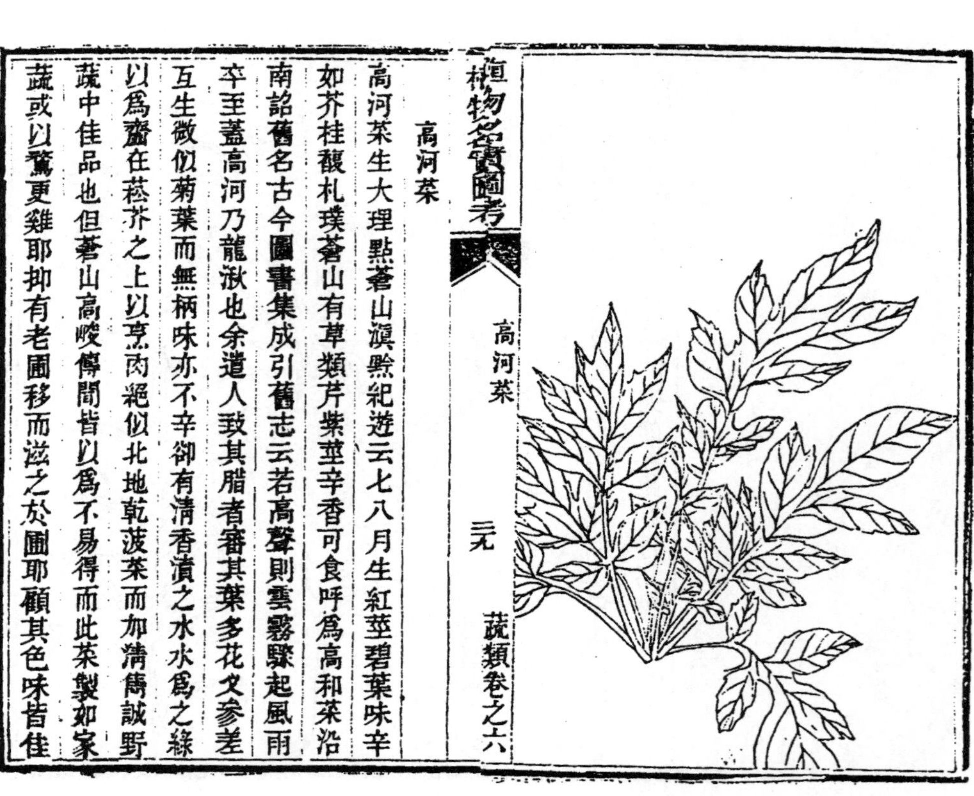

高河菜

高河菜生大理點蒼山滇黔紀遊云七八月生紅莖碧葉味辛如芥桂馥札樸蒼山有草類芹紫莖辛香可食呼爲高和菜沿南詔舊名古今圖書集成引舊志云若高聲則雲霧驟起風雨卒至蓋高河乃龍湫也余遣人致其腊者審其葉多花叉參差互生微似菊葉而無柄味亦不辛御有清香漬之水水爲之綠以爲齏在菘芥之上以烹肉絕似北地乾菠菜而加清雋誠野蔬中佳品也但蒼山高峻傳聞皆以爲不易得而此菜製如家蔬或以鶩更雞耶抑有老圃移而滋之於圃耶顧其色味皆佳

每咀嚼之輒曰縱未得眞高河菜得此嘉蔬亦足豪於嚙斷數十虀黄酸齏者琅鹽井志有嬾菜七八月治地布種不須灌溉至冬可茹狀微相類而老莖柴脅幾同齕藁矣吾鄉凡菜不經移種者皆曰嬾婆菜以不經培蒔則生機速而易老科本密而多腊故老圃賤之而琅井之菜獨以嬾得名然則人之以嬾成其高者得無如高河菜之孤據清絕令人仰其臥雪吸雲而不易致而琅井之蔬不假剔抉乃全其天眞也耶翟湯對庾亮曰使君自敬其枯木朽株然則對斯菜也亦當推食起敬

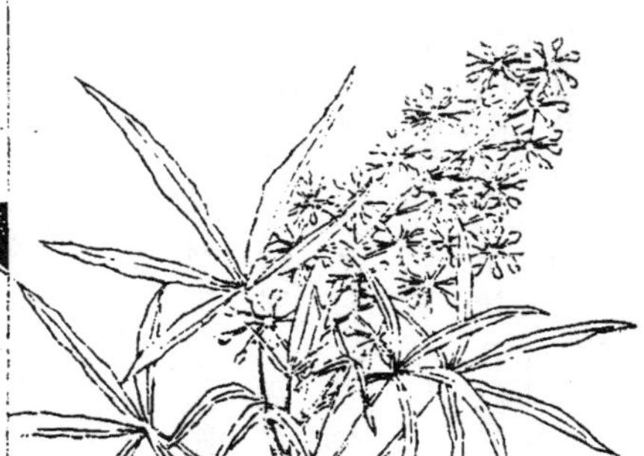

金剛尖

金剛尖生雲南山中獨莖多細枝一枝五葉似獨帚而更尖長山人摘以爲蔬昆明採其嫩葉芼以爲羹清爽微苦饒有風味呼爲㒵旺頭

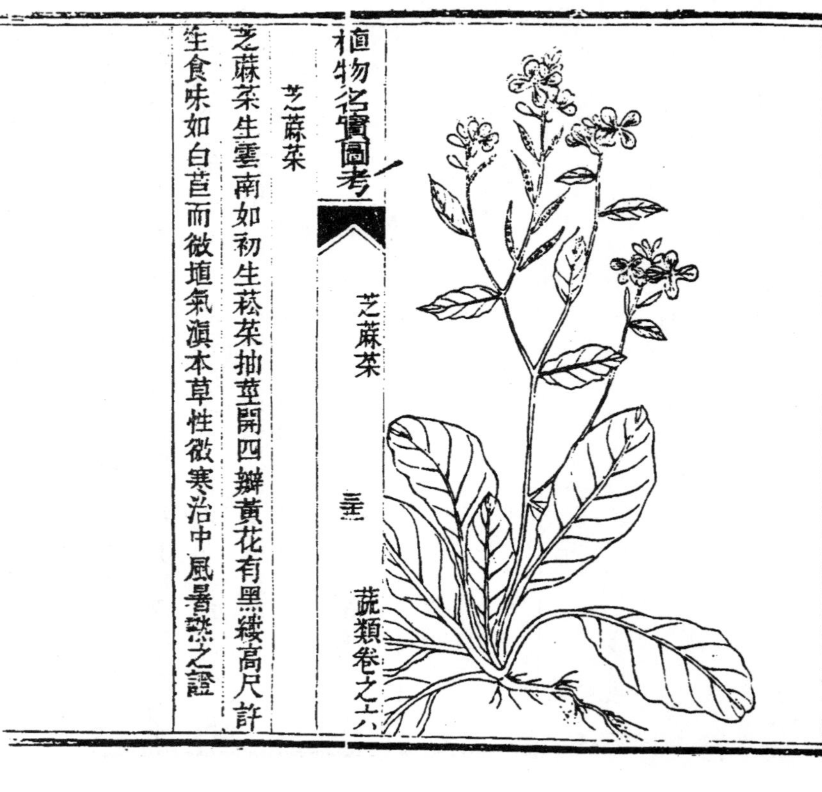

芝蔴菜

芝蔴菜生雲南如初生菘菜抽莖開四瓣黃花有黑綫高尺許生食味如白苣而微埴氣滇本草性微寒治中風暑熱之證

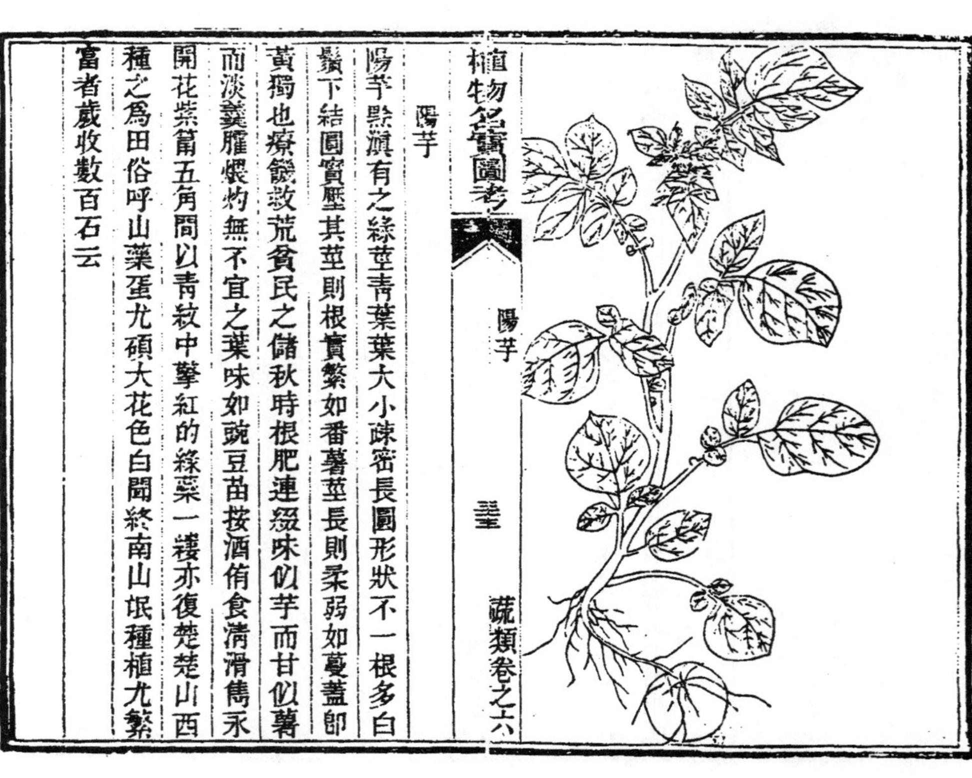

陽芋

陽芋黔滇有之綠莖青葉葉大小疏密長圓形狀不一根多白鬚下結圓實壓其莖則根實繁如番薯莖長則柔弱如蔓蓋即黃獨也療饑救荒貧民之儲秋時根肥連綴味似芋而甘似薯而淡羹臛煨灼無不宜之葉味如豌豆苗按酒侑食清滑雋永開花紫箭五角間以青紋中擎紅的綠蕊一縷亦復楚楚山西種之爲田俗呼山藥蛋尤碩大花色白聞終南山氓種植尤繁富者歲收數百石云

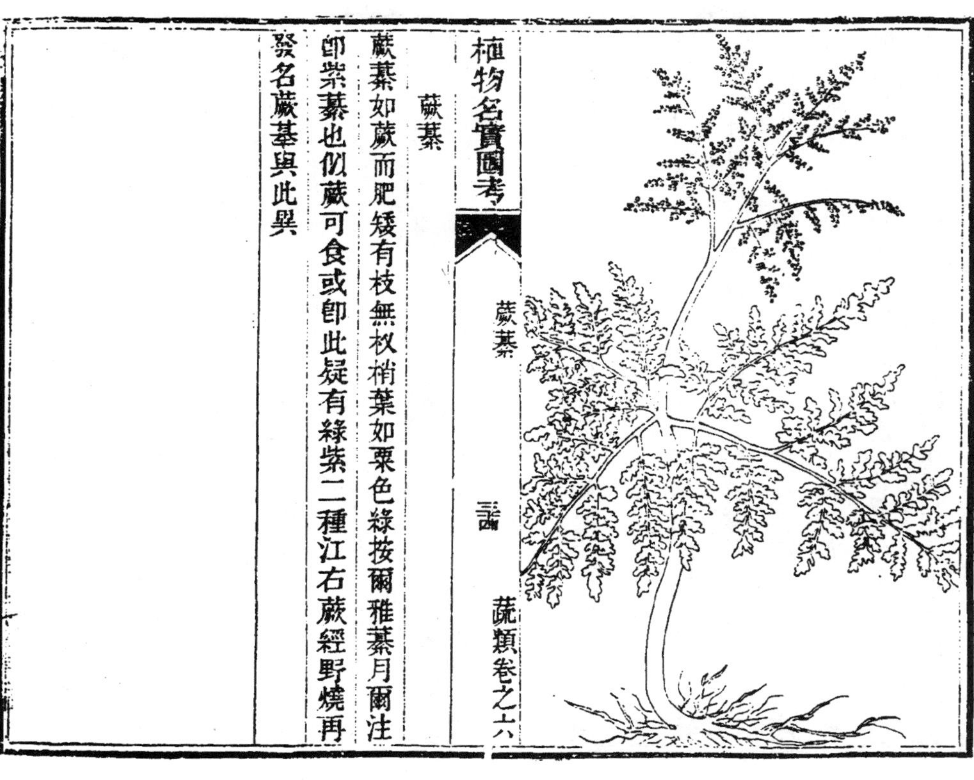

蕨藄

蕨藄如蕨而肥矮有枝無杈梢葉如栗色綠按爾雅藄月爾注即紫藄也似蕨可食或即此疑有綠紫二種江右蕨經野燒再發名蕨基與此異

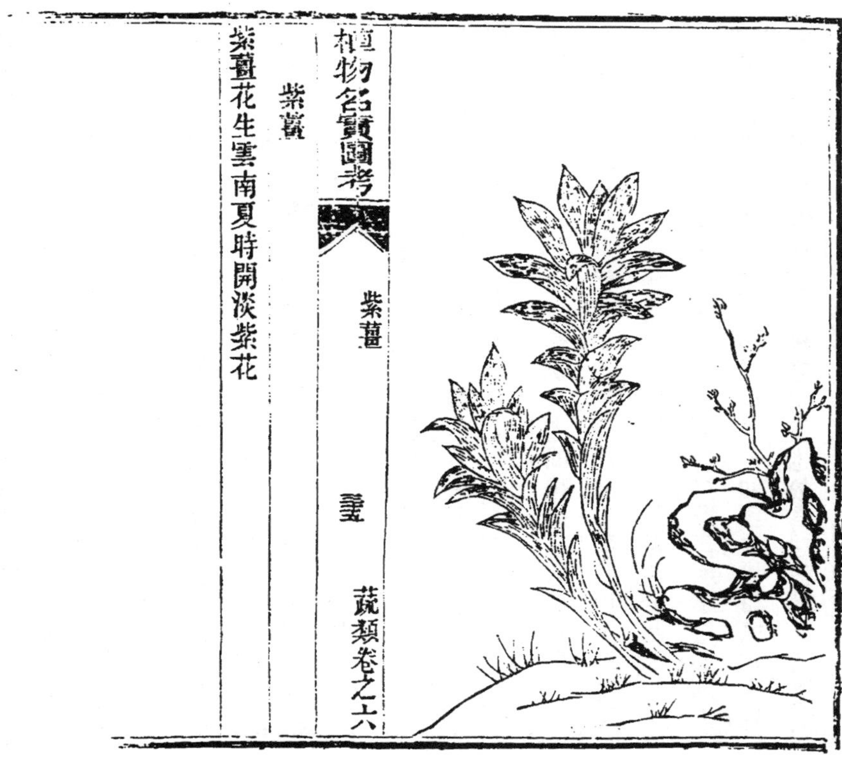

紫薑

紫薑花生雲南夏時開淡紫花

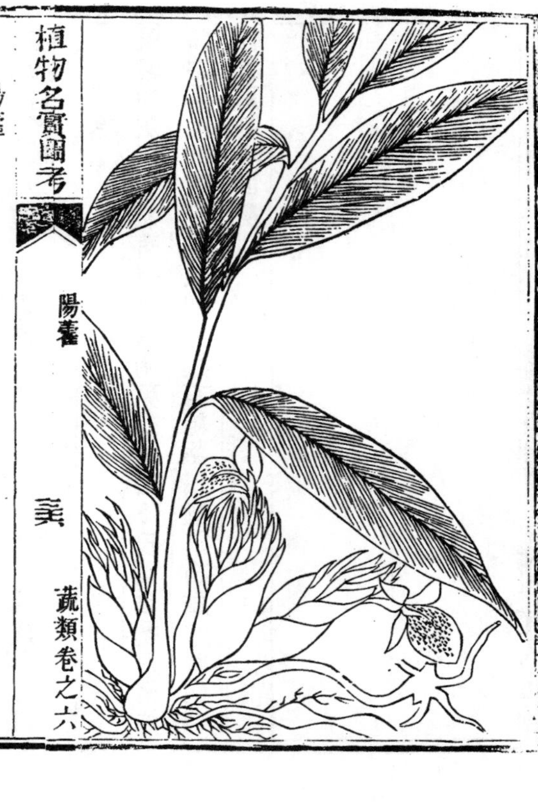

陽藿

陽藿湖南雲南皆有之黔志作陽荷葉如薑而肥根如薑而瘦夏時根傍發苞如筍籜色紫籜拆有纖筍十餘枝筍中開花微似蘭花色深紫三瓣一大二小其跗有嫩籜反卷如淡黃花瓣湘中摘其筍並花與薑芽同醃食之味亦辛辰谿志載里諺曰八月陽藿拌紫薑以爲珍味長沙人但呼爲薑花亦曰薑筍廣西志洋百合形如百合色紫與薑同器則色亦紫又曰洋百合即蘘荷未識與此種同異桂馥札樸野薑花生葉傍色紫即此特以爲即狗脊殊不可解余過黔索陽荷里人以此進且云此外無所謂陽荷者然則長沙以此爲薑花者道其實而辰谿黔中則相承以爲陽藿陽荷荷藿一聲輕重耳考說文蘘荷一名蒚葙子虛賦作猼且漢書作巴且王逸作蓴菹顏師古云根傍生筍可以爲葅古今注蘘荷似蒚苴而白蒚苴色紫花生根中花未敗時可食久置則爛今湘中亦呼此爲薑筍而按其形狀正與古今注蒚苴相肖則此菜其即蒚苴矣顧說文以蒚苴爲即蘘荷而黔呼陽荷湘中呼陽藿皆爲蘘荷轉音似蒚苴蘘荷爲一物惟古今注謂蘘荷似蒚苴色白則一類而異然則吳中所謂蘘荷者其即古今注之蘘荷歟其莖葉殊不相似要皆人

家圃中所蒔與急就篇冬日藏之語相合二種皆分別圖之必有一當於蘘荷者不似芭蕉甘露非可鹽藏冬儲也

雩婁農曰南越筆記謂粵中草多似蕉與竹故有衣蕉食蕉衣竹食竹之諺余以爲介於蕉與竹之間薑是也似薑以薑名不以薑名者不可勝計然三者皆喜煖而惡燥喜陰而惡寒而薑則以不見日而生夫物得陽則舒得陰則鬱薑鬱於陰而爲辛烈其於人也上至天庭下及湧泉發揚排擊無所不靡然則人之鬱鬱而不得遂者其發揚排擊豈不如草木哉和風甘雨舒物之鬱者也震雷嚴霜絕物之鬱者也故爲治者準天之道無

使隱僻之民有所藝焉則無形之患絶

植物名實圖考　蔬類卷之六　陽藿　三六

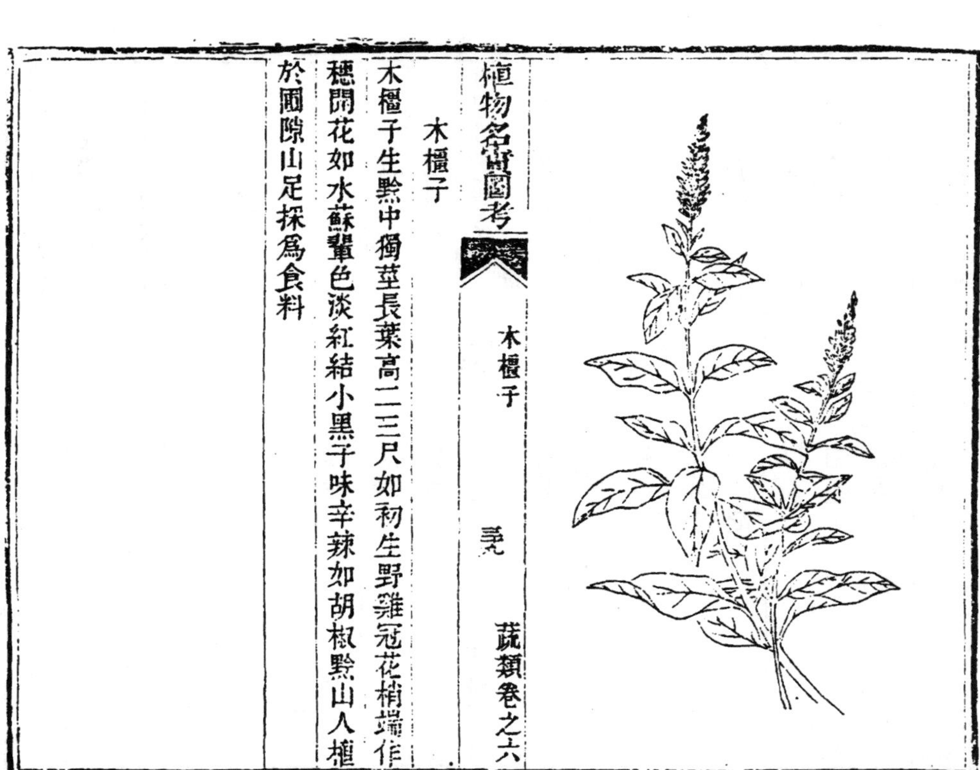

植物名實圖考　蔬類卷之六　木欓子　三九

木欓子

木欓子生黔中獨莖長葉高二三尺如初生野雞冠花梢端作穗開花如水蘇翟色淡紅結小黑子味辛辣加胡椒黔山人植於園隙山足採爲食料

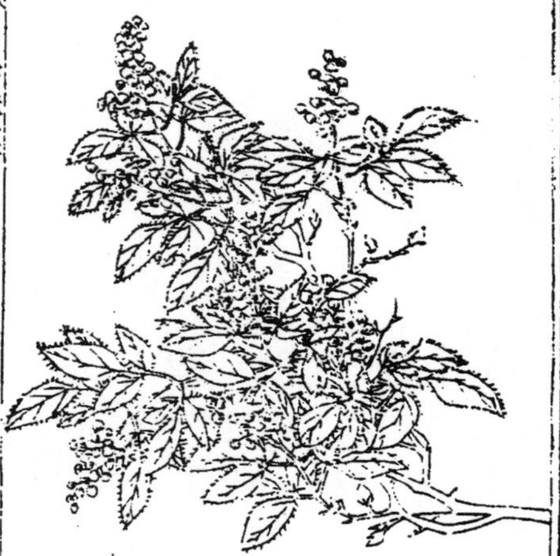

珍珠菜

珍珠菜安徽河南山中皆有之黃山志謂爲藤本蔓生摘其花曰花兒菜實曰珠兒菜並葉茹之味如茶烹芼皆宜

植物名實圖考卷之七

固始吳其濬著

蒙自陸應穀校刊

人參 說文作蓡廣雅作葠俗作參

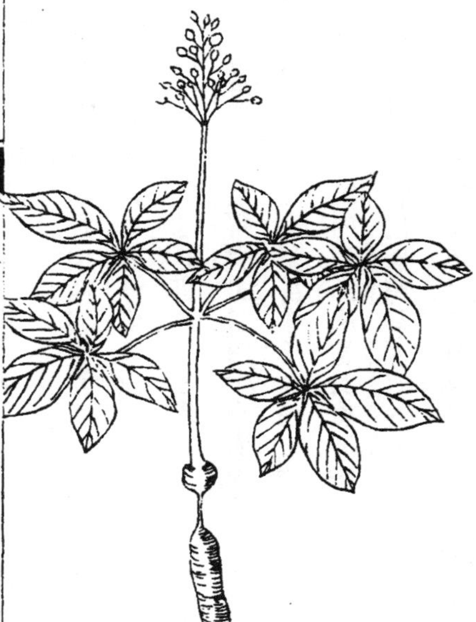

人參本經上品昔時以遼東新羅所產皆不及上黨今以遼東吉林爲貴新羅次之其三姓甯古塔亦試採不甚多以苗移植者爲秧參種子者爲子參力皆薄黨參今係蔓生頗似沙參苗而根長至尺餘俗以代人參殊欠考覈謹按我

朝發祥長白山周原膴膴堇荼如飴固天地之奧區九州之上腴也長林豐草中夜有光燭厥惟人參定制私刨者舉其物罰其人官給商引出卡分採歸以所得上之官官視其參之多寡而納課焉課畢獻於內府府第其品上上者備

御其次以爲班賞凡文武二品以上及侍直者皆預臣父臣兄
僃員卿貳歲蒙
恩賚臣供奉　南齋時疊承
優錫其私販越關入公者亦蒙分賞自維臣家俱飫仙藥愧長
生之無術荷
大造之頻施敬紀顛末用示後人考圖經繪列數種多沙參薺
苨輩今紫團參園已墾爲田所見舒城施南山參尚不及黨參
滇姚州麗江亦有參形既各異性亦多燥惟朝鮮附庸　陪都
所產雖出人功而氣味具體人間服食至廣即外裔如緬甸亦
出京都販焉

黃耆

黃耆本經上品有數種山西蒙古產者佳滇產性滇不入用
雩婁農曰黃耆西產也而淳安縣志云嘉靖中人有言本地出
黃耆者當道以文索之無有以俗名馬首苜蓿根充之醫生解
去遭杖幾斃不得已解價至三四十金而後已嗚呼 先王物土
宜而布之利後世乃以利爲害乎夫任土作貢三代以來莫之
能改然徵求多而饋問廣猶慮爲民病洛陽兒女之花莆田荔
支之譜轉輸千里容悅俄時賢者有餘憾矣舊時滇元江有荔
支以索者衆今並其樹刈之昆明海亦時有蝦漁者罹索得而

匿之不敢以售於市民之畏官乃如鬼神哉吾見志乘於物產不曰地窮不毛則曰昔有今無懼上官之按志而求也意亦苦矣然吾以爲未探其本而因噎而廢食也邑志物產非爾雅以淹博考證爲長又非如賦京都者假他方之所有以誇靡富考其山林川原則知所宜考其所宜則知民之貧富勤惰職方氏曰其利金錫竹箭其畜宜六擾其穀宜五種不爲後世有貪墨者而稍減而諱之也雖然以志乘而累及官民者亦有之矣夫天下之稻一也而弋陽志則曰其稻他縣不能有也昔固以索弋稻爲累矣天下之猪一也而贛州志則曰龍猪他郡不能

及也昔固以索龍猪爲累矣志物者一時泚筆而矜其名宰邑者因其所矜以媚其上浸假而爲成例橫徵旁求饋者竭矣受者未厭有强項吏遷延不致則譴責隨之故天下病民病官之槩皆獻說者實尸其罪然則作志者必當曰邑某里山澤其穀畜果蓏宜某種某里原隰其穀畜果蓏宜某種某里陋瘠無宜也則民衣食之所資而窮富著矣林木萑葦出某里藥草花蘆出某里則民養生送死薪炊種蓺所賴也林木必著其所用藥物必究其所主既述其培植之勞又記其水陸之阻則物力之貴賤難易又著矣若其金錫羽毛非盡地所宜則必悉其得之之艱出入之數凡民生之不易皆反覆三致意焉使良有司按志而知若者宜因勢而導若者宜改而更張或種葱及薤或拔茶植桑交阯荔支之書坊州杜若之駮孔戣菜蚶之疏子厚捕蛇之說民生疾苦洞若觀火於以補偏救獘利用厚生王道之始雖聖賢豈能舍此而富民哉否則如淳安志所云强其無以濆貨彼若索志乘而觀之不將失其所恃歟

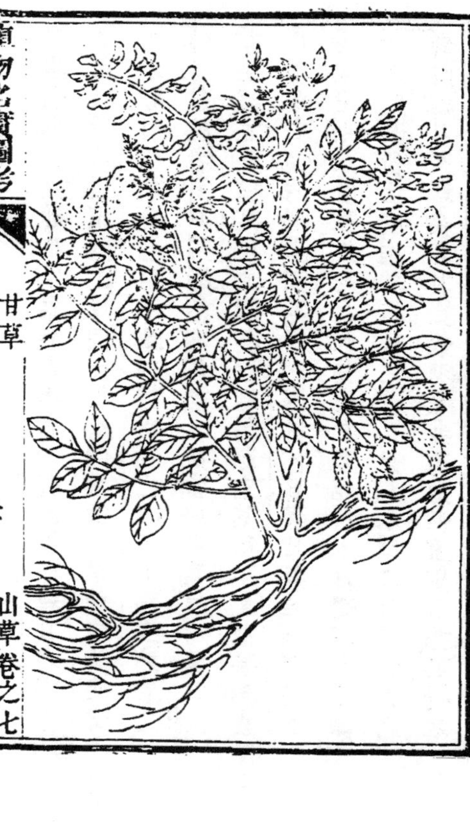

甘草

甘草本經上品爾雅蘦大苦郭注今甘草夢溪筆談謂甘草如槐而尖形狀極確詩經采苓采苓首陽之巔首陽在今蒲州府晉俗摘其嫩芽瀹麵蒸食其味如飴疑采苓亦以供茹也

雩婁農曰甘草藥之國老婦穉皆能味之郭景純博物注爾雅蘦大苦曰今甘草也蔓延生葉似荷或云蘦似地黃甘草殊不蔓生亦不類荷蓋傳聞異或傳寫訛與地黃尤非類或之者疑之也陶隱居亦云河西上郡今不復通市今從蜀漢中來堅實者是枹罕草最佳晉之東遷西域隔絕江左諸儒不復目驗宋圖經謂河東蒲坂甘草所生先儒注首陽采苓苗葉與今全別豈種類不同云云殆以舊說流傳不敢顯斥沈存中乃剏謂郭注蔓延似荷者爲黃藥今之黃藥何曾似荷爾雅翼云不惟葉似荷古之蓮字亦通於蘦則直以音聲相通不復顧形實迥別矣廣雅疏證斥沈說之非而以圖經諸說爲皆不足信經生家言墨守故訓固與辨色嘗味起痾肉骨者道不同不相謀也余以五月按兵塞外道傍轍中皆甘草也諦葉玩蘤郄車載之聞甘涼諸郡尤肥壯或有以爲杖者蓋其地沙浮土鬆根莖直下可數尺年久則巨耳梅聖俞有司馬君實遺甘草杖詩可徵於

古余嘗見他處所生亦與圖經相肖嘗之味甘人無識者隱居所謂青州亦有而不好者殆其類也

赤箭

兖州赤箭

赤箭

赤箭本經上品陶隱居未能決識夢溪筆談謂卽天麻止用治風爲可惜本草綱目謂卽還筒子考柳公權有求赤箭帖以爲扶老之用則宋以前尚爲服食要藥

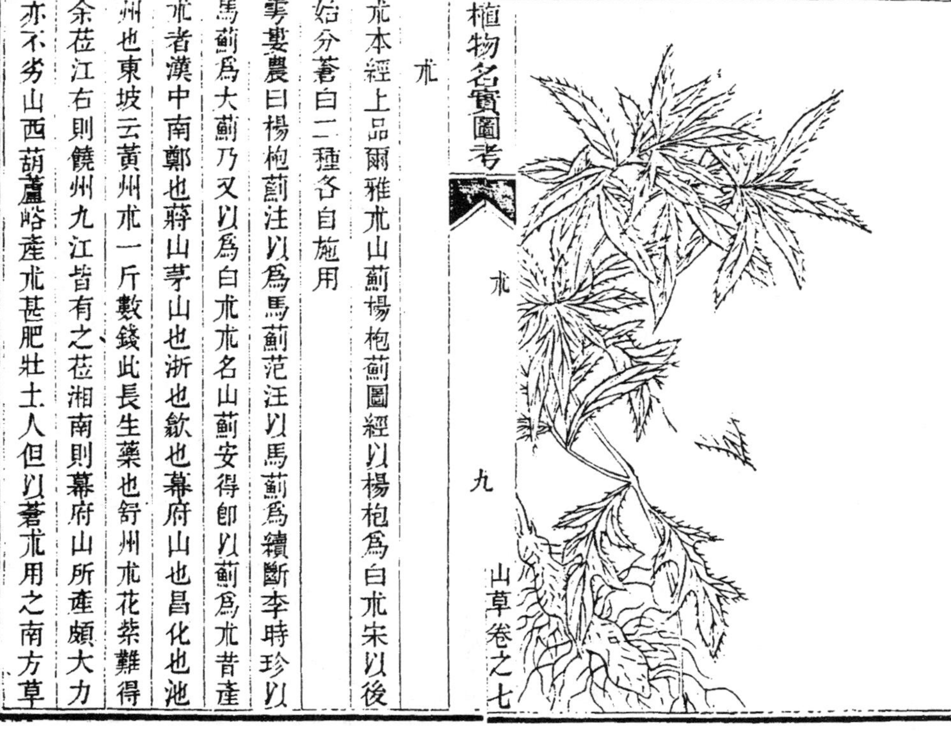

术

术本經上品爾雅术山薊楊枹薊圖經以楊枹爲白术宋以後始分蒼白二種各自施用

雩婁農曰楊枹薊注以爲馬薊范汪以馬薊爲續斷李時珍以馬薊爲大薊乃又以爲白术术名山薊安得卽以薊爲术昔產术者漢中南鄭也蔣山茅山也浙也歙也幕府山也昌化也池州也東坡云黃州术一斤數錢此長生藥也舒州术花紫難得余莅江右則饒州九江皆有之莅湘南則幕府山所產頗大力亦不劣山西葫蘆峪產术甚肥壯土人但以蒼术用之南方草

本狀藥有乞力伽朮也頻海所產有至數斤者深山大壑殆必有如頻海者特未遇耳仙傳拾遺紀劉商得眞朮爲陰功篤行之所感然則服朮而無效所得者乃薊屬而非眞朮耶晉侯得良醫而二豎居於膏肓本事方載以蒴草治血疾而鬼覆其鑑無功德而訪仙藥固緣木求魚狂惑之疾雖得良醫眞藥亦何益之有

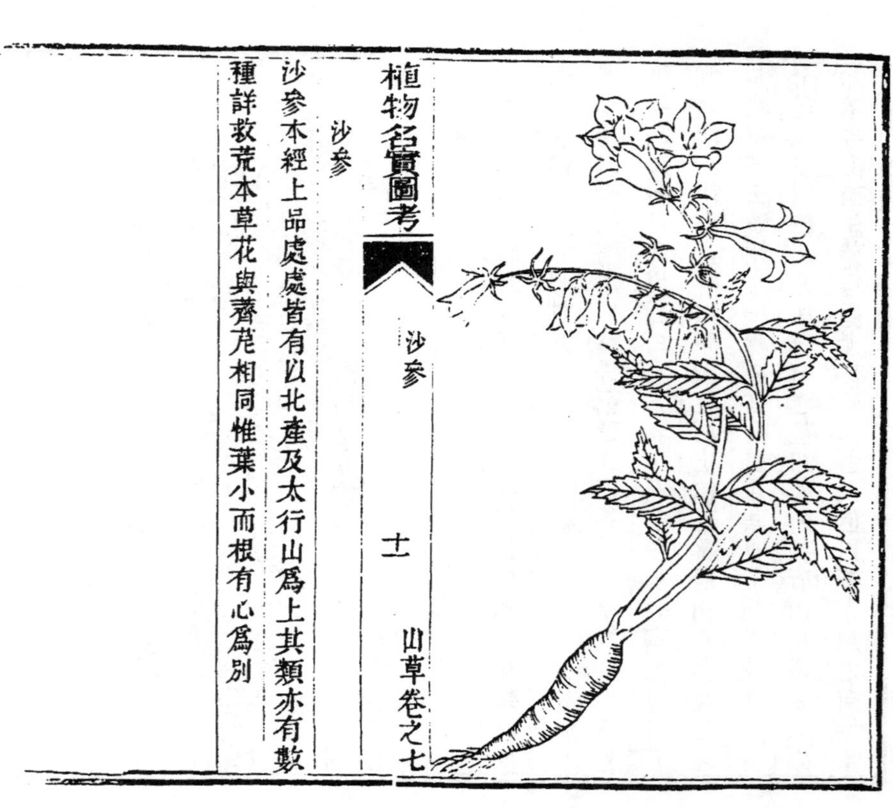

沙參

沙參本經上品處處皆有以北產及太行山爲上其類亦有數種詳救荒本草花與薺苨相同惟葉小而根有心爲別

遠志

遠志本經上品爾雅葽繞蕀蒬注今遠志也似麻黃赤華葉銳而黃語約而形容畢肖說文蒬蕀蒬繫傳即遠志又葽草也四月秀葽劉向說此味苦苦葽則葽與葽繞異物釋詩者或即以葽爲遠志圖經載數種所謂似大青而小三月開花白色者不知何處所産今太原産者與救荒本草圖同原圖解州遠志不應與太原産迥異李時珍謂有大葉小葉二種滇南甜遠志葉大花黃土人亦不以入劑蓋習用之品藥肆所採較當時州郡圖上者爲可信也

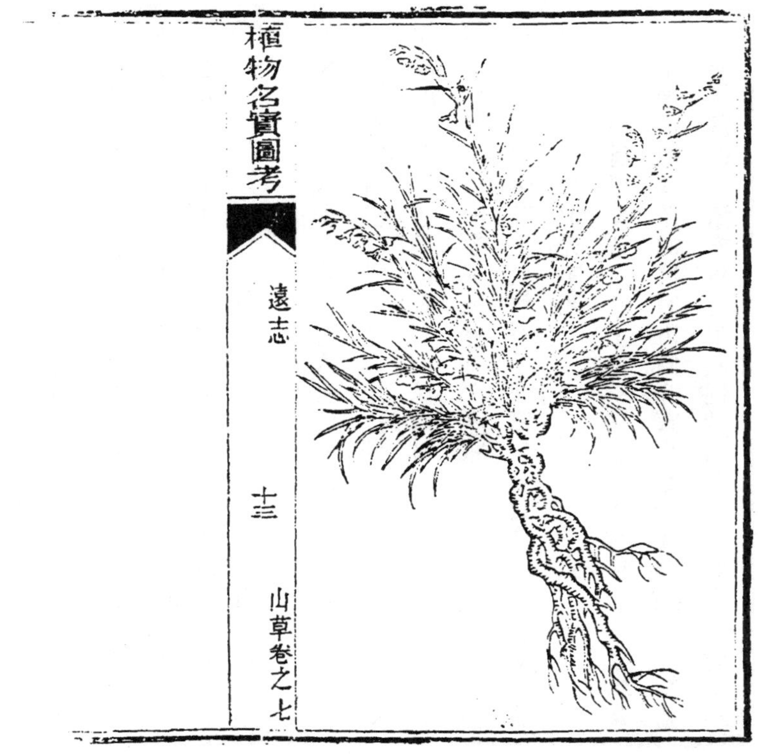

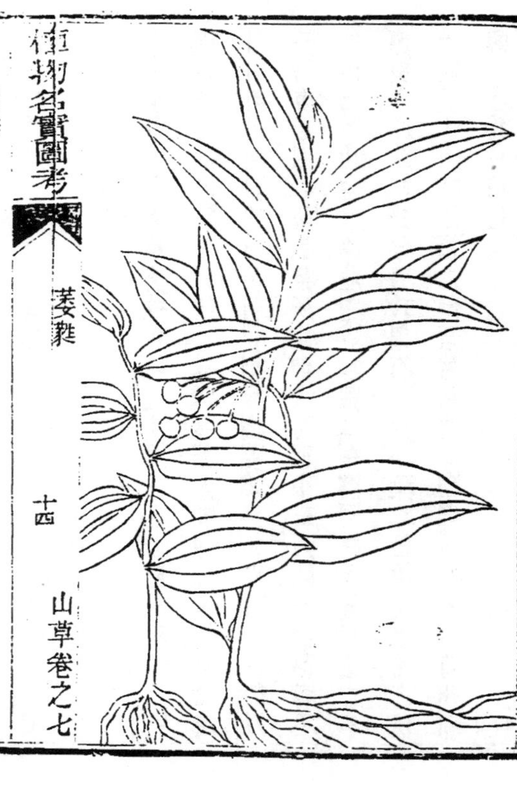

萎蕤

萎蕤即本經女萎上品爾雅熒委萎蓋本經亦是委萎脫去委字上半遂訛爲女萎救荒本草云其根似黃精而小異今細核有二種一葉薄如竹葉而寬根如黃精多鬚長白即萎蕤也一葉厚如黃精葉圓短無大根亦多鬚俚醫以爲別種李衎竹譜亦俱載之

雩婁農曰古有委萎或以爲即葳蕤目爲瑞草而黃精乃後出諸書以委萎類黃精然則古方蓋通用矣陳藏器以青黏即萎蕤東坡初閱嘉祐本草乃知青黏是女萎喜躍之至而又不敢盡信夫毛女食黃精而輕捷翻飛如猿猱委萎得無類是獨怪漆葉人所盡知而醫方決不復用然則即有華佗與之以方其肯盡信乎大抵山居谷汲之民不見外事無芻豢以濁其口腹無靡曼以濁其耳目無欣戚以濁其神明獉獉狉狉湛然太古草木之實皆自然五穀南陽飲菊水崖州食甘藷皆獲上壽彼服委萎者即不地仙亦當卻病難老後世貴極富溢乃思神仙秦皇漢武姑不具論李贊皇高駢皆惑於方士宋之朝臣多服丹石又希黃白藏腑薰灼毒發致危叵醫又製解丹毒之藥以拯之其亦不智也已記小說一事山水陡發有物與木石俱下

若髮鬅鬙鄒人剔而視之乃人也蓋閉息不知幾年而飛昇無術塊然無知者然其神氣清固遠近聞以爲仙爭迎供之初尚內視漸思飲食未幾而茹葷酒又未幾而思人道叩之者既無要訣可傳卒以醉慾而死然則無靈根而得妙術天上豈有愚肓神仙耶噫嘻天上又豈有不忠孝神仙耶聖人云未知生焉知死若是知生便是不死

按近時所用萎蕤通呼玉竹以其根長白有節如竹也與黃精絕不類其莖細瘦有斑圓綠叢生葉光滑深綠有三勒道背淡綠凸文滇南經冬不隕逐葉開花結青紫實與爾雅異

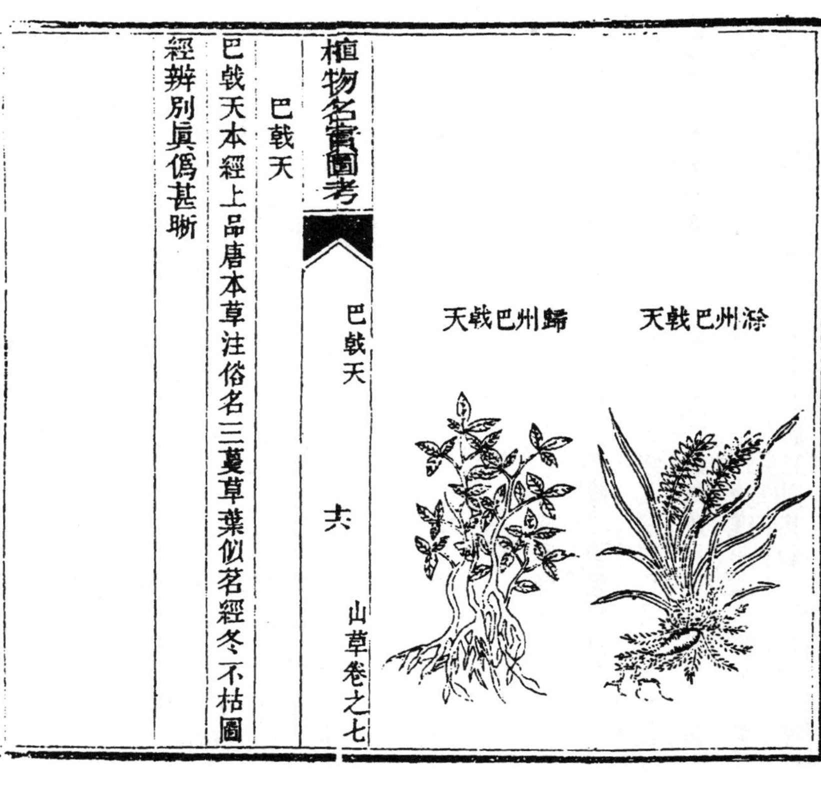

巴戟天

巴戟天本經上品唐本草注俗名三蔓草葉似茗經冬不枯圖經辨別眞僞甚晰

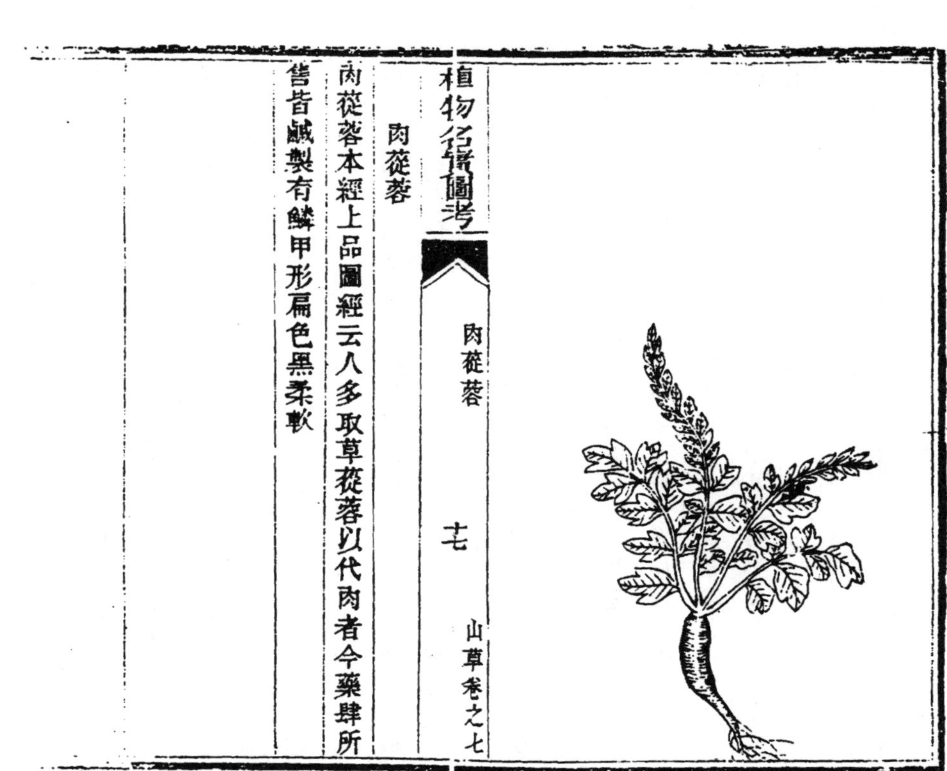

肉蓯蓉

肉蓯蓉本經上品圖經云八多取草蓯蓉以代肉者今藥肆所售皆鹹製有鱗甲形扁色黑柔軟

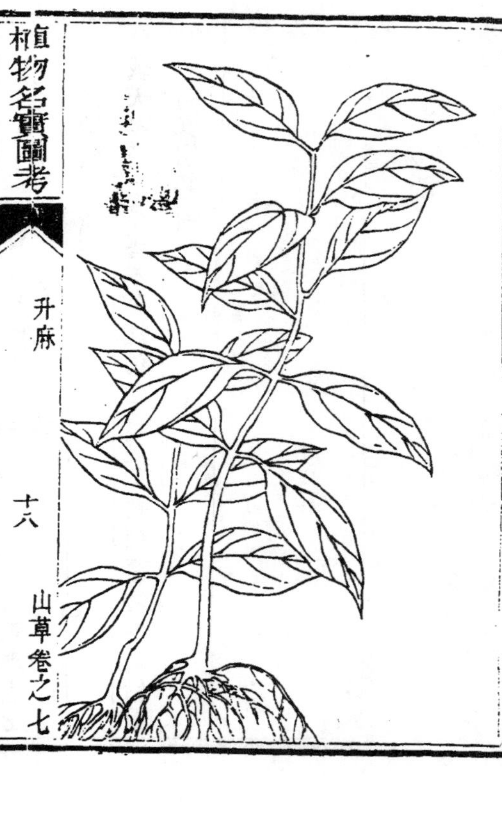

升麻

升麻本經上品圖經葉似麻葉四五月花如粟穗白色實黑根紫今江西湖廣有土升麻與圖經異别入草藥

雩婁農曰漢書地理志益州牧靡李奇注靡音麻卽升麻解毒藥酉陽雜俎建寧郡有牧靡山鳥食烏喙中毒輒飛集牧靡啄牧靡草以解之則升麻固滇產也滇多烏喙其俗方所用者蓋眞升麻也葉如麻而花作穗與圖經茂州升麻符滇與蜀接固應同彙但圖經又列滁州秦州漢州三種漢州產者形如竹笋今湖北土醫用以升表痘瘡者其狀正同其餘枝葉皆相彷彿或卽隱居所謂落新婦者江西產者花如絮未知卽滁州一類否也李時珍盛稱升提之功然未述其狀僅有外黑內白俗謂鬼臉升麻一語其何地所產耶圖經四種判若馬牛其果功用俱同耶聖人有言未達不敢嘗不覩厥物聽命賣藥之手可以謂之達耶藥之生也或離鄉而貴或遷地弗良醫不三世不服其藥以其明於風土所宜人情所愜非貿貿者取所不知之物以試其驗與否也然則四方游手負藥籠以奔走逐食者小則貪人病之瘥以索酬大則用迷惑之藥以肆刼彼有意安民者得不如鷹鸇之逐鳥雀乎慶鄭曰古者大事必乘其產生其水

土而知其人心安其教訓而服習其道用藥者亦何獨不然余憫世之向遠賤近者不曰海舶之珍藥則曰賈胡之齎劑試思農皇所嘗不聞逾海青囊一卷豈來流沙彼四裔之仰給大黃茶葉者亦曰非此不能生活不知文軫未播桂海聲教未燭冰天時彼何以蕃其種族耶嗚呼以跬步之居而欲習梯航之俗衞出公之好夷言趙武靈之爲胡服其用夷變夏抑用夏變夷五百年後當有知之者

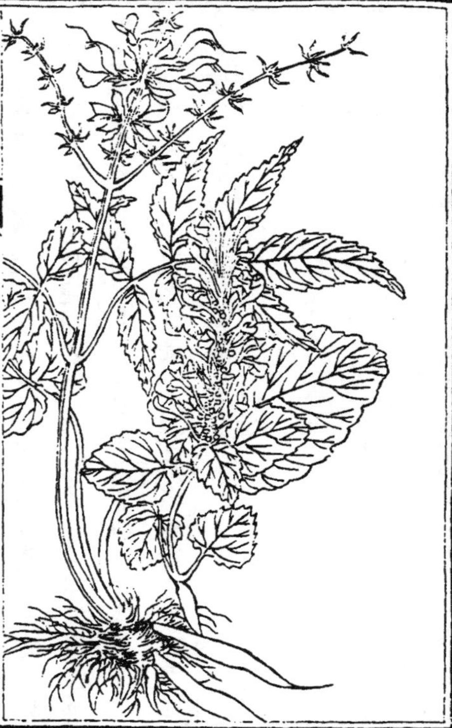

丹參

丹參本經上品處處有之春花亦有秋花者南方地暖得氣早耳

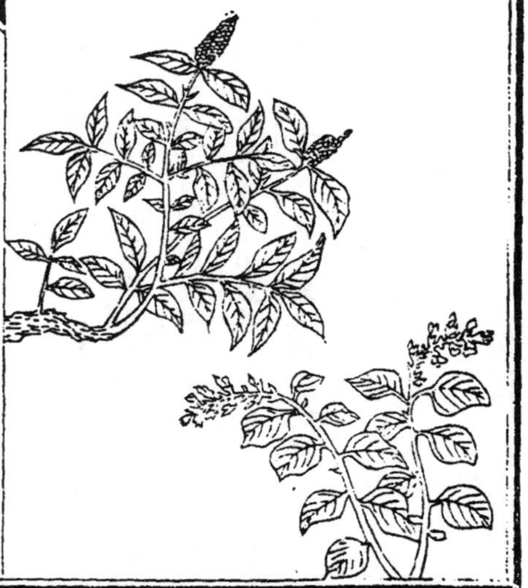

徐長卿

徐長卿本經上品唐本草注所在川澤有之葉似柳兩葉相當有光澤根如細辛微粗長黃色有臊氣蜀本草子似蘿藦子而小核其形狀蓋卽湖南俚醫所謂土細辛一名九頭師子草惟諸書都未詳及其花爲疑

雩婁農曰老子云大道無名天非道耶顯而在上不名天耶聖非道耶大而能化不名聖耶然匈奴謂天爲撑犁則不以天名天西方謂聖爲佛則不以聖名聖不以其名名則天與聖果定名耶醯雞以甕爲天豈非天而天之耶酒客以清爲聖豈非聖

而聖之耶降而至於人物其名非所獨耶然子車鍼虎也叔孫豹也閎子馬也令尹子蘭也非物也人無名以物名名豈以物之名而物之耶而物之爲蠅虎爲謝豹爲駿馬爲馬蘭者又豈以人名之而靳物名之耶長卿也王孫也都郵也使君也非人也物無名以人名名豈以人之名而人之耶而人之爲長卿爲王孫爲都郵爲使君者又豈以物名之而諱人名之耶言明實者曰鳥不鳥鵲不鵲謂名鳥必鳥名鵲必鵲耶然天下之大萬彙之繁皆如鳥之可名鵲之可名耶抑能使侏禁侏離之語名鳥必呼鳥名鵲必呼鵲耶由是推之封邑郡國名之以別疆域

也古今地理之名有定耶公卿尹士名之以別貴賤也古今職官之名有定耶地志無定而疆域改以名改疆域耶抑以疆域改名耶官志無定而貴賤易以名易貴賤耶抑以貴賤易名耶執實求名則名斯在執名求實則名斯浮名者實之賓天下豈有一定之賓耶故君子不爲名

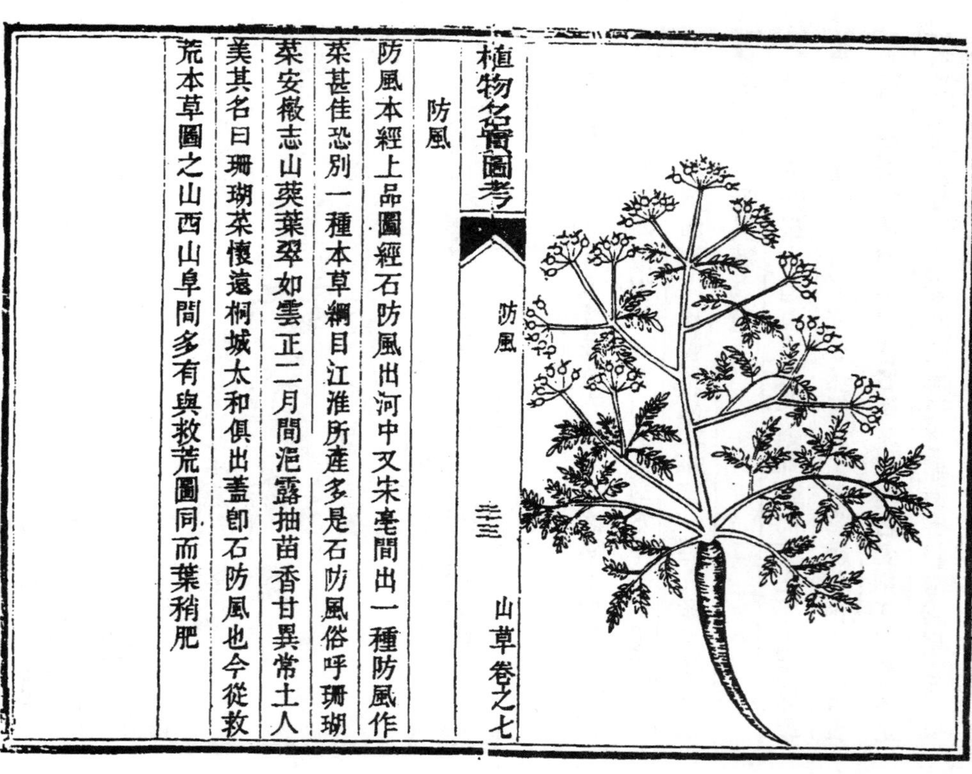

防風

防風本經上品圖經石防風出河中又宋亳間出一種防風作菜甚佳恐別一種本草綱目江淮所產多是石防風俗呼珊瑚菜安徽志山莢葉翠如雲正二月間浥露抽苗香甘異常土人美其名曰珊瑚菜懷遠桐城太和俱出蓋卽石防風也今從救荒本草圖之山西山阜間多有與救荒圖同而葉稍肥

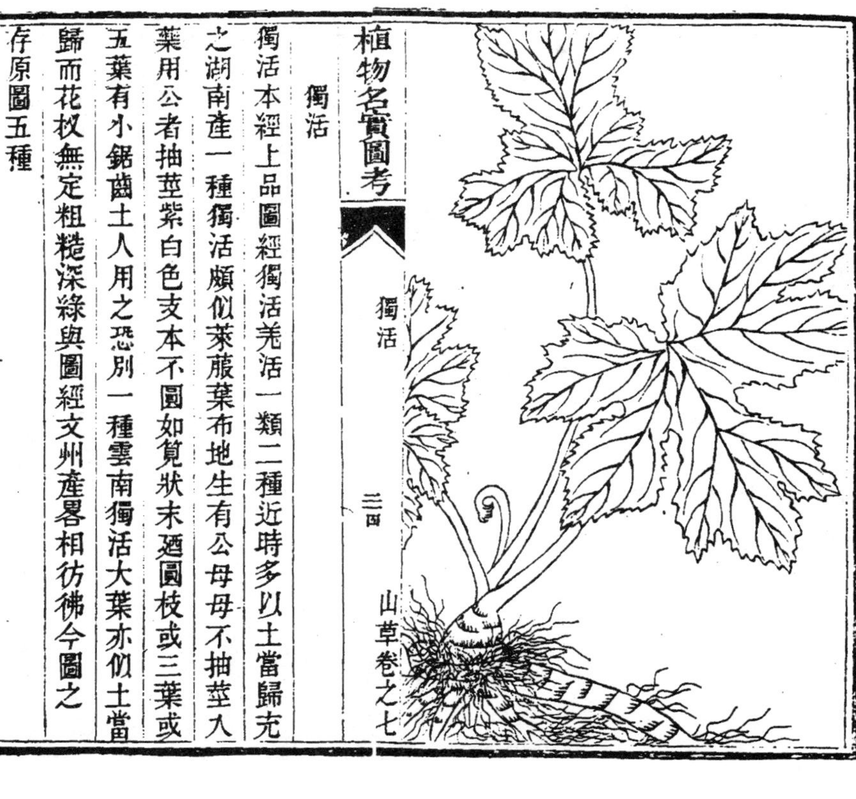

獨活

獨活本經上品圖經獨活羌活一類二種近時多以土當歸充之湖南產一種獨活頗似萊菔葉布地生有公母母不抽莖入藥用公者抽莖紫白色支本不圓如莧狀末迺圓枝或三葉或五葉有小鋸齒土人用之恐別一種雲南獨活大葉亦似土當歸而花杈無定粗糙深綠與圖經文州產畧相彷彿今圖之存原圖五種

細辛

細辛本經上品圖經他處所出不及華山者眞夢溪筆談以爲南方所用細辛皆杜蘅今江西俚醫以葉大而圓者爲杜蘅葉尖長者爲細辛殊有分別過劑亦能致人氣脫而死不必華山所產

雩婁農曰圖經列細辛已數種而及已鬼都督杜蘅輩又復相似今江西湘滇所用細辛輒與本草不類然皆能發汗脫陽夫參茯朮草種既不繁醫者或以他藥代之不能效且誤人病彼摟伐侵削之品何其多也韓信謂漢高不善將兵而善將將古

來名將如林而能將將者其郭令公曹武惠乎良醫必如太倉公華佗然後可用毒藥而不戕人專閫必如郭令公曹武惠然後可用毒將而不縱兵否則謹斥堠嚴刁斗明軍令以行之不妄殺者上將也慎佐使量緩急度病勢而用之不失一者上醫也將不可妄遣藥不可妄投事有大小而能死人則一而已周官瘍醫療瘍以五毒之藥攻之易師卦之彖曰聖人以此毒天下然則良醫之用藥聖人之用兵能起白骨登衽席而未嘗不深知其毒而慎之彼喜方而謗良藥好武而事佳兵者誠哉其不祥也

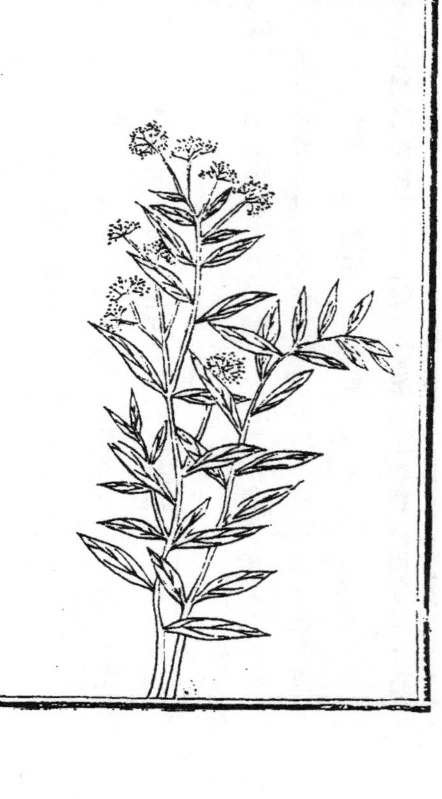

柴胡 本作茈胡通作柴

柴胡本經上品陶隱居已以芸蒿爲柴胡圖經有竹葉斜蒿葉麥冬葉數種今藥肆所蓄不知何草江西所出已非一類醫者以爲傷寒要藥發散之劑無不用者誤人至死相承不悟蓋不知非眞柴胡也本草衍義以治勞方用之目擊人死況非柴胡可輕投耶今以山西滇南所產圖之又一種亦附圖蓋北柴胡也餘皆附後以備稽考世有哲人非銀州所產慎勿入方

雩婁農曰柴胡一名山菜固可茹者圖經具丹州兗州淄州江寧壽州五種有竹葉麥門冬葉斜蒿葉之別唐本草以芸蒿爲

謬李時珍亦謂斜蒿葉最下柴胡以銀夏爲良而圖經又無銀州所上者唯山西所產及救荒本草圖與蘇說同滇南有竹葉麥門冬葉二種土人以大小別之與丹州壽州者相類江西所產則不識爲何草李時珍以本草衍義不分藏腑經絡有熱無熱一概擯斥爲非余謂得眞柴胡固當審脈用湯否則以寇說爲穩李時珍既謂銀柴胡不易得而用北柴胡矣僻鄉曲中又無北柴胡可任土醫以不知何草投之而謂此症必用此藥乃望其治勞退瘧乎抑無此藥而遂委而去乎世以逍遥散爲清熱及婦科要劑余見有愈服愈甚者方誤耶抑藥誤耶趙括與其父奢論兵奢不能難其所讀兵書固即其父書也而勝敗相反者同甘苦之卒與離心之士也廉頗一爲楚將無功曰我欲得趙人廉頗之將一也而能用趙不能用楚知趙人之强弱而不知楚人之强弱也不知之而用之其不僨事者幾希故曰知人難而任人易醫者不知藥而用方固趙括之易言兵也君以爲易其難也將至矣

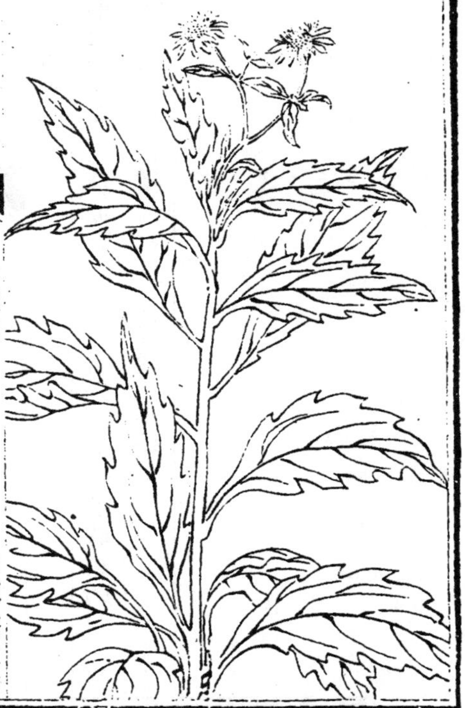

大柴胡

大柴胡產建昌初生葉鋪地如馬蘭葉而大深齒紫背獨莖上青下微紫梢葉微窄亦有齒稍細頂頭開尖瓣小白花黃蕊密長秋深含苞冬月始開一花旬餘不萎賣藥人以爲大柴胡微似救荒本草竹葉柴胡而花異

廣信柴胡附

柴胡產廣信叢生形狀頗似三白草紫莖柔脆葉面青背微白有直紋六七縷土人以爲柴胡志乘亦云地產柴胡按之圖經絕不相類不知何草

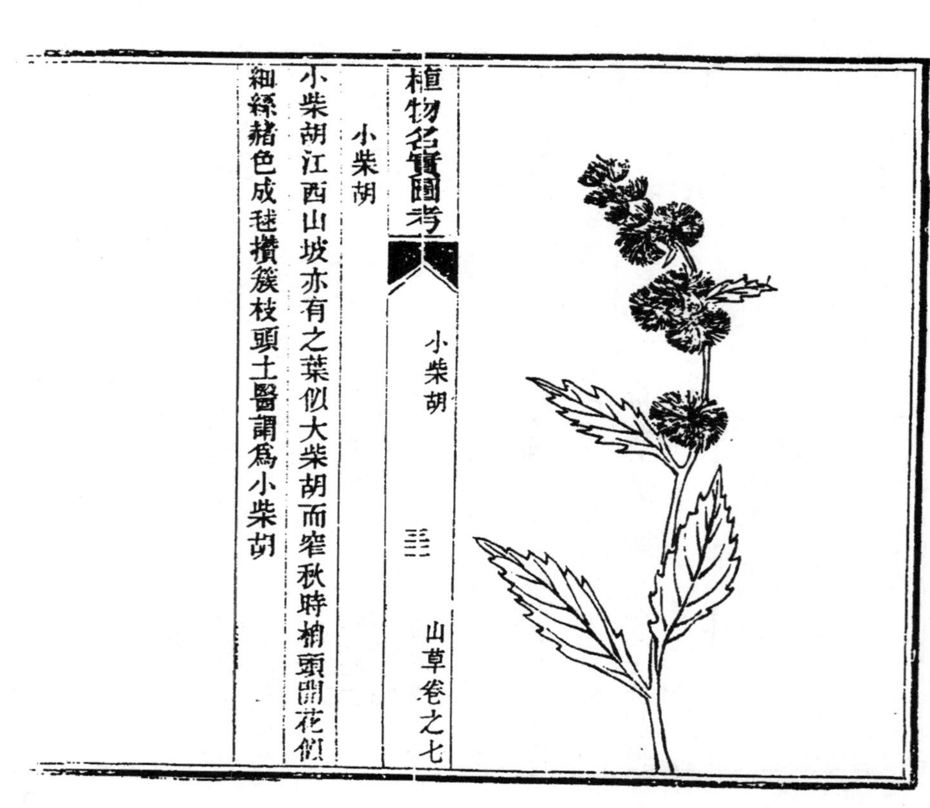

小柴胡

小柴胡江西山坡亦有之葉似大柴胡而窄秋時梢頭開花似細絲赭色成毬攢簇枝頭土醫謂爲小柴胡

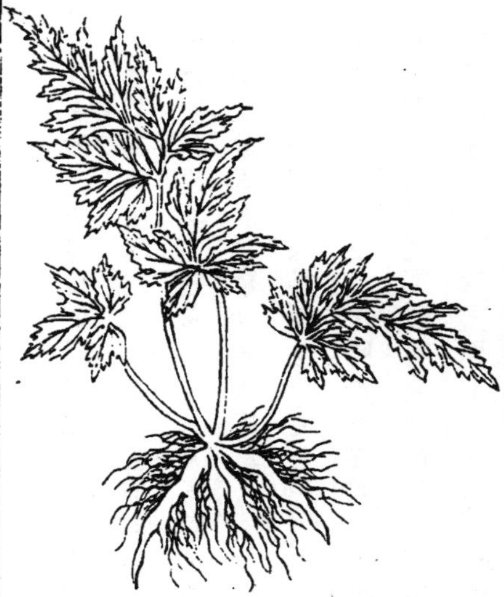

黃連

黃連本經上品今用川產其江西山中所產者謂之土黃連又一種胡黃連生南海及秦隴蓋卽土黃連之類湖北施南出者亦良

雩婁農曰黃連苦寒而漢武內傳封君達服黃連五十餘年神仙傳黑穴公服黃連得仙此非蔡誕欺人語耶秦少游論服黃連苦參久而反熱其理極微而東坡乃謂指麾使姚歡服黃連愈癃疥而髮不白其法酒浸焙乾蜜丸酒吞每二十丸或其人血過於熱得此潤肺而行以酒故效若人人而用之其可乎哉王微贊圖命輕身江淹贊長靈久視皆拾道書剩語耳俗名楷木爲黃連木其葉味苦微相類丹陽縣志黃連山樹大十圍卽此

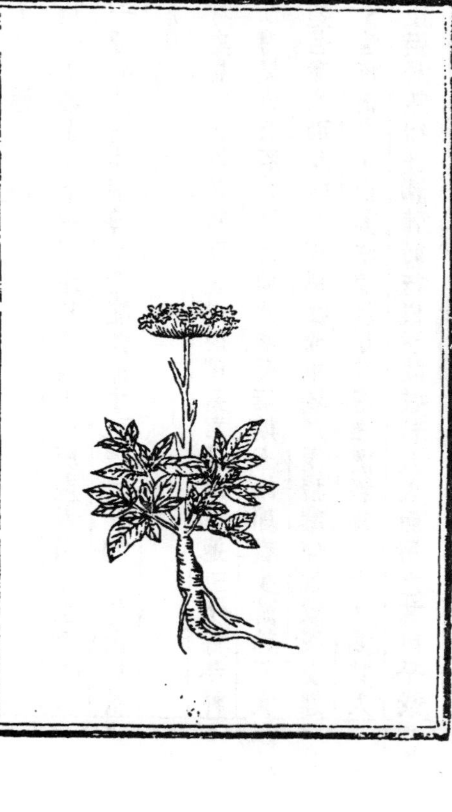

防葵

防葵本經上品宋圖經云惟出襄陽葉似葵花如葱花及景天根香如防風陶隱居誤以爲與狼毒同根以浮沉爲別別錄云中火者不可服令人恍惚見鬼與本經戾唐本草及本草拾遺皆辨之本草綱目仍與狼毒同入毒草今移入山草

雩婁農曰甚矣君子之不可與小人爲緣也防葵上品陶隱居以爲狼毒同根後人雖爲辨白而方藥無用防葵者矣蔡中郎嘆董卓之誅玉川子罹王涯之黨身既爲戮而後世猶以無保身之哲爲咎堅不磷白不淄聖人則可賢人則不可班孟堅作古今人表品第不盡衷於道其原傳可考也陶隱居論藥物未可全憑本草經具在若晉之九品流別出於中正一經下品遂同禁錮人之自立與論人者不當知所懼哉若謂草木無知任其毁譽則以輕薄處物必不能以忠厚待人

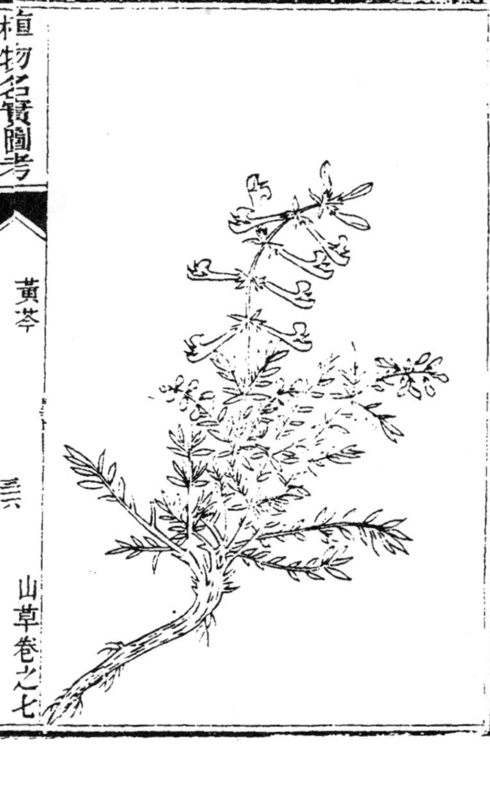

黃芩

黃芩本經中品圖經及吳普本草具載形狀而大小微異今入藥以細者良

雩婁農曰黃芩以秭歸產著後世多用條芩滇南多有土醫不他取也張元素謂黃芩之用有九然皆濕熱者一服清涼散耳千金方有三黃丸療五勞七傷消渴諸疾又謂久服走及奔馬夫黃芩苦寒矣又加以黃連大黃人非鐵石心腸乃堪日服而月削之也夫世之陰淫陽淫雨淫風淫晦淫明淫其疾非一端而所藥非所病又或諱疾忌醫以自戕其生者固多矣然有求長生服金石丹毒暴躁癰疽背裂是不同擣椒而飲藥乎又惜生太過無病而爲越吟者紙裹銀鐺無時離手喜寒喜熱不節不時卒使藏腑血肉之軀消磨於薰灼蕩滌之味穀蔬不甘尪羸益甚若是人者以不病而求病果何所爲而爲此夫漢唐之不振皆人主不恤民而奸貪得以濁亂天下梁冀楊國忠之惡是物先腐而蟲生人有疾而蠱甚勢有固然無足爲怪從未有厲精求治飾以經術君勤於政相持以廉乃多方病民敲骨吸髓使數百年平成之民一旦騷然不安其生而始終不悟如王安石之相宋神宗者夫安石不過慕富國强兵之術如俗人之求長生耳而假托官禮以惑英明之主與方士以房中術惑精强之人而妄稱神仙丹訣者何異病勢既亟有國醫者排難而爲之鍼砭幾幾乎沈痼去而神明生乃又溺於侍疾者與覡巫之譸呹而恐嚇不至於僵仆而不已吾不知彼以醫誤人誤天下又豈有所至樂而不得已耶夫使宋神宗僅爲安靜守成之主不汲汲於拓邊聚財變亂舊法宋雖弱人心不去或歷數傳而不至南徙李文正公不進利害文字呂正獻公講天錫勇智而引易神武不殺司馬文正公以嵬名山欲取諒祚以降謂滅諒祚復生一諒祚至引侯景之事爲喻其與諫唐憲宗之服金

石者非同一愛君之忧耶語云服食求神仙多爲藥所誤此爲有爲者言之也漢書曰無藥得中醫此爲中人言之也孟子曰夭壽不貳修身以俟之所以立命也人主知命則富强神仙之惑可免矣人臣而知命則慆淫服食之患可免矣

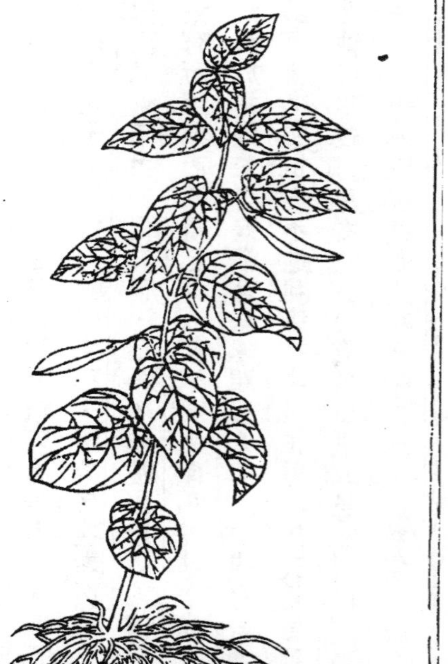

白微

白微本經中品救荒本草嫩角嫩葉皆可煠食江西湖南所産皆同根長繁故俚醫呼白龍須挼細辛及巳諸藥皆用根而根長多鬚大率相類諸家皆以根黄白柔脆粗細爲別然其苗葉皆絶不相類而諸家或畧之故俚醫多無所從唯因俗名採用反不致誤亂也

白鮮

白鮮本經中品圖經葉如槐花似小蜀葵根似蔓菁俗名金雀兒椒其苗可茹今湖南產一種白鮮皮與此異別入草藥

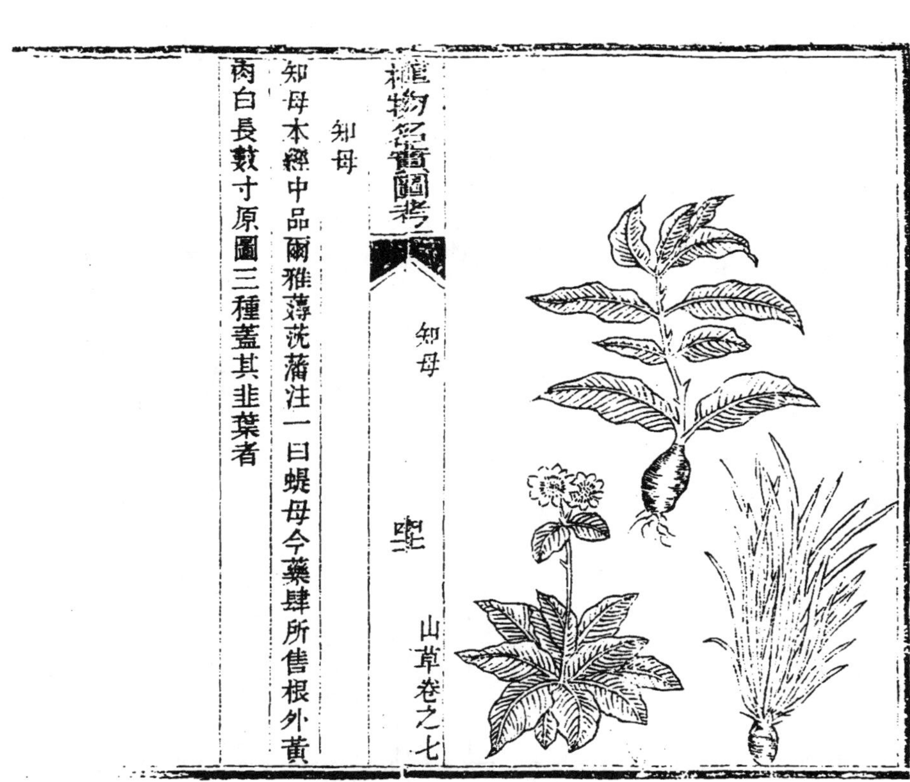

知母

知母本經中品爾雅蕁莐藩注一曰蝭母今藥肆所售根外黃肉白長數寸原圖三種蓋其韭葉者

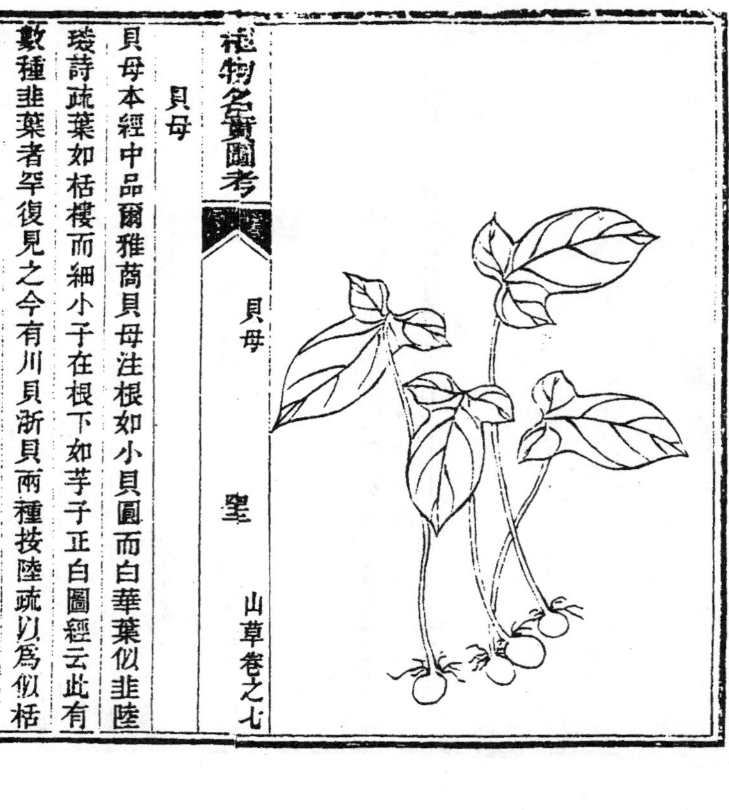

貝母

貝母本經中品爾雅莔貝母注根如小貝圓而白華葉似韭陸璣詩疏葉如栝樓而細小子在根下如芋子正白圖經云此有數種韭葉者罕復見之今有川貝浙貝兩種按陸疏以爲似栝樓葉而細小郭注以爲似韭葉宋圖經以爲似蕎麥葉各說既不同原圖數種亦不甚符今川中圖者一葉一莖葉頗似蕎葉大理府點蒼山生者葉微似韭而開藍花正類馬蘭花其根則無甚異果同性耶張子詩貝母階前蔓百尋雙桐盤繞葉森森剛强顧我蹉跎甚時欲低柔警寸心則又有蔓生者矣

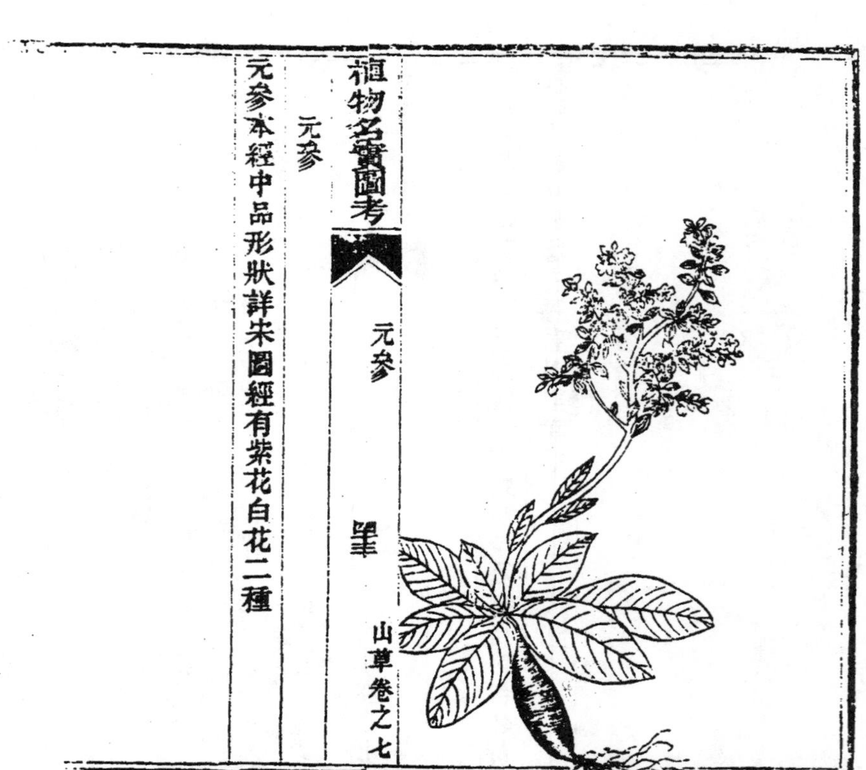

元參

元參本經中品形狀詳宋圖經有紫花白花二種

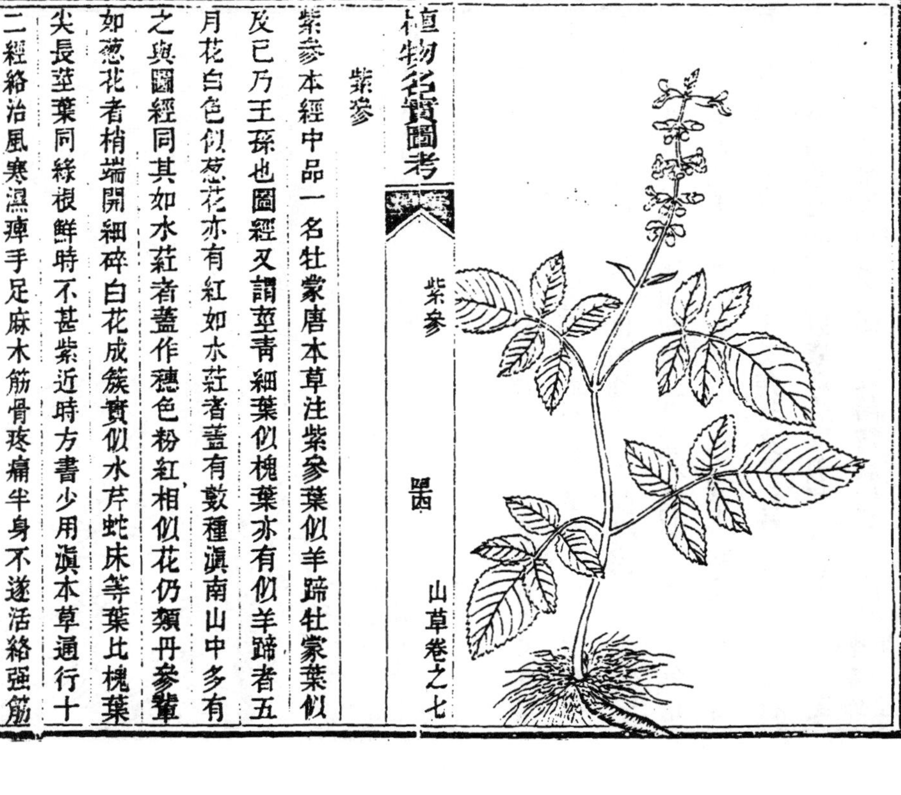

紫參

紫參本經中品一名牡蒙唐本草注紫參葉似羊蹄牡蒙葉似及已乃王孫也圖經又謂莖青細葉似槐葉亦有似羊蹄者五月花白色似葱花亦有紅如水葒者蓋有數種滇南山中多有之與圖經同其如水葒者蓋作穗色粉紅相似花仍類丹參輩如葱花者梢端開細碎白花成簇實似水芹蛇床等葉比槐葉尖長莖葉同綠根鮮時不甚紫近時方書少用滇本草通行十二經絡治風寒濕痺手足麻木筋骨疼痛半身不遂活絡强筋功效甚多宜溫酒服

雩婁農曰具收並蓄醫師之良今醫者但記十數湯頭所知者不及百種而治世間無窮之病藥肆所收又不過目前人所盡知之藥偶有缺乏展轉替代使人之五藏如木石無知則已耳若其五味五色各以類應其能聽醫師之假借乎夫以方治病猶以律斷獄東坡云讀書不讀律致君終無術然三代而後果能廢棄科條以無爲治天下乎引律不當何以斷罪輕比重比雖爲獄吏舞法之具而究不能妄援他條肆其刀筆者律爲之也記有竊賊例應刺左面者吏誤刺其右檢例知其誤乃腐去其刺而改涅焉醫不知藥其爲誤刺可勝數乎

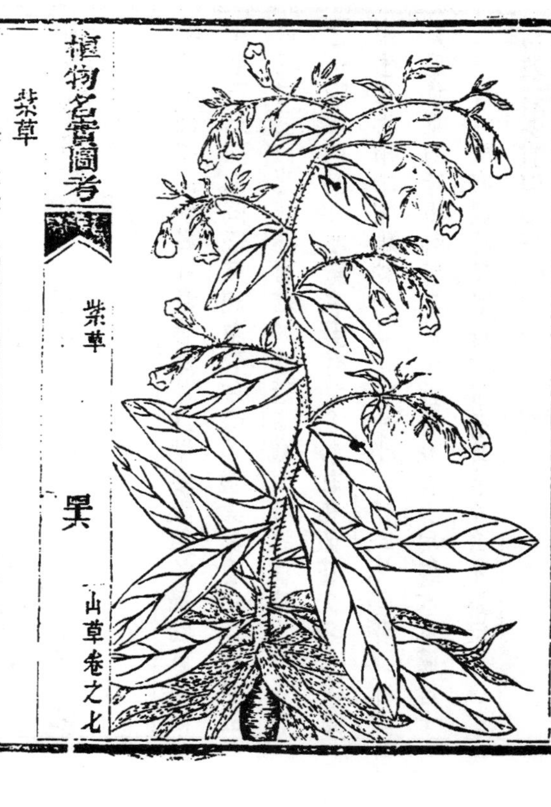

紫草

紫草本經中品爾雅藐茈草圖經苗似蘭莖赤節青二月花紫白色秋實白今醫者治痘瘆破血多用紫草茸齊民要術有種紫草法近世紅藍利贏十倍而種紫草者鮮矣圖經諸書皆未詳的湘中衡嶽及黔滇山中野生甚繁根長粗紫黑初生鋪地葉尖長濃密白毛長分許漸抽圓莖獨立亭亭高及人肩四面生葉葉亦有毛夏開紅筩子花無瓣亦不舒放茸附半含朶枝盈幹層纍四垂宛如瓔珞遵義府志葉似胡麻幹圓結子如蘇麻子秋後葉落幹枯其根始紅較諸書叙述簡而能類李時珍謂根上有毛而未言其花葉殆亦未見全形按說文茈草也可以染流黃臣鍇按爾雅藐紫草注一名茈䓞臣以為史儀制多言綠綟綬即此草所染也又按五方之間色有留黃其色紫赤黃之間蓋元冠紫緌萌於魯桓漢魏綰綸遂同褻服貴紅藍而賤紫茢鄭注掌染草謂之紫茢尚循奪朱之惡歟

秦艽

秦艽本經中品圖經河陝州軍有之葉如萵苣梗葉皆青今山西五臺山所產形狀正同唐本草字或作糺作糾作膠正作艽按唐韻作芁此草根作羅紋則芁字爲近古方爲治黃要藥今治風猶用之

黨參 附

黨參山西多產長根至二三尺蔓生葉不對節大如手指野生者根有白汁秋開花如沙參花色青白土人種之爲利氣極濁案人參昔以產潞遼上黨及太行紫團者爲上皆以根如人形三椏四椏五葉中心一莖直上爲眞今形狀迥殊其可謂之參耶舉世以代神草莫知其非而服者亦多胸滿氣隔之患山西通志謂黨參今無產者殆曉然於俗醫之誤而深嫉藥市之售僞也余飭人於深山掘得蒔之盆盎亦易繁衍細察其狀頗似初生苜蓿而氣味則近黃耆昔人有以野苜蓿誤作黃耆者得

非此物耶舉世服餌雖經核辯其孰信從但太行脈厚泉甘此草味甜有汁養脾助氣亦應功亞黃耆無甚感鬱之人藉以充潤腸胃嘗亦小有資補若傷暑時疫以此橫塞中焦羸尩雜症妄冀蘇起況病未覩其益必蒙其害世有良工其察鄙言

植物名實圖考卷之八

固始吳其濬著
蒙自陸應穀校刊

山草

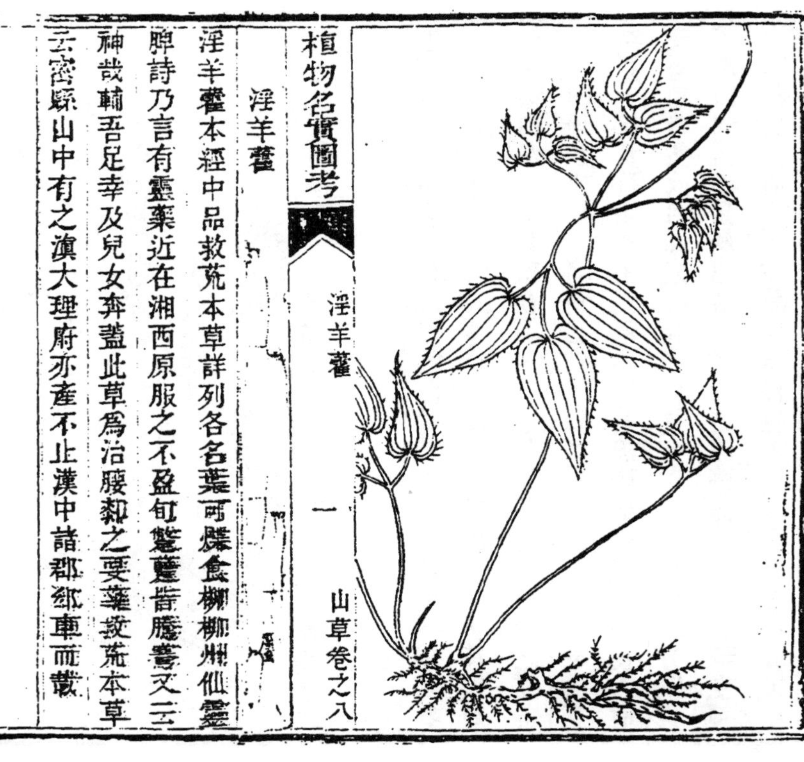

淫羊藿

淫羊藿本經中品救荒本草詳列各名葉可煠食柳柳州仙靈脾詩乃言有靈藥近在湘西原服之不盈旬蹩躠皆騰騫又云神哉輔吾足幸及兒女奔盍此草爲治腰腳之要藥救荒本草云密縣山中有之滇大理府亦產不止漢中諸郡絲車而載

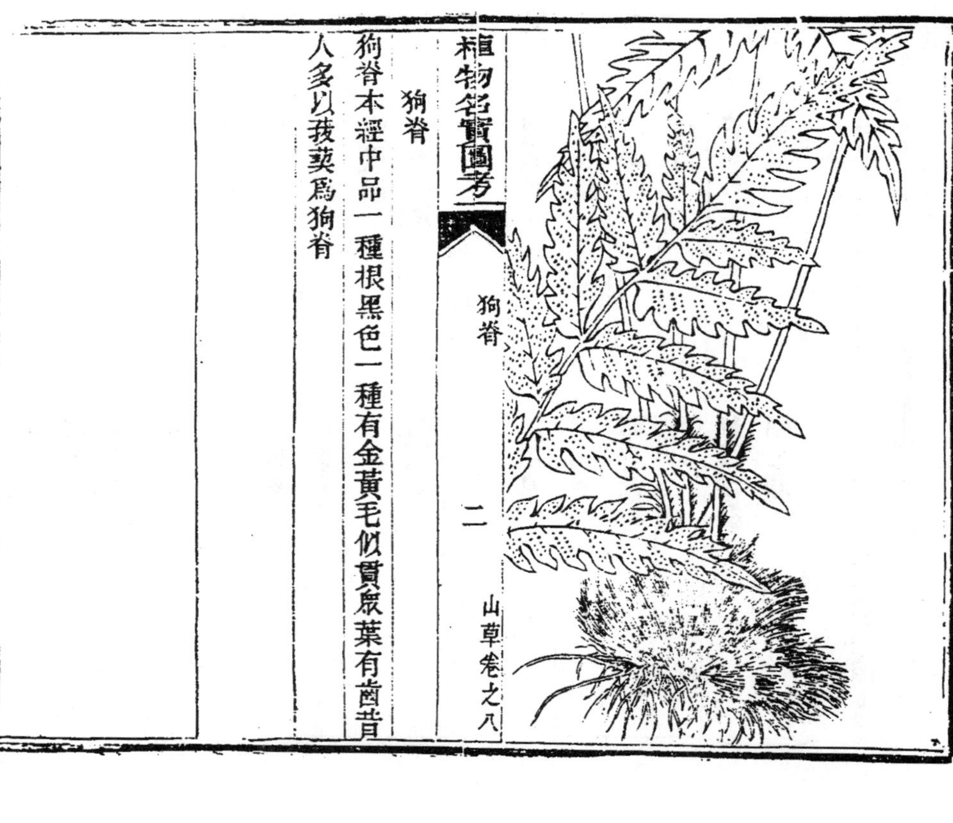

狗脊

狗脊本經中品一種根黑色一種有金黃毛似貫衆葉有齒背人多以菝葜爲狗脊

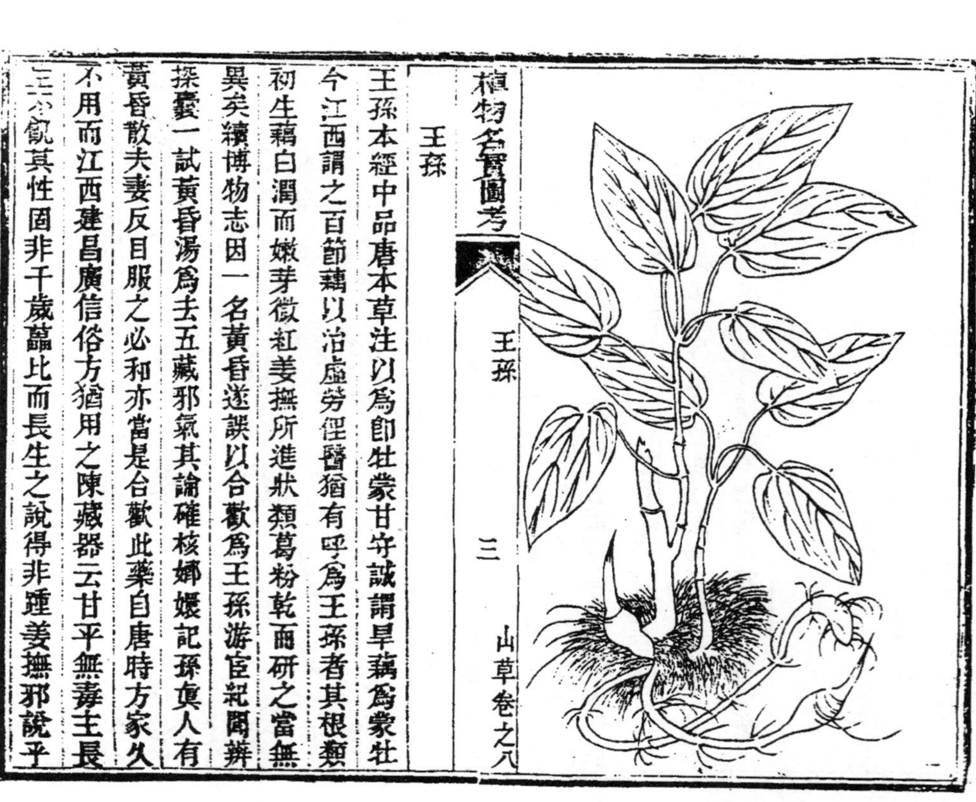

王孫

王孫本經中品唐本草注以爲卽牡蒙甘守誠謂旱藕爲蒙牡今江西謂之百節藕以治虛勞俚醫猶有呼爲王孫者其根類初生藕白潤而嫩芽微紅姜撫所進狀類葛粉乾而研之當無異矣續博物志因一名黃昏遂誤以合歡爲王孫游宦紀聞辨採囊一試黃昏湯爲去五藏邪氣其論確核娜嬛記孫眞人有黃昏散夫妻反目服之必和亦當是合歡此藥自唐時方家久不用而江西建昌廣信俗方猶用之陳藏器云甘平無毒主長生不飢其性固非千歲藟比而長生之說得非踵姜撫邪說乎

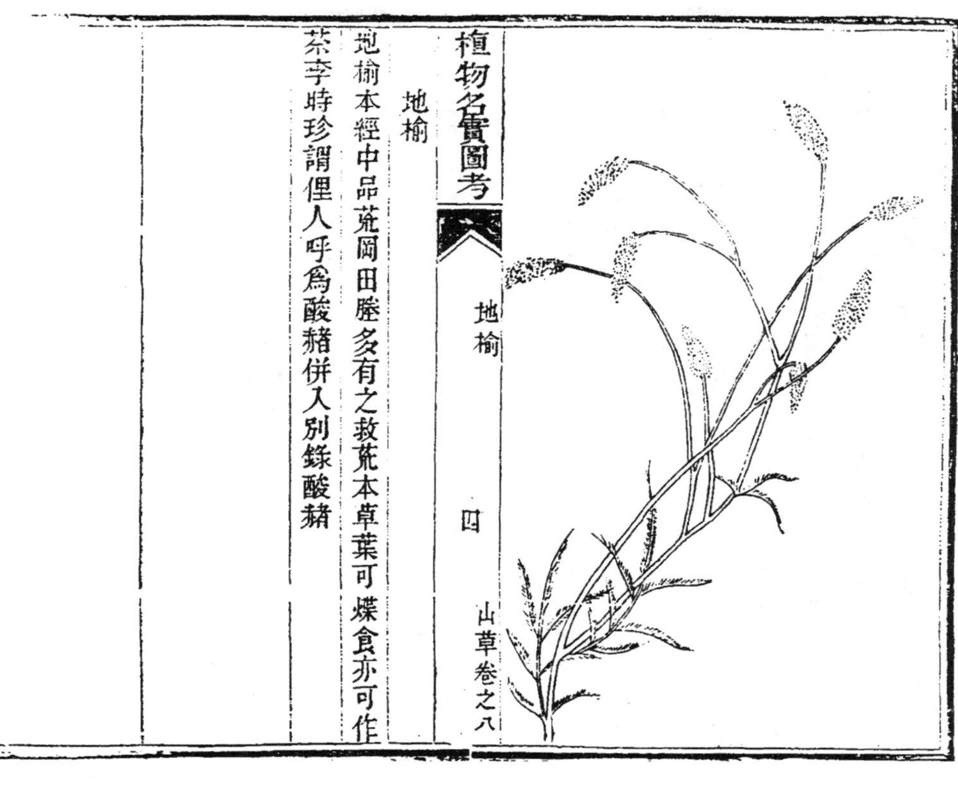

地榆

地榆本經中品荒岡田塍多有之救荒本草葉可煠食亦可作茶李時珍謂俚人呼爲酸赭併入別錄酸赭

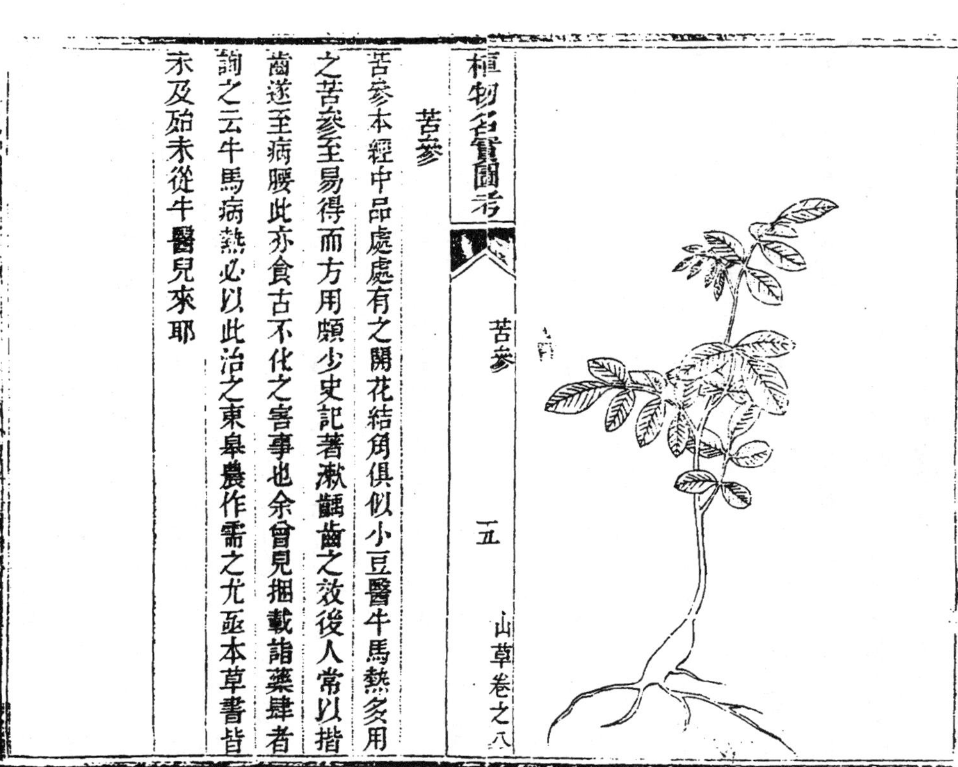

苦參

苦參本經中品處處有之開花結角俱似小豆醫牛馬熱多用之苦參至易得而方用頗少史記著漱齲齒之效後人常以揩齒遂至病腰此亦食古不化之害事也余曾見捆載詣藥肆者詢之云牛馬病熱必以此治之東皋農作需之尤亟本草書皆未及殆未從牛醫兒來耶

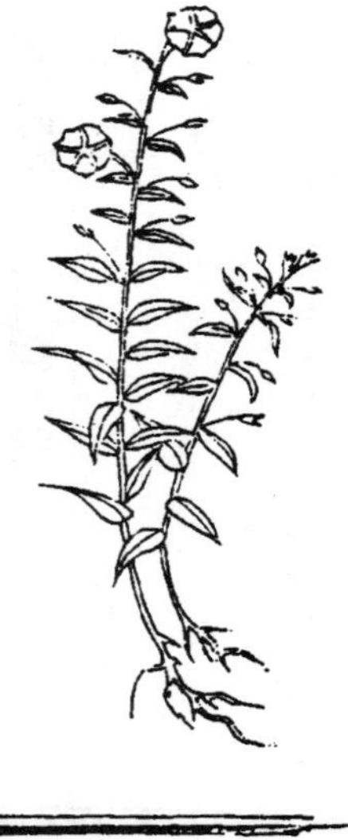

龍膽

龍膽本經中品圖經述狀甚詳山中多有之救荒本草葉煠熟浸去苦味油鹽調食勿空腹服此草苦寒莖葉微細欲求果腹難矣

雩婁農曰龍膽草味極苦故以膽名爲清膽熱要藥然不可過劑蓋易所謂苦節不可貞也夏令陽氣方盛一陰已伏其味苦而中央戊巳其味復甘參耆味皆甘而微苦陽中有陰故性和而可久服芩連味純苦專於陰故性偏而不可過節卦九五曰甘節陽得中也上六曰苦節陰之窮也得乎中則得時則駕不得時則蓬累而行盧懷慎之敝簀杜祁公之髹器性之所安其情甘也搖耒甫田而庵節忽若執鞭啜菽啜泉而太牢同乎藜蓼泰爾有餘何苦之有否則矯情抑欲非僞則渝公孫宏故人譏其布被脫粟夏侯亶晩節致有奏妓隔簾北山移文誚逐俗士矜林壑轂終喪清操和洽曰朝廷議吏有著新衣乘好車者謂之不情形容不飾衣裘獘壞謂之廉潔以故汚辱其衣藏其輿服朝府大吏或自挈壺飧以入官府凡激詭之行則容隱僞矣誠哉是言也君子之道素位而行毋取苟難國奢示儉風之而已殖以所苦流獘滋甚苦藥生我過則爲患故道貴可行而

法防終窮抑又有說焉人之豐豫者其情舒舒陽也斂嗇者其情斂斂陰也士君子安不忘危富而能貧功業盛大守之以約身名俱泰剛柔中也不然則[illegible]公李忠定文文山諸公譬如春夏萬物長贏天地爲之迻還識者雖不免盛衰消長之慮然陽氣滿盈君子道長亦泰象也又不然則張安世之弋綈爲道之茅庵其硜硜自戢取容當世類皆性毗陰柔迹非光大其王恭殷仲堪輩徇小節忘大義尤無取焉若又不然則囚首喪面而談詩書蘇老泉所謂不近人情鮮不爲大奸慝者矣若定以藥之苦者爲良人之苦者爲賢其亦不可不辨

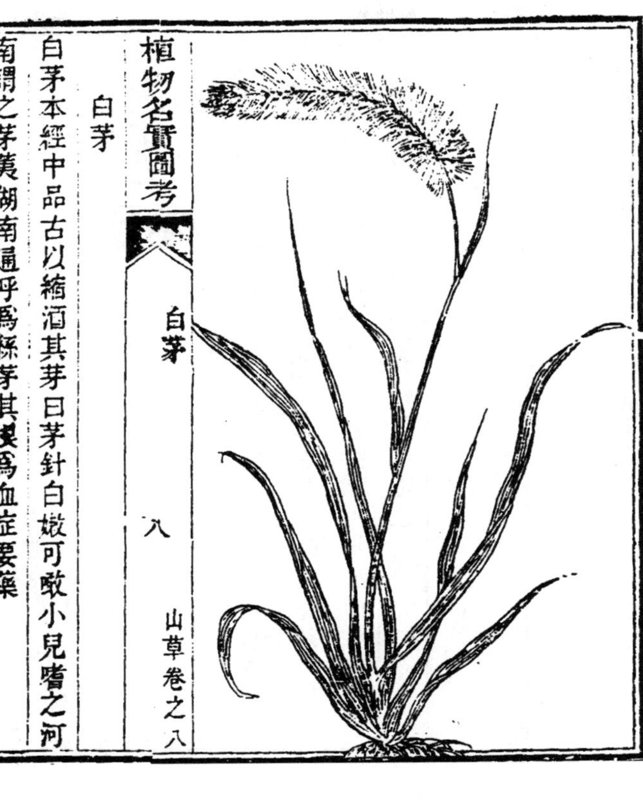

白茅

白茅本經中品古以縮酒其芽曰茅針白嫩可啖小兒嗜之河南謂之茅荑湖南通呼爲絲茅其根爲血症要藥

雩婁農曰說文⿱艹私茅秀也從草私聲繫傳云此即今茅華未放者也今人食之謂之茅揠音軋詩所謂手如柔荑荑秀也汝南兒語本古訓矣紫茹未拆銀線初含苞解綿綻沁鼻生津物之潔味之甘洵無倫比每憶餳簫吹暖繡陌踏青拔橐擘絮繞指結環某山某水童子釣遊蓋因之有感矣

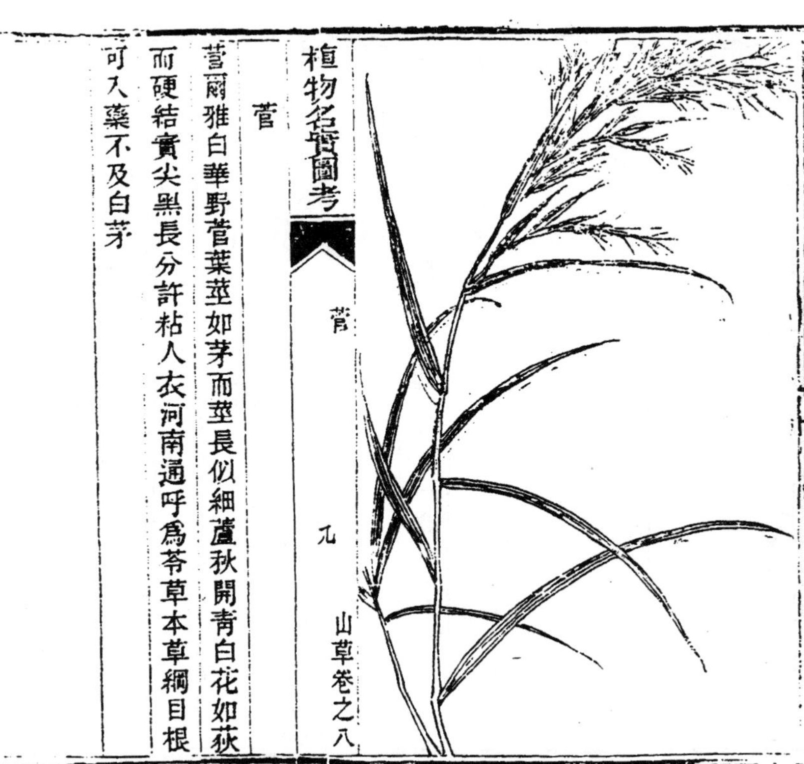

菅

菅爾雅白華野菅葉莖如茅而莖長似細蘆秋開青白花如荻而硬結實尖黑長分許粘人衣河南通呼爲苓草本草綱目根可入藥不及白茅

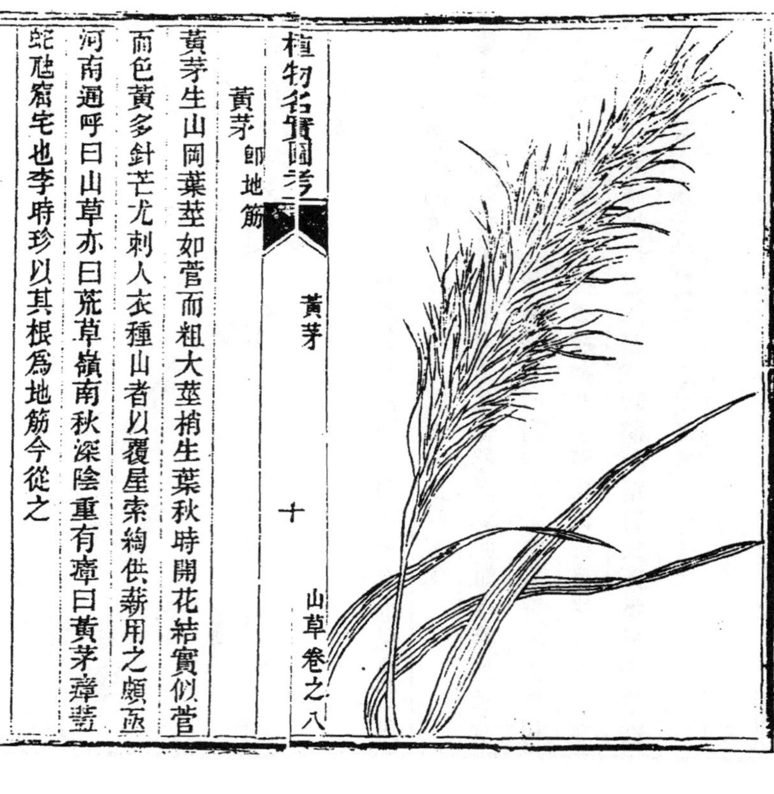

黃茅 卽地筋

黃茅生山岡葉莖如菅而粗大莖梢生葉秋時開花結實似菅而色黃多針芒尤刺人衣種山者以覆屋索綯供薪用之頗亟河南通呼曰山草亦曰荒草嶺南秋深陰重有瘴曰黃茅瘴蓋蛇虺窟宅也李時珍以其根爲地筋今從之

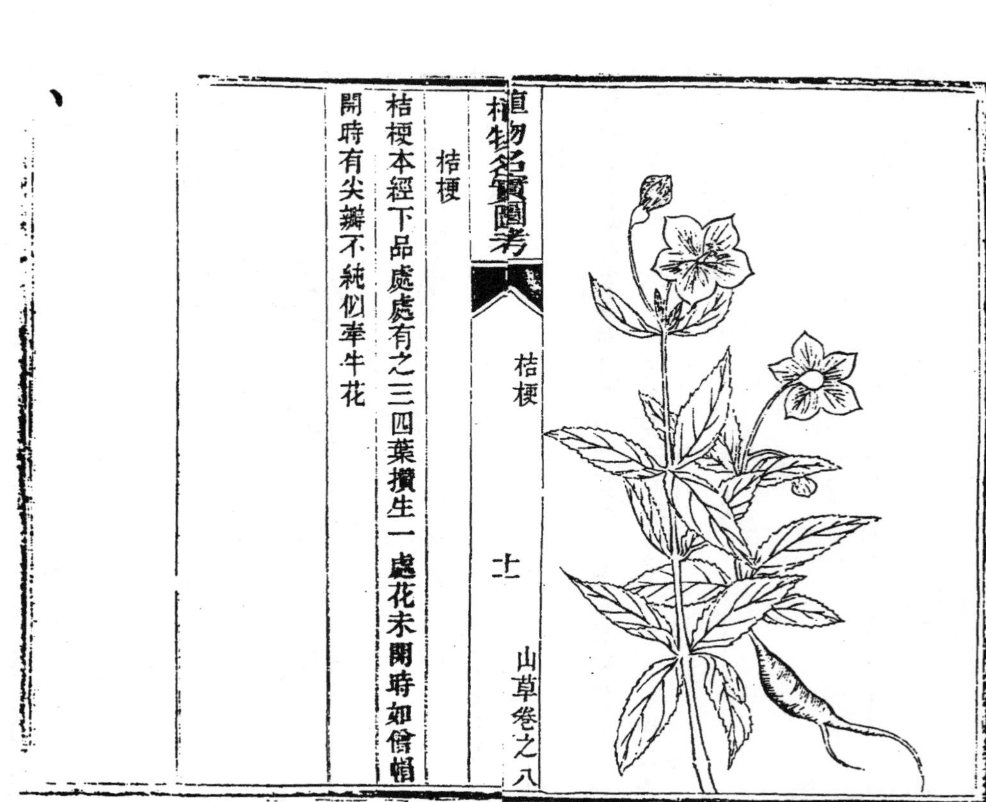

桔梗

桔梗本經下品處處有之三四葉攢生一處花未開時如僧帽開時有尖瓣不純似牽牛花

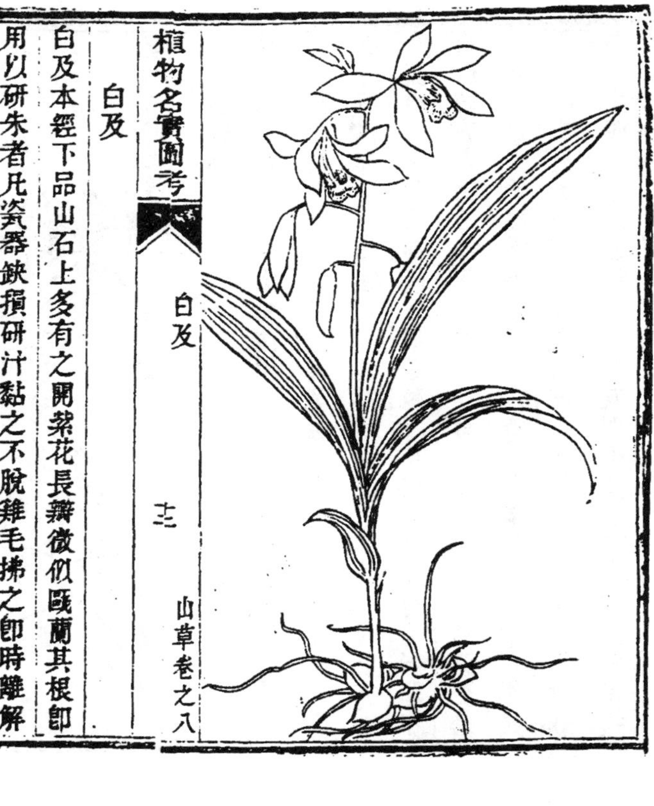

白及

白及本經下品山石上多有之開紫花長瓣微似甌蘭其根即用以研朱者凡瓷器缺損研汁黏之不脫雞毛拂之即時離解

雩婁農曰黃元治黔中雜記謂白芨根苗婦取以浣衣甚潔白其花似蘭色紅不香比之箐雞羽毛徒有文采不適於用噫黃氏之言其以有用爲無用以無用爲有用耶白及爲補肺要藥磨以膠瓷堅不可坼研朱點易功並雌黃既以供濯取潔又以奇豔爲容陰崖小草用亦宏矣彼俗稱蘭草僅存臭味根甜蘊藉葉劲無馨徒爲婦稚之玩何裨民生之計軒彼輊此豈得爲平然其叙述山川事勢皆有深識覽者不潛察其先見而綢繆預防致數十年後復有征苗之師其亦玩雄文之悚魄而忽籌筆之遠猷以有用之言爲無用之謀也乎

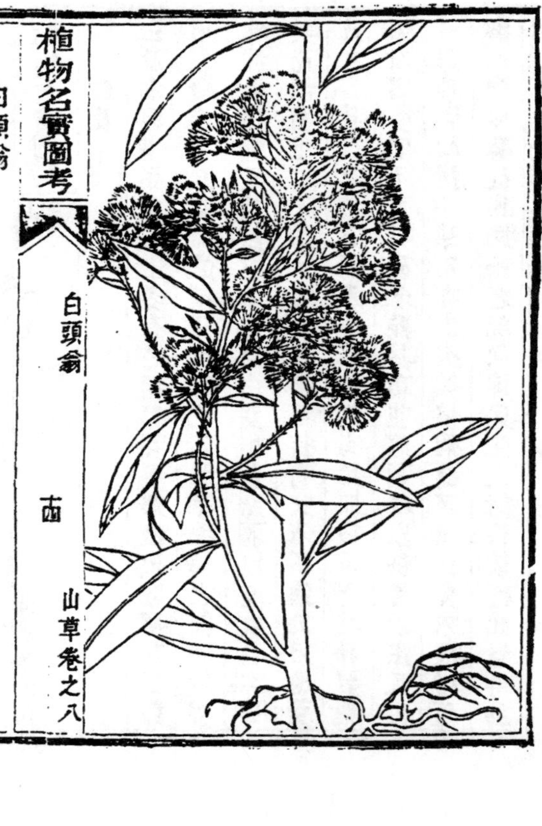

白頭翁

白頭翁本經下品唐本草注謂花紫色似木槿實大如雞子白毛寸餘皆披下似白頭老翁與圖經不同今寧都州志云產白頭翁採得亦不甚相類姑圖其形狀以備考陶蘇兩說既大乖異圖經宗陶說而加詳然原圖殊不相肖李青蓮有見野草中有白頭翁者詩云如何青草裏亦有白頭翁元張昱詩疎蔓短於蓬卑棲怯晚風祇緣頭早白無處入芳叢詩人寓意有作必非目所未見而醫家乃至聚訟本草衍義以蘇恭所述河南新安山中屢見之太白往來東京或即指此惜非詠物詩體不復揣侔然有折取對明鏡宛將衰鬢同之句則非根上白茸矣滇南有小一枝箭亦名白頭翁花老作茸久不飛落眞如種種白髮也鳥有白頭翁而無白頭婆然則草之有白毛者以翁名之皆可

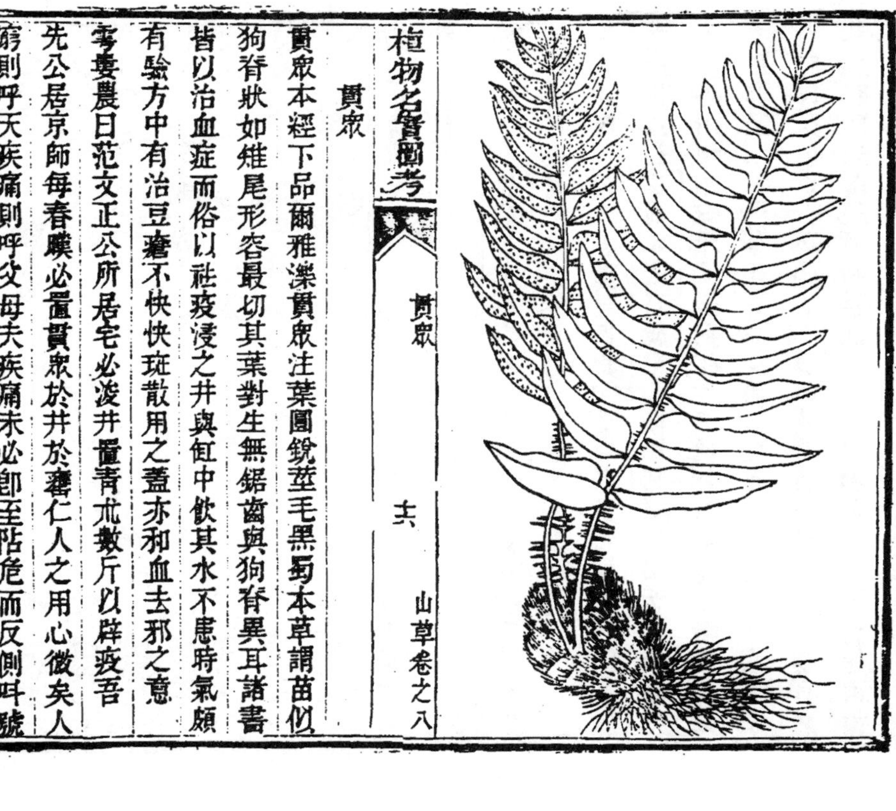

貫衆

貫衆本經下品爾雅濼貫衆注葉圓銳莖毛黑蜀本草謂苗似狗脊狀如雉尾形容最切其葉對生無鋸齒與狗脊異耳諸書皆以治血症而俗以祛疫浸之井與缸中飲其水不患時氣頗有驗方中有治豆瘡不快快斑散用之蓋亦和血去邪之意

雩婁農曰范文正公所居宅必浚井置青朮數斤以辟疫吾先公居京師每春曦必置貫衆於井於審仁人之用心微矣人窮則呼天疾痛則呼父母夫疾痛未必即至阽危而反側叫號呻瀕者拊掌太息有欲爲分其所苦而不得者况家有嚴君門内之婦子臧獲皆所托命其瘴癘之毒臃瘍之痛寒暖燥濕之肯不早爲綢繆護持迨至據榻呻吟始貿貿然執途人而問醫醫或一誤則父之於子夫之於妻主之於僕非自殺之亦一間耳若如許世子之不嘗藥則有春秋之律在昔人謂爲人子者不可不知醫夫醫誠難知知之不精則罪更甚於不知吾謂病未至而防之則易醫已至而治之則難椒薑葱蒜之禦寒瓜果蔬莧之滌熱蒼朮赤豆之辟疫穀芽神麯之消積凡所謂春多酸夏多苦秋多辛冬多鹹默會而時和之其除穢之香屢效之丸兼收並蓄以備疹氣之不時自非心腹膏肓之疾未有不獲效者仰則視無形聽無聲俯則時其飽時其煖雖運數不可知然奮之力田旱則一溉者後枯水則有隄者後浸備豫不虞古之善教其斯爲家政一端乎

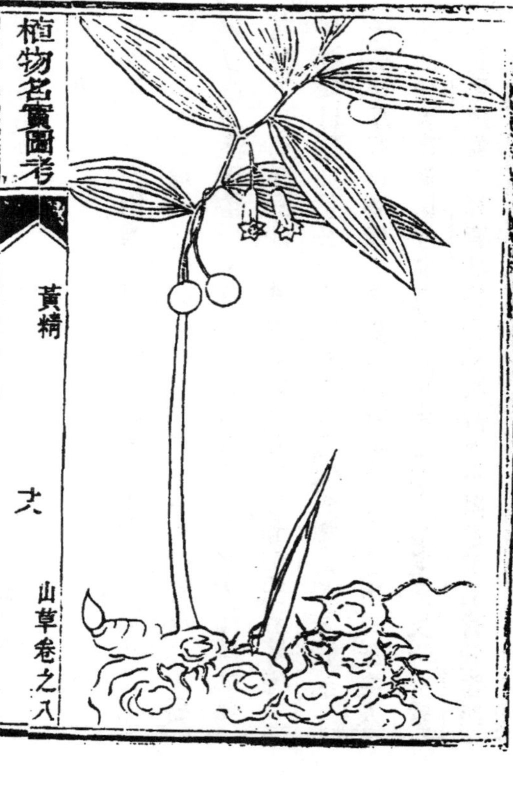

黃精

黃精別錄上品救荒本草謂其苗爲筆管菜處處有之抱朴子云花實可服食今醫方無用者山西產與救荒圖同

雩婁農曰黃精一名葳蕤既與委萎同名黃帝問天老曰太陽之草可以長生而本經乃祇載委萎至別錄始出黃精按圖列十種丹州相州細葉四五同生一節餘皆竹葉寬肥對生救荒本草亦云二葉三葉四五葉對節而生而萎蕤葉似竹葉闊短而肥厚又似百合葉頗窄小根似黃精而小異然則二物有別耶無別耶宋圖經黃精苗高一二尺以來葉如竹葉而短兩兩

相對不言四五葉同生一處萎蕤莖幹強直似竹箭竿有節葉狹而長表白裏青與爾雅注符則寬葉爲黃精細葉四五同生一節者爲萎蕤如此分別自爲瞭目但藥肆所售玉竹細白極黏與黃精全不相似或即圖經所謂多鬚者余採得細視有細葉而多白鬚如藥肆所售者亦有大根與黃精同者土醫謂根如黃精者是萎蕤多白鬚者乃別一種用之甚無力其說乃與古合滇南山中尤多黃精萎蕤春初即開花黃精高至五六尺四面垂葉花實層綴根肥嫩可烹肉大至數斤重其偏精及鉤吻皆以夏末秋初開花偏精矮小鉤吻有反鉤根皆不肥土人頗能辨之太陰太陽之說相傳自古蘇恭獨創爲鉤吻蔓生之說後人遂以黃精鉤吻絕不相類東坡謂恭注多立異又喜與陶公相反幾至於屬者然細考之陶未必非恭未必是余謂陶說有未確然尚爲疑似之詞蘇則武斷者多其不如陶遠矣採黃精而並得鉤吻是何異刺人而殺而諉之曰兵所幸極陰之地壽草所叢採靈藥者所不至而極陽所照毒物必藏故誤者絕少否則著書非貽害哉

又按黃精原有對葉及數葉同作一層者圖經雖列十種大體不過兩端今江湘皆對葉滇南數葉一層其根肥大無異

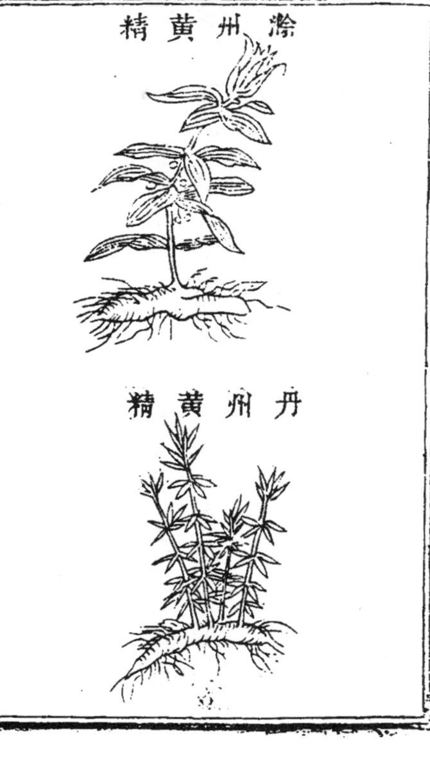

按與黃精相似者除鈎吻偏精外湘中代以山薑其根色極相類又有一種觀音竹滇中謂之淡竹其莖紫葉柔都不分別惟梢端發杈生枝間花微紫爲異此十圖内或不竟有形似者耶

救荒本草黃精圖

黃精苗

救荒本草黃精苗俗名筆管菜一名重樓一名菟竹一名雞格一名救窮一名鹿竹一名萎蕤一名仙人餘糧一名垂珠一名馬箭一名白及生山谷南北皆有之嵩山茅山者佳根生肥地者大如拳薄地者猶如拇指葉似竹葉或二葉或三葉或四五葉俱皆對節而生味甘性平無毒又云莖光滑者謂之太陽之草名曰黃精食之可以長生其葉不對節莖葉毛鈎子者謂之太陰之草名曰鈎吻食之入口立死又云莖不紫花不黃爲異

按圖即爾雅委萎滇南所產黃精頗似之此正鈎吻相似者

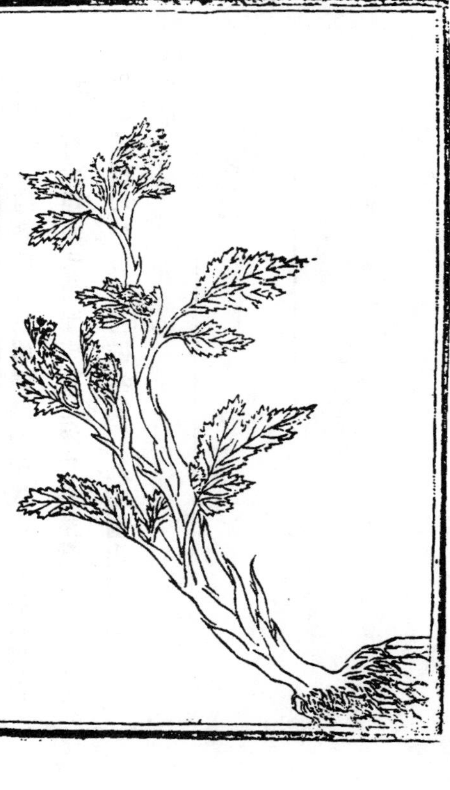

墓頭回

墓頭回生山西五臺山綠莖肥嫩微似水芹葉歧細齒梢際結實攢簇如椒有毛五臺志載入藥類蓋俚方習用者本草綱目拾遺引毅庵驗方治崩中赤白帶下用墓頭回一把酒水各半盞童尿半盞新紅花一捻煎七分臥時溫服日近者一服久則三服其效如神當卽此草

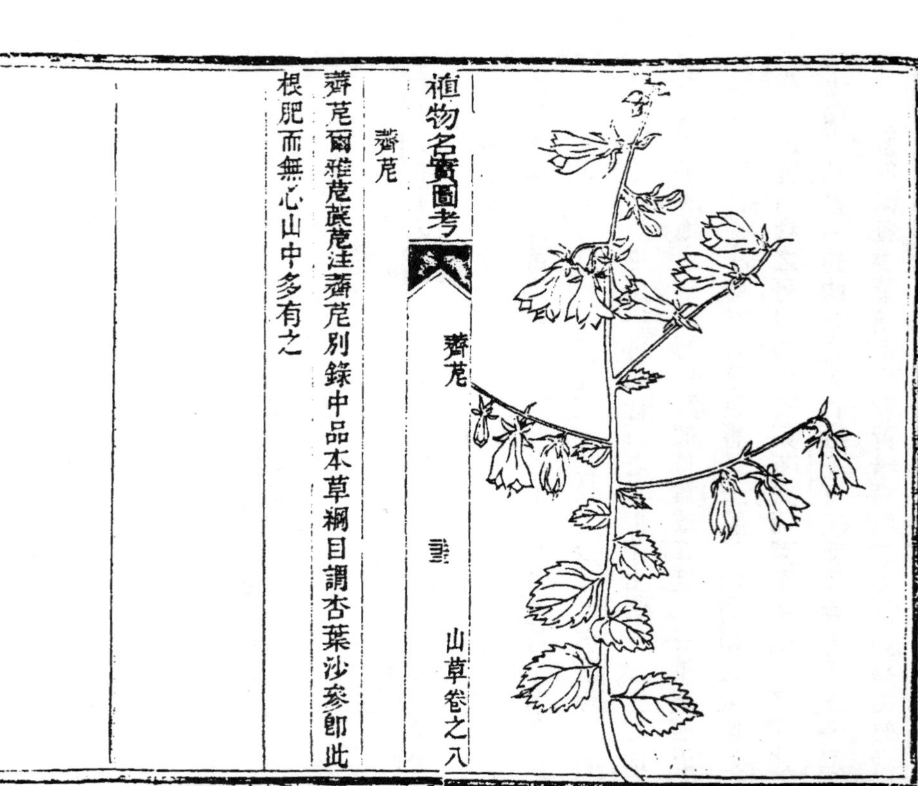

薺苨

薺苨爾雅苨菧苨注薺苨別錄中品本草綱目謂杏葉沙參卽此根肥而無心山中多有之

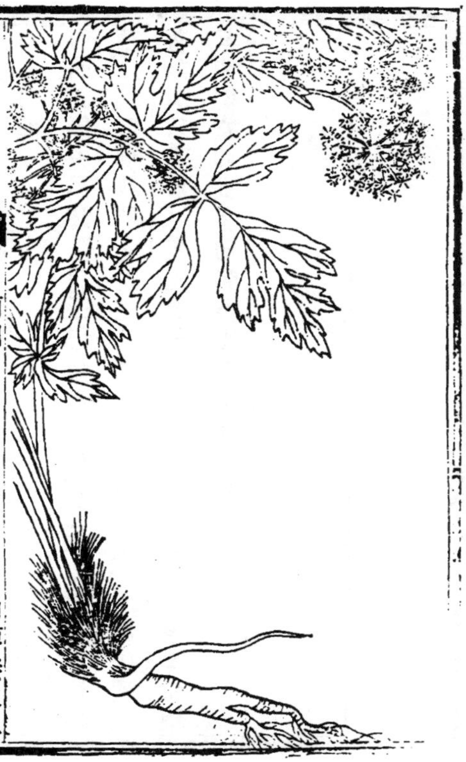

前胡

前胡别錄中品江西多有之形狀如圖經救荒本草葉可煠食

雩婁農曰前胡有大葉小葉二種黔滇山人採以爲茹曰水前胡俗呼姨媽菜方言不可譯也或曰本呼夷鬼菜夷人所食斯爲陋矣古人重芳草芎藭和羹鬱金合鬯有飶其馨人神共享後世茴香縮砂蓽撥甘松香之屬或來自海船重洋之外飲食異華然其喜潔而惡污尙氣而賤腐口之味鼻之臭與人同耳前胡與芎藭當歸氣味大體相類爾雅以薜山蘄與山韭山葱比類釋之則亦以爲菜屬江南採防風爲蔬江西種芎藭爲餌滇人直謂芎爲芹然則草之形與味似芹者多矣其皆芹之儕輩耶救荒本草凡蛇床藁本前胡諸草皆煠其嫩葉調食此豈夷俗哉伊蒲塞之饌或取香花助之彼誠夷矣然視嗜痂逐臭蒸乳豚而採牛心者將謂爲華風否耶

又按黄元治黔中雜記云柴胡莖似野芹土人采而葅之謂之羅鬼菜方言前與柴音相近蓋未考矣羅鬼爲苗民之一種其山多前胡云貴州志前胡遍生山麓春初吐葉土人採以爲羹根入藥也

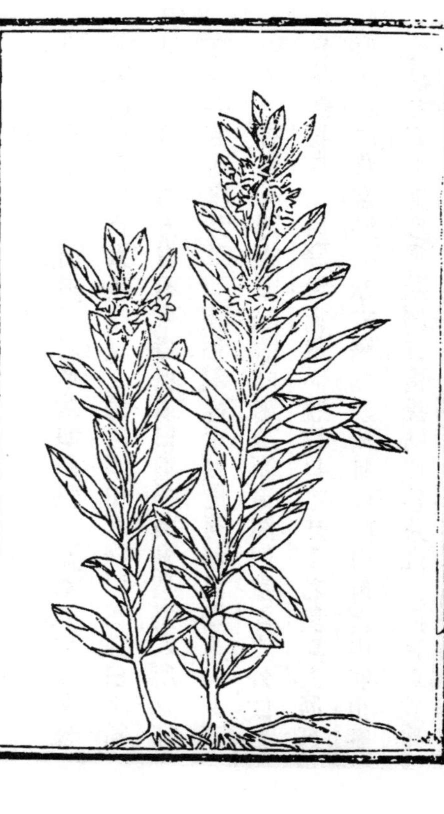

白前

白前別錄中品陶隱居云根似細辛而大色白不柔易折唐本草注葉似柳或似芫花生沙磧之上俗名嗽藥今用蔓生者味苦非真核其形狀蔓生者即湖南所謂白龍鬚已入蔓草草藥其似柳者即此滇南名尨草又蔓生一種

杜蘅

杜蘅別錄中品山海經有之爾雅杜土鹵注杜蘅也似葵而香圖經所述綦詳惟不釋細辛形狀陶隱居云杜蘅根葉都似細辛則俚醫以葉圓長分別二種不為無據

雩婁農曰山海經云杜蘅可以走馬注謂佩香草能令馬疾走其語不詳豈物類相制如淮南萬畢術而今不傳耶否則馬食杜蘅而有力善走如宛馬嗜苜蓿耳聖人格物本於盡性若草木鳥獸虞廷以命柏翳此豈尋常委瑣事哉周官設囿人閩隸掌與鳥獸言服不氏掌養猛獸而教擾之夏后氏之豢龍

得龍之嗜欲宣王時有梁鴦者善養鳥獸能馴虎豹後世如種魚咒雞醫牛相鶴禽經蠶書其體物情入於至微甚至捕蛇鬬鶉蟋蟀蠅虎之屬亦教養有術焉且獸醫賤業也而與食醫同隸於冢宰蓋以人之疾痛疴癢推之於有知有生而知夭札瘥癘無不由於燥濕饑寒故一一求其性情所喜惡而調燮之時節之況馬爲國畜地用所亟夏庌冬獻教駣攻駒其法至詳而漢時西北諸國皆以能逐水草谷量牛馬稱富强故馬政以善牧爲亟夫一束芻三升豆此常料耳東海之島有龍芻焉馬食之一日千里西北多良馬酉陽雜俎曰瓜州飼馬以藚草沙州飼馬以茨其安北飼馬以沙蓬譬之人焉豆令重榆令瞑而服餌參朮者亦能御病而致康强以此類物將無同乎人第見有馬者多鹽車之賈人御馬者多魯國之東方否則衣文繡啖棗脯以養之者害之世無王良造父則所謂相馬通馬語者洵爲虛誕之說矣詩人美衛武公之勤民終以騋牝三千而舉其要曰秉心塞淵爲此詩者其知道乎

植物名實圖考 杜蘅 三十八 山草卷之八

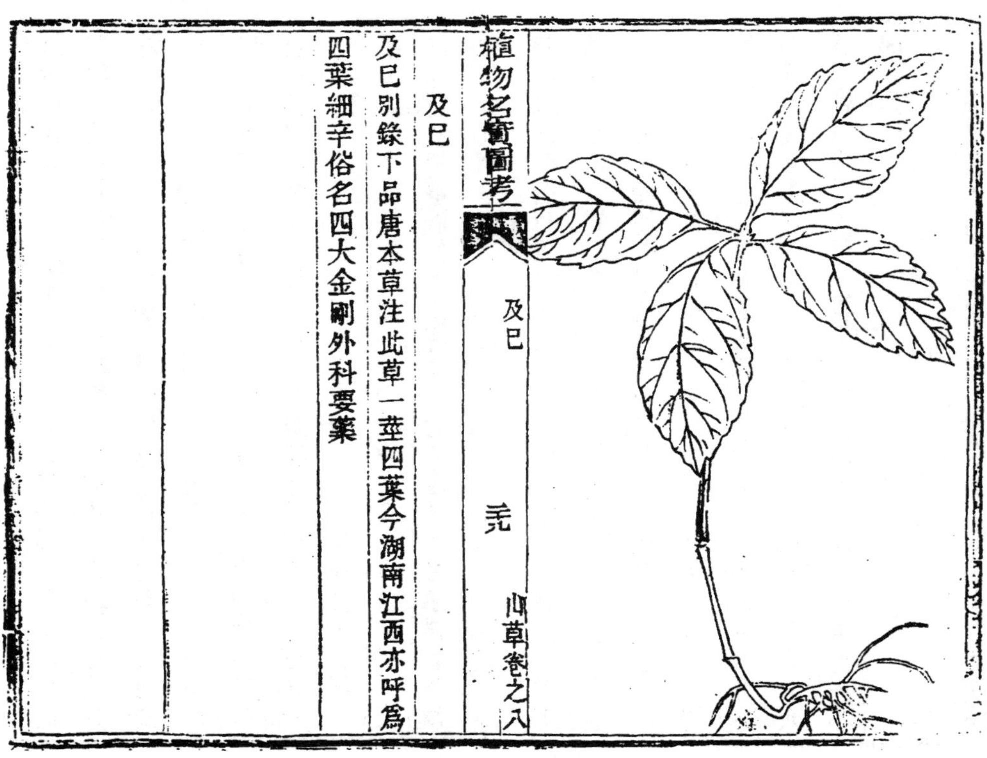

植物名實圖考 及巳 三十九 山草卷之八

及巳

及巳別錄下品唐本草注此草一莖四葉今湖南江西亦呼爲四葉細辛俗名四大金剛外科要藥

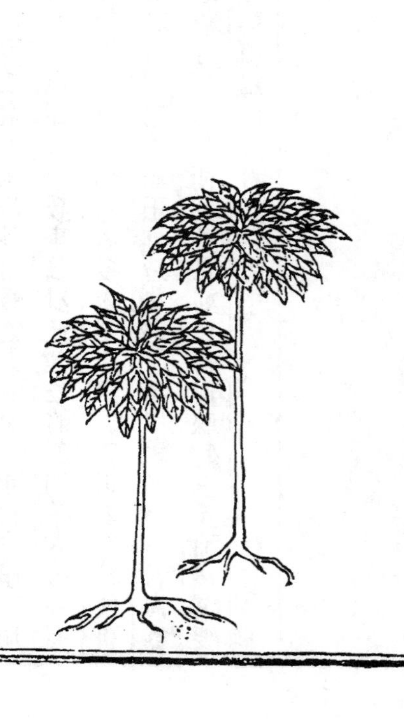

鬼都郵

鬼都郵唐本草始著錄徐長卿赤箭皆名鬼都郵唐本草注苗惟一莖莖端生葉若繖狀根如牛膝而細黑與徐長卿別蜀本草云苗横生無鬚花生葉心黃白色此種山草形狀亦多有之而莫能决識

雩婁農曰漢太守置督郵厥有南北東西中五部司耳目而備咨諏焉孫寶爲京兆尹署侯文以立秋乃欲按豺狼之當道以成天地之始遏若乃趙勤行縣葉與新野之令望風而休則桓虞以爲良鷹之下鞲也閻璹部汾北翁歸部汾南所舉旣當而傷者亦無敢他至魏郡守索賄欲逐繁陽令而都郵獨以異政留陳球蓋雖不免蒲尉之罹籌楚而於守猶繆之與轅彼徐長卿赤箭之同名殆病醫憚其傷焉將逃之而莫能留也後世號老魅以鐘馗而除瘧之草皆諾曰鬼見愁又昔有蠱巫曰瑤眊持槍木棒以擊鬼遂呼爲無患此非其儕歟唐以後廢其官於郡而藥者遂溝瞀回惑眩其說而互紊非鄭子所云不能紀遠乃紀於近耶三代以遷文質迭進小儒詹詹憒于古訓而逦千里之恧恧乃益鄙而益信雖然物之盛也百名皆貴物之衰也百名皆廢戰國倘工孫今猶有見春草而念來歸者乎漢

時重社叢今猶有見枌榆而知神所憑依者乎冬官補以考工誰識司空古官屬耶將作尊以大匠誰識主章司林麓耶唐進士候生戲爲除遷羌活帶兩平章之號黃芩備苦督郵之員胡盧巴列都尉于腎曹荆三稜以中尉而破堅官名久汰宜無傳焉嗚呼越王之頭猶在不必購以千金仙人之棗何存孰敢誕爲五利漢官唐典珥貂蟬拖金紫登臺閣而遊府寺者徒令人咸朽腐而墮涕淚又何責備于依草附木假托名位冉冉焉不知春秋之百卉

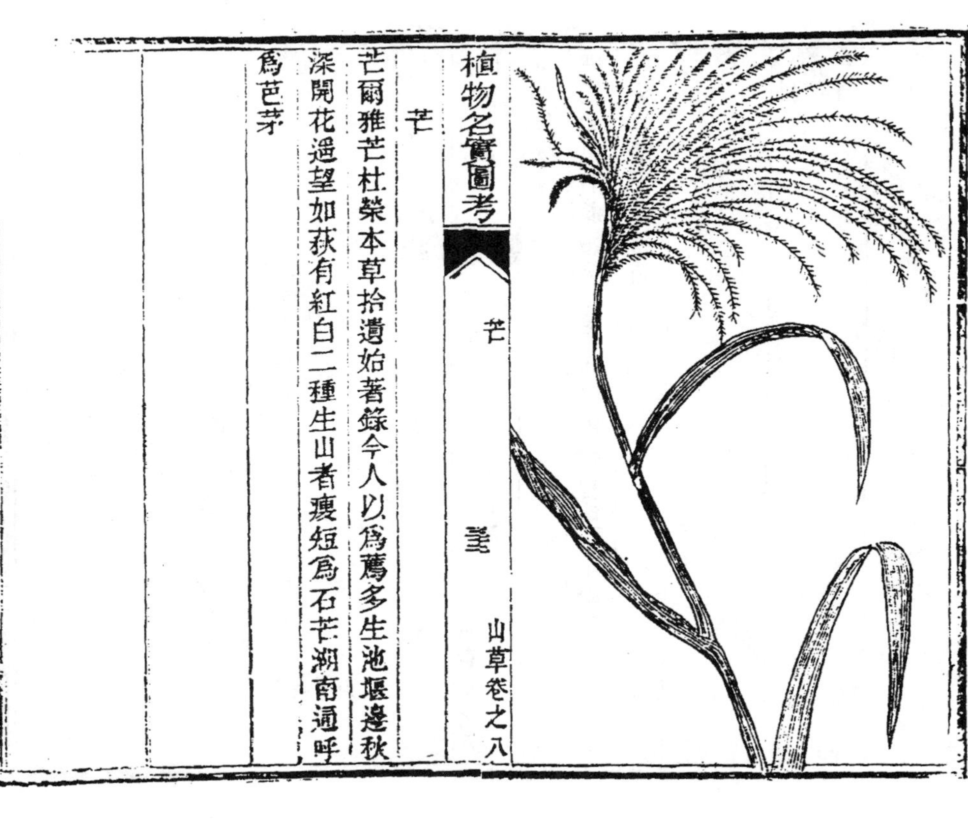

芒

芒爾雅芒杜榮本草拾遺始著錄今人以爲薦多生池堰邊秋深開花遥望如荻有紅白二種生山者瘦短爲石芒湖南通呼爲芭茅

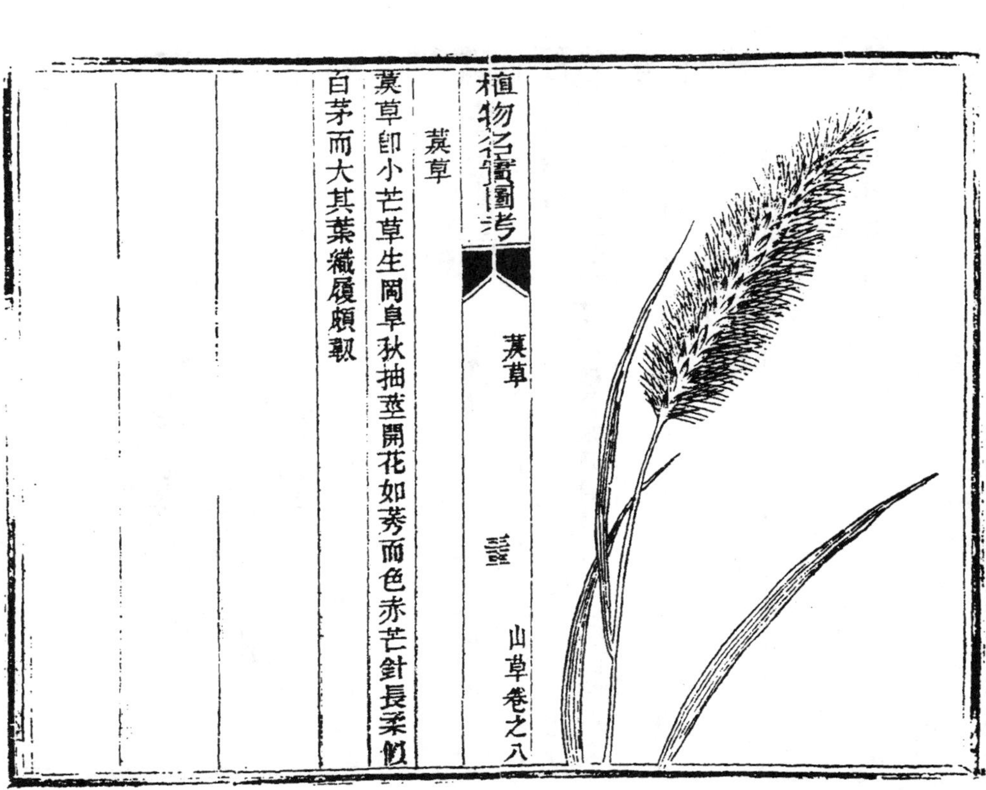

莫草

莫草卽小芒草生岡阜秋抽莖開花如莠而色赤芒針長柔似白茅而大其葉織屨頗韌

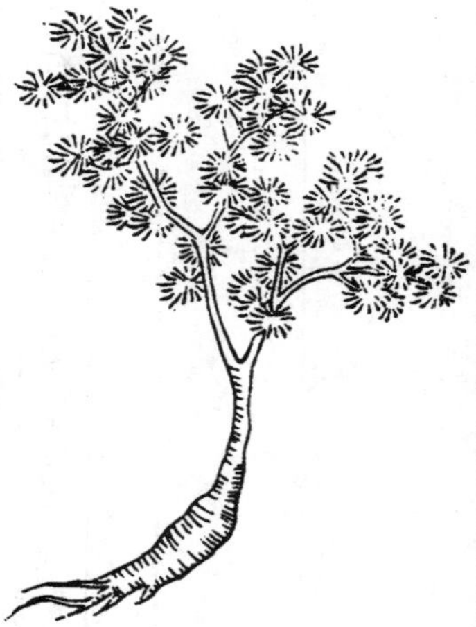

長松

長松本草拾遺始著錄生關內山谷古松下根類薺苨釋慧祥有清涼傳宋人詩集多及之

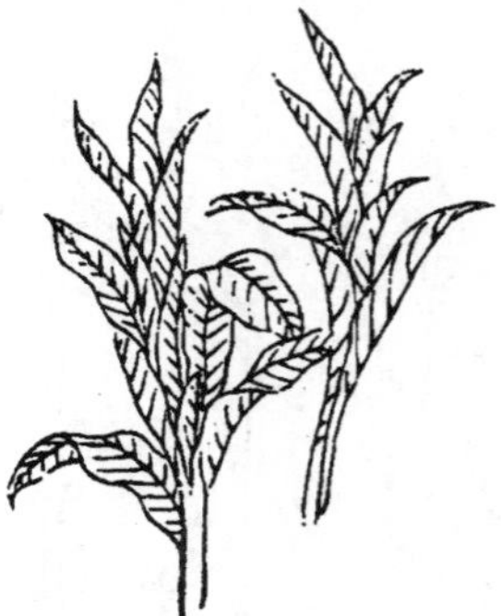

辟虺雷

辟虺雷唐本草始著錄狀如蒼朮峩眉諸山有之解毒辟瘟消痰卻熱

仙茅

仙茅唐開元中婆羅門僧進此藥開寶本草始著錄今大庾嶺湘土彩土人以爲茶飲蓋嶺北泉澗陰寒藉此辛烈以爲溫燥服食者少或有中其毒者川中近亦多

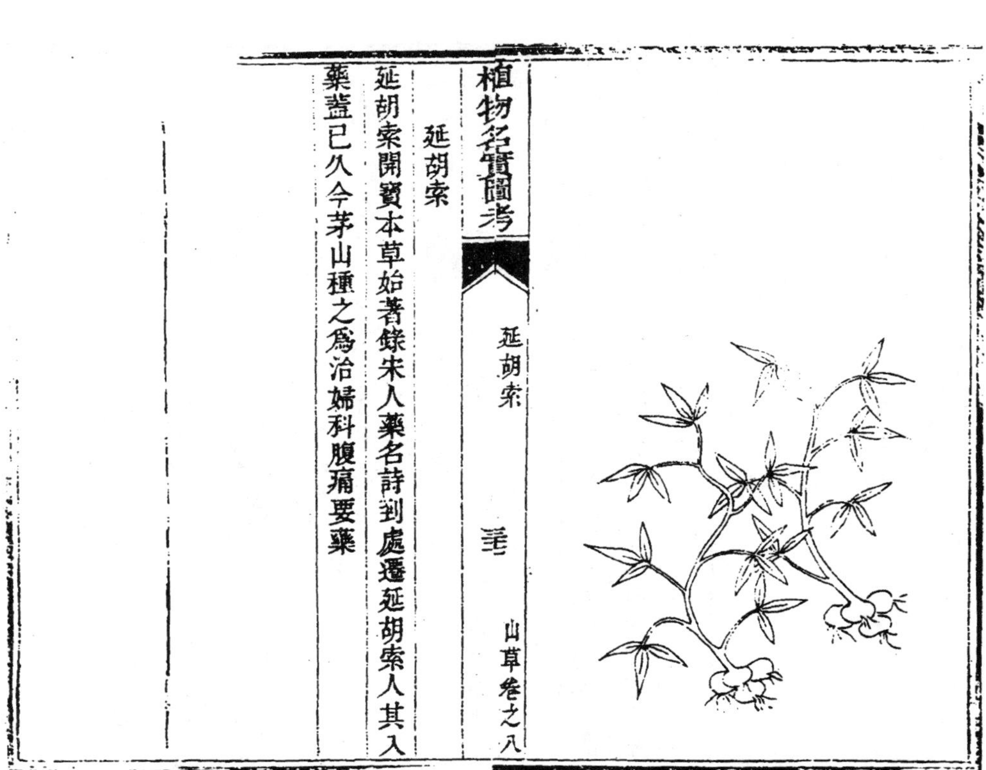

延胡索

延胡索開寶本草始著錄宋人藥名詩到處還延胡索入其入藥蓋已久今茅山種之爲治婦科腹痛要藥

鬼見愁

鬼見愁生五臺山柴毛森森如蝟刺梢端作綠苞清涼山志云生臺麓能驅邪俗以懸門首云能畏鬼或亦呼爲鉢蓮

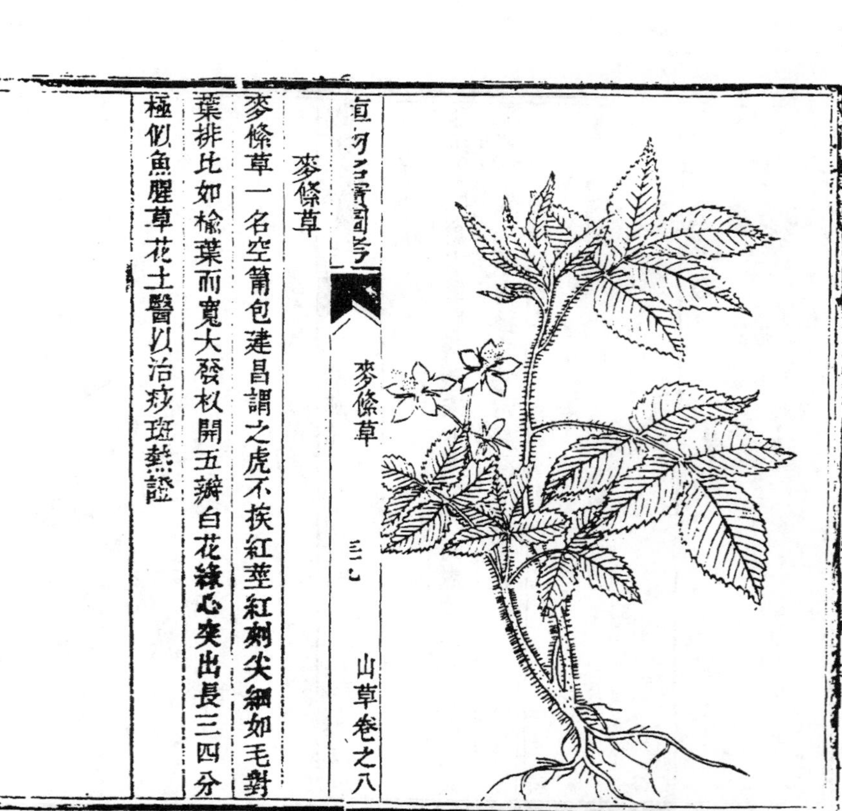

麥條草

麥條草一名空筩包建昌謂之虎不挨紅莖紅刺尖細如毛對葉排比如榆葉而寬大發杈開五瓣白花綠心突出長三四分極似魚腥草花土醫以治痧斑熱證

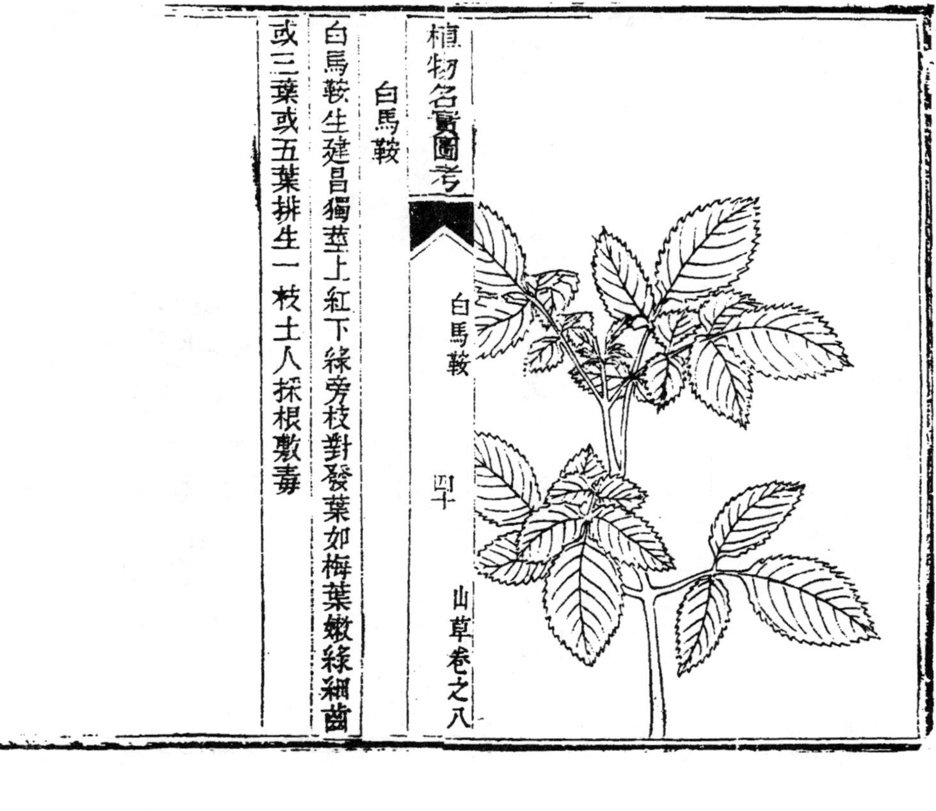

白馬鞍

白馬鞍生建昌獨莖上紅下綠旁枝對發葉如梅葉嫩綠細齒或三葉或五葉排生一枝土人採根敷毒

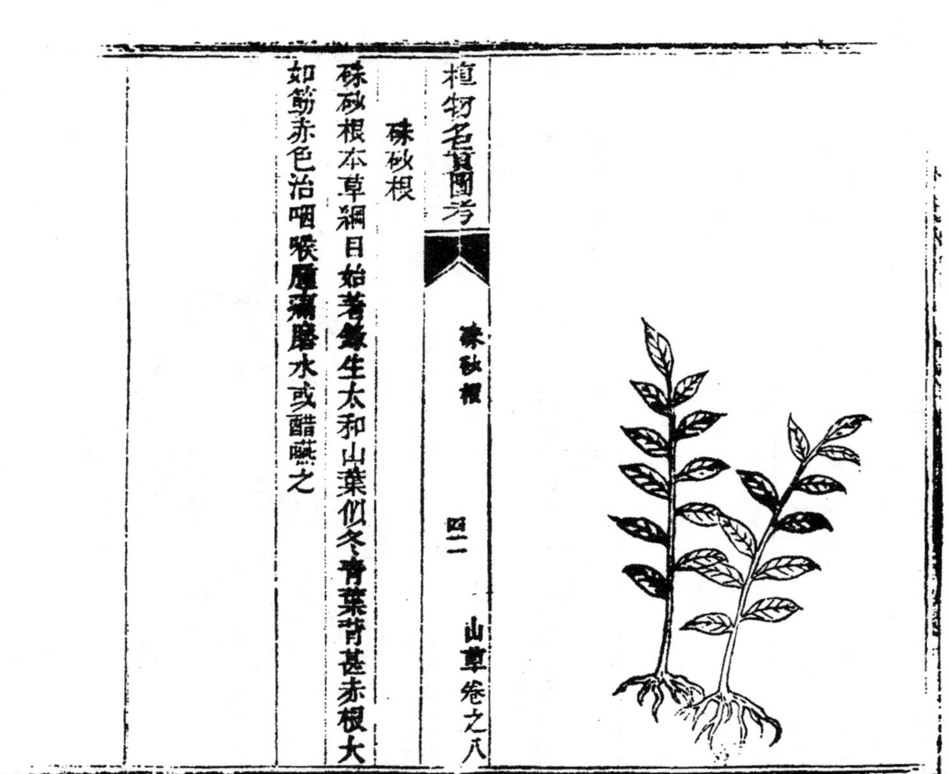

硃砂根

硃砂根本草綱目始著錄生太和山葉似冬青葉背甚赤根大如筯赤色治咽喉腫痛磨水或醋嚥之

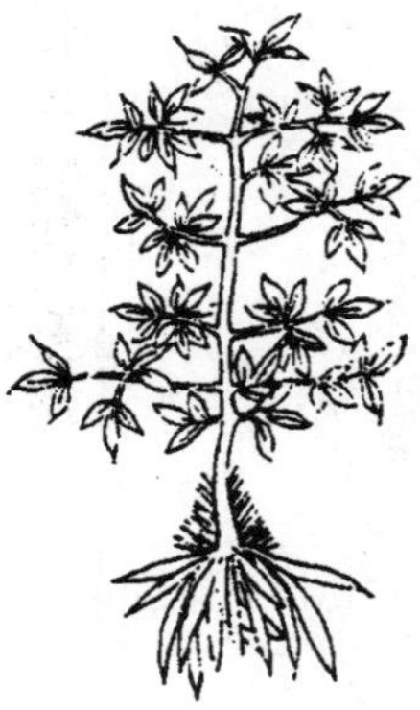

鐵線草

鐵線草宋圖經外類生饒州治風腫消毒余至彼訪之未得

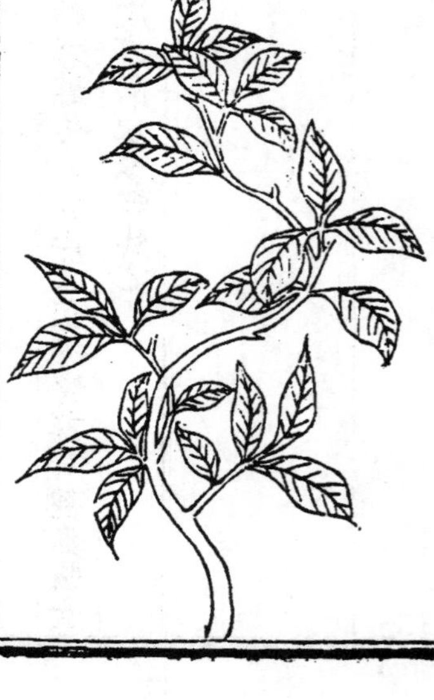

都管

都管草宋圖經外編生宜州根似羗活葉似土當歸主風腫癰毒咽喉痛桂海虞衡志云一莖六葉

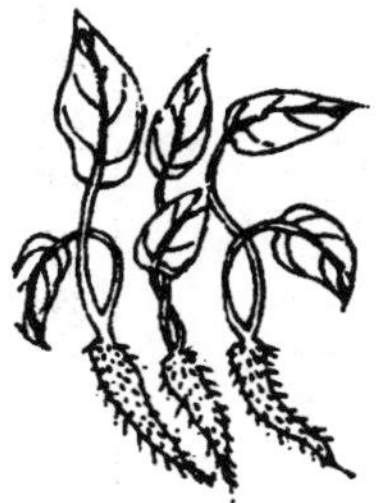

植物名實圖考

永康軍紫背龍牙圖　山草卷之八

永康軍紫背龍牙

宋圖經紫背龍牙生蜀中味辛甘無毒彼土山野人云解一切蛇毒甚妙兼治咽喉中痛含嚥之便效其藥冬夏長生採無時

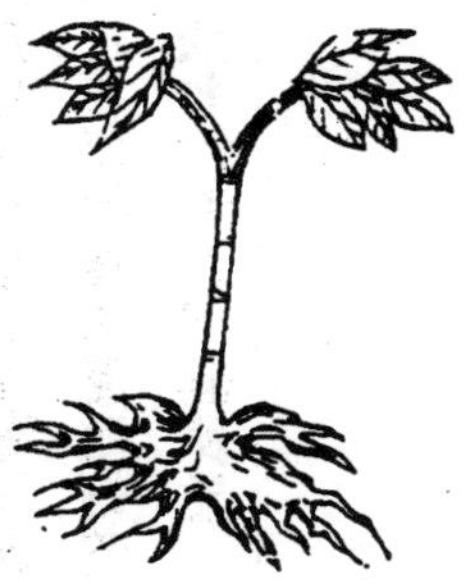

植物名實圖考

施州半天回圖　山草卷之八

施州半天回

宋圖經半天回生施州春生苗高二尺已來赤斑色至冬苗葉皆枯其根味苦澀性溫無毒土人夏月採之與雞翁藤野蘭根崖棕等四味洗淨去麤皮焙乾等分擣羅爲末溫酒服二錢匕療婦人血氣并五勞七傷婦人服忌羊血雞魚濕麪丈夫服無所忌

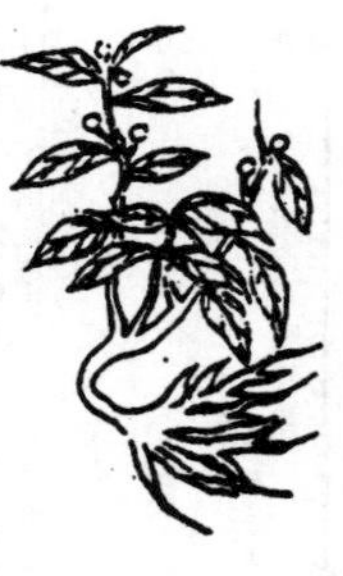

施州露筋草

宋圖經露筋草生施州株高三尺已來春生苗隨即開花結子四時不凋其子碧綠色味辛澀性涼無毒不拘時採其根洗淨焙乾擣羅爲末用白礬水調貼蜘蛛蜈蚣咬傷瘡

施州龍牙草

宋圖經龍牙草生施州株高二尺已來春夏有苗葉至秋冬而枯其根味辛澀溫無毒春夏採之洗淨揀擇去蘆頭焙乾不計分兩擣羅爲末用米飲調服一錢匕治赤白痢無所忌

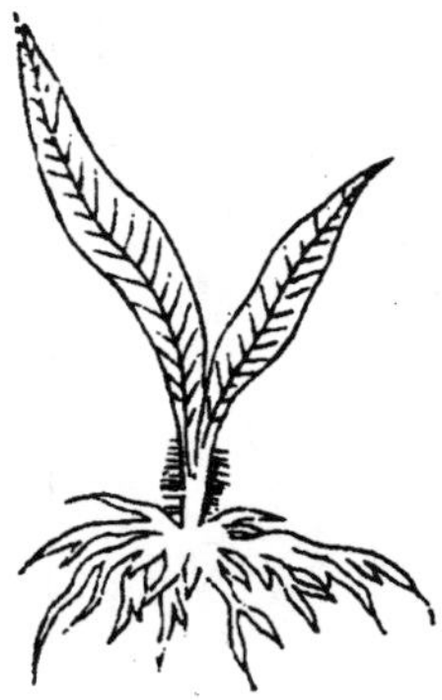

施州小兒䓘

宋圖經小兒䓘生施州叢高一尺已來春夏生苗葉無花至冬而枯其根味苦性涼無毒採無時彼土人取此并左纏草二味洗淨焙乾等分擣羅爲末每服一錢温酒調下療淋疾無忌左纏草乃旋花根也

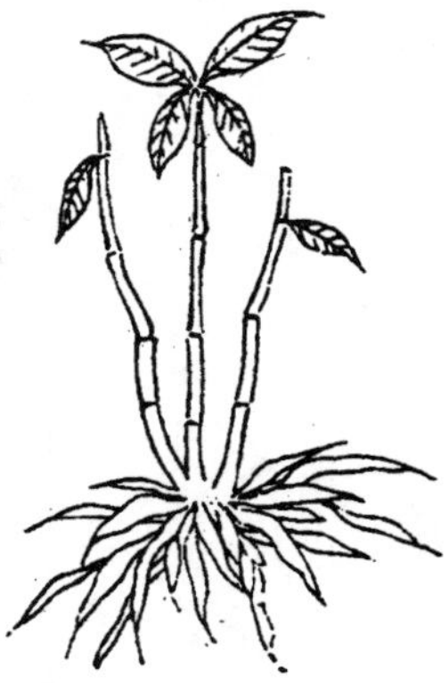

施州野蘭根

宋圖經野蘭根出施州叢生高二尺已來四時有葉無花其根味微苦性温無毒採無時彼土人取此并半天回雞翁藤崖棕等四味洗淨去麁皮焙乾等分擣羅爲末温酒調服二錢匕療婦人血氣並五勞七傷婦人服之忌雞魚濕麵羊血丈夫無所忌

植物名實圖考 卷 天台山百藥祖 三二 山草卷之八

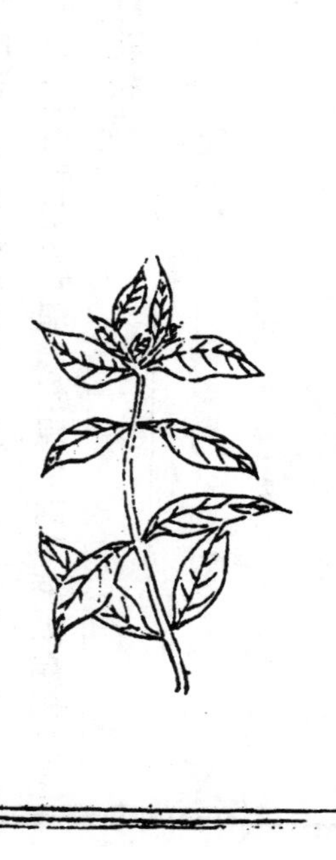

天台山百藥祖

宋圖經百藥祖生天台山中苗葉冬夏常青彼土人冬採其葉入藥治風有效

植物名實圖考 卷 威州根子 三三 山草卷之八

威州根子

宋圖經根子生威州山中味苦辛温主心中結塊久積氣攻臍下根入藥用採無時其苗葉花實並不入藥

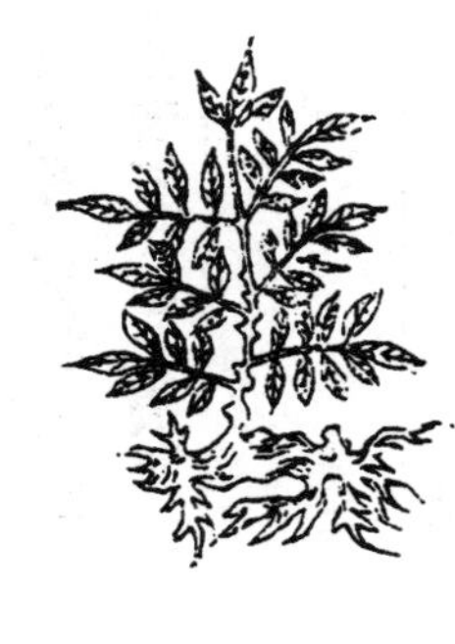

天台山黃寮郎

宋圖經黃寮郎生天台山中苗葉冬夏常青彼土人採其根入藥治風有效

天台山催風使

宋圖經催風使生天台山中苗葉冬夏常青彼土人秋採其葉入藥用治風有效

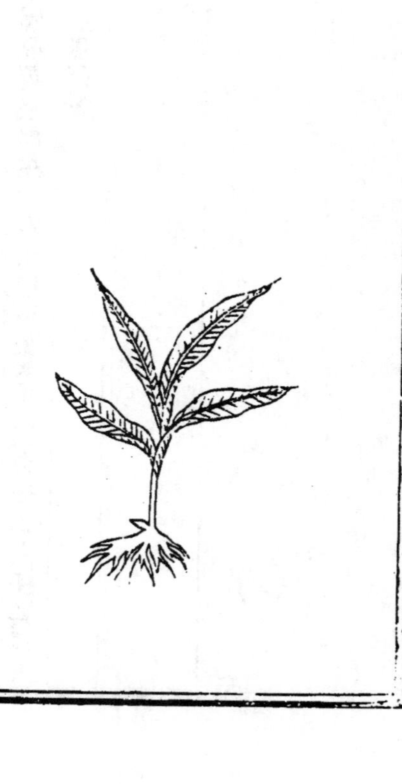

半邊山

宋圖經半邊山生宜州溪澗味微苦辛性寒主風熱上壅咽喉腫痛及項上風癧以酒摩服二月八月九月採根其根狀似白朮而軟葉似苦蕒厚而光一名水苦蕒一名謝婆菜

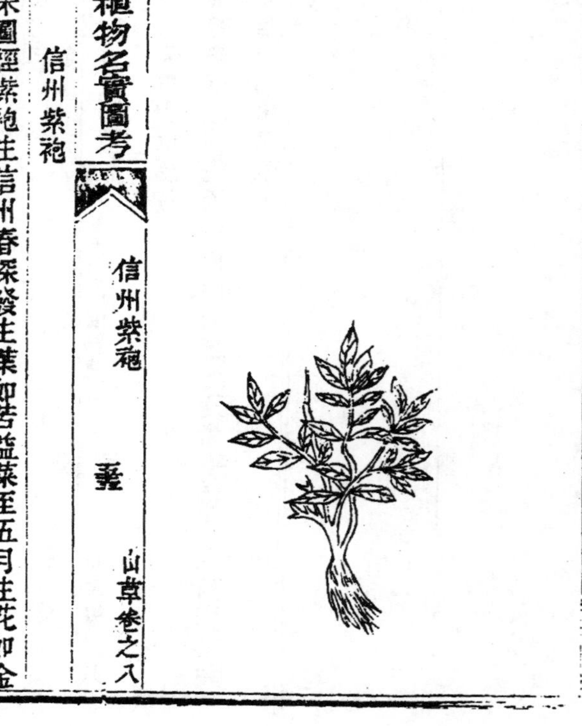

信州紫袍

宋圖經紫袍生信州春深發生葉如苦益菜至五月生花如金錢紫色彼方醫人用治咽喉口齒

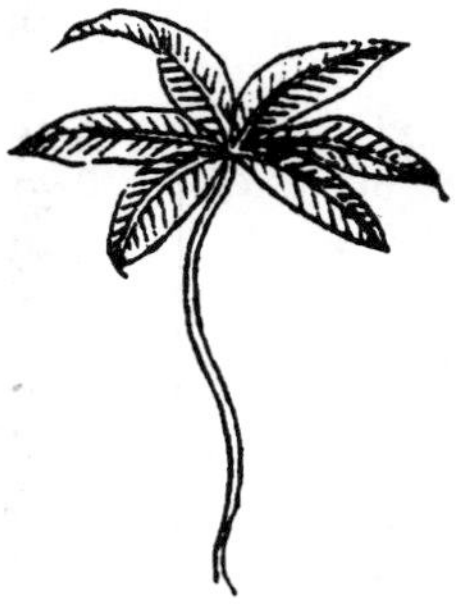

福州瓊田草 三

福州瓊田草

宋圖經：瓊田草生福州。春生苗葉，無花。三月採根葉，焙乾。土人用治風生擣羅，蜜丸服之。

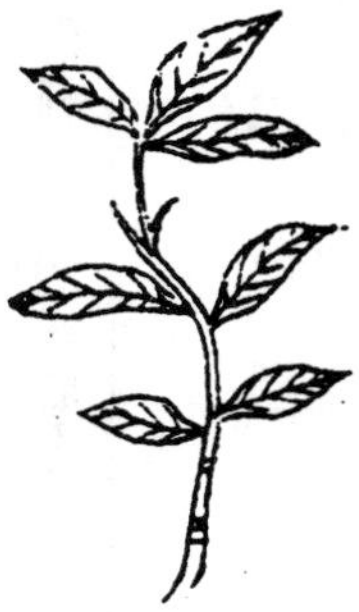

福州建水草 三

福州建水草

宋圖經：建水草生福州。其枝葉似桑，四時常有。彼土人取其葉焙乾碾末，煖酒服，治走疰風。

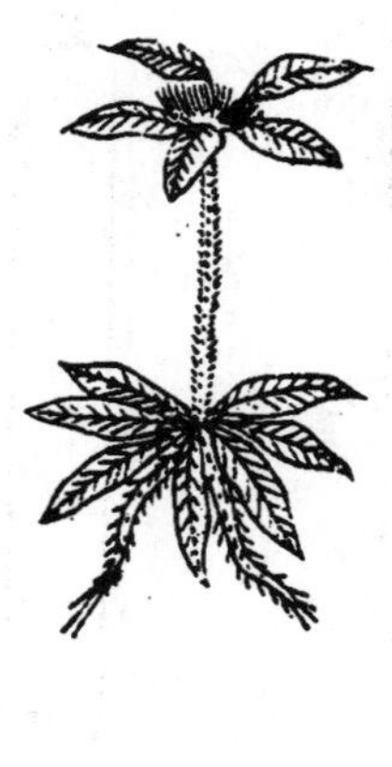

福州雞項草

宋圖經雞項草生福州葉如紅花葉上有刺青色亦名千鍼草根似小蘿蔔枝條直上三四月苗上生紫花八月葉凋十月採根洗焙乾碾羅爲散服治下血

福州赤孫施

宋圖經赤孫施生福州葉如浮萍草治婦人血結不通四時常有採無時每用一手搦淨洗細研煖酒調服之

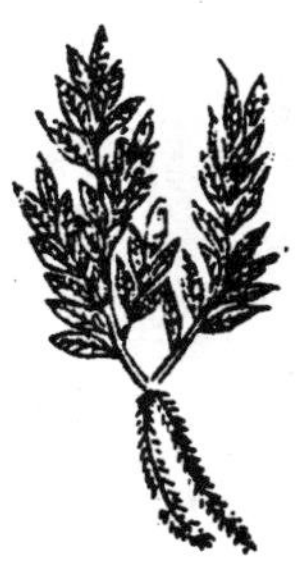

信州鵗鳥威

宋圖經鵗鳥威生信州山野中春生青葉至九月而有花如建蒿葉花淡黃色不結實療癰瘻腫毒採無時

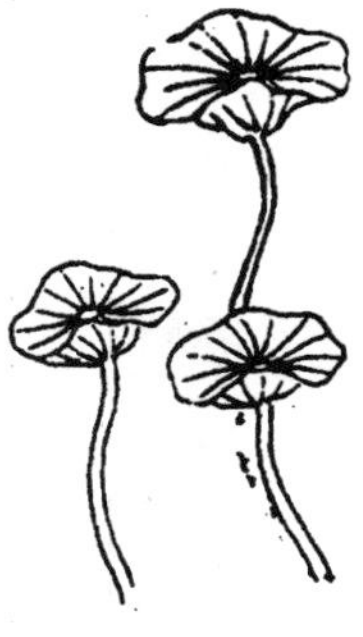

福州獨腳仙

宋圖經獨腳仙生福州　山林傍陰泉處多有之春生苗至秋冬而落葉　葉圓上青下紫其脚長三四寸夏採根葉連梗焙乾爲末　服治婦人血塊酒煎半錢

信州茆質汗

宋圖經茆質汗生信州葉青花白七月採彼土人以治風癘行血有効

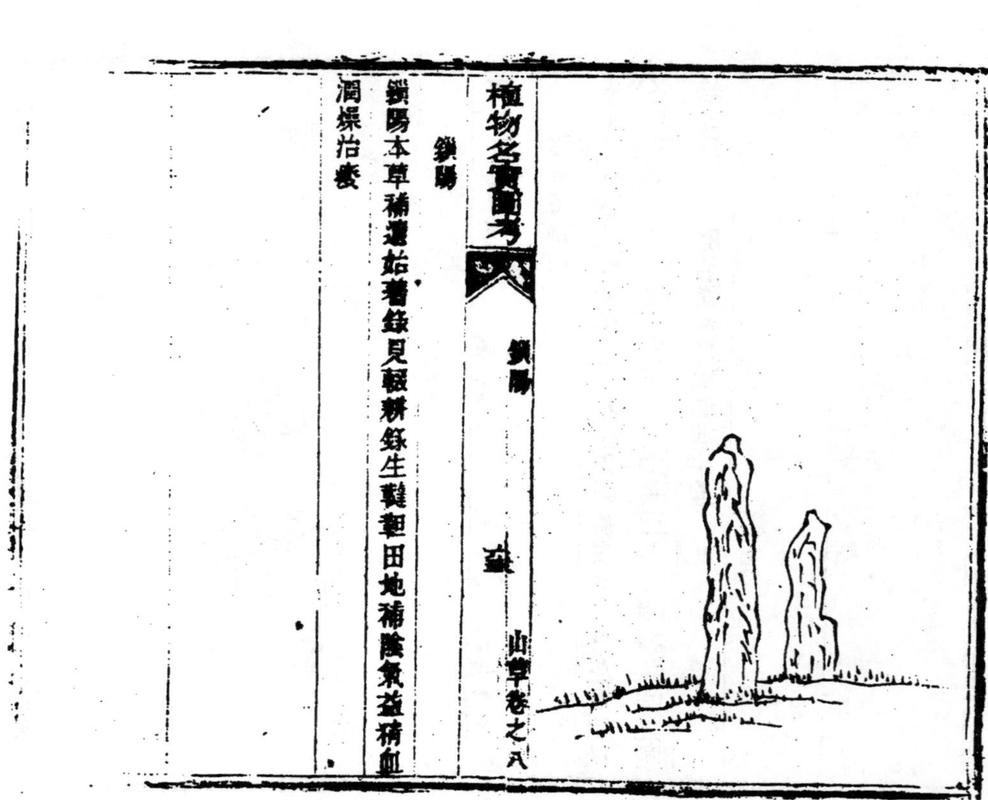

鎖陽

鎖陽本草補遺始著録見輟耕録生韃靼田地補陰氣益精血潤燥治痿

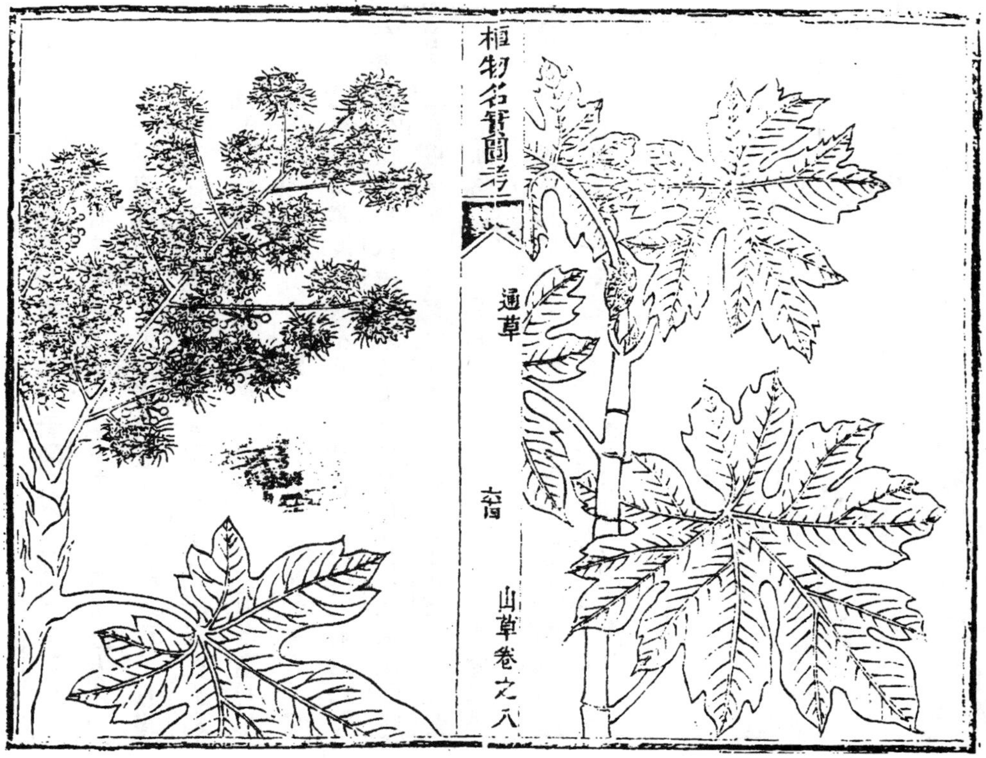

通草

通草卽爾雅離南活脫山海經寇脫法象本草收之拾遺曰通脫木形狀功用具圖經其葉莖中空梢間作苞開白花如枇杷此草植生如木頗似水桐冬時莖亦不枯本草綱目云蔓生殊誤今入於山草類

雩婁農曰郭注寄生人植而曰灌之以爲樹酉陽雜俎瓤輕白可愛女工取以飾物寇脫之製物飾晉唐已有之矣爾雅翼引潛夫論譏花采之費以爲今通行於世其意以批黃判白掐暈飾髣爲縟麗而靡物力也然余以此物行而物力始省白作稔

絺繡五采彰施人文漸起而賦物肖形當巧鬬妍譬如天地之於草木句萌於春蕍蘳於夏洩其精英以炫目睫而蕩心志者日出而不可遏抑雕文刻鏤傷農事錦繡纂組害女工朝廷雖以儉德風天下然以樸而華如益薪爨火以華而樸如逆阪走丸富家明璫翠羽花鈿蔽髻一物之值適於露臺晉以金爲步搖後宮倣效朝成夕毀競爲新奇此風日扇不熸益熾管子榷鐵之法一女必有一刀一鍼今以中人之產計之一女必有一簪一釵一鈴一搔頭花勝環瑱條脫指環其糜朱提之浮豈可勝數至於翦綵爲花撚蠟作鳳刻玉成葉染牙製柄織金抽縷

措金銀銅錫而爲塗附者朝侈神奇暮裂朽腐戕天下可以易衣易食一成不敗之物還之大虛無何有之鄉此亦造物之所大不忍而賈長沙所爲長太息者矣蔻脫之葉饐抄而不可爲笠花猥碎而不可供瓶質輕虛而不可以爲薪爲器易生而扇地徒蓬勃於蠻煙瘴雨之中入藥裹者萬分無一其無益於世久矣損其膚以登副笄千紅萬紫引蝶欺蜂而染絹盤綵一見無顏色矣且質不及錙價不逾銖雖富者亦愛其便而後鷄冠金勝亦少休息於秋籬之籤笥而三條廣陌或因此而減墮珥遺簪之奢縱乎然則造物生此謂非拯翠之生完螬之裂防金銀寶玉之虛空粉碎耶智者創物巧者述之吾以爲始飾物者蹤以西陵氏之祀享奉之可也京師有草花市乃謁東嶽百卉藝蘘賣爲東方司令報賽不爲無稽

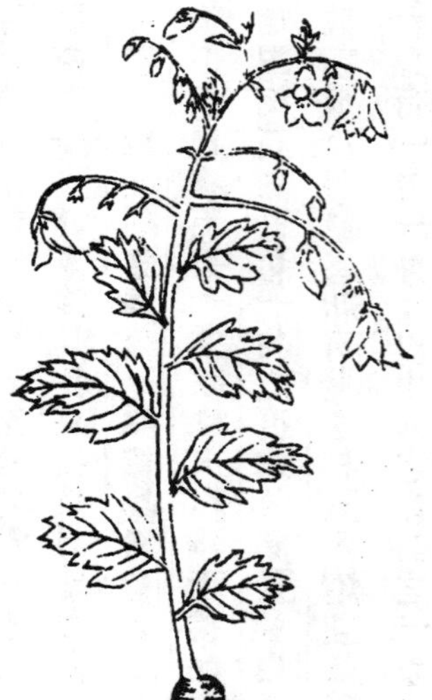

植物名實圖考 細葉沙參 山草卷之八

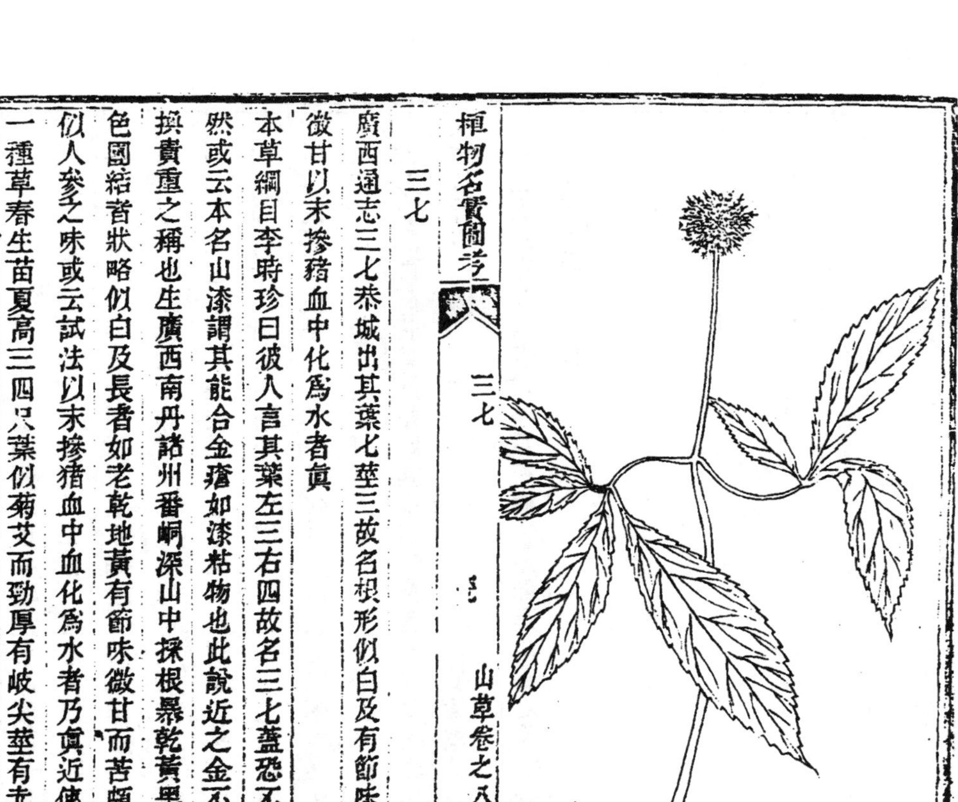
植物名實圖考 三七 山草卷之八

三七

廣西通志三七恭城出其葉七莖三故名根形似白及有節味微甘以末摻豬血中化爲水者眞

本草綱目李時珍曰彼人言其葉左三右四故名三七蓋恐不然或云本名山漆謂其能合金瘡如漆粘物也此說近之金不換貴重之稱也生廣西南丹諸州番峒深山中採根暴乾黃黑色團結者狀略似白及長者如老乾地黃有節味微甘而苦頗似人參之味或云試法以末摻猪血中血化爲水者乃眞近傳一種草春生苗夏高三四尺葉似菊艾而勁厚有岐尖莖有赤

稜夏秋開黄花蕊如金絲盤紐可愛而氣不香花乾則吐絮如苦蕒絮根葉味甘治金瘡折傷出血及上下血病甚效云是三七而根大如牛蒡根與南中來者不類恐是劉寄奴之屬甚易繁衍根氣味甘微苦温無毒主治止血散血定痛金刄箭傷跌撲杖瘡血出不止者嚼爛塗或爲末摻之其血卽止亦主吐血衄血下血血痢崩中經水不止産後惡血不下血運血痛赤目癰腫虎咬蛇傷諸病此藥近時始出南人軍中用爲金瘡要藥云有奇功又云凡杖撲傷損瘀血淋漓者隨卽嚼爛罨之卽止青腫者卽消散若受杖時先服一二錢則血不衝心杖後尤宜

服之産後服亦良大抵此藥氣温味甘微苦乃陽明厥陰血分之藥故能治一切血病與騏驎竭紫鉚相同葉主治折傷跌撲出血傅之卽止青腫經夜卽散餘功同根

按廣西三七金不换形狀各别通志俱載之辨其非一物本草綱目殆沿訛也其所述葉似菊艾者乃土三七江西湖廣滇南皆用之滇志土富州産三七其地近粤西應是一類尚有土三七數種俱詳草藥余在滇時以書詢廣南守答云三莖七葉畏日惡雨土司利之亦勤培植且以數年蒔寄時過中秋葉脱不全不能辨其七數而一莖獨畱頂如葱花冬深苗萎至春有苗及寸一叢數頂旋卽枯萎昆明距廣南千里而近地候異宜而余竟不能覩其左右三七之實惜矣因就其半萎之莖而圖之余聞田州至多採以煨肉蓋皆種生非野卉也又赤雅云凡中蠱者顔色反美於常天姬望之而笑必須卽頭乞藥出一丸吹之立吐奇怪或人頭蛇身或八足六翼如科斗子斬之不斷焚之不燃用白礬澆之立死否則對時復還其家予久客其中習知其方用三七末荸薺爲丸又用白礬及細茶等分爲末每服五錢泉水調下得吐則止按古方取白蘘荷服其汁并卧其根知呼蠱者姓名則其功緩

也三七治蠱前人未嘗述及有蠱之地卽産斷蠱之藥物必有制天道洵好生哉

錦地羅

錦地羅本草綱目始著錄生廣西慶遠柳州根似萆薢治山嵐瘴氣瘡毒

植物名實圖考卷之九

固始吳其濬著

蒙自陸應穀校刊

山草

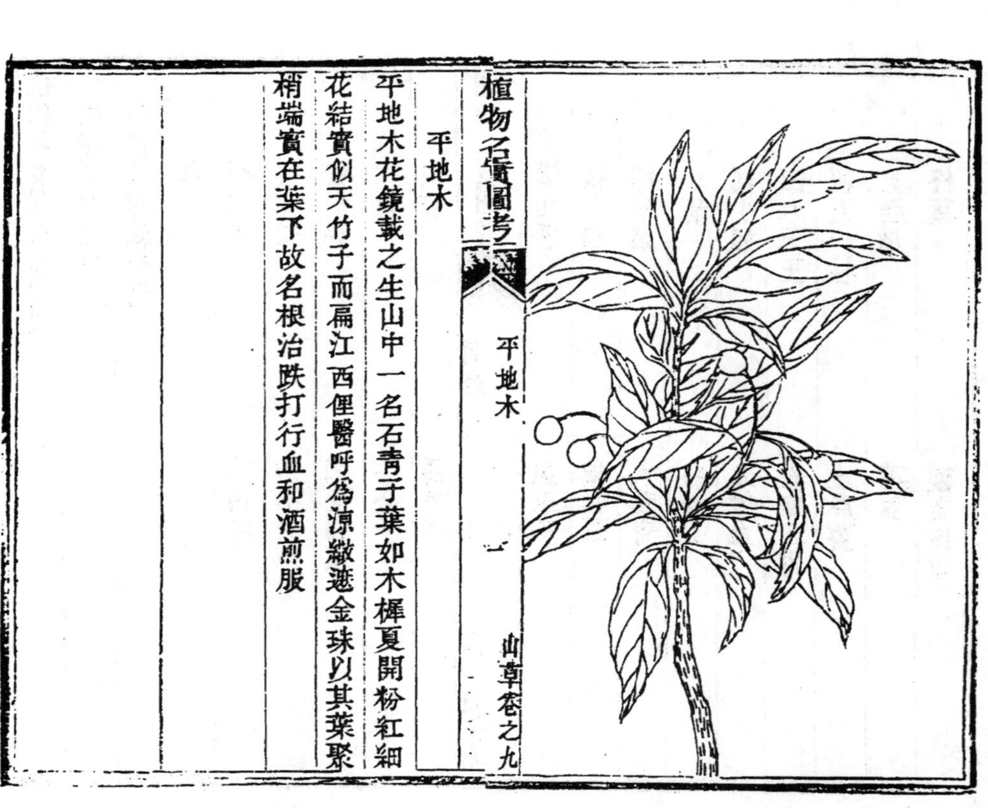

平地木

平地木花鏡載之生山中一名石青子葉如木樨夏開粉紅細花結實似天竹子而扁江西俚醫呼爲涼繖遮金珠以其葉聚梢端實在葉下故名根治跌打行血和酒煎服

六面珠

六面珠產建昌褐莖對葉微似月季花葉而黃綠微短附莖秋結小圓紅實四面環抱攢簇稠密的皪可愛

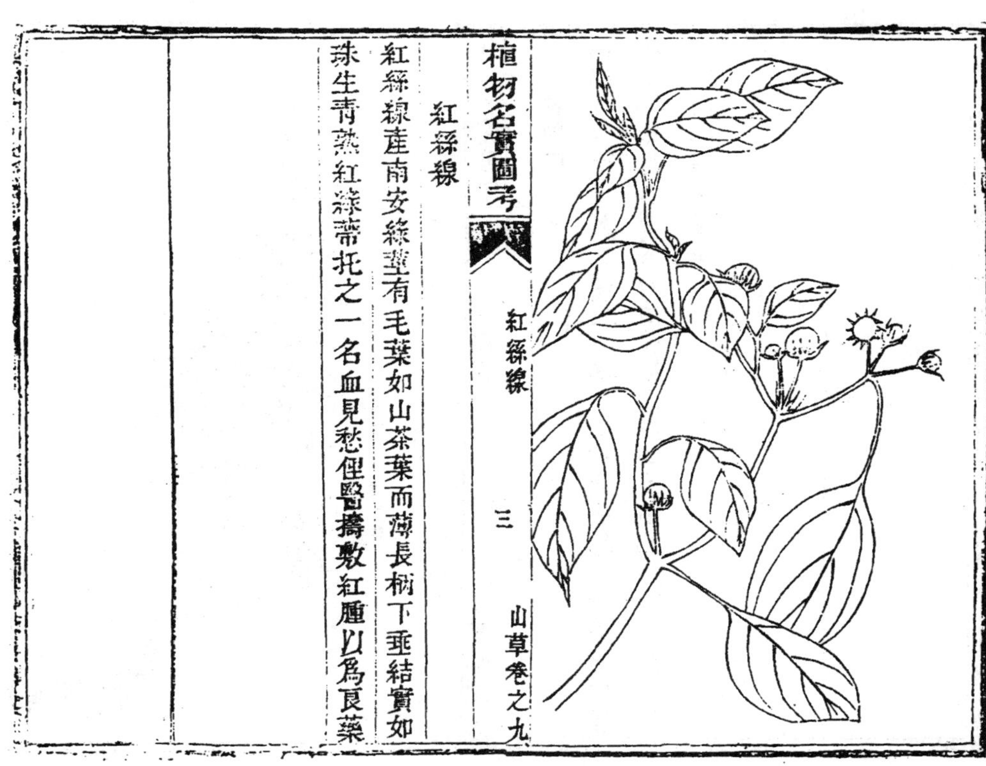

紅絲線

紅絲線產南安綠莖有毛葉如山茶葉而薄長柄下垂結實如珠生青熟紅綠蒂托之一名血見愁俚醫擣敷紅腫以爲良藥

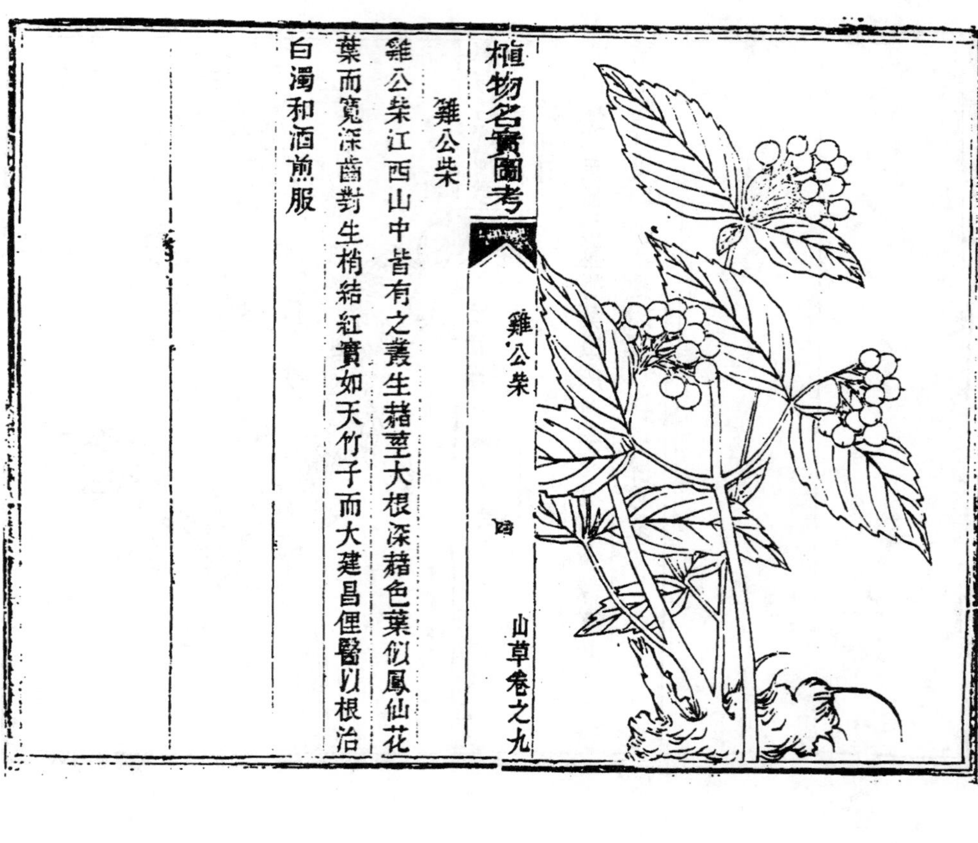

雞公柴

雞公柴江西山中皆有之叢生赭莖大根深赭色葉似鳳仙花葉而寬深齒對生梢結紅實如天竹子而大建昌俚醫以根治白濁和酒煎服

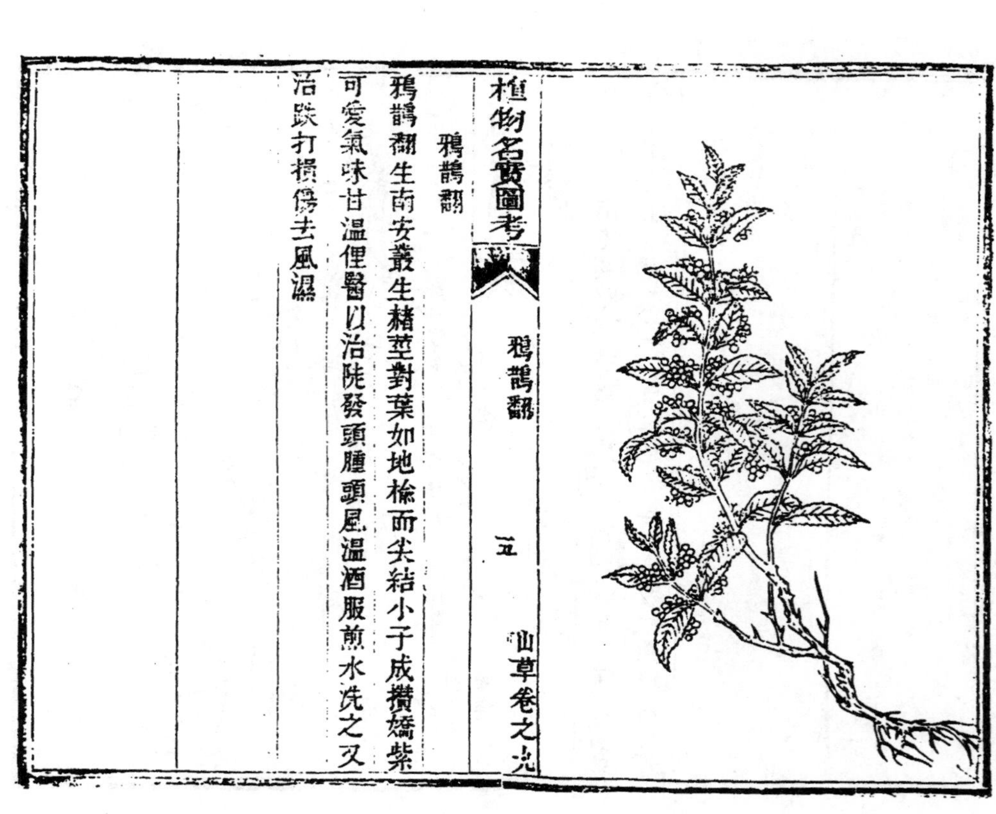

鴉鵲翻

鴉鵲翻生南安叢生赭莖對葉如地榆而尖結小子成攢嬌紫可愛氣味甘溫俚醫以治陡發頭腫頭風溫酒服煎水洗之又治跌打損傷去風濕

細亞錫飯

細亞錫飯生大庾嶺硬莖叢生葉如柳葉附莖攢結長柄小實嬌紫下垂土人云可洗瘡毒

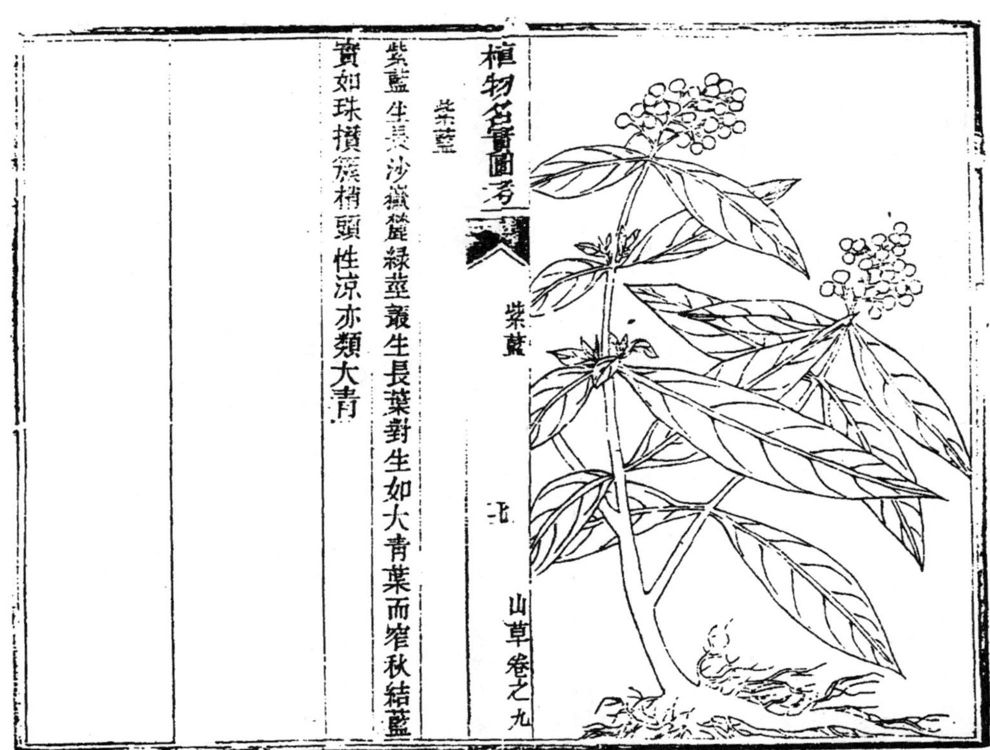

紫藍

紫藍生長沙嶽麓綠莖叢生長葉對生如大青葉而窄秋結藍實如珠攢簇梢頭性涼亦類大青

牛金子

牛金子江西處處有之叢生小科硬莖褐色葉如楡葉而小無齒亦微團附莖甚密秋開小紫花繁鬧如穗多鬚結實似龍眼核灰黑色頂上有小暈或云能散血

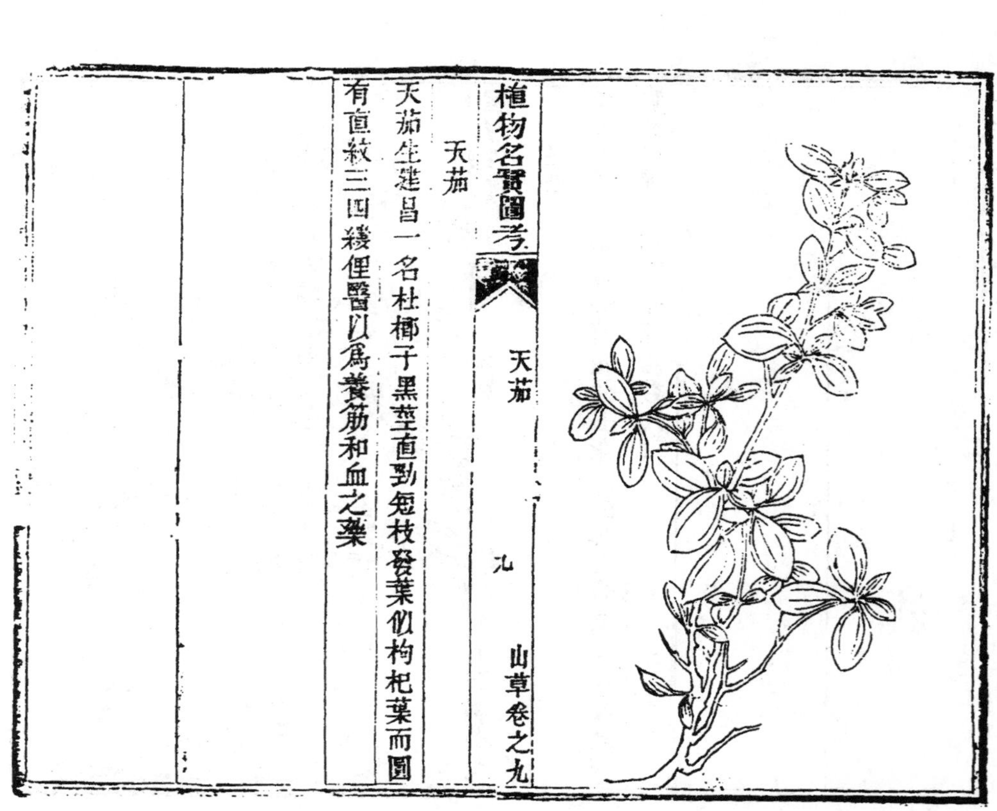

天茄

天茄生建昌一名杜榔子黑莖直勁短枝發葉似枸杞葉而圓有直紋三四綫俚醫以爲養筋和血之藥

馬甲子

馬甲子江西處處有之小樹如蒺藜赭莖大葉如柿葉亦硬面綠背淡有赭紋開小白花如棗花結實形似鰒魚圓小如錢生青熟赭有扁核青時味如棗而淡熟即生蠐小兒食之土人採根治喉痛　按遵義府志馬鞍樹開花結子殼似五兩錢子在錢內熟時極紅取子榨油可作燭又思南府志銅錢樹一名馬鞍秋開黃花果三棱淡紅色子壓油不中食蓋即此

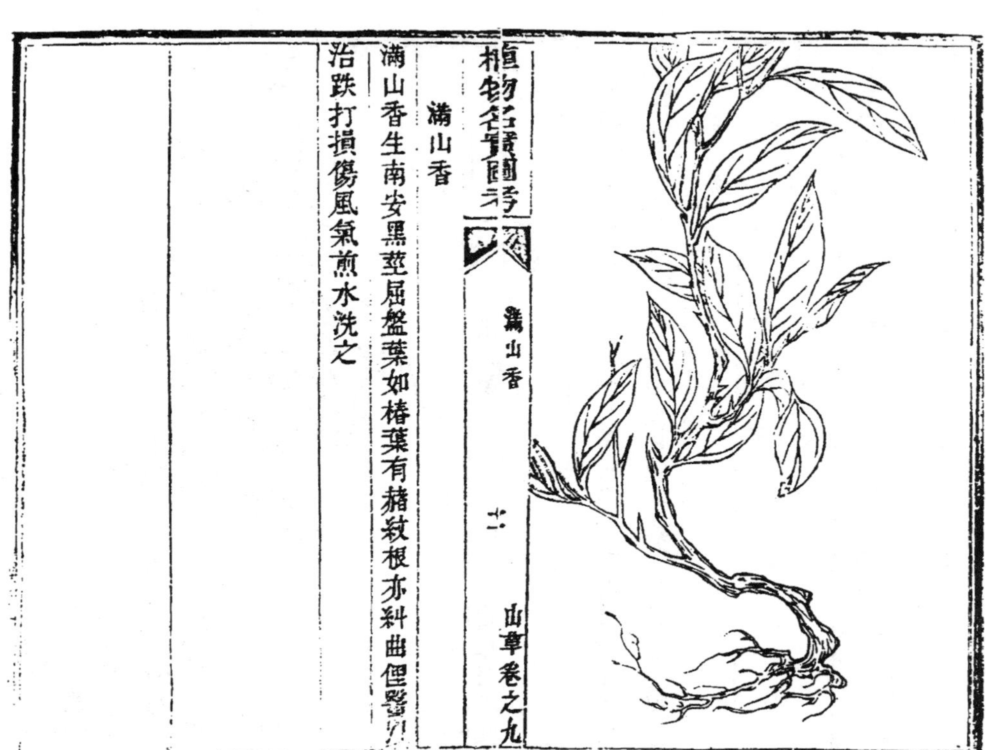

滿山香

滿山香生南安黑莖屈盤葉如椿葉有赭紋根亦糾曲俚醫以治跌打損傷風氣煎水洗之

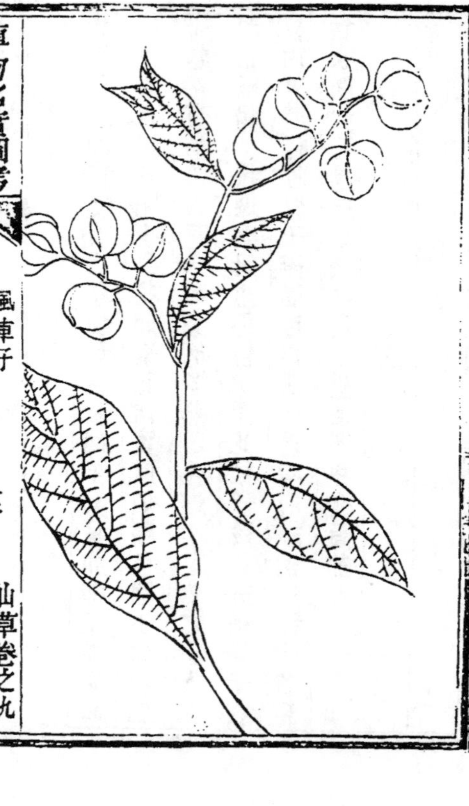

風車子

風車子生南安一名四角風長蔓如藤而植立赭色葉長如枇杷葉而薄中寬末尖紋如楮葉深刻細密面凹背凸面深綠背淡青結實如兩片榆莢十字相穿極似揚穀風扇四角平勻生青熟黃中有子一粒如稻穀長三四分皮黃如槐米俚醫以祛風散寒療風痺洗風足爲風病要藥

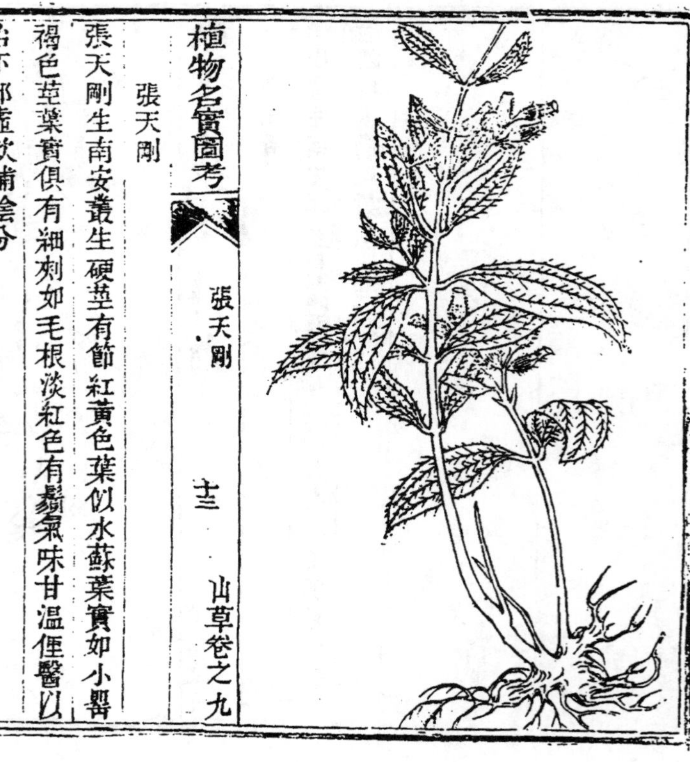

張天剛

張天剛生南安叢生硬莖有節紅黃色葉似水蘇葉實如小罌褐色莖葉實俱有細刺如毛根淡紅色有鬍鬚味甘溫俚醫以治下部虛軟補陰分

樓梯草

樓梯草產南安獨莖圓綠高不盈尺長葉畧似枇杷葉大齒尖梢粗紋橫斜而青背黃綠土人採治風痛跌打損傷煎酒服

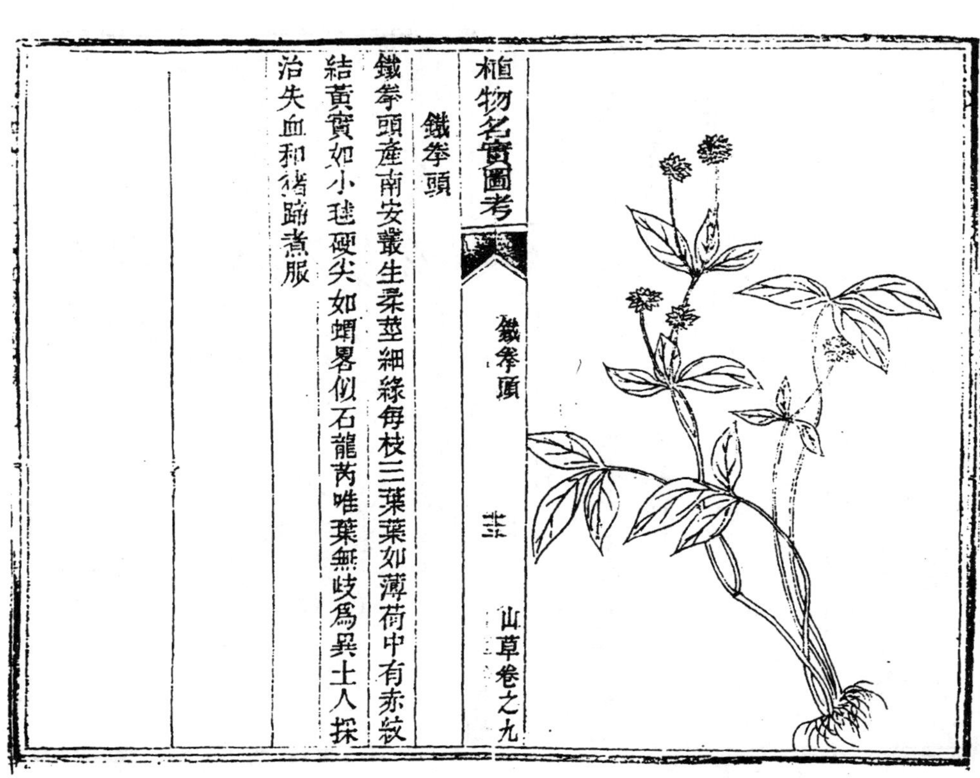

鐵拳頭

鐵拳頭產南安叢生柔莖細綠每枝三葉葉如薄荷中有赤紋結黃實如小毬硬尖如蝟畧似石龍芮唯葉無歧爲異土人採治失血和豬蹄煮服

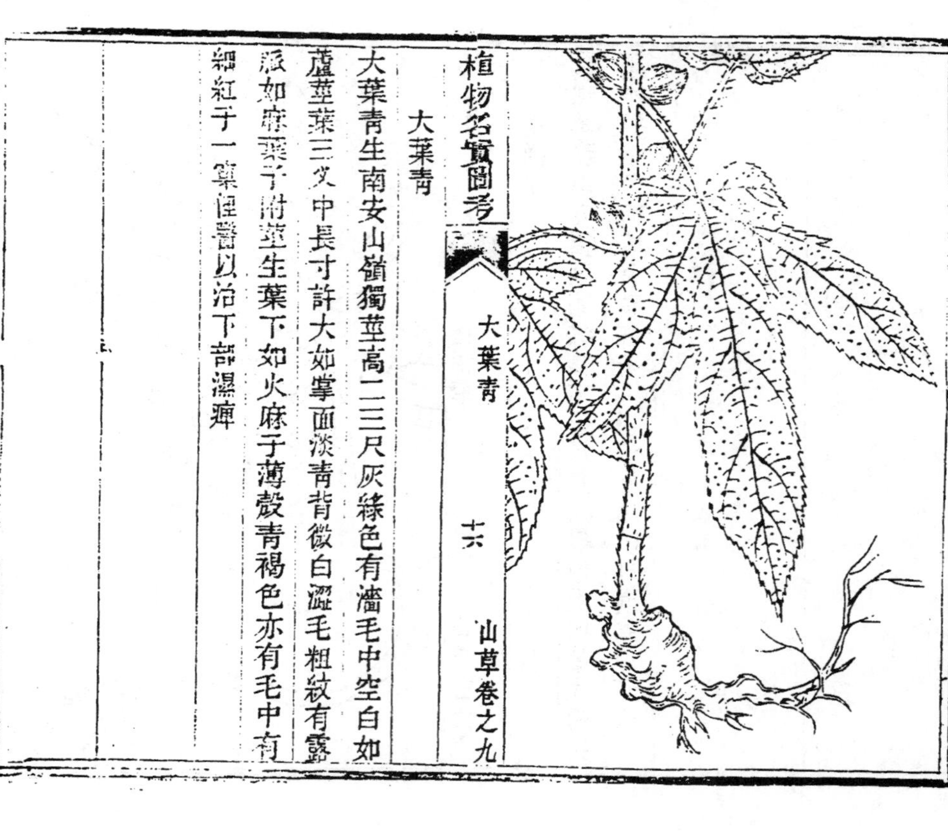

大葉青

大葉青生南安山嶺獨莖高二三尺灰綠色有濇毛中空白如蘆莖葉三叉中長寸許大如掌面淡青背微白澀毛粗紋有露脈如麻葉子附莖生葉下如火麻子薄殼青褐色亦有毛中有細紅子一粟俚醫以治下部濕痺

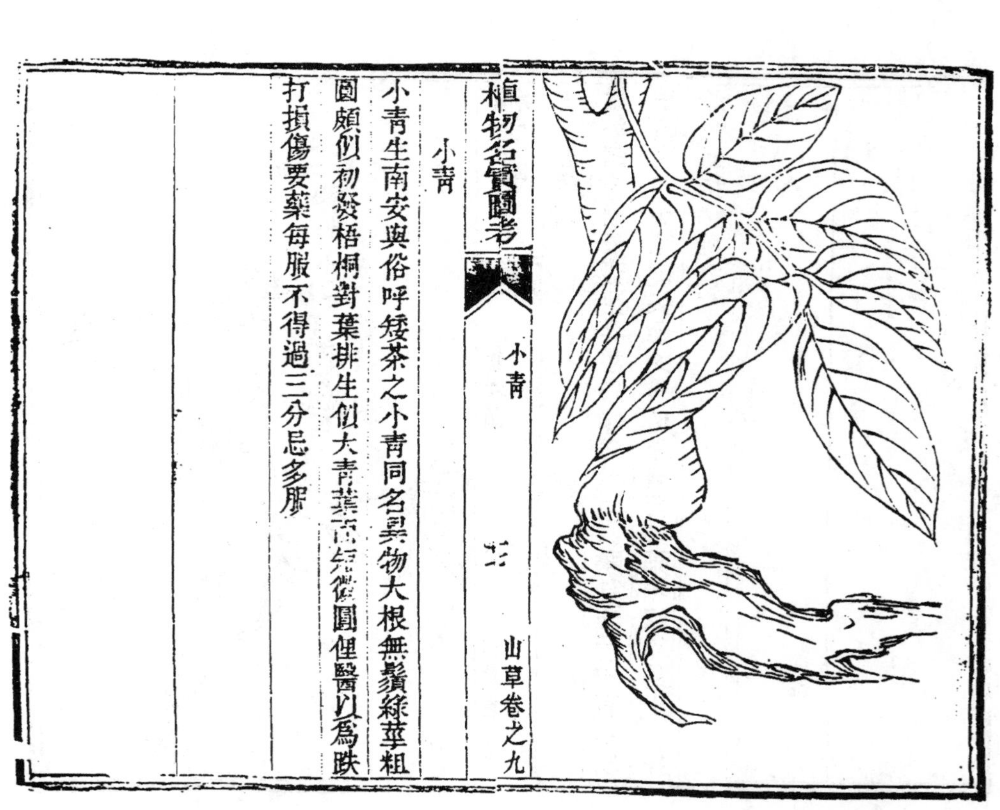

小青

小青生南安與俗呼矮茶之小青同名異物大根無鬚綠莖粗圓頗似初發梧桐對葉排生似大青葉而短微圓俚醫以爲跌打損傷要藥每服不得過三分忌多服

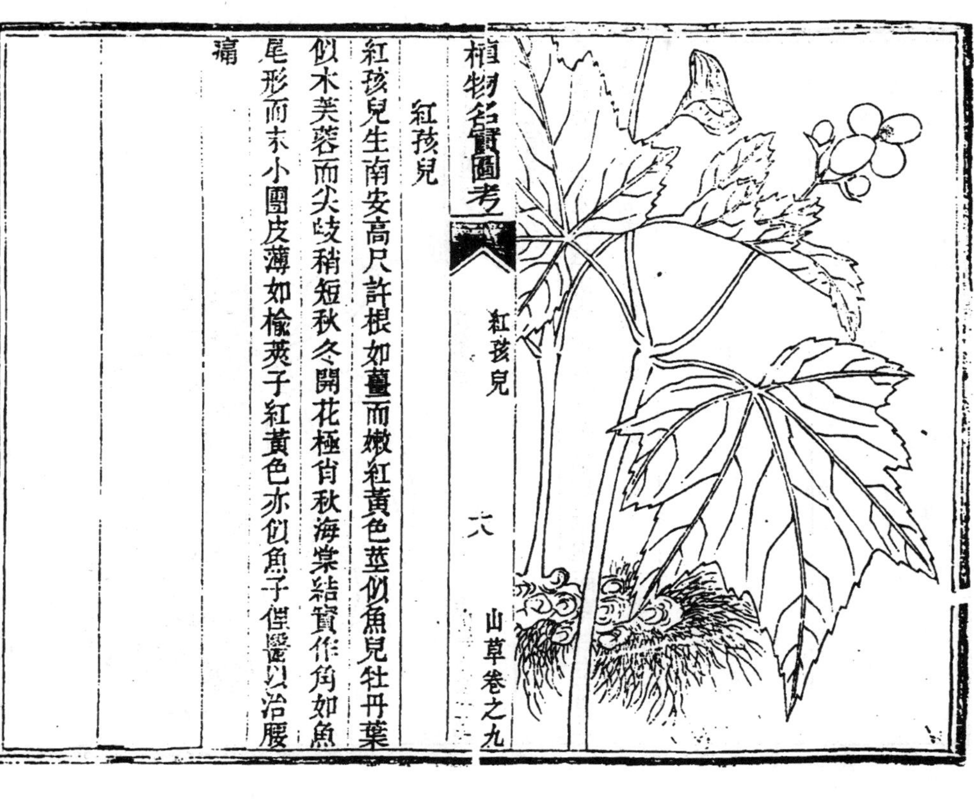

紅孩兒

紅孩兒生南安高尺許根如薑而嫩紅黃色莖似魚兒牡丹葉似木芙蓉而尖歧稍短秋冬開花極肖秋海棠結實作角如魚尾形而末小圓皮薄如榆莢子紅黃色亦似魚子俚醫以治腰痛

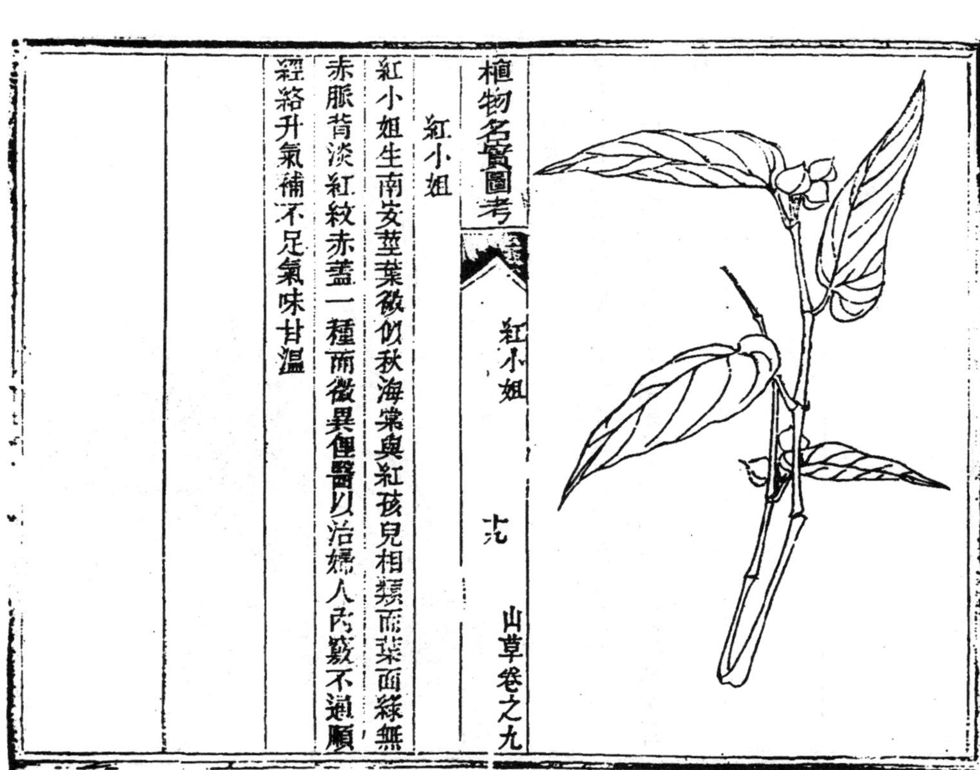

紅小姐

紅小姐生南安莖葉微似秋海棠與紅孩兒相類而葉面綠無赤脈背淡紅紋赤蓋一種而微異俚醫以治婦人內數不通順經絡升氣補不足氣味甘溫

九管血

九管血生南安赭莖根高不及尺大葉如橘葉而寬對生開五尖瓣白花梢端攢簇俚醫以爲通經和血去風之藥

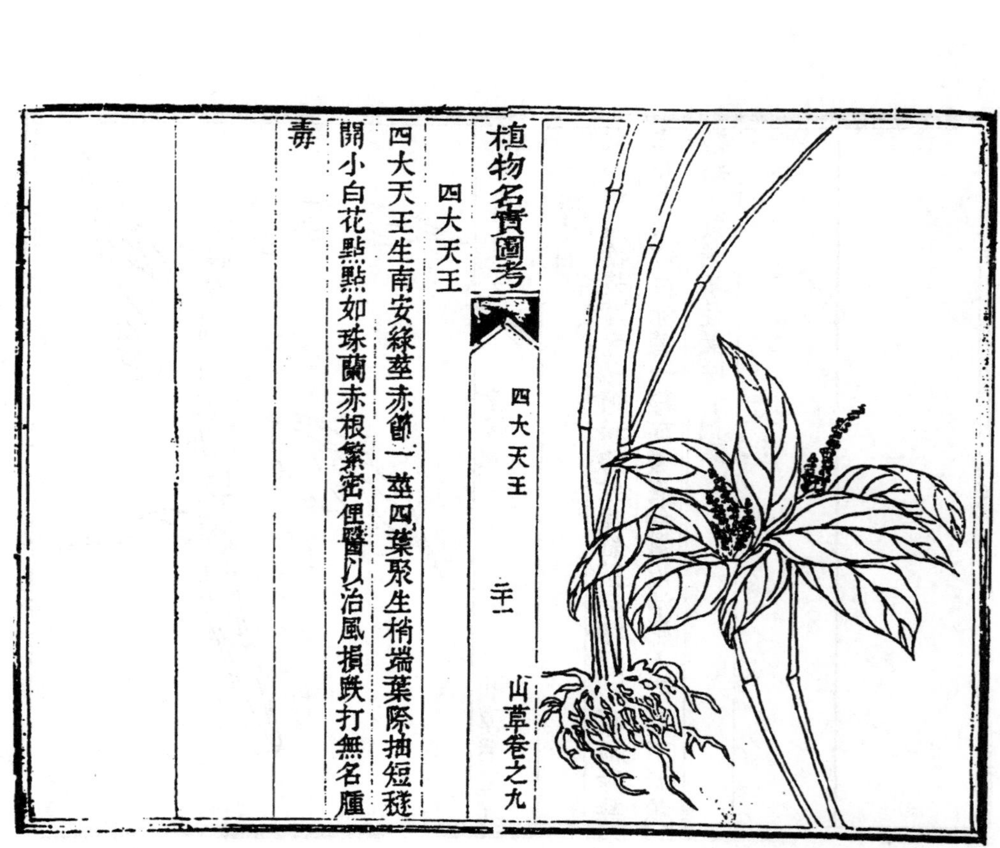

四大天王

四大天王生南安綠莖赤節一莖四葉聚生梢端葉際抽短穗開小白花點點如珠鬚赤根繁密俚醫以治風損跌打無名腫毒

短脚三郎

短脚三郎生南安高五六寸横根赭色叢發赭莖葉生梢頭秋結圓實下垂生青熟紅與小青極相類而性熱治跌打損傷風痛孕婦忌服

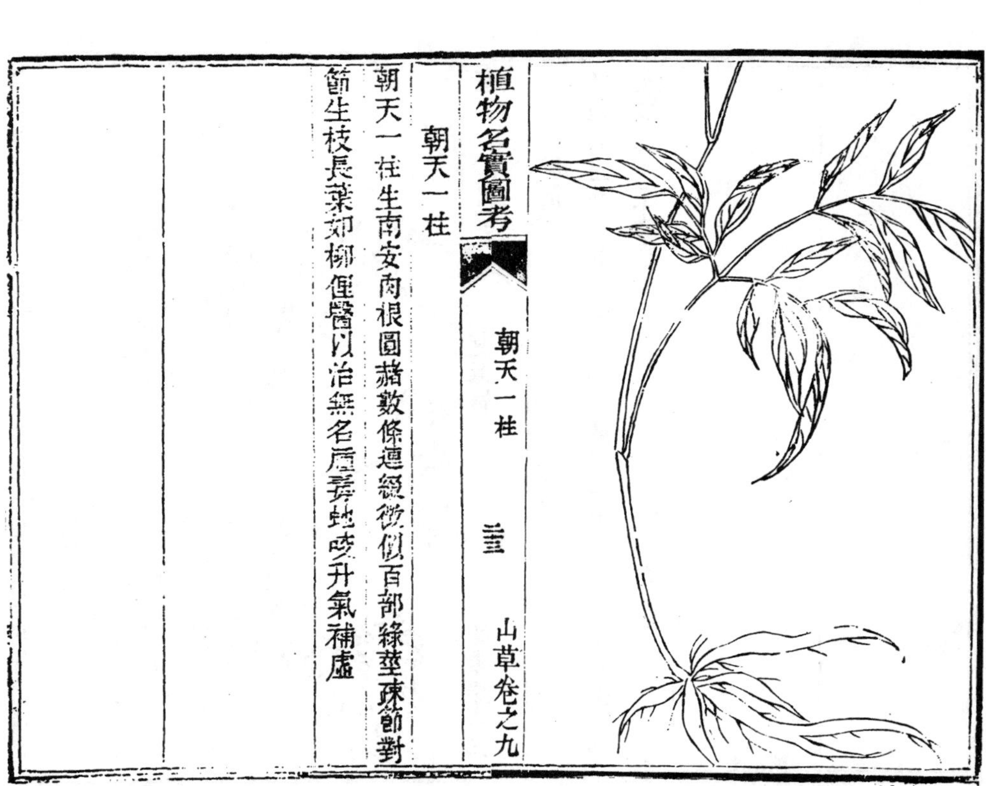

植物名實圖考

朝天一柱　三三　山草卷之九

朝天一柱

朝天一柱生南安肉根圓赭數條連綴微似百部綠莖疎節對節生枝長葉如柳俚醫以治無名腫毒蛇咬升氣補虛

土風薑

土風薑生南安根似薑而有鬚葉莖似薑而細瘦微似初生細蘆氣味辛温治風損行周身

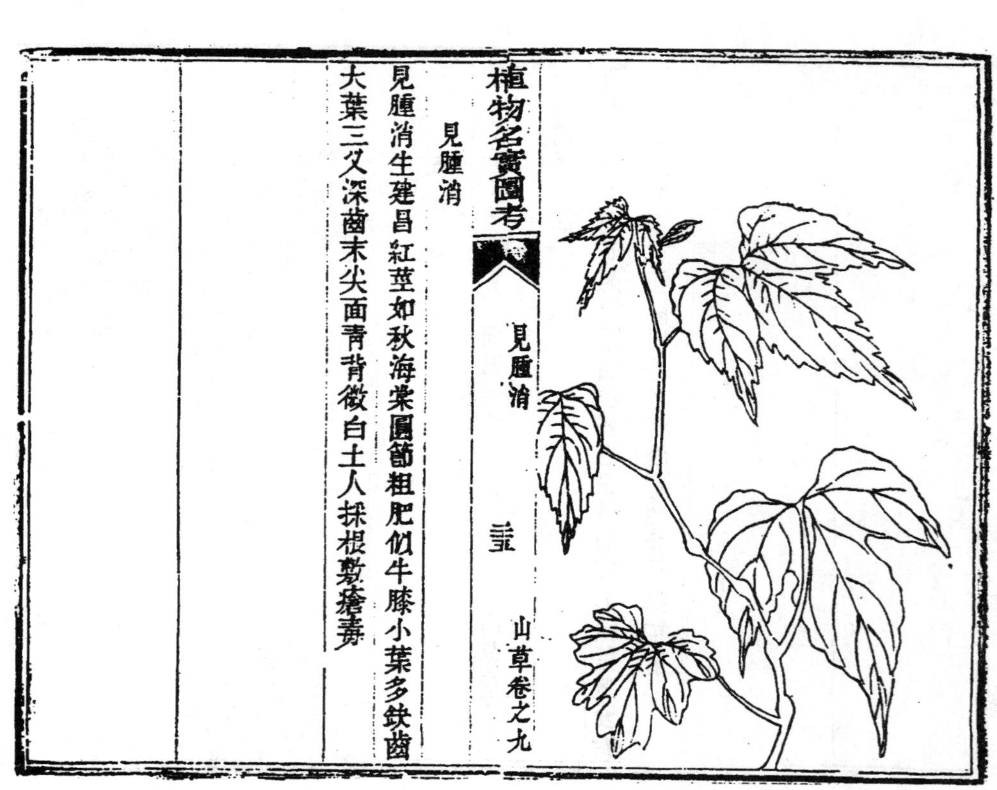

見腫消

見腫消生建昌紅莖如秋海棠圓節粗肥似牛膝小葉多鈌齒大葉三叉深齒末尖面青背微白土人採根敷瘡毒

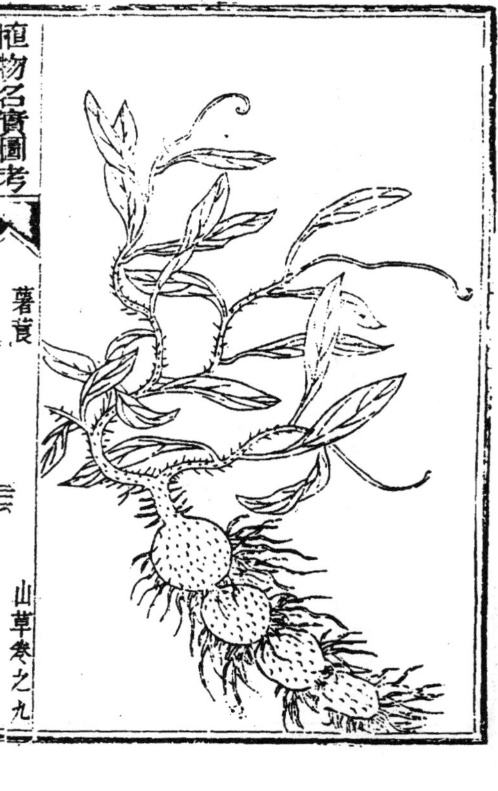

薯莨

薯莨產閩廣諸山蔓生無花葉形尖長如夾竹桃節節有小刺根如山藥有毛形如芋子大小不一外皮紫黑色內肉紅黃色節節向下生每年生一節野生土人挖取其根煮汁染網罟入水不濡留根在山生生不息南越筆記薯莨產北江者良其白者不中用用必以紅紅者多膠液漁人以染罛罾使苧麻爽勁既利水又耐鹹潮不易腐薯莨膠液本紅見水則黑諸魚屬火而喜水水之色黑故與魚性相得染罛罾使黑則諸魚望之而聚云

柊葉

柊葉產粵東家園草本形如芭蕉葉可裹粽以包參茸等物經久不壞本高約二三尺葉長尺許青色四季不凋南越筆記有柊葉者狀如芭蕉葉溼時以裹角黍乾以包苴物封缸口蓋南方地性熱物易腐敗惟柊葉藏之可持久即入土千年不壞柱礎上以柊葉墊之能隔溼潤亦能理象牙使光澤計粵中葉之爲用柊爲多蒲葵次之有油葵者似櫻葉而性柔以作蓑衣耐久不滅蒲葵諺曰油葵蓑蒲葵笠朝出風乾夕歸雨濕又曰只賣葉休賣花花貧葉富二蓑成家廣州竹枝詞云五月街頭人

賁葉卷成片片似芭蕉謂柊葉也參差葉尾作蓑蓬謂蒲葵也蓬形方大三尺許以施於背遮雨名曰葵蓬葵曰蒲葵者以葉如蒲而倒邪蓋蒲之類也

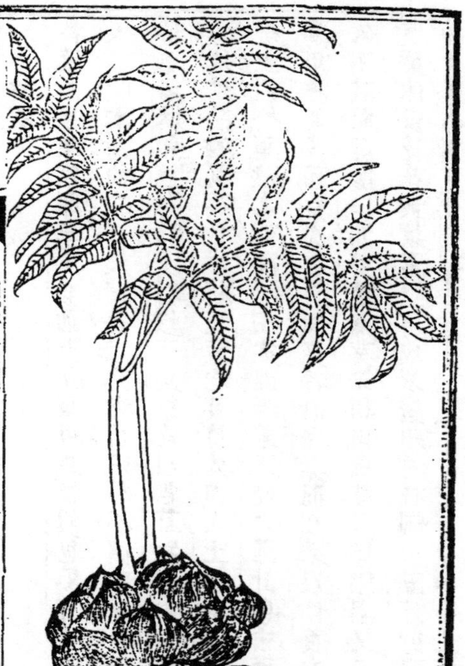

觀音座蓮

觀音座蓮生南安形似貫衆而葉小莖細多枝杈高二三尺根亦如貫衆有黑毛彷彿蓮瓣層層上攢葢大蕨之類

金雞尾

金雞尾生建昌山中一名年年松叢生斑莖葉如箬葉排生中有金黃粗紋一道面綠背淡微白露根似貫衆狗脊土人以解水毒用同貫衆

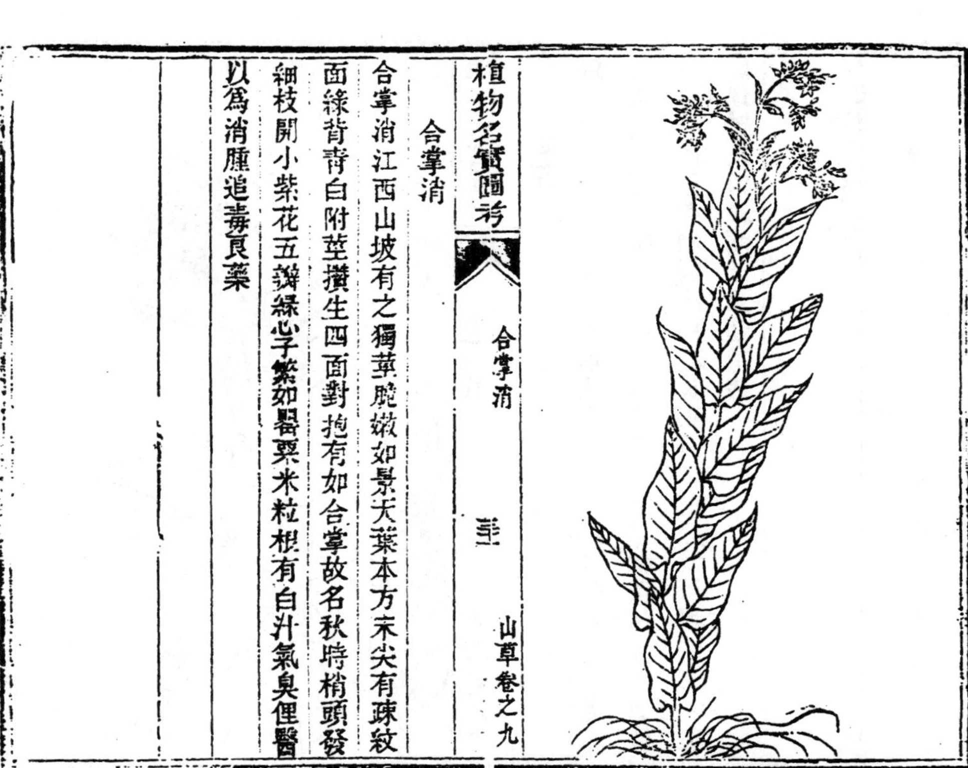

合掌消

合掌消江西山坡有之獨莖脆嫩如景天葉本方末尖有疎紋面綠背青白附莖攢生四面對抱有如合掌故名秋時梢頭發細枝開小紫花五瓣綠心子繁如罌粟米粒根有白汁氣臭俚醫以爲消腫追毒良藥

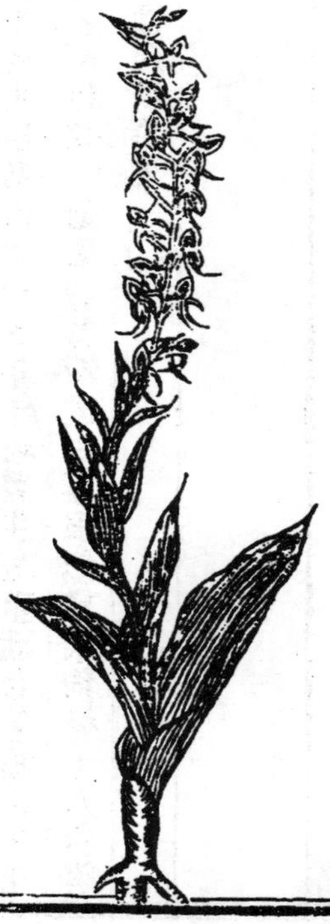

觀音竹

觀音竹饒州山坡有之似千層喜春時短葉中抽細葶發小葉梢開綠花長柄如石斛一瓣長圓如小指甲向上翹如首下有三細尖瓣下垂如足復有一長瓣彎細如尾白心點點頗似青蛙翻肚莖花齊發長六七寸殊狀罕儷

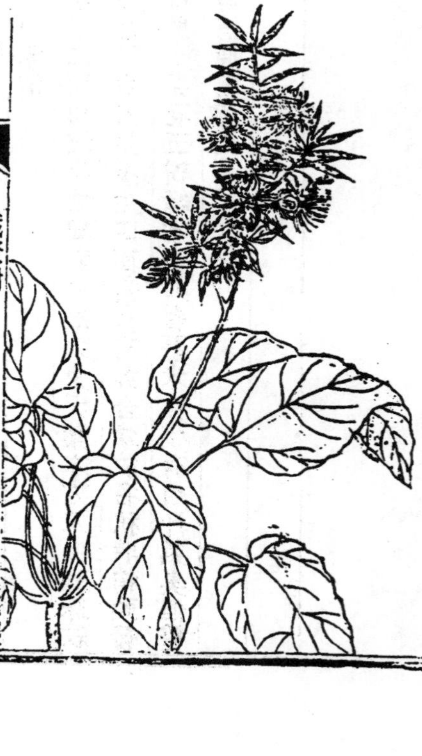

鐵燈樹

鐵燈樹江西湖南皆有之鋪地生一葉一莖葉似紫菀而寬本圓末尖夏開中抽一葶長五六寸頗似枯莖秋深始從四面發小葉隨作苞開細瓣小白花赭蒂長二三分葉蒂攢密青赭斑駁俚醫以根止痛活血酒煎服

鐵樹開花

鐵樹開花生建昌一莖一葉似馬蹄而尖有微齒與犁頭尖相類而葉背白細根俚醫以治隔食症同猪肺煮服

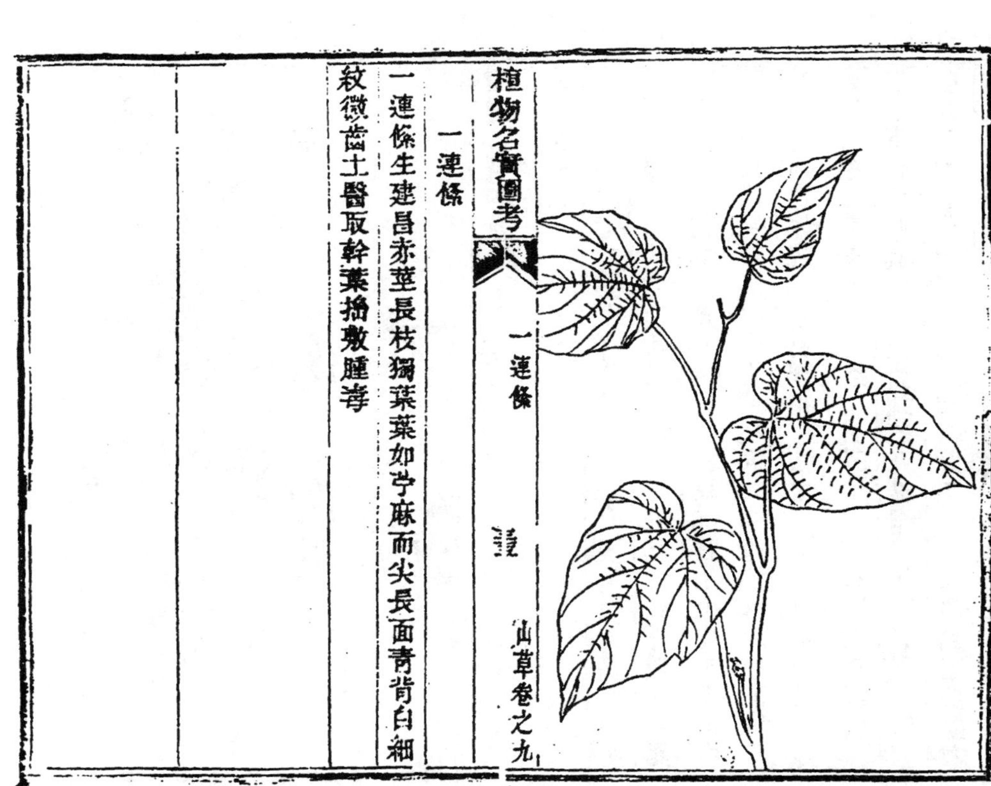

一連條

一連條生建昌赤莖長枝獨葉葉如苧麻而尖長面青背白細紋微齒土醫取幹葉搗敷腫毒

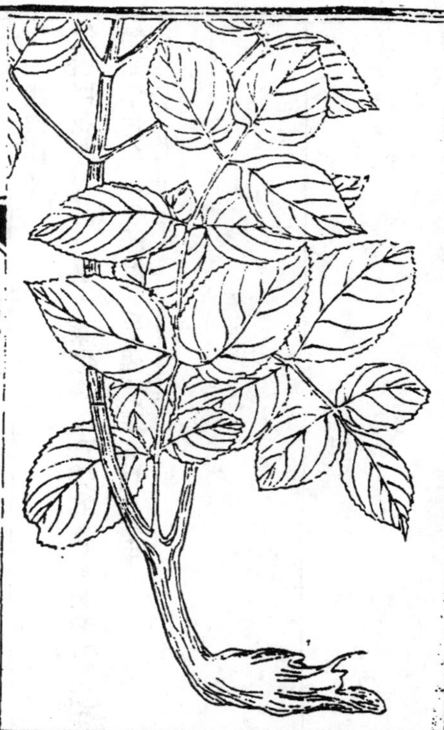

鐵骨散

鐵骨散生建昌叢生粗根似薑赭莖有節對葉排比似接骨草而微短亦寬面綠背微黃俚醫以根洗腳氣同甘草煎水

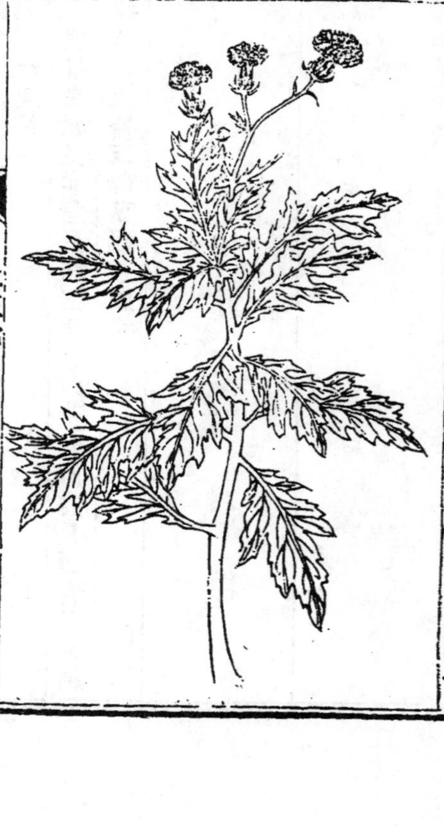

土三七

本草綱目李時珍曰近傳一種草春生苗夏高三四尺葉似菊艾而勁厚有歧尖莖有赤稜夏秋開花花蕊如金絲盤紐可愛而氣不香花乾則吐絮如苦蕒絮根葉味甘治金瘡折傷出血及上下血病甚效云是三七而根大如牛蒡根與南中來者不類恐是劉寄奴之屬甚易繁衍　按土三七亦有數種治血衄跌損有速效者皆以三七名之此草今處處種之盆中俚醫以葉面青背紫隱其名曰天青地紅凡微傷但折其葉裹之卽愈辰谿縣志澤蘭一名土三七一名葉下紅根葉傅金瘡折傷之

要藥非本草所云澤蘭也簡易草藥散血草即和血丹土名三七能破血去瘀散血消腫逼治五勞七傷跌打損傷春出秋枯其形狀功用盡於此矣

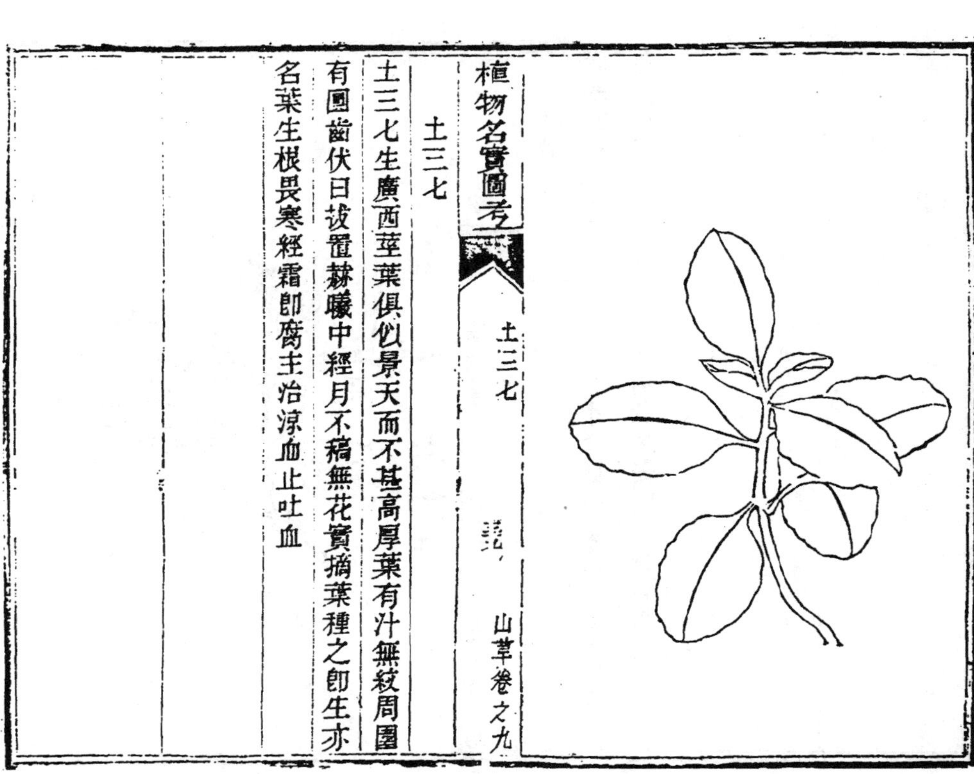

土三七

土三七生廣西莖葉俱似景天而不甚高厚葉有汁無紋周圍有圓齒伏日拔置赫曦中經月不稿無花實摘葉種之即生亦名葉生根畏寒經霜即腐主治涼血止吐血

植物名實圖考 土三七 四十 山草卷之九

土三七

土三七廣信衡州山中有之嫩莖亦如景天葉似千年艾葉無歧有齒深綠柔脆帷有淡白紋一穟秋時梢頭開尖細小黃花俚醫以治吐血

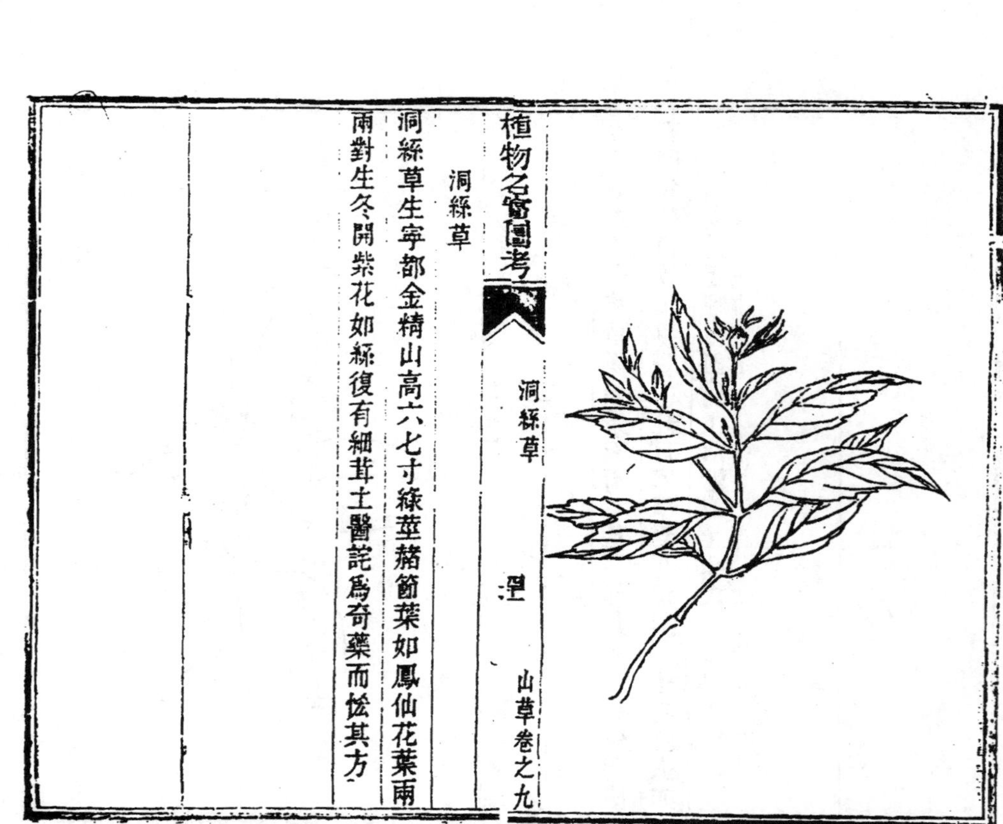

植物名實圖考 洞絲草 四十一 山草卷之九

洞絲草

洞絲草生寧都金精山高六七寸綠莖赭節葉如鳳仙花葉兩兩對生冬開紫花如絲復有細茸土醫詫爲奇藥而恡其方

紫喇叭花

紫喇叭花生寧都金精山莖葉俱如洞絲草冬開紫花頗似地黃花有白心數點

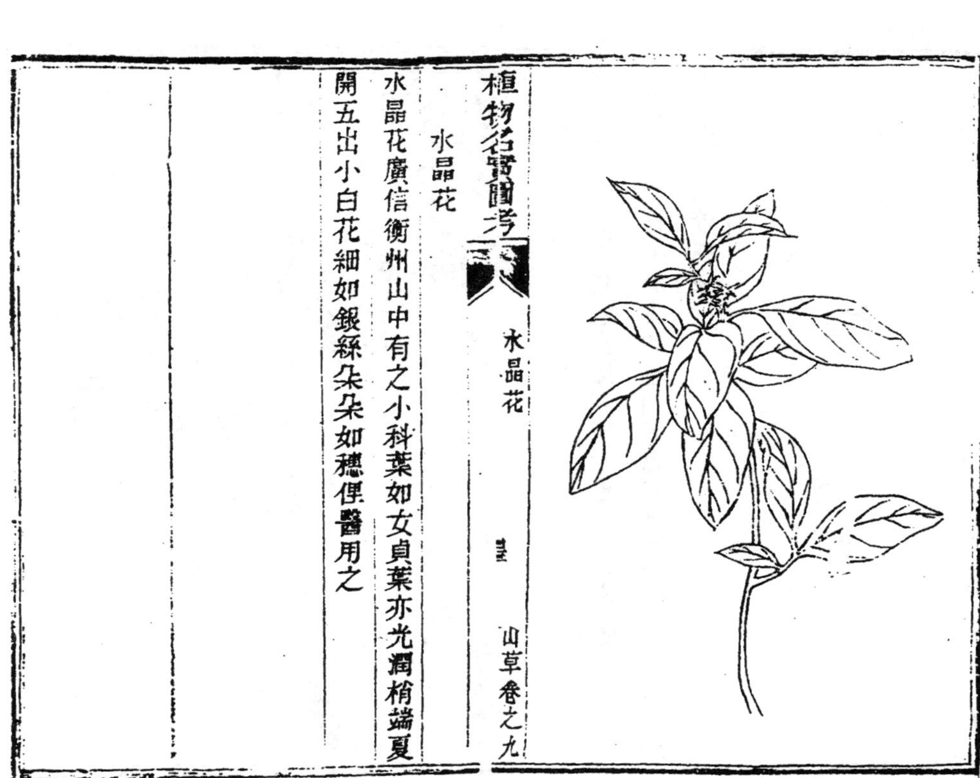

水晶花

水晶花廣信衡州山中有之小科葉如女貞葉亦光潤梢端夏開五出小白花細如銀絲朵朵如穗俚醫用之

水晶花

水晶花衡山生者葉似繡球花葉而小紫莖有節花如銀絲作穗長寸許夏至後即枯

急急救

急急救江西山坡有之根鬚黄柔一莖一葉葉莖嫩綠似初生蜀葵葉無歧而尖深齒如鋸面背皆有細毛土醫以根同紅棗浸酒通骨節達四肢

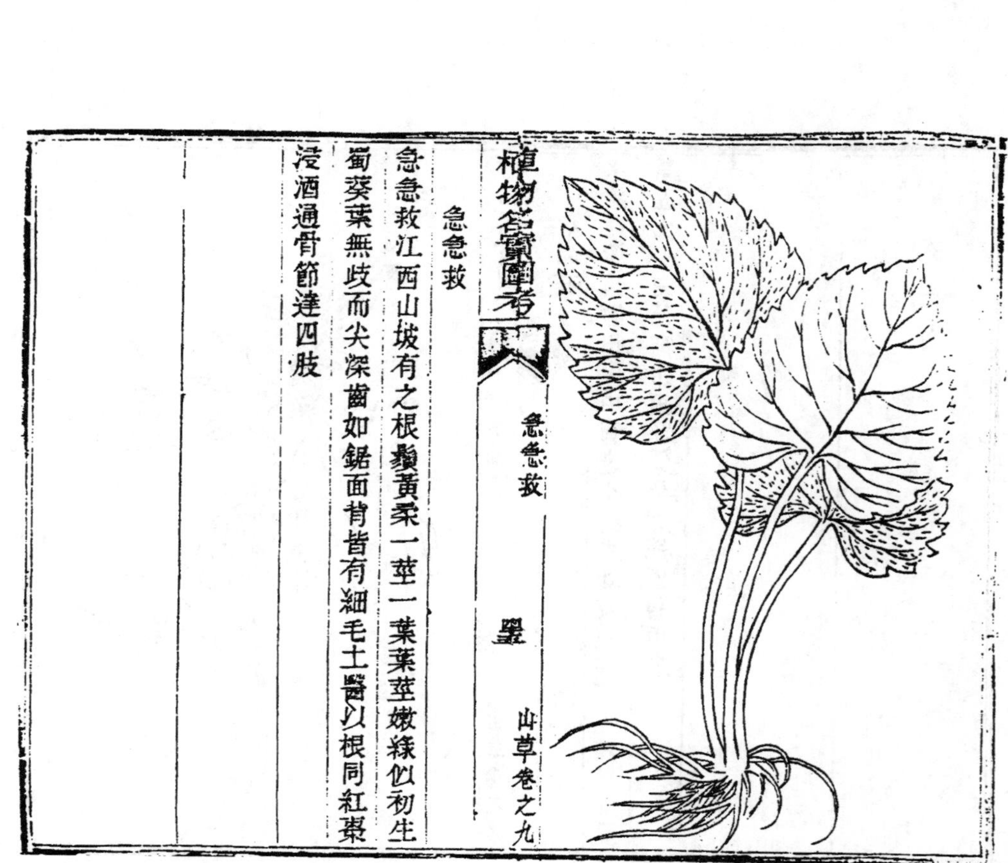

急急救

急急救生廬山者葉如馬蹄而大根粗如大指餘同

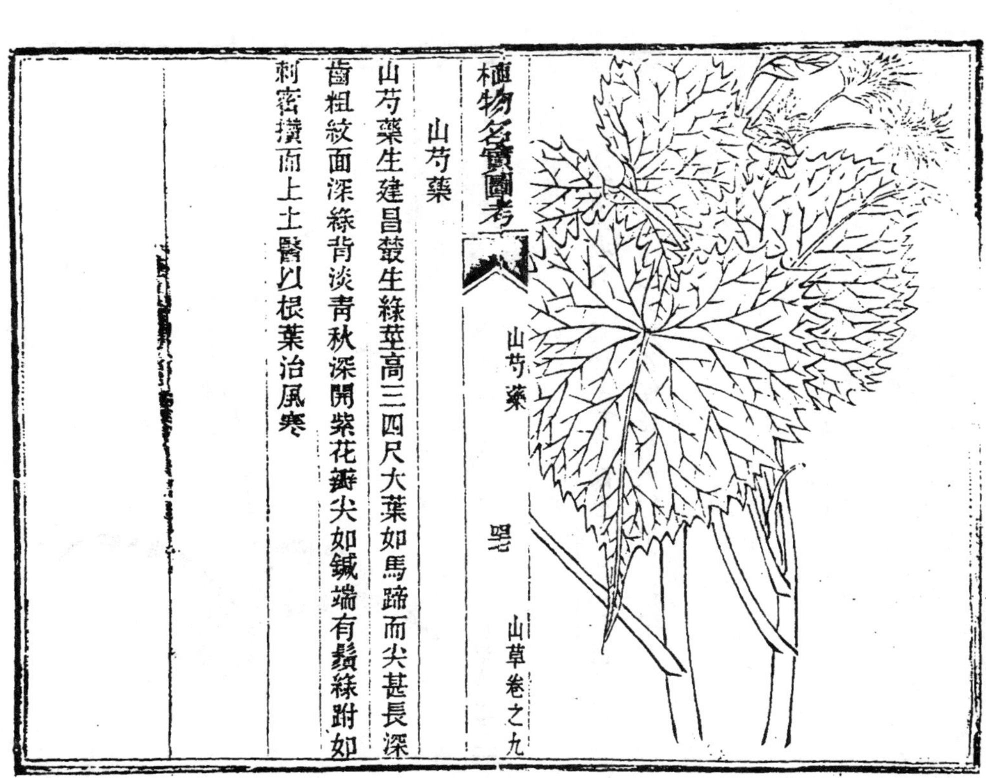

山芍藥

山芍藥生建昌蔓生綠莖高三四尺大葉如馬蹄而尖甚長深齒粗紋面深綠背淡青秋深開紫花瓣尖如鍼端有鬚絲附如刺密攢而上土醫以根葉治風寒

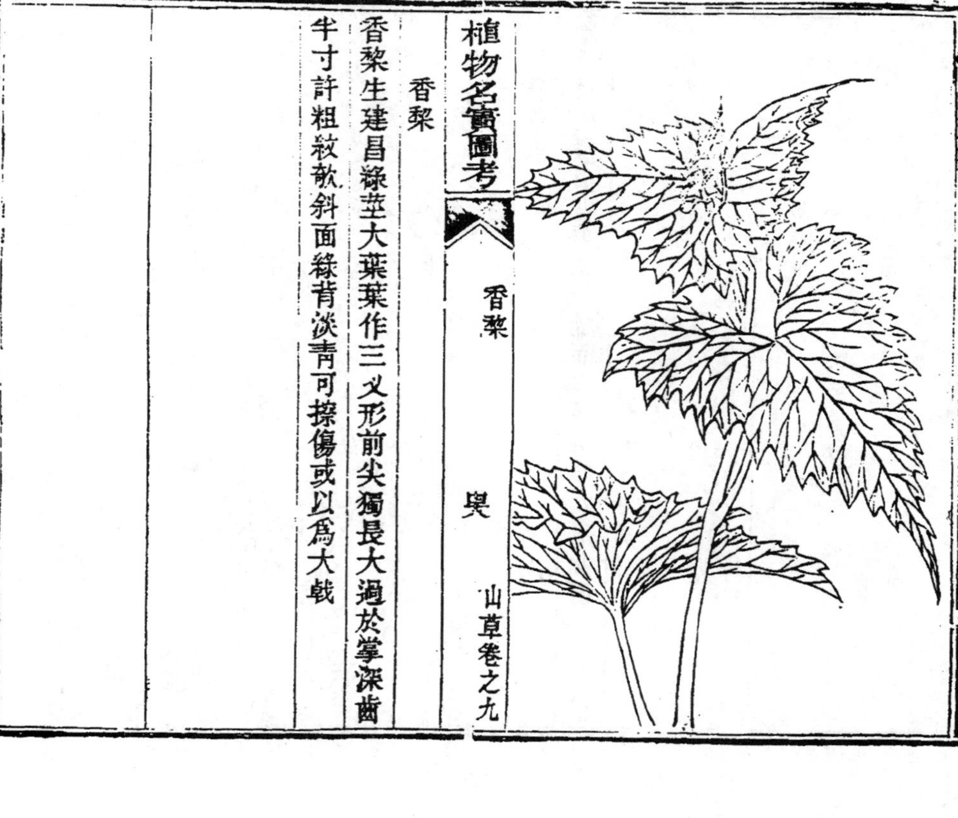

香棃

香棃生建昌綠莖大葉葉作三叉形前尖獨長大過於掌深齒牛寸許粗紋軟斜面綠背淡青可搽傷或以爲大戟

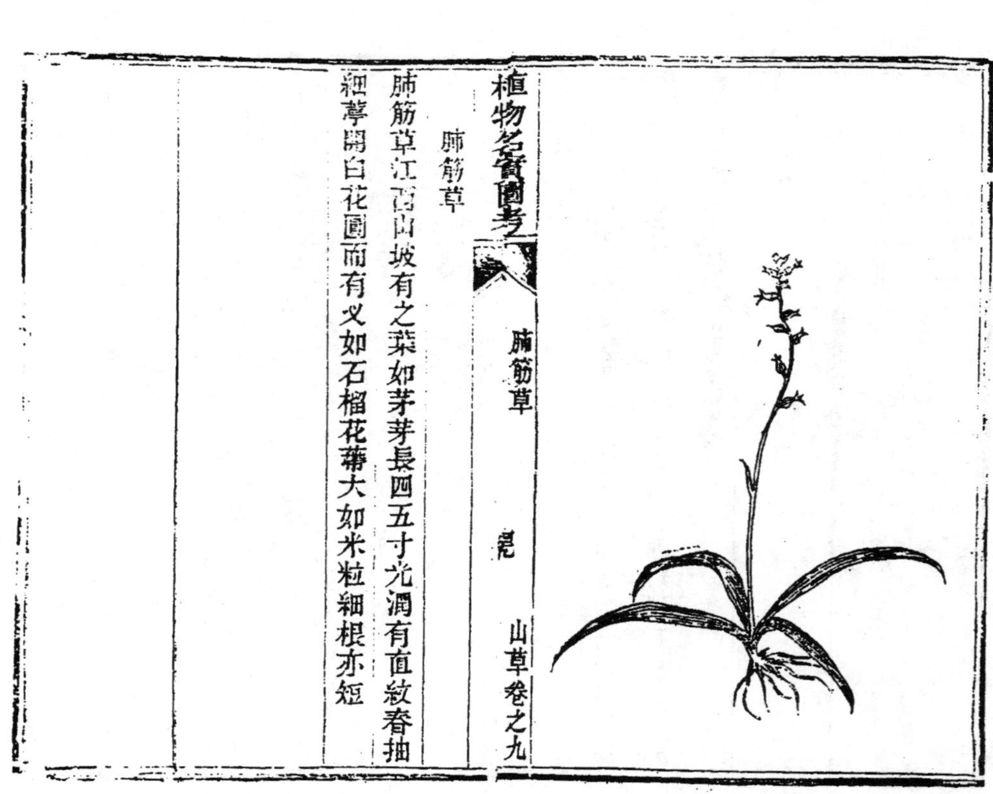

肺筋草

肺筋草江西山坡有之葉如茅芽長四五寸光潤有直紋春抽細葶開白花圓而有叉如石榴花蒂大如米粒細根亦短

翦刀草

翦刀草生建昌獨莖高尺許對葉尖長微似鳳仙花葉而無齒面綠背青白梢端抽長條結黃實如蔥仁而小昏簇如穗而疎一名羊尾蘱土醫以治頭瘡煎水洗之

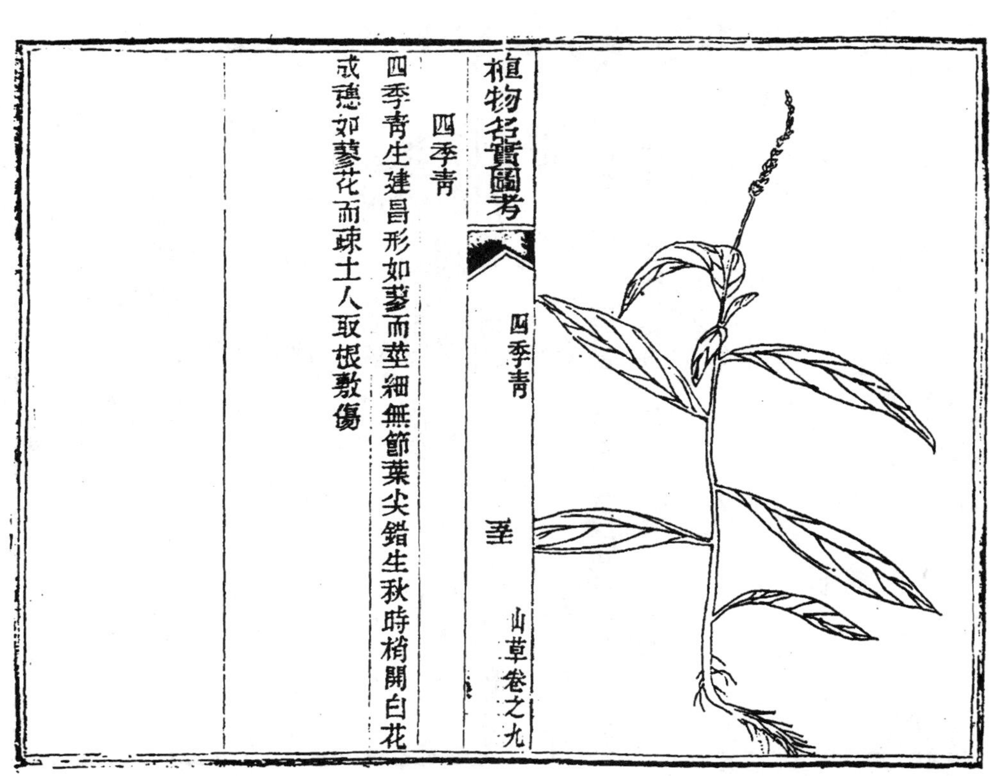

四季青

四季青生建昌形如蓼而莖細無節葉尖錯生秋時梢開白花成穗如蓼花而疎土人取根敷傷

白頭翁

白頭翁生建昌赭莖梢綠長葉斜齒面綠背淡夏結青蓇葖上有三四鬚細如蠅足土人云根解毒藥

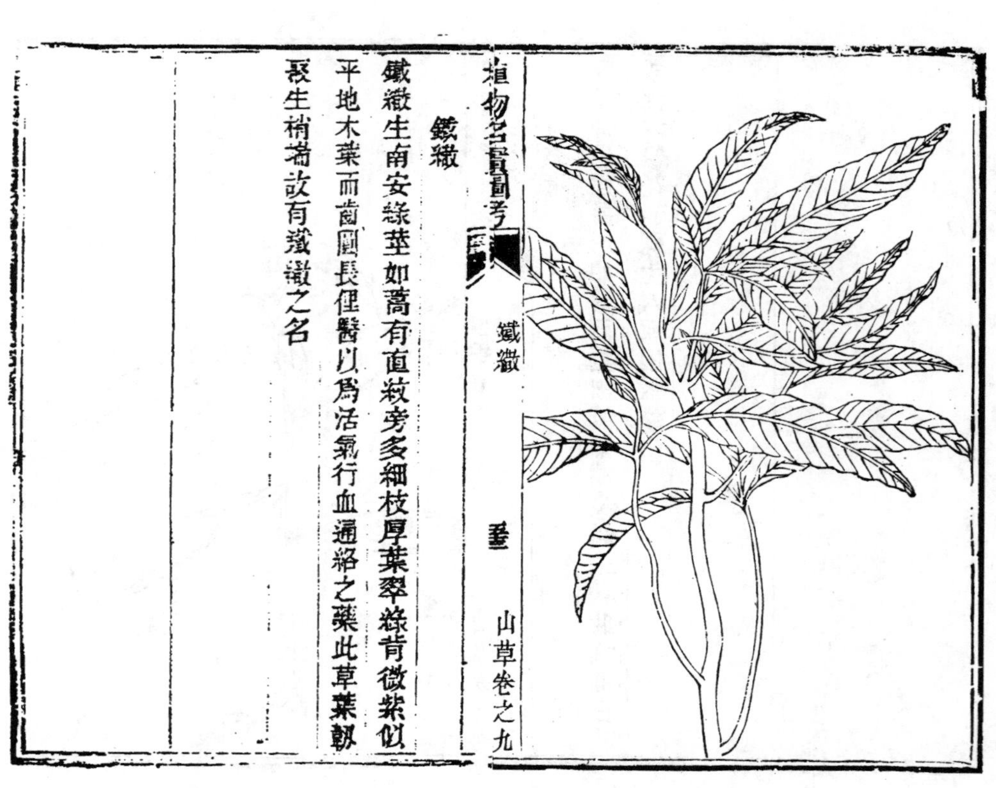

鐵繖

鐵繖生南安綠莖如蒿有直紋旁多細枝厚葉翠綠背微紫似平地木葉而齒圓長俚醫以爲活氣行血通絡之藥此草葉皺聚生梢耑故有鐵繖之名

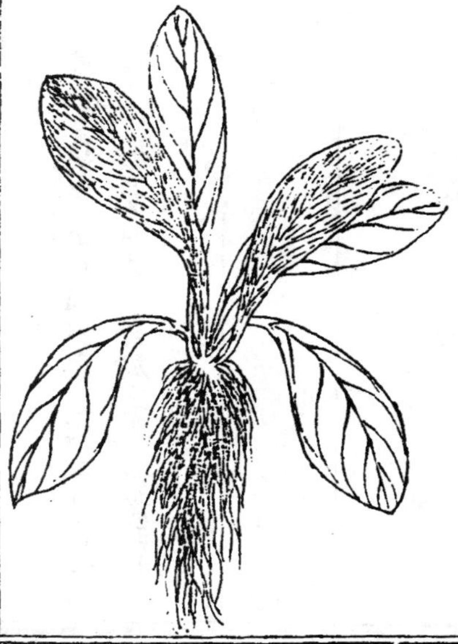

一枝香

一枝香生廣信鋪地生葉如桂葉而柔厚面光綠背淡有白毛根鬚長三四寸赭色土人以治小兒食積

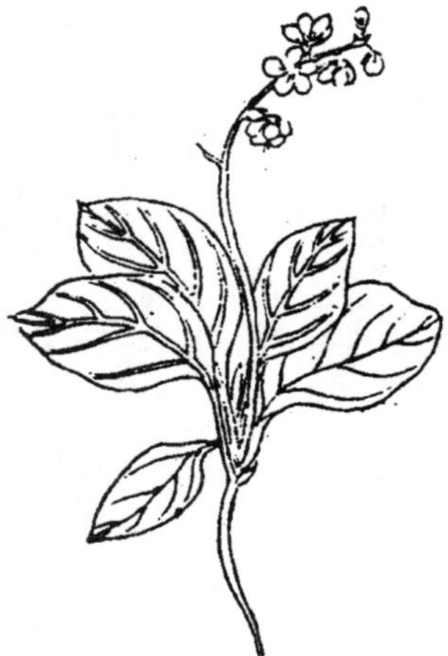

鹿銜草

鹿銜草九江建昌山中有之鋪地生綠葉紫背面有白縷略似蕺菜而微長根亦紫土人用以浸酒色如丹治吐血通經有效

按本草有鹿銜形狀不類安徽志鹿銜草性益陽出婺源即此湖南山中亦有之俗呼破血丹滇南尤多土醫云性溫無毒入肝腎二經强筋健骨補腰腎生精液

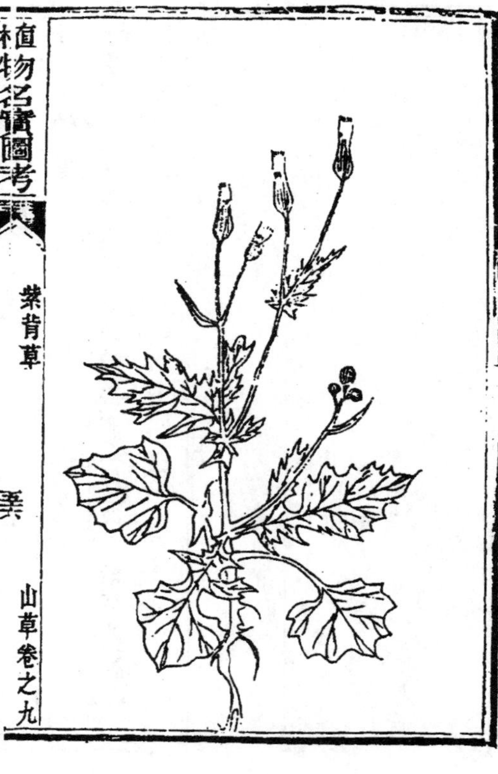

紫背草

紫背草生南贛山坡形全似蒲公英而紫莖近根葉叉微稀背俱紫梢端秋深開紫花似禿女頭花不全放老亦飛絮功用同蒲公英

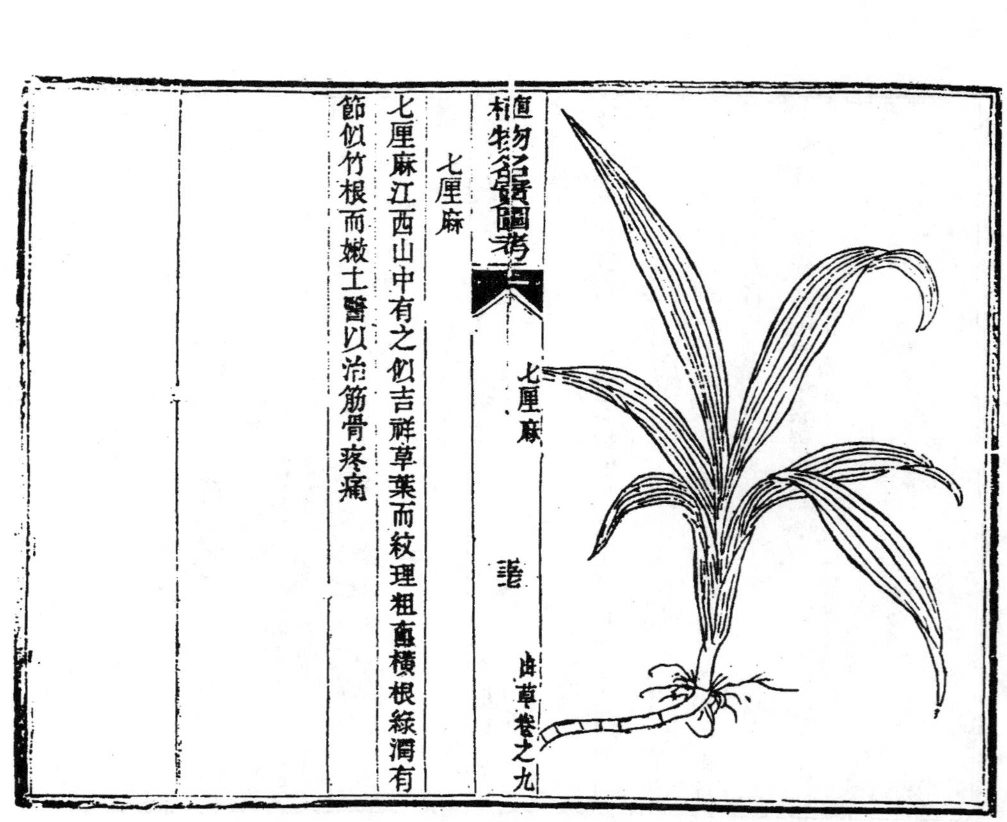

七厘麻

七厘麻江西山中有之似吉祥草葉而紋理粗直横根綠潤有節似竹根而嫩土醫以治筋骨疼痛

七厘丹

七厘丹南安廣信山中有之春時抽莖生葉似蘆而軟葉有間道直紋長弱下垂夏發細莖小穗簇開花如粟紫黑色細根赭褐俚醫以治骨癰跌打損傷忌多用故以七厘爲名

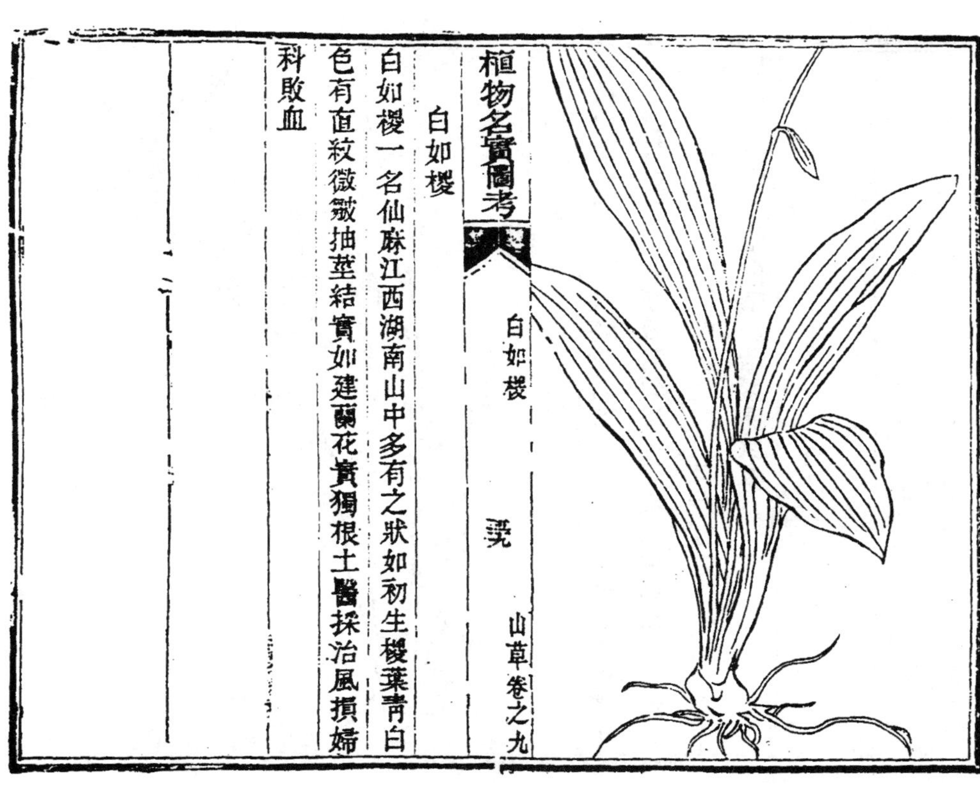

白如椶

白如椶一名仙麻江西湖南山中多有之狀如初生椶葉青白色有直紋微皺抽莖結實如建蘭花實獨根土醫採治風損婦科敗血

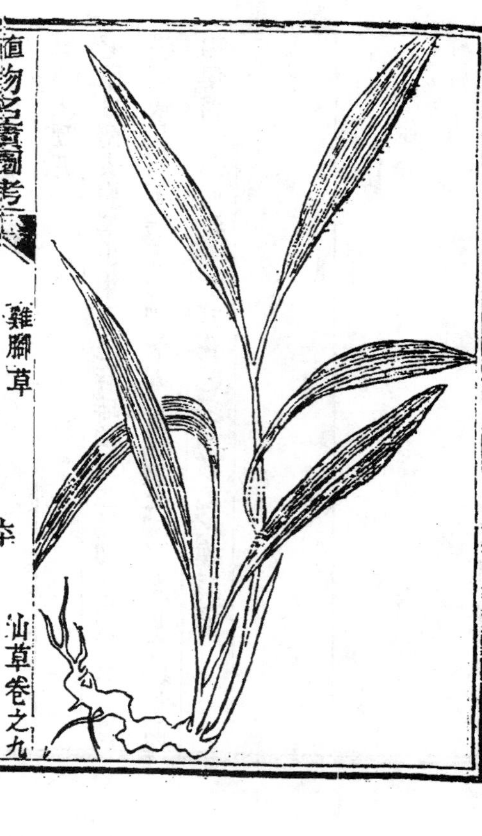

雞腳草

雞腳草生建昌形狀如吉祥草而葉不光澤有直紋如竹面綠背黃綠與莖同色根如薑而瘦有鬚土醫以治勞損乳毒勞損取根煎酒服乳毒蒸雞蛋食之　按本草拾遺有雞腳草形狀主治不類

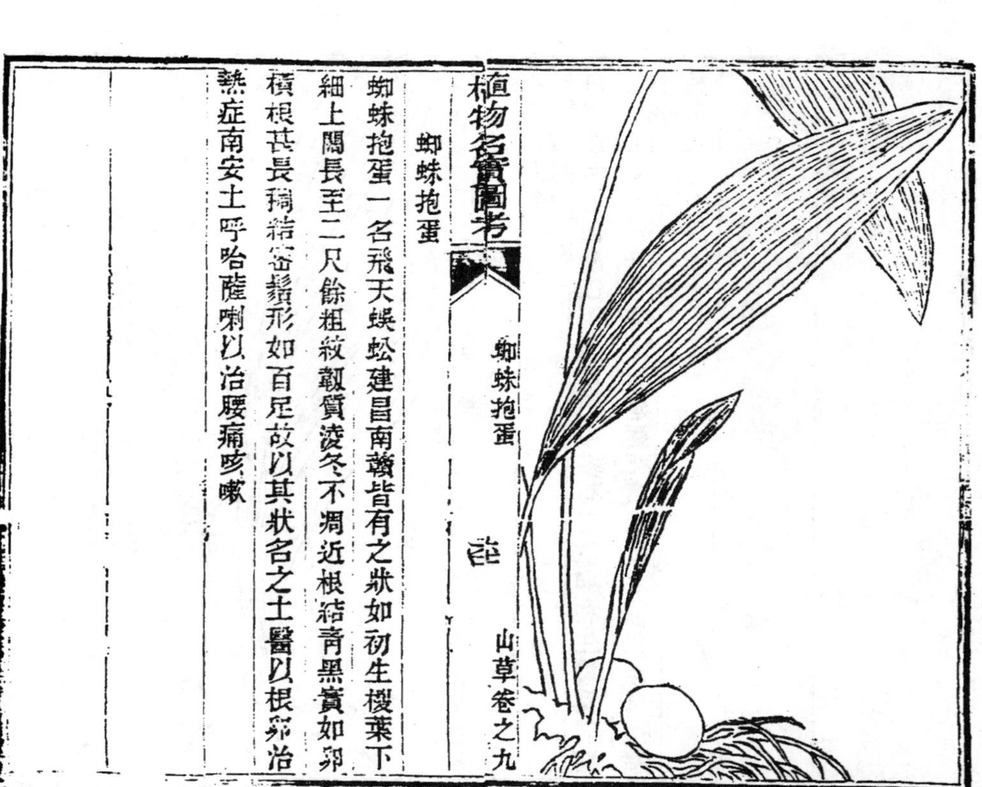

蜘蛛抱蛋

蜘蛛抱蛋一名飛天蜈蚣建昌南贛皆有之狀如初生棕葉下細上闊長至二尺餘粗紋韌質淩冬不凋近根結青黑實如卵橫根甚長稍結細鬚形如百足故以其狀名之土醫以根卵治熱症南安土呼哈薩喇以治腰痛疼嗽

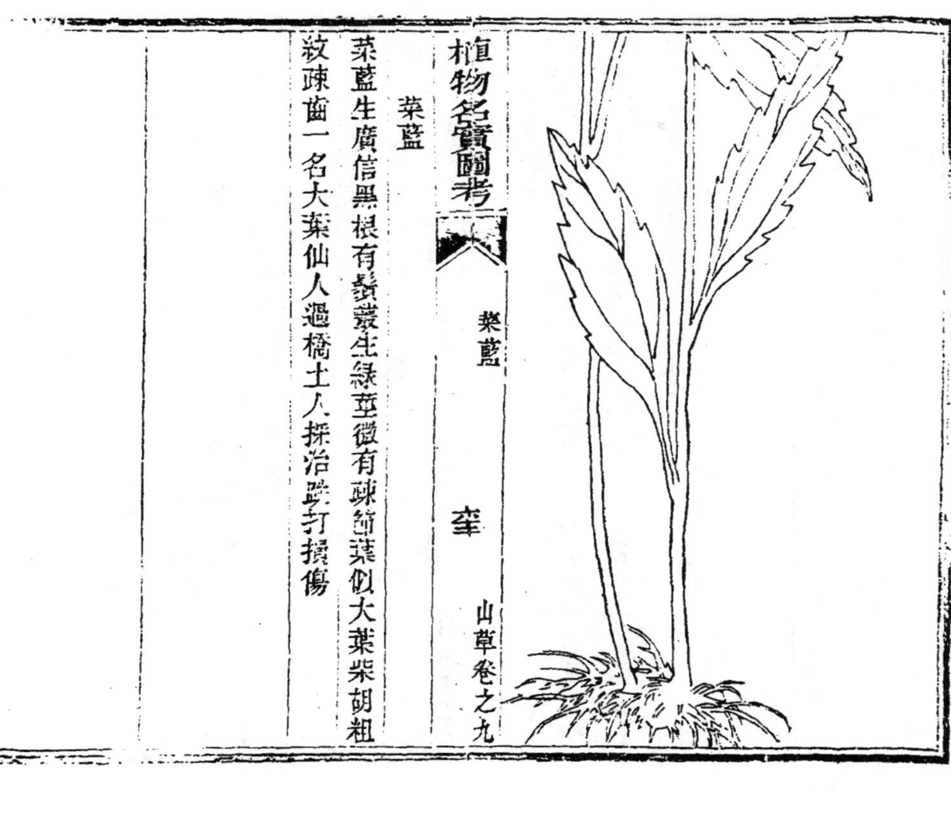

菜藍

菜藍生廣信與根有鬚叢生綠莖微有疎節葉似大葉柴胡粗紋疎齒一名大葉仙人過橋土人採治跌打損傷

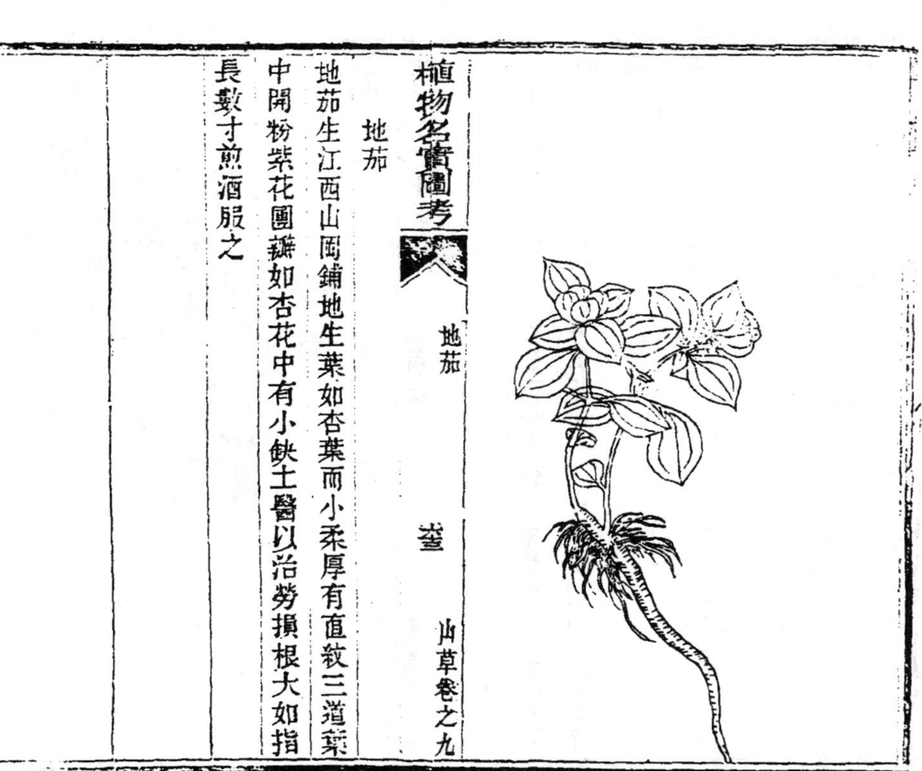

地茄

地茄生江西山岡鋪地生葉如杏葉而小柔厚有直紋三道葉中開粉紫花團瓣如杏花中有小鉄土醫以治勞損根大如指長數寸煎酒服之

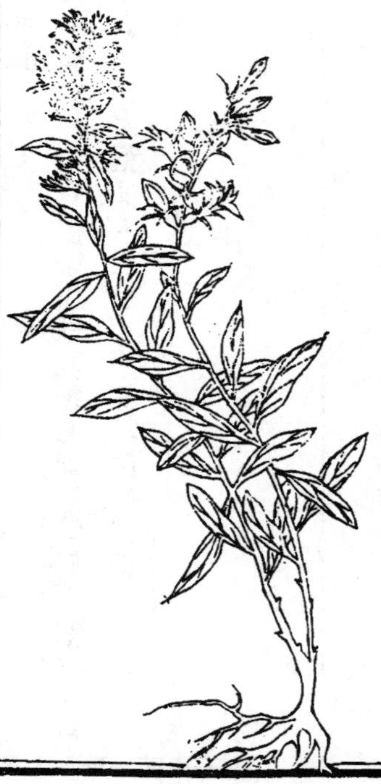

仙人過橋

仙人過橋建昌南贛山坡皆有之叢生高不盈尺細莖葉如柳葉秋時梢端開紫筩子花略似桔梗花而小開久瓣色退白黄蕊迸露土人採根葉煎洗瘡毒

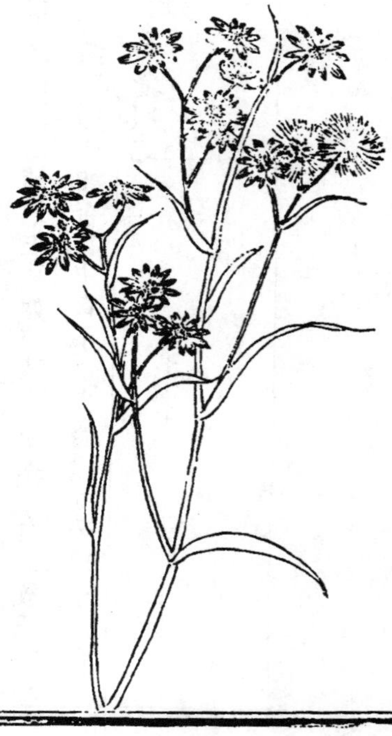

山柳菊

山柳菊一名九里明一名黄花母南贛山中皆有之叢生細葉似石竹葉綠莖有節秋開黄花如菊心亦黄土醫以洗腫毒不可食

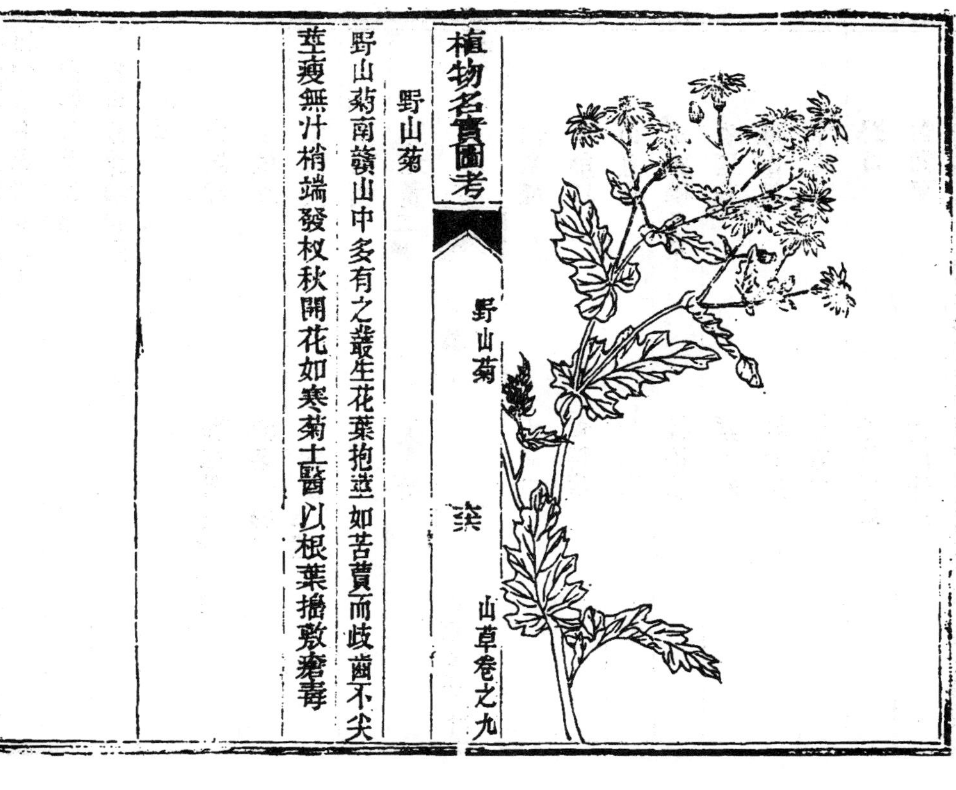

野山菊

野山菊南贛山中多有之叢生花葉抱莖如苦蕒而歧齒不尖莖瘦無汁梢端發杈秋開花如寒菊土醫以根葉擣敷瘡毒

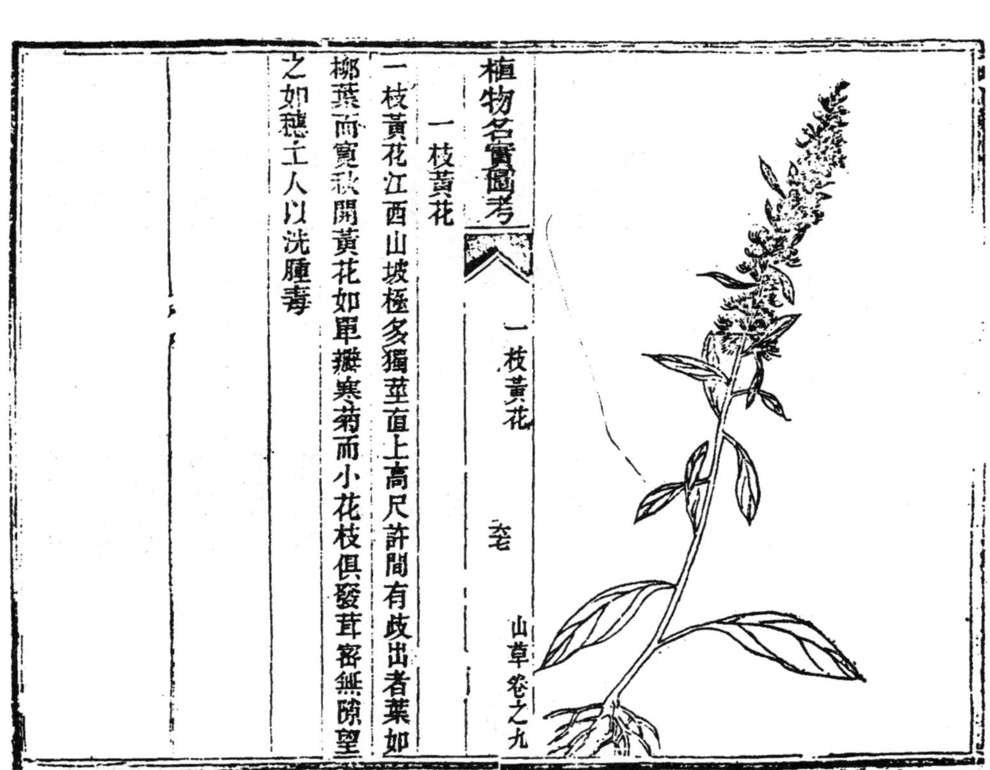

一枝黃花

一枝黃花江西山坡極多獨莖直上高尺許間有歧出者葉如柳葉而寬秋開黃花如單瓣寒菊而小花枝俱發茸密無隙望之如穗土人以洗腫毒

植物名實圖考卷之十

固始吳其濬著

蒙自陸應穀校刊

山馬蝗

山馬蝗產長沙山阜獨根有短鬚褐莖多叉每枝三葉葉微似竹面青背白疏紋無齒葉間發小莖開紫白小花如粟俚醫以治痔此草與小槐花枝葉相類唯附莖圍圓結角似蛾眉豆而扁小有雙角連生者亦黏人衣葉老則漸圓與豆葉無異紋亦澀亂

和血丹即胡枝子

和血丹生長沙山坡獨莖小科一枝三葉面青黃背粉白有微毛似豆葉而長莖方有棱赭黑色直根四出有細鬚俚醫以為破血之藥　按救荒本草胡枝子俗名隨軍茶生平澤中有二種葉形有大小大葉者類黑豆葉小葉者莖類蓍草葉似苜蓿葉而長大花色有紫白結子如粟粒大氣味與槐相類性溫採子微舂即成米先用冷水淘淨復以滚水湯三五次去水下鍋或作粥或作炊飯皆可食加野菜豆味尤佳及採嫩葉蒸曬為茶煮飲亦可此即是葉似黑豆葉者其氣味頗似茶葉北地茶

少故凡似茶者皆蓄之南土則多供樵薪採摘所不及矣

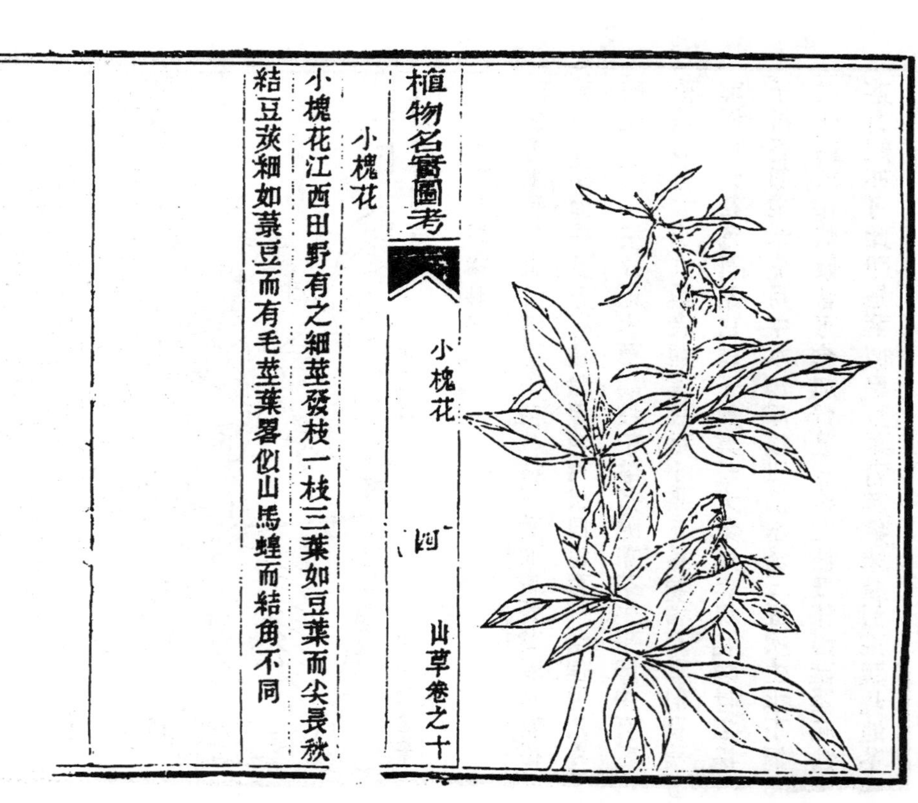

小槐花

小槐花江西田野有之細莖發枝一枝三葉如豆葉而尖長秋結豆莢細如菉豆而有毛莖葉略似山馬蝗而結角不同

生嶽麓獨莖參差生葉三葉攢聚葉似胡頹子葉微小面深綠背白皆有微毛梢頭發叉開小白花似蛾眉豆花黃鬚點點

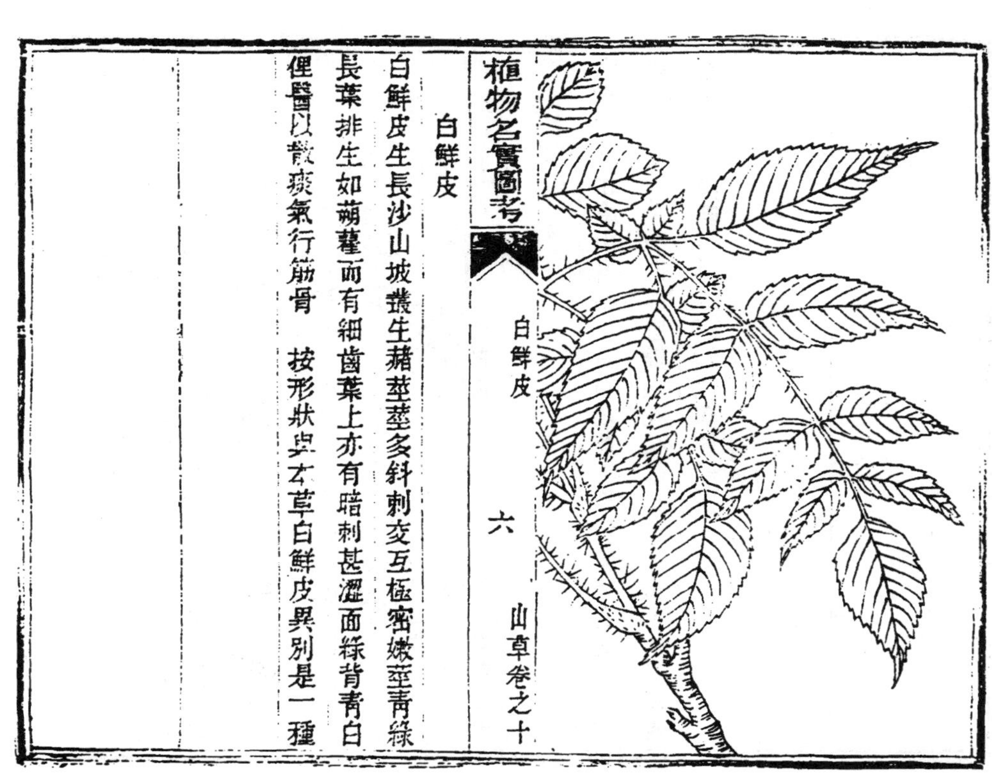

白鮮皮

白鮮皮生長沙山坡叢生赭莖莖多斜刺交互極密嫩莖青綠長葉排生如薊葉而有細齒葉上亦有暗刺甚澀面綠背青白俚醫以散痰氣行筋骨　按形狀與本草白鮮皮異別是一種

土常山

土常山江西多有之形狀頗似黃荊唯每枝三葉葉寬有大齒氣味辛烈如椒俚醫云閩中負販者口含此葉行半日不渴且能辟暑蓋其氣味辛苦能通竅散熱生津降氣故有殊功

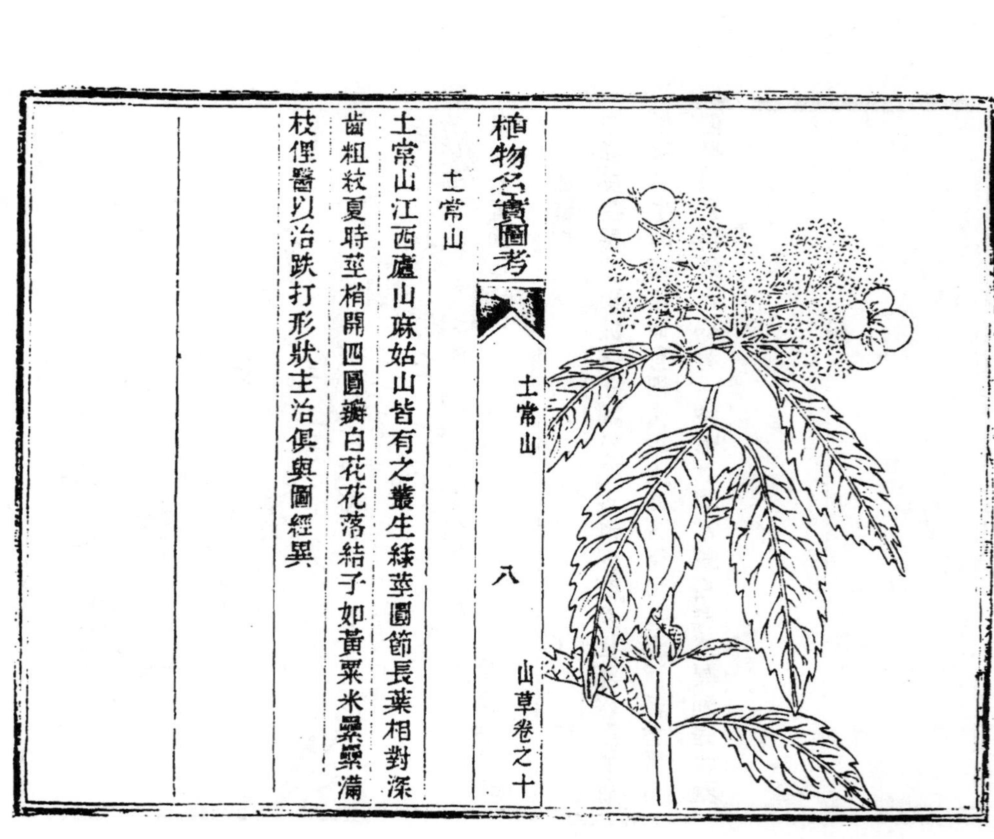

土常山

土常山江西廬山麻姑山皆有之叢生綠莖圓節長葉相對深齒粗紋夏時莖梢開四圓瓣白花花落結子如黃粟米纍纍滿枝俚醫以治跌打形狀主治俱與圖經異

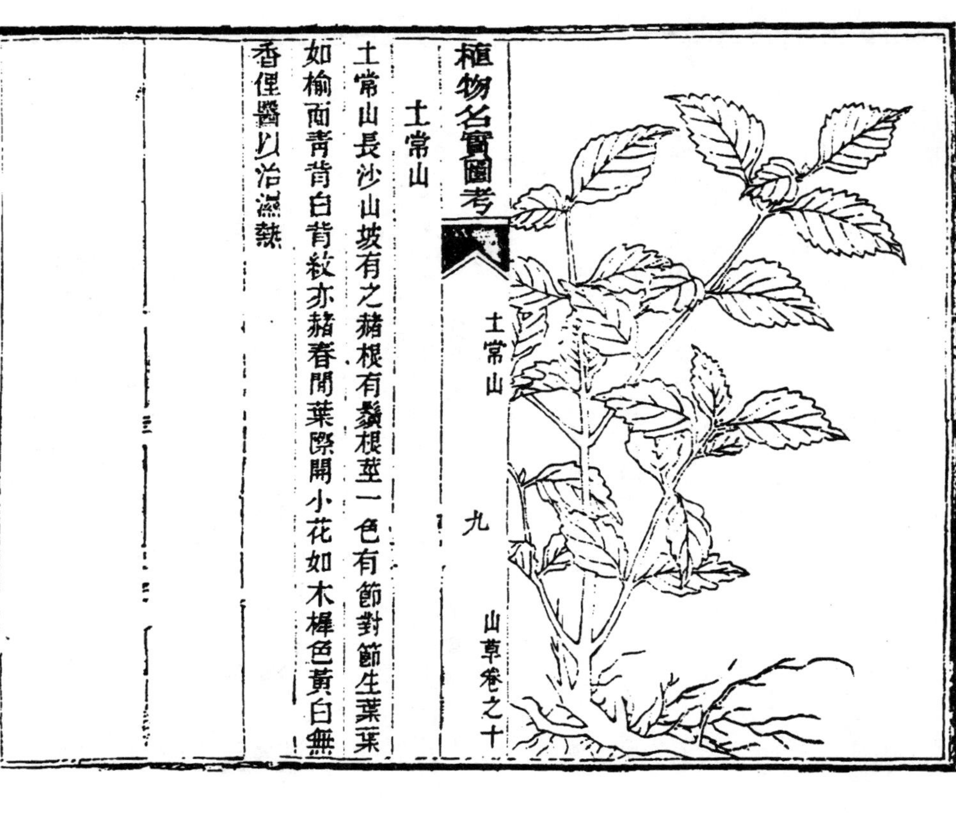

土常山

土常山長沙山坡有之赭根有鬚根莖一色有節對節生葉葉如榆面青背白背紋亦赭春間葉際開小花如木樨色黃白無香俚醫以治濕熱

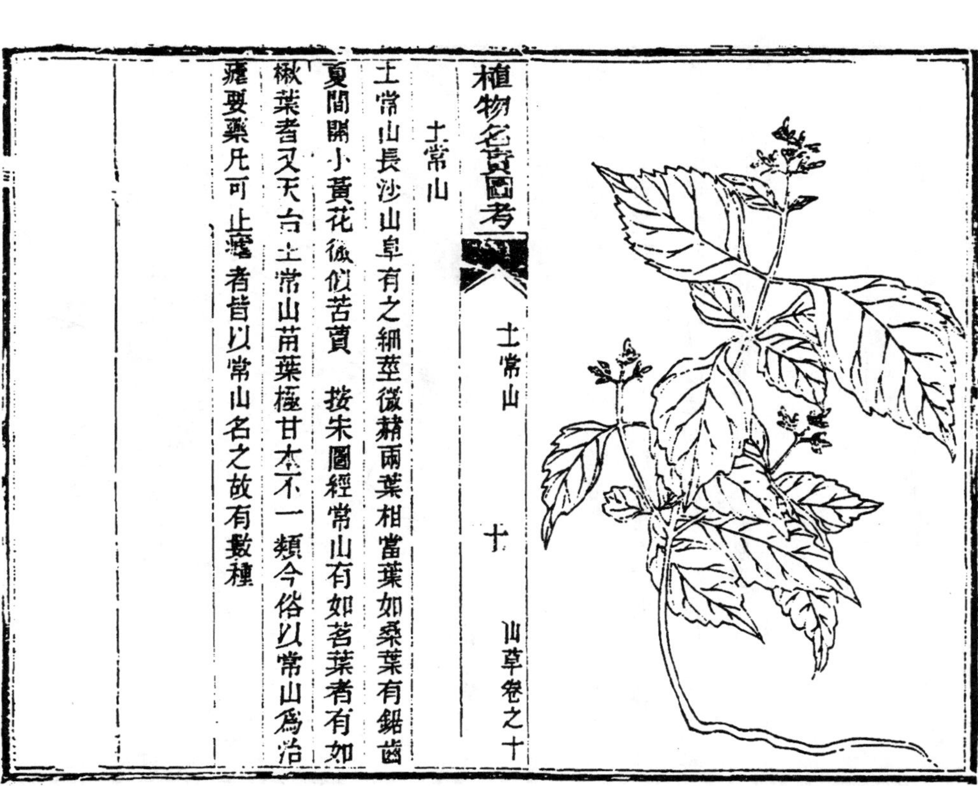

土常山

土常山長沙山阜有之細莖微赭兩葉相當葉如桑葉有鋸齒夏間開小黃花微似苦蕒　按朱圖經常山有如茗葉者有如楸葉者又天台土常山苗葉極甘本不一類今俗以常山爲治瘧要藥凡可止瘧者皆以常山名之故有數種

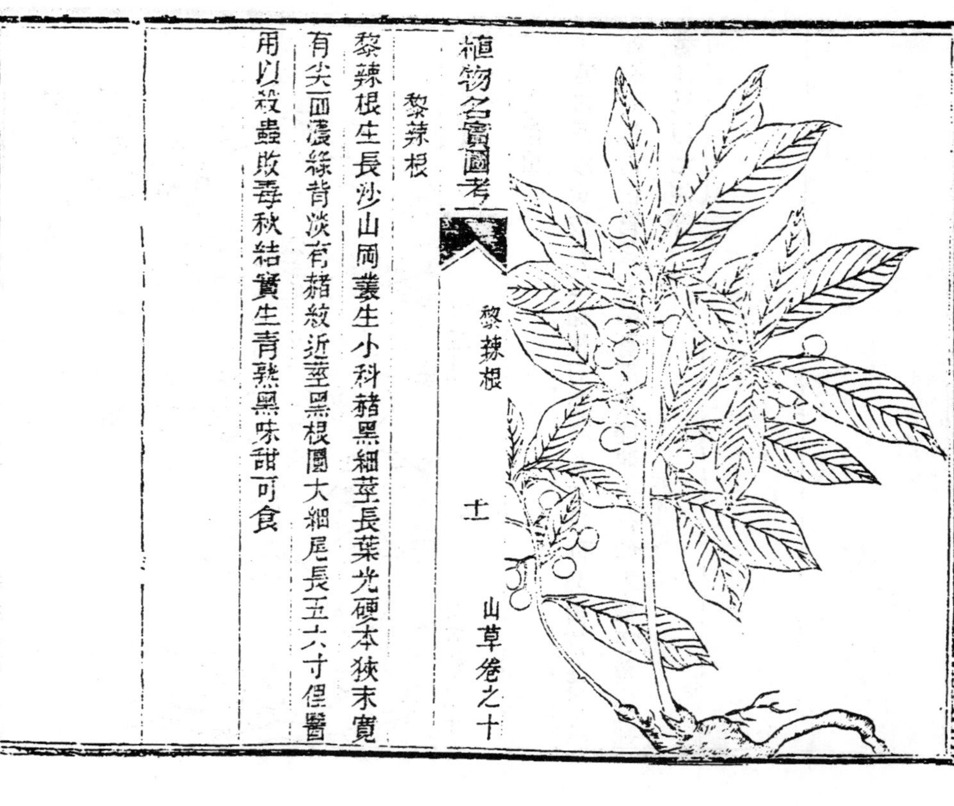

黎辣根

黎辣根生長沙山岡叢生小科赭黑細莖長葉光硬本狹末寬有尖面濃綠背淡有赭紋近莖黑根圓大細尾長五六寸俚醫用以殺蟲敗毒秋結實生青熟黑味甜可食

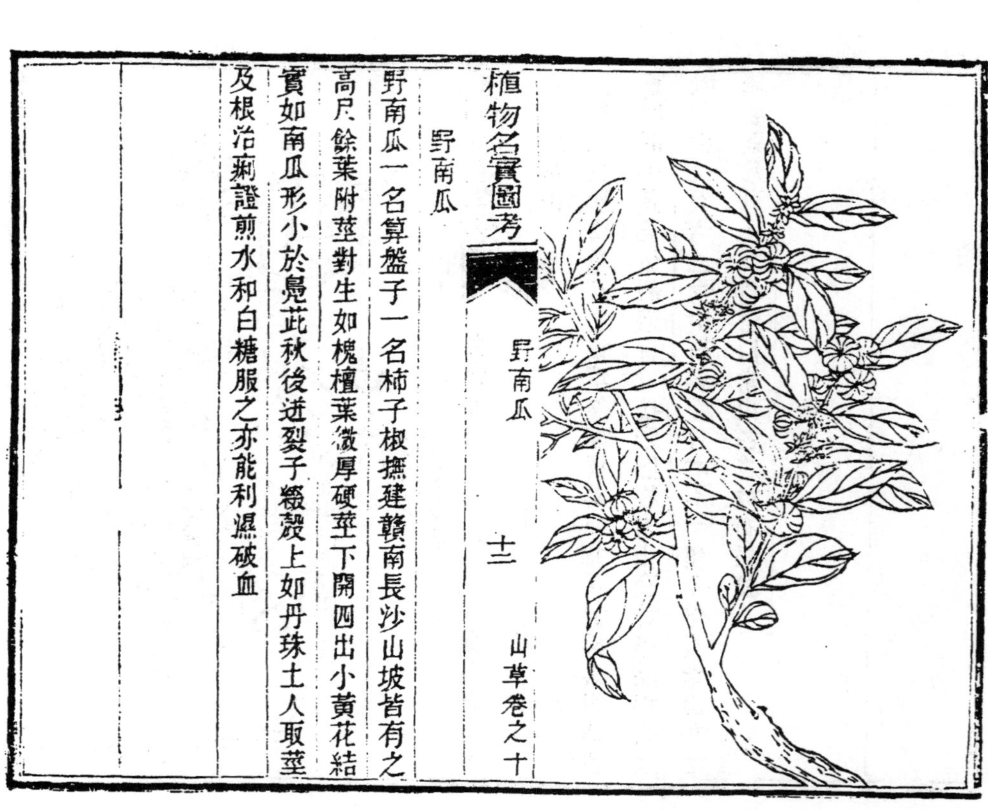

野南瓜

野南瓜一名算盤子一名柿子椒撫建贛南長沙山坡皆有之高尺餘葉附莖對生如槐檀葉微厚硬莖下開四出小黃花結實如南瓜形小於匾茈秋後迸裂子綴殼上如丹珠土人取莖及根治痢證煎水和白糖服之亦能利濕破血

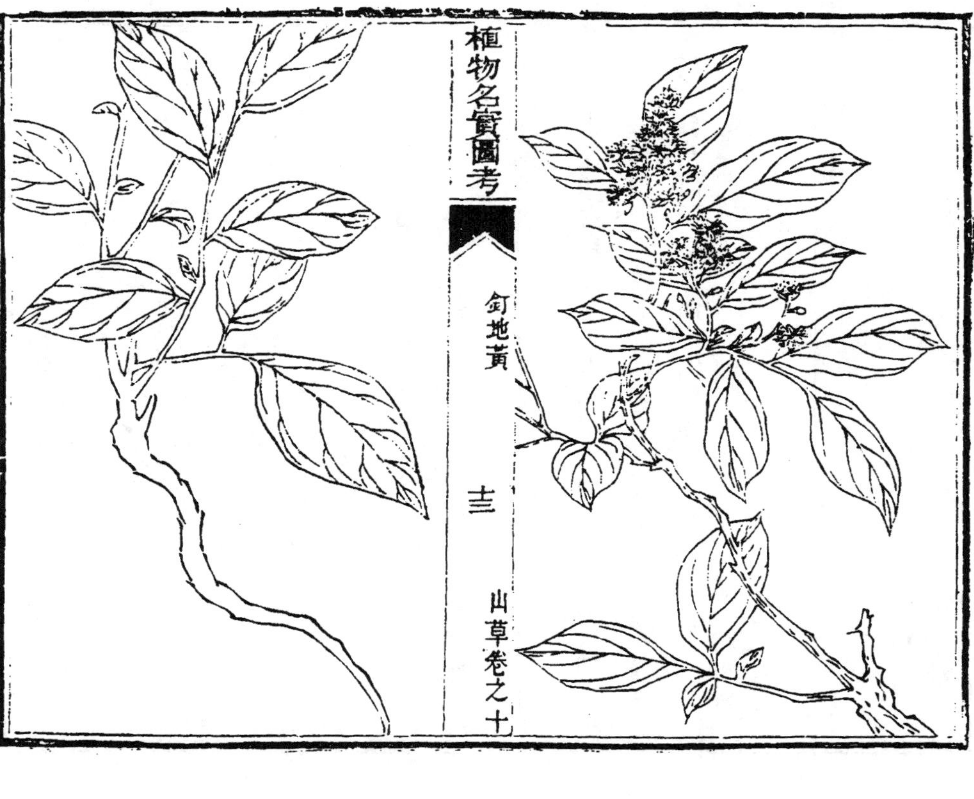

釘地黄

釘地黄生長沙嶽麓一名黄檀兜一名降痰王黑莖小樹葉似女貞葉而不光澤春開五瓣小白花白鬚茸茸繁密如雪根長二尺餘赭黄堅勁俚醫以治痰火清毒

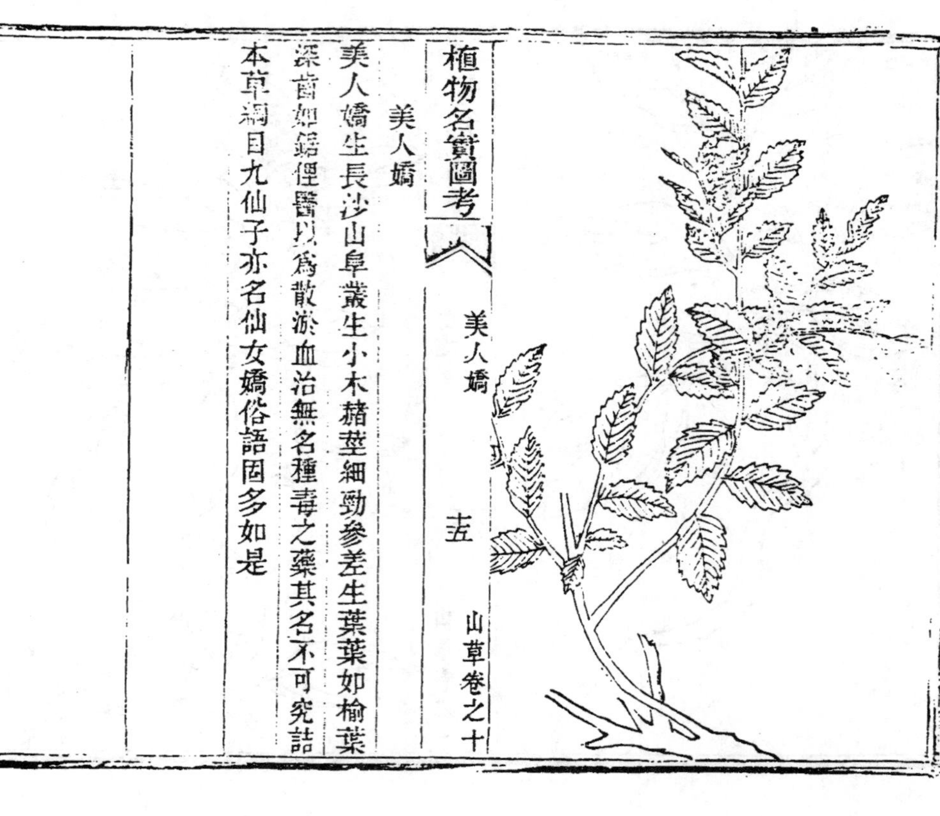

美人嬌

美人嬌生長沙山阜叢生小木赭莖細勁參差生葉葉如榆葉深齒如鋸俚醫以爲散淤血治無名種毒之藥其名不可究詰本草綱目九仙子亦名仙女嬌俗語固多如是

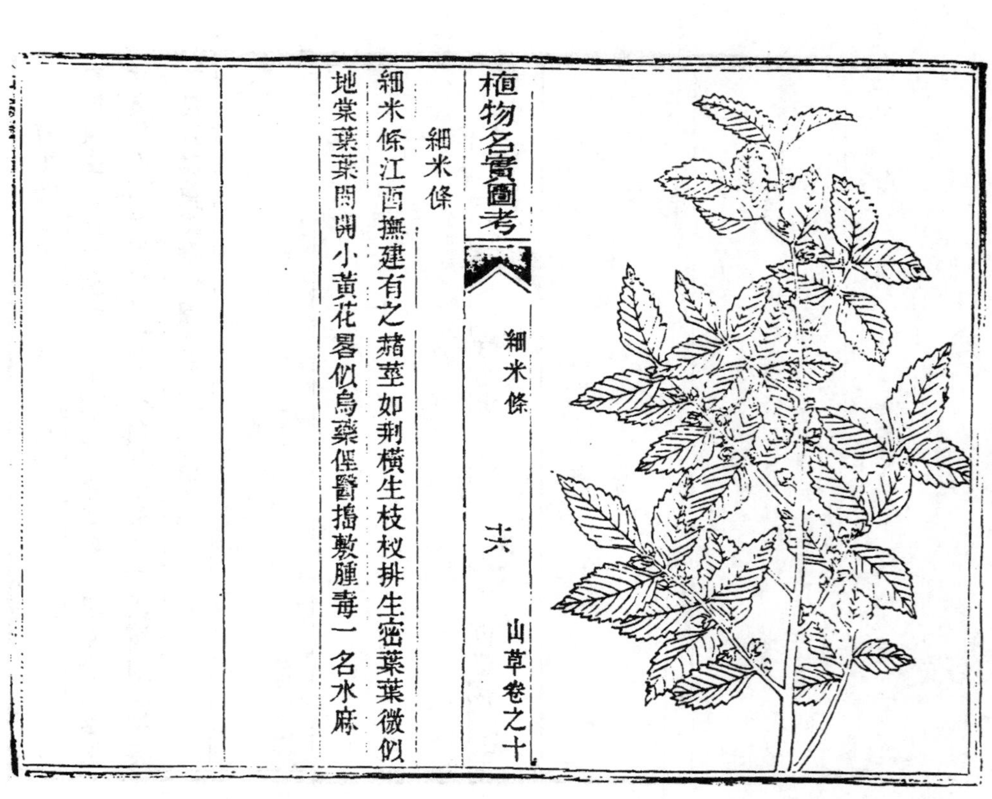

細米條

細米條江西撫建有之赭莖如荊横生枝杈拼生密葉葉微似地棠葉葉間開小黄花畧似烏藥俚醫擣敷腫毒一名水麻

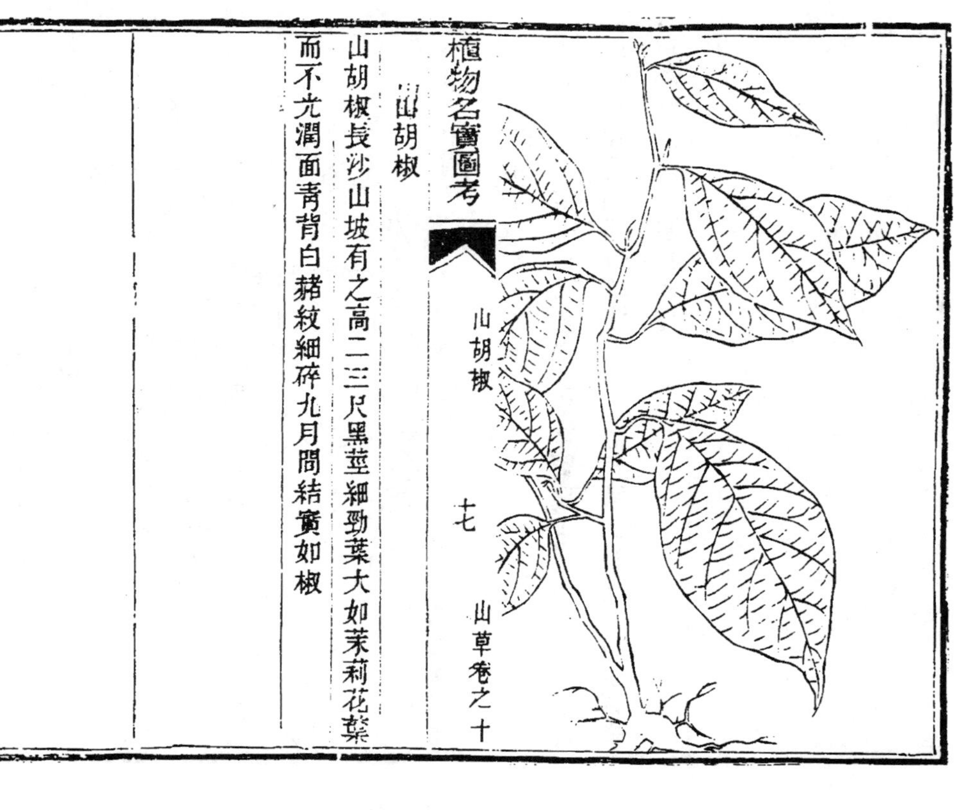

山胡椒

山胡椒長沙山坡有之高二三尺黑莖細勁葉大如茉莉花葉而不光潤面青背白赭紋細碎九月間結實如椒

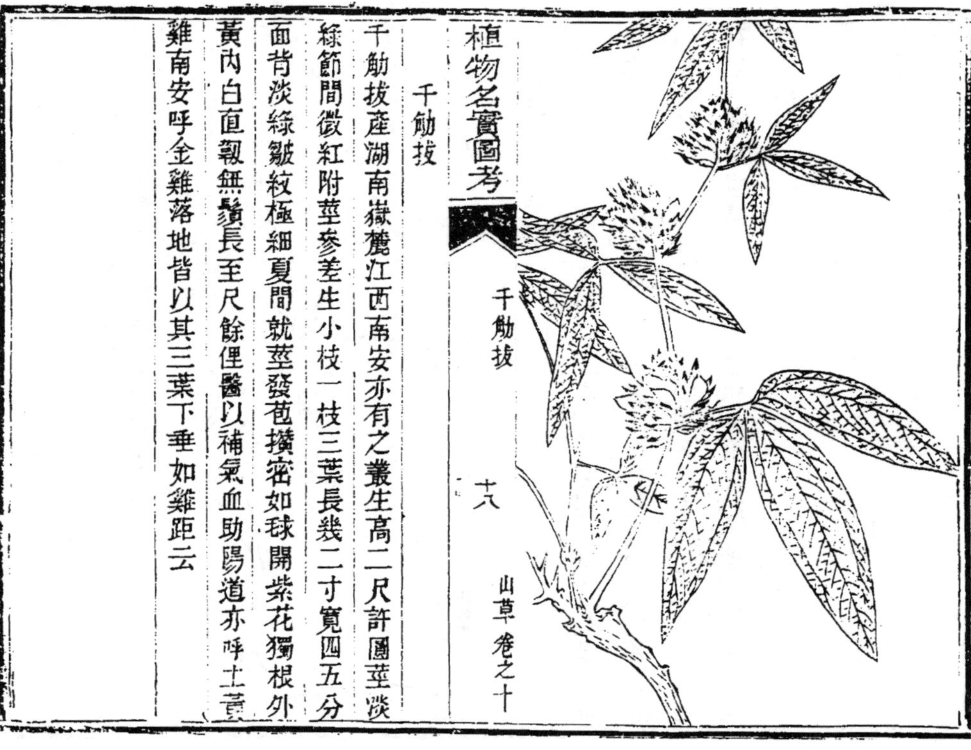

千觔拔

千觔拔產湖南嶽麓江西南安亦有之叢生高二尺許圓莖淡綠節間微紅附莖參差生小枝一枝三葉長幾二寸寬四五分面背淡綠皺紋極細夏間就莖發苞攢密如毬開紫花獨根外黃內白直韌無鬚長至尺餘俚醫以補氣血助陽道亦呼土黃雞南安呼金雞落地皆以其三葉下垂如雞距云

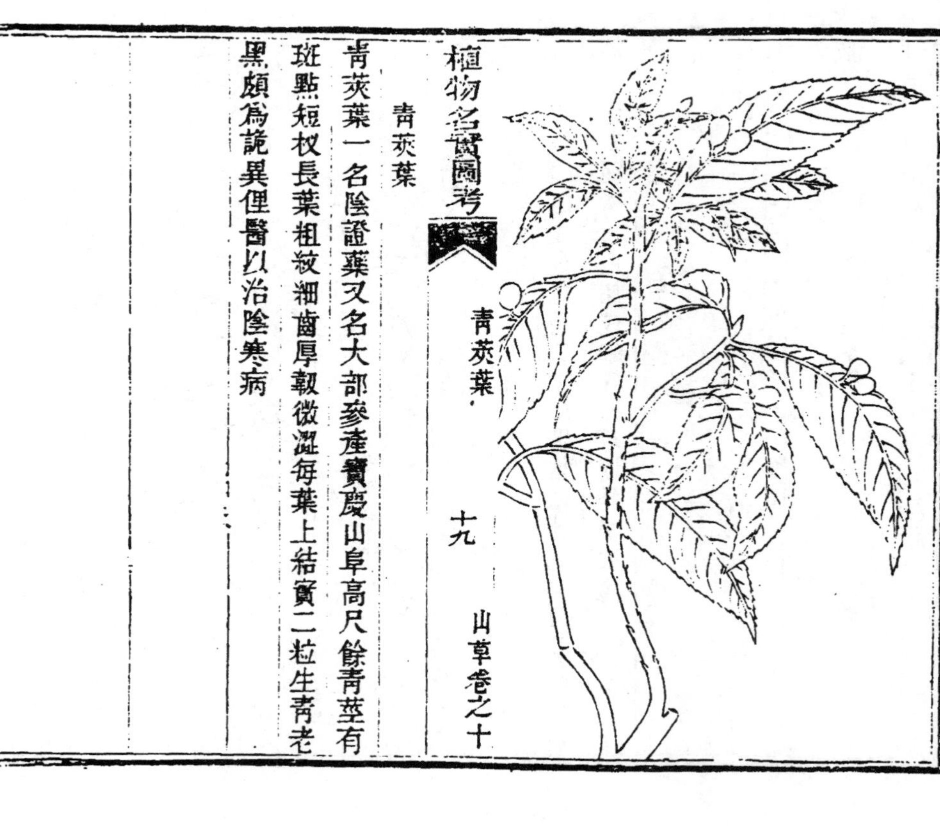

青莢葉

青莢葉一名陰證藥又名大部參產寶慶山阜高尺餘青莖有斑點短杈長葉粗紋細齒厚韌微澀每葉上結實一粒生青老黑頗爲詭異俚醫以治陰寒病

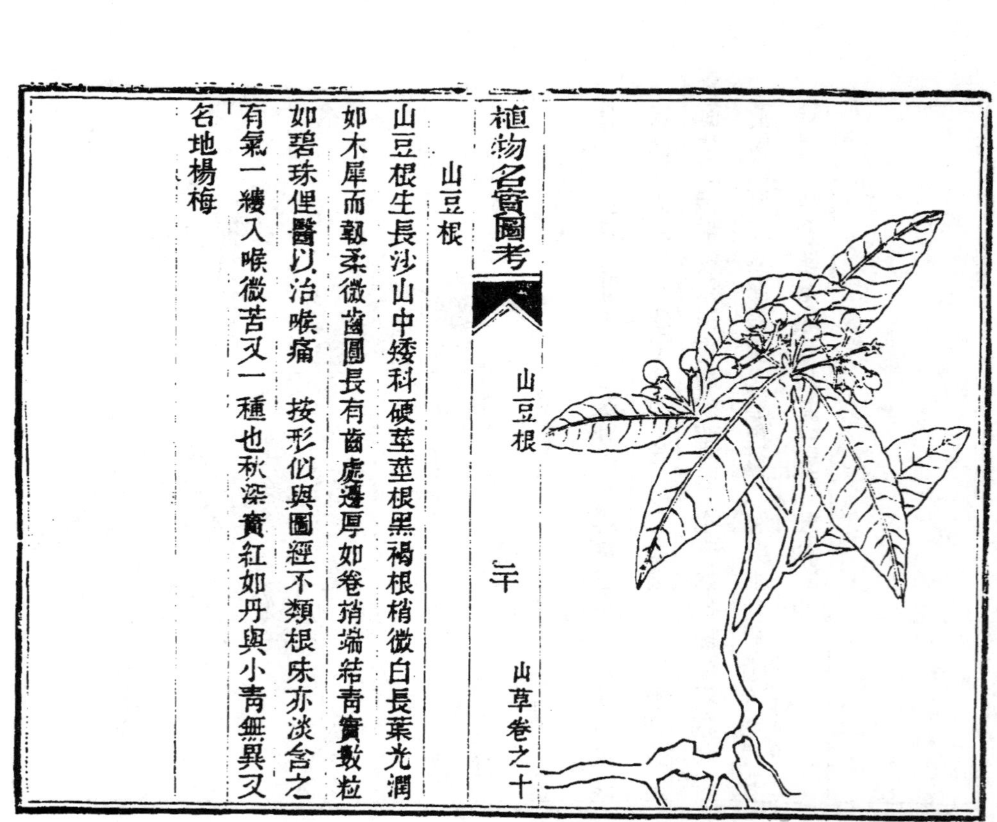

山豆根

山豆根生長沙山中矮科硬莖莖根黑褐根梢微白長葉光潤如木犀而韌柔微齒圓長有齒處邊厚如卷稍端結青實數粒如碧珠俚醫以治喉痛　按形似與圖經不類根味亦淡含之有氣一縷入喉微苦又一種也秋深實紅如丹與小青無異又名地楊梅

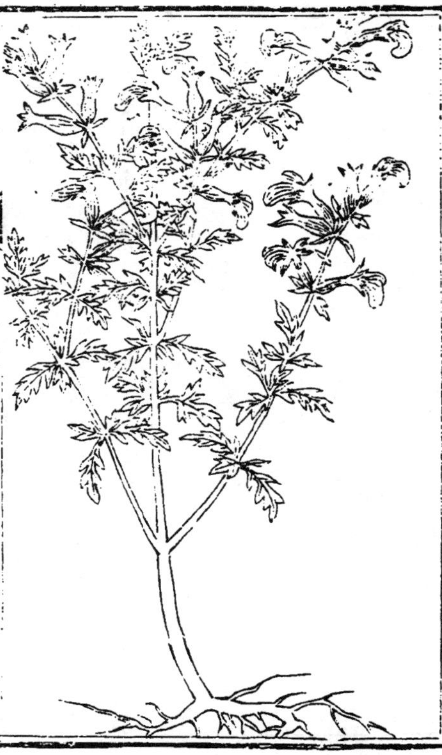

陰行草

陰行草產南安叢生莖硬有節褐黑色有微刺細葉花苞似小罌上有歧瓣如金櫻子形而深綠開小黃花畧似豆花氣味苦寒土人取治飽脹順氣化痰發諸毒湖南嶽麓亦有之土呼黃花茵陳其莖葉頗似蒿故名花浸水黃如槐花治證同南安陰行茵陳南言無別未圖經謂茵陳有數種此又其一也滇南謂之金鐘茵陳旣肖其實形亦閒名易曉主利小便療胃中濕痰熱發黃或眼仁發黃或周身黃腫與茵陳主療同其嫩葉綠脆似亦可茹

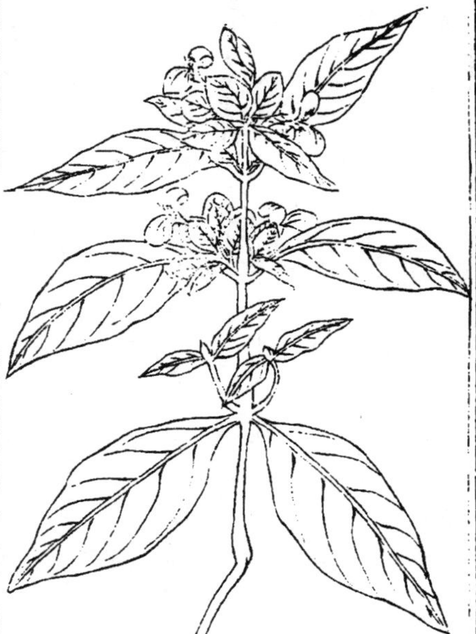

九頭師子草

九頭師子草產湖南嶽麓山坡間江西廬山亦有之叢生數十本爲族附莖對葉如鳳仙花葉稍闊色濃綠無齒莖有節如牛膝細根長鬚秋時梢頭節間先發兩片綠苞宛如榆錢大如指甲攢簇極密旋從苞中吐出兩瓣粉紅花如秋海棠而長上小下大中有細紅鬚一二縷花落苞存就結實摘其莖插之卽活亦名接骨草俚醫以其根似細辛遂呼爲土細辛用以發表

杜根藤

杜根藤產湖南寶慶府山坡間狀與九頭師子草極相類唯獨莖多鬚鬚亦綠色開花亦如九頭師子草而只一瓣色白無苞

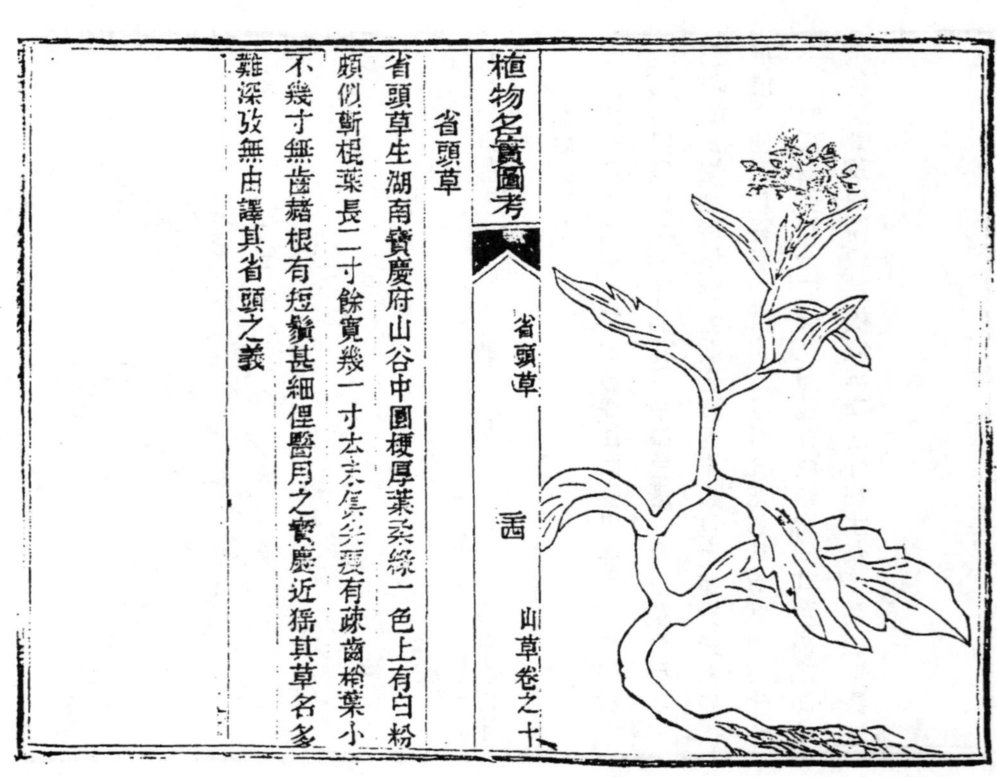

省頭草

省頭草生湖南寶慶府山谷中圓梗厚葉柔綠一色上有白粉頗似斷根葉長二寸餘寬幾一寸本末俱尖葉有疎齒梢葉小不幾寸無齒藉根有短鬚甚細俚醫用之寶慶近猺其草名多難深考無由譯其省頭之義

葉下紅

葉下紅產建昌一名小活血一名紅花草鋪地生葉似紫菀葉面青背紫碎紋粗澀如芥背微光滑長莖長葉土人取根葉搗敷蛇頭指　按本草綱目葉下紅主飛絲入目腫痛同鹽少許絹包滴汁入目仍以塞鼻左塞右右塞左不詳其形狀殆同名也

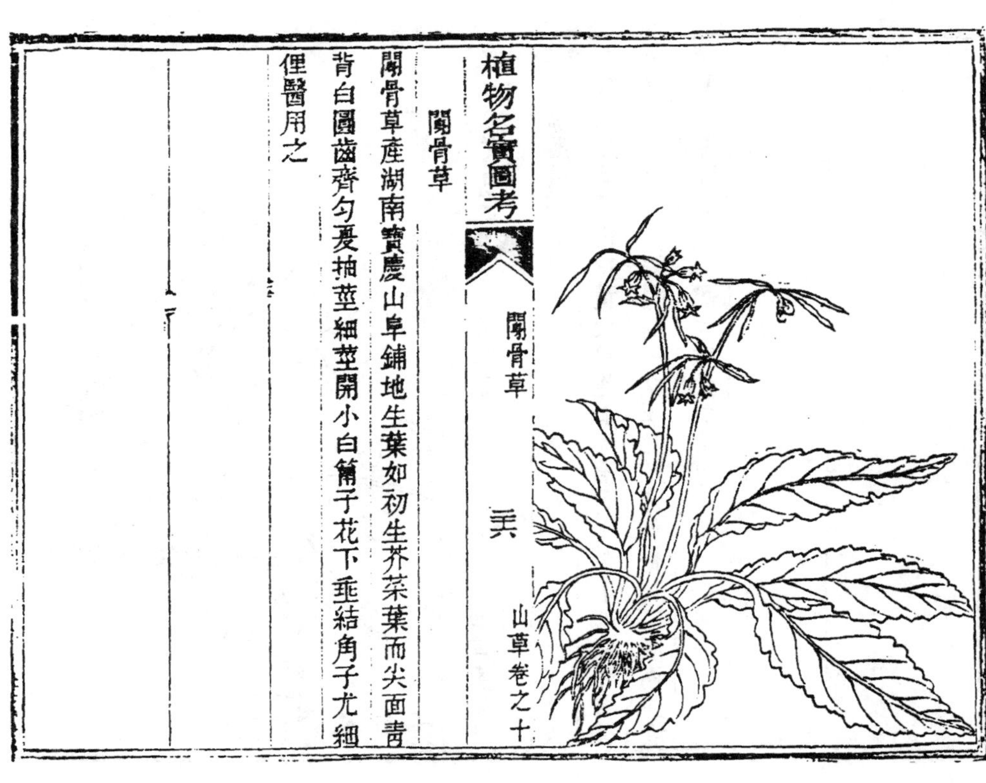

鬧骨草

鬧骨草產湖南寶慶山阜鋪地生葉如初生芥菜葉而尖面青背白圓齒齊勻夏抽莖細莖開小白筩子花下垂結角子尤細俚醫用之

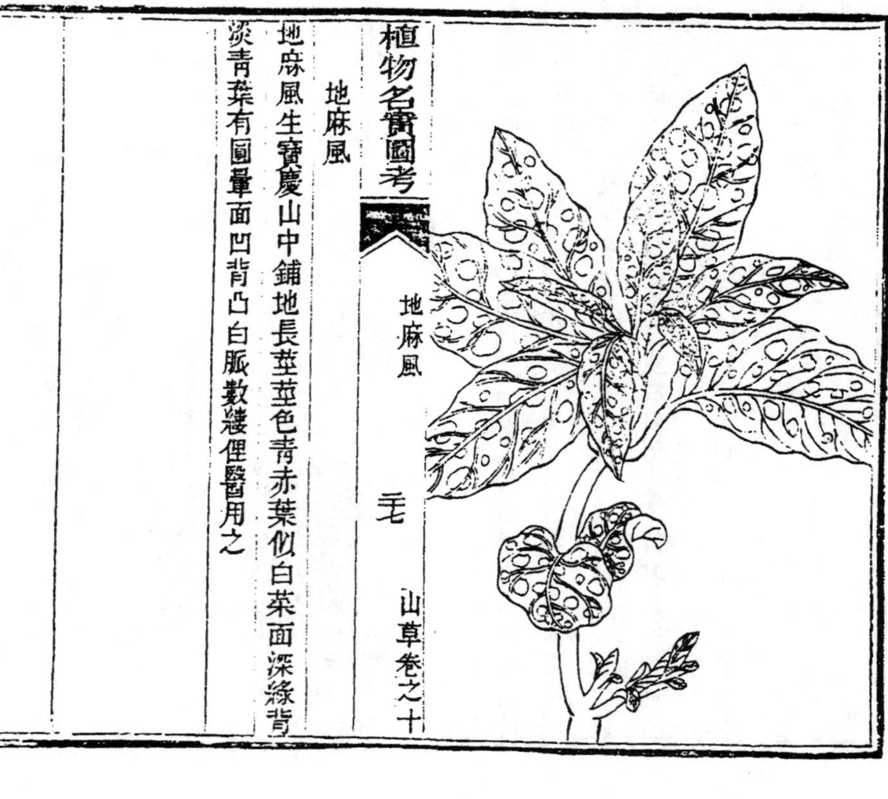

地麻風

地麻風生寶慶山中鋪地長莖莖色青赤葉似白菜面深綠背淡青葉有圓暈面凹背凸白脈數縷俚醫用之

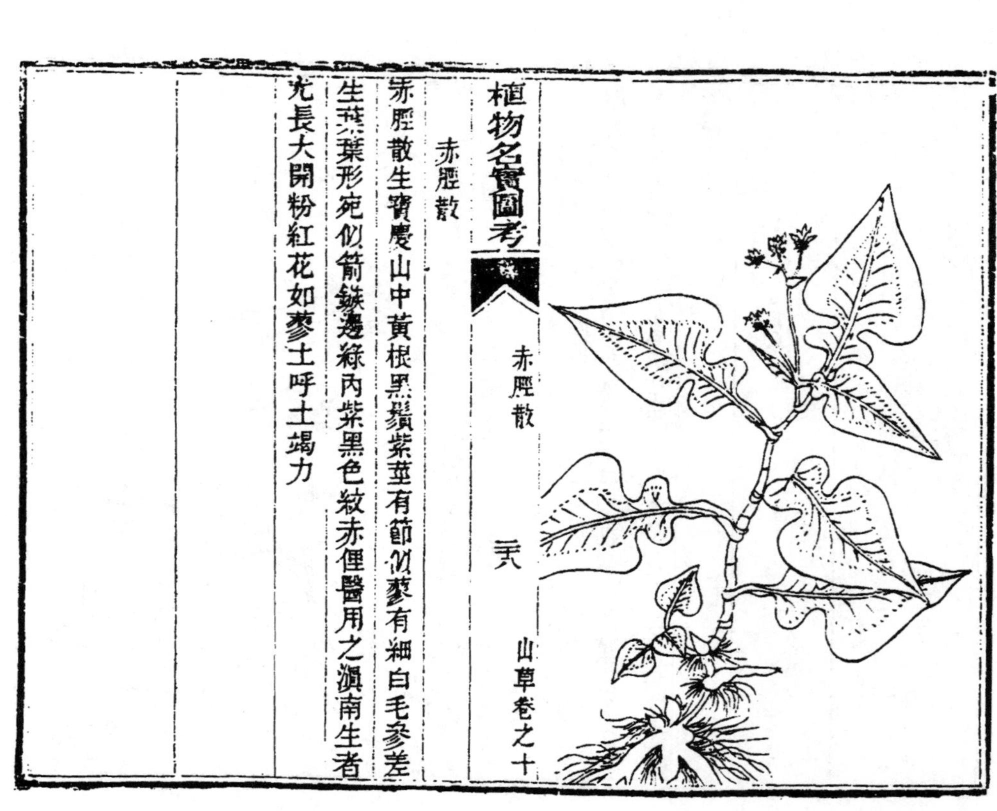

赤脛散

赤脛散生寶慶山中黃根黑鬚紫莖有節似蓼有細白毛參差生葉葉形宛似箭鏃邊綠內紫黑色紋赤俚醫用之滇南生者尤長大開粉紅花如蓼土呼土竭力

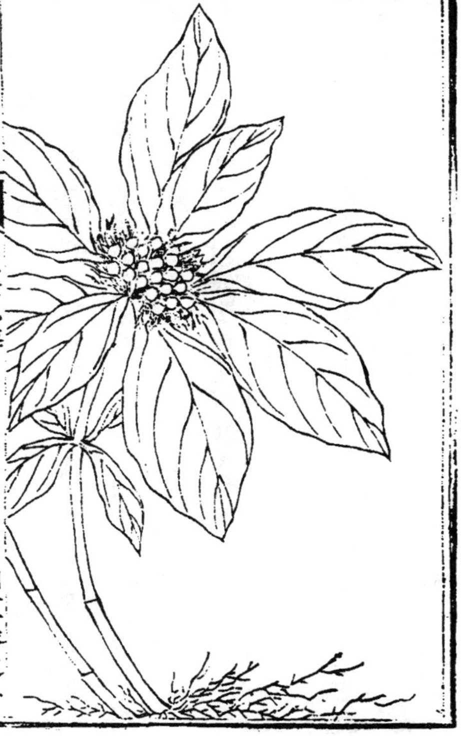

落地梅

落地梅生湖南寶慶山阜叢生青莖紅節節葉對生梢葉攢聚葉中發綠苞成簇細絲如鍼開碎白花花落苞黃經時不脫搓之有細黑子俚醫用之

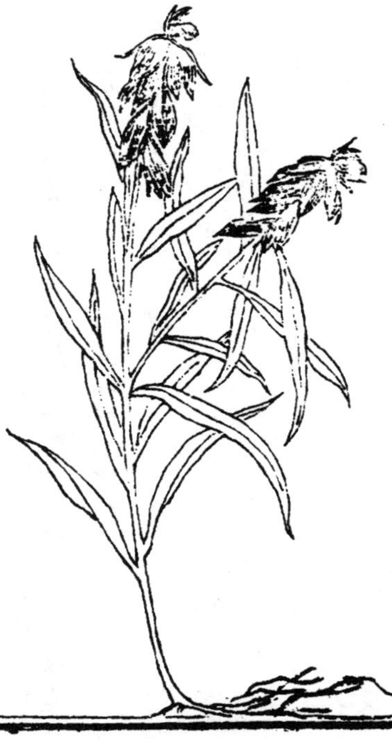

野百合

野百合建昌長汲洲渚間有之高不盈尺圓莖直韌葉如百合而細面青背微白枝梢開花先發長苞有黃毛蒙茸下垂苞坼花見似豆花而深紫俚醫以治肺風南昌西山亦有之或呼爲佛指甲

冬蟲夏草

本草從新冬蟲夏草甘平保肺益腎止血化痰止勞嗽產雲貴冬在土中身如老蠶有毛能動至夏則毛出土上連身俱化爲草若不取至冬復化爲蟲　按此草兩廣多有之根如蠶葉似初生茅草羊城中採以饌云鮮美蓋與唼禾蟲同

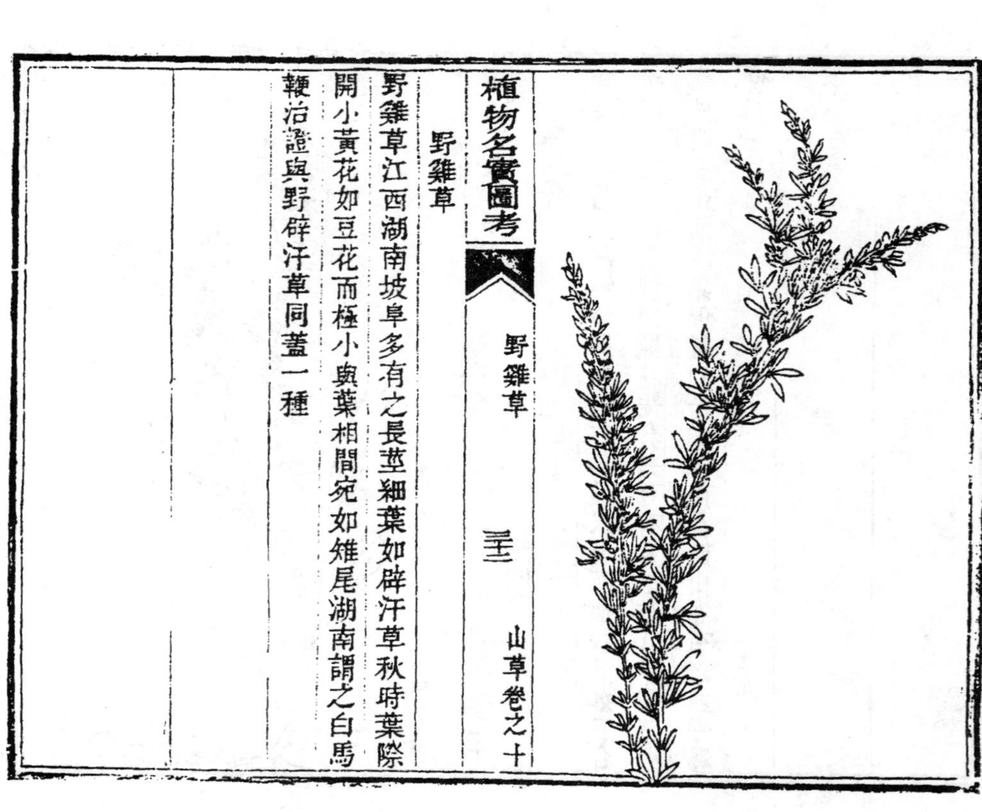

野雞草

野雞草江西湖南坡阜多有之長莖細葉如辟汗草秋時葉際開小黃花如豆花而極小與葉相間宛如雉尾湖南謂之白馬鞭治證與野辟汗草同蓋一種

野辟汗草

野辟汗草產江西湖南山坡間一名趙公鞭初生獨莖似辟汗草附莖生葉三葉攢生長五六分亦能開合類雞眼草而大莖長尺許梢頭發一綠毬圓如彈子漸次黃黑終不脫落莖上始生小枝枝上葉小如麥粒莖既柔弱毬復重欹附枝紛披宛欲低舞　按本草拾遺無風獨搖草帶之令夫婦和愛生嶺南頭如彈子尾若鳥尾兩片開合見人自動故曰獨搖草土醫以袪邪熱形頗似之

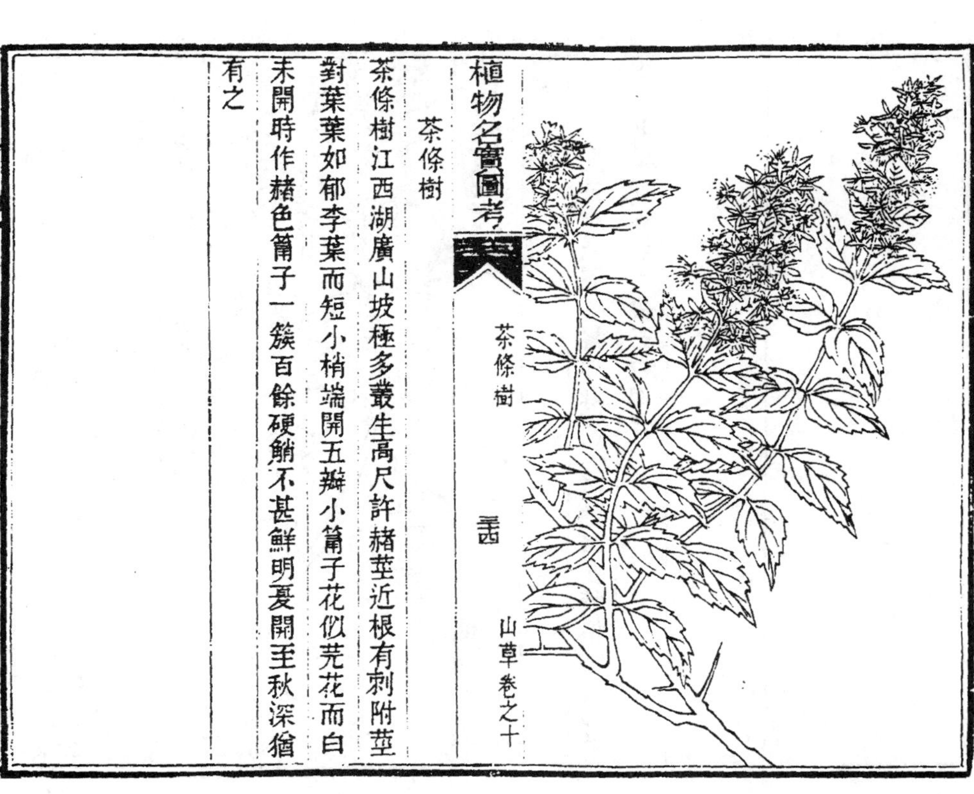

茶條樹

茶條樹江西湖廣山坡極多叢生高尺許赭莖近根有刺附莖對葉葉如郁李葉而短小梢端開五瓣小筩子花似芫花而白未開時作赭色筩子一簇百餘硬觕不甚鮮明夏開至秋深猶有之

長沙山坡有之莖對枝葉亦相當似繡毬花葉而小秋時梢端結實長如小棗而扁生青熟紅

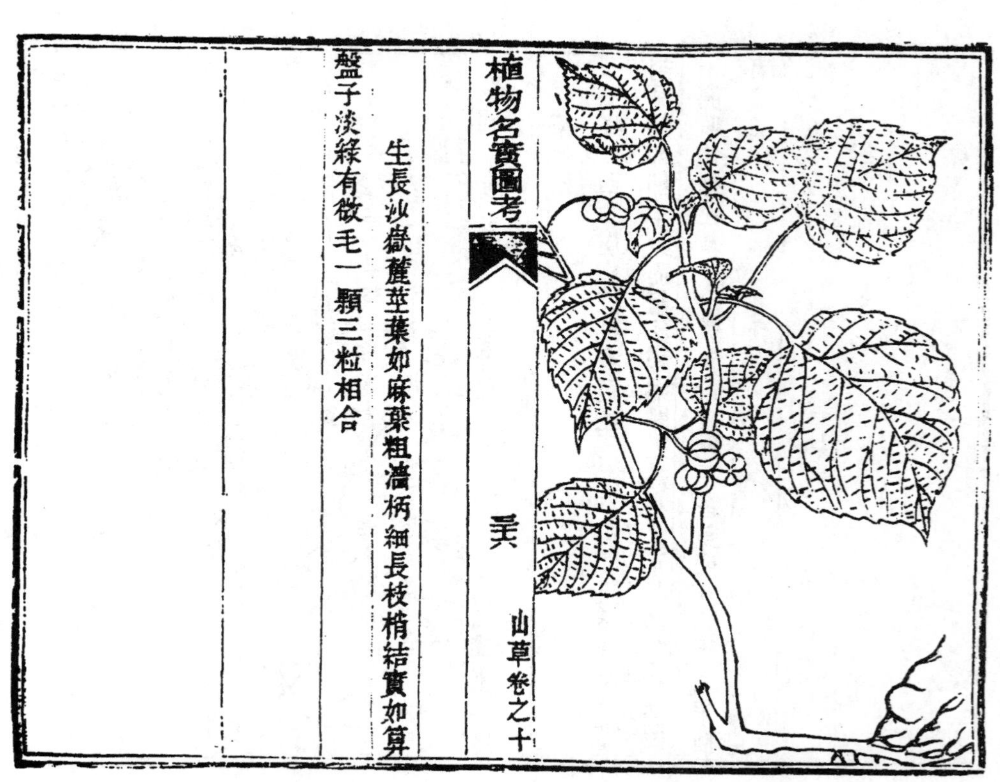

生長沙嶽麓莖葉如麻葉粗澀柄細長枝梢結實如算盤子淡綠有微毛一顆三粒相合

植物名實圖考　小丹參　三七　山草卷之十

小丹參

小丹參江湘滇皆有之葉似丹參而小花亦如丹參色淡紅一層五葩攢萃並翹唐錢起紫參歌序紫參五葩連萼狀飛鳥羽舉俗名五鳳花按形即此而本草注但謂青穗蕊花亦有紅紫似水葒者無五葩之說殆詩人誤以丹爲紫耶

植物名實圖考　勁枝丹參　三八　山草卷之十

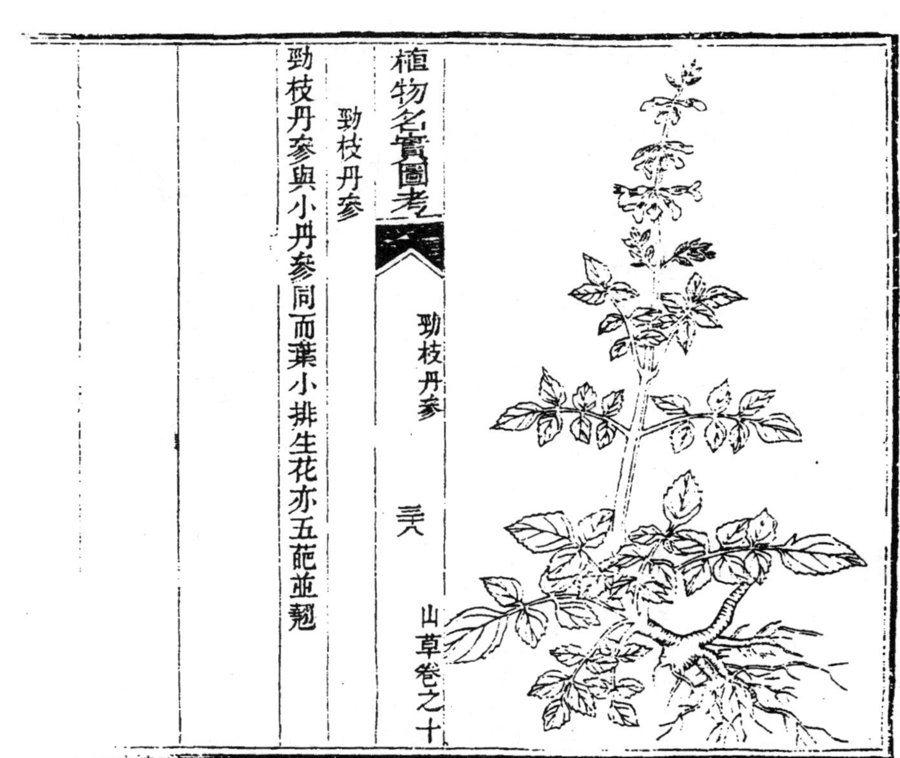

勁枝丹參

勁枝丹參與小丹參同而葉小排生花亦五葩並翹

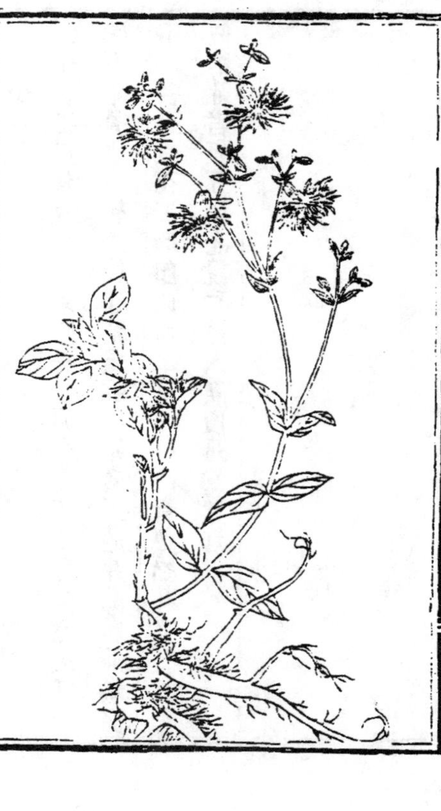

滇白前

白前別錄已載諸家皆以根似細辛而粗直葉如柳如芫花陶隱居以用蔓生者爲非是然按圖仍不得其形滇產根如沙參輩初生直立漸長莖柔如蔓對葉亦微似柳莖葉俱綠葉亦輭秋開花作長蒂似萬壽菊蒂端開五瓣銀褐花細碎如翦又有一層小瓣內吐長鬚數縷枝繁花濃鋪地如蔚滇本草亙草一名白前味苦辛性寒開關竅清肺熱利小便治熱淋主治亦相類

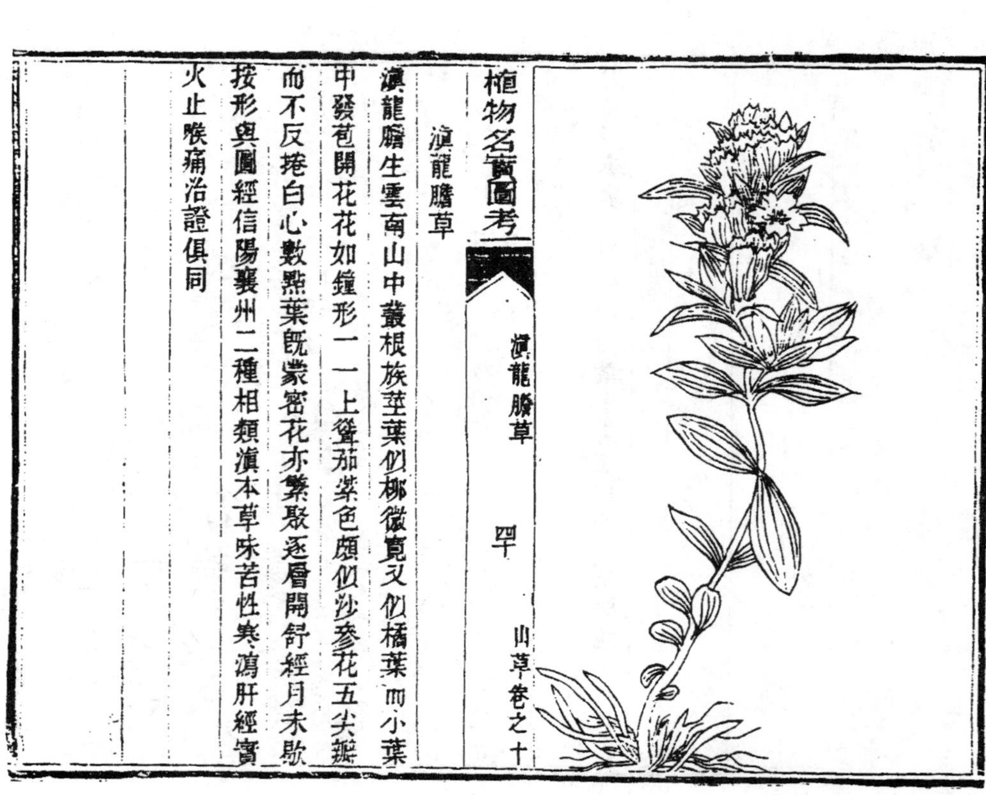

滇龍膽草

滇龍膽生雲南山中叢根族莖葉似柳微寬又似橘葉而小葉中發苞開花花如鐘形一一上聳茄紫色頗似沙參花五尖瓣而不反捲白心數點葉既蒙密花亦繁聚逐層開舒經月未歇按形與圖經信陽襄州二種相類滇本草味苦性寒瀉肝經實火止喉痛治證俱同

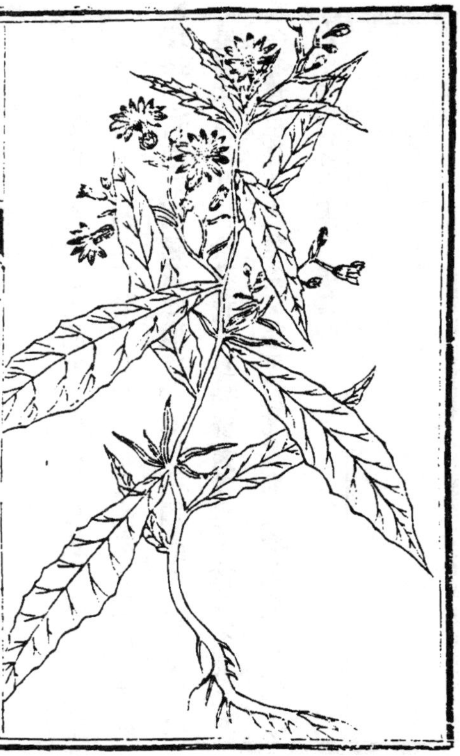

甜遠志

甜遠志生雲南大華山獨根獨莖長葉疎齒馬志所謂似大青而小者蓋即此根如蒿根色黃長及一尺皆與圖經說符李時珍分大葉小葉滇本草分苦甜苦即小葉甜即大葉耳補心血定驚悸主治畧同但本經只言味苦滇本草苦遠志治證悉如古方甜者僅云同雞煮食蓋苦能降甜惟滋補耳救荒本草圖亦是小葉者東門所產自是小草

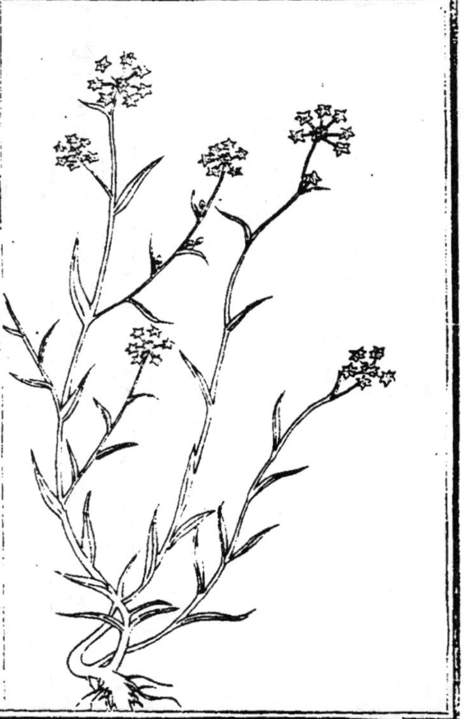

滇銀柴胡

滇銀柴胡綠莖疎葉葉如初生小竹葉開碎黃花根大如指赭黑色有微鬚蓋即本草所謂竹葉者前人謂銀柴胡以銀州得名滇以韭葉者爲猴柴胡竹葉者爲銀柴胡相承如此亦未可遽斥其妄

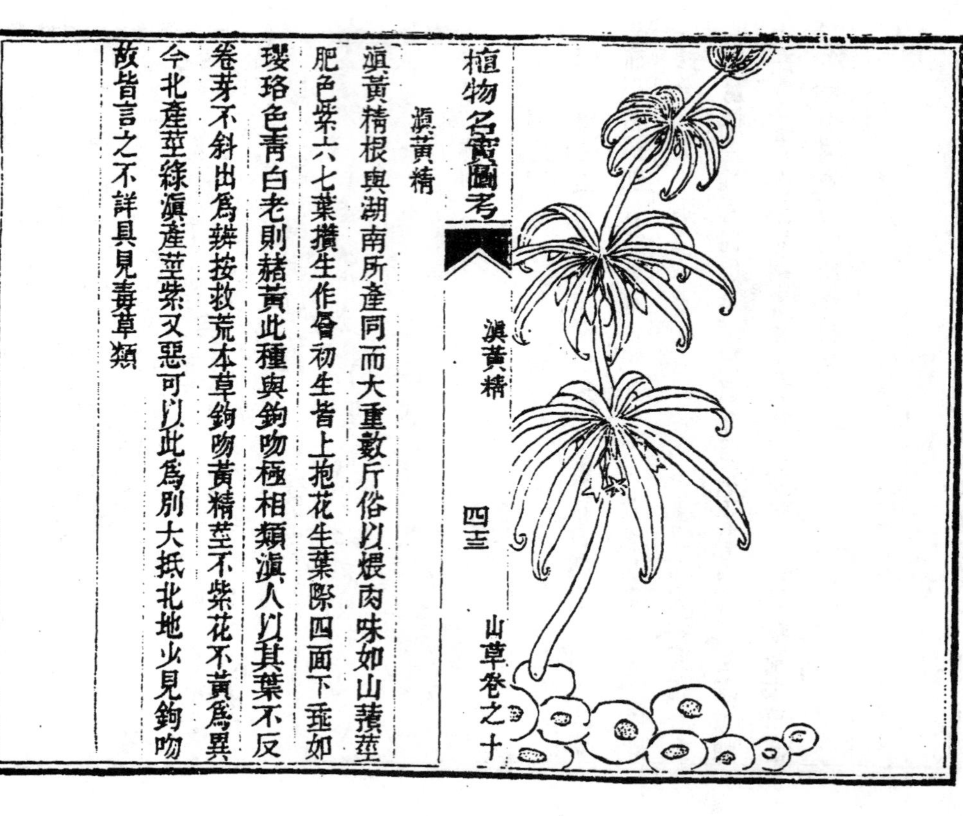

滇黃精

滇黃精根與湖南所產同而大重數斤俗以煨肉味如山藷莖肥色紫六七葉攢生作層初生皆上抱花生葉際四面下垂如瓔珞色青白老則赭黃此種與鉤吻極相類滇人以其葉不反卷芽不斜出爲辨按救荒本草鉤吻黃精莖不紫花不黃爲異今北產莖綠滇產莖紫又惡可以此爲別大抵北地少見鉤吻故皆言之不詳具見毒草類

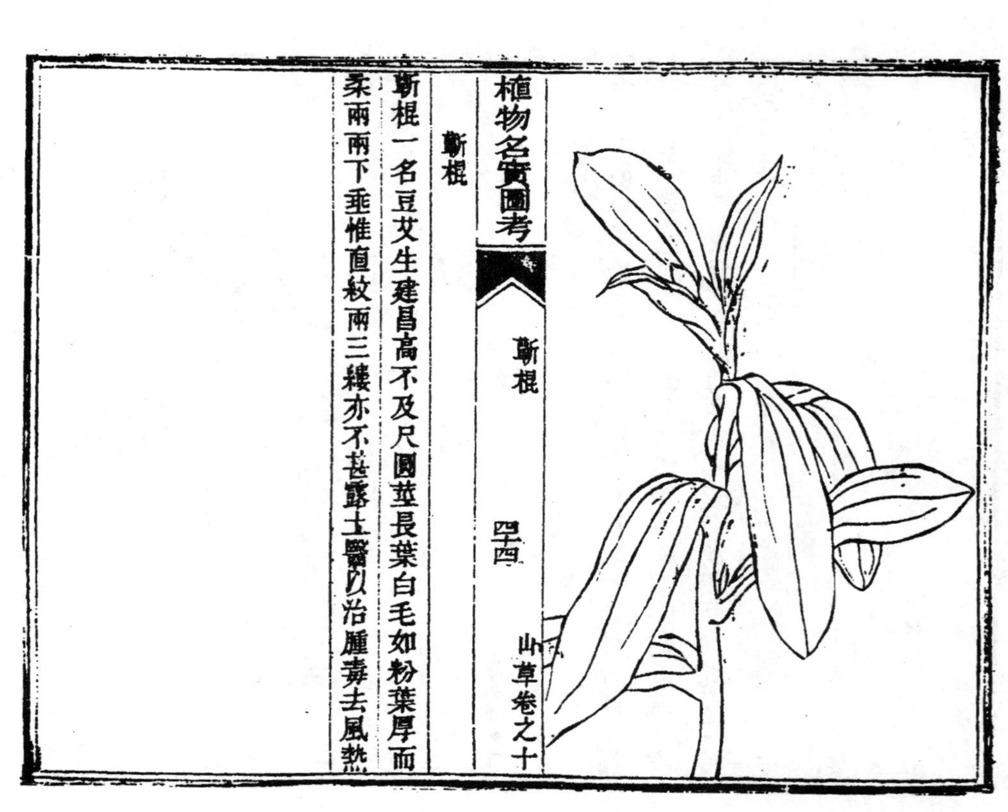

蘄棍

蘄棍一名豆艾生建昌高不及尺圓莖長葉白毛如粉葉厚而柔兩兩下垂惟直紋兩三縷亦不甚露土醫以治腫毒去風熱

面來刺

面來刺贛州山坡有之叢生硬莖赭色葉似榆葉三葉攢生中大旁小面濃綠黑紋背外綠內赭有刺如鍼或云可退煩熱通肢節

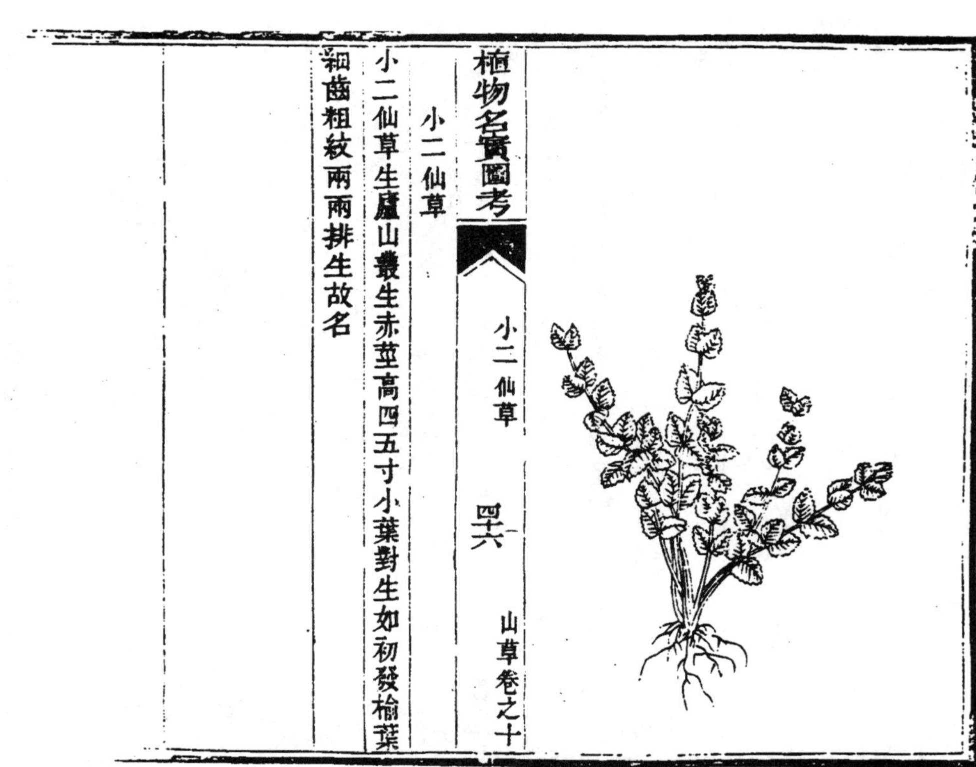

小二仙草

小二仙草生廬山叢生赤莖高四五寸小葉對生如初發榆葉細齒粗紋兩兩排生故名

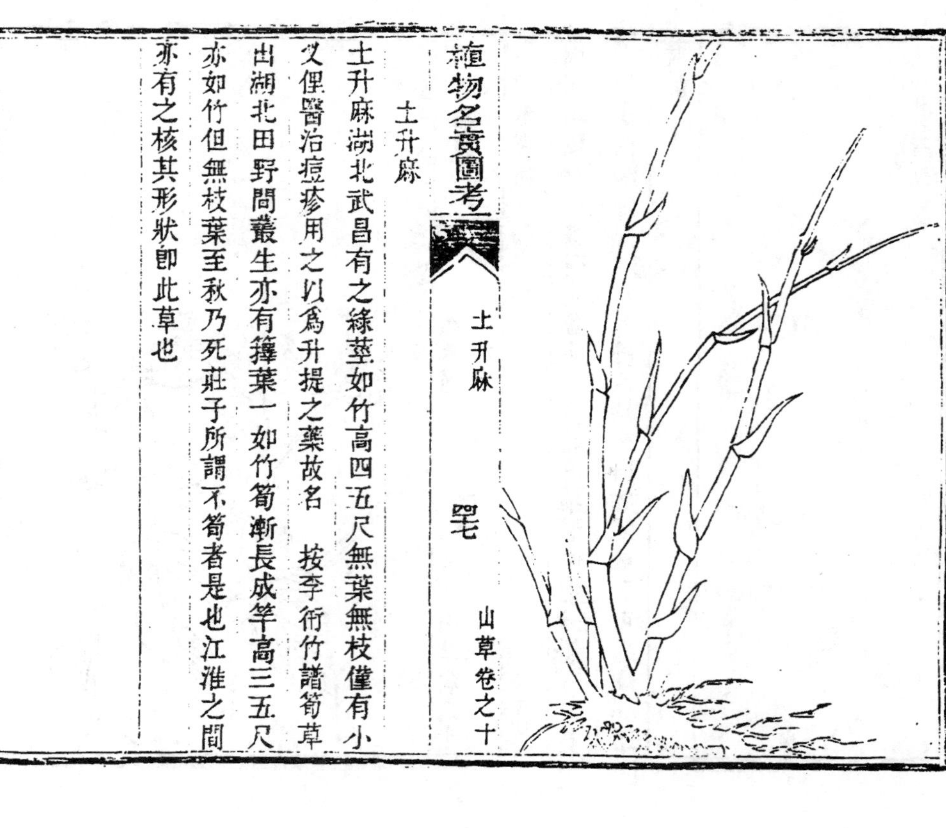

土升麻

土升麻湖北武昌有之綠莖如竹高四五尺無葉無枝僅有小叉俚醫治痘疹用之以爲升提之藥故名 按李衎竹譜筍草出湖北田野間叢生亦有籜葉一如竹筍漸長成竿高三五尺亦如竹但無枝葉至秋乃死莊子所謂不筍者是也江淮之間亦有之核其形狀卽此草也

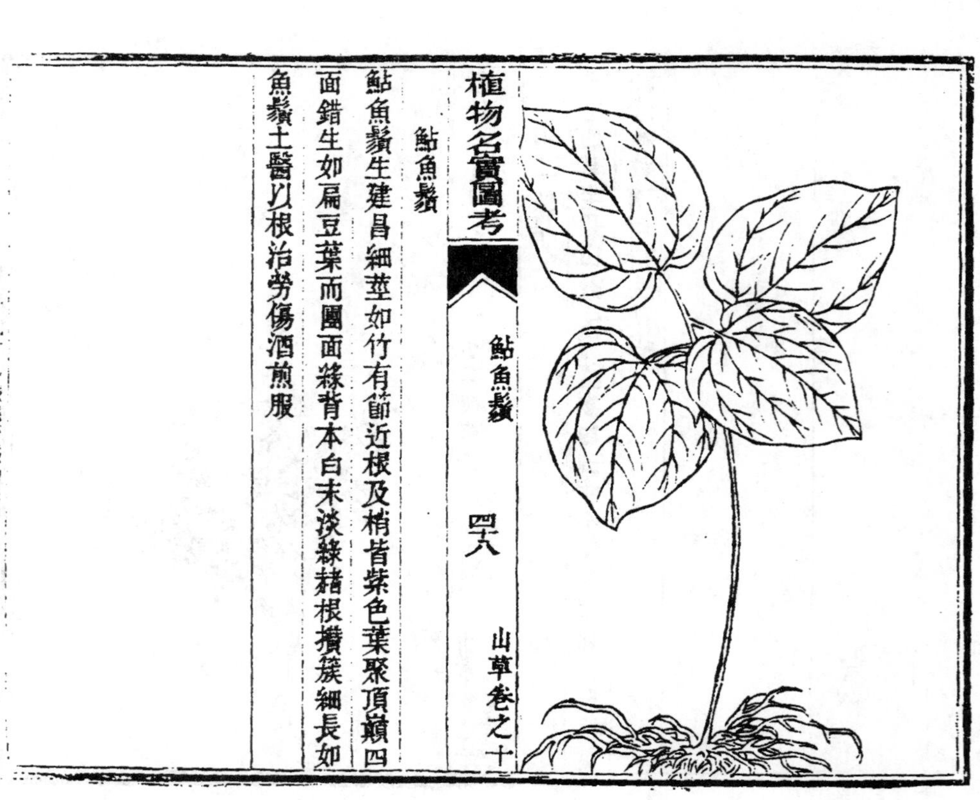

鮎魚鬚

鮎魚鬚生建昌細莖如竹有節近根及梢皆紫色葉聚頂巔四面錯生如扁豆葉而圓面綠背白末淡綠糙根攢簇細長如魚鬚土醫以根治勞傷酒煎服

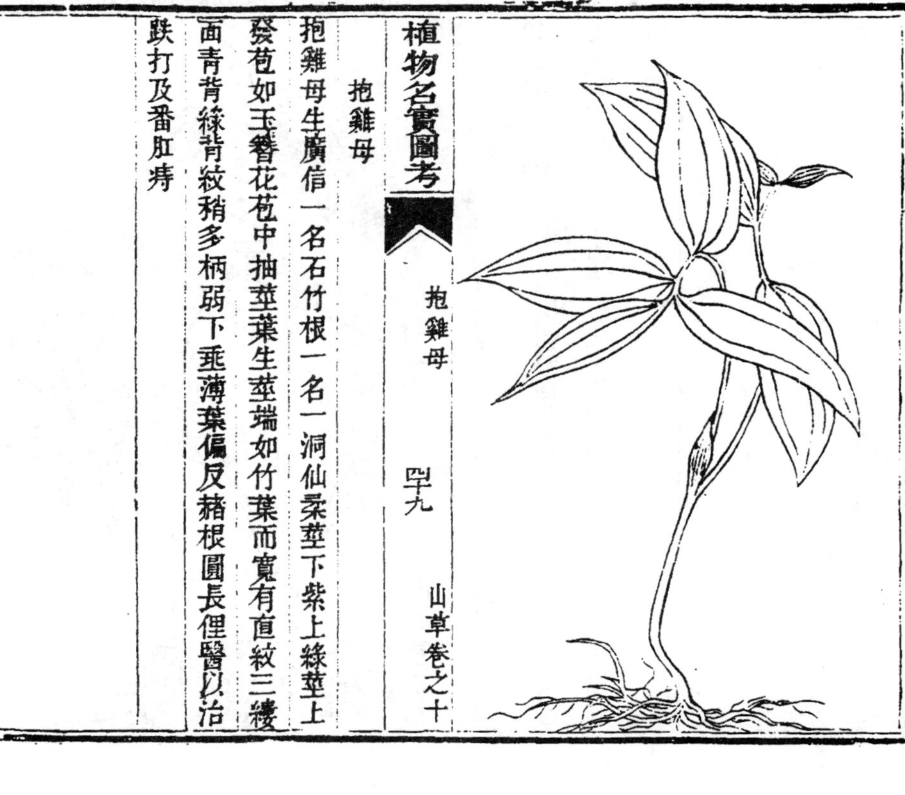

抱雞母

抱雞母生廣信一名石竹根一名一洞仙柔莖下紫上綠莖上發苞如玉簪花苞中抽莖葉生莖端如竹葉而寬有直紋三棱面青背綠背紋稍多柄弱下垂薄葉偏反赭根圓長俚醫以治跌打及番肚痔

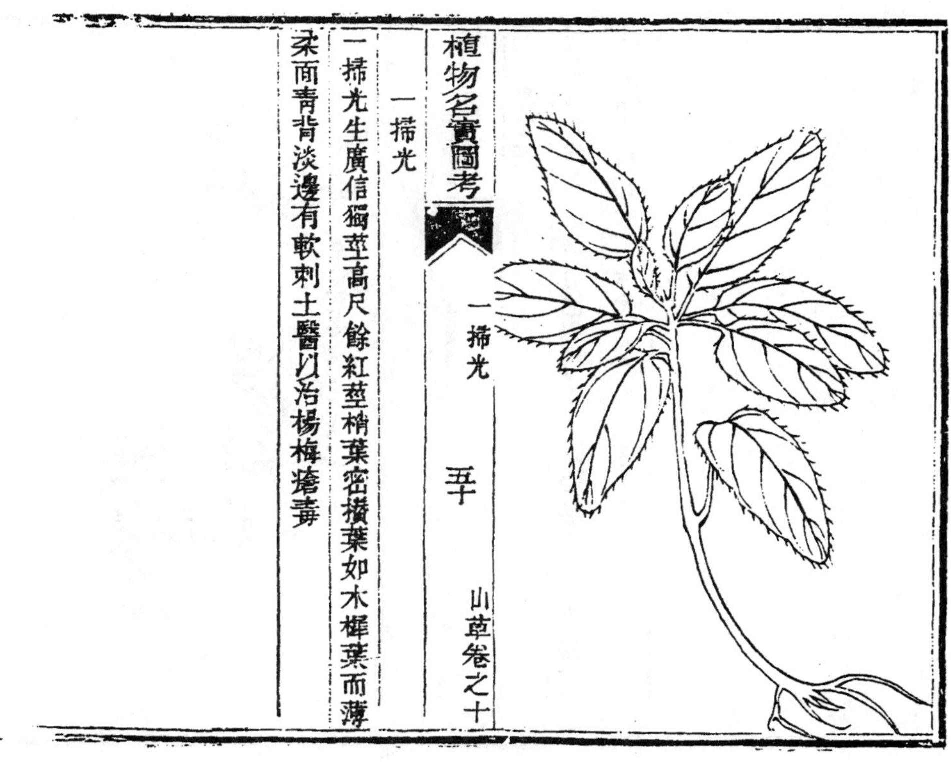

一掃光

一掃光生廣信獨莖高尺餘紅莖梢葉密攢葉如木槿葉而薄柔面青背淡邊有軟刺土醫以治楊梅瘡毒

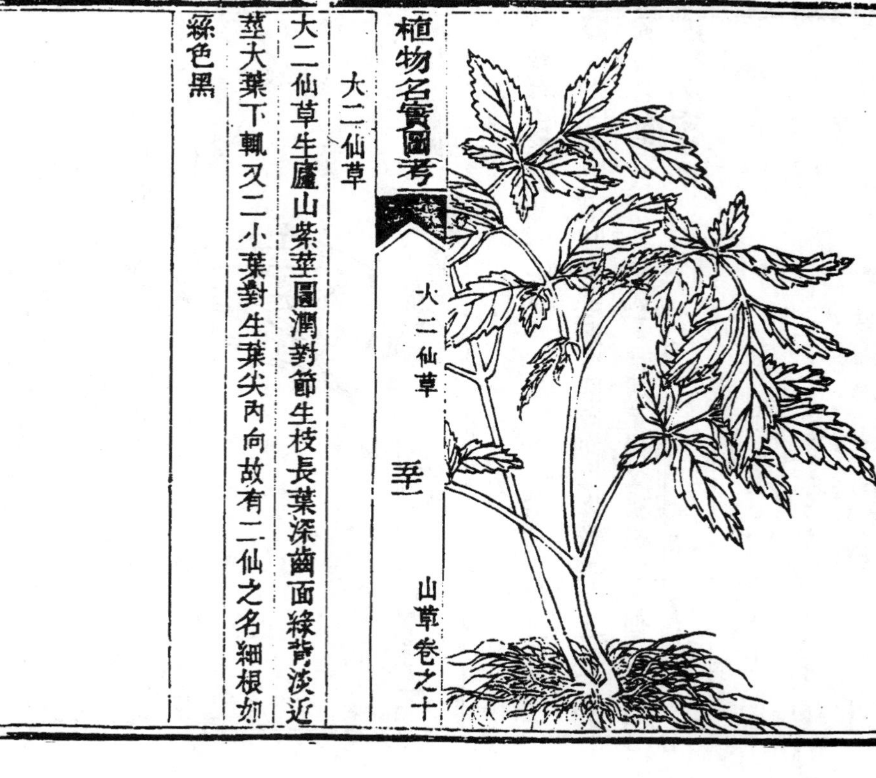

大二仙草

大二仙草生廬山紫莖圓潤對節生枝長葉深齒面綠背淡近莖大葉下輒叉二小葉對生葉尖內向故有二仙之名細根如絲色黑

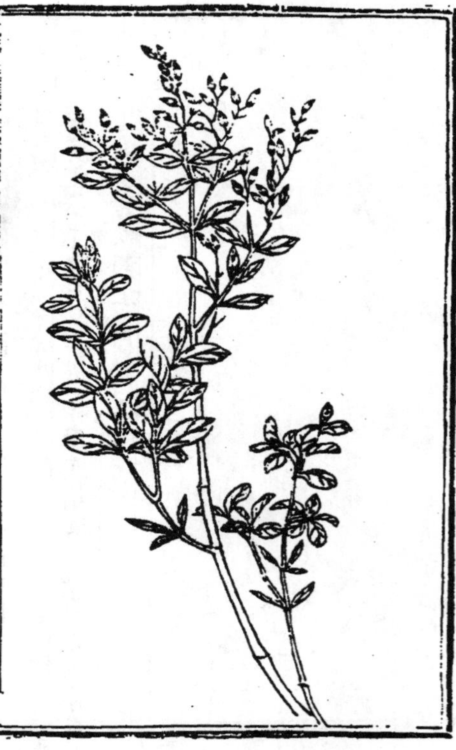

元寶草

元寶草產建昌赭莖有節對葉附莖四面攢生如枸杞葉而圓梢端開小黃花如槐米土人採治熱證

海風絲

海風絲生廣信一名草蓮叢生橫根綠莖細如小竹初生葉如青蒿漸長細如茴香葉俚醫以治頭風利大小便

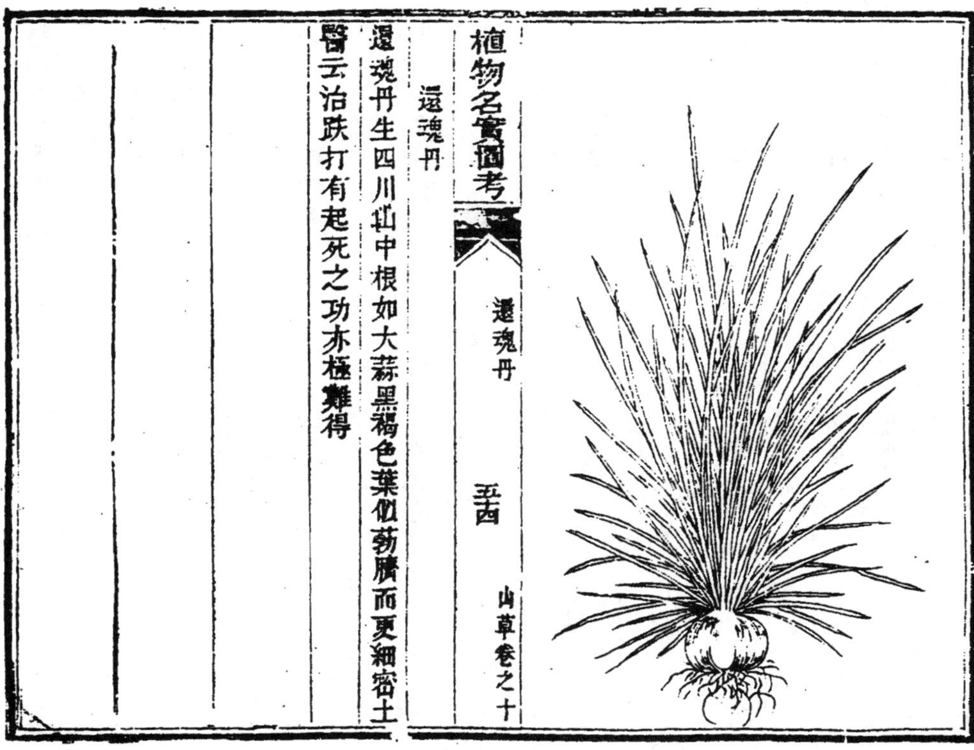

還魂丹

還魂丹生四川山中根如大蒜黑褐色葉似荔膚而更細密土醫云治跌打有起死之功亦極難得

四方麻

四方麻產衡山方莖叢生長葉如劉寄奴葉秋發長穗苞如粟粒開尖瓣小花色深紫黃鬚茸密盈條滿枝衡山俚醫用之

植物名實圖考卷之十一

固始吳其濬著

蒙自陸應穀校刊

隰草類

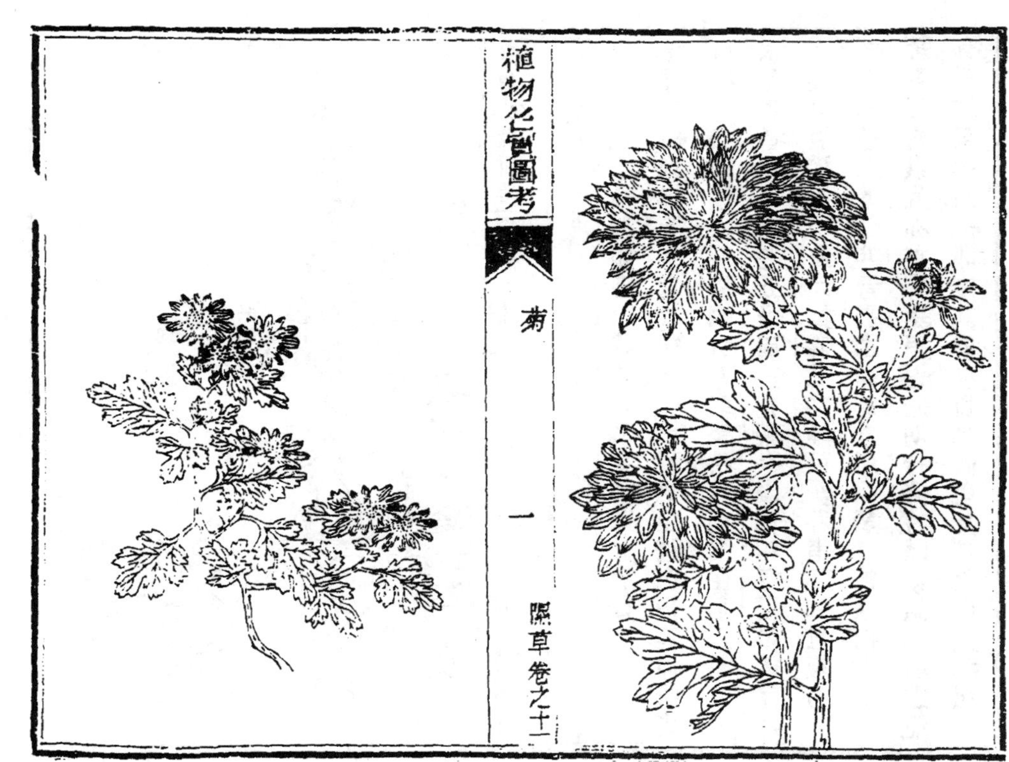

菊

菊本經上品爾雅鞠治蘠服食延齡舊以生南陽者良其小而氣香者爲野菊陳藏器以爲苦薏菊甘而薏苦有小毒傷胃氣俚醫以治癰腫疔毒與甘菊花主治懸殊

雩婁農曰菊種至繁而或者爲眞菊之說獨以黃華爲正色夫三代以還文質遞尚夏元商白周赤孰非正耶菊譜多矣蒔也若子得一佳種咳而名之尊酒燕賞亦謂與人無患無爭矣而

福者甚於鑽核抑何吝耶護其葉逾於護花非霜殘綠瘁不忍翦折視萬花會之暴殄獨爲厚幸議者以爲古人東籬與後世批黃判白異然其忘言之妙與晚節之思今之菊猶古之菊柳下見飴可以養老盜跖見飴可以黏牡飴一也而見者異也玉樹朝新金谷園滿人則累物物豈能累人

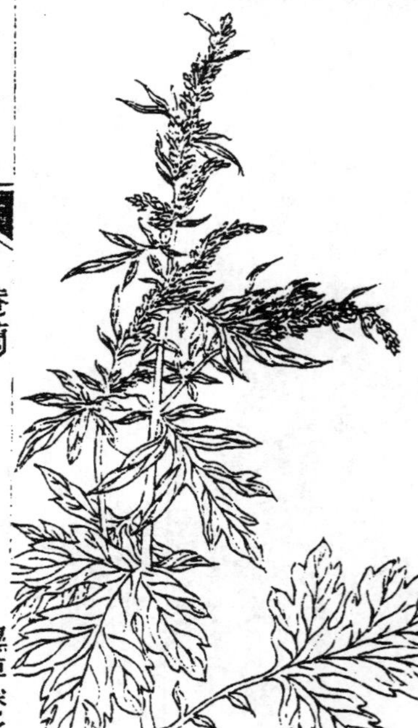

菴蕳

菴蕳本經上品詳圖經李時珍以爲葉如菊葉者是

雩婁農曰別錄駏驉食菴蕳神仙世不知駏驉安知其神仙比肩獸其名曰蹷爲駏驉嚙甘草駏驉待蹷而食坐獲遐齡宜乎求長生者覓方士遊五嶽而採靈藥矣圖經謂菴蕳惟入諸雜治藥中治踒折瘀血大抵蒿艾之類供薪蒸者不知世復有用者否本經上藥皆非奇異之品詩人所採觸目卽是而古今用舍渺若霄壤豈亦如鄉舉里選經明行修詩賦策論因時遞變有莫知其然而然耶方其盛也貴如麟角及其衰也賤如鼠璞

不與世推移而爲貴賤其藥籠中之參朮乎朝爲芙蓉花暮作斷腸草誰甘爲草木之無知

蓍

蓍本經上品白虎通謂天子蓍長九尺史記謂長丈者百莖不可得得六尺者六十莖用之此神物也八尺以上之蓍誠不可得而家語有婦人刈蓍薪而亡蓍者老子以蓍艾爲席下泉之詩浸蓍與蕭稂同則蓍亦非奇卉矣唐本草注亦云處處有之宋圖經始云出上蔡明楊塤蓍草臺記臺畔二十頃皆產蓍洪武中禁民樵採厥後臺荒地侵汝太守重修之上蔡縣志舊時生蓍草臺廟圍圈廢今生曠野唯陳州志物產蓍羲陵者佳余豫人也一舟過陳州再驅上蔡皆未得登故墟而攬靈莽陳

之人斲著尺餘以通饋問而曲阜之蓍時時見於筮者此外蓋無聞焉天地靈秀之氣今古如一古今人不相及此亦不然之論何獨至於物而恡之鳳凰麒麟在郊藪龜龍在宮沼漢儒以爲大順之世鳳鳥不至河不出圖聖人憂之議者謂矰繳密機械深則德禽仁獸見機而遠徙是誠然矣然吾謂三代後疆場日闢山林日薙城郭日盈民生日擠毒螫猛鷙者匿其爪牙而不敢以攫噬蓬蒡蔡蒿化爲腴田雖有不世出之物覽德煇而下之將盡巢於阿閣而游於苑囿乎余觀黔滇之山以鳳至而名者有之矣九苞之羽歸昌之音其是非不得知而百鳥伏而萬民聳其不爲山人習見無疑矣荒徼之池有豢龍焉逃而獲之滇之湫金鱗游漾時復一見可致之祥何獨遇於遐陬毋亦林箐深湫種人不至飛者走者游者得爲藏身之固耶滇東楊林驛有啞泉碑禁人渴不得飲謂孔鶴之所翔集今過之無有矣城西有陸山滇本草謂是生不死之藥斧斤所瘏痍牛羊所踐履孟夏之月草木不長然則蓍之不多見者其野火殄燔蕭艾同燼耶平原豐草廁彼菅茅世無知者老棄榛蕪耶十室之邑必有忠信五步之內必有芳草余故不能已於披採

白蒿

白蒿本經上品陸璣詩疏以蘩爲白蒿唐本草以爲大蓬蒿葉上有白毛錯澀者是李時珍以蔞蒿爲即白蒿不知詩疏言刈其蔞釋狀甚詳分明兩種圖經亦辨之

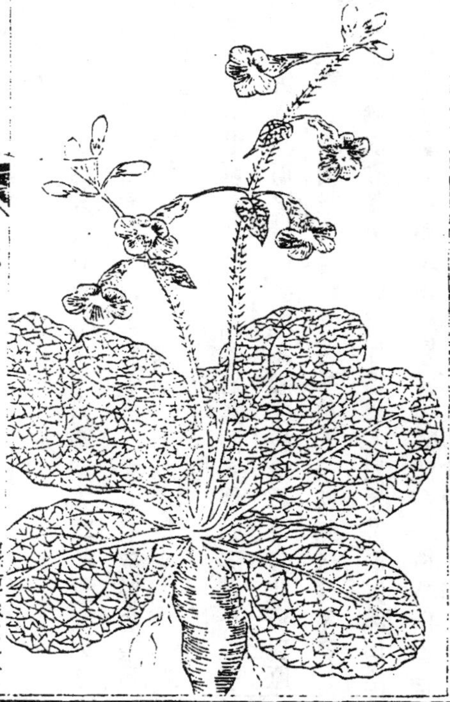

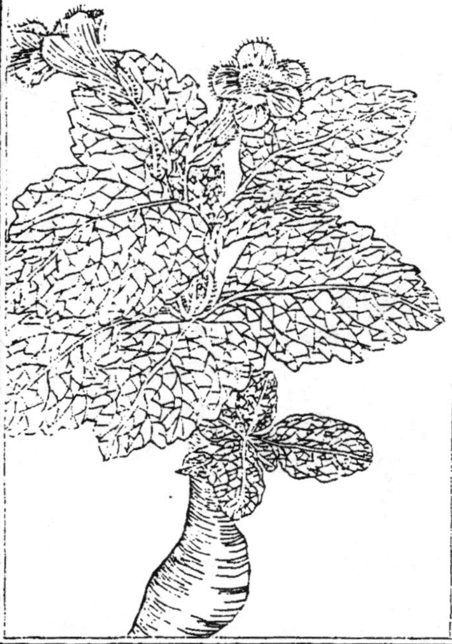

地黄

地黄本經上品爾雅謂之苄羊苄豕薇古以爲茹今產懷慶以沃土植之根肥大多汁野生者根細如指味極苦救荒本草俗名婆婆嬭北地謂之狗嬭子葉味苦回甘如枸杞芽今懷慶以爲藥饍

雩婁農曰地黄舊時生咸陽歷城金陵同州其爲懷慶之產自明始今則以一邑供天下矣懷之人以地黄故遂多業宋清之業而善賈鞅於洛陽然植地黄者必以上上田其用力勤而慮水旱尤甚千畝地黄其人與千戶侯等懷之穀亦以此減於他郡余嘗寓直澄懷園階前池上皆地黄苗小兒摘花食之詫曰蜜罐瓤擬買一弓地尋能植地黄者移而沃之以爲服餌屬藝花之農空一二區以種此爲業既得善價而浩穰中時癘將作得鮮地黄以除寒熱溫斑其視大黄之峻利苦寒一誤而不可救當何如也

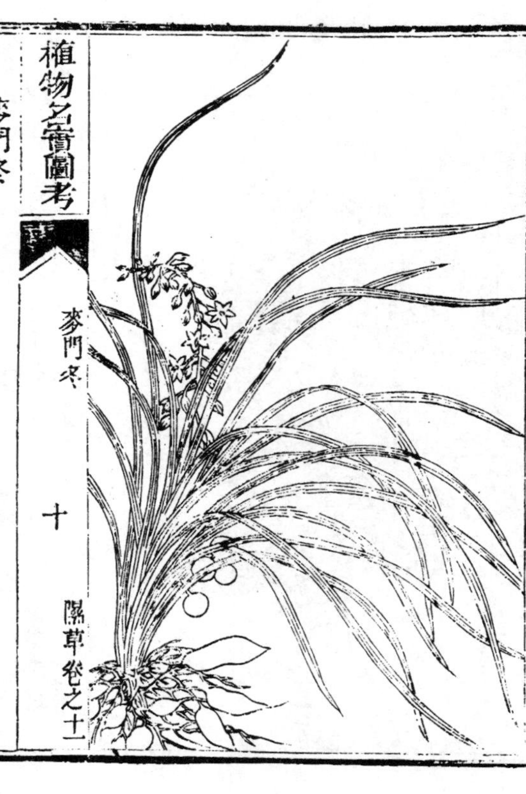

麥門冬

麥門冬本經上品處處有之蜀中種以爲業本草拾遺云大小三四種今所用有大小二種其餘似麥冬者尚有數種醫書不具其狀皆入草藥

雩婁農曰吾觀蘇長公聞米元章冒熱到東園送麥門冬飲子而知古人篤友朋之誼而善藥不離手也清風萬錢北窗買眠以己畏熱之心而推人觸熱之苦手煎飲子既無未達不嘗之嫌而諷其無故奔馳情寓於詞可謂愛人以德矣潛夫論曰治世不得眞賢譬如治病不得眞醫當得麥門冬反得蒸穬麥合而服之疾以浸劇乃反謂方不誠而藥皆無益於病因棄後藥而弗敢飲夫麥門冬非難識之物也求而得之一舉手一投足之勞也欺以穬麥不惜生死而試之何其艱於用心而易於糜軀也滇有小園護階除者皆麥門冬也詢之守園者茫然莫知然則有疾而求麥門冬必至欺以穬麥而後已

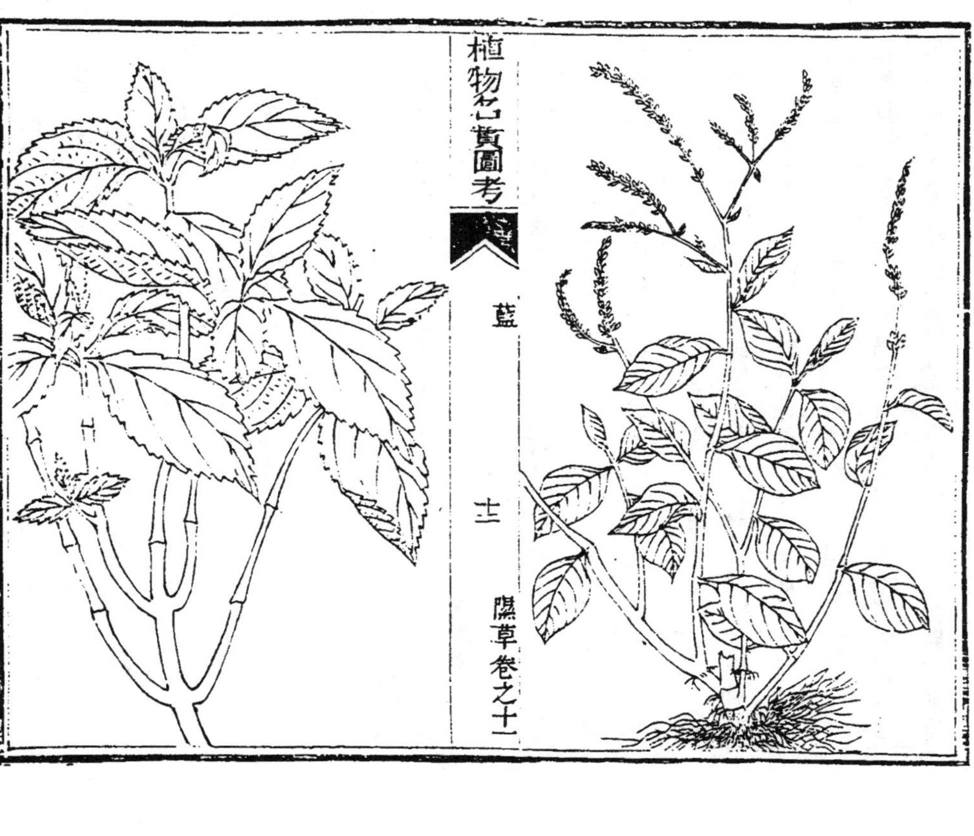

藍

藍本經上品李時珍分別五種極確晰爲㵼則一而花葉全別今俗所種多是蓼藍菘藍馬藍卽板藍其吳地種之木藍俗謂之槐葉藍亦間種之漢官儀蔓園供染綠紋綬小藍曰蔓羣芳譜小藍莖赤葉綠而小秋月煮熟染衣止用小藍是也大藍爾雅葴馬藍注今大葉冬藍則馬藍之爲大藍宜矣救荒本草大藍葉類白菜則菘藍亦可名大藍本草衍義藍實卽大藍實謂之蓼藍非是爾雅所說則蓼藍亦得爲大藍矣宋圖經馬藍謂卽菘藍惟李時珍以葉如苦蕒爲馬藍圖經明云福州又有一

種馬藍葉似苦蕒恐非爾雅之冬藍也月令仲夏之月令民毋艾藍以染說者皆以爲傷生氣爾雅翼諄諄言之按季夏之月婦官染采黑黃蒼赤無敢詐僞三代改易服色嚴於所尚故染人列於天官誠重之也仲夏當獻絲供服之時用藍尤亟禁民染青豈得爲便崔寔四民月令亦云五月可刈藍藍至五月適可供染聖人慮民之盡刈取給目前而不俟大利也故令之使毋芟刈而已非禁其染也夏小正五月啓灌藍蓼藍之叢生者啓之則易滋茂而啓之有餘科足以染矣如種菜然拔其密者以供食季夏藍益盛可供婦官齊民要術七月作坑刈藍則臨

風鳴鴟載黃我朱矣藍之灌當刖移可采取不可刈詩云終朝采藍不盈一襜五日爲期六日不詹歲五日五月之日也期至五月而歸此亦五月采藍之証一襜一匊其非捆載而歸明矣藍至五月可染至七月則成用普而利大聖人授時先後皆有禁蓋深燭後世争先貴早之弊天物之生滅物之利故樹木以時伐焉禽獸以時殺焉一物不遂其生成卽拂造物長養之德五月糶新絲六月糶新穀窮民急於有獲剜肉補瘡不暇計利使絲成而俟織穀成而俟舂其利豈止倍蓰哉求利而急民將青苗而糶官將青苗而租豈復有上農之糞一鍾之收哉其後

時者禽獸草宅情農自甘里布屋粟罰宜同之李時珍又謂蓼藍可三刈故禁之夫再蠶有禁掌於馬質不掌於典絲馬蠶同物故蠶神曰馬頭原蠶則害馬故禁之若藍之三刈有盆於民而何損於物葵之屢掐韭之屢翦麻之屢割稻且有再熟三熟者聖人烏能禁之趙邠卿經陳留見人以種藍染紺爲業慨其遺本民間逐利不顧饑饉其患匪細近時江西廣饒不可耕之山皆種藍而黔中苗尚焚萊作澱遠販江漢負戴者頂趾接於蹊藂裝載者艀舣銜於瀨渦蓋皆澗溪犖确之毛也志謂利二倍於穀而費人力故不全植噫盡黔壤而爲藍鳩民將安所得

食許渾詩藍塢寒先燒藍嘉陵縣志亦云刀耕火耨寒則不生上海縣五月黃梅時刈凡五六刈

雩婁農曰余見憔悴之民春無所得食授麥穗并其莖與汁而炙食之比熟所獲者無幾矣三代之時戶有蓋藏故令之而行禁之而止否則苟有可獲將糶之以蘇喘息豈能拭淚忍飢而聽命哉詩云握粟出卜其何能穀

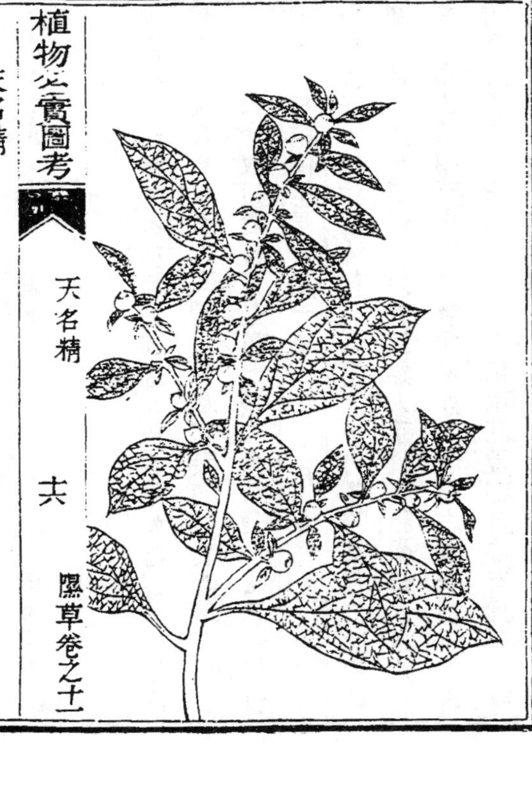

天名精

天名精本經上品異苑載劉儘活鹿事故有活鹿草劉儘草諸名爾雅蘧麥注麥句薑本草拾遺非之又列薽豕首注本草曰彘顱陶隱居以爲卽豨薟夢溪筆談以鶴蝨地菘皆天名精而蜀本草云地菘抽條如薄荷與宋圖經鶴蝨小異今天名精形狀俱如宋圖經所述

雩婁農曰天名精子極臭而刺人衣南方冬不落盡而新荄生矣圃丁惡之諸家皆云子名鶴蝨湘中土醫有用鶴蝨者余取視之乃野胡蘿蔔子蓋其花白如鶴羽而子如蝨故有是名天名精子名此則所未解救荒本草僅以野胡蘿蔔根可救饑而湘南以入藥裹然則卽以鶴蝨名之亦宜

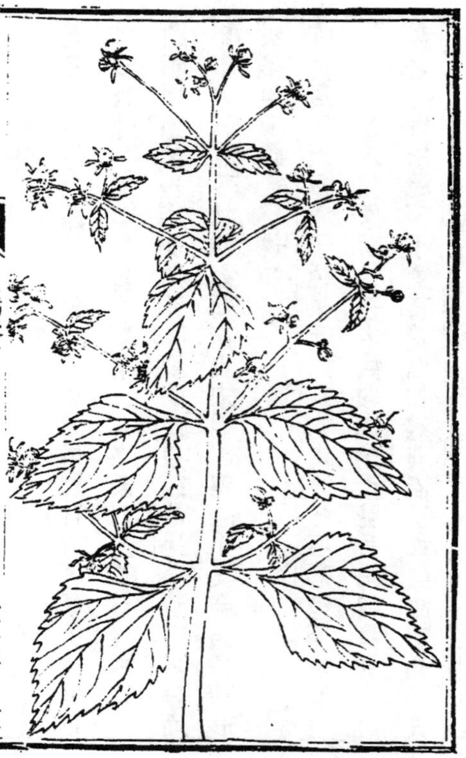

豨薟

豨薟陶隱居釋天名精以爲卽豨薟唐本草始著錄成訥張詠皆有進豨薟表救荒本草謂之粘糊菜葉可煠食李時珍辨別二種極細今取以對校良是蓋一類二種皆長於去濕今俗醫亦不甚別故陶隱居合爲一也

雩婁農曰李時珍以豨薟天名精互援可謂詳矣但二物形狀都不甚類豨薟花時莖跗有膩黏人手故有豬膏母之名救荒本草謂之粘糊菜亦以此氣亦不如天名精之臭金稜銀線素根紫荄極力形繪山谷有一夕風雨花藥都盡惟有豨薟一叢濯濯得意戲題殆種之以備煮藥掘根也成張二表此藥始著然宋以來言服食者不多及之豈信者尠歟

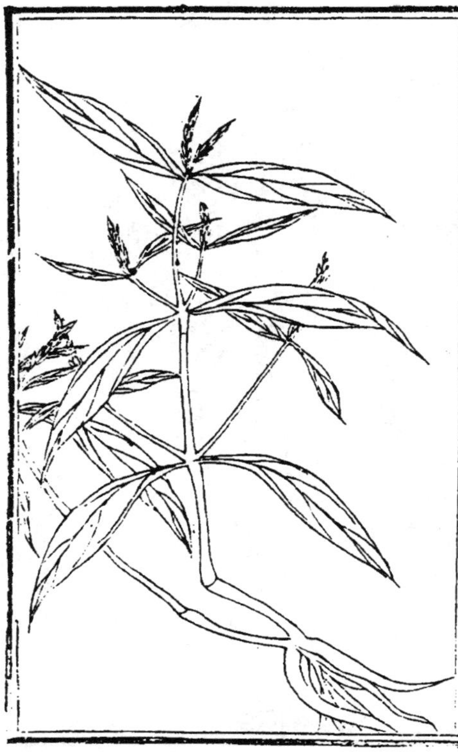

植物名實圖考 卷 牛膝 十 隰草卷之十一

植物名實圖考 卷 牛膝 十 隰草卷之十一

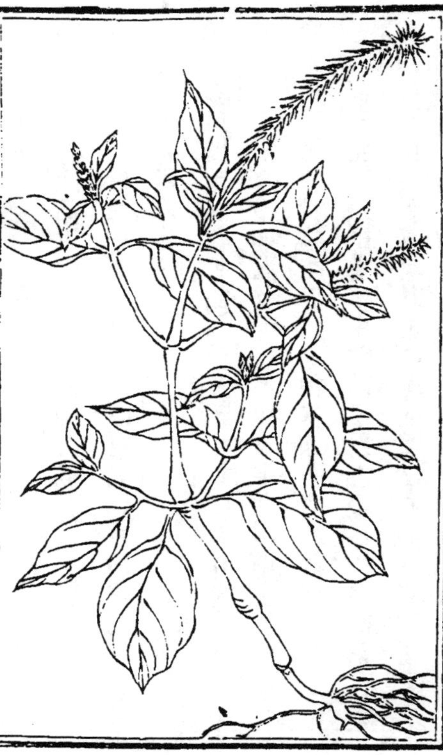

牛膝

牛膝本經上品處處有之以産懷慶四川者入湯劑餘皆謂之杜牛膝救荒本草謂之山莧菜苗葉可煠食有紅白二種擣汁和鹽治喉蛾嚼爛罨竹木刺俱神效江西俚醫有用以打胎者孕婦立斃其下行猛峻如此廣西通志謂之接骨草治跌傷有速效云

植物名實圖考 卷 牛膝 十 隰草卷之十一

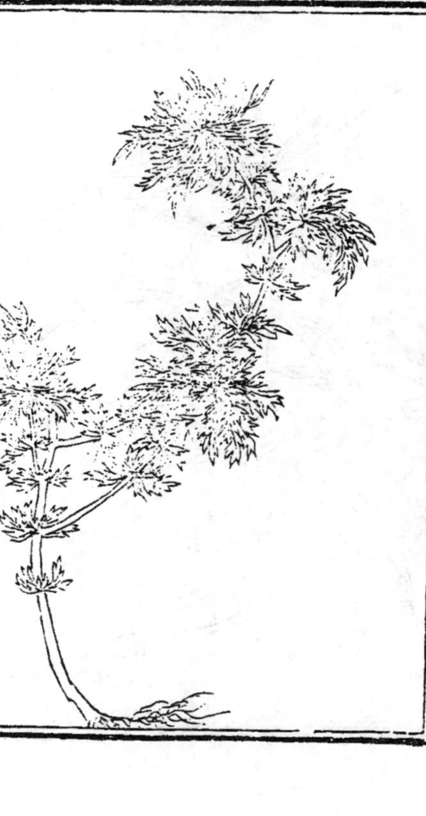

茵陳蒿

茵陳蒿本經上品宋圖經列叙數種訖無定論今以蜀本草注葉似青蒿而背白中州俗呼茵陳者當之江南所用或石香葇或大葉薄荷皆非蒿類

雩婁農曰因陳昔醫皆謂因陳根而生故名曰南多暑冬草不死北地之蒿凍塗如滌其陳根不拔者唯此耳循名責實何庸聚訟杜詩茵陳春藕香吾鄉亦摘其嫩芽食之諺曰四月茵陳五月蒿言至五月則老不中噉爾雅蘩之醜秋爲蒿此草春爲茵陳盛夏則蒿矣其功著於去濕而醫者無的識河魚腹疾奈何夫百草以蒿類最繁而爲用亦衆嘗之爲藥茹之爲蔬其臭也焚以爲薰其明也燎以爲燭蓋天之生物必隨處而各足聖人制物必盡材而無遺居陸者取給於陸居澤者取給於澤居山者取給於山民生不見難得之貨俯仰有資不待他求故民氣樸僿重地著而賤遷移其懋遷者不過山人足魚水人足木而已雖有大賈駔儈不敢以奇異剝民衣食之資先王重本抑末其制如此非待重租稅以困之也後世貴野鶩而賤家雞凡日用之具來愈遠則愈貴乳酪之俗而嗜越甌氈毳之鄉而服吳綿其桑麻魚稻之區則又反之一闤之市必備南北之珍萬

家之邑必具蕃舶之貨商賈僦五致一而取贏十倍由此觀之民安得不靡而戶安得不貧哉夫取蕭祭脂非不爲誠也今則旃檀沉速矣束縕請火非不爲明也今則川蠟胡麻矣所有者視如糞土所無者視如金玉何其輕重倒置耶雖然管子之言輕重也官山府海重其國之所輕以輕隣國之所重其富强亦一時計耳厥後山之林木衡鹿守之藪之薪蒸虞候守之澤之萑蒲舟鮫守之海之鹽蜃祈望守之擅百姓之利以爲利而民利失又靡其國之所利以易隣國之利而其國之利亦失一輕一重衡適爲動一重一輕衡適爲平聖人以耕稼治天下霸者

以商賈治其國孟子尊王賤霸其以此歟

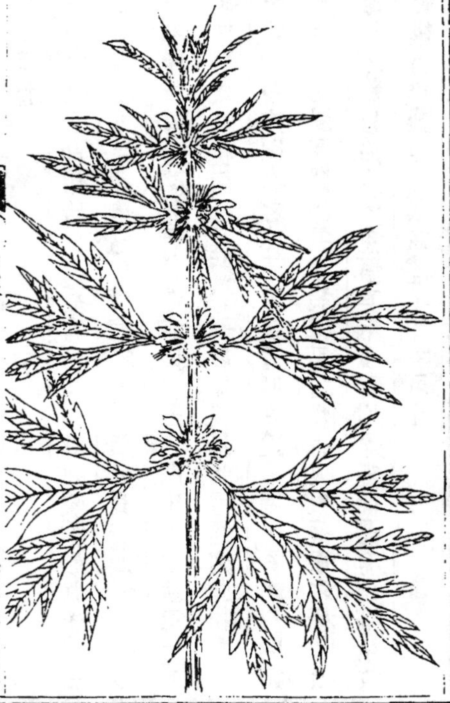

茺蔚

茺蔚本經上品詩經中谷有蓷陸疏益母也有白花紅花李時珍考辨甚晰今南方濕地春時生一種野脂麻其葉與紅花益母葉如艾葉有杈歧者不類俗名謂之白益母草殆即爾雅注所謂葉如荏白華華生節間本草拾遺鏨菜生陰地似益母者耶

雩婁農曰益母草鄉人皆識之而諸書乃多異同紫花白花陸生澤生夏枯夏花彼此是非各執其說按中谷有蓷舊說以爲藿閭陸元恪宗劉歆說以爲茺蔚郭注爾雅主之但萑蓷注云

白華注蓷牛蘈云華紫縹色李時珍卽以此爲益母紫花者不知詩言采其蓫鄭注以爲卽牛蘈陸疏以爲羊蹄殊無茺蔚之說然則以白華爲益母者其來久矣紫花者爲野天麻固非有本之言而返魂丹以紫花爲益母其方實出近世余至滇南時已歲暮滿圃星星則白花益母也土人皆呼爲夏枯草其别一種夏枯草則曰麥穗夏枯然白花益母高僅尺餘莖葉俱瘦至夏果枯其紫花者高大葉肥湘中夏花滇南則冬冬亦不枯二物形狀雖近然枯榮肥瘠迥不相同前人各執其說未可全非本草以爲生池澤毛傳云陸草生谷中余所見陸澤皆饒未可執

本草以駁毛傳此草雖生池澤然不生於水傷水之說乃格物之至者也故知鬱臭夏枯諸名洵非誤載近時益母膏以京師天壇爲著其神妙活人蓋時有之而羊城之益母尤救危婦而內白骨者功亦大矣北方生者紫花尤壯亦有橫枝救荒本草葉似荏又似艾葉而薄小開小白花乃舊說之益母也藥物興廢莫測由來今日而執白花之夏枯者以爲婦人胎產良劑是幾皆醫師以昌羊引年而進豨苓矣事有從俗不可泥古故曰禮時爲大

蒺藜

蒺藜本經上品爾雅茨蒺藜有刺蒺藜沙苑蒺藜形狀旣殊主治亦異北方至多車轍中皆有之陶隱居云長安最饒人行多著木履晉書蜀諸將燒營遁走出兵追之關中多蒺藜軍士著輭材平底木屐前行蒺藜悉著屐然後馬步得進則此物盛於西北今南方間有之亦不甚茂近時臨證指南一書用以開鬱凡脅上乳間橫悶滯氣痛脹難忍者炒香入氣藥服之極效余屢試之兼以治人皆愈蓋其氣香可以通鬱而體有刺橫生故能橫行排盪非他藥直達不留者可比

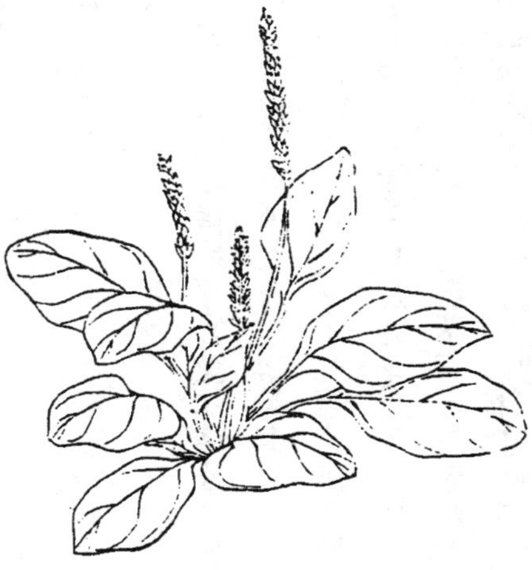

車前

車前本經上品爾雅芣苢馬舄馬舄車前釋詩者或以爲去惡疾或以爲宜子皆傳聞師說未可非也逸周書作桴苢韓詩謂是木似李可食其說本此古今草木同名異物同物異名何可悉數郭注爾雅多存舊說是可師矣救荒本草謂之車輪菜

雩婁農曰爾雅芣苢馬舄馬舄車前車前非難識者韓詩說乃以爲澤舄何耶蓋漢承秦絕學之後書缺有間學者力守師說口耳相承雖有他解不敢輒易謹之至也王安石出己意爲新學不能通輒創易一說以解之而獨於新法以爲終不可廢其視治國乃不如治經車前之名三尺童子知之滇南謂之蝦蟆葉即蝦蟆衣之轉音也絕域方言其名猶古

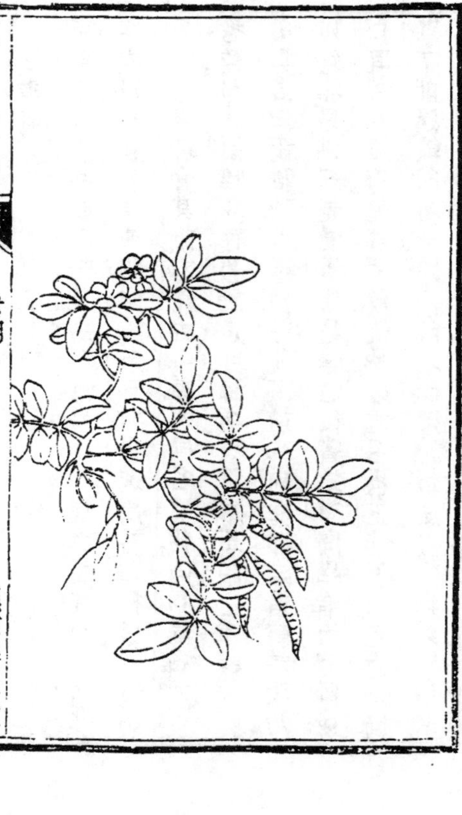

決明

決明本經上品爾雅薢茩英光注英明也有茳芒馬蹄二種茳芒決明救荒本草謂之山扁豆角豆可食馬蹄決明救荒本草謂之望江南葉可食今京師花圃猶呼爲望江南栽蒔盆中也杜老秋雨嘆一詩而決明入詩篇矣東坡云蜀人但食其花潁州并食其葉山谷亦云縹葉資芼羹則當列蔬譜而北地少茶多摘以爲飲山居錄謂久食無不中風者李時珍以爲不可信余謂農皇定穀蔬品皆取人可常食者華實之毛充腹者多矣久則爲患故不植也決明味苦寒謂以五味尚可相劑若以泡茶則祛風者卽能引風觀其同水銀輕粉能治癬瘡蔓延則其力亦勁廣雅謂之羊躑躅恐有脫簡不應有此誤也

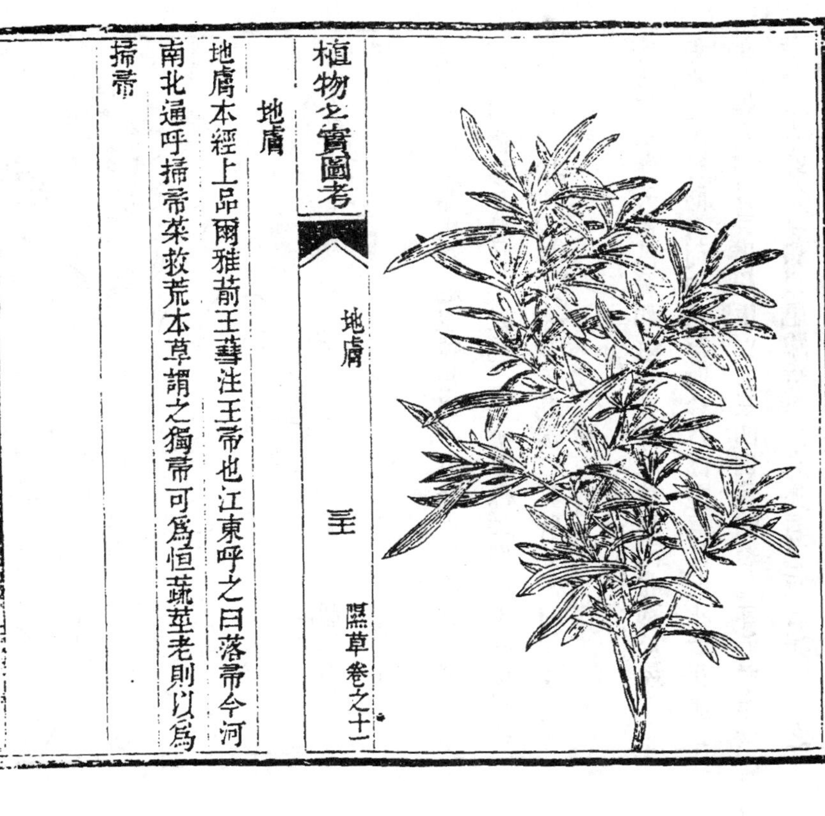

地膚

地膚本經上品爾雅葥王蔧注王帚也江東呼之曰落帚今河南北通呼掃帚菜救荒本草謂之獨帚可爲恒蔬莖老則以爲掃帚

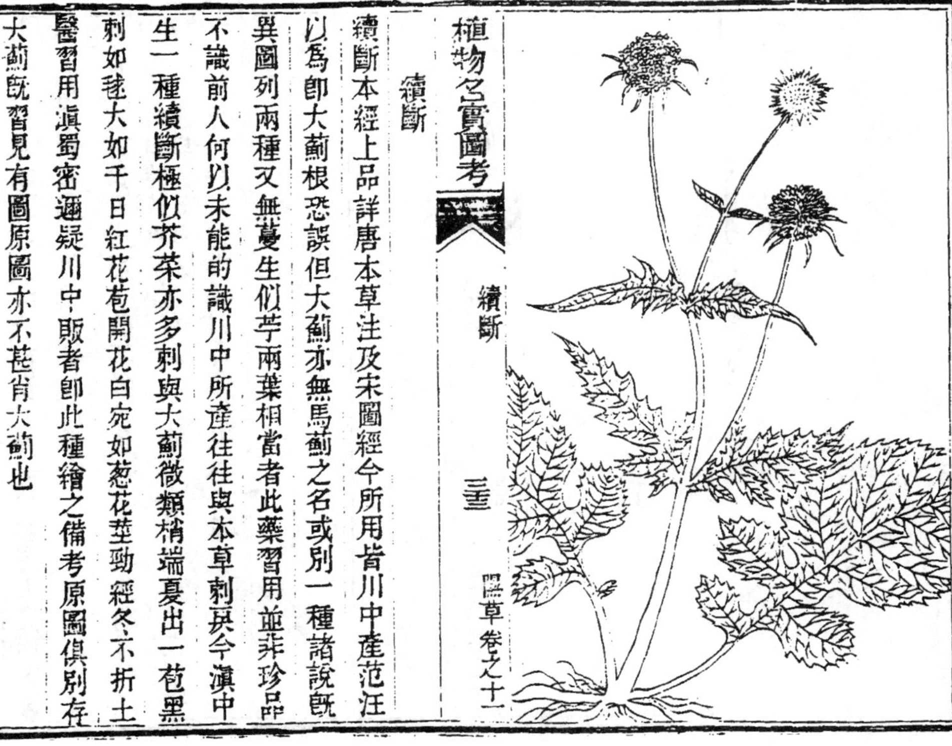

續斷

續斷本經上品詳唐本草注及宋圖經今所用皆川中產范汪以爲卽大薊根恐誤但大薊亦無馬薊之名或別一種諸說既異圖列兩種又無蔓生似苧兩葉相當者此藥習用並非珍品不識前人何以未能的識川中所產往往與本草剌異今滇中生一種續斷極似芥菜亦多刺與大薊微類梢端夏出一苞黑刺如毬大如千日紅花苞開花白宛如葱花莖勁經冬不折土醫習用滇蜀密邇疑川中販者卽此種繪之備考原圖俱別存大薊既習見有圖原圖亦不甚肖大薊也

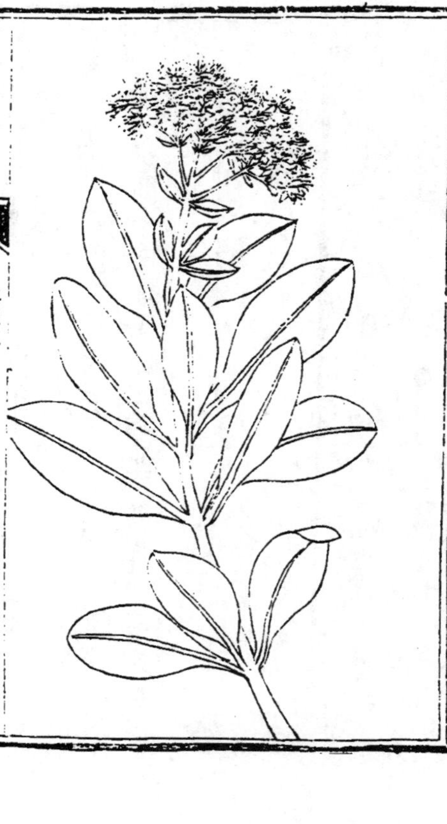

景天

景天本經上品宋圖經敘述極詳今俗呼火燄草京師謂之八寶亦名佛指甲盆盛養於屋上南方秋深始開花李時珍以救荒本草佛指甲爲景天今景天花淡紅繁碎亦無白汁非一種也

雩婁農曰景天名甚麗如蘇頌言即八寶草南北種於屋上以辟火此不待訪詢而知也李時珍乃謂莖有汁開小白花並云葉可煠食抑異矣廣州慎火大三四圍傳聞過甚耳近時嶺南皆種仙人掌金剛纂以阻踰折兼辟火亦有甚巨者疑慎火之

名不止一草有星孛於大辰西及漢識者以爲有火灾而請灌斝玉瓚子產以爲天道遠人道邇厭勝之術古有之矣南中多火皆天道耶抑人道耶火政不修恃區區之小草與鴟尾爭逐畢方王梅溪詩禁殿安鴟尾騷人逐畢方豈能勝於斝瓚乎珠足以禦火灾則寶之火炎崑岡將奈何唯善以爲寶如宋鄭之卿可矣

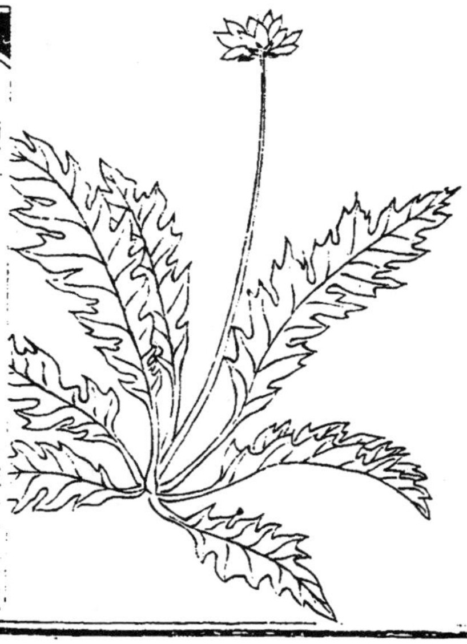

漏蘆

漏蘆本經上品宋圖經有數種今從救荒本草

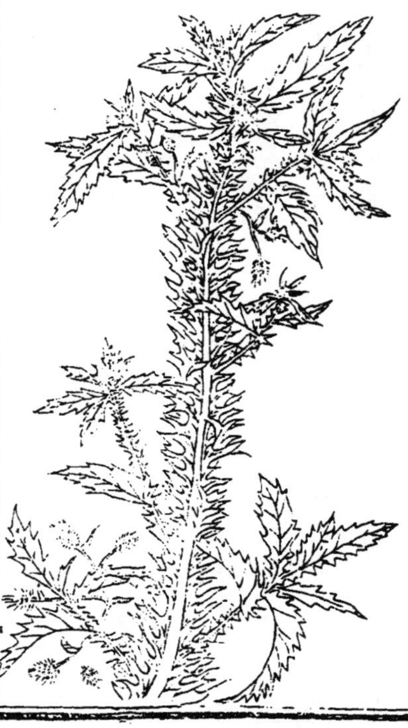

飛廉

飛廉本經上品夢溪筆談以爲方家所用漏蘆卽飛廉本草綱目以圖經漏蘆花萼下及根旁有白茸爲飛廉二物蓋一種云

雩婁農曰今醫家罕用飛廉者不能的識宋圖經已云然然則後之醫者並其名而不知宜矣余至滇見土人習用治寒熱毒瘡以奧靈丹爲要藥園圃中多有之就而審視乃飛廉也陶隱居云極似苦芙多刻缺葉下附莖輕有皮起似箭羽其花紫色蜀本草葉似苦芙莖似軟羽花紫子毛白所在皆有今滇中所產獨莖高三四尺葉似商陸葉粗糙多齒齒長如針莖旁生羽

宛如古方鼎棱角所鑄翅羽形飛廉獸有羽善走鑄鼎多肖其形此草有軟羽刻缺齟齬似飛廉故名梢端葉際開花正如小薊色深紫而柔刺不甚放展按之陶韓諸說無不畢肖即圖經謂秦州漏蘆花似單葉寒菊紫色五七枝同一榦亦彷彿似之其蘇恭云生山岡者葉相似而無缺多毛莖赤無羽自又一種若圖經海州漏蘆如單葉蓮花紫碧色殆即救荒本草所圖漏蘆滇本草雖別名臭靈丹而主治與本草別錄同而加詳又別出漏蘆一物大理昆明皆產主治與本草亦相表裏而形狀與圖經各種微異亦別圖之余既喜見諸醫所未見又以此草本

生河內乃中原棄而不用邊陲種人藉手袪患物固有屈於彼而伸於此者與士之知己不知己何異特著其本名而附滇本草於注以資採訂他時持以還吾里按圖索之必有得焉嗚呼嘗草之功聖愚同性夫婦所知聖人有所不知道大無遺無謂言小

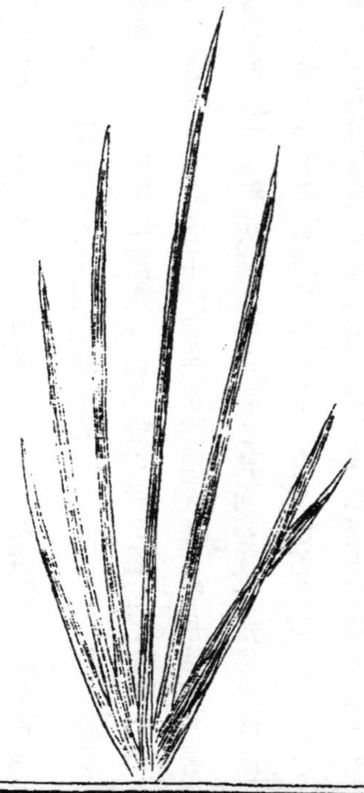

石龍芻

石龍芻本經上品今龍鬚草湖南廣西植之田中織席上供山海經曰龍蓨別錄龍常草有名未用李時珍以爲即鼠莞似龍鬚之小者俗呼粽心草云

雩婁農曰龍鬚草生永州或云廣西富川尤佳其草長而無節清而不寒故爲任土之貢疆臣歲命席人審尚方制度作之不過六領物既少而直亦輕非唯百姓無擾即牧令亦無所損豈比宏農得寶之歌樂天賣炭之什耗國儲而匱民力哉竊疑禹貢厥篚厥貢多郊祀武備之用曰浮曰逾計其水陸至詳至賅

獨於鉛松惟石僅爲器飾以登天府致爲後世石花所籍口豈聖人獨不料其厲民哉夫處黃屋作探器爲神農黃帝之言者猶或非之若湯之獻令周之爻閭王會貢圖垂耀奕禩名康公乃作旅獒之誡蓋已默燭白猿白鹿覲兵生玩荒服不至之漸故曰不寶遠物則遠人格其言深切著明矣然聖人不盡斥貢珍翻地圖何也天生一物必畀一物之用用其材而不時與知其材而不用皆曰暴天物考工記曰智者剙物巧者述之百工之事皆聖人所作是以攻木攻金攻皮設色刮摩搏埴無不曲盡其功致而别其良苦如是則天下無棄物無棄物則無棄財

聖人盡物之性即以足財之源非不知玉杯象箸日即於侈然以天下之大利即天下之大弊其始也利勝於弊其末也弊勝於利利不遠則弊不深蓋百工者治世不竭之府而亂世之大蠹也聖人知後世必有以峻宇雕墻亡者而不能不爲上棟下宇知後世必有以甘酒嗜音亡者而不能不爲醴酪笙簧以爲後有聖君良相必能推吾制作之精黜奢崇儉爲疾用舒而縱欲首必貴異物賤用物故明著其禁曰無爲淫巧以蕩上心與其源而杜其流法如是足矣否則上有茅茨土階而下有罔水行舟聖人其如之何

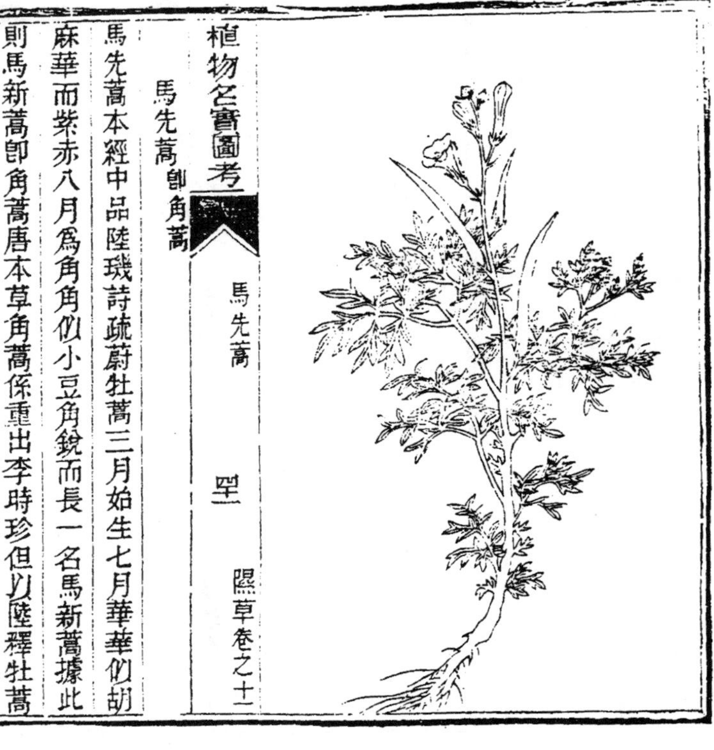

馬先蒿即角蒿

馬先蒿本經中品陸璣詩疏蔚牡蒿三月始生七月華華似胡麻華而紫赤八月爲角角似小豆角銳而長一名馬新蒿據此則馬新蒿即角蒿唐本草角蒿係重出李時珍但以陸釋牡蒿爲非而不知所述形狀即是角蒿則亦未細審今以馬先蒿爲正而附角蒿諸說於後

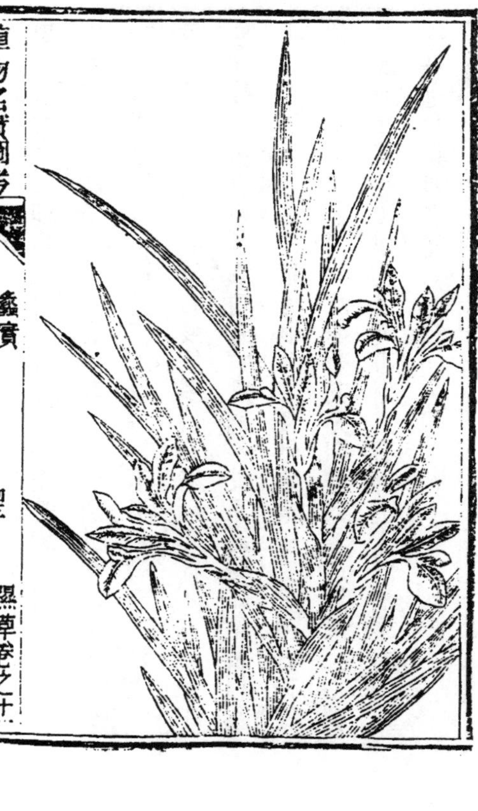

蠡實

蠡實本經中品宋圖經以爲即馬薾北人呼爲馬楝子又據顔氏家訓荔挺鄭注馬薤也說文荔似蒲而小根可爲刷其說甚核余嘗以葉實治喉痺良驗北地人今猶以其根爲刷柔韌細潔用久不敝凡褁角黍縛花接木皆用其葉亦便

雩婁農曰馬蘭賤草而月令記之豈非以西北苦寒冒土最先歟三之日積雪欲消青青叢芽於輪跡間者非是物耶其葉可繩其實可藥其根可刷明吳寬詩爲箒或爲拂用之材亦良根長吾任之矣又高岸崩時合用栽則此草乃堪護隄捍水耶詩有之雖有絲麻無棄菅蒯

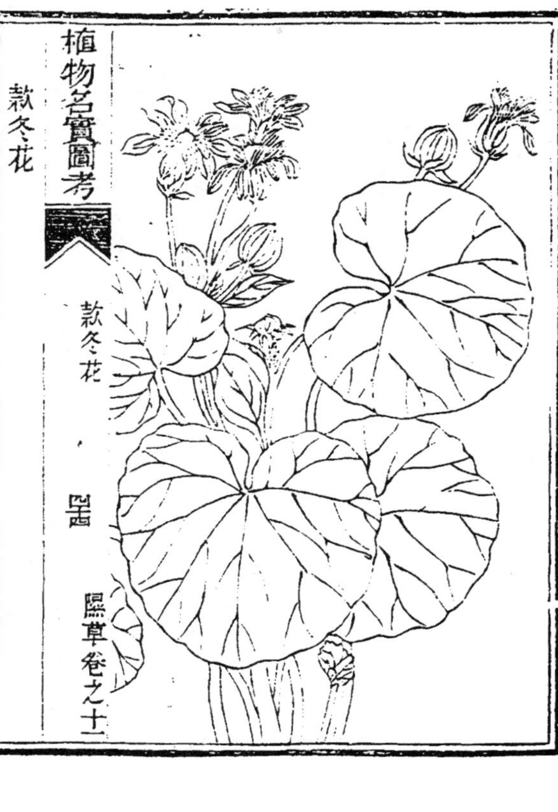

款冬花

款冬花本經中品爾雅菟奚顆涷注款冬也圖經列數種救荒本草款冬葉似葵而大開黃花嫩葉可食今江西湖南亦有此草俗呼八角烏與救荒本草圖符從之

雩婁農曰款冬無實而華于冬傅咸賦序云冰凌盈谷積雪被崖顧見款冬煒然始敷述征記云洛水凝厲款冬茂悅余走炎鄉久睽墳裂憶昔燕郊風饕雪虐會未睹植堅冰爲膏壤而吸霜雪以自豪者章江歲除始睹其蘁而詠物之作輒以傲寒爲詠郭景純云吹萬不同陽煦陰蒸物體所安焉知渙凝款冬燿穎信有歟炎火邱之谷有鼠與木雪山之淵有蛆與蓮陽以陰育陰以陽全陰極陽極其氣則偏偏而不返所生乃反曝之不殘其性必寒斂之不卷其性必暖暖者陽和寒者陰賊閉雪窖留陰山而全節者陽和之外溢也覩太陽服硫磺而能敵者陰賊之內熾也麗江小雪山有蛆焉大者如兔味如乳酥多食鼻衄而口瘏其奔于闤栗地坪有珠葠焉實產雪殭苦燥而強純陰之地所誕乃陽永昌南直緬甸黑壤如灰得火而煤是有火把花毒於蝪虺束而燎之其葉不爍又有相思草焉是能爲巢遇婦則低饋夫則制陰勝於陽故居陽地無陰不生所生乃陰無陽不化所化乃陽宜化而化宜生而生道之至中不生而生不化而化道之至大物不窮極不見道大極而不極復見道中萬物迴薄振蕩相轉忽然爲人何足控摶百卉囷蠢烏知其然順四時而各有宜毋輒或其所偏

蜀羊泉

蜀羊泉本經中品救荒本草謂之青杞葉可煠食今從之

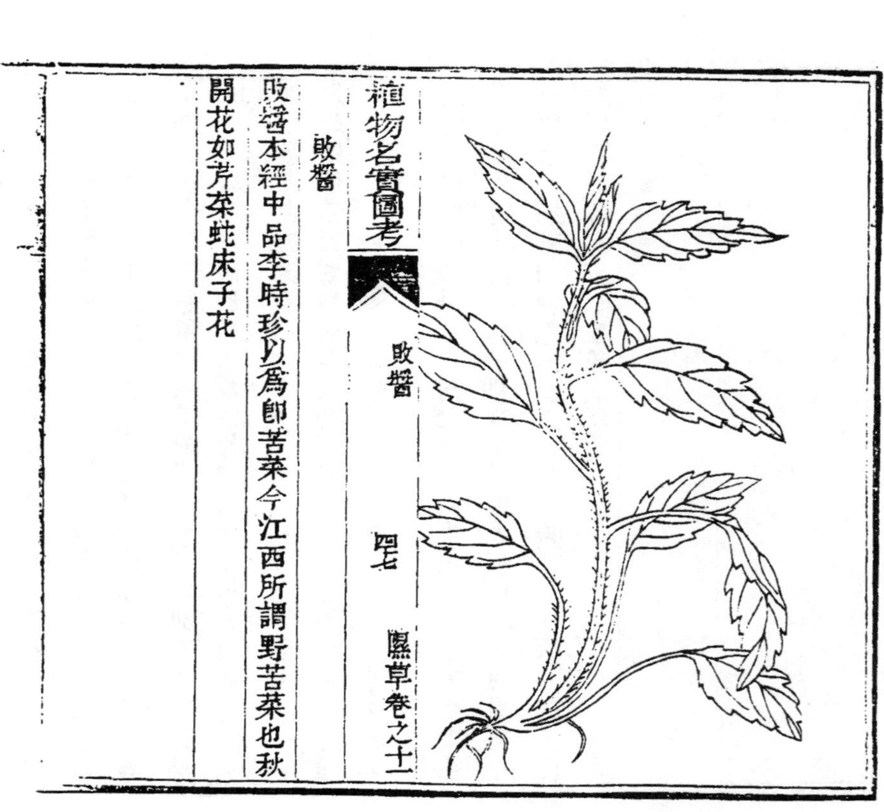

敗醬

敗醬本經中品李時珍以爲即苦菜今江西所謂野苦菜也秋開花如芹菜蛇床子花

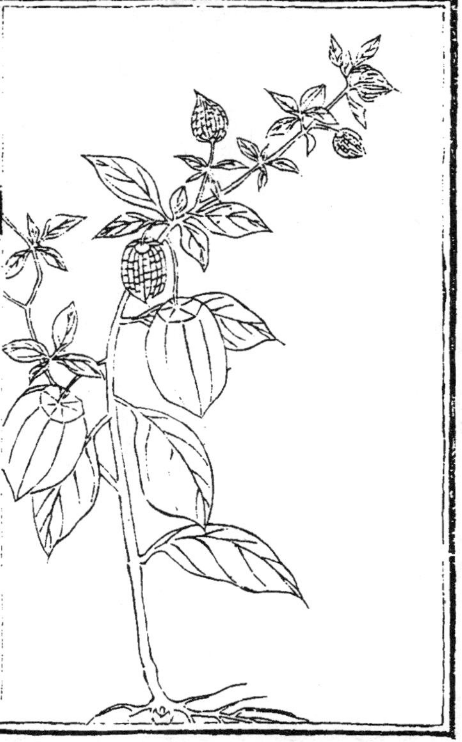

酸漿

酸漿本經中品爾雅葴寒漿注今之酸漿草夢溪筆談以爲郎苦就今之燈籠草也北地謂之紅姑孃救荒本草謂之姑孃菜葉子可食此草有王母珠皮弁草諸名皆象其實元內庭亦植之夢溪筆談河西番界中有盈丈者庚辛玉册云川陝燈籠草最大葉似龍葵嫩時可食滇產高不及丈而葉肥綠有圭棱異於北地俗呼九古牛亦紅姑娘之訛也又有一種微矮小即苦耽其根橫長蔓延數十莖叢苗花如璲而五角色白與蜀本草王不留行同但彼經秋子綠不紅以此爲別

雩婁農曰元故宮記云棱殿前有紅姑娘草絳囊朱實頗形詠歎不知此田塍閒物耳偶然得地遂與玉樹琪花俱稱懸圃靈卉抑何幸耶燕趙彼姝披其橐鄂以簪於髻渥丹的的儼然與火齊木難比麗元迺賢詩忽見一枝常十八摘來插在帽簷前迴盧板屋細馬明駝固非翠羽明璫所宜況乃檀槽牙撥鵾弦霜勁歌轉玉圜鬟嬌珠顫得不翩翩其若仙耶是知廁楛杕於南威不損其明艷飾步搖於宿瘤益增其支離芭茅納匭百神可以來鶉蘭茝漸滫君子爲之不佩物無常貴士無常賤會逢其時取舍乃判

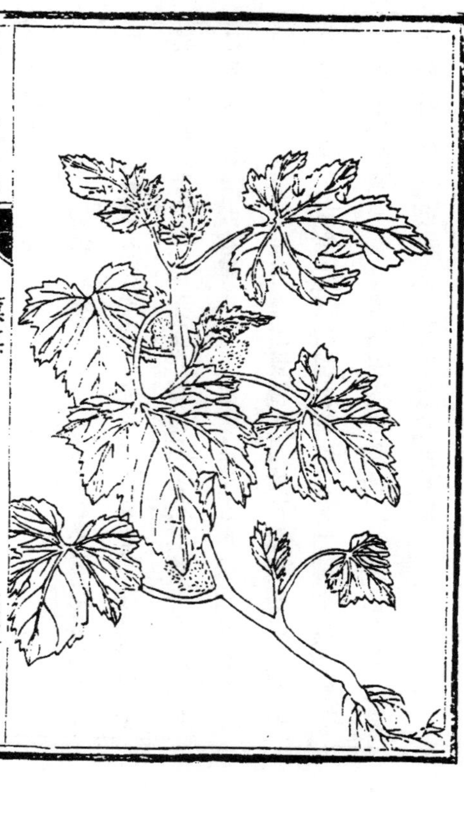

葈耳

葈耳本經中品詩經卷耳陸疏一名苓耳一名葹耳今通呼爲蒼耳救荒本草子可爲麪作餅熬油葉可煠食王逸注離騷以葹爲葈耳酒經謂之道人頭以爲麯藥北地今尙熬子爲油氣清色綠點燈宜目

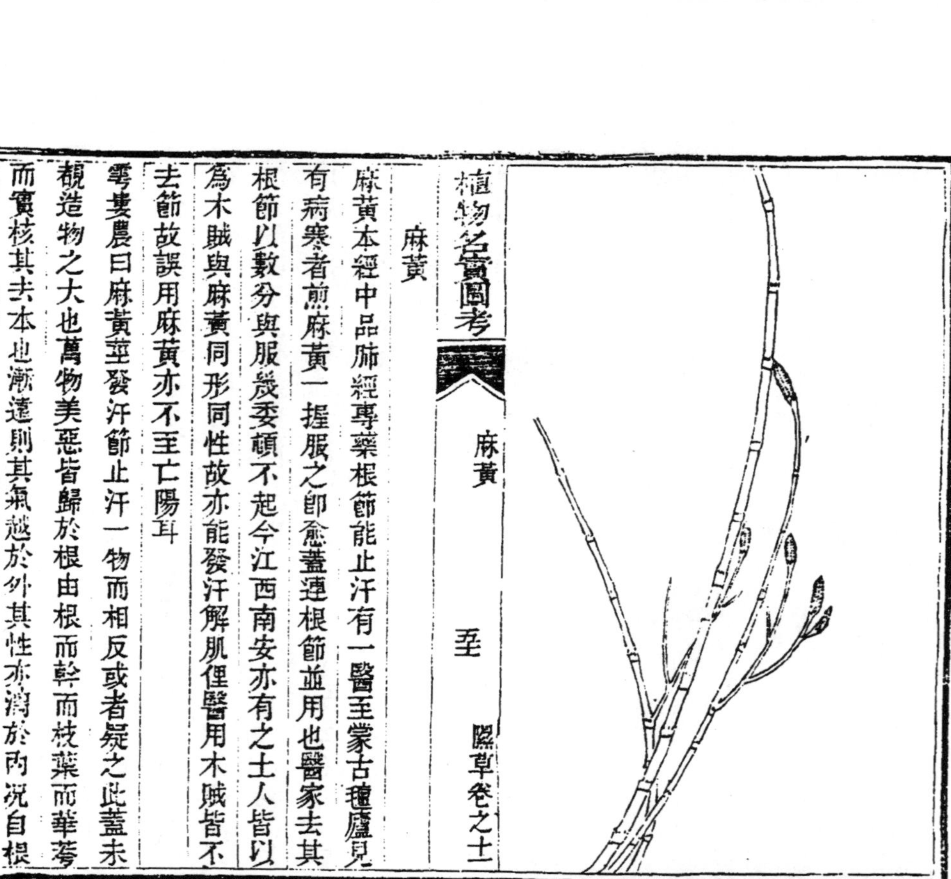

麻黄

麻黄本經中品肺經專藥根節能止汗有一醫至蒙古氊廬見有病寒者煎麻黄一握服之卽愈蓋連根節並用也醫家去其根節以數分與服幾委頓不起今江西南安亦有之士人皆以爲木賊與麻黄同形同性故亦能發汗解肌俚醫用木賊皆不去節故誤用麻黄亦不至亡陽耳

雩婁農曰麻黄莖發汗節止汗一物而相反或者疑之此蓋未覩造物之大也萬物美惡皆歸於根由根而幹而枝葉而華萼而實核其去本也漸遠則其氣越於外其性亦渦於內況自根

及實其形其色其味無同者形色味不同則性之不同宜矣非獨物也黄帝之子二十五人其得姓者十四人同德則同姓異德則異姓以石碏爲之父而有石厚以桓魋爲之兄而有司馬牛傳曰父不父子不子兄不友弟不恭不相及也且天之生物無不自相制也果蓏蟲而生蠹豆同根而相煎木伐薪爲炭而植根乃畏炭人食物爲積而燒灰乃治積五行之生也子盛而母衰生者剋之機也五行之剋也貪合而忘讐剋者生之端也人之於聲色臭味性也君子不任性之自然而知命以節性其於父子君臣賓主賢者天道命也君子不聽命之適然而盡性以立命荀子云孰知夫士出死要節之所以養生輕費用之所以養財恭敬辭讓之所以養安禮義文理之所以養情以自制爲自養則陰陽舒慘必無過不及而存之爲中發之爲和天地萬物可以一理貫之矣

紫菀

紫菀本經中品江西建昌謂之關公鬚肖其根形初生鋪地秋抽方紫莖開紫花微似丹參俚醫治嗽猶用之

植物名實圖考　女菀　五十四　隰草卷之十一

女菀

女菀本經中品唐本草注以爲卽白菀功用與紫菀相似今湖南嶽麓多有之

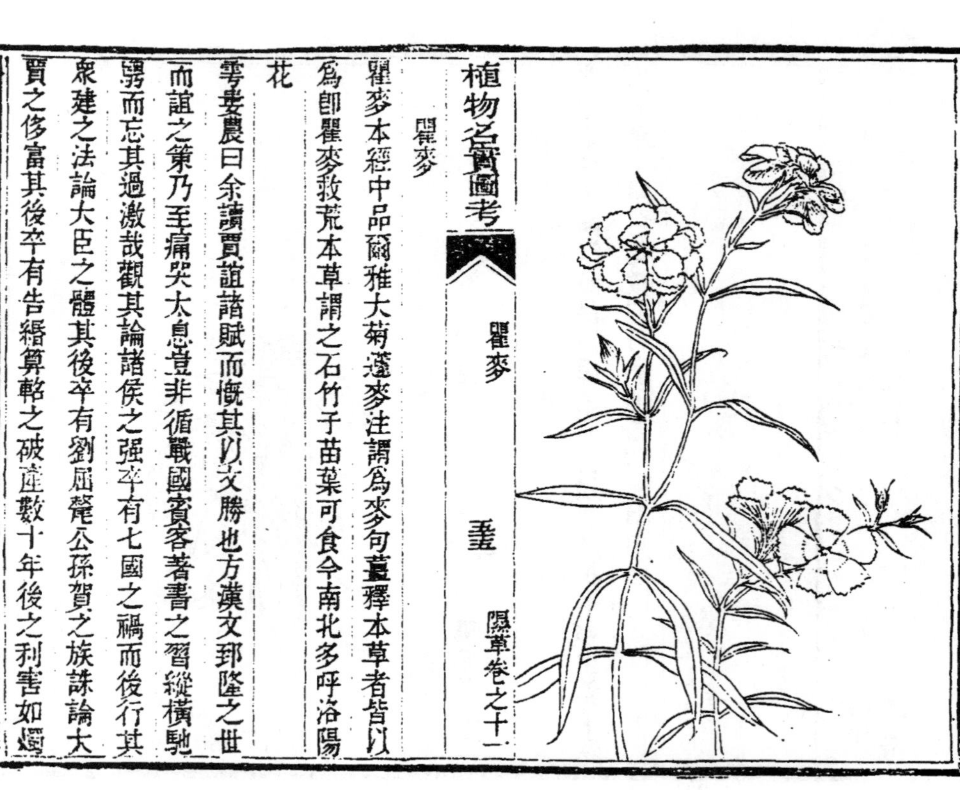

植物名實圖考　瞿麥　五十五　隰草卷之十一

瞿麥

瞿麥本經中品爾雅大菊蘧麥注謂爲麥句薑釋本草者皆以爲卽瞿麥救荒本草謂之石竹子苗葉可食今南北多呼洛陽花

雩婁農曰余讀賈誼諸賦而慨其以文勝也方漢文郅隆之世而誼之策乃至痛哭太息豈非循戰國賓客著書之習縱横馳騁而忘其過激哉觀其論諸侯之强卒有七國之禍而後行其衆建之法論大臣之體其後卒有劉屈氂公孫賀之族誅論大賈之侈富其後卒有告緡算舶之破産數十年後之利害如燭

照數計而龜卜也其亦非托諸空言矣乃取忌大臣無一施用南遷汨羅悲弔湘纍惜哉向使誼非筆舌之士樸訥無華信而後諫以漢文聽言若渴之主必能見用而絳灌武夫之屬亦不疑其既刺而必害其能言行而身顯謂非誼之至幸歟非漢文之不能用生生之不能用漢文蘇氏之論責備當矣後世以誼早卒不信誼之能致治安輒以文章稱曰賈馬夫司馬相如以詞賦著可已誼豈其儔而同爲詞人之詠一而勸百哉藥中有瞿麥其花絕纖麗人第玩其裝翠翦霞摹之丹青詠之雕鏤至其通癃結決癰疽出刺去瞖下難產止九竅血灼然有殊效者

雖學士大夫亦罕言之其與士之以文掩其實者何異賈生洛陽年少瞿麥尤艷者曰洛陽花洛陽古帝都固極偉麗哉

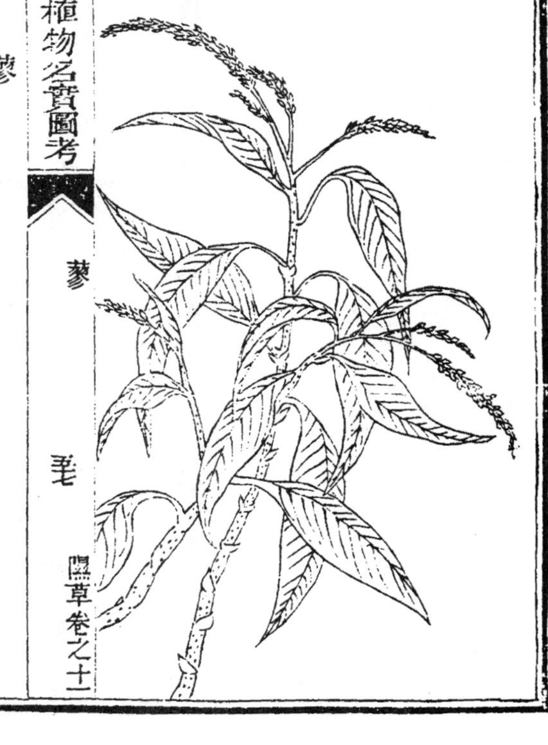

蓼

蓼本經中品古以爲味即今之家蓼也葉背白有紅白二種俗以其葉裹肉煨食之香烈蓼種有七本經唯別出馬蓼一種

雩婁農曰內則有蓼無蓼分別不苟齊民要術有種蓼法故云家蓼矣魏晉前皆爲茹本草拾遺亦云作菜食能入腰腳不知何時擯於食單近時供吟詠飾澤國秋容而已元郝文忠公詩嗟嗟好花草焉用生此處祇因爲詩人故故獨不去嘗蘼如啖蔗食蓼猶膳御蘇武嚙雪志豈在味哉今皆野生而俗稱猶有家蓼古語尚未堙也千金方屢著食蓼之害或以此不登鼎鼐

缺

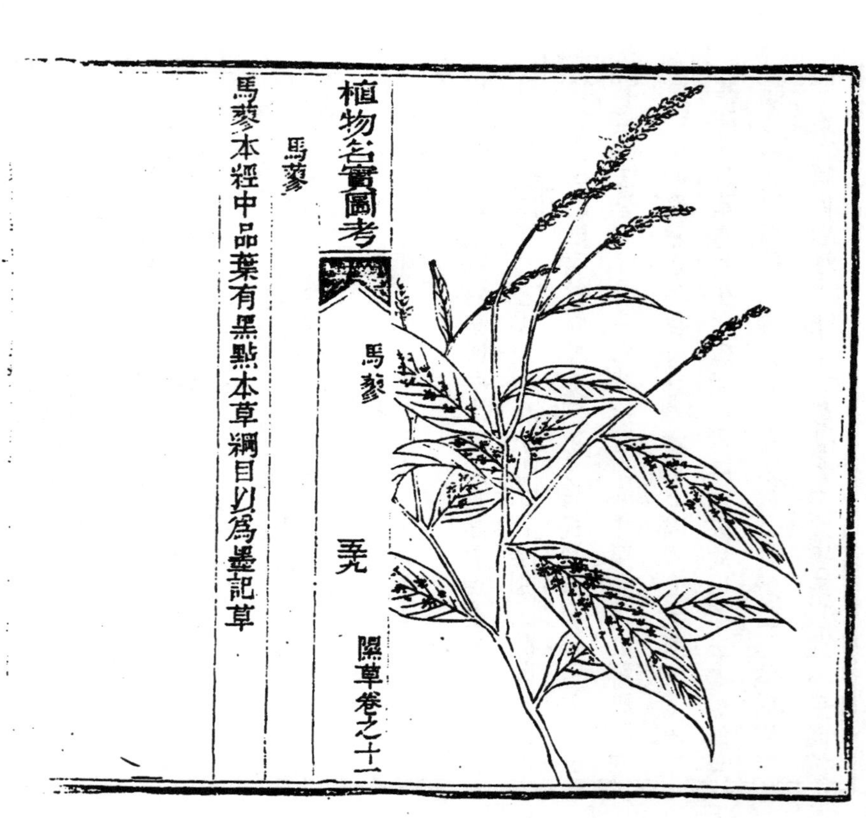

馬蓼

馬蓼本經中品葉有黑點本草綱目以爲墨記草

薇銜

薇銜本經上品唐本草注謂之鹿銜草言鹿有疾銜此草卽差今鹿銜草安徽志載之治血病有殊功而形狀與叢生似芫蔚者迥別本草拾遺一名無心草今無心草平野春時多有形狀既與唐本草不符與圖經無心草亦異皆別圖繪之未敢合併蓋諸家圖說不晰方藥少用姑存其名而已

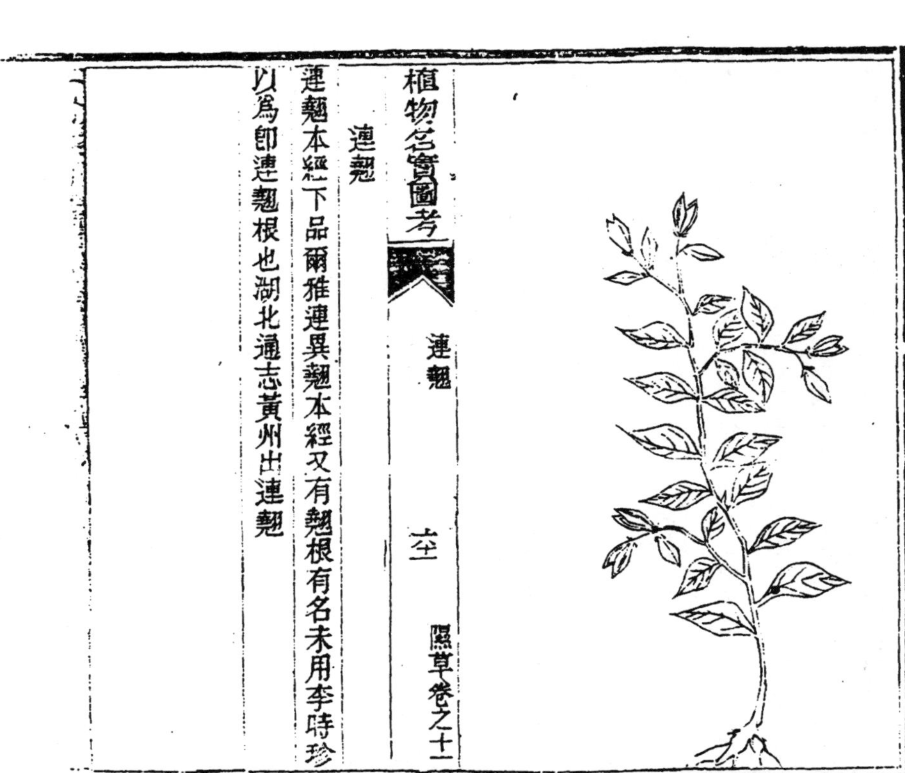

連翹

連翹本經下品爾雅連異翹本經又有翹根有名未用李時珍以爲卽連翹根也湖北通志黃州出連翹

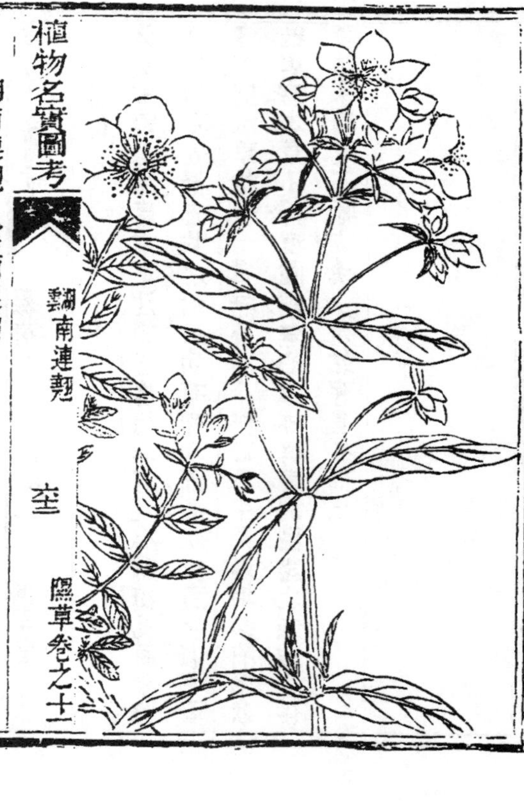

湖南連翹　雲南連翹

湖南連翹生山坡獨莖方棱長葉對生極似劉寄奴梢端葉際開五瓣黃花大如盃長鬚迸露中有綠心如壺盧形一枝三花亦有一花者土人即呼為黃花劉寄奴以治損傷敗毒雲南連翹俗呼芒種花赭莖如樹葉短如柳葉而柔厚花與湘中無異按宋圖經大翹青葉狹長如榆葉水蘇輩湖南生者同水蘇雲南生者如榆滇黔紀遊所謂洱海連翹遍於籬落黃色可觀是也滇湖皆取莖根用之蓋此藥以蜀中如椿實者為勝他處力薄故不能僅用其實耳

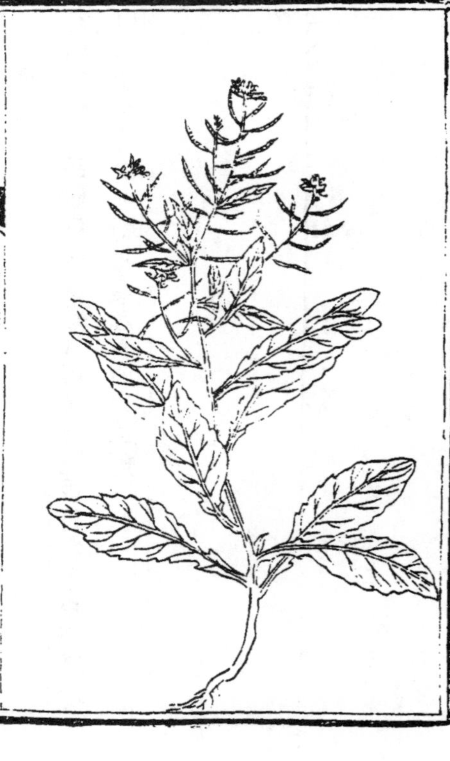

葶藶

葶藶本經下品鄭注月令靡草薺葶藶之屬爾雅蕇葶藶注一名狗薺今江西猶謂之狗薺李時珍謂有甜苦二種此似因炮炙論赤鬚子味甘而云然也

雩婁農曰滇本草葶藶一名麥藍菜生麥地余採得視之正如薺高幾二尺葉大無花杈醃為蔬脆而不甘與薺味殊別其花實亦似薺蓋即甜葶藶也爾雅葶藶郭注實葉皆似芥此草正如初生白芥菜其狗薺一種南方至多花黃葉深綠不堪入饌圖經極詳晰殆苦葶藶耳陳藏器謂大薺即葶藶然爾雅本分

三種以余考之蒫薺實蒫今薺菜葉長圓味美作葅羹皆佳菥蓂大薺即今花葉薺一名水薺葉細碎味淡犍爲舍人云薺有小故言大此種科葉易肥大唐本草注驗其味甘而不辛蜀本草似薺菜而葉細俗呼老薺皆此物也葶藶一名蕇而又有苦甘二種陶隱居云薺類甚多野菜譜亦列數種正恐併葶藶爲一類耳

蛇含

蛇含本經下品李時珍以爲即紫背龍牙又女青本經下品別錄以爲即蛇含根唐本草非之宋圖經蛇含一莖或五葉或七葉有兩種當用細葉黃花者似即救荒本草之龍牙草未能決定

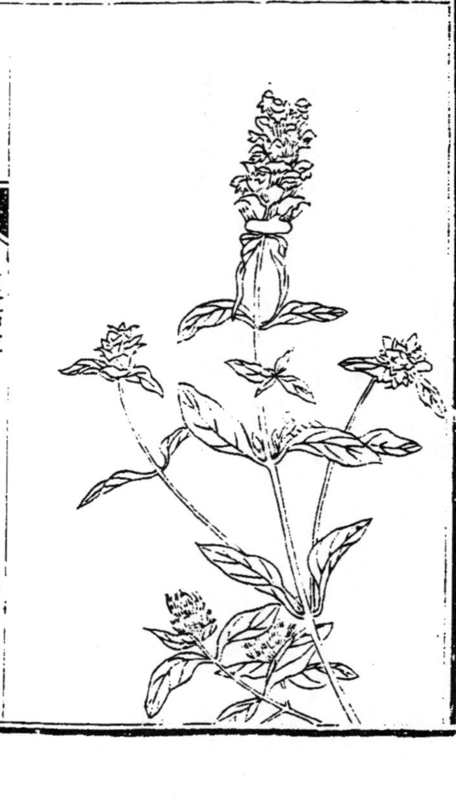

夏枯草

夏枯草本經下品救荒本草葉可煠食今鄉人皆識之

雩婁農曰月令孟夏靡草死薺葶藶之屬誠靡矣夏枯草枝葉花實擢聳自立乃當長嬴而早成以孳獨名夏枯其以此歟本草一名夕句前人多未繹其義按物之西者皆爲夕日東則曰景夕昃傾則曰室夕而最晚者亦爲夕非時之謂曰夕直宿之即曰夕皆此謂也草之屈生者謂之句月令曰句者畢出是也此草得西方之氣而晚出經歷雪霜不能直達其勁挺之姿故曰句耳余偉茲草不與衆卉俱生不與衆卉俱死有特立之概枯於暑而能袪暑得嚴重之氣乃爲賦曰茖黃稀零乃蓄滋兮苦霧悲泉甘以怡兮凍荄溫蕚貫四時兮與麥爲秋避炎台兮百英煒煌獨沉寂兮喜燠畏寒自忻戚兮離景風而就不周其不爲詭激兮非無懽無悶之儔孰能敵兮

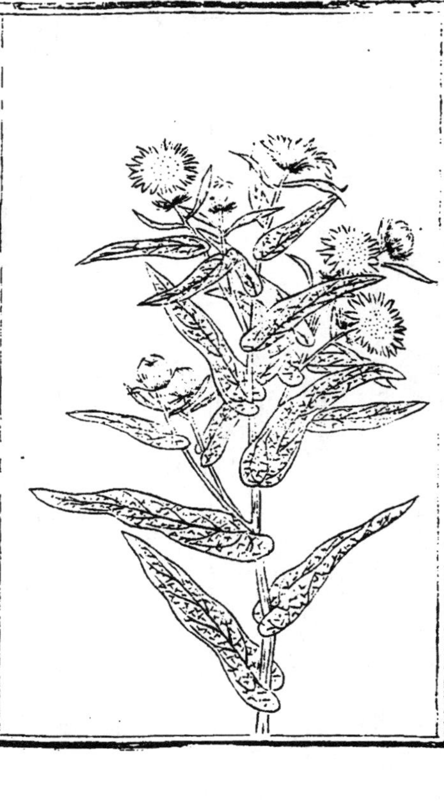

旋覆花

旋覆花本經下品爾雅蕧盜庚注旋覆似菊救荒本草葉可煠食俗呼滴滴金

雩婁農曰蕧盜庚釋者以爲未秋有黃華爲盜金氣列子有言人之於天地四時孰非盜而況於小草雖然造物者亦何嘗不時露其所藏以待人之善盜哉水方盛而麋角解也衆草芳而鶗鴂鳴也月暈而礎潤也霜降而鶴警也鶖鶩來而周興也白蚘死而漢代也封羊无血而亡於高梁也投龜大詬而辱於乾谿也肥遺見而兵也畢方至而火也海鳧爲東晉之徵也鸕鷀爲南宋之漸也燈花之集行人也日瞯之得酒食也大之見於天地山川細之見於蚑行喙息造物者亦何時不示人以知所盜哉然而庸人之情未饑則思食未寒則思衣菽水則慕列鼎布帛則願文繡蓬戶甕牖則祈廣厦洞房下澤款段則羨駟馬八騶子孫足則冀錫爵擔圭富貴極則求方丈蓬萊蓋無時而不蘄爲盜而造物乃或慨而使之盜或吝而拒之盜其或使或拒者非造物之有異於盜而盜者之不能窺造物也善爲盜者智察於未然明燭於無形商之善盜也人棄而我取農之善盜也脩防而瀦水工之善盜也入山而度木士之善盜也謀道而

獲穮方其盜也無知其爲盜也知其爲盜則不足以言盜蟻未雨而爲垤鳥未陰而徹土豹未霧而惜其毛駝未風而埋其鼻鷙鳥將搏必匿其影文狸將捕必伏其身無形之盜雖天地萬物扃鐍固閉不能防善覗者之伺其隙大力者之負而趨而不然者則清晝攫金之士耳古之爲政者星隕日珥以伺於天河渠石移以伺於地童謠市言以伺於人多麋有蜮以伺於物兢兢業業惟恐造物諄諄命之而忽焉無以應也於是金穰木康盜於天而可富矣土宜物生盜於地而可富矣足晝足夜盜於人而可富矣不胎不夭盜於物而可富矣是故欲取姑與者使

人不覺其爲盜多與少取者使人樂於其爲盜與與取均者使人不敢不聽其爲盜有取而無與者將悖入悖出使人不能聽其終於爲盜使人不覺其爲盜者老莊之學是也使人樂於其爲盜者官禮之法是也使人不敢不聽其盜者輕重之法是也使人不能聽其終盜者孔僅桑宏羊之屬是也若乃置天變人言於不顧者是猶未嘗問計於盜而掩目塞耳匍匐而入五都之市貿貿然遇物而摸索之雖遺簪墮珥尚未可得况能探囊胠篋乎昔有受欺以隱身草者持以爲盜吏執而笞之盡褫其衣旣無所盜而卒以爲盜若而人者卽造物亦無如其不善盜何

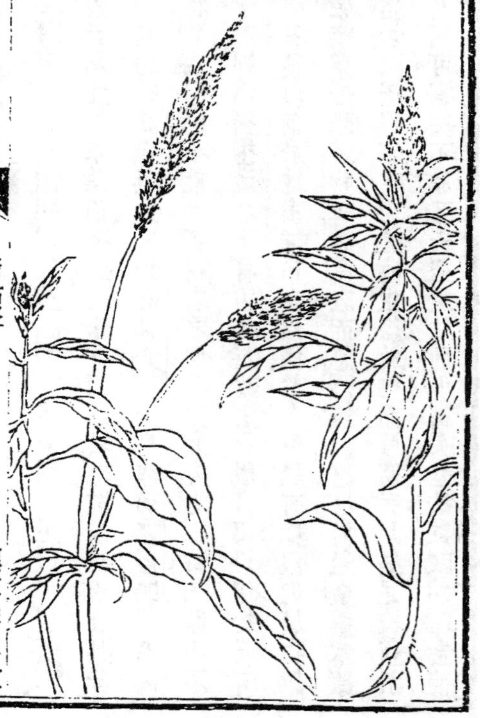

青葙子

青葙子本經下品卽野雞冠有赤白各種葉可作茹勝於家雞冠葉一名草决明鄉人皆知以治目疾

藎草

藎草本經下品唐本草以爲卽爾雅菉王芻注菉蓐也此卽水中草之似竹者醫者罕用

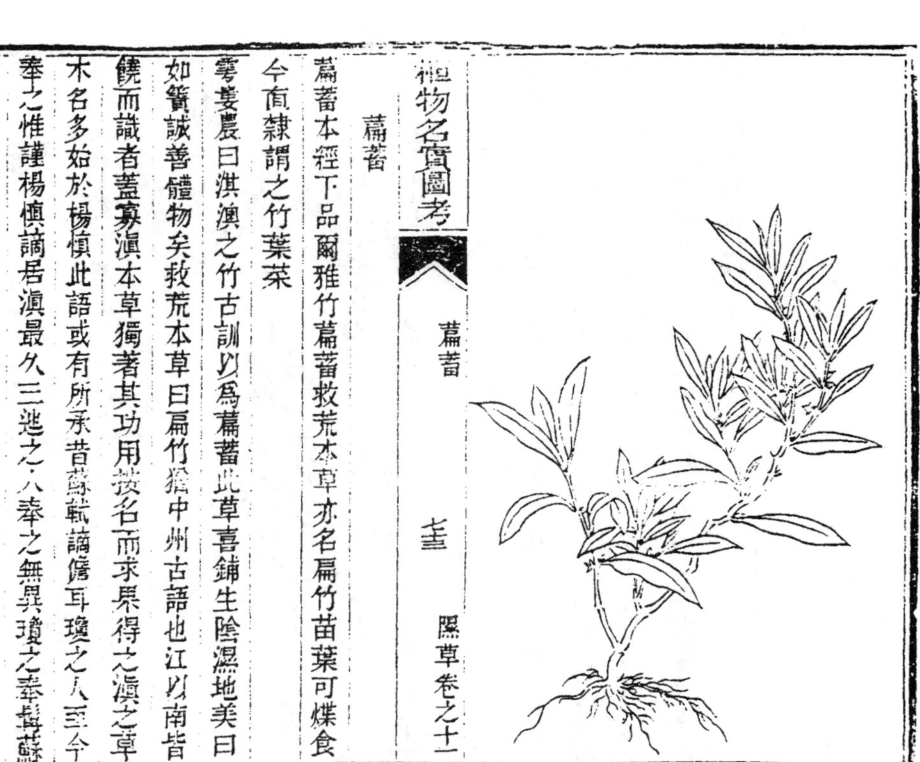

萹蓄

萹蓄本經下品爾雅竹萹蓄救荒本草亦名萹竹苗葉可煠食今直隸謂之竹葉菜

雩婁農曰淇澳之竹古訓以爲萹蓄此草喜鋪生陰濕地美曰如簀誠善體物矣救荒本草曰扁竹猶中州古語也江以南皆饒而識者蓋寡滇本草獨著其功用按名而求果得之滇之草木名多始於楊慎此語或有所承昔蘇軾謫儋耳瓊之人至今奉之惟謹楊慎謫居滇最久三迤之人奉之無異瓊之奉蘇顧其流離顛沛篋中無書可質所箋釋大半得之強記不能無

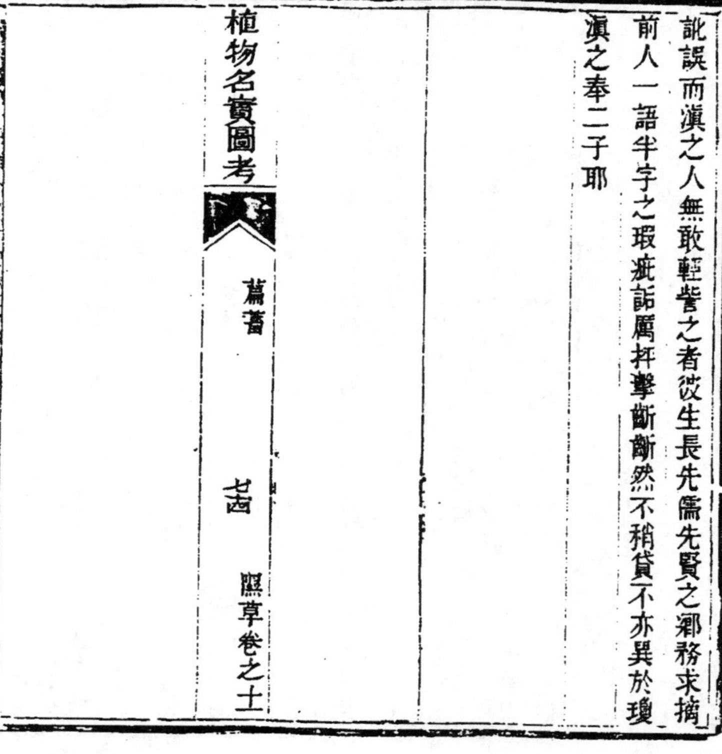

訛誤而滇之人無敢輕訾之者彼生長先儒先賢之鄉務求摘前人一語半字之瑕疵詆厲抨擊斷斷然不稍貸不亦異於瓊滇之奉二子耶

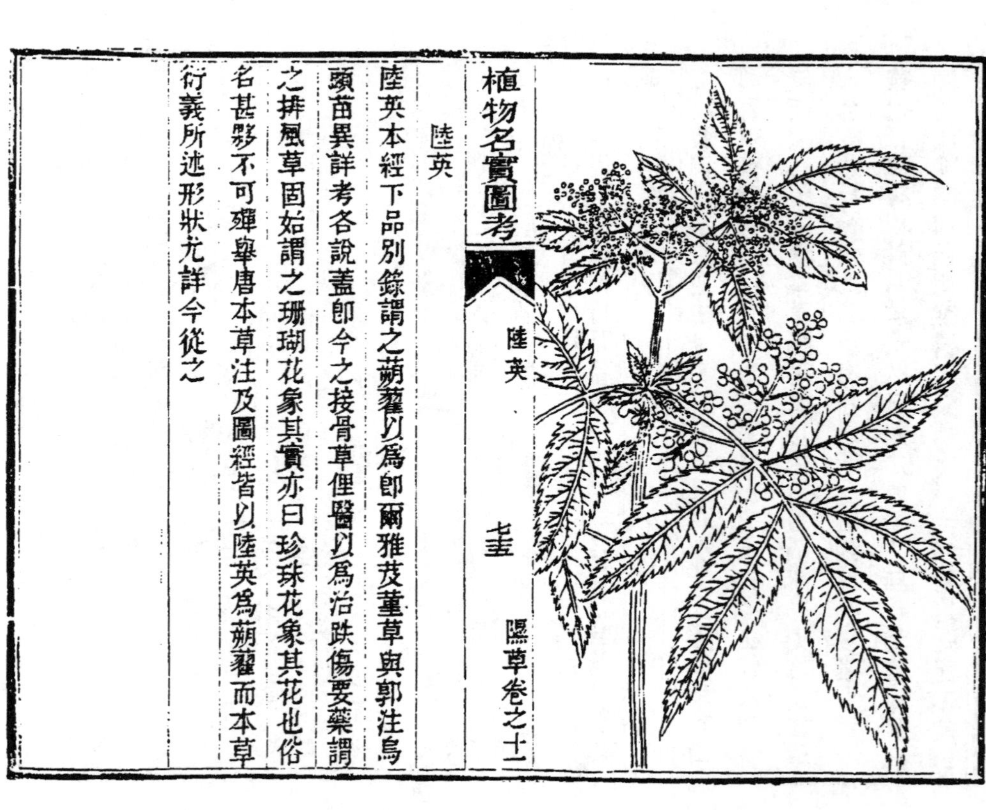

陸英

陸英本經下品別錄謂之蒴藋以爲即爾雅茇堇草與郭注烏頭苗異詳考各說蓋即今之接骨草俚醫以爲治跌傷要藥謂之排風草固始謂之珊瑚花象其實亦曰珍珠花象其花也俗名甚夥不可殫舉唐本草注及圖經皆以陸英爲蒴藋而本草衍義所述形狀尤詳今從之

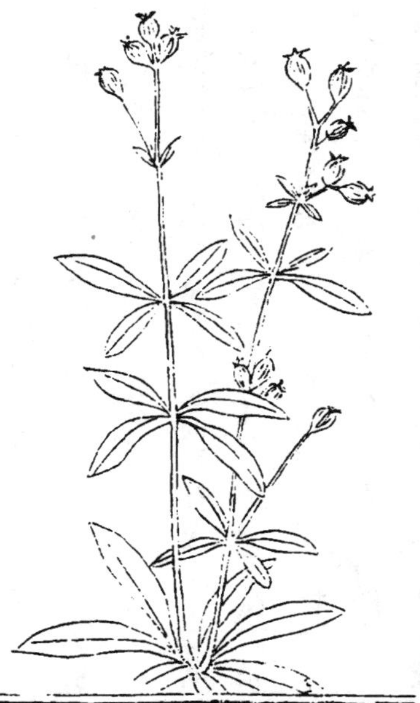

王不留行

王不留行別錄上品宋圖經謂之翦金花救荒本草葉可煠食子可爲麪食今從之蜀本草所述乃俗呼天泡果又名燈籠科囊似酸漿而短實青白不紅南方極多又一種附於後

雩婁農曰王不留行性峻利而別錄以爲上品疑其名蓋古諺也席不煖突不黔聖賢遇焉有觸昔人違舉高蹈之義輒爲賦之其詞曰

伊大造之旭卉兮摶人物其均賦苟臭味之叶治兮胡畛畦夫新故社枌榆以祈報兮尸祝之其敢忘夫歆慕名賢而蔽芾兮勿翦伐而封殖其嘉樹彼楊柳依依而繫馬兮小山叢桂蘢葼以留人樾蔭暍而扇武兮松風雨以庇泰既宿桑其難忽置兮或班荆而情親縶維白駒而食藿苗兮聊永今夕以逡巡遠辭條而棄溝水兮何隕籜泛梗之不仁芻轅輟以促駕兮絜漫漫而失蹤縱迷陽而傷足兮棘榛苯蓴以蒙茸謁車乘而率曠野兮齎菑賓以爲宿春昔芙蓉之姣好兮今祇轉此秋蓬臣攬茝以行吟兮姬采蘼而相逢期椒桂之結隣兮胡蕭艾捷徑以先容荃不察此衷曲兮鶗鴂鳴鼓以詾詾福秕莠於鳴條兮哀暴羸逐客之不公羌既屋夫蘺芷兮豈菸萎絕乎不周之風望

懸圃其未逵兮琪葩琳樹雜遝乎雲中折瓊芧而名彭咸兮筵篿訊誶以所從神迟遲而未蘇兮巫振振其有辭謂彙茹其必有還兮明良慶而功巍揚側陋而舉二八兮曰俞哉而桑陰未移濟舟楫而藥瞑眩兮置左右而阿衡焉依漁坐芧而占熊彲兮髮垂白而佐姬感瓜苦與栗薪兮勿穆卜而誦鳴鴞之詩脫堂阜而薰釁兮管夷吾治於高傒戈雖逐而哲舅氏兮投白璧於河輳蕭翊赤以謀將兮淮陰亡而身追留辟穀而遊赤松兮强加飯以輔持讖帝秀以奉赤伏兮許借寇而雄河內之師隱草廬而三顧兮乃遂許以驅馳相直臣而攬鏡兮勉爲瘠而猶

羈信石丈之相披兮豈纖芥之能疑樹桐梧於東廂兮茁指佞於階墀苟方鑿而柄圜兮薰與蕕其差池强指杙以爲楹兮終斧柯其無資策兩馬而接淅兮又伐柯而阽危晝三宿而側無人兮雖濡滯其奚爲宮族行而虞無殲兮炊扊扅而西歸慘焚林綿上而寒食兮何從行之不及子推也問宣室而前席兮絳灌害之而南弔湘纍有頩妝而莫能用兮律不應而坐之青蠅弔於瘴鄉兮蕙茝肆其倿誹懷鷙鷄而見畏兮終猶仇其豐碑陸扶危而尼忠州兮望贊皇於海涯親煨芋而賦黃臺兮避淅東而畏譏元祐賢而致政兮麥飯熟而相唏寇南遷而遂不返

兮豬掛竹以生枝相烏喙其不可共安樂兮種受辱而金鑄蠡楚醴廢而猖披兮穆達蹈而申胥靡物萌芽其兆朕兮莧陸夬而枯楊稊奚荆棘之能刺兮貴履坻而見機布皡墟之靈著兮再扐卦而咨之曰將起夫葛陂之龍竹兮駕言秣脂而遊乎八荒翹蓬萊之金闕兮攬若木於東皇陪王公而投蓮驍兮吻欲笑而掣電光種芝之玉以爲田兮俟蟠桃以徜徉神荼鬱壘方執索搏鬼而供晨飧兮著告余以不祥夕漕嶑嵫而經細柳兮暖乎桑榆之昳陽挹穴居之戴勝兮將俯昆崙而行觴掃白雲之閭隔兮採聚窟返魂之馝香拒格之松跋鳥所入兮聲隆隆

驚人煮羊脾未熟而天已明葶收白毛虎爪執鉞以辟人兮流沙落木蕭蕭而增涼翦鶉首而奏鈞天兮藉帝醉而復下方察鷸邱千里之烈燄兮林鬱鬱而騰煇煌遇丈人於丙丁兮乞靈藥以長生尋自然之穀於岣嶁石囷兮執箕舌以簸揚乘六螭而徂南溟兮敺鵬圖擊水以迴翔雄虺封狐往來儵忽兮黃茅冶葛塡巨壑以莽蒼曰瘴癘其難久滯兮躡迴雁而北征眺委羽於孤竹兮會冰磑磑崩摧以雷碾木皮三寸墮於天山兮白草炎暑而戴霜探趙符於樹下兮撻卒然使亘橫燭龍銜景炯彼幽都兮望斗車作作其有芒諳暗暸其不可留兮驅玉虬而

上𩥇龔帝閽之開闔兮倚閶闔而相望陶白虎以先導兮傅乘箕而來迎媒瓠瓜使擇匹兮結柳宿以爲營挹木精而游戲兮張天廚而飫酒祭謁神農而勅醫星兮絕惡草使不昌攜梧欖以蘙薈兮鞫蓬藋之磽行掃茨藜而釋屩兮鏽輕黃以走鸞銜拭銅駝而叩靈瑣兮覽天苑草木之欣榮榆歷歷而成列兮枝葉紛拏夫裔卿傾寶𥫗於露壇兮將以浸沐夫芸生靈氛爲余占以廸吉兮信爻辭其必當盍孟晉以勿疑兮奚獨遲乎衆芳

植物名實圖考

王不留行

八十

隰草卷之十一

王不留行又一種

王不留行蜀本草所述形狀乃俗呼天泡果本草綱目從之

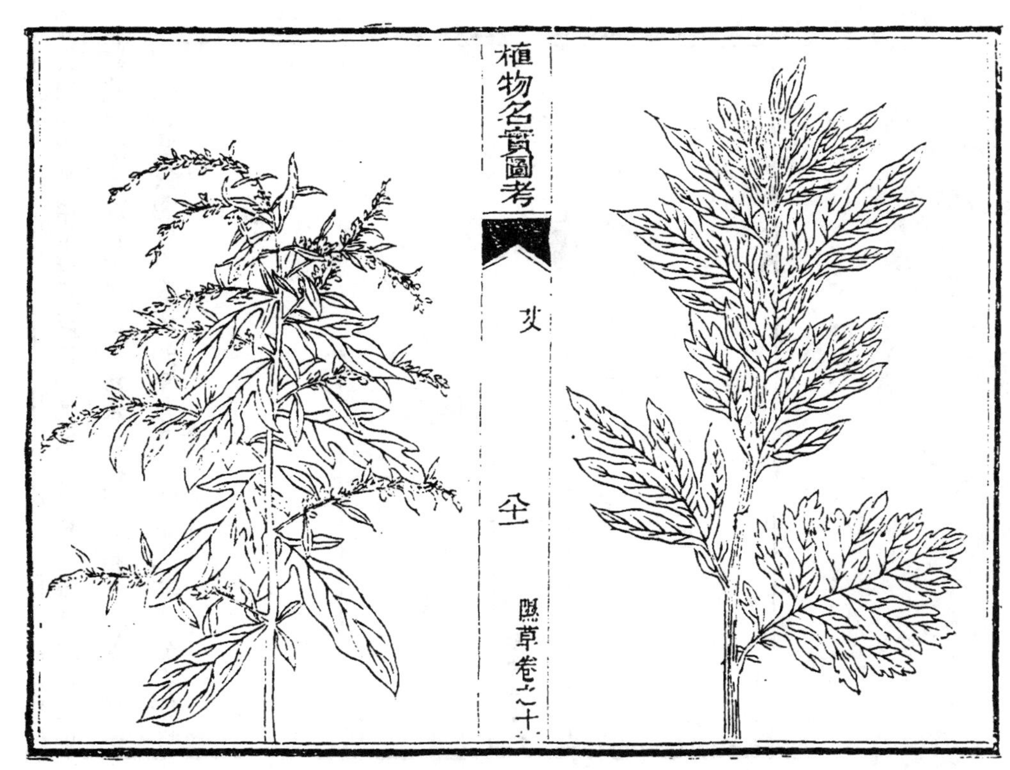

艾

艾別錄中品爾雅艾冰臺古人以灸百病其治滯下諸證亦入煎用之今以蘄州產者良

雩婁農曰民非水火不生活非徧癢殆也人秉五常之性水內景而發於液火外景而聚於目世徒知水泛則燥之火揚則潤之而不思涌溢者其源必塞猋發者其根必虛聖人以疏防命水官以出入均火政後世鑽燧之法湮而掌火無官醫者治病以湯而習砭灸者亦尠素問曰北方者天地所閉藏之域也藏寒生滿病宜艾焫注謂北方陰寒獨盛陽氣閉藏灸之能通接

元陽於至陰之下經曰陷下則灸之蓋火鬱而不能發則必達其炎上之性物以類聚用外火引內火故陷者能升子罕之救火徹小屋表火道亦慮其過而熾猶之壅而潰也凡發背及諸熱腫諸風冷痰皆可灸風冷者溫以驅之毒熱者暖而導之故治民及治病務求其通而不可猝迫其理一也孟子曰凡有四端於我者若火之始然泉之始達雖設譬之辭而人之性情心術實則本諸水火五事以配五行則貌言專與水火為儷然木者水之子而火之母金者水所生而火所制土者火所洩而水所恃水火得其宜則性情和平百病不生而天機活潑曰恭曰從曰明曰聰曰睿無乖戾之拂其本性矣易之書廣大悉備而終以既濟未濟然則天地萬物水火得則為和甘時節水火不相得則為災眚疵癘醫者知用水而不知用火非所見之偏耶

植物名實圖考　惡實　八十四　隰草卷之十一

惡實

惡實別録中品即牛蒡子救荒本草謂之牛菜俗呼夜叉頭根葉皆可煮食今爲斑疹要藥蓋除風傷之功

雩婁農曰牛蒡子多刺而獨以惡名何也初生葉大如芋形固可駭莖尤肥宜能果腹醫者蓄其實爲良藥覓體皆有功於人而蒙不韙之名名顧可憑乎牛之名誠不得與騊駼騏驥伍而爲用亦大矣劉表帳下牛重八百斤殺而享士無異常牛罷其形而枵其實爲人所輕得名亦侈矣哉

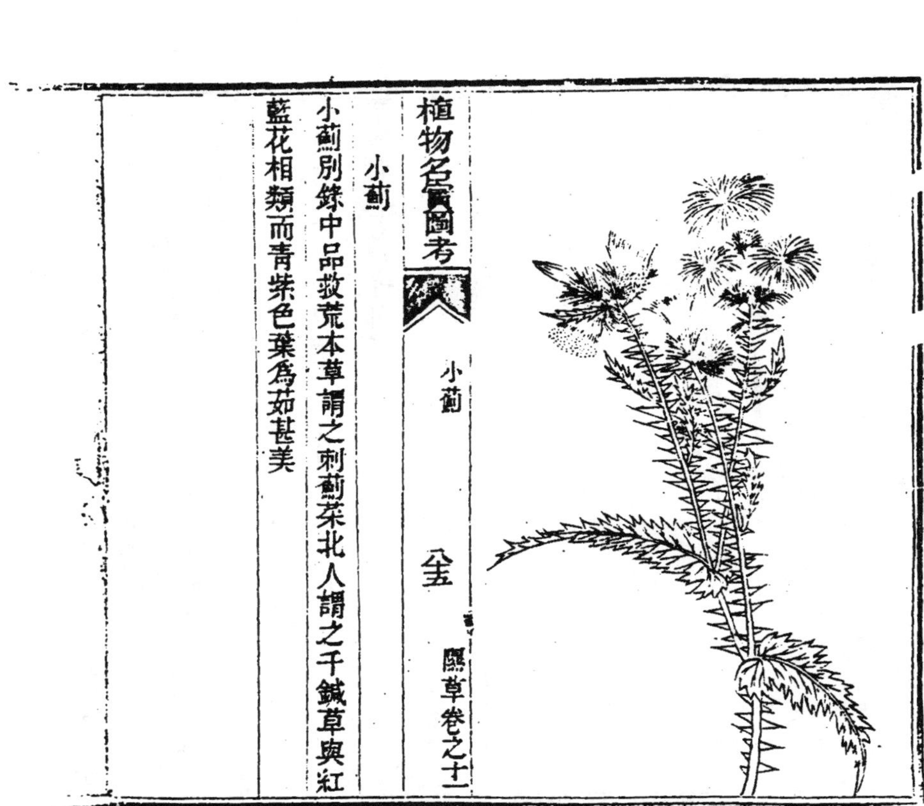

植物名實圖考　小薊　八十五　隰草卷之十一

小薊

小薊別録中品救荒本草謂之刺薊菜北人謂之千鍼草與紅藍花相類而青紫色葉爲茹甚美

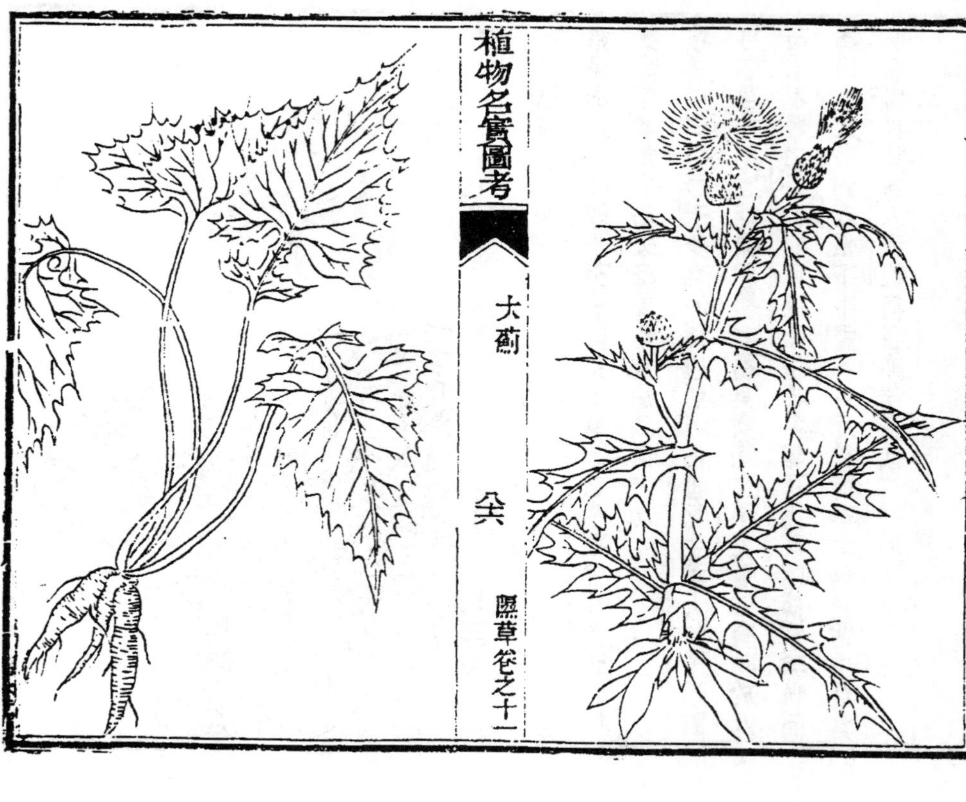

大薊

大薊別錄中品性與小薊同葉大多皺救荒本草葉可煠食根有毒醫書相承多以續斷爲卽大薊根今江西南贛產者根較肥土醫呼爲土人參或以欺人其卽鄭樵所云南續斷耶

雩婁農曰薊以氏州其山原皆薊也刺森森踐之則迷陽觸之則蜂蠆顧其嫩葉汋食之甚美老則揉爲茸以引火夜行之車繩之星星列於途也性去濕宜血劑滇南生者高出人上瘵瘠者餌根比參耆焉貌猙獰而質和淑下堂執手射雉始笑邪聆其言覩其技惡乎知之

大青

大青別錄中品今江西湖南山坡多有之葉長四五寸開五瓣圓紫花結實生青熟黑唯實成時花瓣尚在宛似托盤土人皆識之暑月爲飲以解渴湘人有三指禪一書以淡婆婆根治偏頭風有奇效余詢而採之則大青也那音轉訛耳按別錄主治時氣頭痛其功素著而古方治傷寒黃疸時疾温疫皆云能回困篤今醫者多不知而俚醫用之又不知其本名國士在門而不以國士遇之欲其相報之速也難矣柯亭之竹爨下之桐得一知音卽爲千古佳話安得多識之士遇物能名如郭林宗之藻鑒羣倫使山中小草皆得揚眉吐氣於階前咫尺之地哉

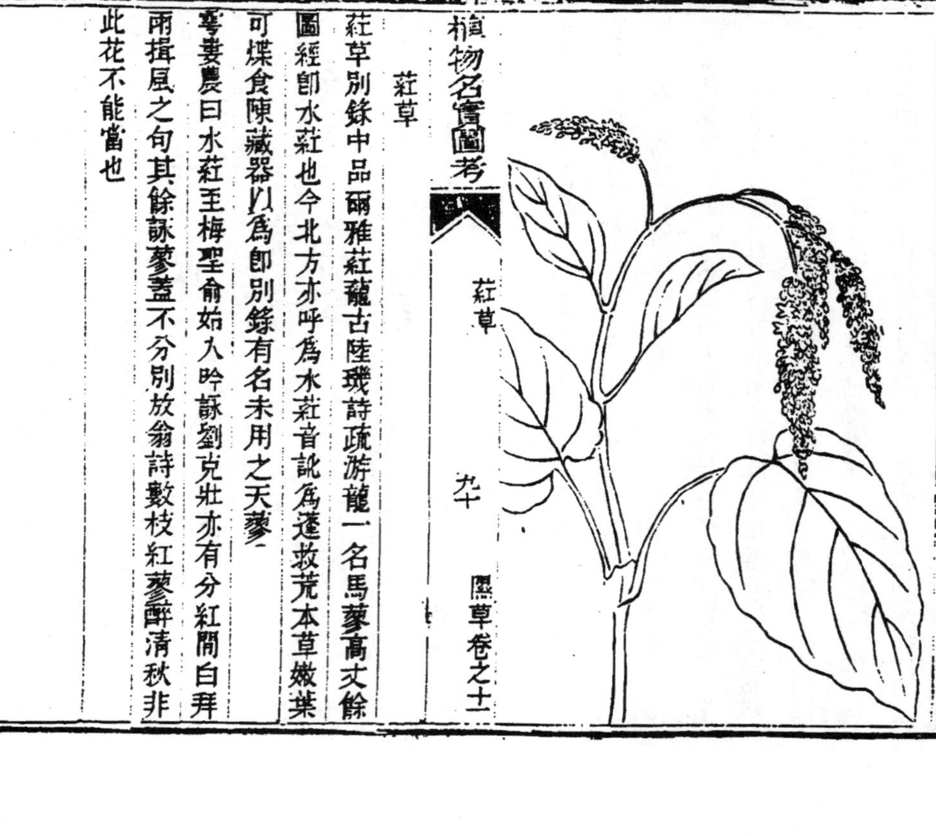

葒草

葒草別錄中品爾雅葒蘢古陸璣詩疏游龍一名馬蓼高丈餘圖經即水葒也今北方亦呼爲水葒音訛爲蓬救荒本草嫩葉可煠食陳藏器以爲即別錄有名未用之天蓼

雩婁農曰水葒王梅聖俞始入吟詠劉克壯亦有分紅間白拜雨揖風之句其餘詠蓼蓋不分別放翁詩數枝紅蓼醉清秋非此花不能當也

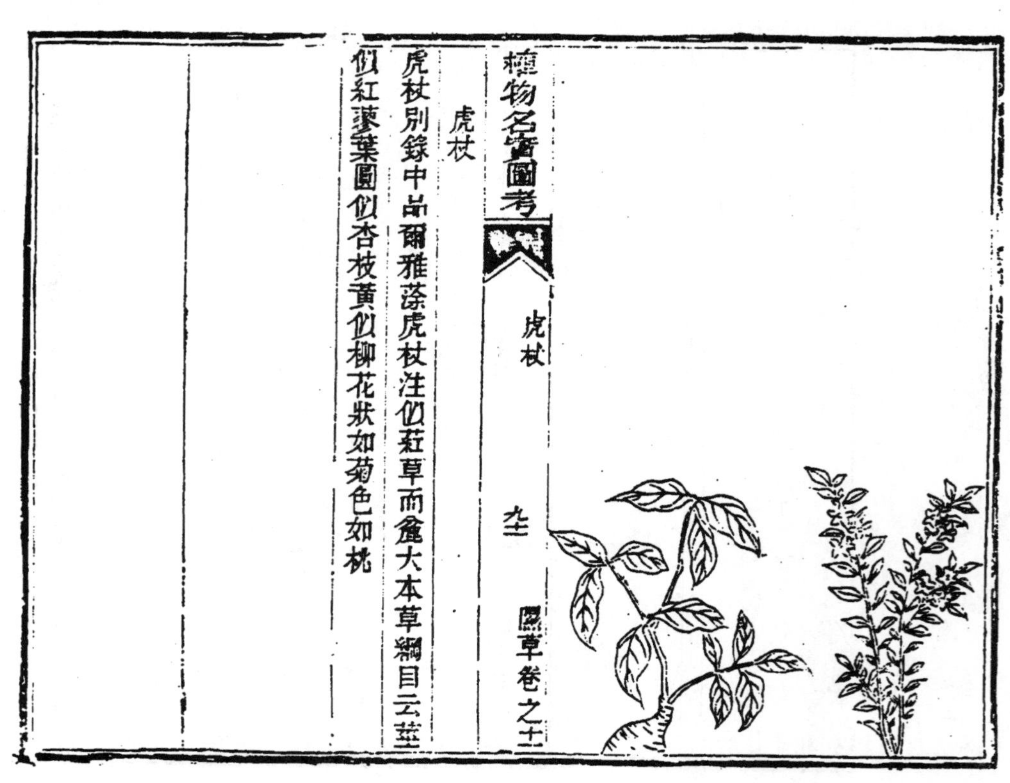

虎杖

虎杖別錄中品爾雅蒤虎杖注似葒草而麤大本草綱目云莖似紅蓼葉圓似杏枝黃似柳花狀如菊色如桃

黃花蒿

黃花蒿俗呼臭蒿以覆醬豉本草綱目始收入藥

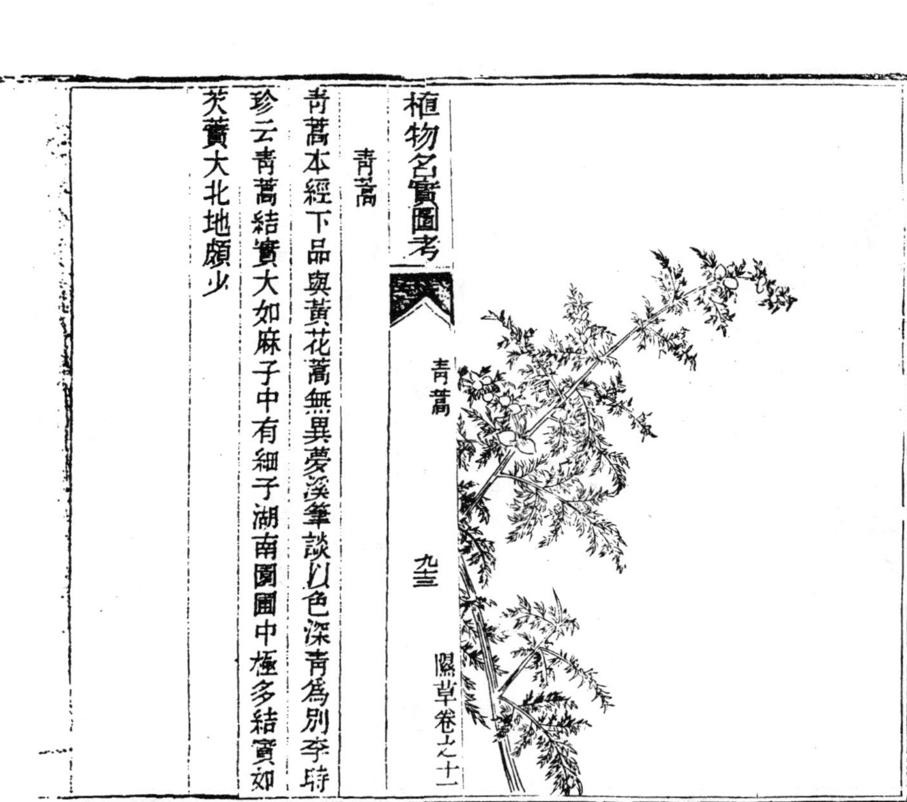

青蒿

青蒿本經下品與黃花蒿無異夢溪筆談以色深青爲別李時珍云青蒿結實大如麻子中有細子湖南園圃中極多結實如芡實大北地頗少

植物名實圖考卷之十二

固始吳其濬著
蒙自陸應穀校刊

隰草類

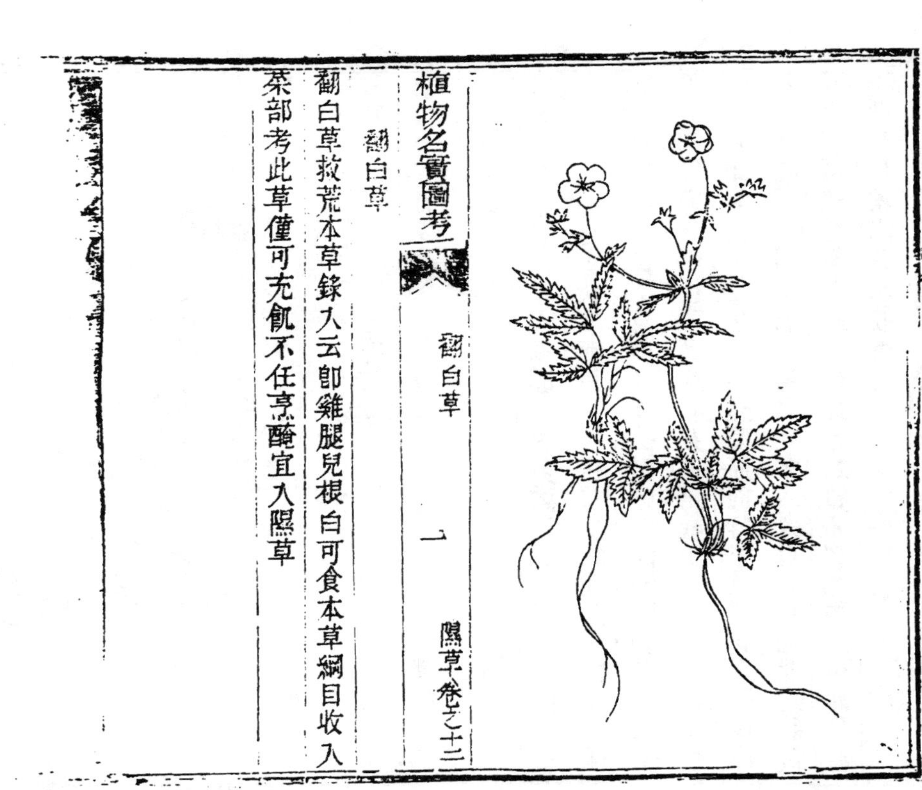

翻白草

翻白草救荒本草録入云即雞腿兒根白可食本草綱目收入菜部考此草僅可充飢不任烹醢宜入隰草

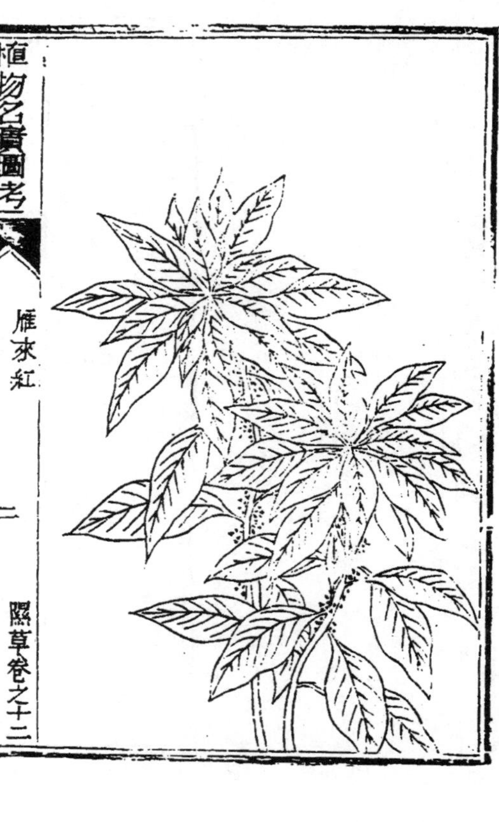

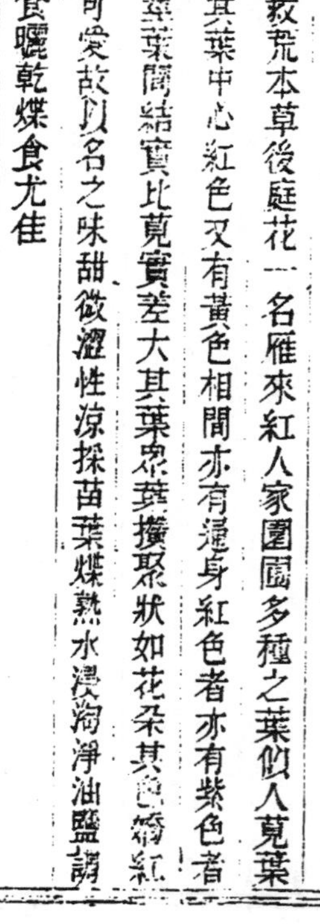

雁來紅

救荒本草後庭花一名雁來紅人家園圃多種之葉似人莧葉其葉中心紅色又有黄色相間亦有通身紅色者亦有紫色者莖葉間結實比莧實差大其葉衆葉攢聚狀如花朵其色嬌紅可愛故以名之味甜微澀性涼採苗葉煠熟水浸淘淨油鹽調食曬乾煠食尤佳

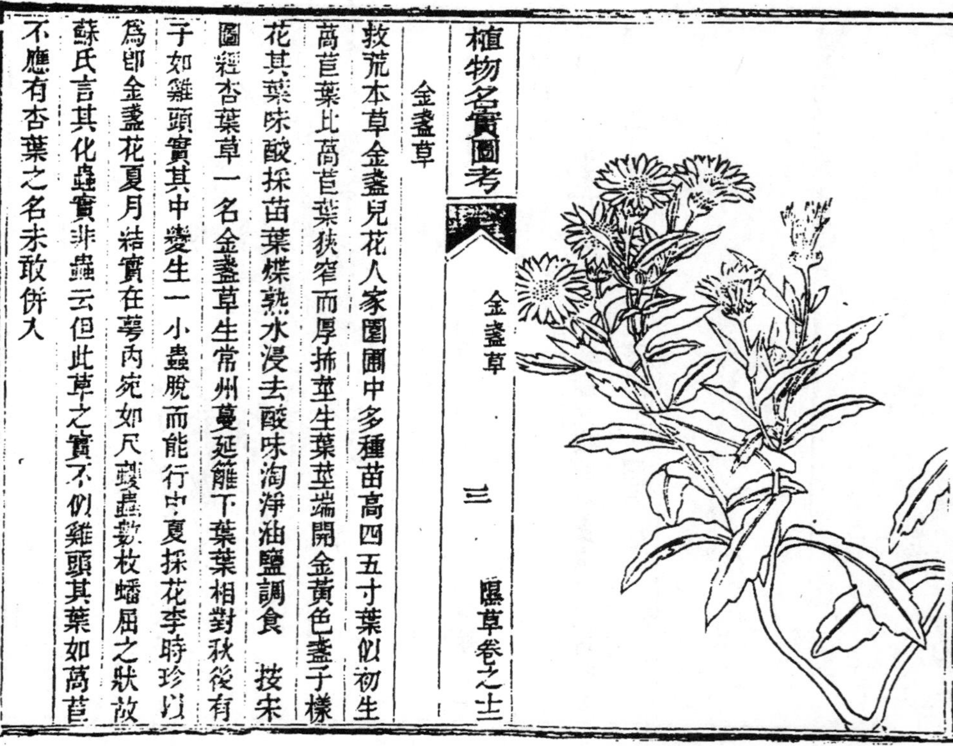

金盞草

救荒本草金盞兒花人家園圃中多種苗高四五寸葉似初生萵苣葉比萵苣葉狹窄而厚抪莖生葉莖端開金黄色盞子樣花其葉味酸採苗葉煠熟水浸去酸味淘淨油鹽調食　按宋圖經杏葉草一名金盞草生常州蔓延籬下葉葉相對秋後有子如雞頭實其中變生一小蟲蛻而能行中夏採花李時珍以爲即金盞花夏月結實在萼内宛如尺蠖蟲數枚蟠屈之狀故蘇氏言其化蟲實非蟲云但此草之實不似雞頭其葉如萵苣不應有杏葉之名未敢併入

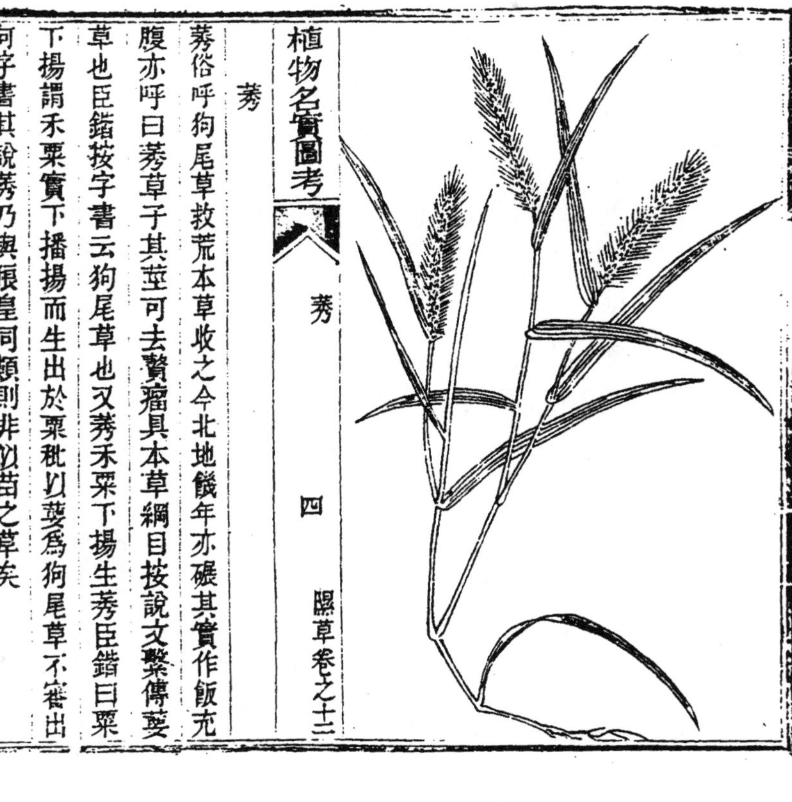

植物名實圖考　莠　四　隰草卷之十二

莠

莠俗呼狗尾草救荒本草收之今北地饑年亦碾其實作飯充腹亦呼曰莠草子其莖可去贅瘤具本草綱目按說文繫傳莠草也臣鍇按字書云狗尾草也又莠禾粟下揚生莠臣鍇曰粟下揚謂禾粟實下播揚而生出於粟秕以莠爲狗尾草不審出何字書其說莠乃與稂皇同類則非似苗之草矣

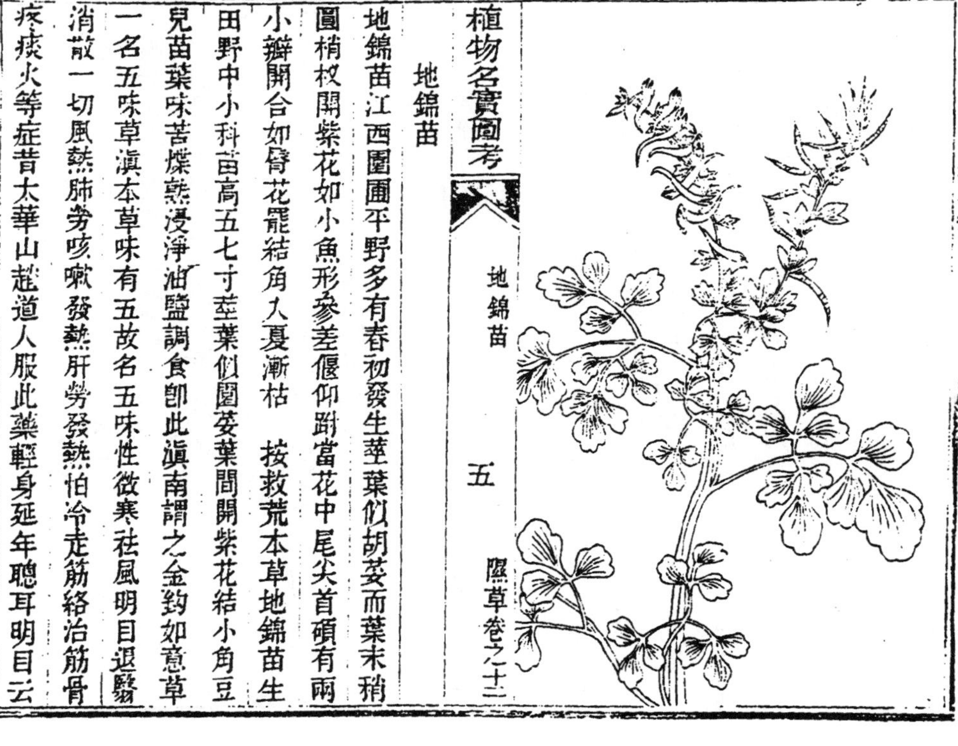

植物名實圖考　地錦苗　五　隰草卷之十二

地錦苗

地錦苗江西園圃平野多有春初發生莖葉似胡荽而葉末稍圓梢杈開紫花如小魚形參差偃仰對當花中尾尖首碩有兩小瓣開合如脣花罷結角入夏漸枯　按救荒本草地錦苗生田野中小科苗高五七寸莖葉似園荽葉間開紫花結小角豆兒苗葉味苦煠熟浸淨油鹽調食即此滇南謂之金鈎如意草一名五味草滇本草味有五故名五味性微寒祛風明目退翳消散一切風熱肺勞咳嗽發熱肝勞發熱怕冷走筋絡治筋骨疼痰火等症昔太華山趙道人服此藥輕身延年聰耳明目云

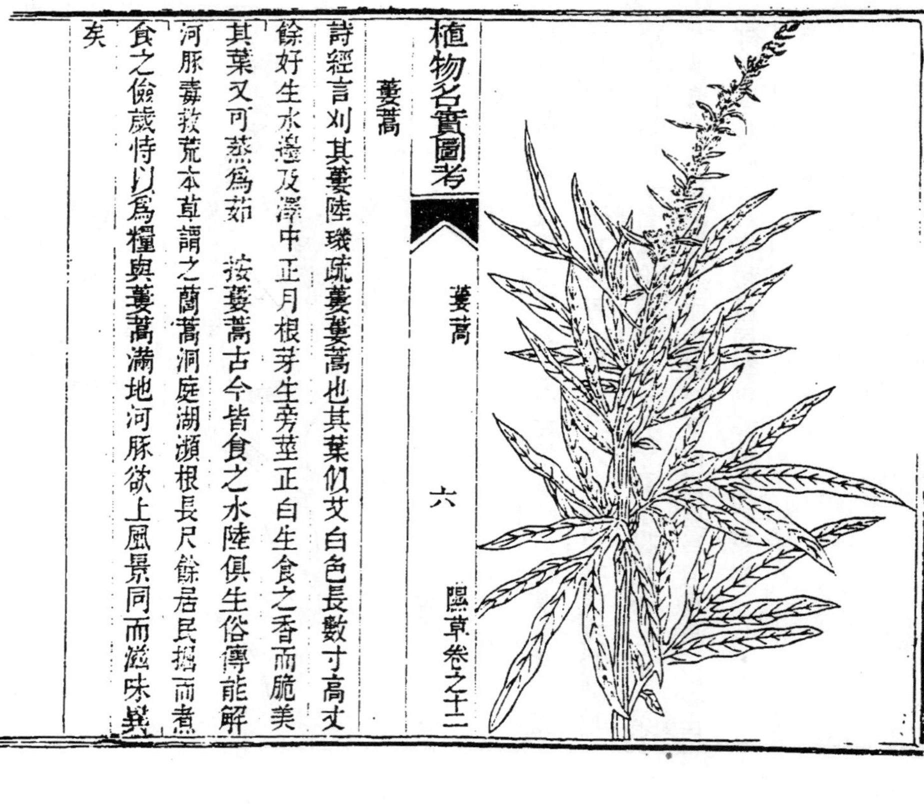

蔞蒿

詩經言刈其蔞陸璣疏蔞蔞蒿也其葉似艾白色長數寸高丈餘好生水邊及澤中正月根芽生旁莖正白生食之香而脆美其葉又可蒸為茹　按蔞蒿古今皆食之水陸俱生俗傳能解河豚毒救荒本草謂之蔏蒿洞庭湖瀕根長尺餘居民掘而煮食之儉歲恃以為糧與蔞蒿滿地河豚欲上風景同而滋味異矣

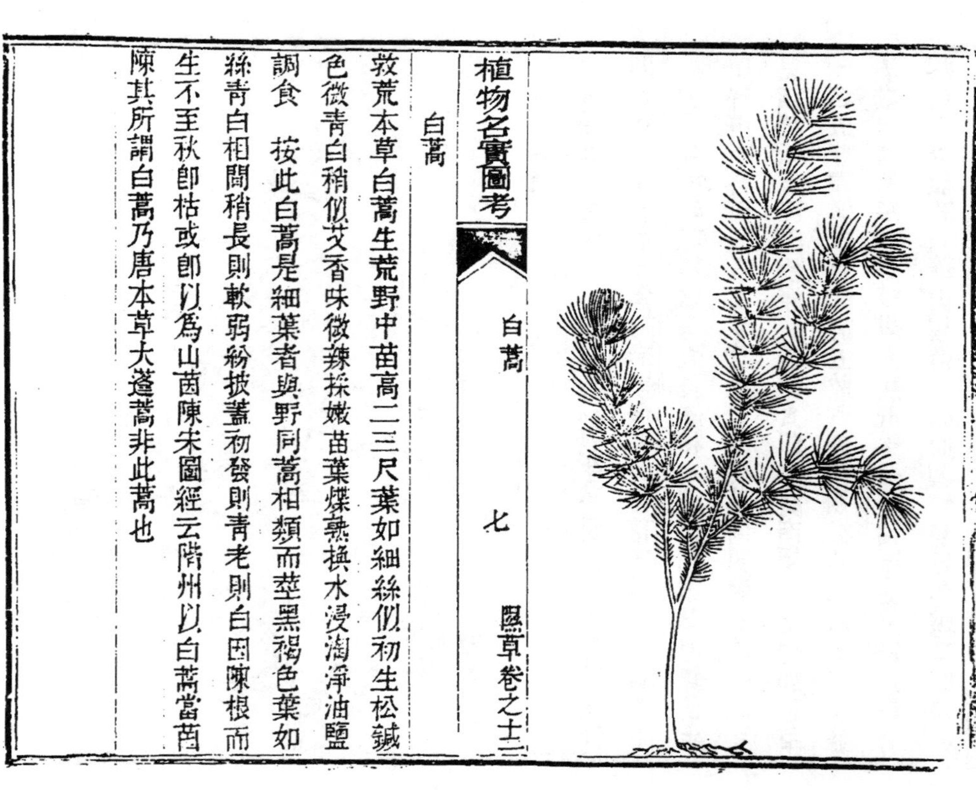

白蒿

救荒本草白蒿生荒野中苗高二三尺葉如細絲似初生松鍼色微青白稍似艾香味微辣採嫩苗葉煠熟換水浸淘淨油鹽調食　按此白蒿是細葉者與野同蒿相類而莖黑褐色葉如絲青白相間稍長則軟弱紛披蓋初發則青老則白因陳根而生不至秋即枯或即以為山茵陳宋圖經云階州以白蒿當茵陳其所謂白蒿乃唐本草大蓬蒿非此蒿也

紫香蒿

救荒本草紫香蒿生中牟縣平野中苗高一二尺莖方紫色葉似邪蒿葉而背白又似野胡蘿蔔葉微短莖葉梢間結小青子比灰菜子又小其葉味苦採葉煠熟水浸去苦味油鹽調食

按此蒿江西平隰亦間有之紫莖亭亭凡蒿初發莖青漸老則紫此蒿初生莖即紫與他蒿不類其葉亦似青蒿宋圖經陰地厥生鄧州順陽縣內鄉山谷味甘苦微寒無毒主療腫毒風熱葉似青蒿莖青紫色花作小穗微黃根似細辛七月採根苗用核其形狀正合

堇堇菜

救荒本草堇堇菜一名箭頭草生田野中苗初搨地生葉似鈹箭頭樣而葉蒂甚長其後葉間擷葶開紫花結三瓣蒴兒中有子如芥子大茶褐色味甘採苗葉煠熟水浸淘淨油鹽調食根葉擣傅諸腫毒　按此草江西湖南平隰多有之或呼爲紫金鎖又呼爲紫花地丁其結實頗似小白茄北人又呼爲小甜水茄其葉和麪切食甚滑實老裂爲三叉子黃如粟黏於殼上漸次黑落俚醫用根治火症功同地丁

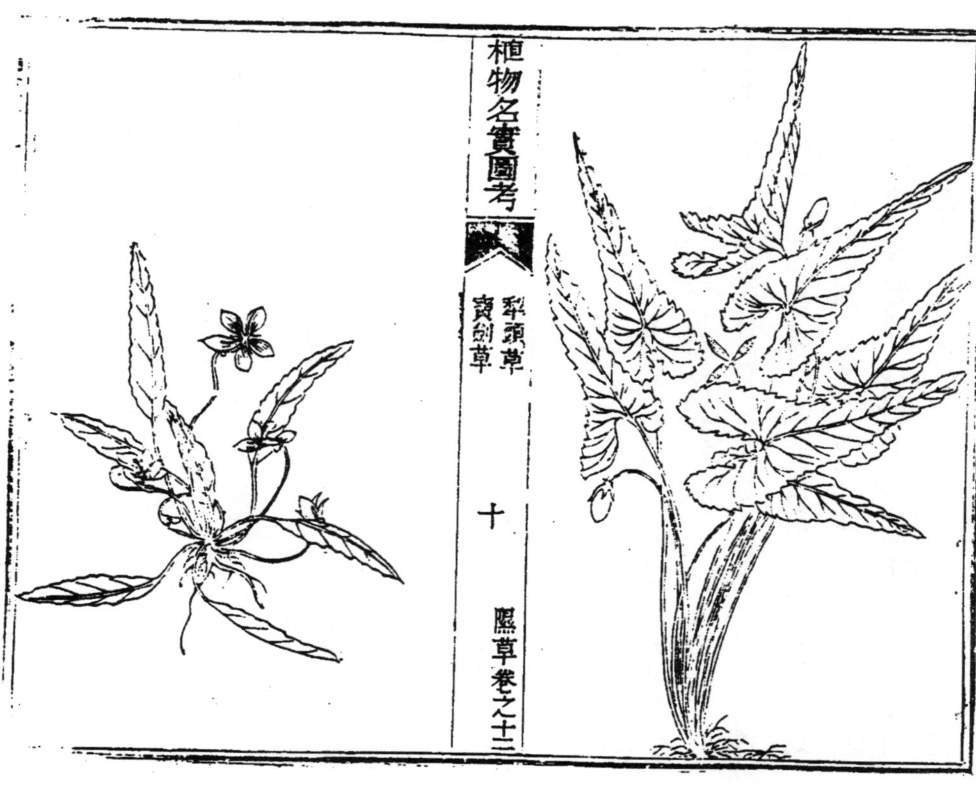

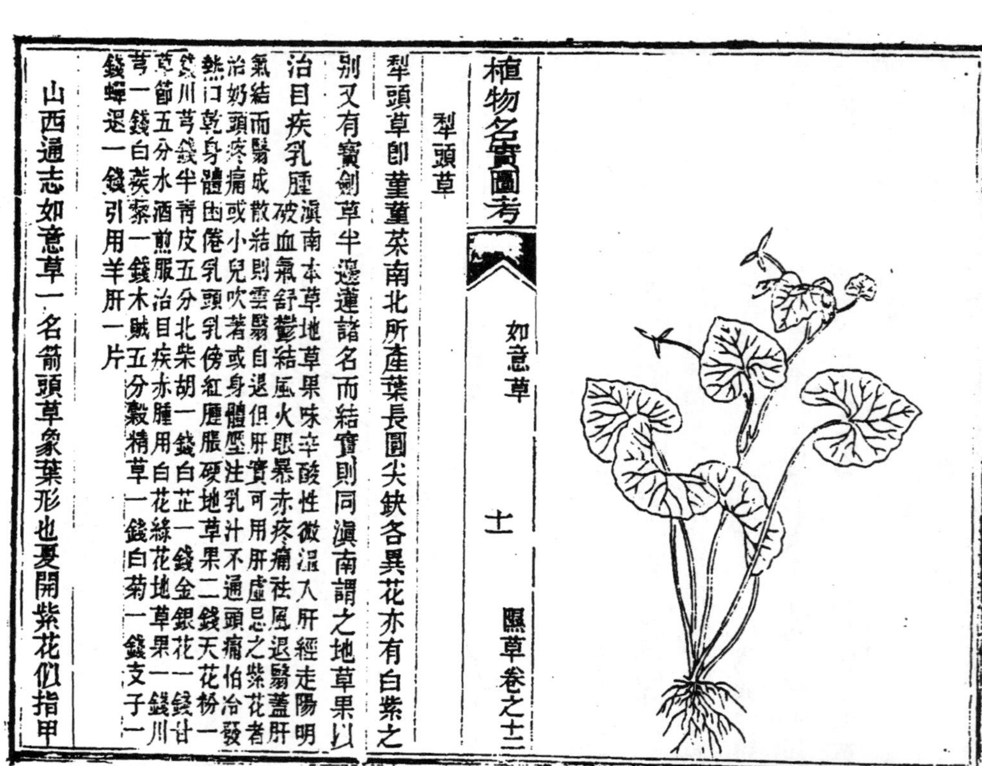

犁頭草

犁頭草即堇堇菜南北所產葉長圓尖缺各異花亦有白紫之別又有寶劍草半邊蓮諸名而結實則同滇南謂之地草果以治目疾乳癧滇南本草地草果味辛酸性微温入肝經走陽明破血氣舒鬱結風火眼暴赤疼痛祛風退翳蓋肝氣結而翳成散結則雲翳自退但肝實可用肝虛忌之紫花者治奶頭疼痛或小兒吹著或身體壓注乳汁不通頭痛怕冷發熱口乾身體困倦乳頭乳傍紅癧脹硬地草果二錢天花粉一錢川芎錢半青皮五分北柴胡一錢白芷一錢金銀花一錢甘草節五分水酒煎服治目疾赤腫用白花綠花地草果一錢川芎一錢白蒺藜一錢木賊五分穀精草一錢白菊一錢支子一錢蟬退一錢引用羊肝一片

山西通志如意草一名箭頭草象葉形也夏開紫花似指甲

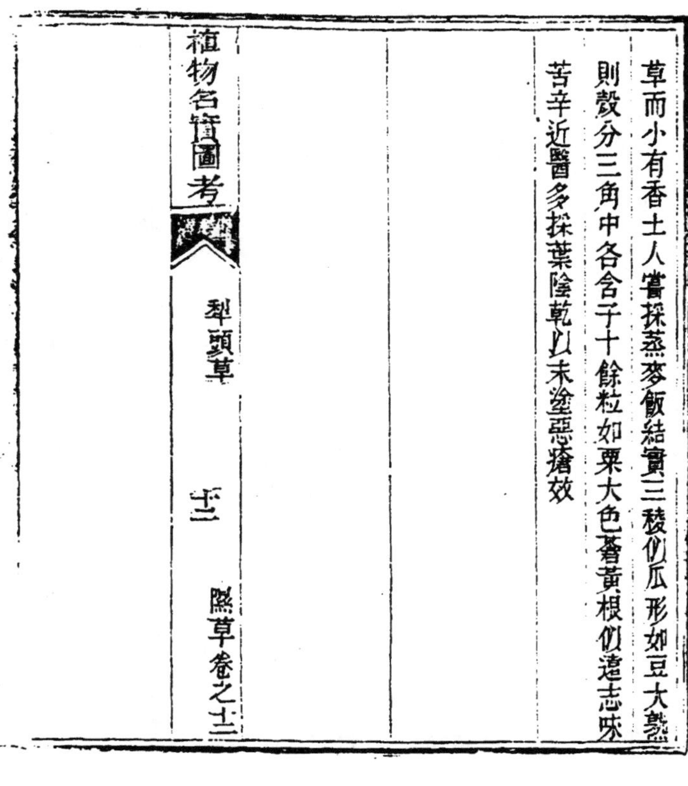
草而小有香土人嘗採蒸麥飯結實三稜似瓜形如豆大熟則殼分三角中各含子十餘粒如栗大色蒼黃根似遠志味苦辛近醫多採葉陰乾以末塗惡瘡效

植物名實圖考　犁頭草　十二　隰草卷之十二

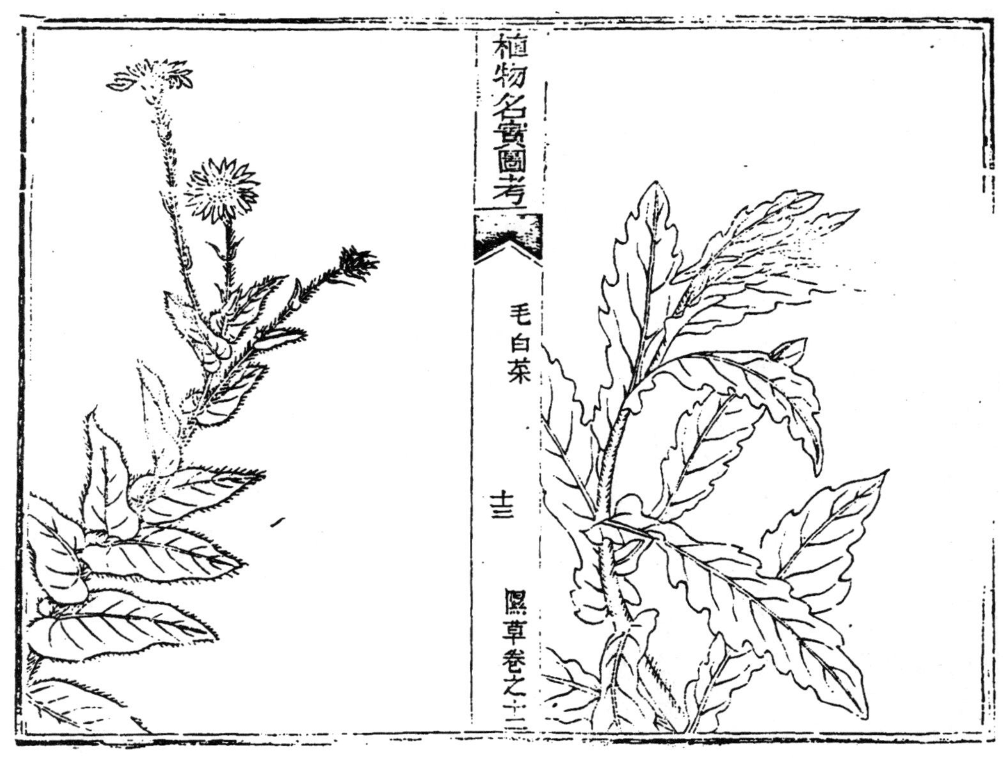
植物名實圖考　毛白菜　十三　隰草卷之十二

毛白菜

毛白菜江西湖南多有之初生鋪地如芥菜長葉深齒白毛茸茸夏間抽莖抱莖生葉攢附而上梢間發小枝開淡紫花全似馬蘭稍大俚醫以根葉同肉煮服治吐血　按救荒本草毛連菜一名常十八生田野中苗初塌地生後擢莖叉高二尺許葉似刺薊葉而長大稍尖其葉邊褶曲皺上有澀毛梢間開銀褐花味微苦採葉煠熟水浸淘洗油鹽調食形狀極肖又天祿識餘草花中有名長十八者元葛邏祿迺賢塞上曲云雙鬟小女玉娟娟自捲氈簾出帳前忽見一枝長十八折來簪在帽簷邊下註曰長十八草花名余王塞外果有是花未知即此否

小蟲兒臥單

救荒本草小蟲兒臥單一名鐵線草苗塌地生葉似星宿葉而極小又似雞眼草葉亦小其莖色紅開小紅花苗味甜採苗葉煠熟水浸淘淨油鹽調食　按小蟲兒臥單固始呼為小蟲兒盤直隸呼為雀兒頭李時珍本草綱目入嘉祐本草地錦下併入有名未用別錄地朕援據本草拾遺地朕一名地錦一名地噤蔓延著地葉光淨露下有光又引掌禹錫曰地錦草生近道田野出滁州者尤佳葉細弱蔓延於地莖赤葉青紫色夏中茂盛開紅花結細實取苗子用之狀極相類而李時珍所說則是

奶花草二種皆布地生小蟲兒臥單莖細葉稀無白汁花不黃非一草也形狀未符主治俱不載以俟考山西通志地錦一名草血竭一名雀兒單游人稱爲小蟲兒臥單此草既有草血竭之名則治血症應效

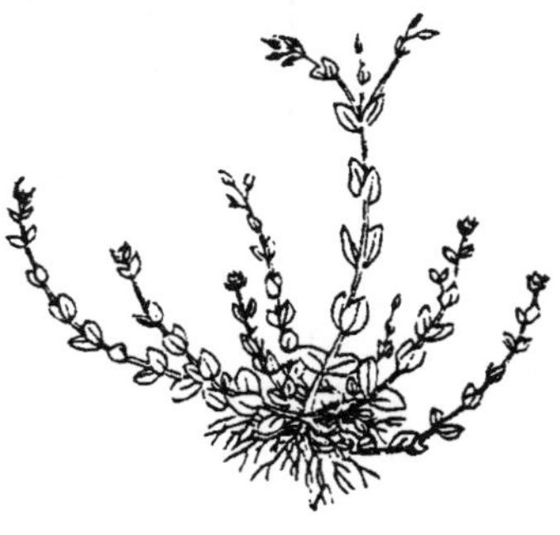

地耳草

地耳草一名斑鳩窩一名雀舌草生江西田野中高三四寸叢生葉如小蟲兒臥單葉初生甚紅葉皆抱莖上聳老則變綠梢端春開小黃花按野菜譜有雀舌草狀亦相類或卽此

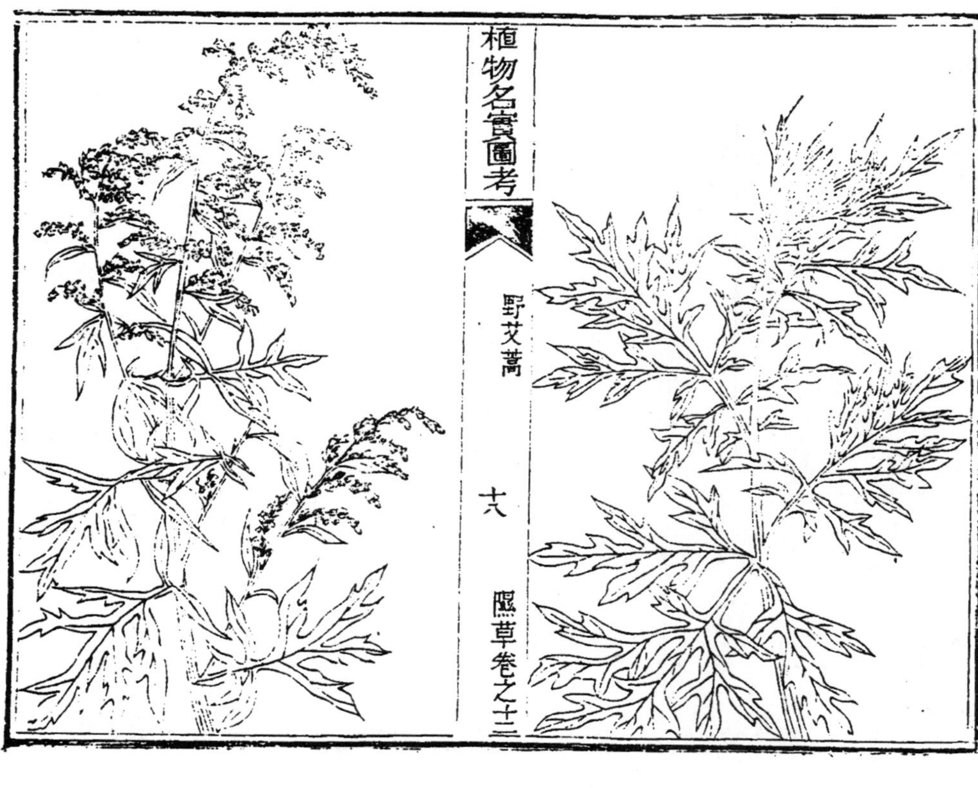

野艾蒿

救荒本草：野艾蒿生田野中，苗葉類艾而細，又多花叉，葉有艾香，味苦。採葉煠熟，水淘去苦味，油鹽調食。按此蒿與大蓬蒿相類而莖葉白似艾。

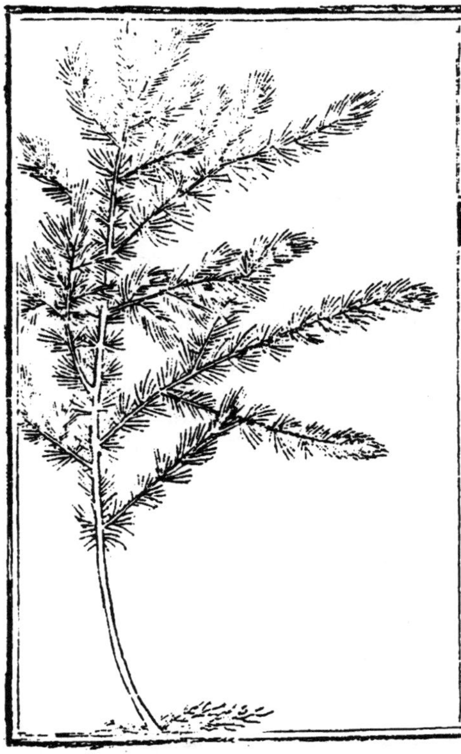

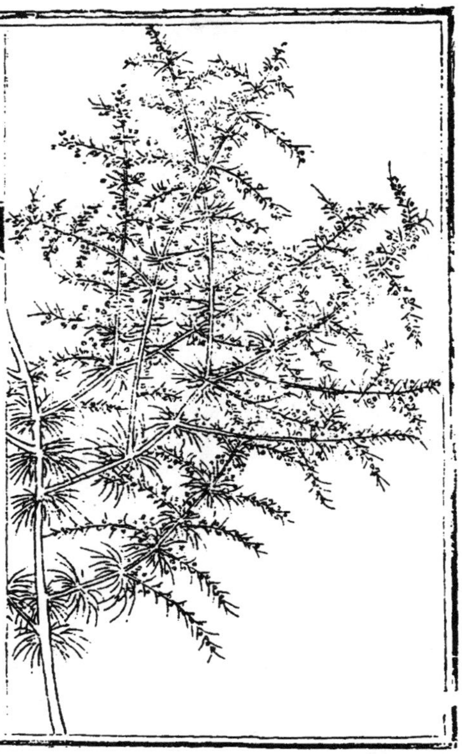

植物名實圖考　野同蒿　廿　隰草卷之十二

植物名實圖考　野同蒿　廿一　隰草卷之十二

野同蒿

救荒本草：野同蒿生荒野中，苗高二三尺，莖紫赤色，葉似白蒿，色微青黃，又似初生松針而茸細，味苦。採嫩苗葉煠熟，换水浸淘淨，油鹽調食。　按野同蒿即蓬蒿。陸璣詩疏：藻一種，莖大如釵股，葉如蓬蒿，謂之聚藻。此蒿莖葉青綠一色，而葉細如絲，正與水藻相似。湖南亦謂之青蒿，云功用勝於似黃蒿之青蒿。李時珍以同蒿菜爲蓬蒿，殊誤。

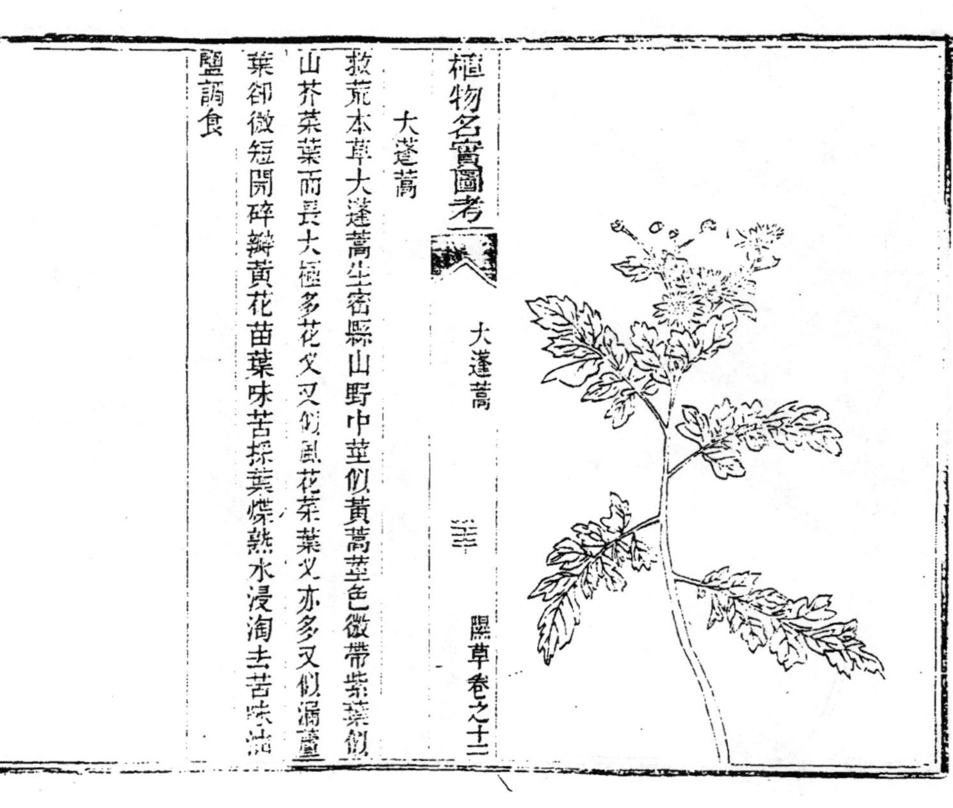

大蓬蒿

救荒本草大蓬蒿生密縣山野中莖似黃蒿莖色微帶紫葉似山芥菜葉而長大極多花叉又似風花菜葉叉亦多叉似漏蘆葉卻微短開碎瓣黃花苗葉味苦採葉煠熟水浸淘去苦味油鹽調食

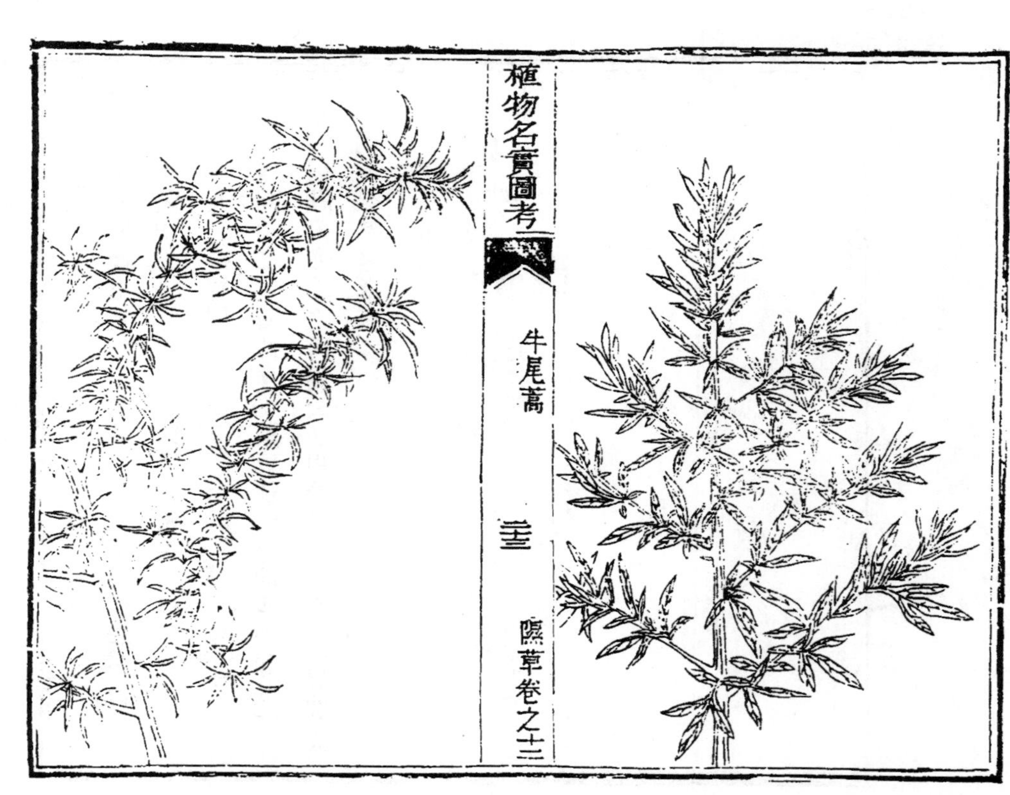

牛尾蒿

牛尾蒿詩經取蕭祭脂陸璣疏蕭荻今人所謂荻蒿者是也或云牛尾蒿似白蒿白葉莖麤科生多者數十莖可作燭有香氣故祭祀以脂爇之爲香許愼以爲艾蒿非也郊特牲云既奠然後爇蕭合馨香是也　按爾雅蕭荻郭注卽蒿蓋牛尾蒿初生時與蔞蒿同唯一莖旁生橫枝秋時枝上發短葉橫斜欹舞如短尾隨風故俗呼以狀名之其莖直硬與蔞蒿同爲燭桿之用李時珍以陸疏苹爲牛尾蒿與今本不同鄭漁仲以牛尾蒿爲青蒿子大誤

爾雅正義苹藾蕭注今藾蒿也初生亦可食正義此別蒿之類也苹一名藾蕭小雅云呦呦鹿鳴食野之苹鄭箋以爲藾蕭疏引陸璣疏云葉青白色莖似蓍而輕脆始生時可生食又可蒸食按藾蕭爲蒿之別種俗呼爲牛尾蒿或以爲卽今白蒿非也又蕭荻注卽蒿正義詩疏引李巡云萩一名蕭天官甸師云祭祀共蕭茅杜子春以爲蕭香蒿也後鄭謂詩所云取蕭祭脂郊特牲云蕭合黍稷臭陽達於牆屋故既薦然後焫蕭爲馨香者是蕭之謂也又鄭注郊特牲云蕭薌蒿也染以脂合黍稷燒之生民詩疏云宗廟之祭以香蒿合黍稷燒此香蒿以合其馨香之氣是蕭爲蒿之香者也萩監本誤作荻唐石經作萩釋文萩音秋今改正案春官鬱人疏引王度記云士以蕭庶人以艾白虎通義亦引之是蕭與艾定爲二物也蕭艾皆香草而離騷云何昔日之芳草今直爲此蕭艾也蓋蕭可以爇艾可以灸古之長育羣材者芳草各有其用而采蕭采艾亦各以其時今不辨其爲芳草而與蕭艾並見燒薙故騷人歎之說楚辭者不達其意以蕭艾爲惡草誤矣管子地員篇云莽下於蕭蕭下於薜辨庶草者固各有其等差也

說文解字注蕭艾蒿也大雅取蕭祭脂郊特牲焫蕭合馨香故

毛公曰蕭所以共祭祀鄭君曰蕭薌蒿也陸璣曰今人所謂萩蒿也或曰牛尾蒿許愼以爲艾蒿非也按陸語非是此物蒿類而似艾一名艾蒿許非謂艾爲蕭也齊高帝云蕭卽艾也乃爲謬耳又按曹風傳曰蕭蒿也此統言之諸家云薌蒿艾蒿者析言之從草肅聲蘇彫切古音在三部音脩亦與肅同音通用甸師共蕭茅杜子春讀肅爲蕭蕭牆蕭斧皆訓肅萩蕭也從草秋聲七由切三部古多以萩爲楸如左氏傳伐雍門之萩史漢河濟之間千樹萩是也

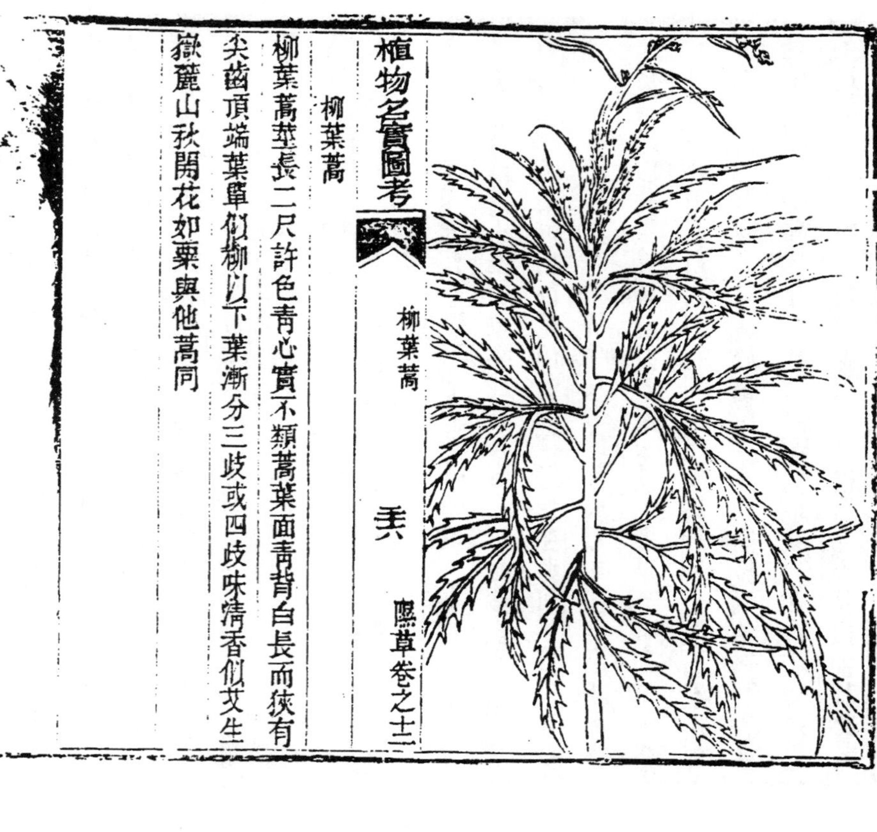

柳葉蒿

柳葉蒿莖長二尺許色青心實不類蒿葉面青背白長而狹有尖齒頂端葉單似柳以下葉漸分三歧或四歧味清香似艾生嶽麓山秋開花如粟與他蒿同

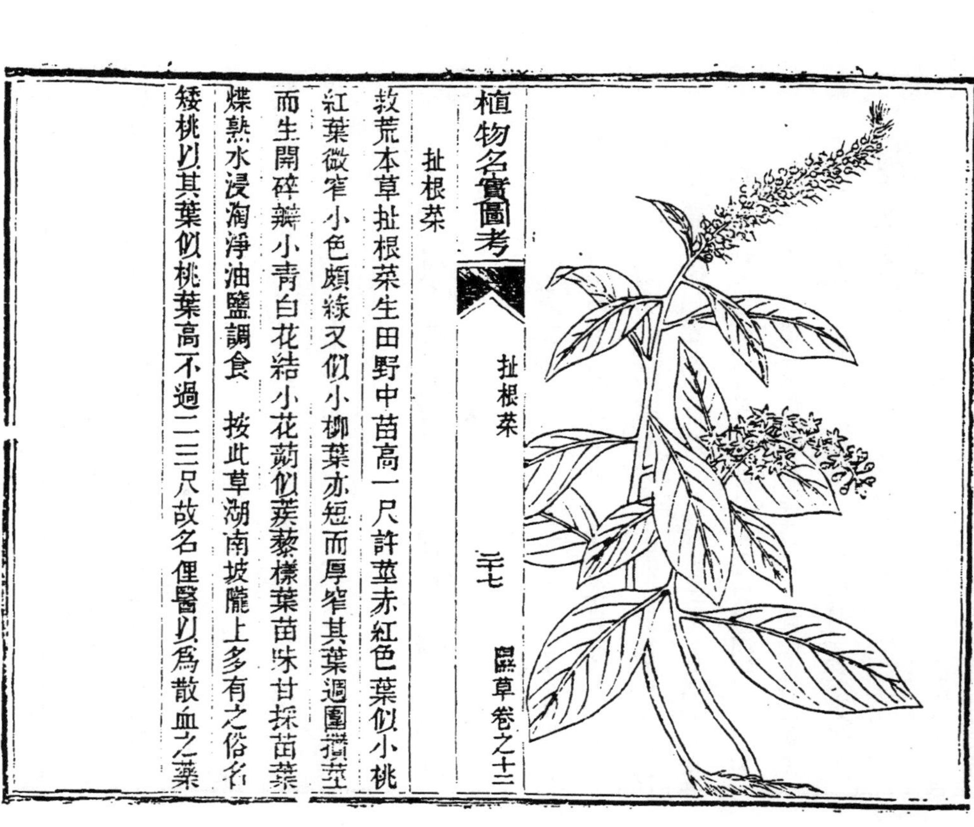

扯根菜

救荒本草扯根菜生田野中苗高一尺許莖赤紅色葉似小桃紅葉微窄小色頗緑又似小柳葉亦短而厚窄其葉週圍攢莖而生開碎瓣小青白花結小花蒴似蒺藜樣葉苗味甘採苗葉煠熟水浸淘淨油鹽調食　按此草湖南坡隴上多有之俗名矮桃以其葉似桃葉高不過二三尺故名俚醫以為散血之藥

矮桃又一種

矮桃生湖南頗似扯根菜三葉攢生柔厚尖長梢間青白小五瓣花成穗土人以爲即扯根菜一類故俱呼矮桃

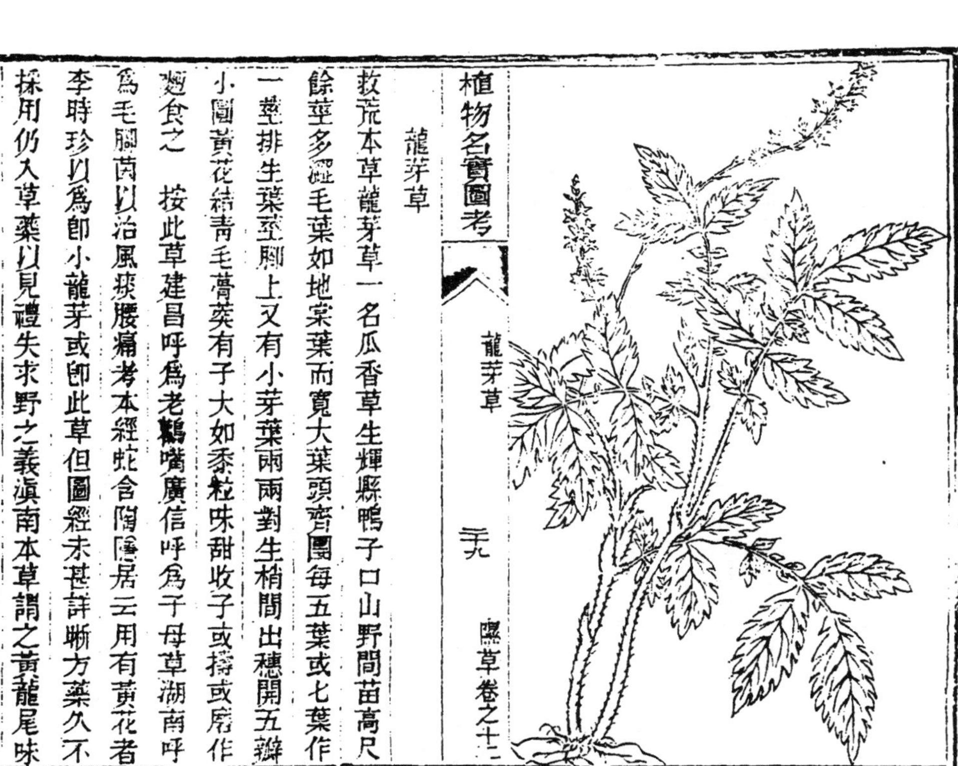

龍芽草

救荒本草龍芽草一名瓜香草生輝縣鴨子口山野間苗高尺餘莖多澀毛葉如地棠葉而寬大葉頭齊團每五葉或七葉作一莖排生葉莖脚上又有小芽葉兩兩對生梢間出穗開五瓣小圓黃花結青毛蕾葖有子大如黍粒味甜收子或搗或磨作麵食之　按此草建昌呼爲老鸛嘴廣信呼爲子母草湖南呼爲毛脚茵以治風痰腰痛考本經蛇含陶隱居云用有黃花者李時珍以爲即小龍芽或即此草但圖經未甚詳晰方藥久不採用仍入草藥以見禮失求野之義滇南本草謂之黃龍尾味

苦性温治婦人月經前後紅崩白帶面寒腹痛赤白痢疾杭芍二錢川芎一錢五分香附一錢紅花二錢黃龍尾三錢行經紫黑加蘇木黃芩腸痛加延胡小茴白帶加白芷木瓜赤帶加土茯苓赤木通蛇果草八仙草甘草

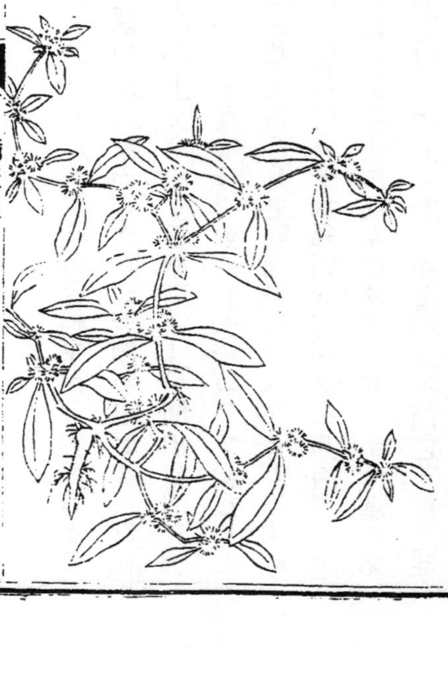

滿天星

滿天星生水濱處處有之綠莖鋪地花葉俱類旱蓮草葉小而花密爲異俚醫以洗無名腫毒按救荒本草耐驚菜一名蓮子草以其花之蓇葖狀似小蓮蓬樣故名生下濕地中苗高一尺餘莖紫赤色對生莖叉葉似小桃紅葉而長梢間開細瓣白花而淡黃心葉味苦採苗葉煠熟油鹽調食核其形味即此

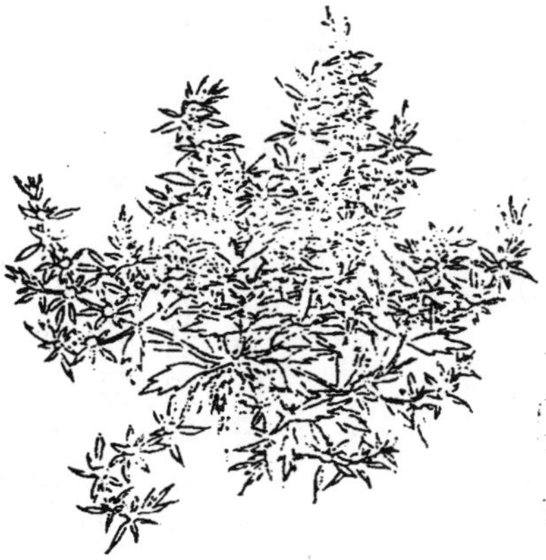

水蓑衣

救荒本草水蓑衣生水泊邊葉似地梢瓜葉而窄每葉間皆結小青蓇葖其葉味苦採苗葉煠熟水浸淘去苦味油鹽調食

按此草江西沙洲多有之唯葉間青蓇葖畧帶淡紅色余取破之其中皆有一小蟲蹲伏其中南方濕熱草木蘊結化生蟲蟻不可細詰故挑野菜者絕少不似北地黃壤茂於草根樹皮皆成野蔬也又小說家謂有仙桃草四五月麥田中蔓生葉綠莖紅實大如椒形如桃中有一小蟲宜在小暑節十五日內取之先期則無蟲後時則蟲飛出卷未坼採之烘乾研末藏以待用一切跌打損傷服一二錢可以起死回生或云其葉煎水浴之亦妙按狀與此草殊肖

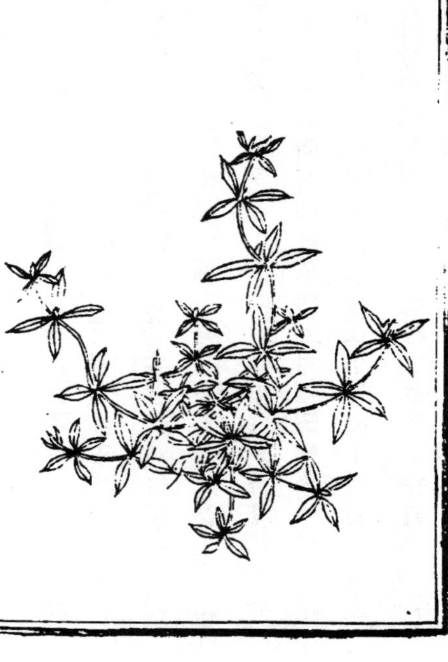

地角兒苗

救荒本草地角兒苗一名地牛兒苗生田野中塌地生一根就分數十莖其莖甚稠葉似胡豆葉微小葉生莖面每攢四葉對生作一處莖旁另叉生葶梢頭開淡紫花結角似連翹角而小中有子狀似䓍豆顆味甘採嫩角生食硬角熟食　按此草江西平野亦有之土人無識之者

雞眼草

救荒本草雞眼草又名掐不齊以其葉用指甲掐之作劐不齊故名生荒野中塌地生葉如雞眼大似三葉酸漿葉而圓又似小蟲兒臥單葉而大結子小如粟粒黑茶褐色味微苦氣與槐相類性温採子擣取米其米青色先用冷水淘淨卻以滾水泡三五次去水下鍋或煮粥或作炊飯食之或磨麪作餅食亦可

按江西田野中有之土人呼爲公母草其葉皆斜紋掐之輒復相勾連或云中暑搗取汁涼水飲之卽愈

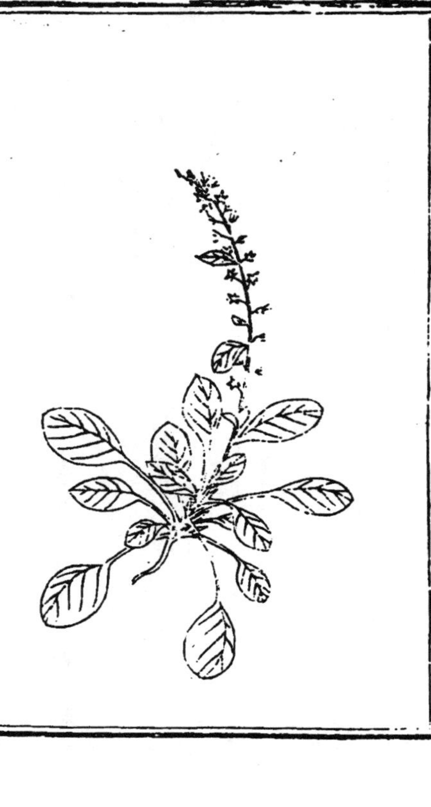

狗蹄兒

狗蹄兒處處平隰有之初生小葉鋪地圓如狗脚跡故名漸長葉如長柄小匙春抽細莖開五瓣小藍花與小葉相間鄉人摘其嫩葉茹之王磐以入野菜譜

米布袋

救荒本草米布袋生田野中苗塌地生葉似澤漆葉而窄其葉順莖排生梢頭攢結三四角中有子如黍粒大微匾味甘採角取子水淘洗淨下鍋煮食苗葉煠熟油鹽調食亦可

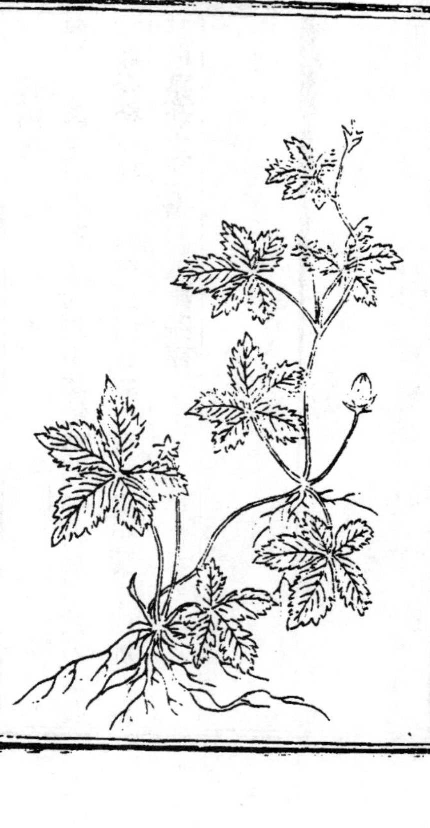

雞兒頭苗

救荒本草雞兒頭苗生祥符西田野中就地拖秧生葉甚疎稀每五葉攢生狀如一葉其葉花乂有小鋸齒葉間生莖開五瓣黃花根乂甚多其根形如香附子而鬚長皮黑肉白味甜採根換水煮熟食

雞兒腸

救荒本草雞兒腸生中牟田野中苗高一二尺莖黑紫色葉似薄荷葉微小邊有稀鋸齒又似六月菊梢葉間開細瓣淡粉紫花黃心葉味微辣採葉煠熟換水淘去辣味油鹽調食

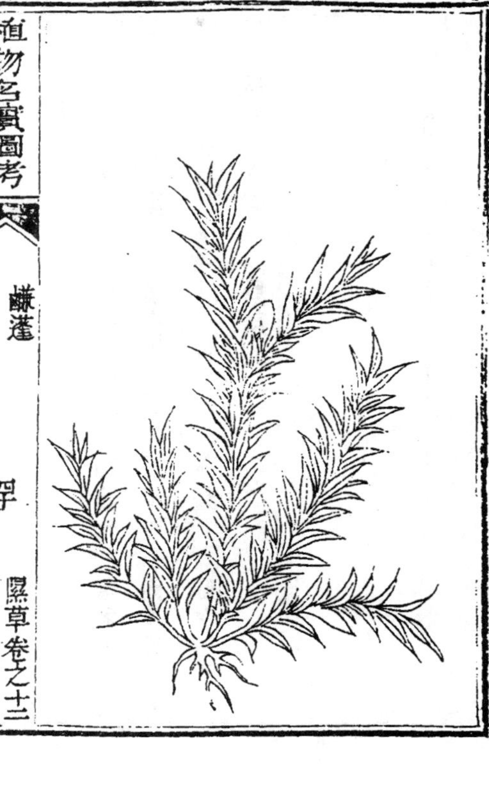

鹻蓬

救荒本草鹻蓬一名鹽蓬生水傍下濕地莖似落藜亦有線楞葉似蓬而肥壯比蓬葉亦稀疎莖葉間結青子極細小其葉味微鹹性微寒採苗葉煠熟水浸去鹹味淘洗淨油鹽調食山西鹻地多有之

牻牛兒苗

救荒本草牻牛兒苗又名鬬牛兒苗生田野中就地拖秧而生莖蔓細弱其莖紅紫色葉似園荽葉瘦細而稀疎開五瓣小紫花結青蓇葖兒上有一嘴甚尖銳如細錐子狀小兒取以爲鬬戲葉味微苦採葉煠熟水浸去苦味淘淨油鹽調食按汜水俗呼牽巴巴牽巴巴者俗謂啄木鳥也其角極似鳥嘴因以名焉直隸謂之燙燙青言其葉焯以水則逾青云山西圖中極多與苦菜苣蕒同秀葉味不甚苦微澀

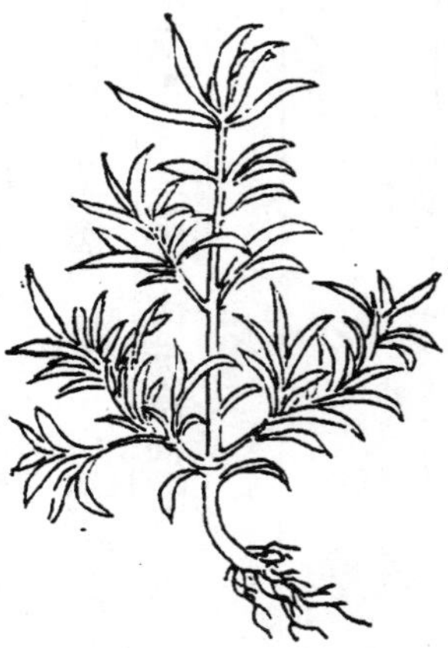

沙蓬

救荒本草沙蓬又名雞爪菜生田野中苗高一尺餘初就地上蔓生後分莖叉其莖有細線楞葉似獨掃葉狹窄而厚又似石竹子葉亦窄莖葉梢間結小青子小如粟粒其葉味甘性温採苗葉煠熟水浸淘淨油鹽調食

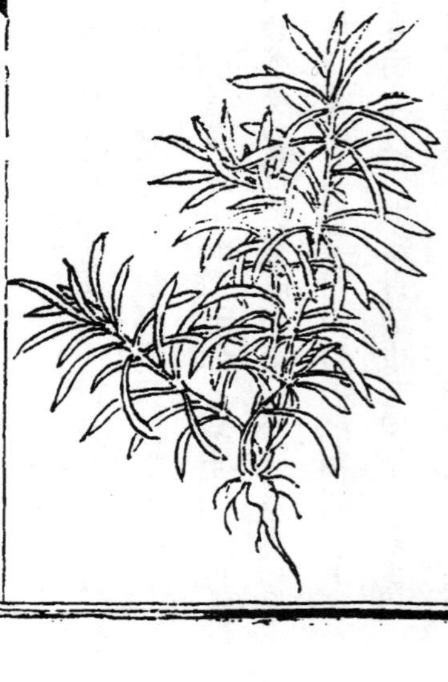

沙消

沙消江西沙上多有之紫莖葉如石竹子葉而密土人以利水道其形與沙蓬相類•

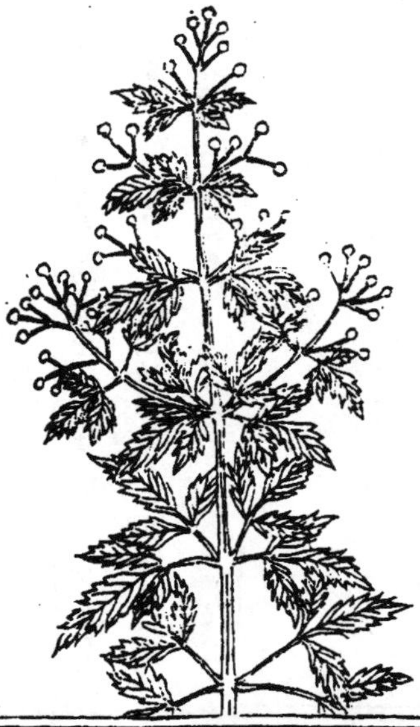

水蕀針

救荒本草水蕀針苗又名山油子生田野中苗高一二尺莖方四楞對分莖叉葉亦對生其葉似荆葉而軟鋸齒尖葉莖葉紫綠開小紫碧花葉味辛辣微甜採苗葉煠熟水淘洗淨油鹽調食

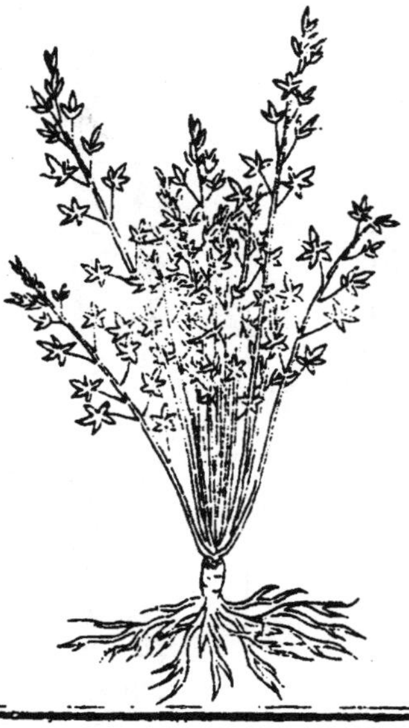

鐵掃箒

救荒本草鐵掃箒生荒野中就地叢生一本二三十莖苗高三四尺葉似苜蓿葉而細長又似細葉胡枝子葉亦短小開小白花其葉味苦採嫩苗葉煠熟換水浸去苦味油鹽調食爾雅正義荓馬帚註似蓍可以爲掃彗正義荓一名馬帚夏小正云七月荓秀荓也者馬帚也廣雅云馬帚屈馬第也管子地員篇云蔞下於荓註似蓍至掃彗正義說文云蓍蒿屬生千歲三百莖

按荓草似蓍則亦蒿屬也李時珍云此卽蒿草謂其可爲馬刷故名馬帚今河南人謂之鐵掃帚李以荓爲鐵掃帚極肖又云卽荔也殊誤無蒿草之說

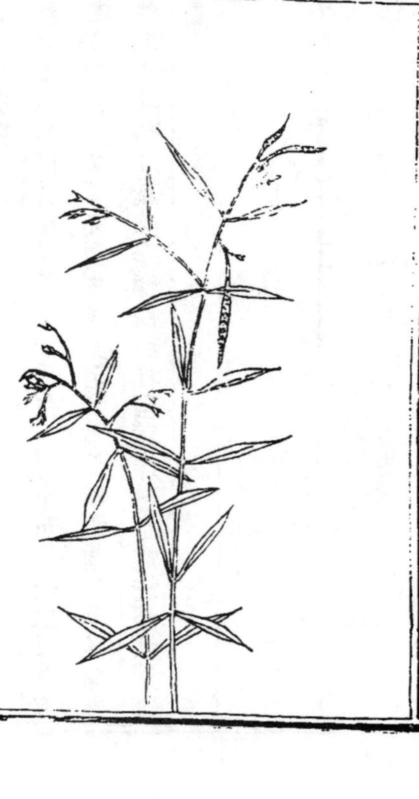

刀尖兒苗

救荒本草刀尖兒苗生密縣梁家衝山野中苗高二三尺葉似細柳葉硬而細長而尖葉皆兩兩抪莖對生葉間開淡黄花結尖角兒長二寸許麄如蘿蔔角中有白穰及小匾黑子其葉味甘採葉煠熟水淘洗淨油鹽調食

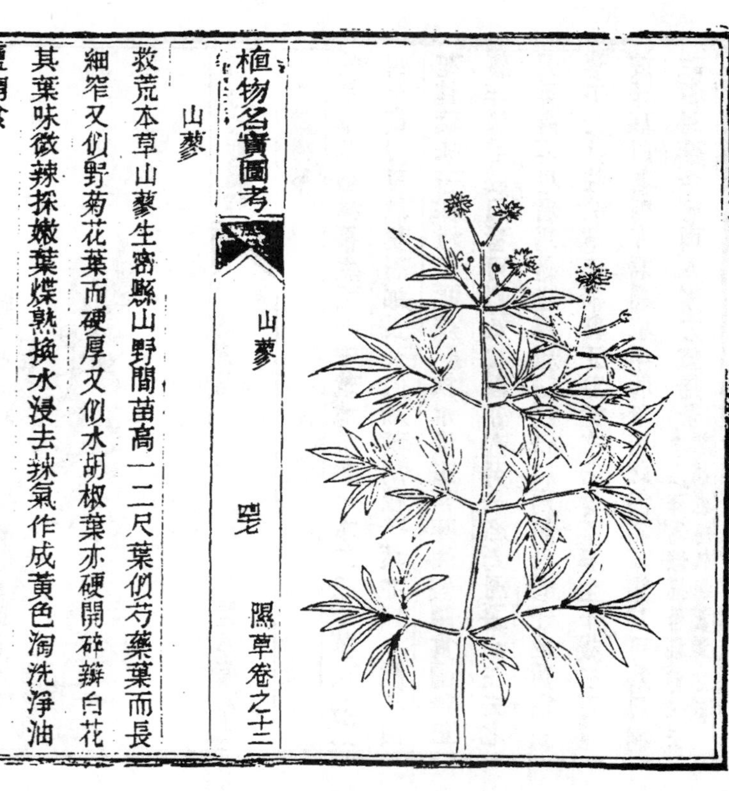

山蓼

救荒本草山蓼生密縣山野間苗高一二尺葉似芍藥葉而長細窄又似野菊花葉而硬厚又似水胡椒葉亦硬開碎瓣白花其葉味微辣採嫩葉煠熟換水浸去辣氣作成黄色淘洗淨油鹽調食

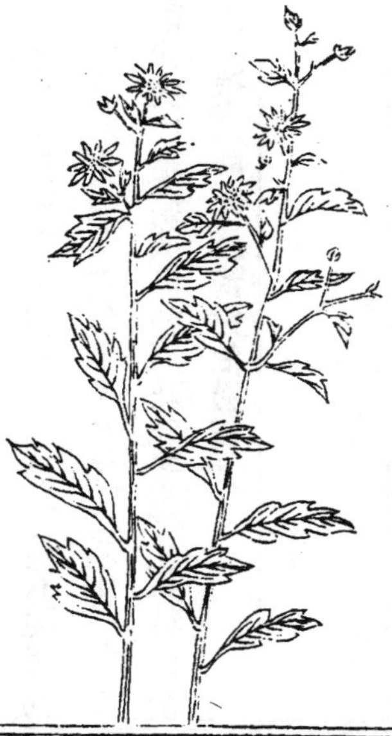

六月菊

救荒本草六月菊生祥符西田野中苗高一二尺莖似鐵桿蒿莖葉似雞兒腸葉但長而澀又似馬蘭頭葉而硬短梢葉間開淡紫花葉味微酸澀採葉煠熟水浸去澀味油鹽調食

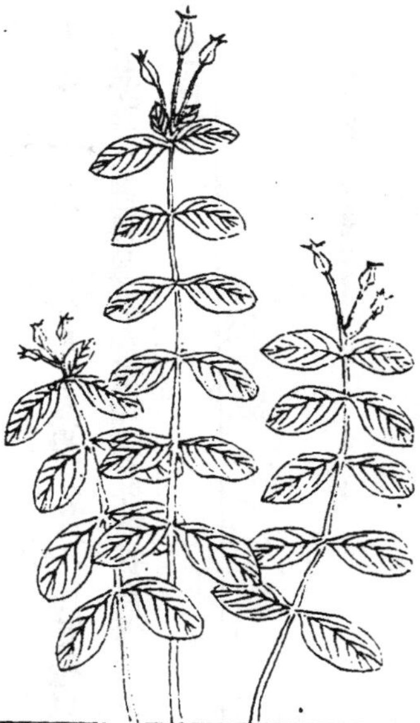

佛指甲

救荒本草佛指甲科苗高一二尺莖微帶赤黃色其葉淡綠背皆微帶白色葉如長匙頭樣似黑豆葉而微寬又似雞兒腸葉甚大皆兩葉對生開黃花結實形如連翹微小中有黑子如小粟粒其葉甜可食按本草綱目誤以為卽景天其花實絕不相類

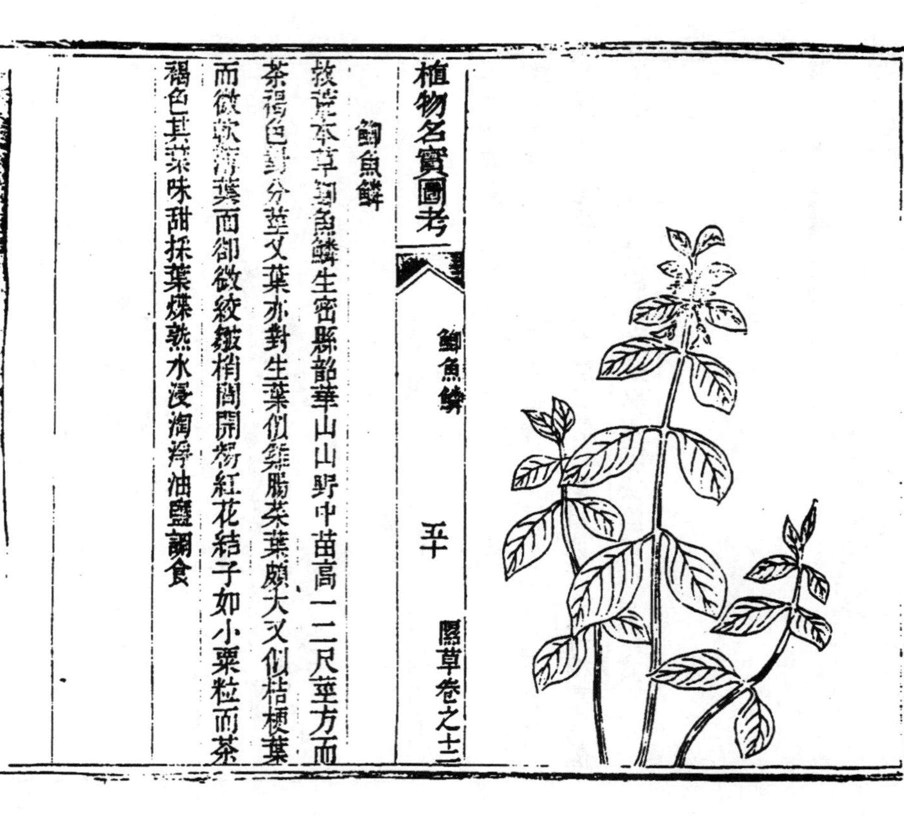

鯽魚鱗

救荒本草鯽魚鱗生密縣韶華山山野中苗高一二尺莖方而茶褐色對分莖叉葉亦對生葉似雞腸菜葉頗大又似桔梗葉而微軟薄葉面御微紋皺梢間開粉紅花結子如小粟粒而茶褐色其葉味甜採葉煠熟水浸淘淨油鹽調食

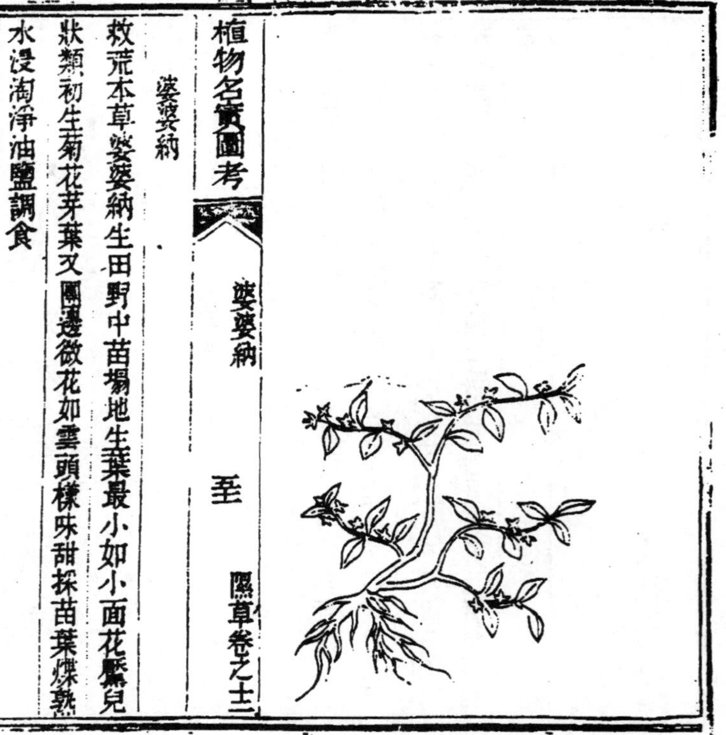

婆婆納

救荒本草婆婆納生田野中苗搨地生葉最小如小面花黶兒狀類初生菊花芽葉又團邊微花如雲頭樣味甜採苗葉煠熟水浸淘淨油鹽調食

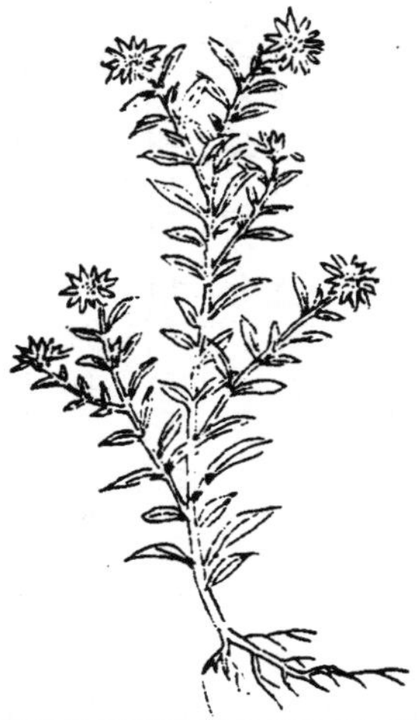

野粉團兒

救荒本草：野粉團兒生田野中。苗高一二尺，莖似鐵桿蒿莖，葉似獨掃葉而小。上下稀疎，枝頭分叉，開淡白花，黃心。味甜辣。採嫩苗葉煠熟，水浸淘淨，油鹽調食。

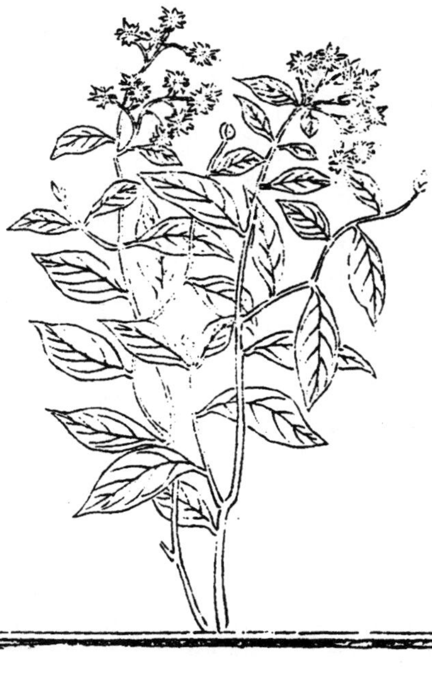

狗掉尾苗

救荒本草：狗掉尾苗生南陽府馬鞍山中。苗高一二三尺，拖蔓而生。莖方色青。其葉似歪頭菜葉稍大而尖，鮹色深綠，紋脈微多。又似狗筋蔓葉。稍間開五瓣小白花，黃心，衆花攢開，其狀如穗。葉味微酸。採嫩葉煠熟，水浸去酸味，淘淨，油鹽調食。

猪尾把苗

救荒本草猪尾把苗一名狗腳菜生荒野中苗長尺餘葉似甘露兒葉而甚短小其頭頗齊莖葉皆有細毛每葉間順條開小白花結小蒴兒中有子小如粟粒黑色苗葉味甜採嫩葉煠熟換水浸淘淨油鹽調食子可搗爲麪食

螺黶兒

救荒本草螺黶兒一名地桑又名痢見草生荒野中莖微紅葉似野人莧葉微長窄而尖開花作赤色小細穗兒其葉味甘採苗葉煠熟水浸淘去邪味油鹽調食

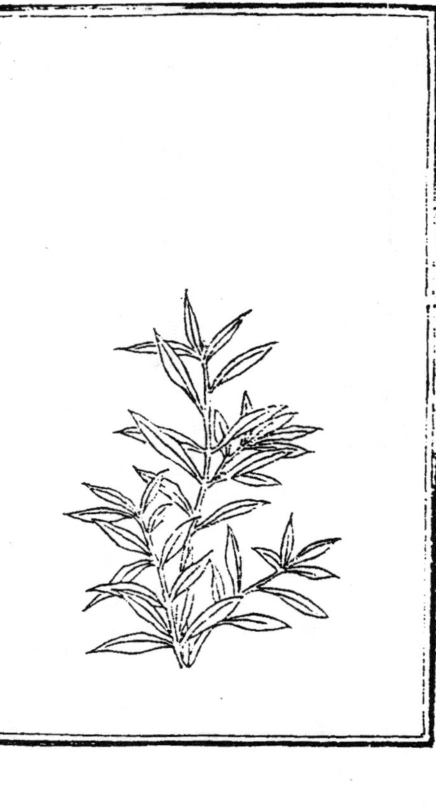

兔兒酸

救荒本草兔兒酸一名兔兒漿所在田野中皆有之苗比水荭矮短莖葉皆類水荭其莖節密其葉亦稠比水荭葉稍薄小味酸性寒無毒採苗葉煠熟以新汲水浸去酸味淘淨油鹽調食

米蒿

救荒本草米蒿生田野中所在處處有之苗高尺許葉似園荽葉微細葉叢間分生莖叉梢上開小青黃花結小細角似葶藶角兒葉味微苦採嫩苗葉煠熟水浸過淘淨油鹽調食

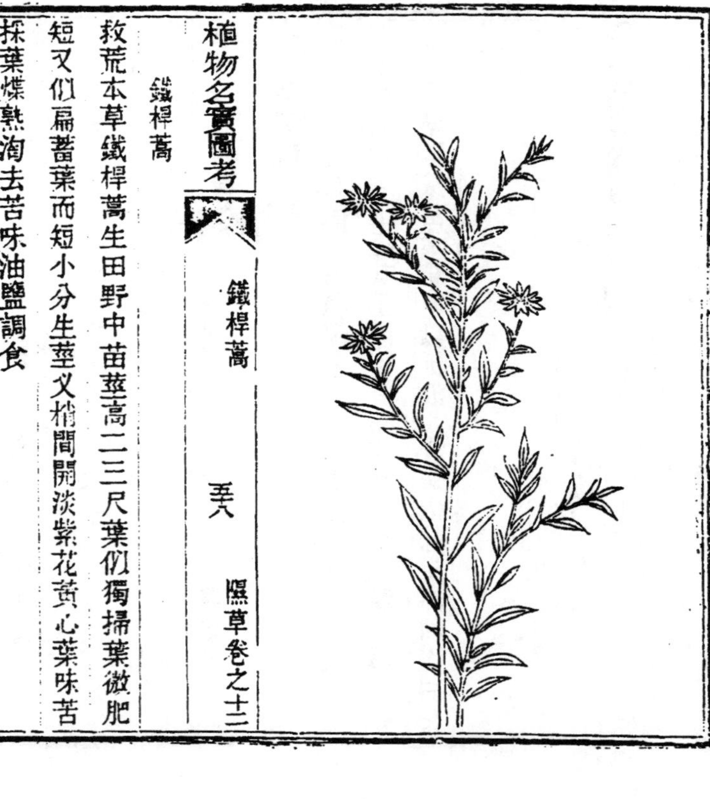

鐵桿蒿

救荒本草：鐵桿蒿生田野中。苗莖高二三尺，葉似獨掃葉微肥短，又似扁蓄葉而短小，分生莖叉，梢間開淡紫花，黄心。葉味苦。採葉煠熟，淘去苦味，油鹽調食。

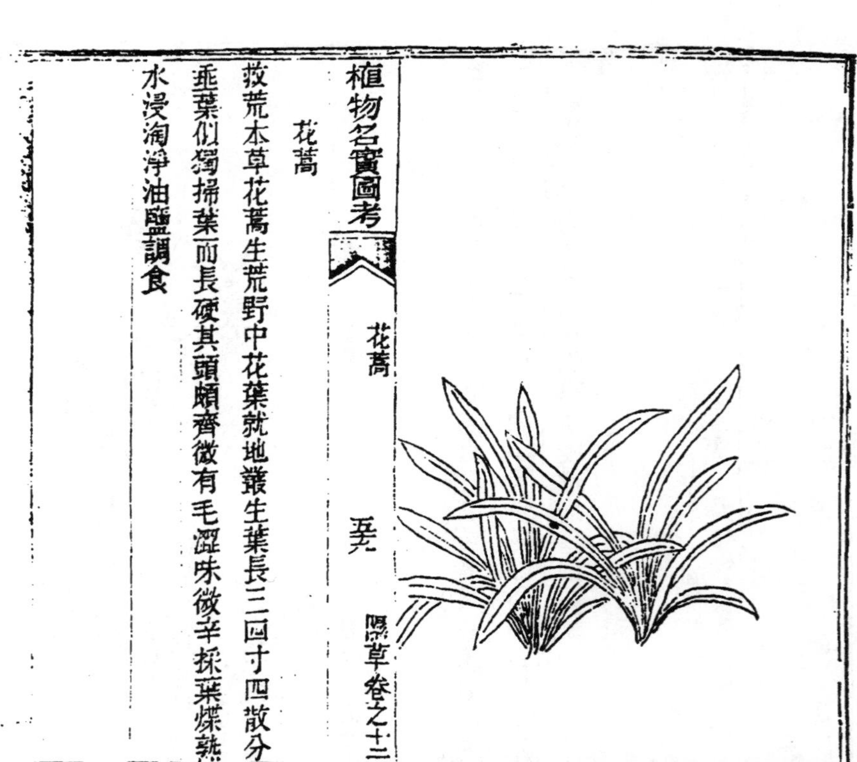

花蒿

救荒本草：花蒿生荒野中。花葉就地叢生，葉長三四寸，四散分垂。葉似獨掃葉而長硬，其頭頗齊，微有毛澀。味微辛。採葉煠熟，水浸淘淨，油鹽調食。

兔兒尾苗

救荒本草兔兒尾苗生田野中苗高一二尺葉似水蘇葉而短其目大其葉微酸採嫩苗葉煠熟水浸淘淨油鹽調食

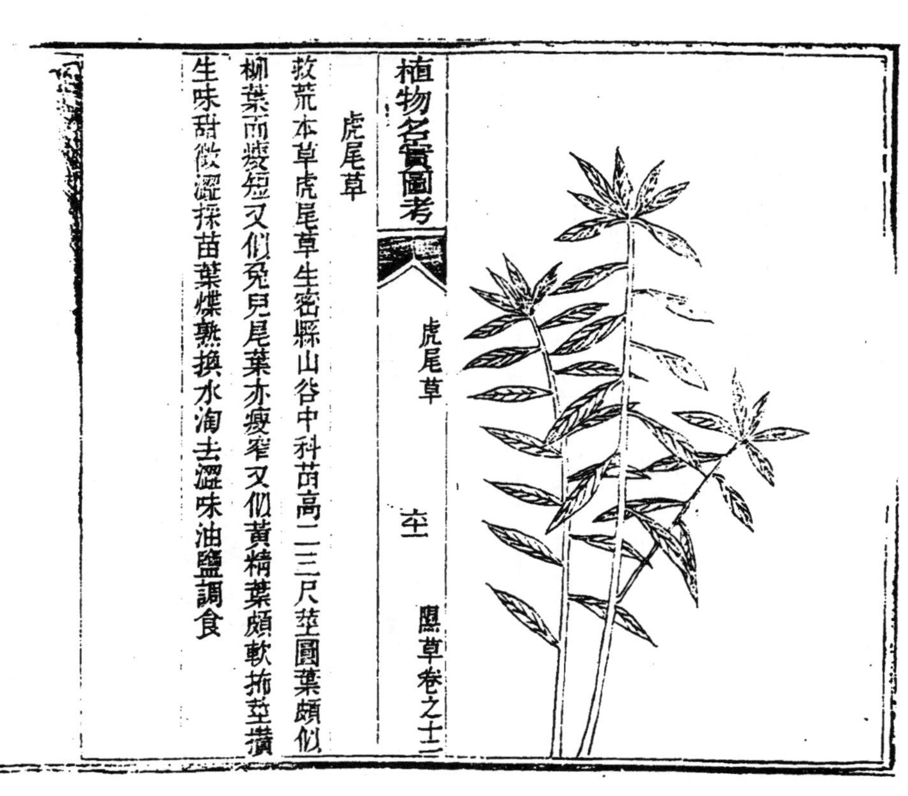

虎尾草

救荒本草虎尾草生密縣山谷中科苗高一二三尺莖圓葉頗似柳葉而瘦短又似兔兒尾葉亦瘦窄又似黃精葉頗軟抪莖攢生味甜微澀採苗葉煠熟換水淘去澀味油鹽調食

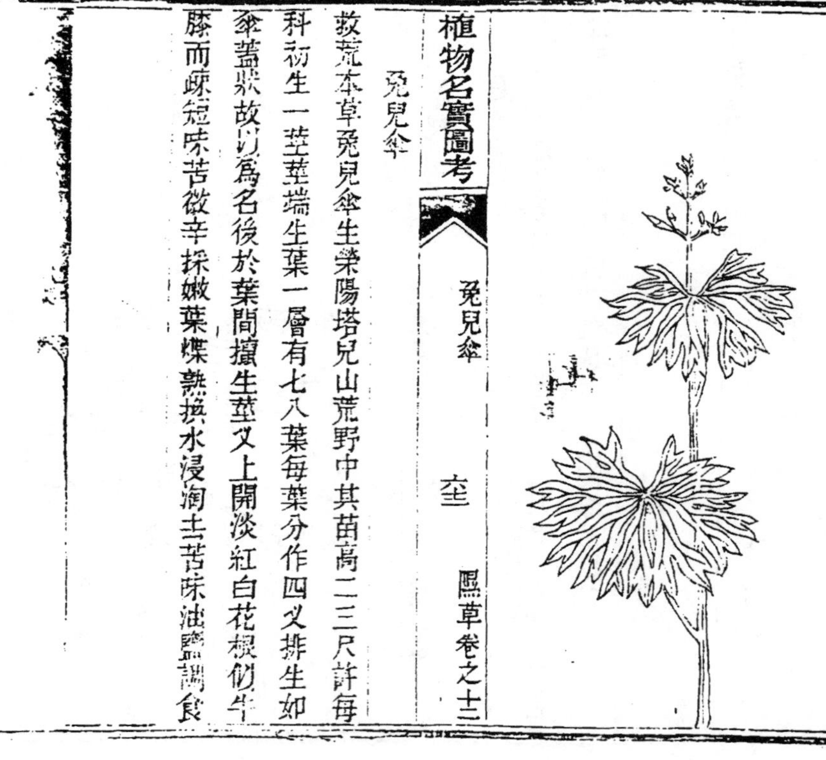

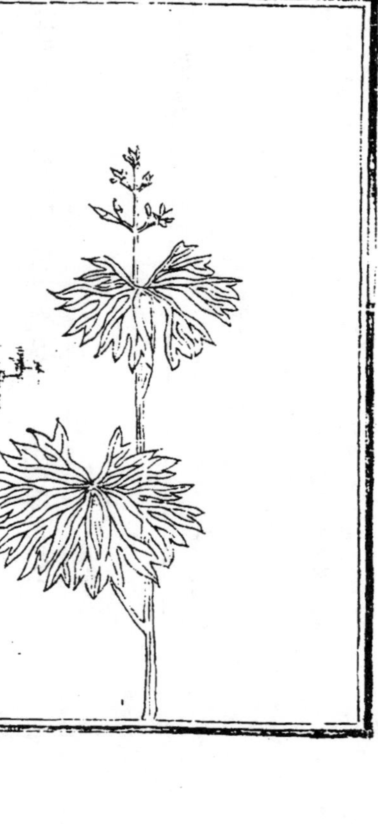

兎兒傘

救荒本草兎兒傘生祭陽塔兒山荒野中其苗高二三尺許每科初生一莖莖端生葉一層有七八葉每葉分作四叉排生如傘蓋狀故以爲名後於葉間攛生莖叉上開淡紅白花根似牛膝而踈短味苦微辛採嫩葉煠熟換水浸淘去苦味油鹽調食

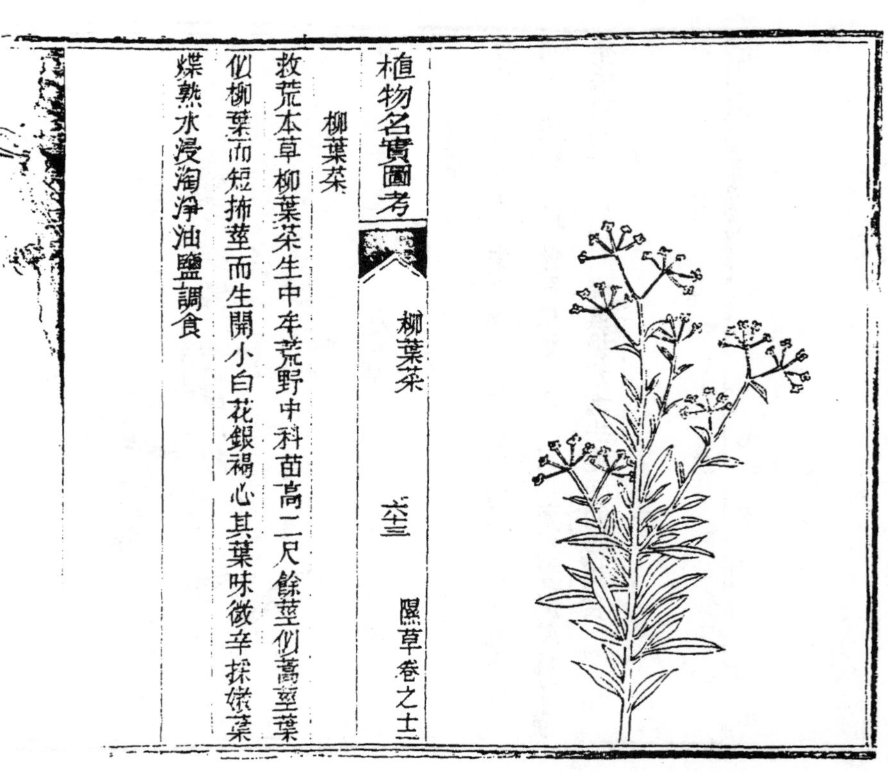

柳葉菜

救荒本草柳葉菜生中牟荒野中科苗高二尺餘莖似蒿莖葉似柳葉而短抪莖而生開小白花銀褐心其葉味微辛採嫩葉煠熟水浸淘淨油鹽調食

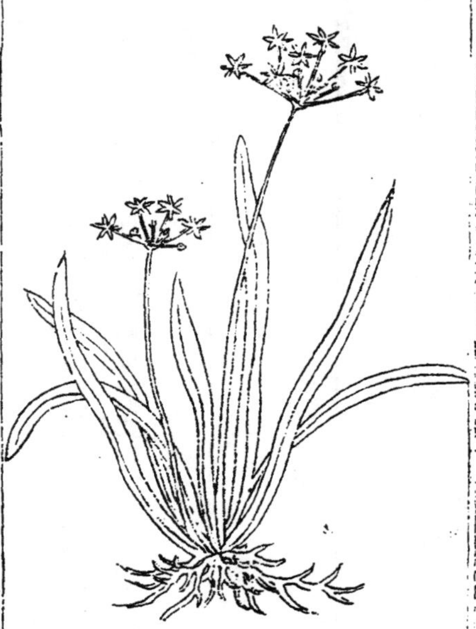

荍蕿根

救荒本草荍蕿根俗名麵碌碡生水邊下濕地其葉就地叢生葉似蒲葉而肥短葉背如劍脊樣葉叢中間攛葶上開淡粉紅花俱皆六瓣花頭攢開如傘蓋狀結子如韭花蓇葖其根如鷹爪黃連樣色如墐泥色味甘採根揩去皴及毛用水淘淨蒸熟食或曬乾炒熟食或磨作麪蒸食皆可

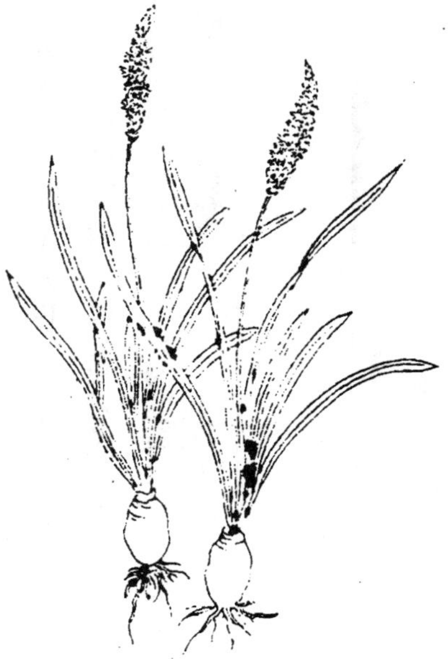

綿棗兒

救荒本草綿棗兒一名石棗兒出密縣山谷中生石間苗高三五寸葉似韭葉而闊瓦隴樣葉中攛葶出穗似雞冠莧穗而細小開淡紅花微帶紫色結小蒴兒其子似大藍子而小黑色根類獨顆蒜又似棗形而白味甜性寒採取根添水久煮極熟食之不換水煮食後腹中鳴有下氣

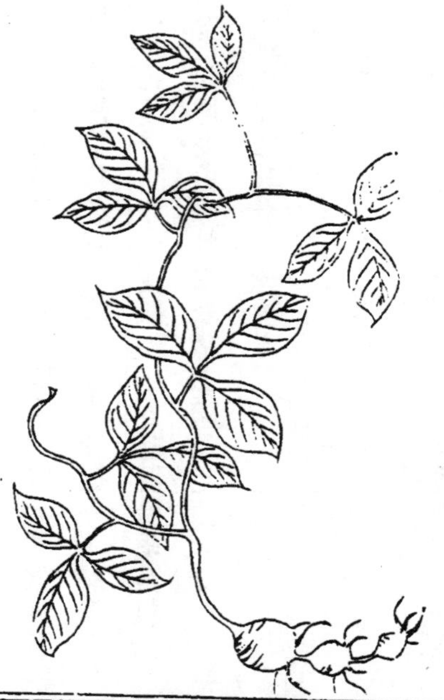

土圖兒

救荒本草土圖兒一名地栗子出新鄭山野中細莖延蔓而生葉似菉豆葉微尖艄每三葉攢生一處根似土瓜兒根微團味甜採根煮熟食之

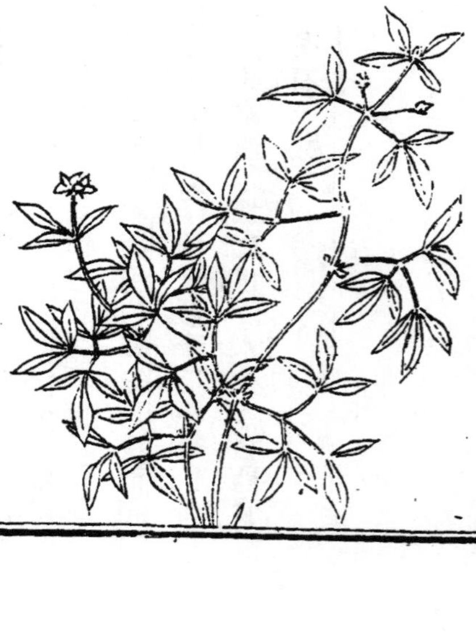

大蓼

救荒本草大蓼生密縣梁家衝山谷中拖藤而生莖有線楞而頗硬對節分生莖叉葉亦對生葉似山蓼葉微短拳曲節間開白花其葉味苦微辣採葉煠熟換水浸去辣味作成黃色淘洗淨油鹽調食花亦可煠食

植物名實圖考 金瓜兒 六十八 隰草卷之十二

金瓜兒

救荒本草金瓜兒生鄭山田野中苗初生似小葫蘆葉而微小又似赤雹兒葉莖方莖葉俱有毛刺每葉間出一細藤延蔓而生開五瓣尖碗子黃花結子如馬瓝大生青熟紅根形如雞彈微小其皮土黃色內則青白色味微苦性寒與酒相反採取根換水煮浸去苦味再以水煮極熟食之

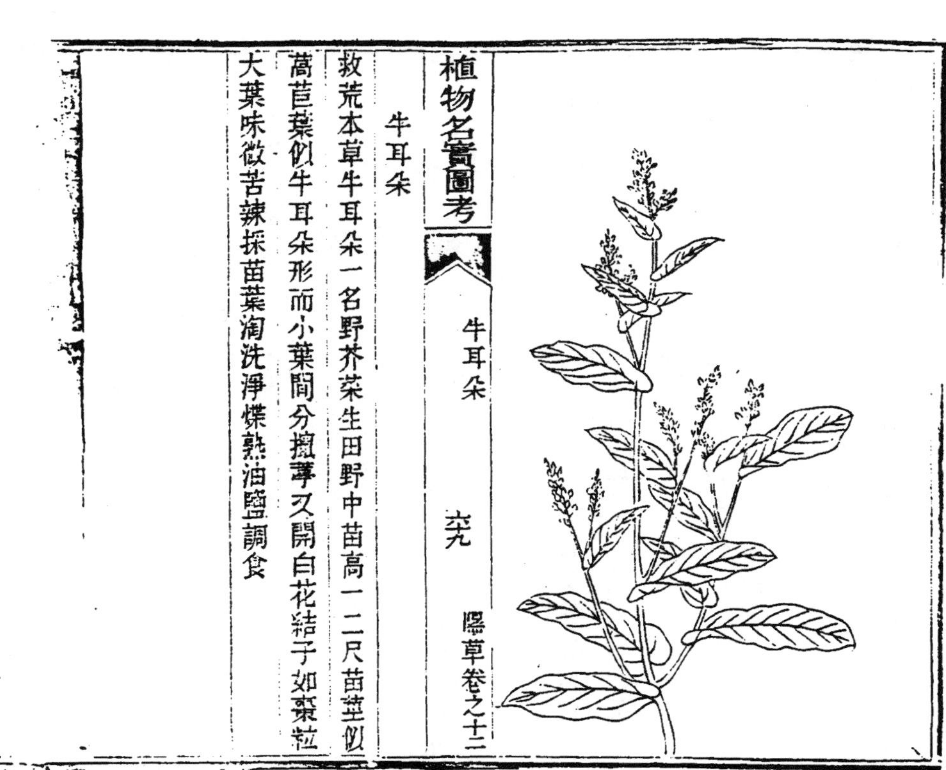

植物名實圖考 牛耳朵 六十九 隰草卷之十二

牛耳朵

救荒本草牛耳朵一名野芥菜生田野中苗高一二尺苗莖似萵苣葉似牛耳朵形而小葉間分攛葶叉開白花結子如粟粒大葉味微苦辣採苗葉淘洗淨煠熟油鹽調食

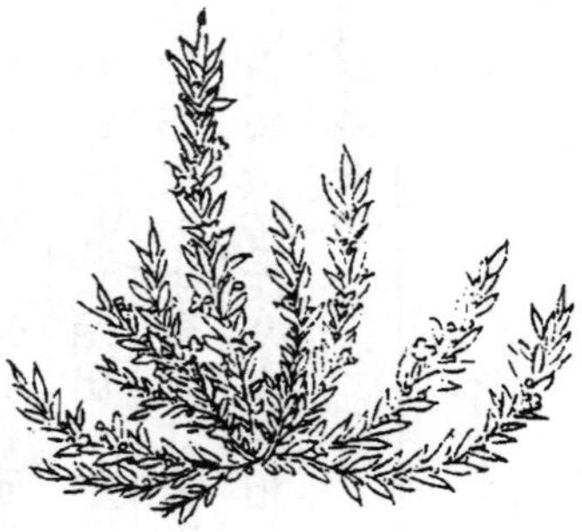

拖白練

救荒本草拖白練苗生田野中苗搨地生葉似垂盆草葉而又小葉間開小白花結細黃子其葉味甜採苗葉煠熟油鹽調食

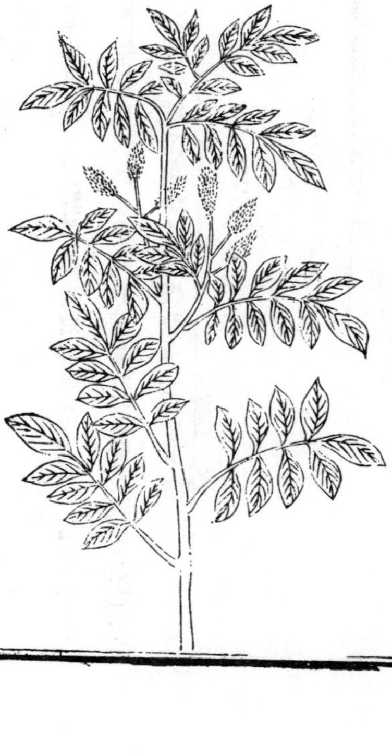

胡蒼耳

救荒本草胡蒼耳又名回回蒼耳生田野中葉似皁莢葉微長大又似望江南葉而小頗硬色微淡綠莖有線楞結實如蒼耳實但長艄味微苦採嫩苗葉煠熟水浸去苦味淘淨油鹽調食今人傳說治諸般瘡採葉用好酒熬喫消腫

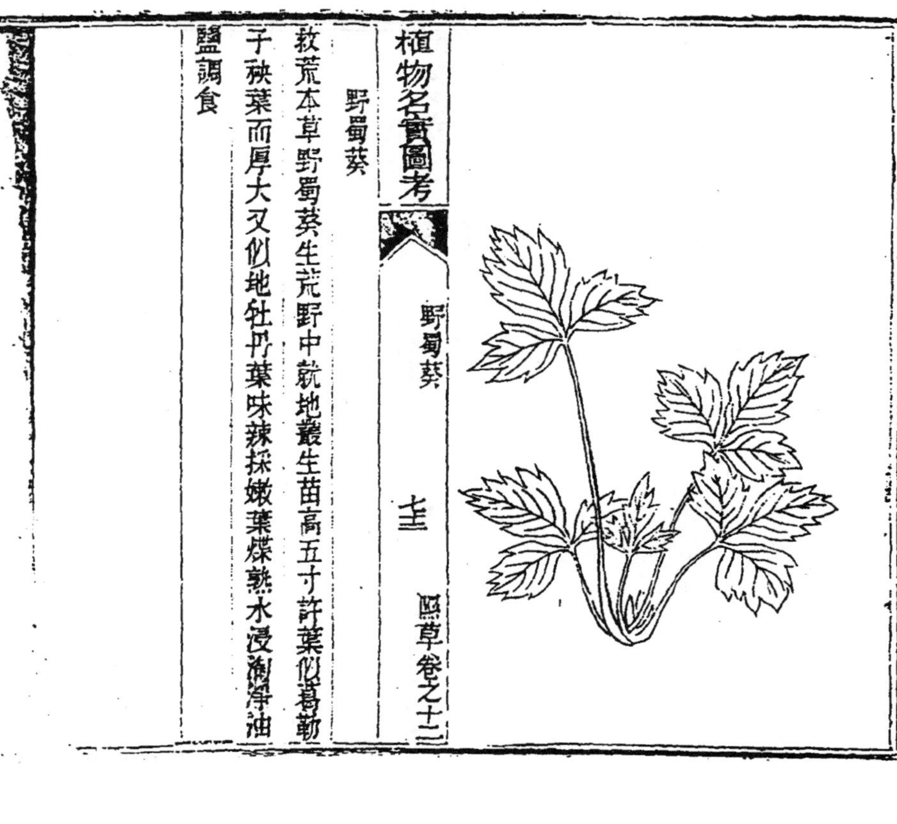

野蜀葵

救荒本草野蜀葵生荒野中就地叢生苗高五寸許葉似葛勒子秧葉而厚大又似地牡丹葉味辣採嫩葉煠熟水浸淘淨油鹽調食

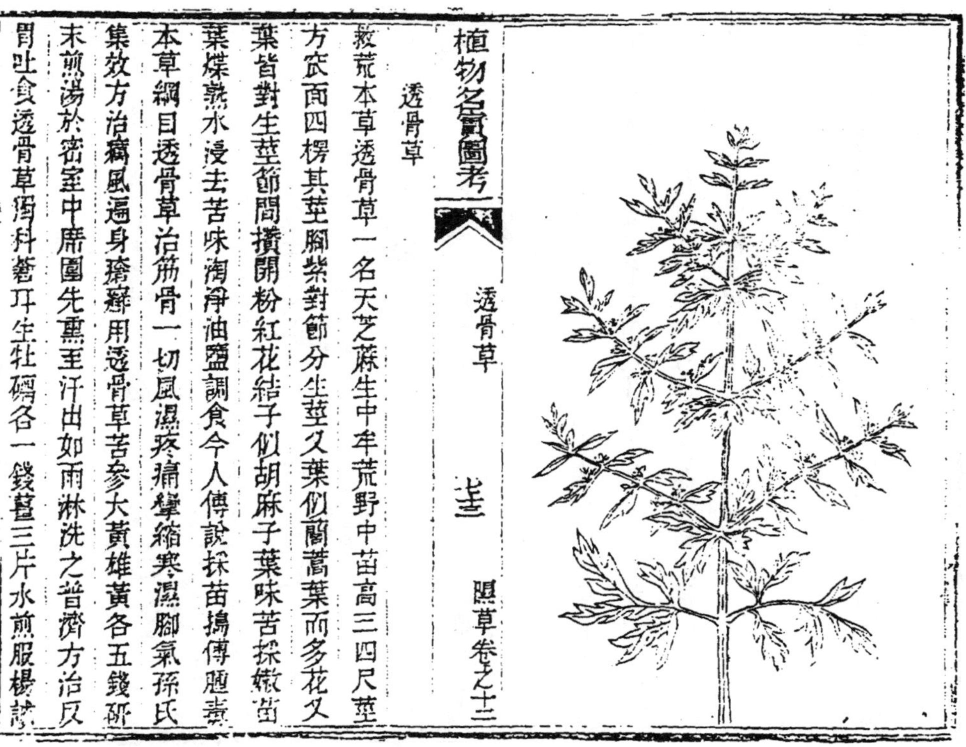

透骨草

救荒本草透骨草一名天芝蔴生中牟荒野中苗高三四尺莖方窊面四楞其莖脚紫對節分生莖叉葉似蔄蒿葉而多花叉葉皆對生莖節間攢開粉紅花結子似胡麻子葉味苦採嫩苗葉煠熟水浸去苦味淘淨油鹽調食今人傳說採苗搗傅腫毒

本草綱目透骨草治筋骨一切風濕疼痛攣縮寒濕脚氣孫氏集效方治癘風遍身瘡癬用透骨草苦參大黃雄黃各五錢研末煎湯於密室中席圍先熏至汗出如雨淋洗之普濟方治反胃吐食透骨草獨科蒼耳生牡礪各一錢薑三片水煎服楊誠

經驗方治一切腫毒初起用透骨草漏蘆防風地榆等分煎湯綿蘸乘熱不住盪之二三日卽愈

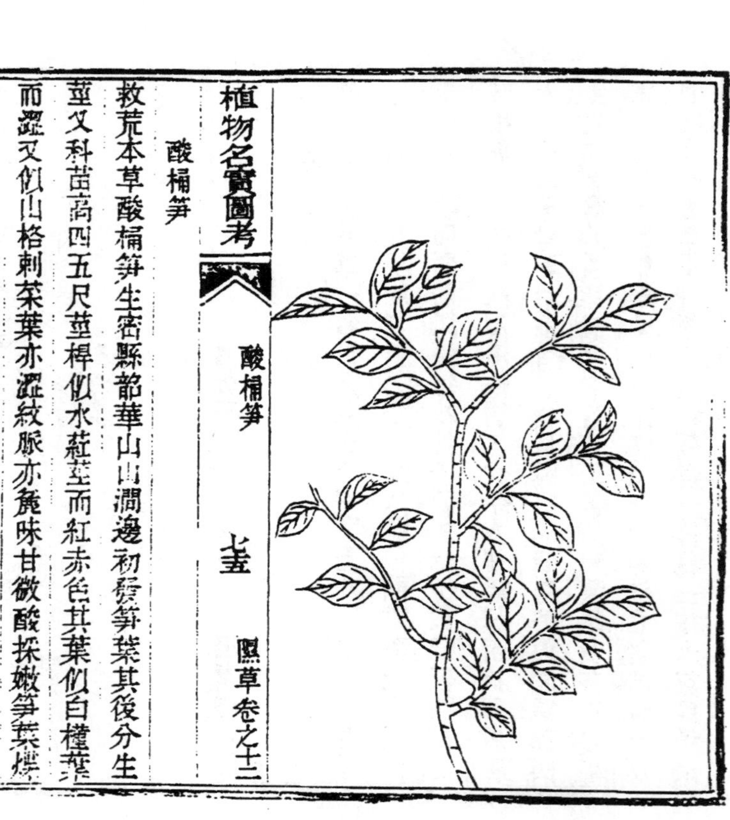

酸桶笋

救荒本草酸桶笋生密縣韶華山山澗邊初發笋葉其後分生莖叉科苗高四五尺莖稈似水葒莖而紅赤色其葉似白槿葉而澀又似山格刺菜葉亦澀紋脈亦麤味甘微酸採嫩笋葉煠熟水浸去邪味淘淨油鹽調食

植物名實圖考　地參　七十六　隰草卷之十二

地參

救荒本草地參又名山蔓菁生鄭州沙崗間苗高一二尺葉似初生桑科小葉微短又似桔梗葉微長開花似鈴鐸樣淡紅紫花根如拇指大皮色蒼肉黲白色味甜採根煮食

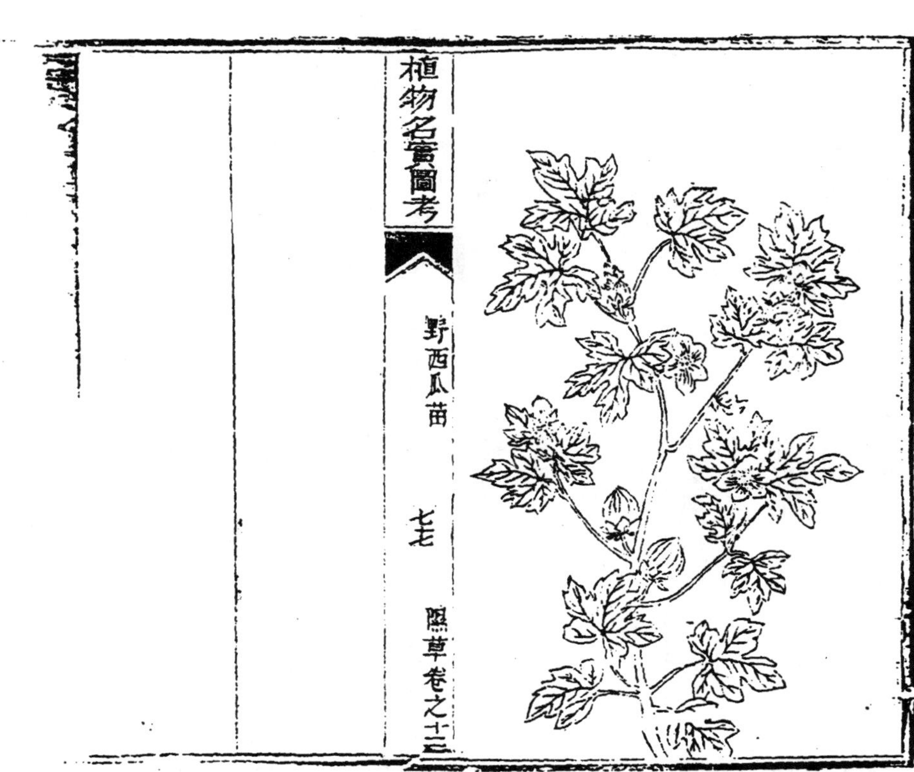

婆婆指甲菜

婆婆指甲菜救荒本草生田野中作地那科生莖細弱葉像女人指甲又似初生棗葉微薄梢間結小花蒴苗葉味甘採嫩苗葉煠熟油鹽調食　按江西俗呼瓜子草或云可清小便熱症

植物名實圖考卷之十三

固始吳其濬著
蒙自陸應穀校刊

隰草類

還亮草

還亮草臨江廣信山圃中皆有之春初即生方莖五棱中凹成溝高一二尺本紫梢青葉似前胡葉而薄梢間發小細莖橫擎紫花長柄五瓣柄矗花欹宛如翔蝶中翹碎瓣尤紫艷微露黃蘂花罷結角翻尖向外一花三角間有四角一名還魂草一名對叉草一名蝴蝶菊取莖煎水可洗腫毒　按本草拾遺桃朱術生園中細如芹花紫子作角以鏡向旁敲之則子自發五月五日乃收子帶之令婦人爲夫所愛其形極肖

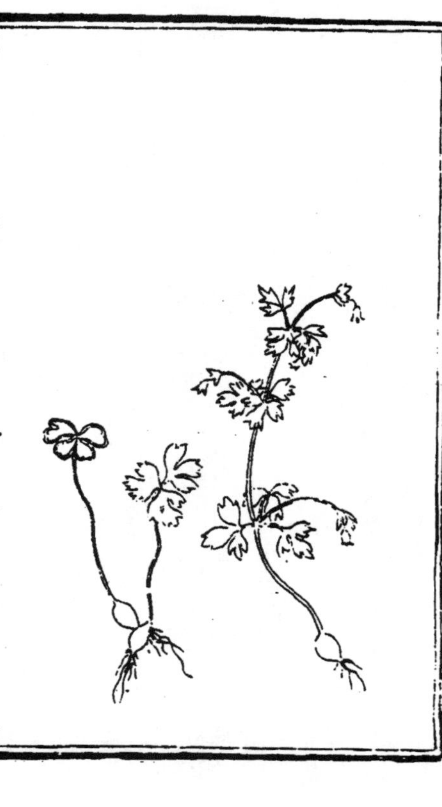

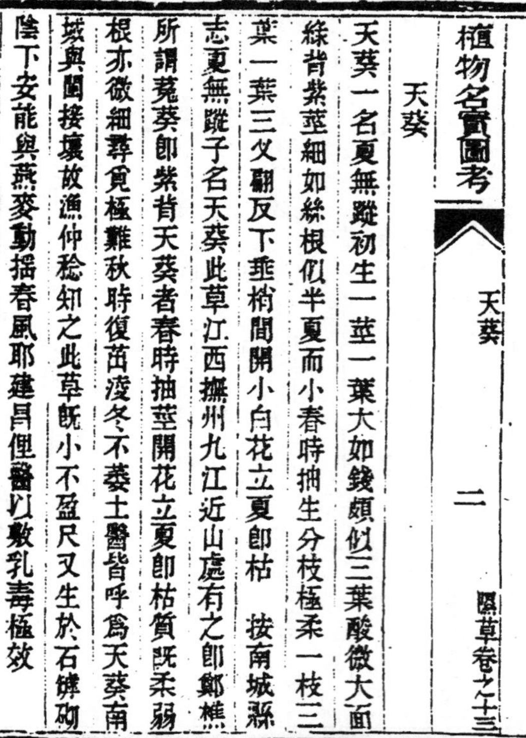

天葵

天葵一名夏無蹤初生一莖一葉大如錢頗似三葉酸微大面綠背紫莖細如絲根似半夏而小春時抽生分枝極柔一枝三葉一葉三叉翻反下垂梢間開小白花立夏即枯　按南城縣志夏無蹤子名天葵此草江西撫州九江近山處有之即鄭樵所謂菟葵即紫背天葵者春時抽莖開花立夏即枯質既柔弱根亦微細尋覓極難秋時復茁淩冬不萎土醫皆呼爲天葵南城與閩接壤故漁仲稔知之此草既小不盈尺又生於石罅砌陰下安能與燕麥動搖春風耶建昌俚醫以敷乳毒極效

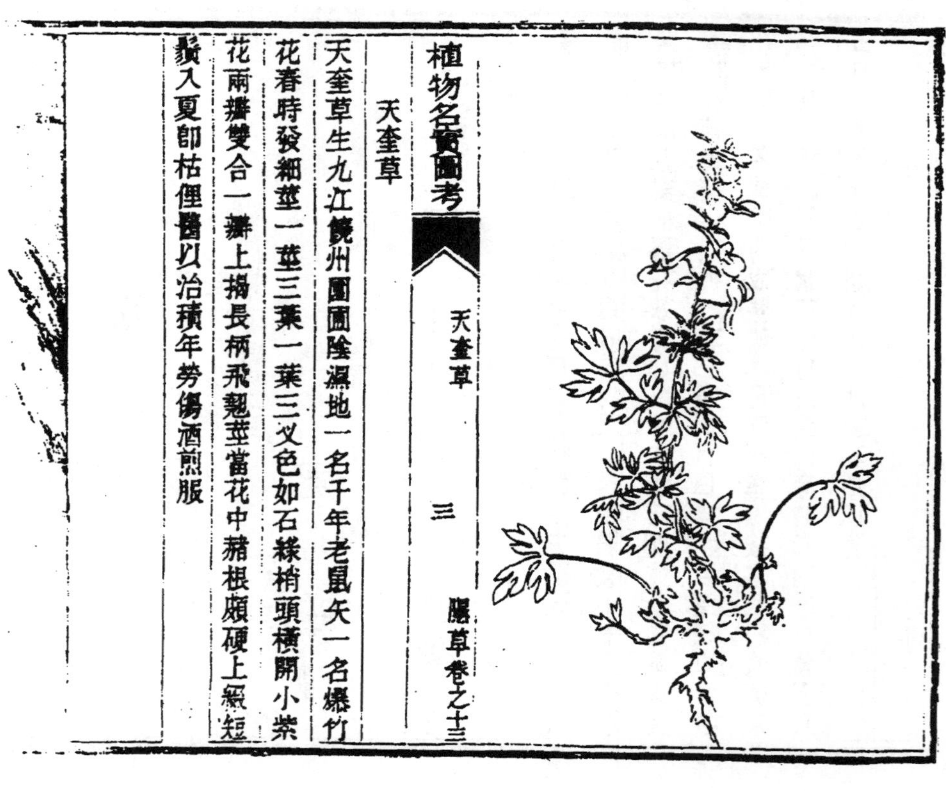

天奎草

天奎草生九江饒州園圃陰濕地一名千年老鼠矢一名爆竹花春時發細莖一莖三葉一葉三叉色如石綠梢頭橫開小紫花兩瓣雙合一瓣上翹長柄飛翹莖當花中精根頗硬上綴短鬚入夏即枯俚醫以治積年勞傷酒煎服

黃花地錦苗

黃花地錦苗江西湖南多有之與紫花者相類而葉莖瘦弱莖微赤葉尖細花有跗亦結小角

紫花地丁

紫花地丁生田塍中赭莖對葉葉似薄荷而圓梢開長紫花微似丹參花而色紫不白與本草綱目地丁異

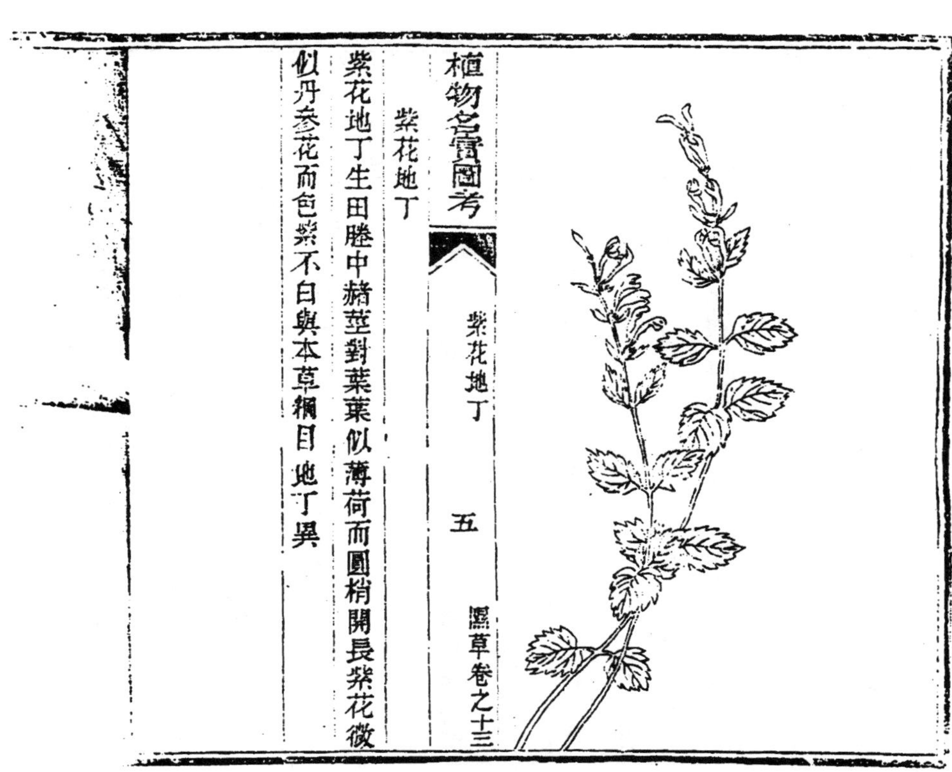

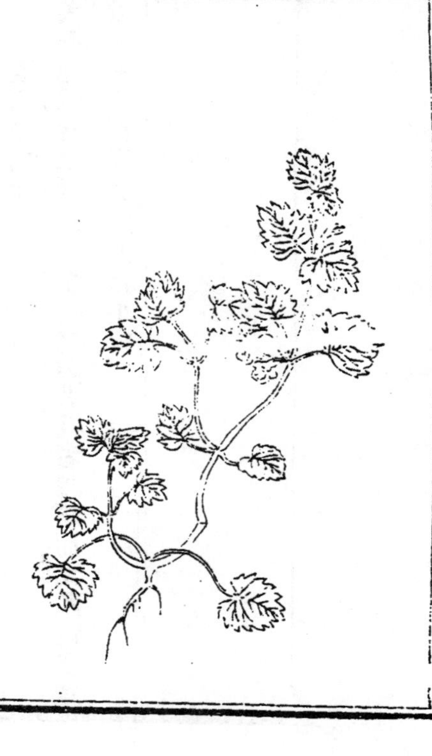

活血丹

活血丹產九江饒州園圃階角墻陰下皆有之春時極繁高六七寸絲莖柔弱對節生葉葉似葵菜初生小葉細齒深紋柄長而柔開淡紅花微似丹參花如蛾下垂取莖葉根煎飲治吐血下血有驗入夏後卽枯不易尋矣

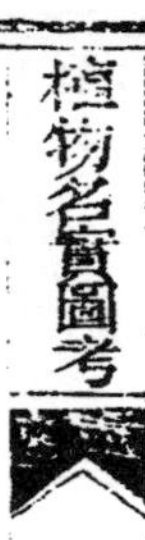

七葉荊

七葉荊生江西南昌田野中高二尺餘葉莖俱微綠葉如荊葉有齒近根三葉攢生上一層四葉又上一層五葉梢頭至七葉而止土人以七葉者極難得云爲鬼所畏語極誕但南方草木狀已有指病之說陶氏眞隱訣亦有通神之語民間傳訛固非無本

水楊梅

水楊梅本草綱目生水邊條葉甚多子如楊梅　按此草江西池澤邊甚多花老爲絮土人呼爲水楊柳與所引庚辛玉册地椒開黃花不類

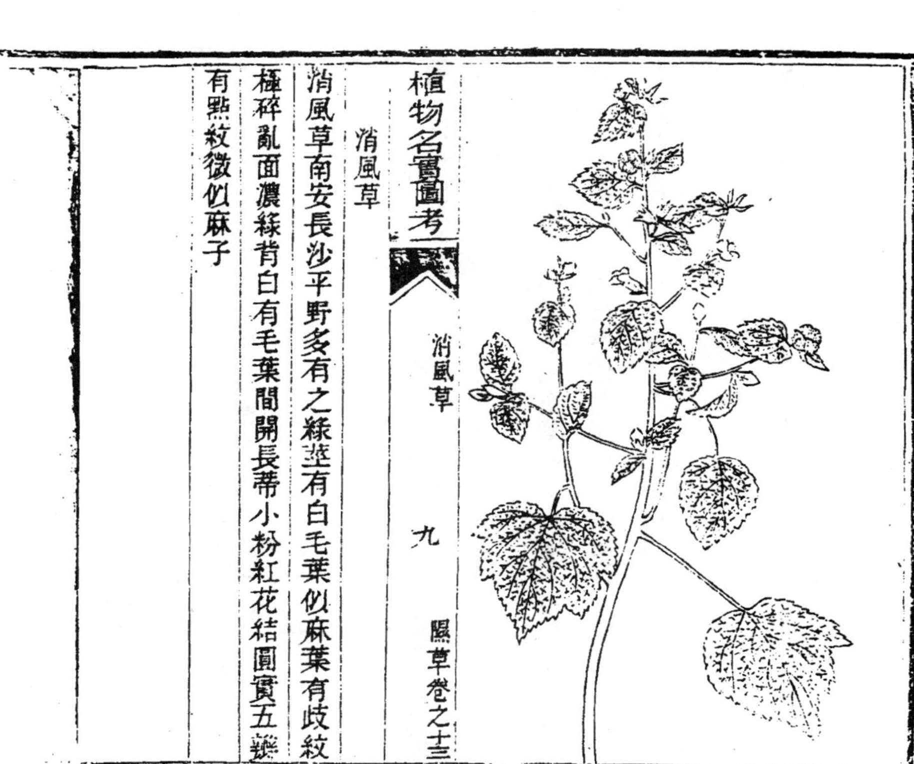

消風草

消風草南安長沙平野多有之綠莖有白毛葉似麻葉有歧紋極碎亂面濃綠背白有毛葉間開長蒂小粉紅花結圓實五瓣有點紋微似麻子

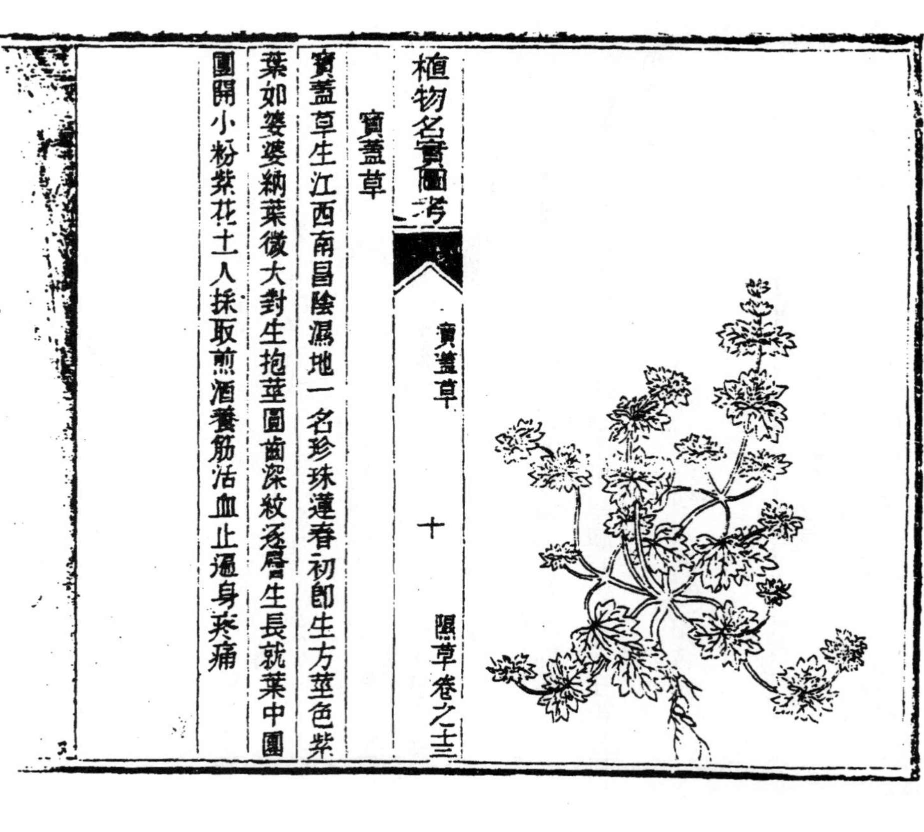

寶蓋草

寶蓋草生江西南昌陰濕地一名珍珠蓮春初即生方莖色紫葉如婆婆納葉微大對生抱莖圓齒深紋逐層生長就葉中團團開小粉紫花土人採取煎酒養筋活血止遍身疼痛

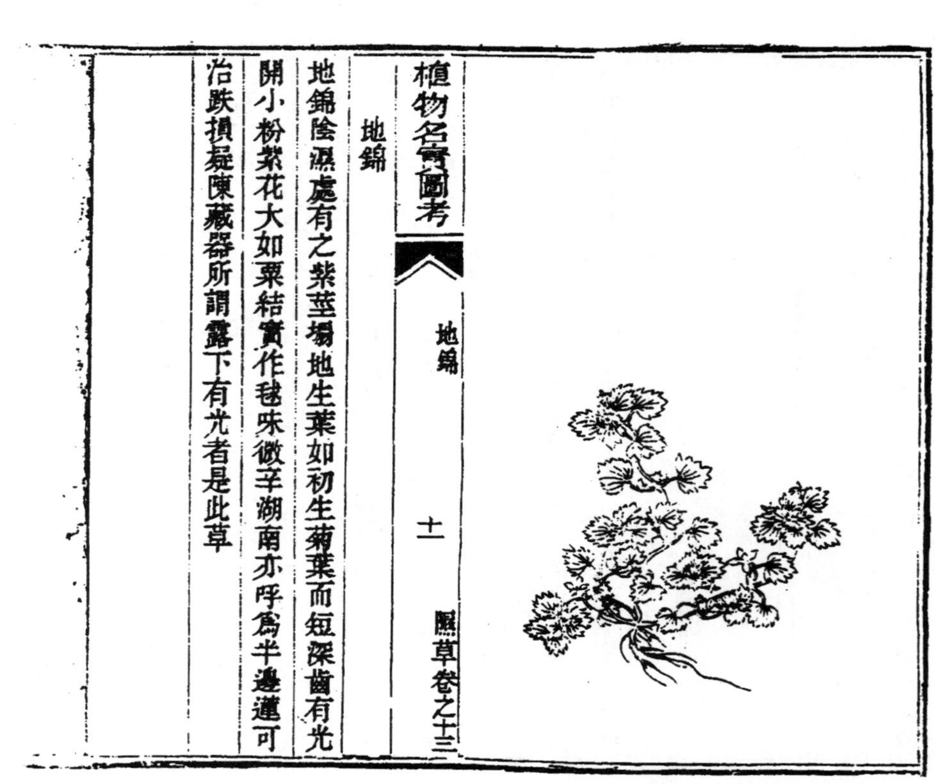

地錦

地錦陰濕處有之紫莖塌地生葉如初生菊葉而短深齒有光開小粉紫花大如粟結實作毬味微辛湖南亦呼爲半邊蓮可治跌損凝陳藏器所謂露下有光者是此草

過路黃

過路黃處處有之生陰濕墻砌下拖蔓鋪地細莖葉似薄荷大如指頂二葉對生花生葉際淡紅亦似薄荷而小逐節開放歷夏踰秋蔓長幾二尺餘與石香薷爵牀相雜殊無氣味

過路黃又一種

過路黃江西坡塍多有之鋪地拖蔓葉如豆葉對生附莖葉間春開五尖瓣黃花綠跗尖長與葉並茁

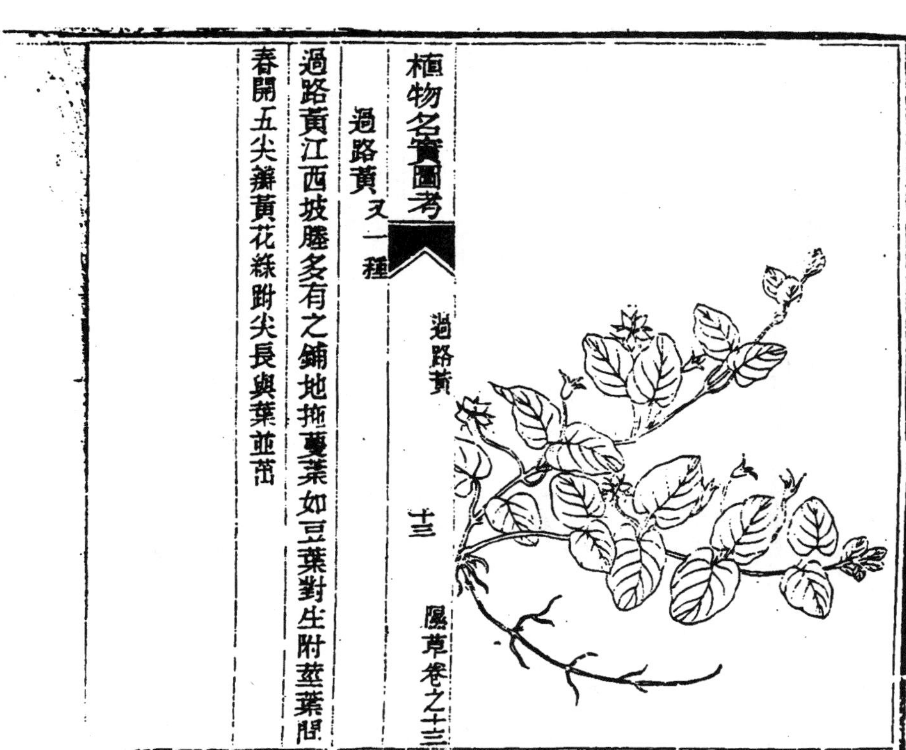

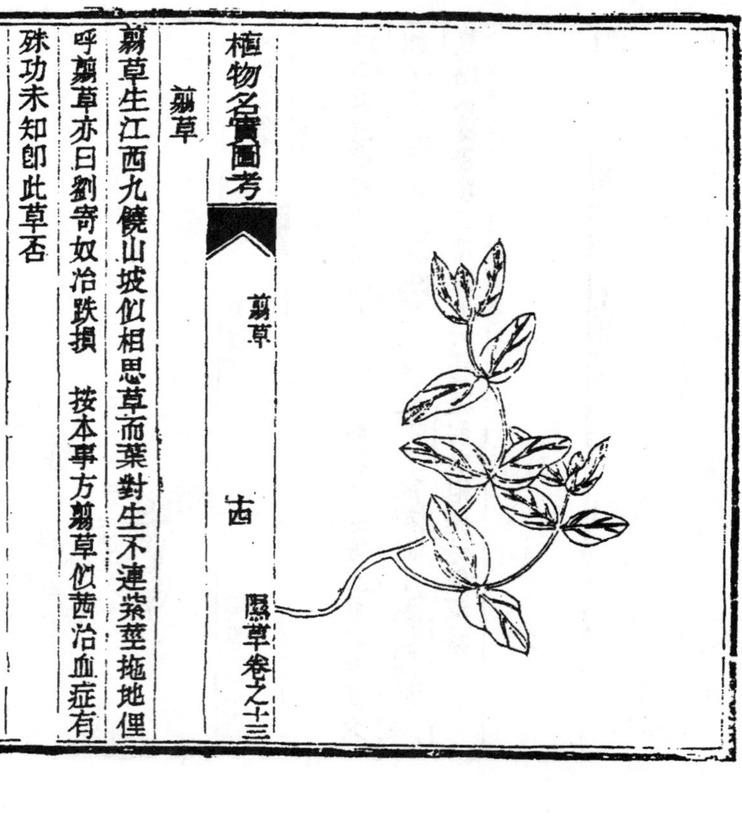

蒴草

蒴草生江西九饒山坡似相思草而葉對生不連紫莖拖地俚呼蒴草亦曰劉寄奴治跌損　按本事方蒴草似茜治血症有殊功未知即此草否

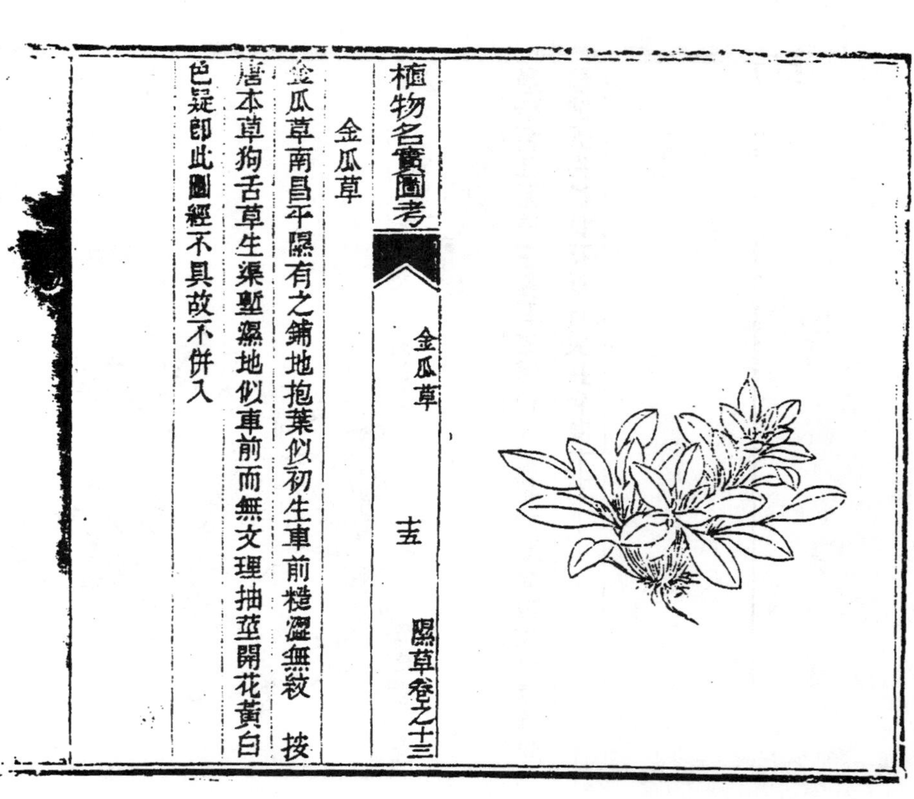

金瓜草

金瓜草南昌平隰有之鋪地抱葉似初生車前糙澀無紋　按唐本草狗舌草生渠塹濕地似車前而無文理抽莖開花黃白色疑即此圖經不具故不併入

馬鞭花

馬鞭花廣饒平野有之叢生赭莖對節生枝葉如初生柳葉枝梢葉際發小枝開小黃花大如粟米頗似山桂而更小

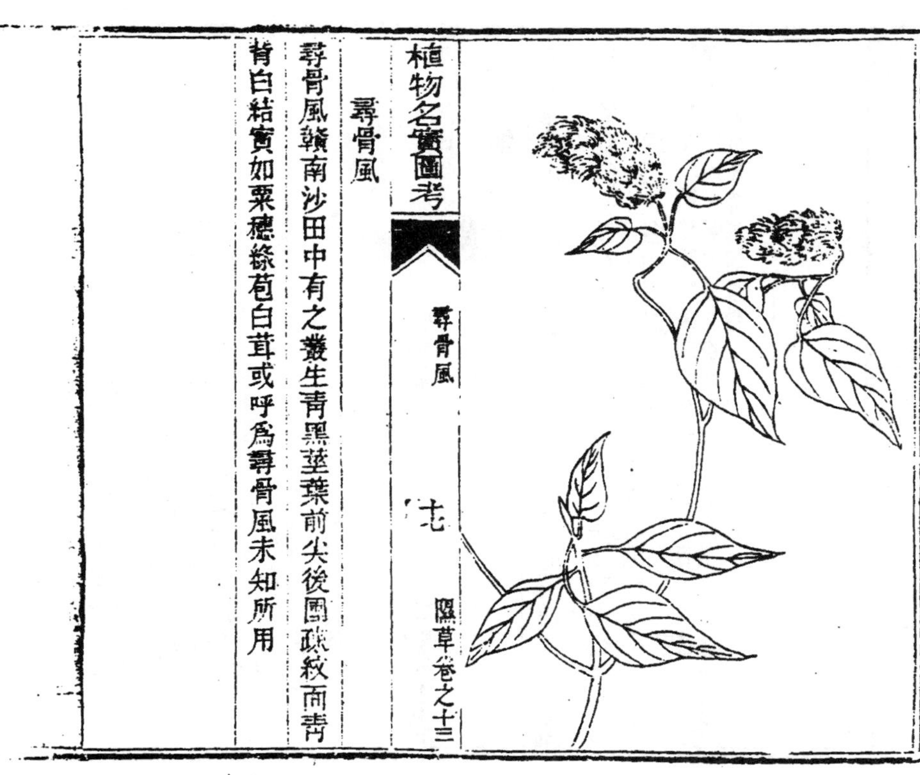

尋骨風

尋骨風贛南沙田中有之叢生青黑莖葉前尖後團疎紋而青背白結實如粟穗絲苞白茸或呼爲尋骨風未知所用

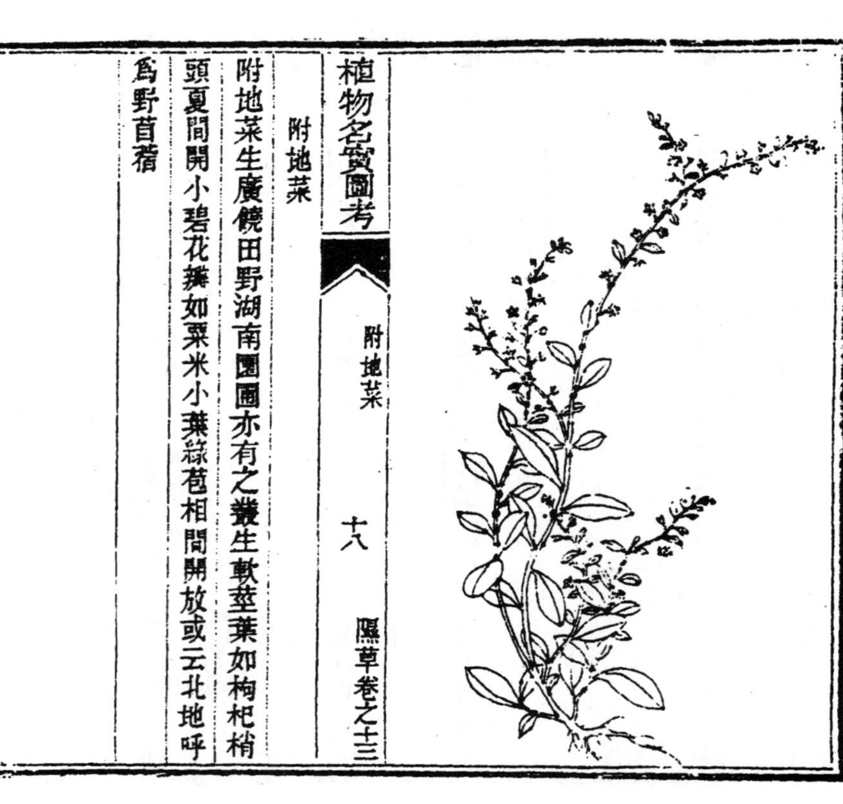

附地菜

附地菜生廣饒田野湖南園圃亦有之叢生軟莖葉如枸杞梢頭夏間開小碧花瓣如粟米小蕊綠苞相間開放或云北地呼爲野苜蓿

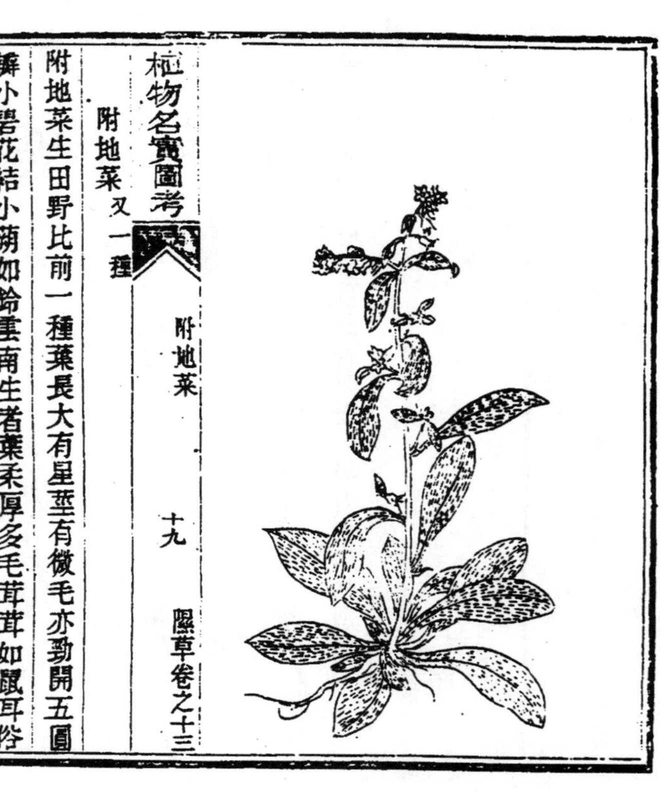

附地菜又一種

附地菜生田野比前一種葉長大有星莖有微毛亦勁開五圓瓣小碧花結小蒴如鈴雲南生者葉柔厚多毛茸茸如鼠耳俗呼牛舌頭花又名狗屎花土醫用之滇南本草狗屎花一名倒提壺一名一把抓味苦性寒入肝腎二經升降肝氣利小便消水腫胃中濕熱治黃疸眼珠發黃周身黃如金止肝氣疼治七種疝氣白花者治白帶紅花者治赤帶瀉膀胱熱

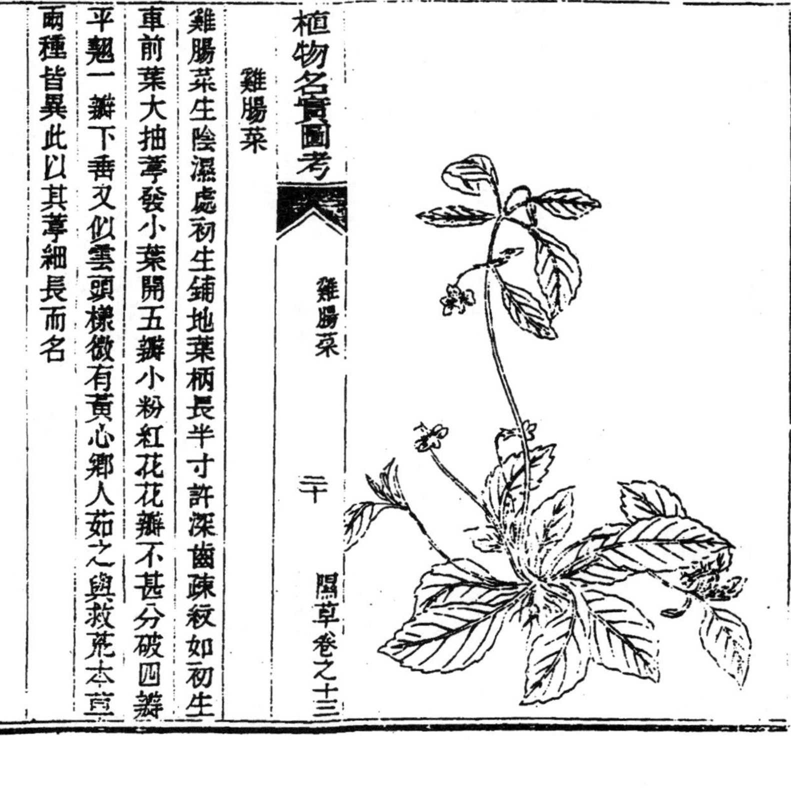

雞腸菜

雞腸菜生陰濕處初生鋪地葉柄長半寸許深齒疏紋如初生車前葉大抽葶發小葉開五瓣小粉紅花花瓣不甚分破四瓣平翹一瓣下垂叉似雲頭樣微有黄心鄉人茹之與救荒本草兩種皆異此以其葶細長而名

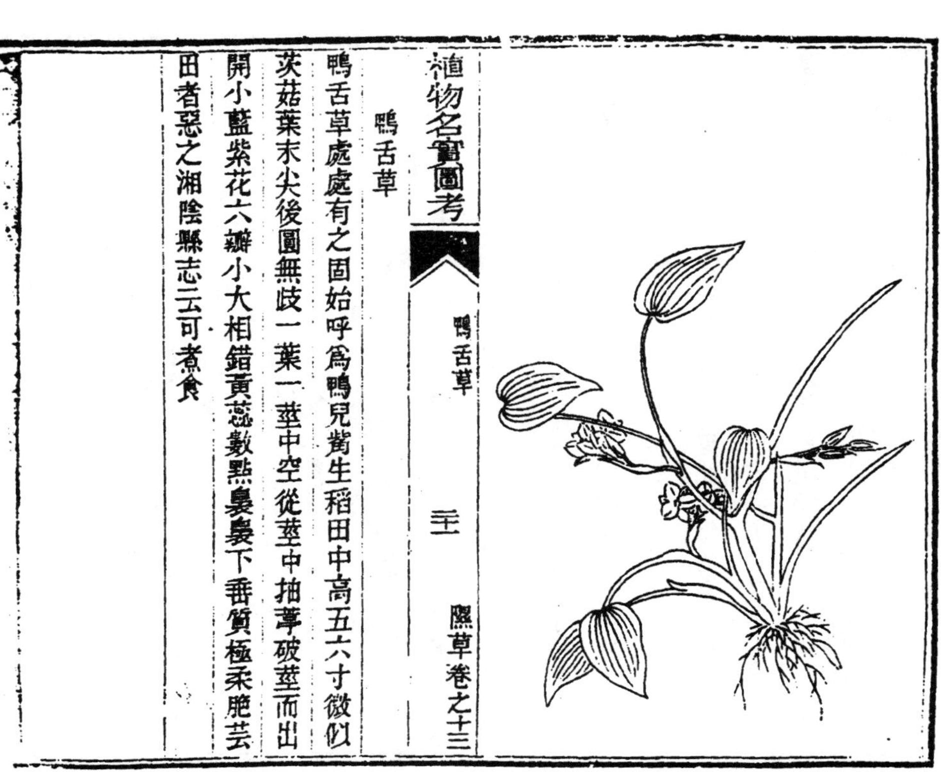

鴨舌草

鴨舌草處處有之固始呼爲鴨兒嘴生稻田中高五六寸微似茨菰葉末尖後圓無歧一葉一莖中空從莖中抽葶破莖而出開小藍紫花六瓣小大相錯黄蕊數點褭褭下垂質極柔脆芸田者惡之湘陰縣志云可煮食

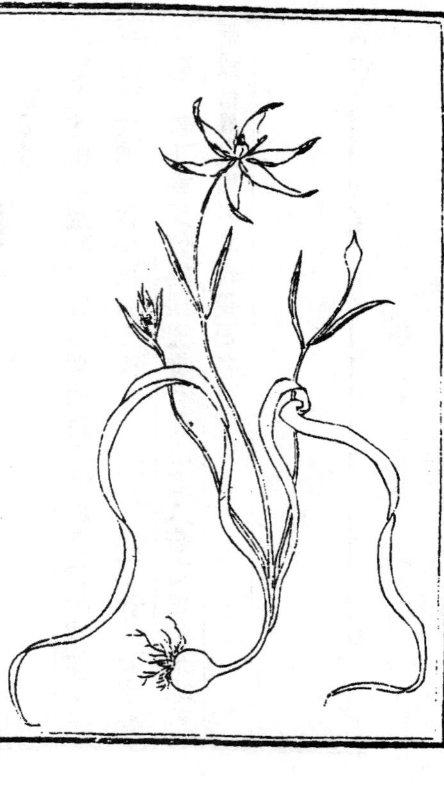

老鴉瓣

老鴉瓣生田野中湖北謂之棉花包固始呼爲老鴉頭春初即生長葉鋪地如萱草葉而屈曲縈結長至尺餘抽葶開五瓣尖白花似海梔子而狹背淡紫綠心黄蕊入夏即枯根如獨顆蒜鄉人掘食之味甘性温補

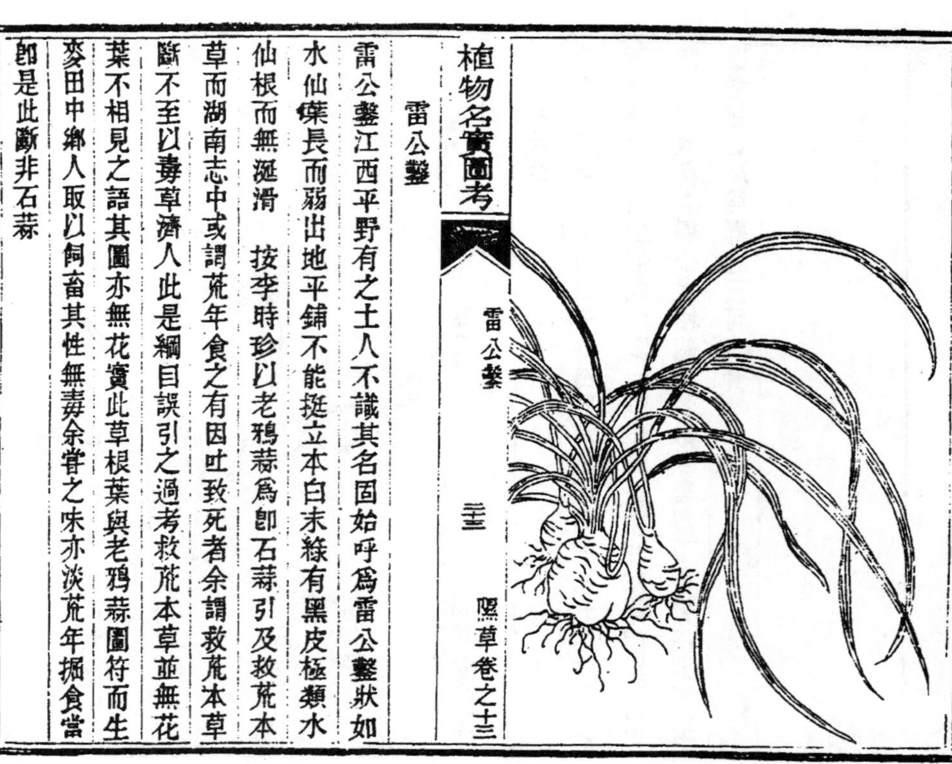

雷公鑿

雷公鑿江西平野有之土人不識其名固始呼爲雷公鑿狀如水仙葉長而弱出地平鋪不能挺立本白末綠有黑皮極類水仙根而無涎滑　按李時珍以老鴉蒜爲即石蒜引及救荒本草而湖南志中或謂荒年食之有因吐致死者余謂救荒本草斷不至以毒草濟人此是綱目誤引之過考救荒本草並無花葉不相見之語其圖亦無花實此草根葉與老鴉蒜圖符而生麥田中鄉人取以飼畜其性無毒余嘗之味亦淡荒年掘食當即是此斷非石蒜

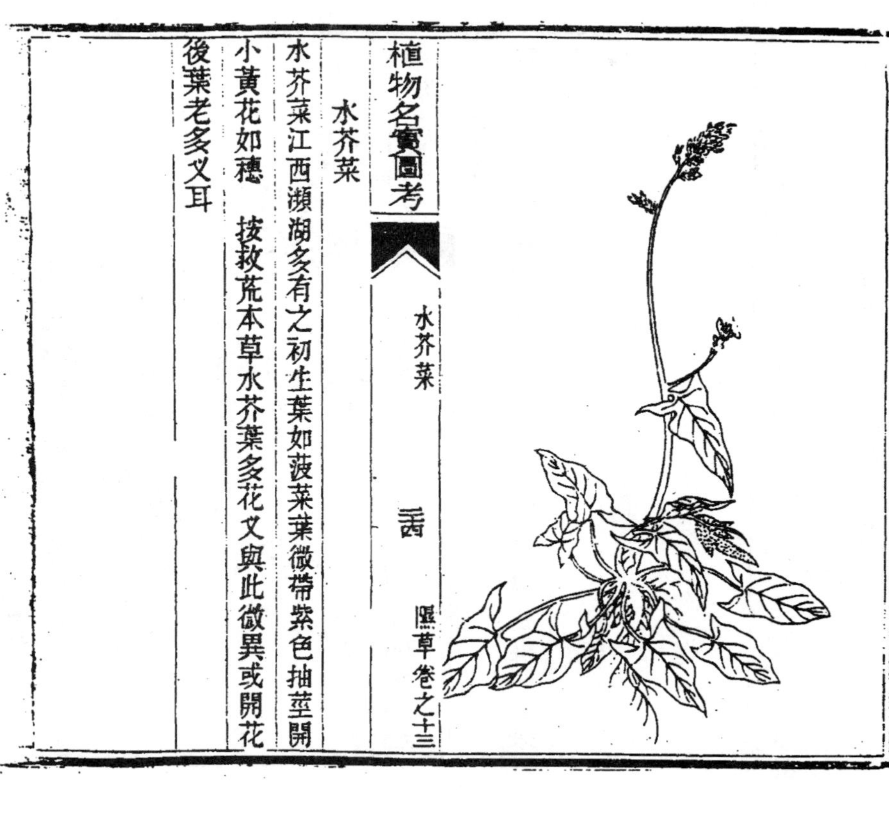

水芥菜

水芥菜江西瀕湖多有之初生葉如菠菜葉微帶紫色抽莖開小黃花如穗　按救荒本草水芥葉多花叉與此微異或開花後葉老多叉耳

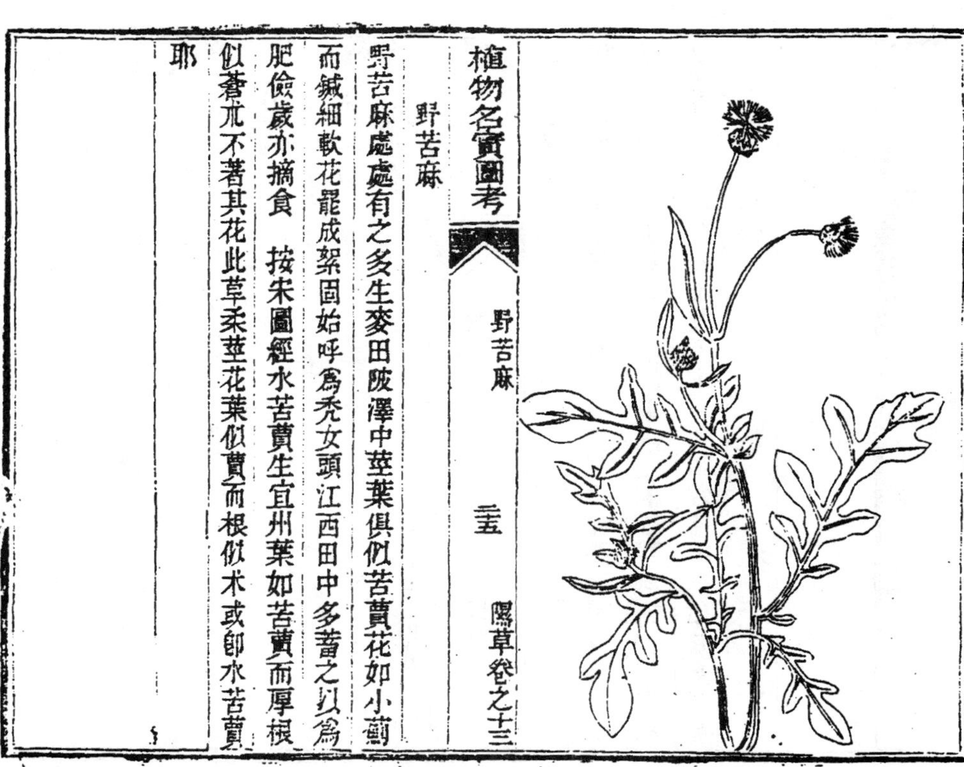

野苦麻

野苦麻處處有之多生麥田陂澤中莖葉俱似苦蕒花如小薊而鍼細軟花罷成絮固始呼爲禿女頭江西田中多蓄之以爲肥儉歲亦摘食　按宋圖經水苦蕒生宜州葉如苦蕒而厚根似蒼朮不著其花此草柔莖花葉似蕒而根似朮或即水苦蕒耶

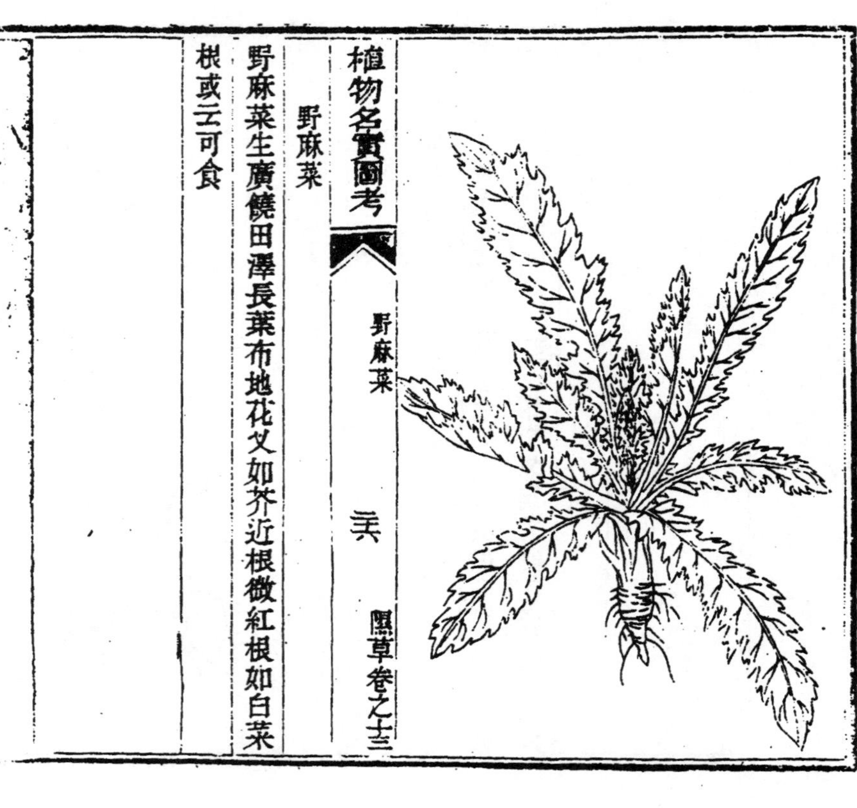

野麻菜

野麻菜生廣饒田澤長葉布地花叉如芥近根微紅根如白菜根或云可食

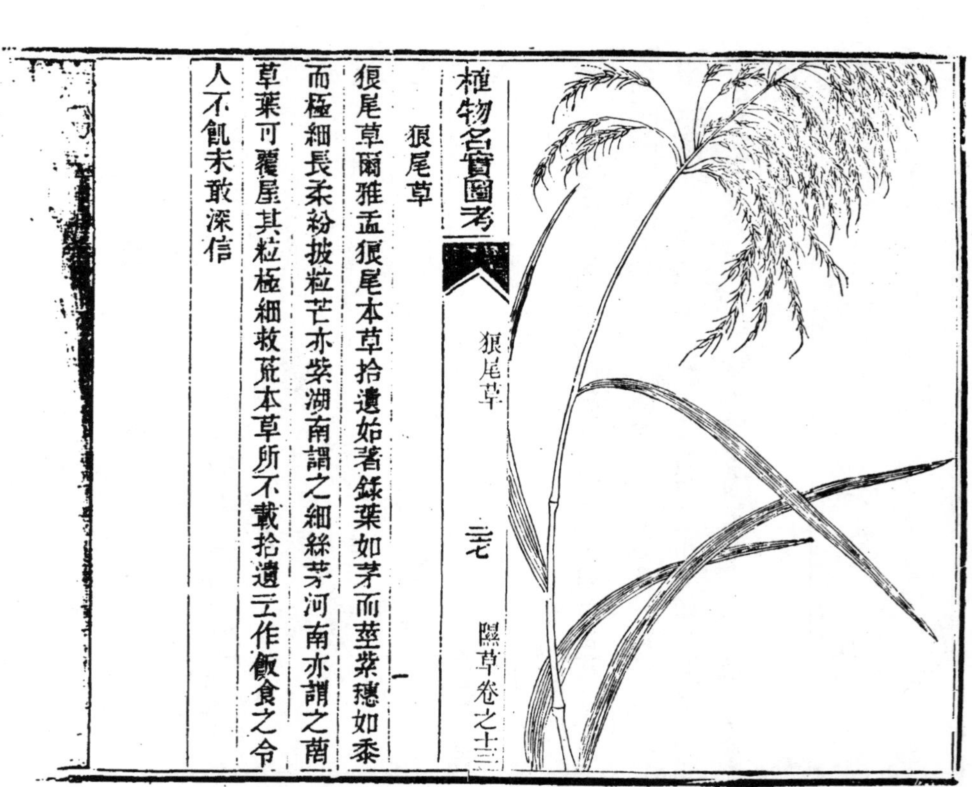

狼尾草

狼尾草爾雅孟狼尾本草拾遺始著錄葉如茅而莖菜穗如黍而極細長柔紛披粒芒赤紫湖南謂之細絲茅河南亦謂之茵草葉可覆屋其粒極細救荒本草所不載拾遺云作飯食之令人不飢未敢深信

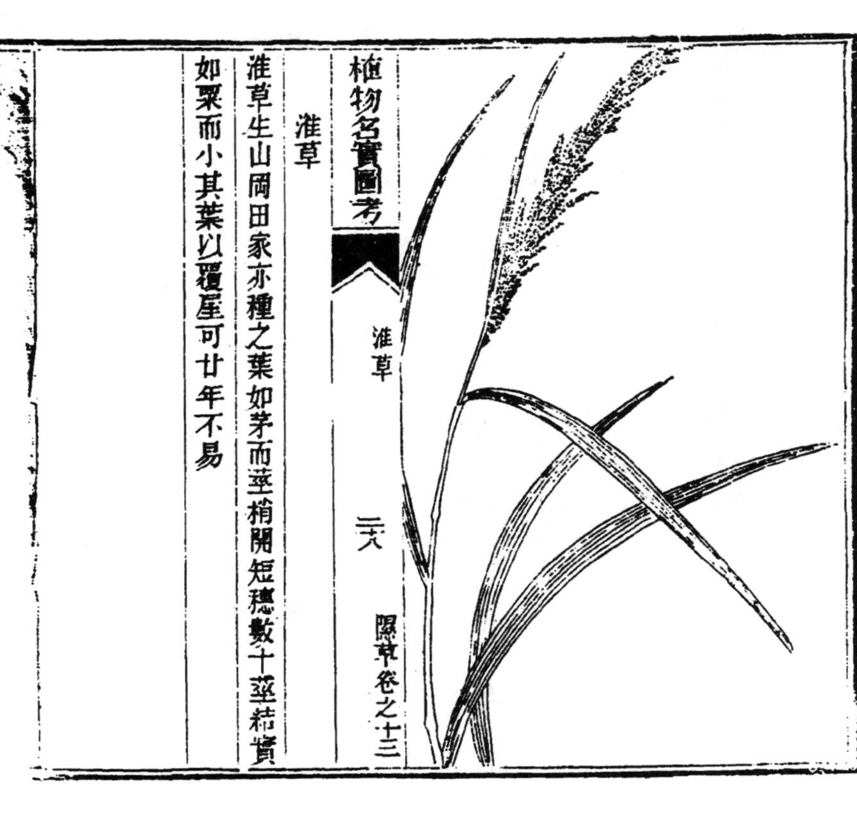
植物名實圖考　淮草　二八　隰草卷之十三

淮草

淮草生山岡田家亦種之葉如茅而莖梢開短穗數十莖結實如粟而小其葉以覆屋可廿年不易

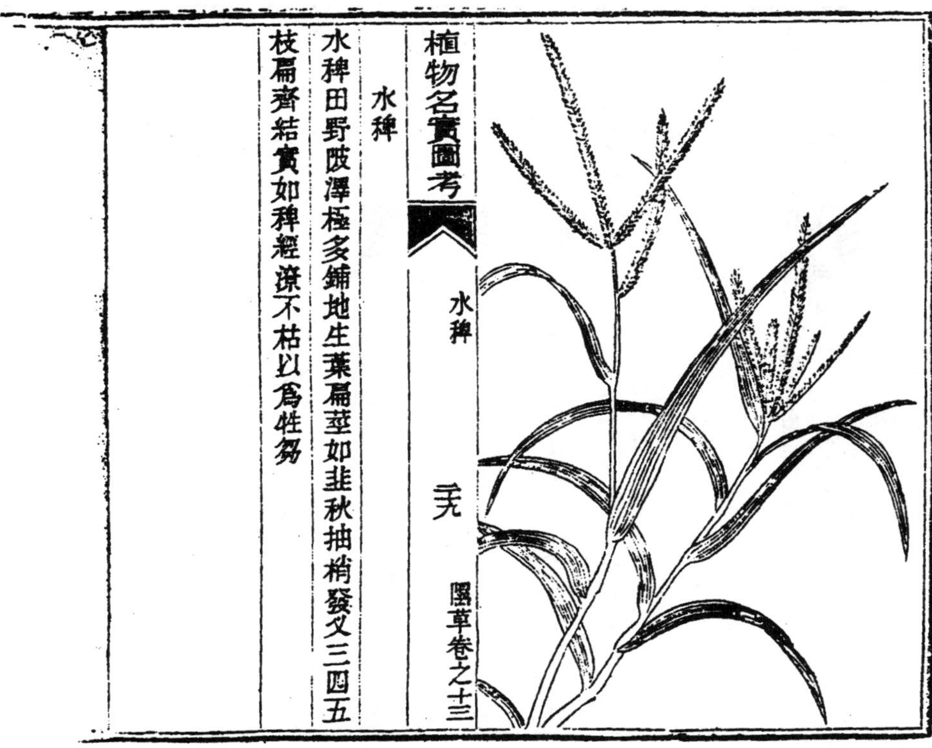
植物名實圖考　水稗　二九　隰草卷之十三

水稗

水稗田野陂澤極多鋪地生葉扁莖如韭秋抽梢發叉三四五枝扁齊結實如稗經潦不枯以爲牲芻

莩草

莩草湘陰志生湖地色淡白可蓋屋今平野亦多有之莖似初生小蘆秋結實作穗如水稗有鍼色青白固始謂之莩草

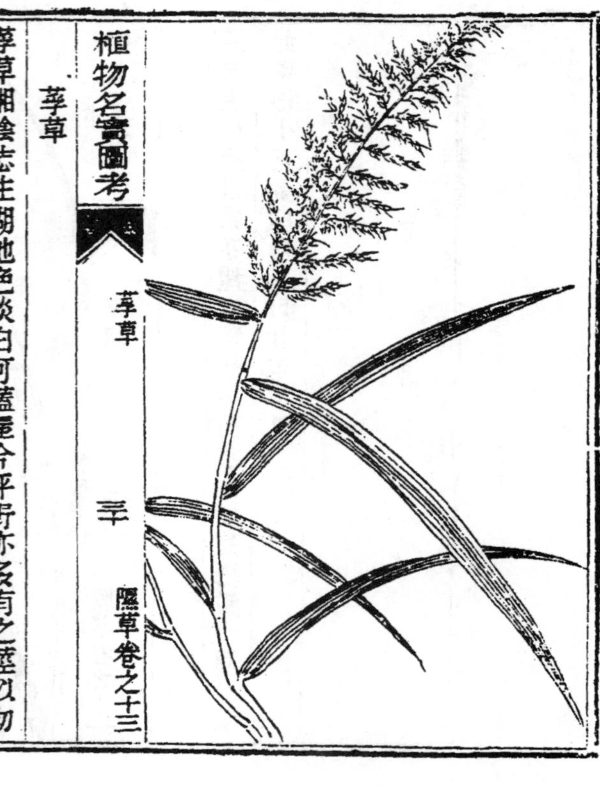

魚腥草

魚腥草生陰濕地細莖短葉秋作細穗如稜三乂天陰則氣腥馬不食之實極小歉歲則茂北地謂之熱草亦採以充飢

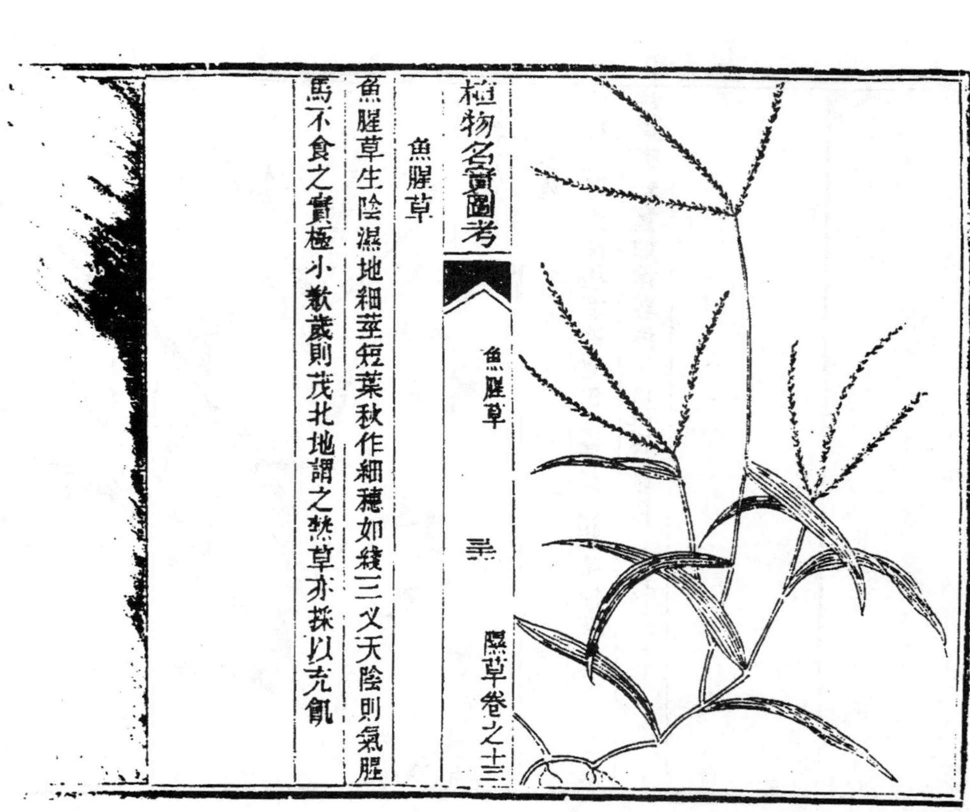

千年矮

千年矮生田野中與水蓑相類而厥葉無齒大小葉攢生一處葉間結小青子或云浸酒服之有益

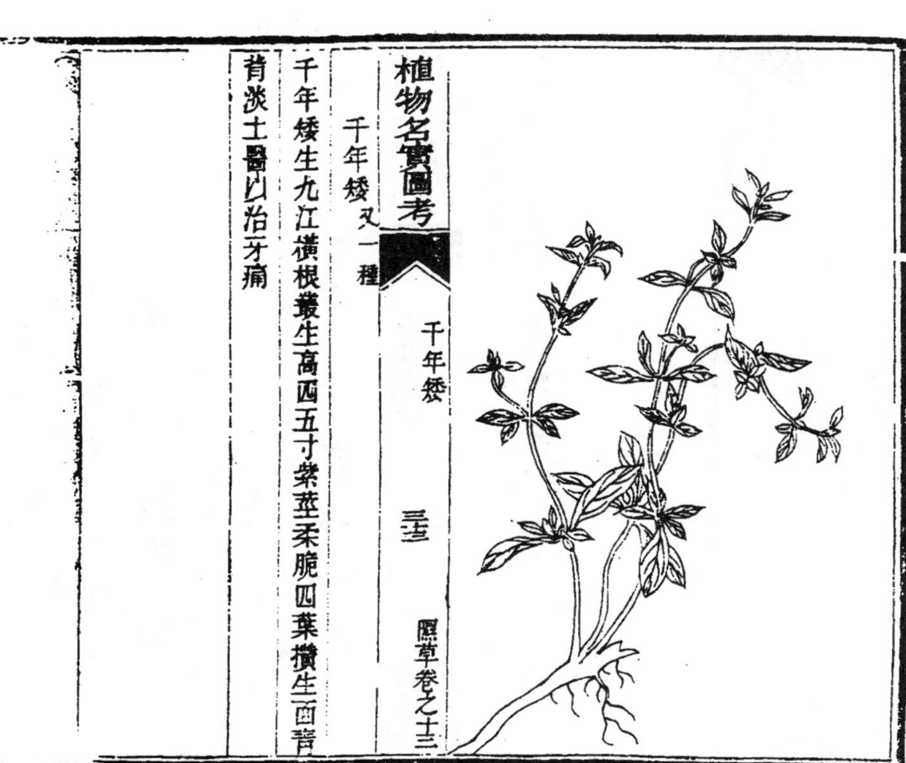

千年矮又一種

千年矮生九江橫根叢生高四五寸紫莖柔脆四葉攢生一面青背淡土醫以治牙痛

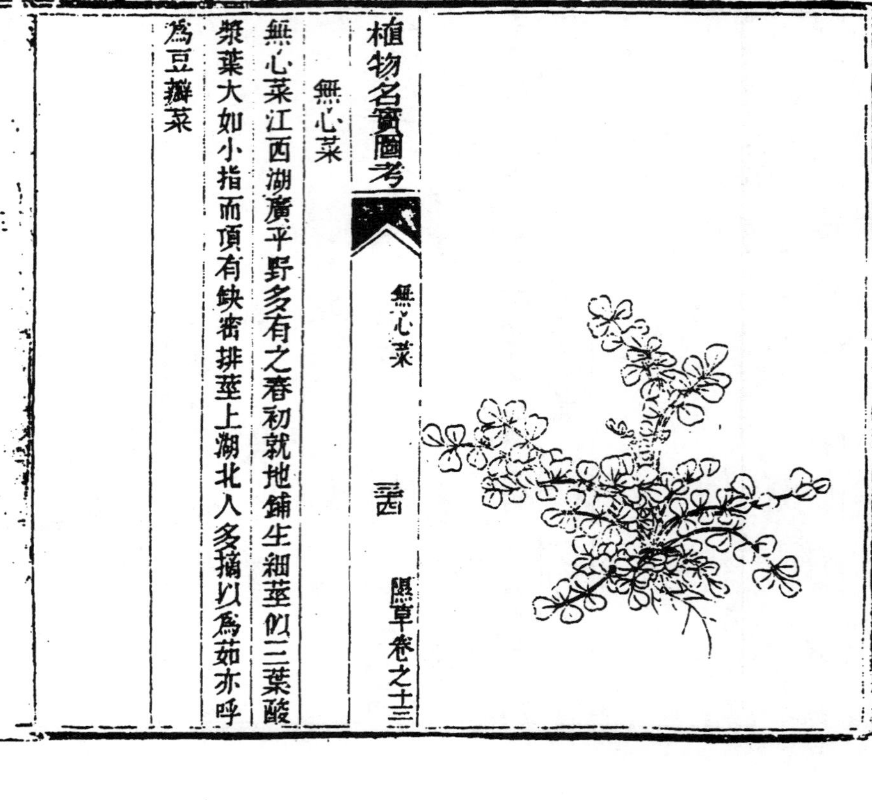

無心菜

無心菜江西湖廣平野多有之春初就地鋪生細莖似三葉酸漿葉大如小指而頂有缺齒排莖上湖北人多摘以爲茹亦呼爲豆瓣菜

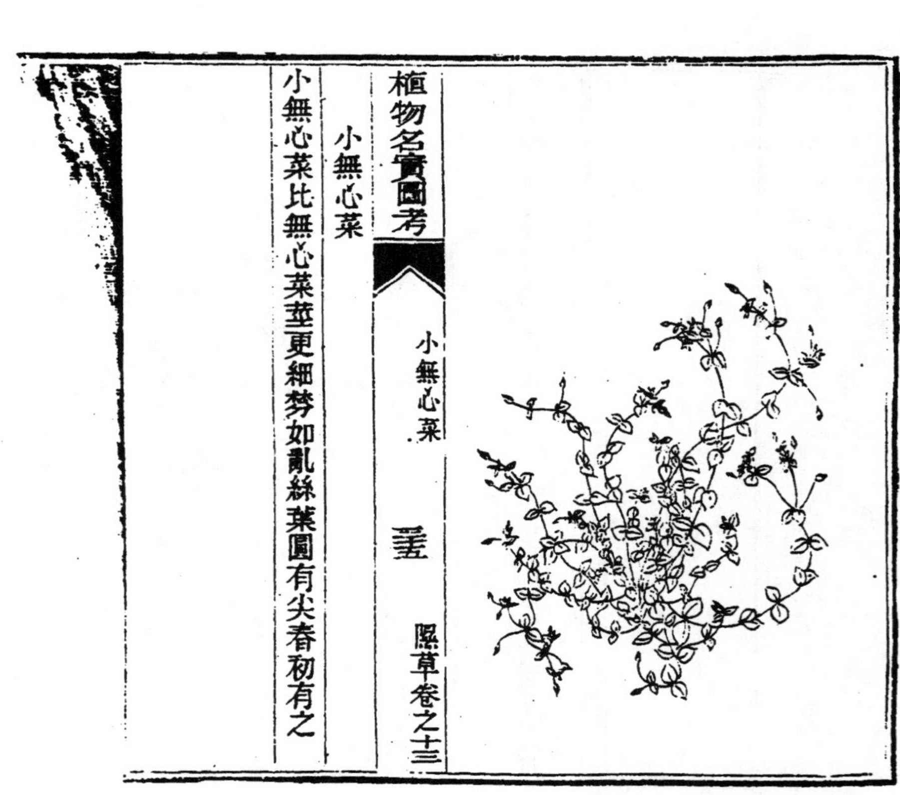

小無心菜

小無心菜比無心菜莖更細勞如亂絲葉圓有尖春初有之

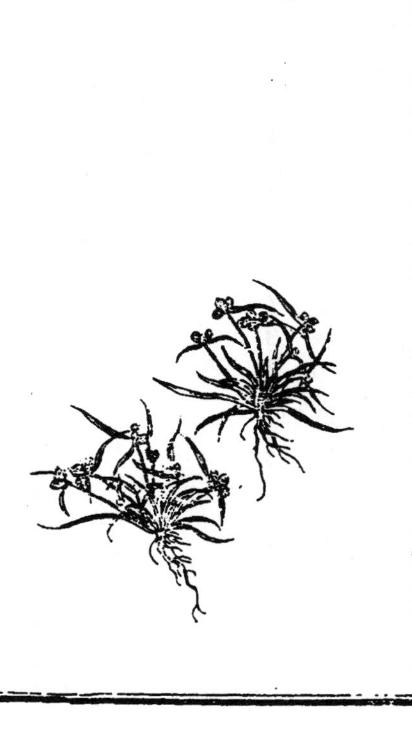

湖瓜草

湖瓜草生沙洲上高三四寸如初生麥苗而細抽莖結青實三四粒實下有小葉一二片如三棱草牲畜食之　按救荒本草碎子苗根子味俱甜子磨麪食根晒乾亦可爲麪形狀相同但此瘦而彼肥此係初生而彼係老根故大小不類耳

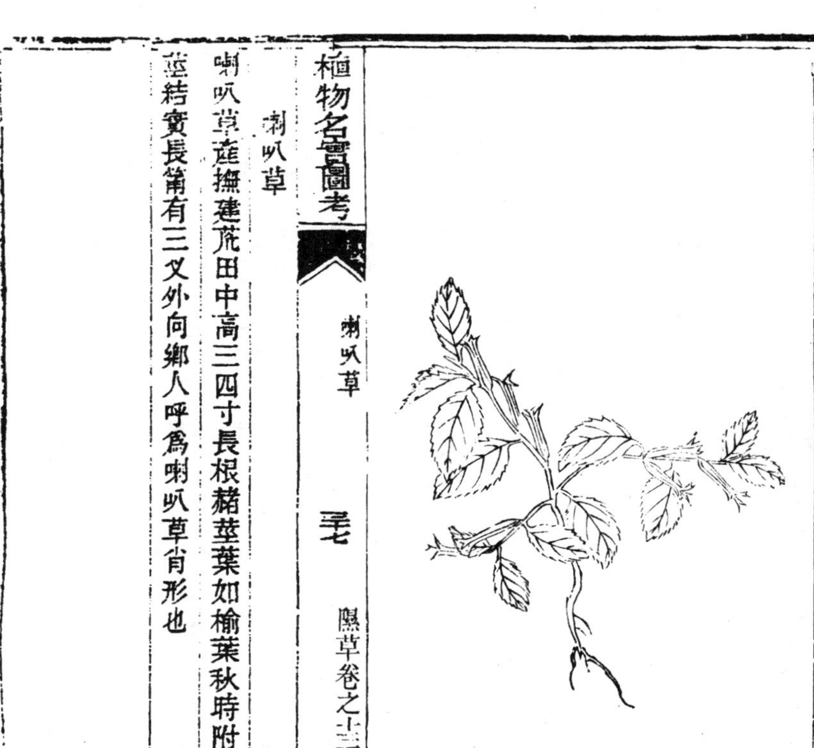

喇叭草

喇叭草産撫建荒田中高三四寸長根赭莖葉如榆葉秋時附莖結實長觜有三叉外向鄉人呼爲喇叭草肖形也

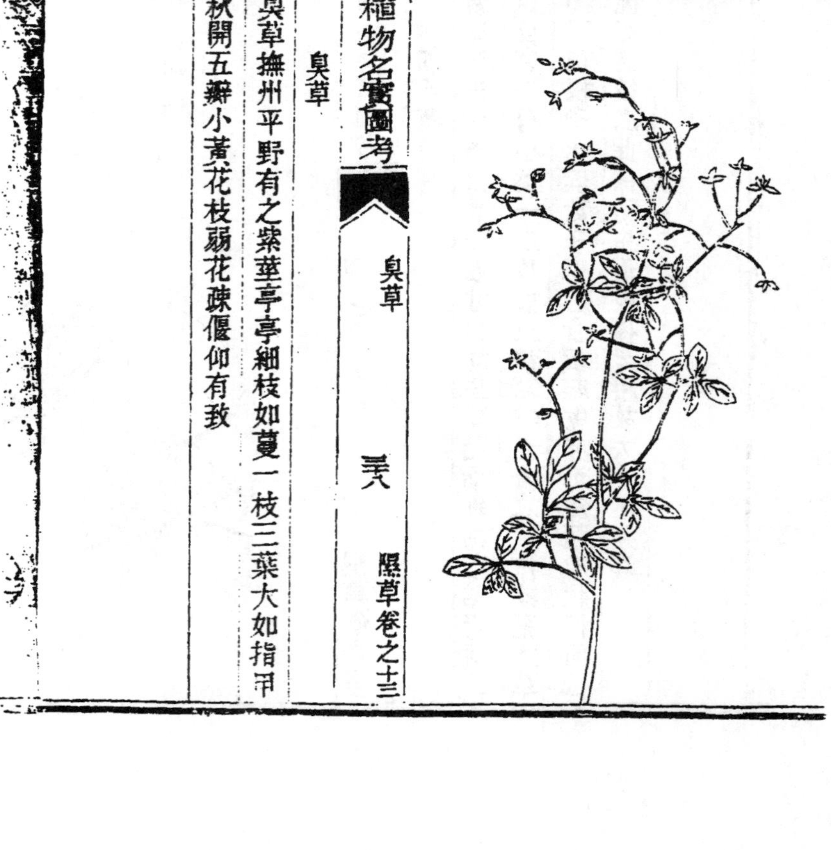

臭草

臭草撫州平野有之紫莖亭亭細枝如蔓一枝三葉大如指甲秋開五瓣小黃花枝弱花疏偃仰有致

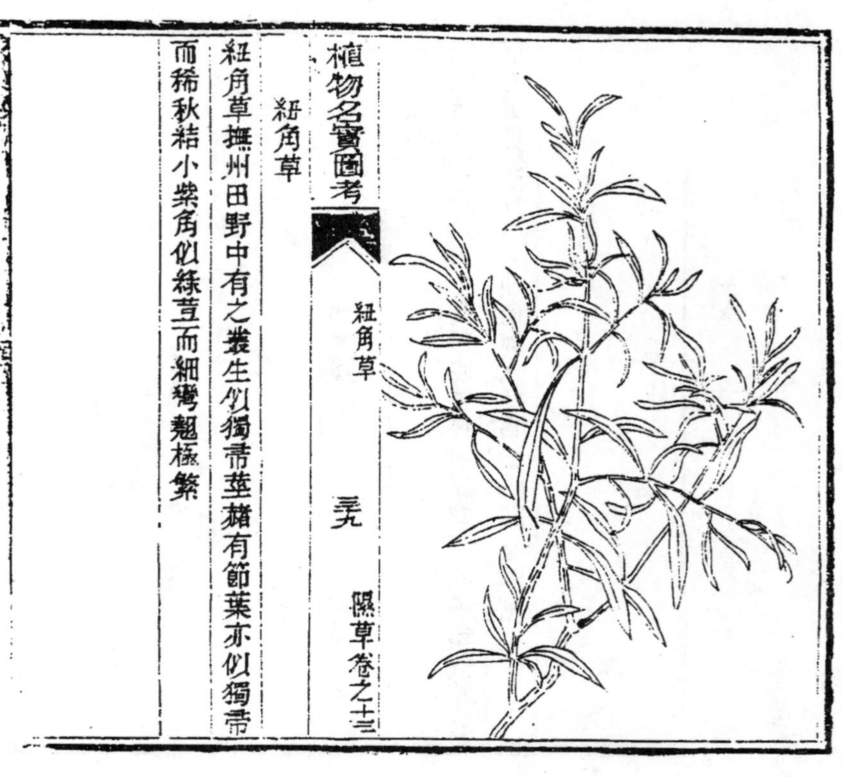

紐角草

紐角草撫州田野中有之叢生似獨帚莖赭有節葉亦似獨帚而稀秋結小紫角似綠豆而細彎翹極繁

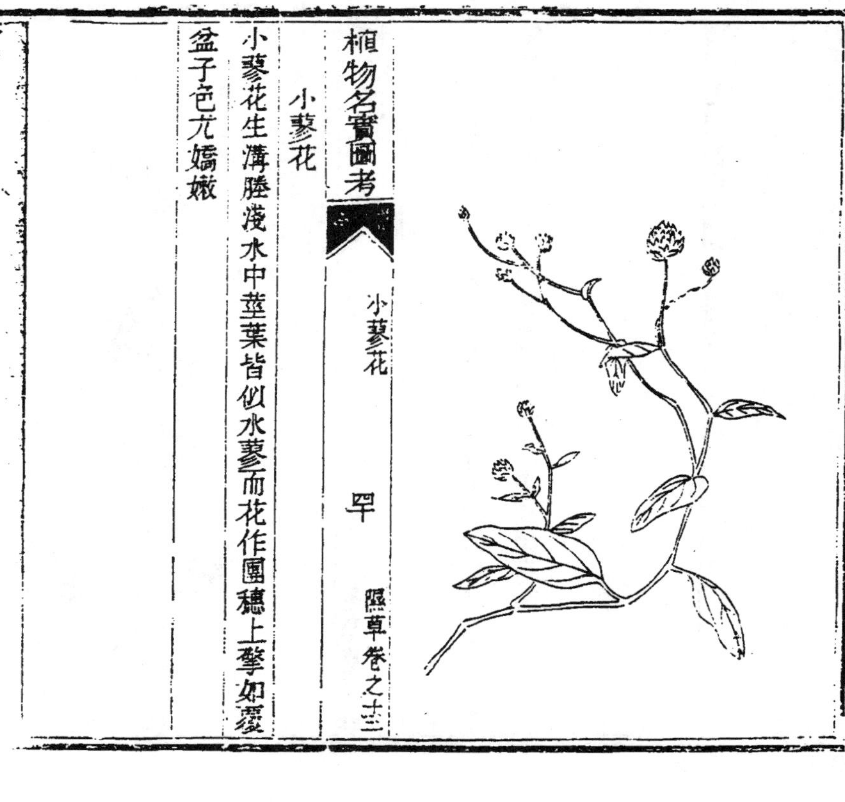

小蓼花

小蓼花生溝塍淺水中莖葉皆似水蓼而花作圜穗上擎如覆盆子色尤嬌嫩

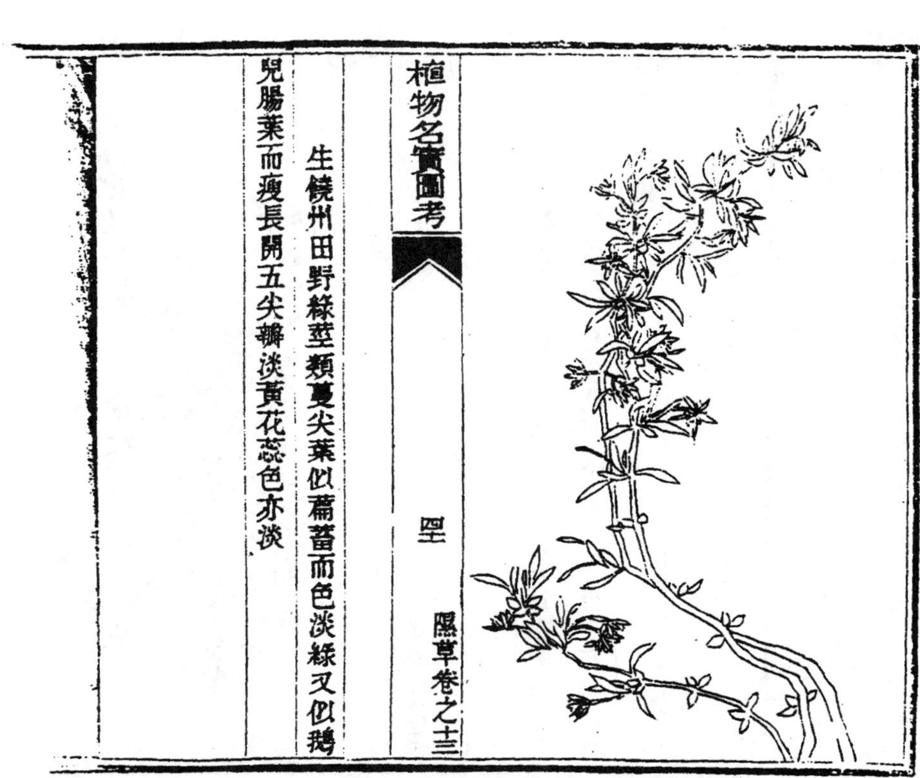

生饒州田野緑莖類蔓尖葉似藊蓄而色淡緑又似鵝兒腸葉而瘦長開五尖瓣淡黃花蕊色亦淡

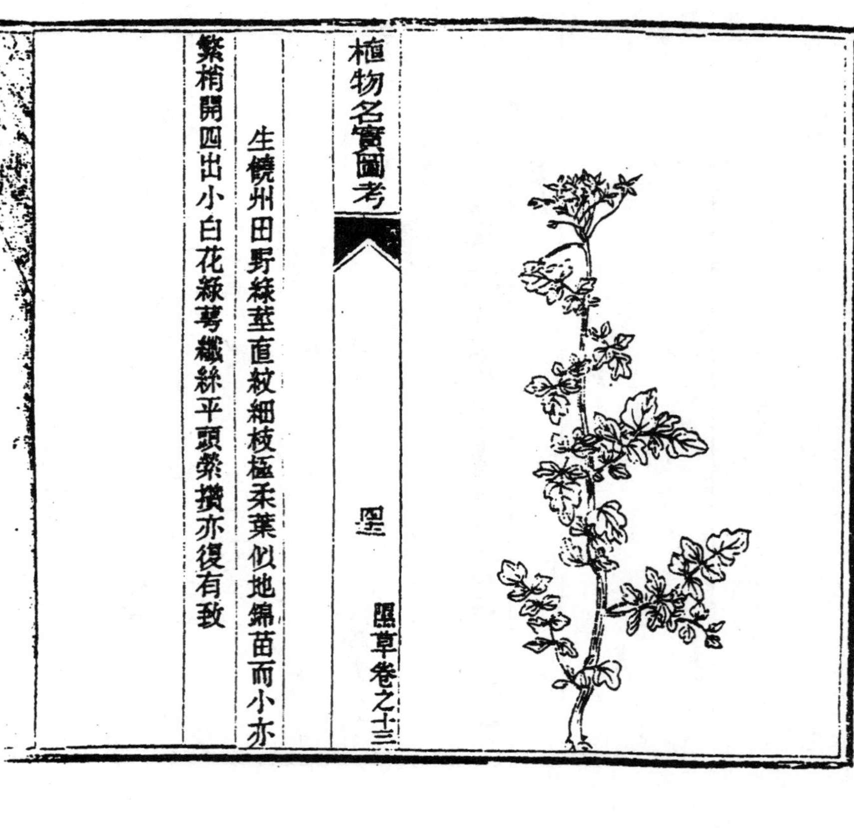

生饒州田野綠莖直紋細枝極柔葉似地錦苗而小亦繁梢開四出小白花綠蕚纖絲平頭簇攢亦復有致

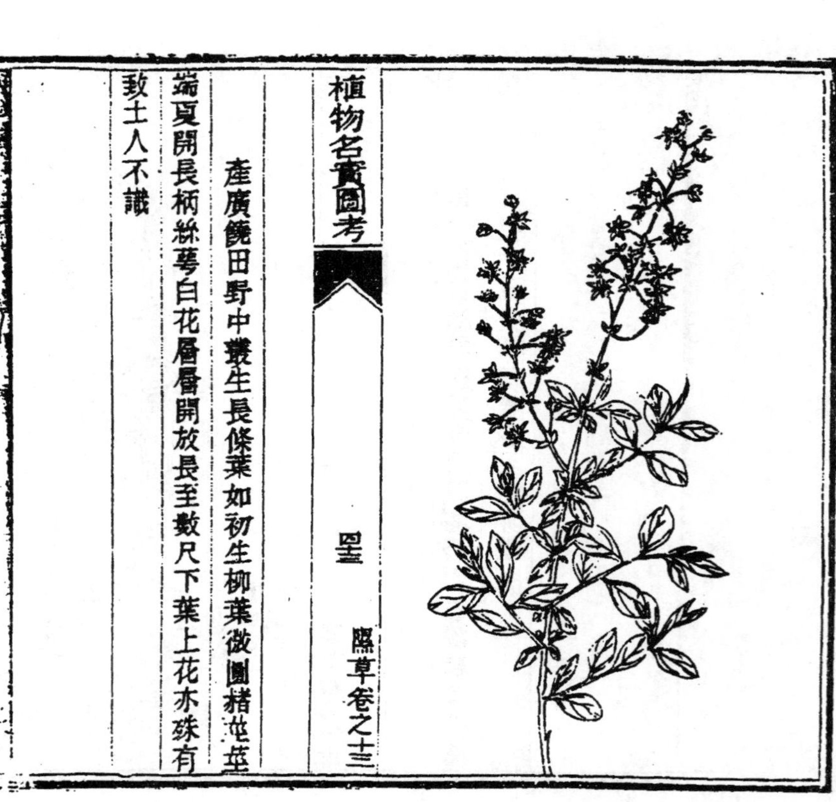

產廣饒田野中叢生長條葉如初生柳葉微圓稍尖莖端夏開長柄絲蕚白花層層開放長至數尺下葉上花亦殊有致土人不識

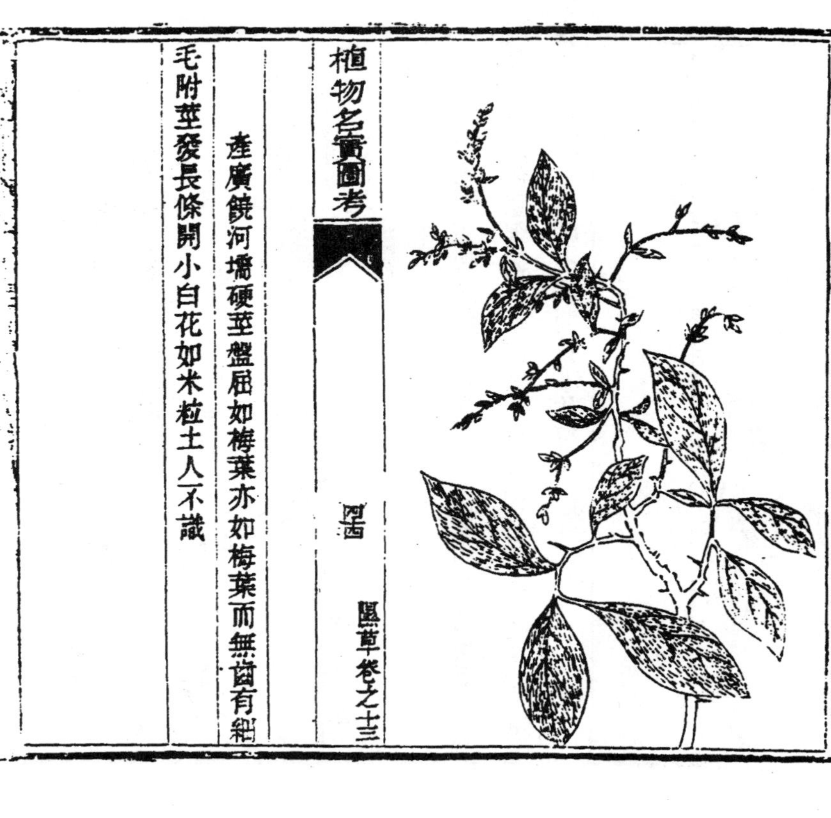

植物名實圖考　四十四　隰草　卷之十三

產廣饒河塘硬莖盤屈如梅葉亦如梅葉而無齒有細毛附莖發長條開小白花如米粒土人不識

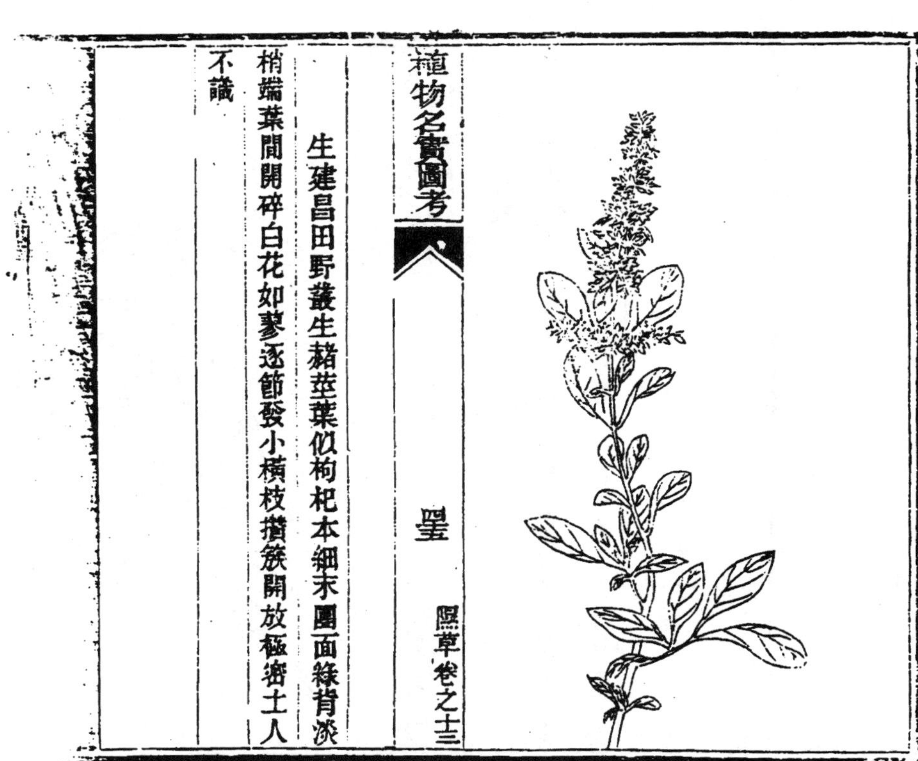

植物名實圖考　四十三　隰草　卷之十三

生建昌田野叢生赭莖葉似枸杞本細末圓面綠背淡梢端葉間開碎白花如蓼逐節發小橫枝攢簇開放極密土人不識

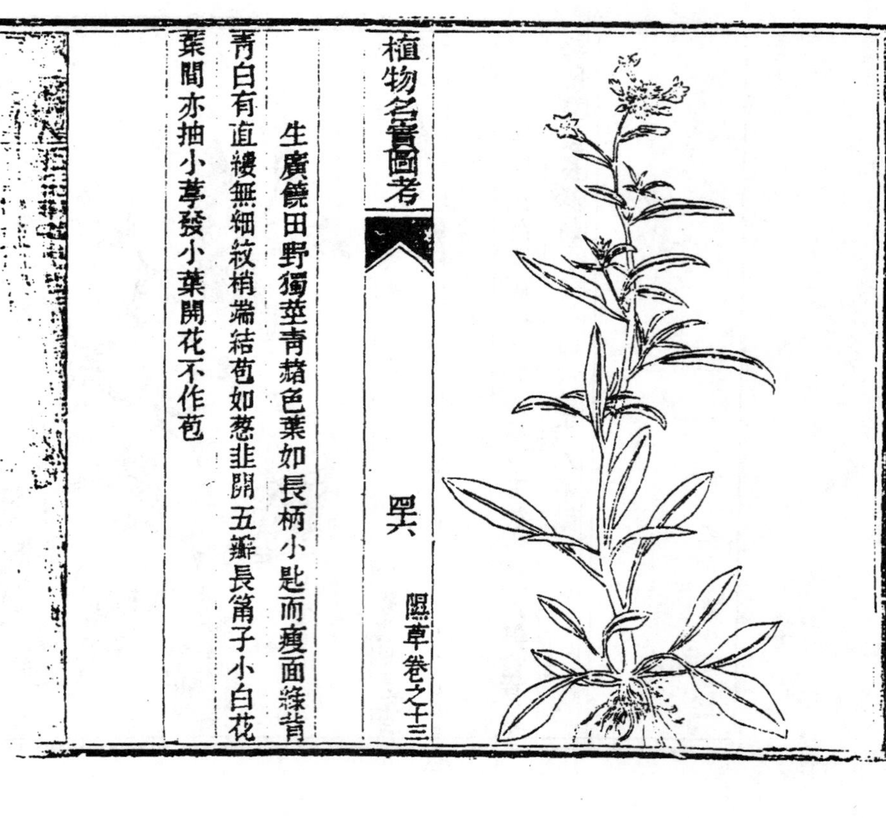

生廣饒田野獨莖青赭色葉如長柄小匙而瘦面綠背青白有直縷無細紋梢端結苞如葱韭開五瓣長筩子小白花葉間亦抽小莛發小葉開花不作苞

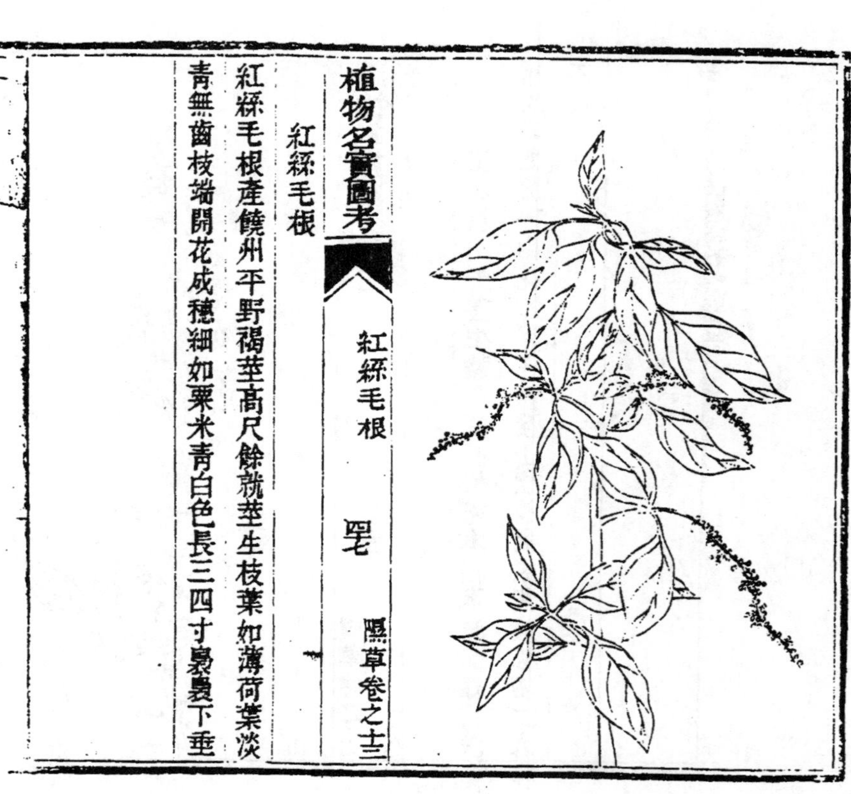

紅絲毛根

紅絲毛根產饒州平野褐莖高尺餘就莖生枝葉如薄荷葉淡青無齒枝端開花成穗細如粟米青白色長三四寸裊裊下垂

沙消

沙消產九江沙洲上叢生高不盈尺紫莖微節抱莖生葉四五葉攢生一處頗似獨掃葉小根赭色九江俚醫以根煎酒治腰痛亦名鐵掃帚　按救荒本草沙蓬又名雞爪菜生田野苗高一尺餘初就地蔓生後分莖叉其莖有細線楞葉似獨掃葉狹窄而厚又似石竹子葉亦窄莖葉梢間結青子小如粟粒其葉味甘性温採苗葉煠熟水浸淘淨油鹽調食疑卽此

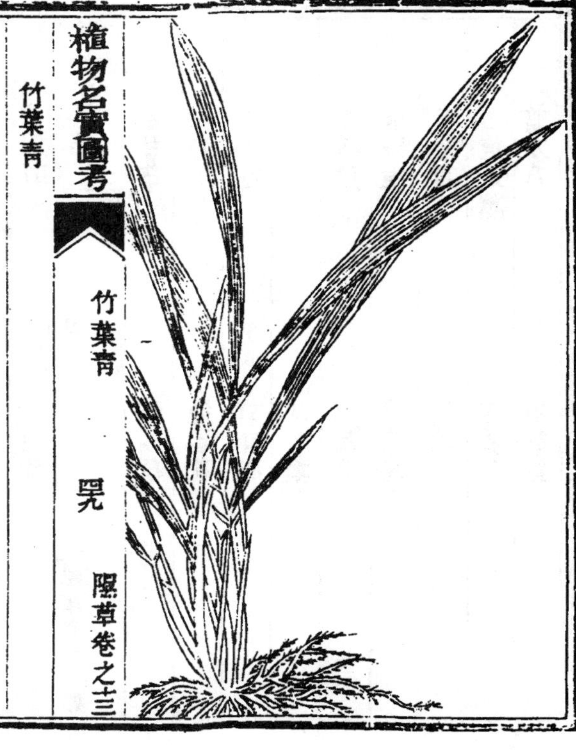

竹葉青

竹葉青生江西瑞州初生如萱草漸發長葉似茅而闊面青背微白紋如竹葉有間道而澀性涼土人亦以淡竹葉用之

植物名實圖考卷之十四

固始吳其濬著

蒙自陸應穀校刊

隰草類

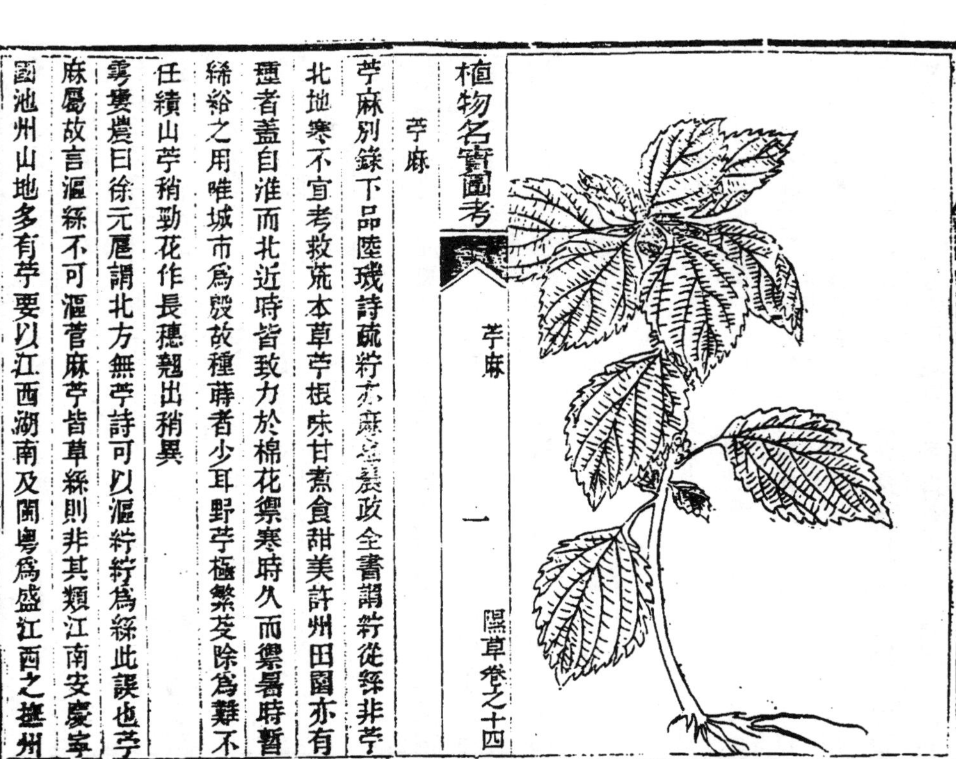

苧麻

苧麻別錄下品陸璣詩疏紵亦麻也農政全書謂紵從糸非苧北地寒不宜考救荒本草苧根味甘煮食甜美許州田圃亦有種者蓋自淮而北近時皆致力於棉花禦寒時久而禦暑時暫絺綌之用唯城市爲殷故種蒔者少耳野苧極繁芟除爲難不任績山苧稍勁花作長穗翹出稍異

雩婁農曰徐元扈謂北方無苧詩可以漚紵爲絲此誤也苧麻屬故言漚絲不可漚菅麻苧皆草絲則非其類江南安慶寧國池州山地多有苧要以江西湖南及閩粵爲盛江西之撫州

建昌寧都廣信贛州南安袁州苧最饒緝績織線猶嘉湖之治絲宜黃之機上白市者鶩其名然非佳品寧都州俗無不緝麻之家敏者一日可績三四兩鈍者亦兩以上請織匠織成布一機長者十餘丈短者亦十丈以上四五兩織成一丈布者爲最細次六七兩次八九兩則粗矣夏布墟則安福鄉之會同集仁義鄉之固厚集懷德鄉之璜溪集在城則軍山集每月集期土人商賈雜遝如雲計城鄉所產歲鬻數十萬緡女紅之利普矣石城縣志亦曰石邑夏布歲出數十萬疋外貿吳越燕亳間贛州各邑皆業苧閩賈於二月時放苧錢夏秋收苧歸而造布然

不如寧都布潔白細密苧以瘦皺潔白爲上其黃者曰糙麻婦功間日緝濯柔細經時累月織成一衣曰女兒布苧之精者無逾此居人服之商賈不可得也湖南則瀏陽湘鄉攸縣茶陵醴陵皆麻鄉往時巴陵道州武陵郴州皆貢綀紵今則並瀏陽上供亦栽肥地苧深四五尺剝至三四次擇避風處蒔之夏有苧市捆載以售溪蠻叢笑云漢傳載闌干闌干獠言紵巾有績治細白苧麻以旬月而成名娘子布則亦女兒布之類非僅獠俗也苗人據綾機席地而織設虛場以麻布易所無也寰宇記宜州有都洛麻狹幅布今語曰多羅麻廣西志梧州出絡布以絡麻織成因名並苧類也桂海虞衡志綀子出兩江川峒大暑似苧布有花紋者謂之花綀彼人亦自貴重嶺外代答邕州左右江溪峒產苧麻土人擇其細長者爲綀子暑衣之輕涼離汗者也花綀一端長四丈重數十錢卷入之小竹筒尚有餘地以染眞紅尤易著色厥價不廉稍細者一匹數十緡也粵之新會有細苧蓋左思所謂筒中黃潤者凡疊布必成筩一筩十端而葛之大者率以兩端爲一連苧則一端爲一連他布則以六丈爲端四丈爲疋此其別也禹貢曰島夷卉服傳曰島夷南海島上夷也卉草也卉服葛越也葛越南方之布以葛爲之以其產於

越故曰葛越也左思曰蕉葛升越弱於羅紈正義曰卉服葛越蕉竹之屬越即苧麻也漢徐氏女贈其夫以越布鄧后賜諸貴人白越是也漢書云粵地多果布之湊韋昭曰布葛布也顏師古曰布謂諸雜細布皆是也其黃潤者生苧也細者爲絟粗者爲苧苧一作紵禹貢曰厥匪織貝傳曰織細紵也疏曰細紵布也其曰花綀曰縠縐曰細都曰弱析皆其類志稱蠻布織蕉竹苧麻都落等麻有青黃白絡火五種黃白曰苧亦曰白緒青絡曰麻火曰火麻都落即絡也馬援在交阯嘗衣都布單衣都布者絡布也絡者言麻之可經可絡者也其細者當暑服之涼爽

無油汗氣練之柔熟如椿椒繭綢可以禦冬新興縣最盛估人辜以綿布易之其女紅治絡麻者十之九治苧者十之三治蕉十之一紡蠶作繭者千之一而已又有魚凍布莞中女子以絲兼紵爲之柔滑而白若魚凍謂紗羅多浣則黃此布愈浣則愈白云

植物名實圖考　苧麻　四　隰草卷之十四

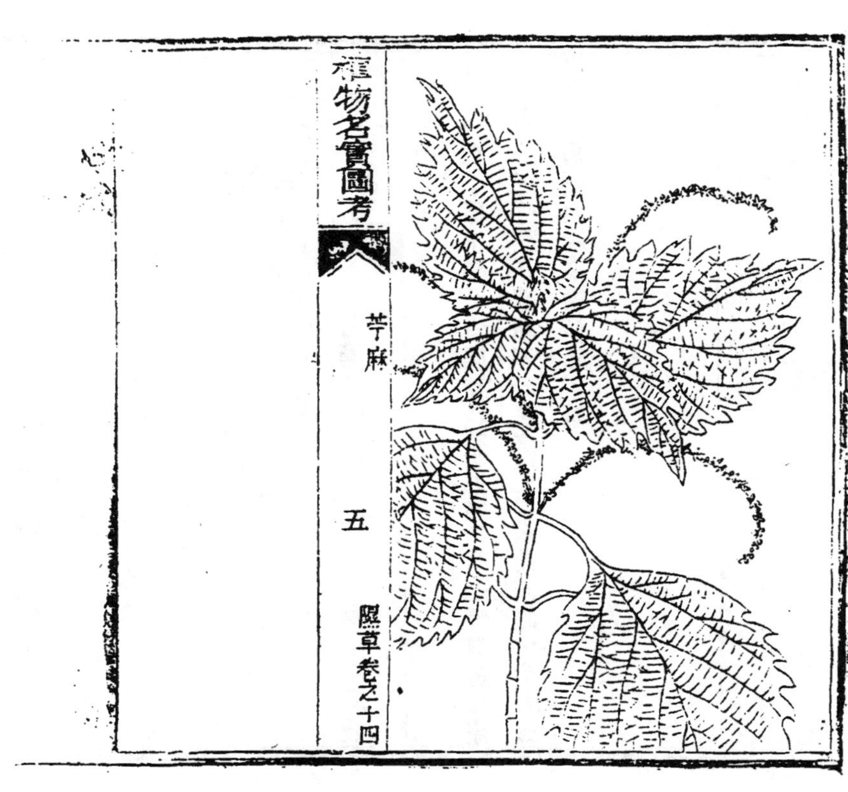

植物名實圖考　苧麻　五　隰草卷之十四

苦芙

苦芙別錄下品李時珍以爲爾雅鉤芙卽此今江西有一種野苦菜南安謂之地膽草與李說符

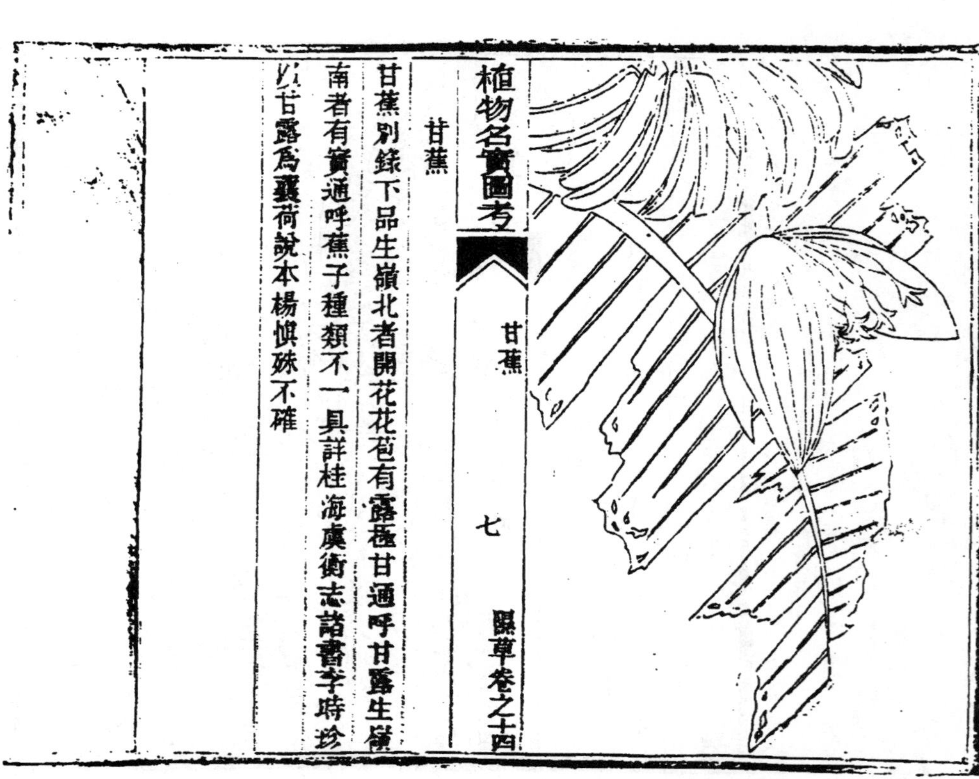

甘蕉

甘蕉別錄下品生嶺北者開花花苞有露極甘通呼甘露生嶺南者有實通呼蕉子種類不一具詳桂海虞衡志諸書李時珍以甘露爲蘘荷說本楊愼殊不確

馬鞭草

馬鞭草別錄下品李時珍以爲即圖經龍牙草處處有之人皆知煎水以洗瘡毒

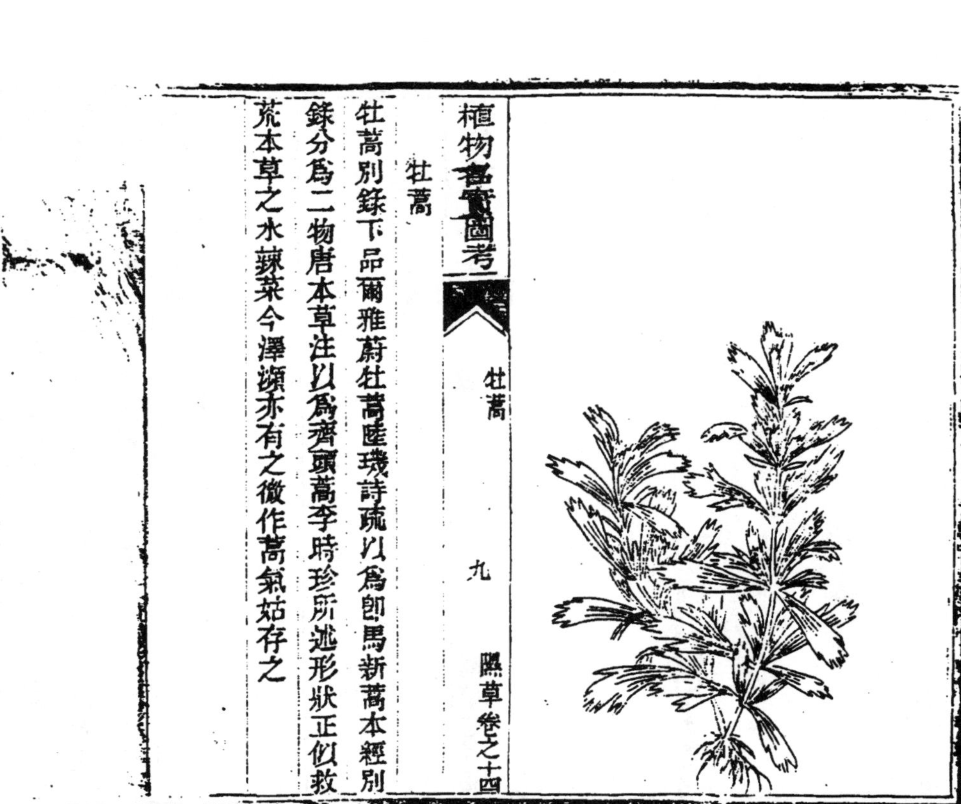

牡蒿

牡蒿別錄下品爾雅蔚牡蒿陸璣詩疏以爲即馬新蒿本經別錄分爲二物唐本草注以爲齊頭蒿李時珍所述形狀正似救荒本草之水辣菜今澤瀕亦有之微作蒿氣姑存之

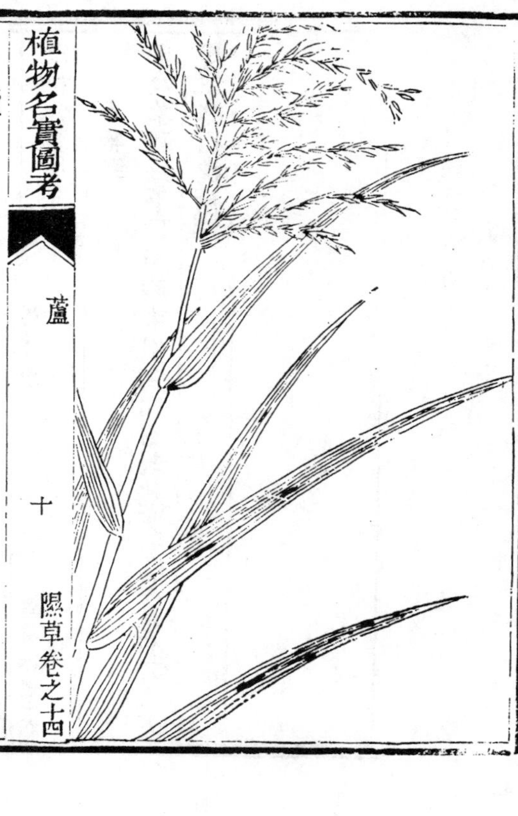

蘆

蘆別錄下品夢溪筆談以爲蘆葦是一物藥中宜用蘆無用荻理然今江南之荻通呼爲蘆俗方殆無別也毛晉詩疏廣要引證頗核附以備考

雩婁農曰强脆而心實者爲荻柔纖而中虛者爲葦澤國婦孺瞭如菽麥但南多荻北多葦北人植葦於汚凹曰葦泊掘其芽爲蔬曰葦筍織其花爲屧曰葦絮緯之爲簾曰葦箔褸之爲藉曰蘆席以藩院曰花障以幕屋曰仰棚朽莖則以爇栗新葉則以裹糉提之爲籠圍之爲囤覆墻以禦雨築基以避城皆蘆之功也大江之南是多荻洲爲柴爲炭則竈窪所恃也其灰可煨可糞爲防爲築則隄岸所亟也其芽可食可飼幽燕以葦代竹江淮以荻代薪故北宜葦而南宜蘆又葦喜止水荻喜急流弱强異性固自不同

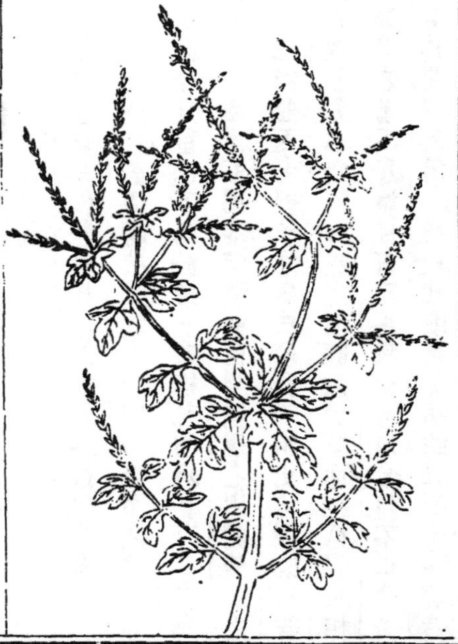

植物名實圖考

鼠尾草

鼠尾草别錄下品爾雅葝鼠尾注可以染皁草也救荒本草謂之鼠菊桒可煠食細核所繪形狀與馬鞭草相仿佛

植物名實圖考

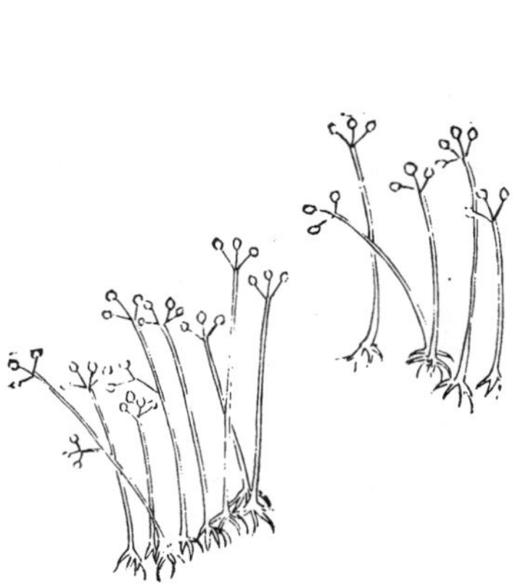

龍常草

龍常草别錄有名未用李時珍以爲即粽心草龍鬚之小者

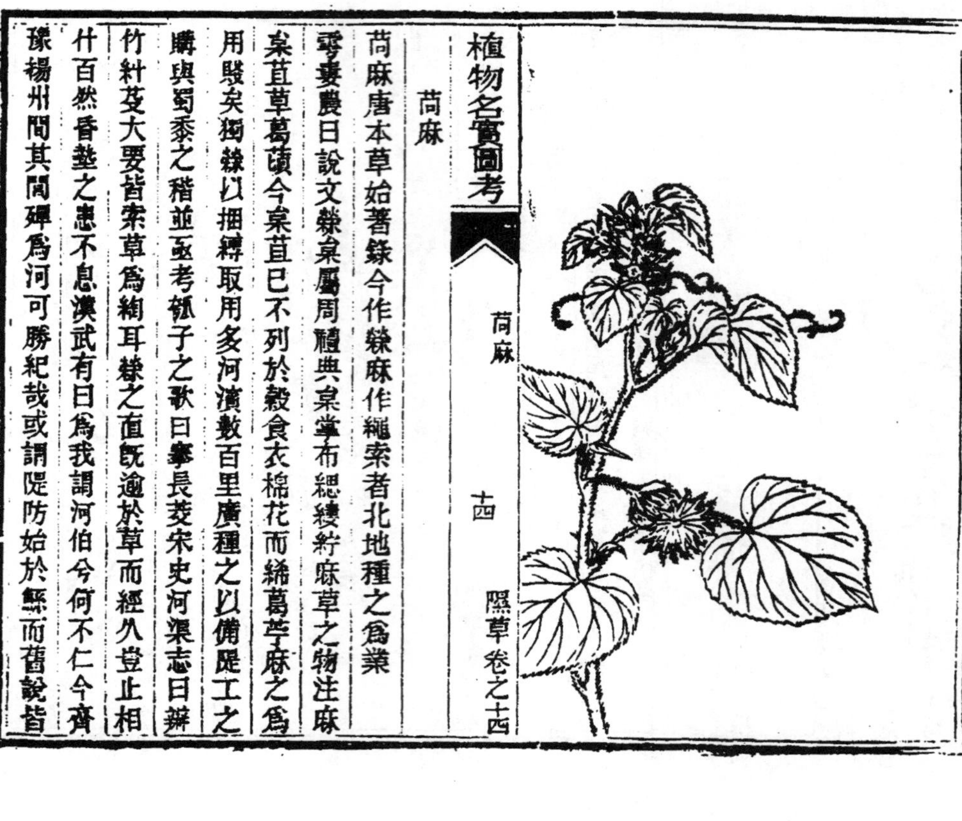

植物名實圖考　苘麻　十四　隰草卷之十四

苘麻

苘麻唐本草始著錄今作檾麻作繩索者北地種之爲業
雩婁農曰說文檾枲屬周禮典枲掌布緦縷紵麻草之物注麻
枲苴草葛蕍今枲苴已不列於穀食衣棉花而絺葛苧麻之爲
用賤矣獨檾以捆縛取用多河濱數百里廣種之以備隄工之
購與蜀黍之稭並亟考瓠子之歌曰搴長茭宋史河渠志曰辦
竹糾茭大要皆索草爲絢耳檾之直既逾於草而經久豈止相
什百然昏墊之患不息漢武有曰爲我謂河伯兮何不仁兮齊
豫揚州間其間殫爲河可勝紀哉或謂隄防始於鯀而舊說皆

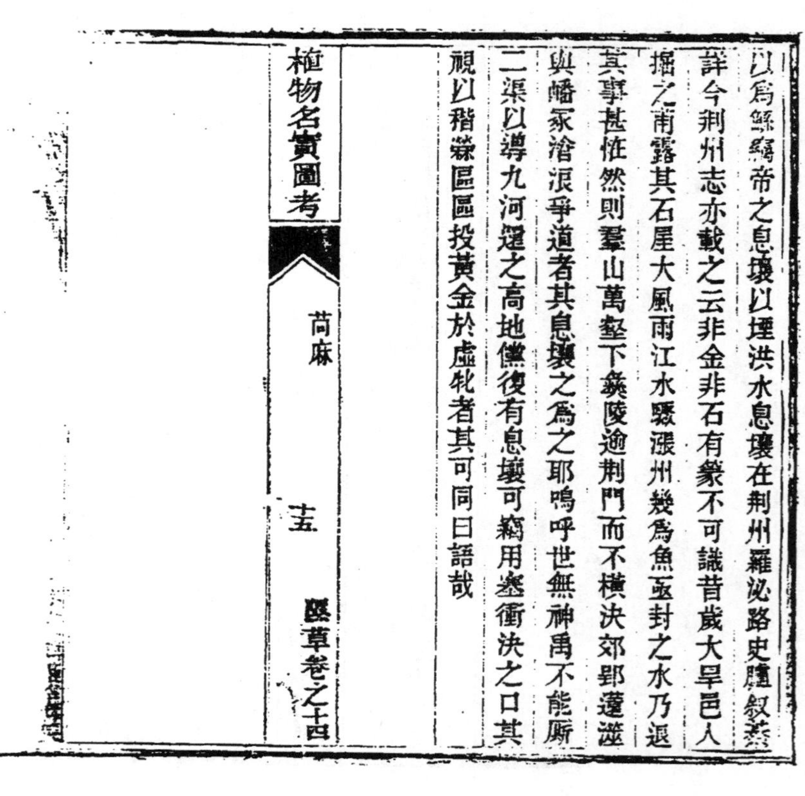

以爲鯀竊帝之息壤以堙洪水息壤在荆州羅泌路史臚叙甚
詳今荆州志亦載之云非金非石有象不可識昔歲大旱邑人
掘之甫露其石屋大風雨江水驟漲州幾爲魚亟封之水乃退
其事甚恠然則羣山萬壑下彝陵逾荆門而不横決郊郢蓮㵎
與皤冢滄浪爭道者其息壤之爲之耶嗚呼世無神禹不能廝
二渠以導九河遷之高地儻復有息壤可竊用塞衝決之口其
視以稭檾區區投黄金於虛牝者其可同日語哉

植物名實圖考　苘麻　十五　隰草卷之十四

蒲公草

蒲公草唐本草始著錄卽蒲公英也野菜譜謂之白鼓釘又有孛孛丁黃花郎黃狗頭諸名俚醫以爲治腫毒要藥淮江以南四時皆有取採良便

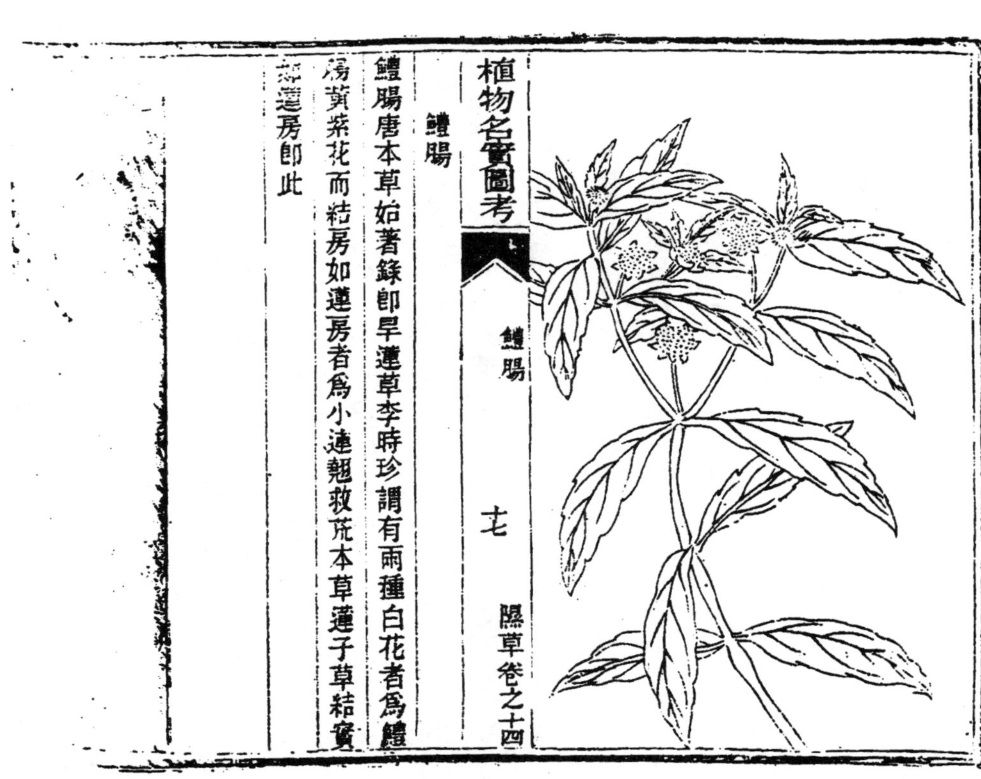

鱧腸

鱧腸唐本草始著錄卽旱蓮草李時珍謂有兩種白花者爲鱧腸黃紫花而結房如蓮房者爲小連翹救荒本草蓮子草結實如蓮房卽此

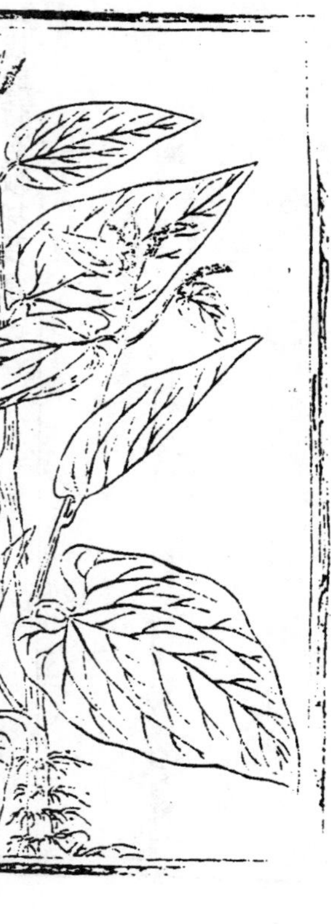

三白草

三白草唐本草始著錄酉陽雜俎亦載之形狀詳本草綱目湖南俚醫治筋骨及婦人調經多用之

雩婁農曰三白草江南農候也余驗之其葉白不終於素移植過時乃不復白不似他草木花可驗旱也望杏瞻蒲此爲的矣陶蘇皆未識蘇所說乃馬蓼有黑點者此草喜近水濱江右湘南土醫習用其方多於本草綱目所載大約江南諸藥惟陳藏器搜羅最博核惜不盡得其圖嘉祐本草引列而未能詳釋半爲有名未用可謂遺憾

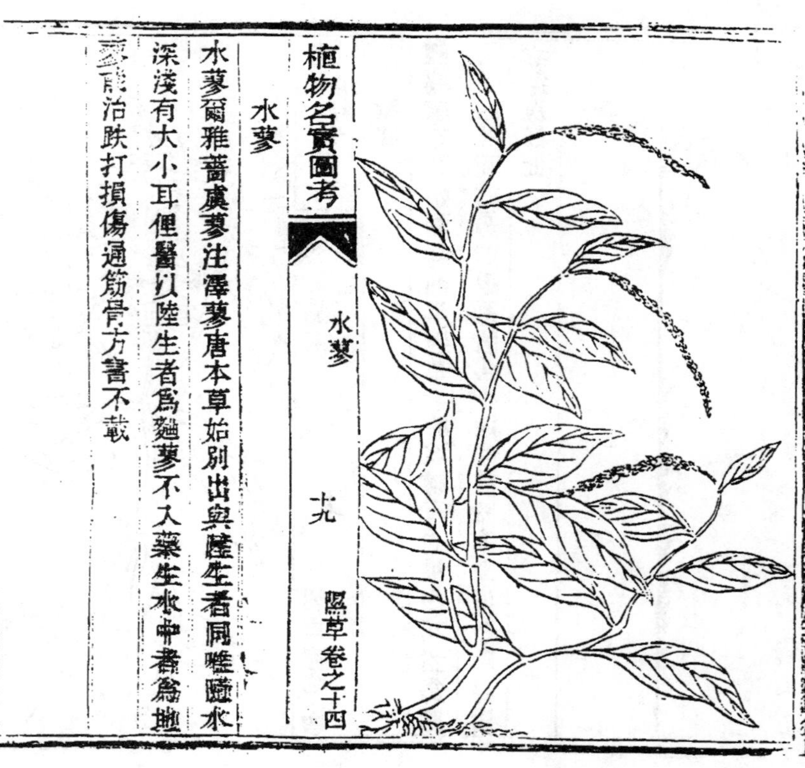

水蓼

水蓼爾雅薔虞蓼注澤蓼唐本草始別出與陸生者同唯隨水深淺有大小耳俚醫以陸生者爲麯蓼不入藥生水中者爲地蓼能治跌打損傷通筋骨方書不載

植物名實圖考　劉寄奴　廿　隰草卷之十四

劉寄奴

劉寄奴南史載宋高祖射蛇事故名劉寄奴唐本草始著錄所述形狀與本草綱目微相類今江西湖南人皆識之蜀本草莖似菊花白色與救荒本草野生薑一名劉寄奴相類蓋别一種卽菊葉蒿也南方草藥治損傷有效者多呼劉寄奴别無他名皆附於後

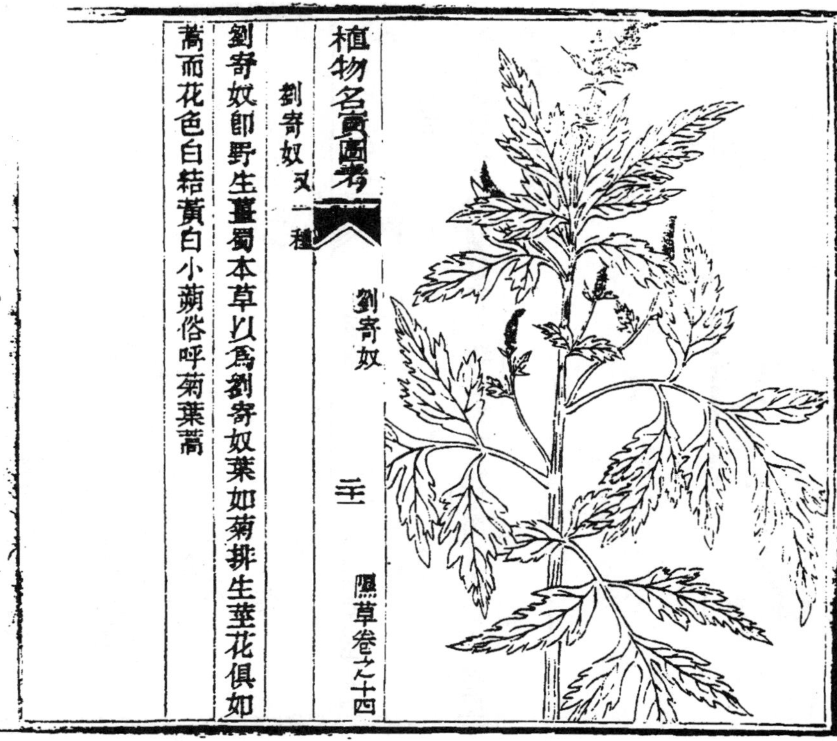

植物名實圖考　劉寄奴　廿一　隰草卷之十四

劉寄奴又一種

劉寄奴卽野生薑蜀本草以爲劉寄奴葉如菊排生莖花俱如蒿而花色白結黃白小蒴俗呼菊葉蒿

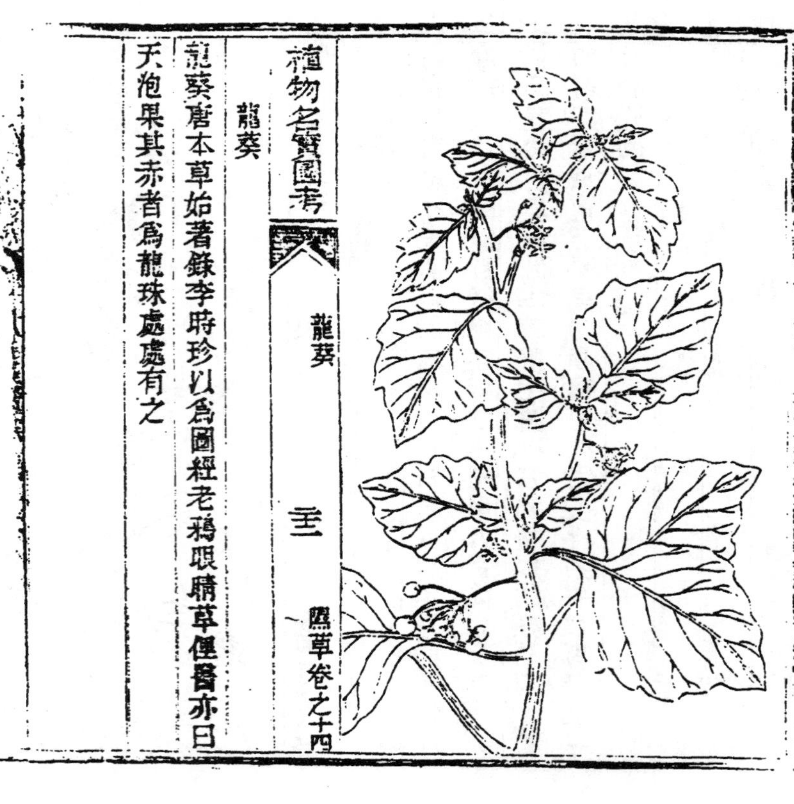

龍葵

龍葵唐本草始著錄李時珍以爲圖經老鴉眼睛草俚醫亦曰天泡果其赤者爲龍珠處處有之

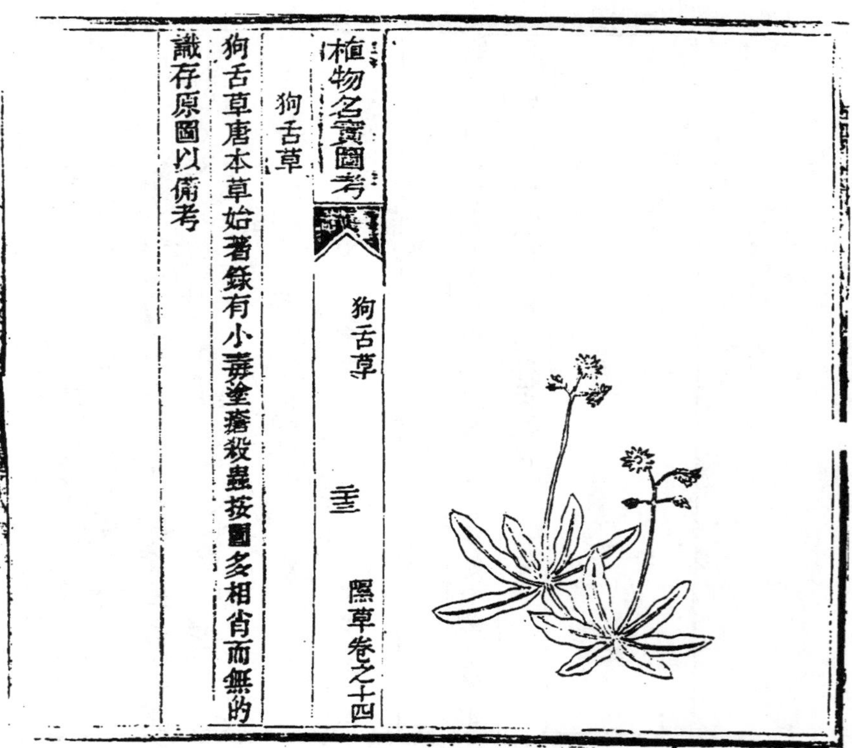

狗舌草

狗舌草唐本草始著錄有小毒塗瘡殺蟲按圖多相肖而無的識存原圖以俻考

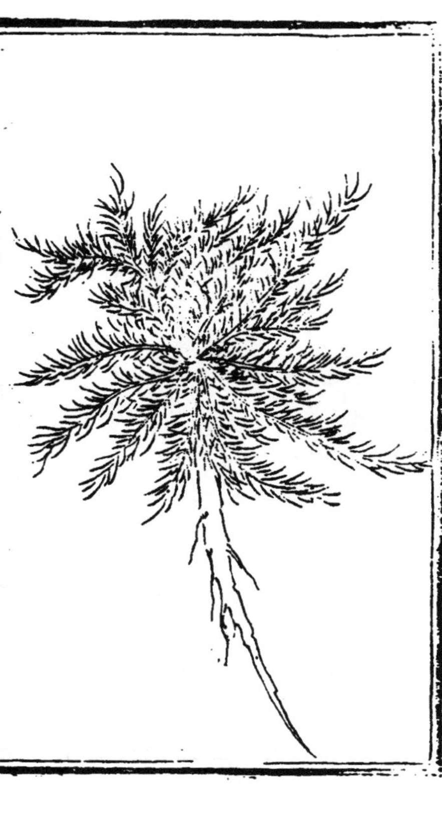

莪蒿

莪蒿詩經菁菁者莪陸疏莪蒿也爾雅莪蘿郭注䕡蒿本草拾遺始著錄本草綱目以爲卽抱娘蒿救荒本草作𦬠娘蒿葉碎茸細如鍼色黃綠嫩則可食與陸疏符合埤雅以角蒿爲䕡蒿殊爲臆說

鼠麴草

鼠麴草本草拾遺始著錄李時珍以爲卽別錄鼠耳藥對佛耳草酉陽雜俎蚍蜉酒鼠耳也卽此今江西湖南皆呼爲水蟻草或卽蚍蜉酒之意煎餅餡用之

雩婁農曰鼠麴染糯作餻色深綠洲中春時粥於市五溪峒中九重之清明時必采製以祀其先名之曰青其意以爲親沒後又復見春草青青矣嗚呼雨露既濡君子履之必有怵惕之心彼雖蠻獠其報本追遠有異性乎宋徽宗有詩曰鼠耳初生認禁煙寒食賜火咸里尋春清明上河圖中一段美景不知南渡

後遊憶帝京景物猶有廟貌如故鍾簴不移之念否

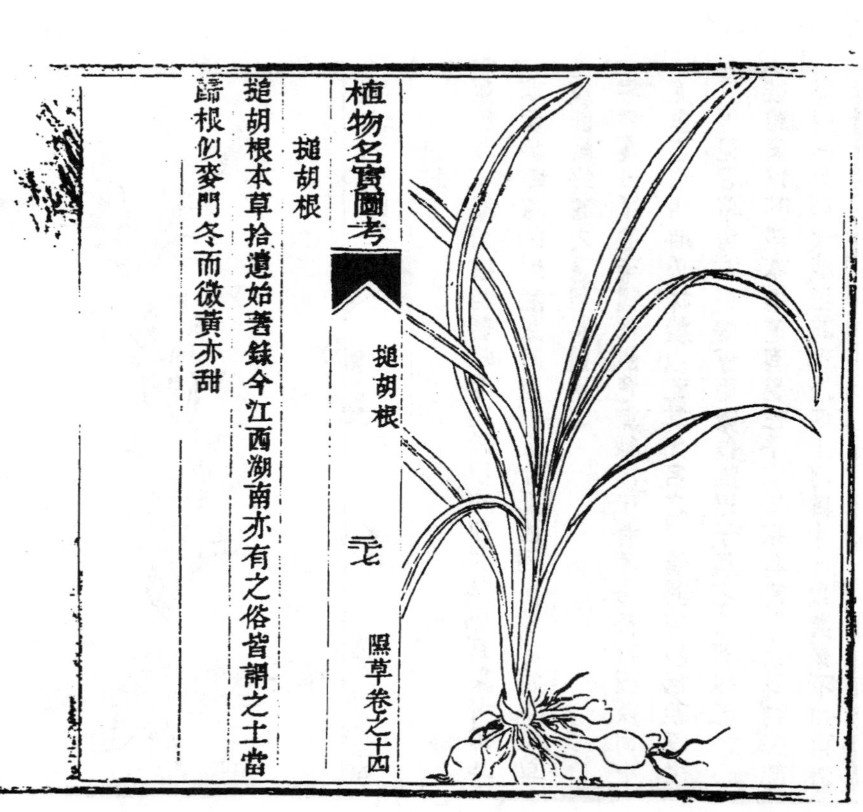

提胡根

提胡根本草拾遺始著録今江西湖南亦有之俗皆謂之土當歸根似麥門冬而微黄亦甜

鴨跖草

鴨跖草本草拾遺始著錄救荒本草謂之竹節菜一名翠蝴蝶又名笪竹葉可食今皆呼為淡竹無竹處亦用之

鬼鍼草

鬼鍼草本草拾遺始著錄秋時莖端有鍼四出刺人衣今北地猶謂之鬼鍼

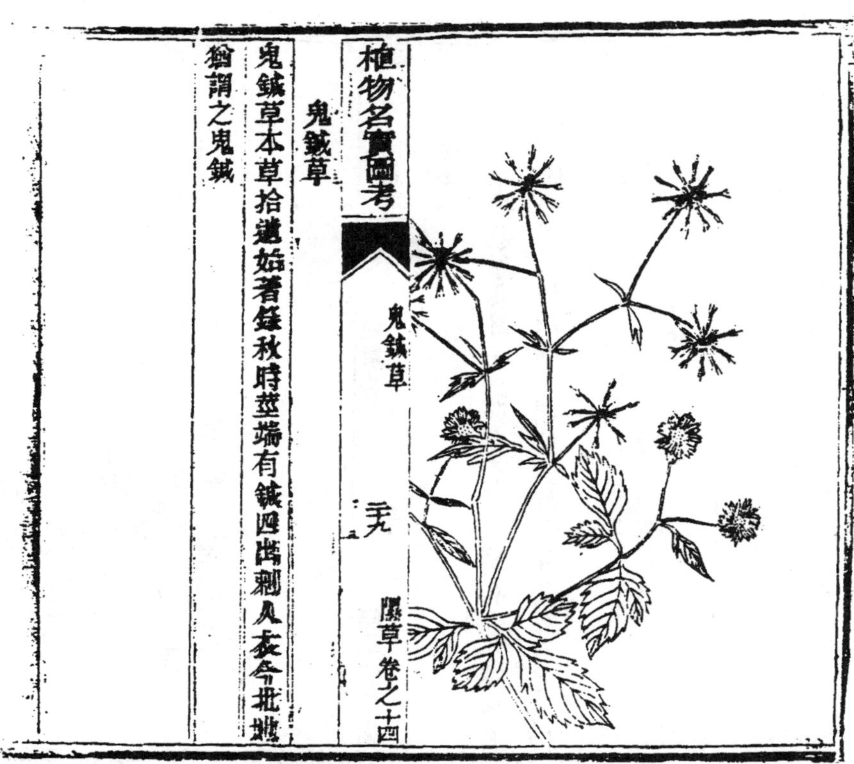

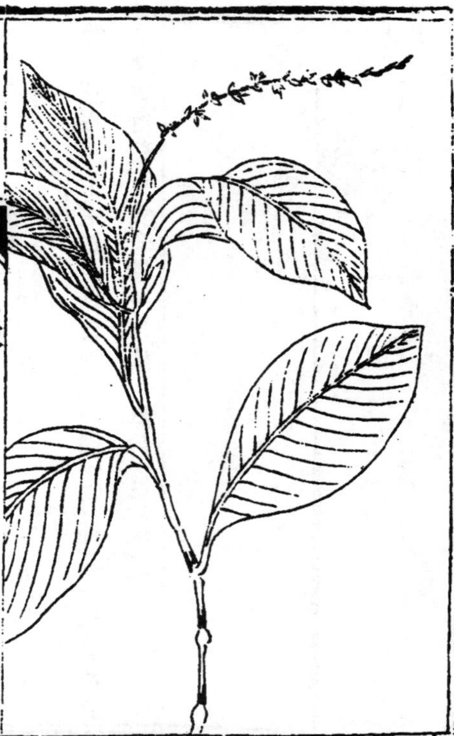

毛蓼

毛蓼本草拾遺始著錄主治癰腫疽瘻引膿生肌今俚醫亦用之其穗細長花紅冬初尚開葉厚有毛俗呼爲白馬鞭

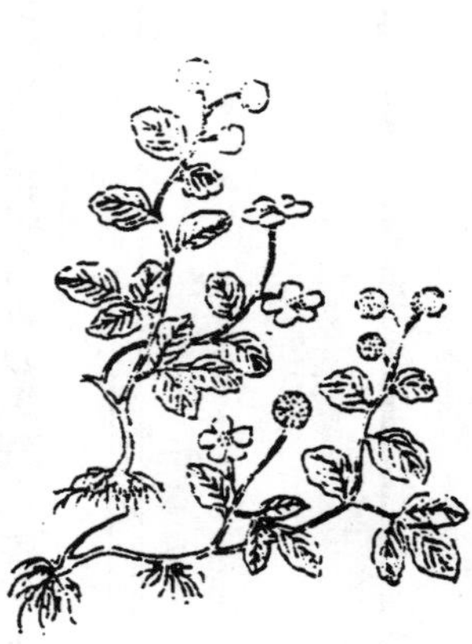

地楊梅

地楊梅本草拾遺始著錄云如莎草有子似楊梅今小草中有之治痢亦同按圖似卽水漬水楊梅與原說不肖姑存之以備考

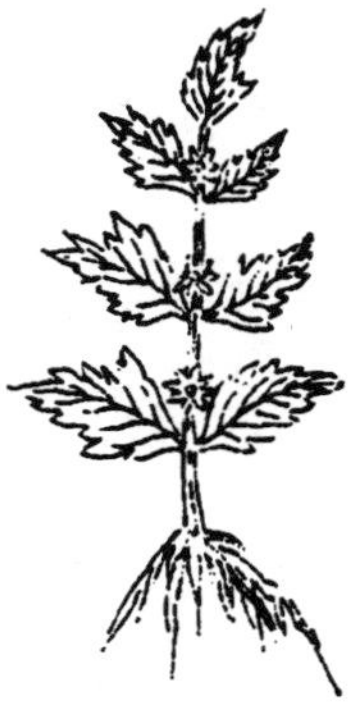

鏨菜

鏨菜本草拾遺始著錄李時珍以其似益母草白花遂以爲白花益母草然原書謂味甜有汁則非益母一類存原圖俟考

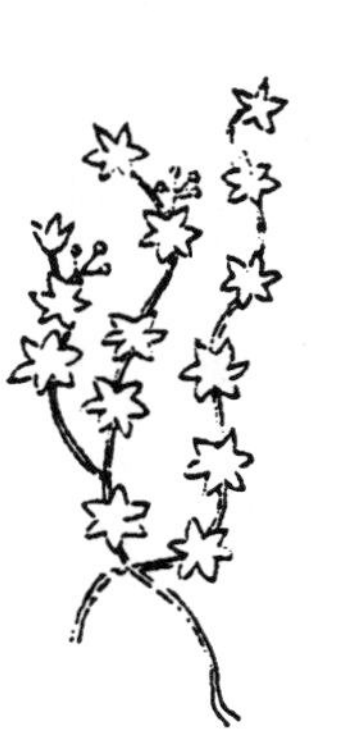

莤

莤爾雅莤蔓于注多生水中一名軒于本草拾遺生水田中狀如結縷草而長馬食之李時珍併入別錄有名未用之馬唐又以爲卽薰蕕之蕕恐未確江西水莤草極多作志者多以爲卽蔓草按蔓亦非草名

雩婁農曰子産曰吾臭味也而敢有差池大學曰如惡惡臭臭必惡而後屏非與香對稱周人尚臭臭陰臭陽灌用鬯臭皆芳氣也薰蕕有臭後人以蕕爲穢草然則薰之臭亦穢耶寇宗奭以拾遺之水蕕釋薰蕕孫公談圃以香薷爲莤二說皆未知所

本然誤圖說長李時珍宗衍義而駮之蓋未深考

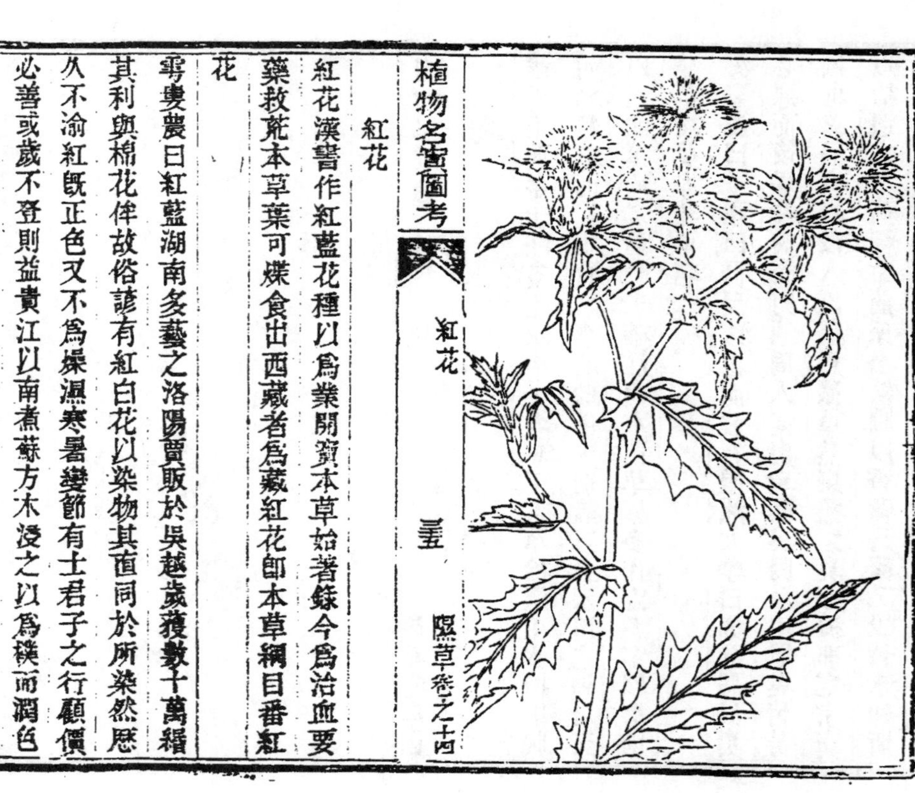

紅花

紅花漢書作紅藍花種以爲業開寳本草始著錄今爲治血要藥救荒本草葉可煠食出西藏者爲藏紅花即本草綱目番紅花

雩婁農曰紅藍湖南多藝之洛陽賈販於吳越歲獲數十萬緡其利與棉花侔故俗諺有紅白花以染物其值同於所染然歷久不渝紅既正色又不爲燥濕寒暑變節有士君子之行顧價必善或歲不登則益貴江以南煮蘇方木浸之以爲楪而潤色以紅藍色近紫有耀價貶易售其殆士之乏其實而竊其名以

自衒者然風日炎曝雨徹沾濕輒斑駁黯淡失其所嫭婦稚皆賤之有其始不能要其終求與黑黃蒼藍爲伍而不可得非所謂的然而日亡者歟故君子著誠而祛僞

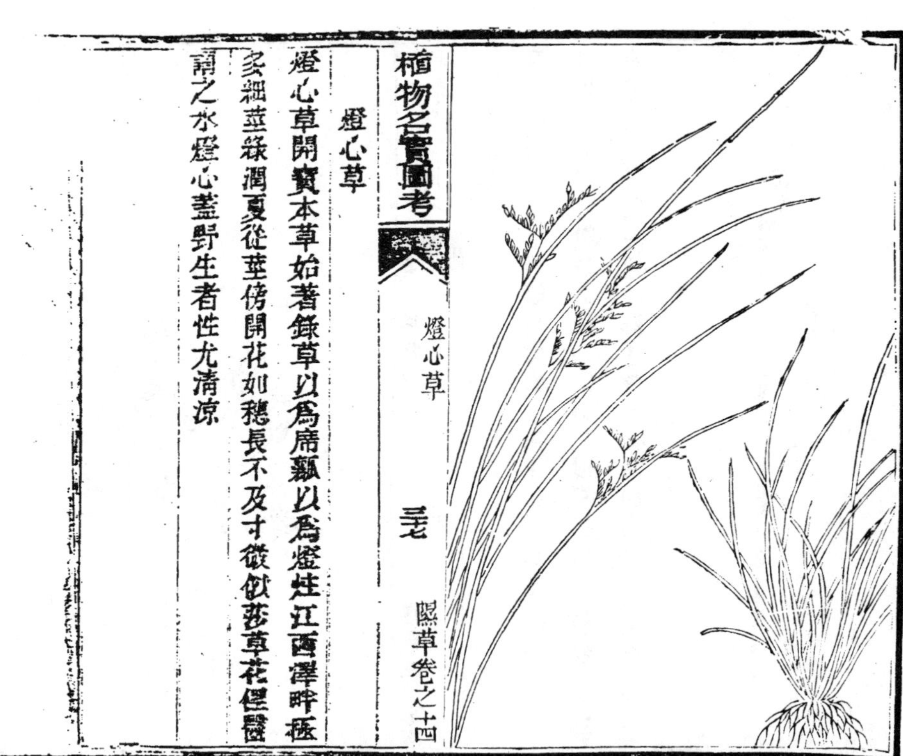

燈心草

燈心草開寶本草始著錄草以爲席瓤以爲燈炷江西澤畔極多細莖綠潤夏從莖傍開花如穗長不及寸微似莎草花俚醫謂之水燈心蓋野生者性尤清涼

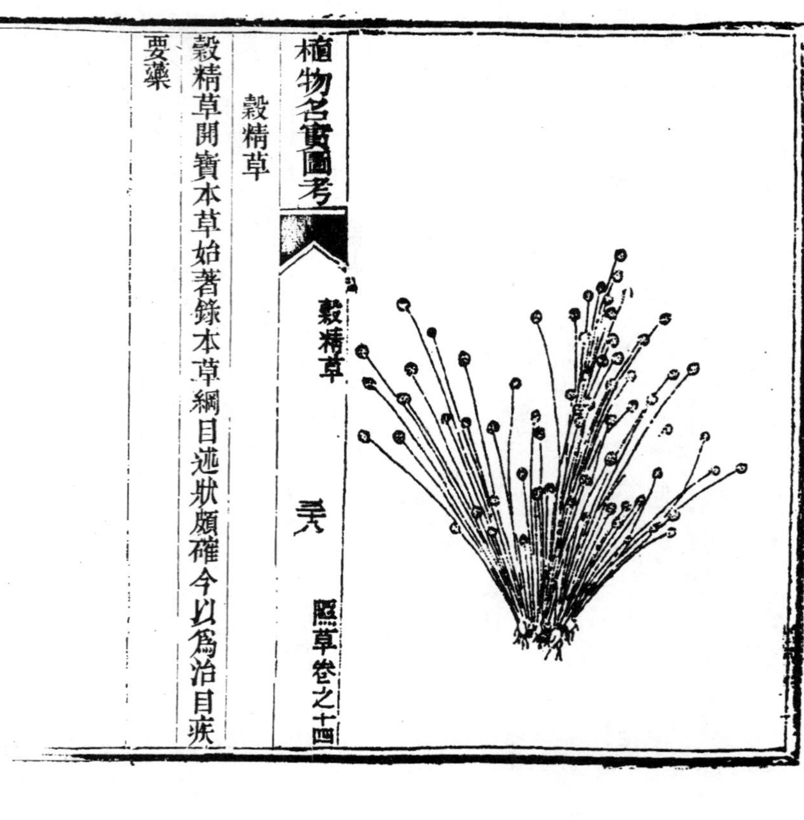

穀精草

穀精草開寶本草始著錄本草綱目述狀頗確今以爲治目疾要藥

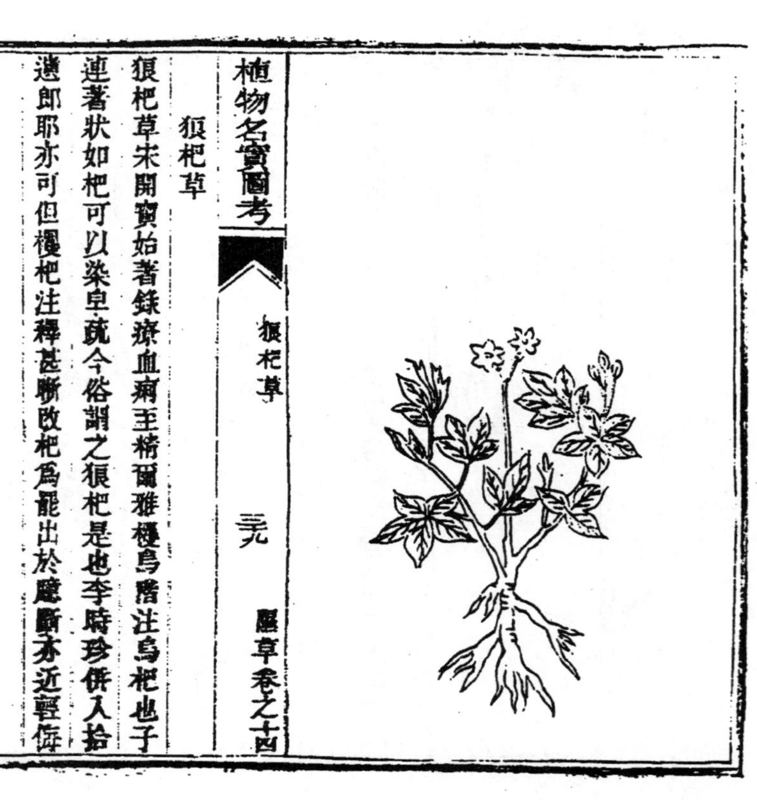

狼杷草

狼杷草宋開寶始著錄療血痢主精爾雅椶烏階注烏杷也子連著狀如杷可以染皁疏今俗謂之狼杷是也李時珍併入拾遺郎耶亦可但椶杷注釋甚晰改杷爲龍出於臆斷亦近輕侮

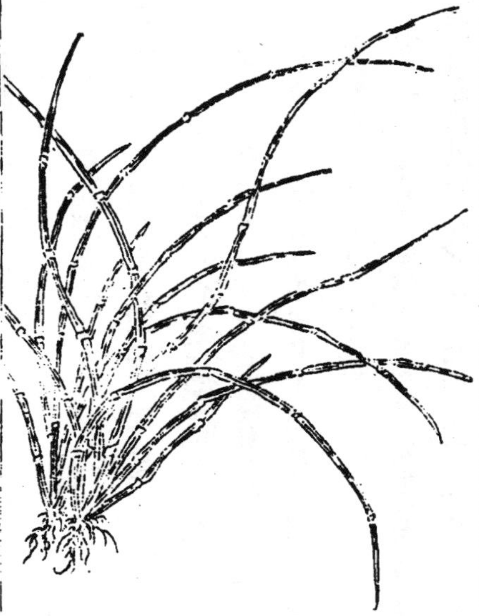

木賊

木賊嘉祐本草始著錄今惟治目醫用之物類相感志木賊軟牙瑩治木角之工所恃以爲光滑者通呼爲節節草亦肖其形

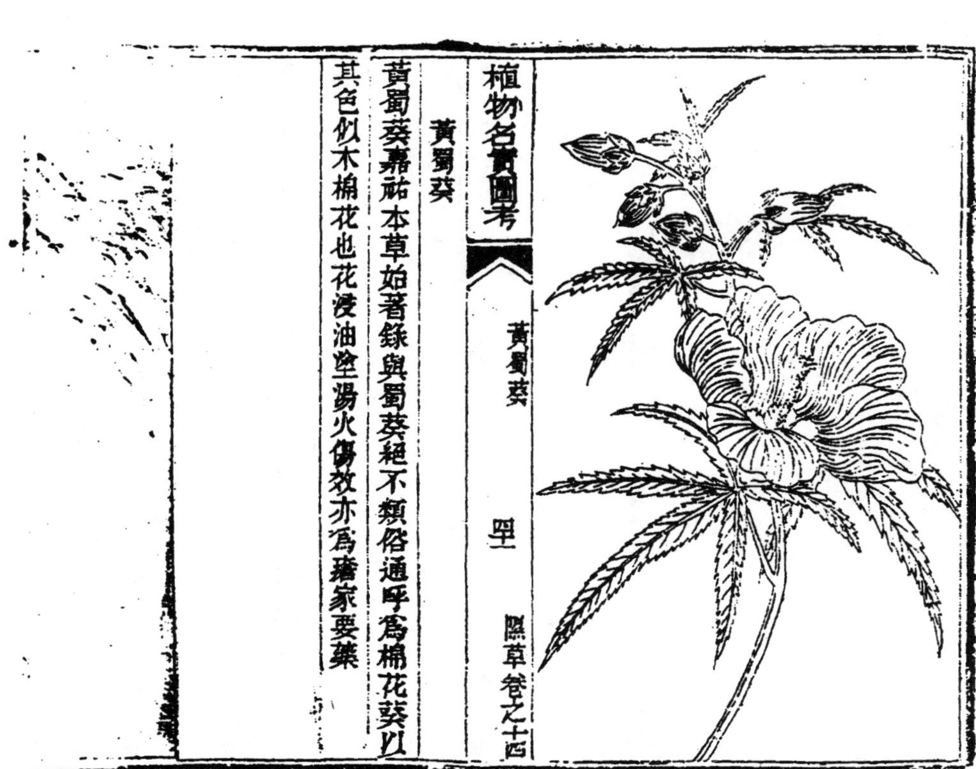

黃蜀葵

黃蜀葵嘉祐本草始著錄與蜀葵絕不類俗通呼爲棉花葵以其色似木棉花也花浸油塗湯火傷效亦爲瘍家要藥

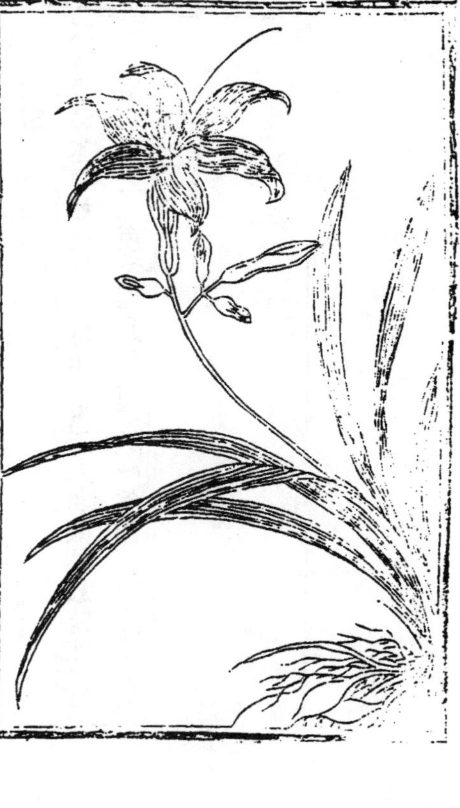

萱草

萱草詩經作諼嘉祐本草始著錄有單瓣重瓣兖州種以爲菜𡰥蘇蹢忽萱草忘憂爾雅翼以爲得諼草謂安得善忘之草世豈有此物哉萱諼同音遂以命名但說文薏令人忘憂草引詩作薏又作蕿則忘憂之名其來已古南方草木狀水葱花葉皆如鹿葱出始興婦人佩其花生男非鹿葱也則所謂宜男者又他屬矣萱與鹿葱一類晏文獻云鹿葱花中有鹿斑又與萱小同大異則是以層多有點者爲鹿葱單瓣者爲萱羣芳譜有黃白紅紫麝香數種然皆以黃色分淺深萱色如蜜淺黃色黃紫則深黃而近赤至謂鹿葱葉枯而後花花五六朶並開於頂得毋以石蒜之黃花者爲鹿葱耶忘憂宜男鄉曲托興何容刻舟膠柱世但知呼萱草摘花作蔬惟滇南婦稚皆指多層者爲鹿葱邊地人質其名宜有所自

雩婁農曰朱林洪萱草贊序何處順宰六合時常食此無亦邊事未平憂心不忘耶余觀丁謂之南竄也其詩曰草解忘憂憂底事丁蓋不知憂底事

海金沙

海金沙嘉祐本草始著錄江西湖南多有之俚醫習用如本草綱目主治

鷄冠

鷄冠嘉祐本草始著録俚醫亦多以治紅白痢崩帶血症其性極峻虚弱者慎之

胡盧巴

胡盧巴嘉祐本草始著錄圖經云生廣州蓋番蘆菔子種之而生不具形狀

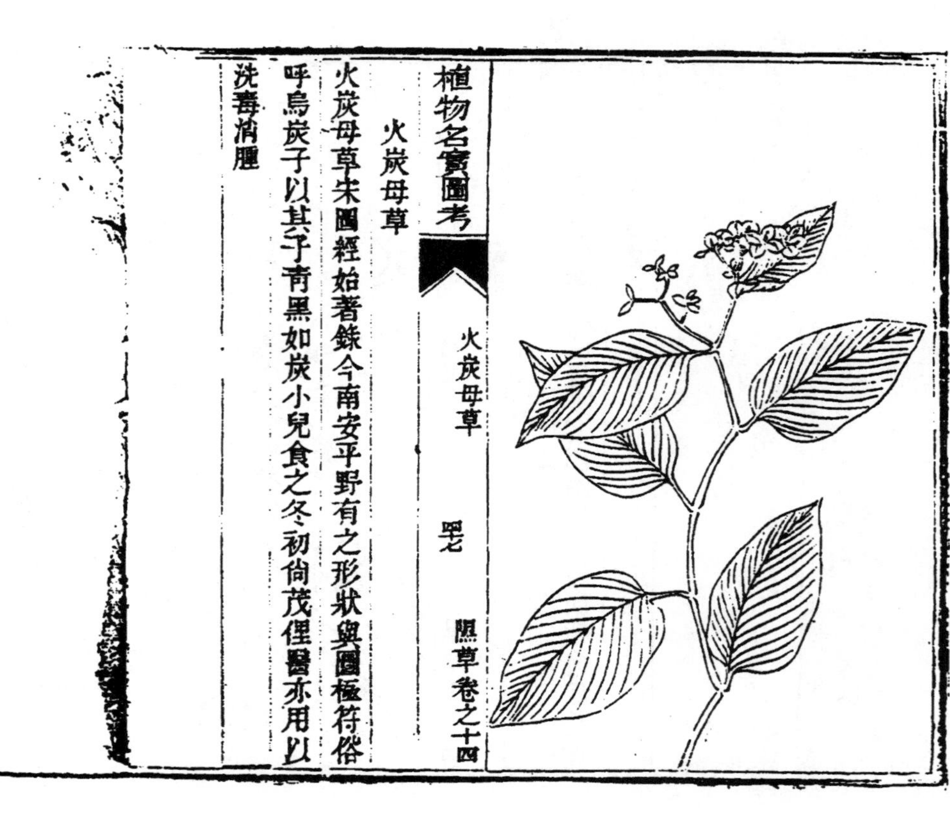

火炭母草

火炭母草宋圖經始著錄今南安平野有之形狀與圖極符俗呼烏炭子以其子青黑如炭小兒食之冬初尚茂俚醫亦用以洗毒消腫

小青

小青宋圖經始著錄亦無形狀今江西湖南多有之生沙壖地高不盈尺開小粉紅花尖瓣下垂結子如天竹子而小俗呼矮茶性寒俚醫用治腫毒血痢解蛇毒救中暑皆效

雩婁農曰此草短而淩冬命曰小青微之也然粉花丹實爾滿阬谷而移植輒不茂百尺之松盈握之梅斷而揉之盤屈於尋丈間以供世俗之狎玩彼干霄傲雪之概亦安在哉此小草乃有介然不可易者因爲詩曰猗彼寸莖被於陵阿根荄如寄葉稜不柯生機斯淺渺此么麽從其么麽霜霰若何彼爾者華其

實則赤在瘠而豐處沃而腊亦既封之其葉有澤雖則有澤終不我懌不懌奈何亦返其初巖巖苦霧萋萋柴蕪如鴟嚇若如鳩搶榆以生以蕃何罦何筊

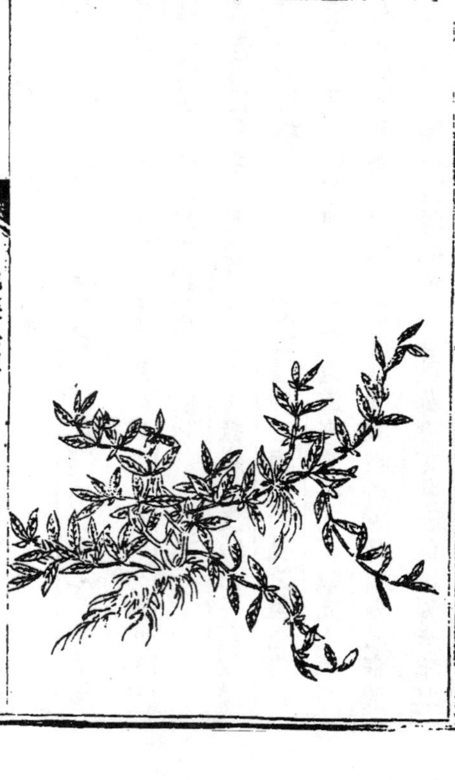

地蜈蚣草

本草綱目地蜈蚣草生村落壍野間左蔓延右右蔓延左其葉密而對生如蜈蚣形其穗亦長俗呼過路蜈蚣其延上樹者呼飛天蜈蚣根苗皆可用氣味苦寒無毒主治解諸毒及大便不通擣汁療癰腫擣塗并末服能消毒排膿蜈蚣傷者入鹽少許擣塗或末傅之　按此草湖南田野多有之俚醫以爲通經行血之藥宋圖經地蜈蚣生江寧州村落間鄉人云水磨塗腫毒醫方鮮用卽此草也李時珍逸未引及

攀倒甑

圖經攀倒甑生宜州郊野味苦辛寒主解利風壅熱盛煩渴狂語春夏採葉研擣冷水浸絞汁服之甚效其莖葉如薄荷一名接骨草一名斑杖莖　按攀倒甑湖南土呼攀刀峻聲之轉也形正似大葉薄荷莖圓枝微紫對節生葉梢頭開小黃白花如粟米俚醫云性涼能除瘴與圖經主治亦同新化縣志作斑刀箭飼牛易肥諺云要牛健斑刀箭

秦州無心草

宋圖經無心草生商州及秦州性溫無毒主積血逐氣塊益筋節補虛損潤顏色療澼洩腹痛三月開花五月結實六七月採根苗陰乾用之

麗春草

圖經麗春草味甘微溫無毒出檀嵎山川谷檀嵎山在高密界河南淮陽郡潁川及譙郡汝南郡等並呼為龍芊草河北近山鄴郡汲郡名蘡薁艾上黨紫團山亦有名定參草一名仙女蒿今所在有甚療癃黃人莫能知唐天寶中因潁川楊正進名醫嘗用有效單服之主療黃疸等其方云麗春草療因時患傷熱變成癃黃遍身壯熱小便黃赤眼如金色而又青黑心頭氣痛遶心如刺頭旋欲倒兼脇下有瘕氣及黃疸等經用有驗其藥春三月採花陰乾有前病者取花一升擣為散每平明空腹取

三方寸匕和生麻油一盞頓服之日惟一服隔五日再進以知爲度其根療黄疸患黄疸者擣根取汁一盞空腹頓服之服訖須臾即利三兩行其疾立已一劑不能全愈隔七日更一劑永瘥忌酒麪猪魚蒜粉酪等

遊默齋花譜麗春罌粟二品深者類青淡者類黄白亦二品葉大者微碧葉細者纖黄而纖黄尤奇素衣黄裏芳秀茸若新鵝之毳纖紅似芍藥中粉紅樓特差小視凡花之粉紅十倍

本草綱目李時珍曰此草有殊功而不著其形狀今罌粟亦名麗春草九仙子亦名仙女嬌與此同名恐非一物也當俟博訪

水英

圖經水英味苦性寒無毒元生永陽池澤及河海邊臨汝人呼爲牛葒草河北信都人名水節河内連内黄呼爲水棘鍼南遂寧等郡名龍移草蜀郡人採其花合面藥淮南諸郡名海荏嶺南亦有土地尤宜莖葉肥大名海精木亦名魚精草所在皆有單服之療膝痛等其方云水英主丈夫婦人無故兩脚腫滿連膝脛中痛屈伸急强者名骨風其疾不宜針刺及灸亦不宜服藥惟單煑此藥浸之不經五日即差數用神驗其藥春取苗夏採莖葉及花秋冬用根患前病者每日取五六斤以水一石煑

取三斗及熱浸脚兼淋膝上日夜三四類日用之以差爲度若腫甚者即於前方加生椒目三升加水二大斗依前煮取汁將淋𤻲腫隨湯消散候腫消即摩粉避風乃佳忌油膩蒜生菜猪魚肉等

按水英當對陸英而言滇南有草絕類蒴藋而實黑莖中有紅汁俗名血滿草浸脚氣濕腫甚效或即此別入草藥按圖形不類也

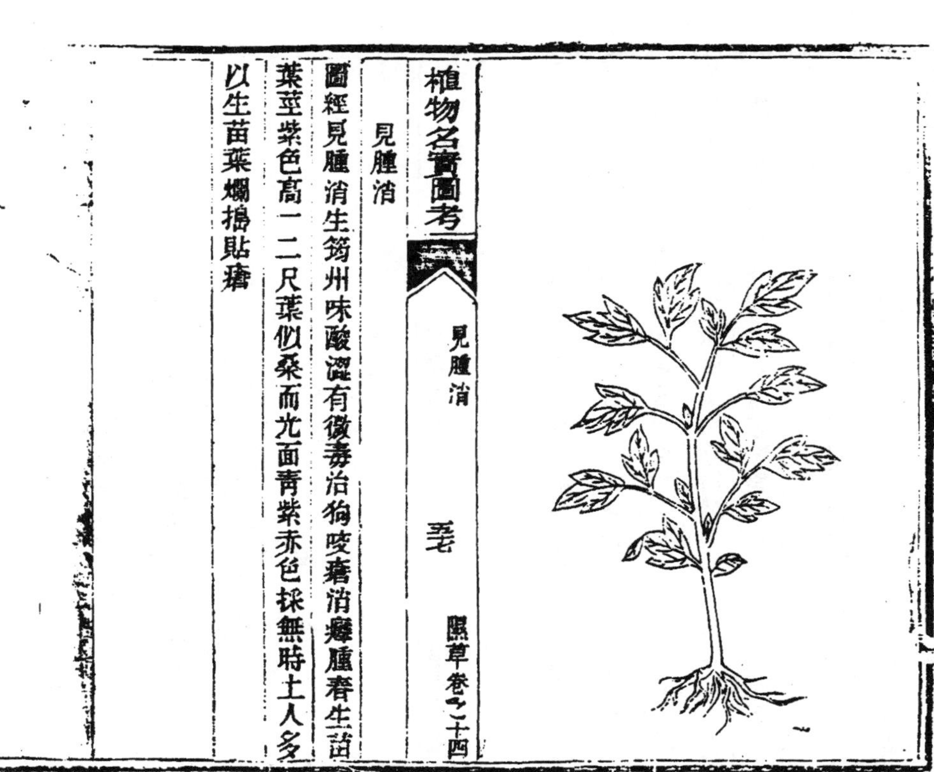

見腫消

圖經見腫消生筠州味酸澀有微毒治狗咬瘡消癰腫春生苗葉莖紫色高一二尺葉似桑而光面青紫赤色採無時土人多以生苗葉爛擣貼瘡

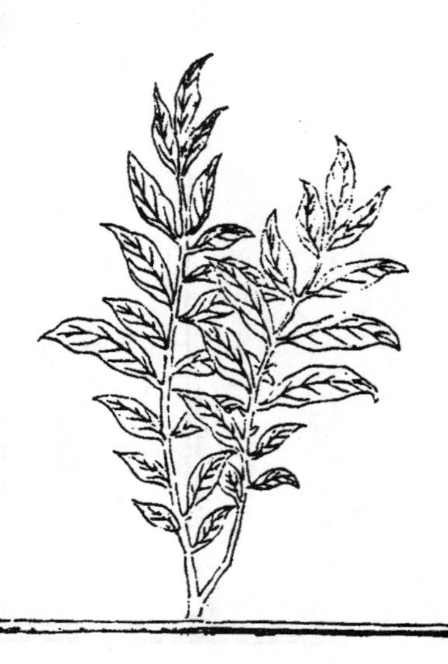

九牛草

圖經九牛草生筠州山岡上味微苦有小毒解風勞治身體痛二月生苗獨莖高一尺葉似艾葉圓而長背有白毛面青五月採與甘草同煎服不入衆藥用李時珍斥蒙筌以爲蘄艾之誤甚確余至瑞州訪之未得滇本草有九古牛草味苦性寒走肝經筋骨疼通經絡破血散瘀癧攻癰疽紅腫又治跌打損傷治症相類未知卽此草否也仍分圖之

曲節草

圖經曲節草生均州味甘平無毒治發背瘡消癰腫拔毒四月生苗莖方色青有節七月八月著花似薄荷結子無用葉似劉寄奴而青軟一名蛇藍一名綠豆青一名六月淩五月六月採莖葉陰乾與甘草作末米汁調服李時珍以爲六月霜不知何草按鬼箭羽湖南呼爲六月冷亦結青實或恐一物原圖不晰存以備考

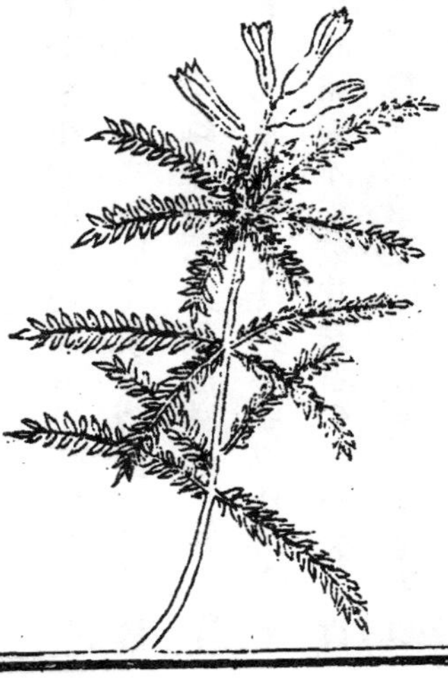

陰地厥

陰地厥宋圖經收之云生鄧川內鄉山谷葉似青蒿莖青紫色花作小穗微黃按圖不作穗形李時珍云江浙有之引聖濟總錄治男婦夜胃膈虛熱吐血依原圖繪以俟訪

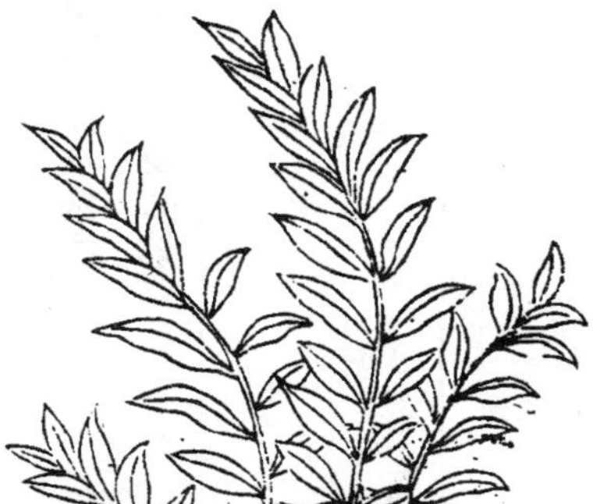

水甘草

圖經水甘草生筠州味甘無毒治小兒風熱丹毒瘡與甘草同煎飲服春生苗莖青色葉如楊柳多生水際無花十月八月採彼土人多單服不入眾藥

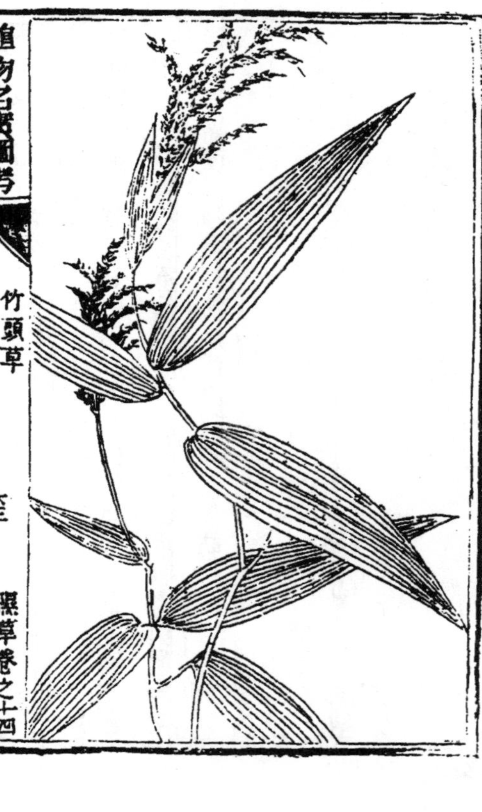

竹頭草

李衎竹譜竹頭草在處有之枝如莠葉長五七寸寬一寸許有細勒道望之如簇竹叢叢秋生白花如菰蔣狀或云無竹處卒欲煮藥取此藥以代之其性與澹竹同今東陽酒匠眞呼此爲澹竹葉每歲夏伏採之按陸疏苓草莖如釵股葉如竹蔓生澤中下地鹹處爲草眞實牛馬皆喜食之按其形狀與此正合牛馬皆喜食信然此草本草諸書不載故注詩者皆無引據毛晉云藥中黃芩與陸疏不同種又按義莱亦名芩草其葉亦不似竹

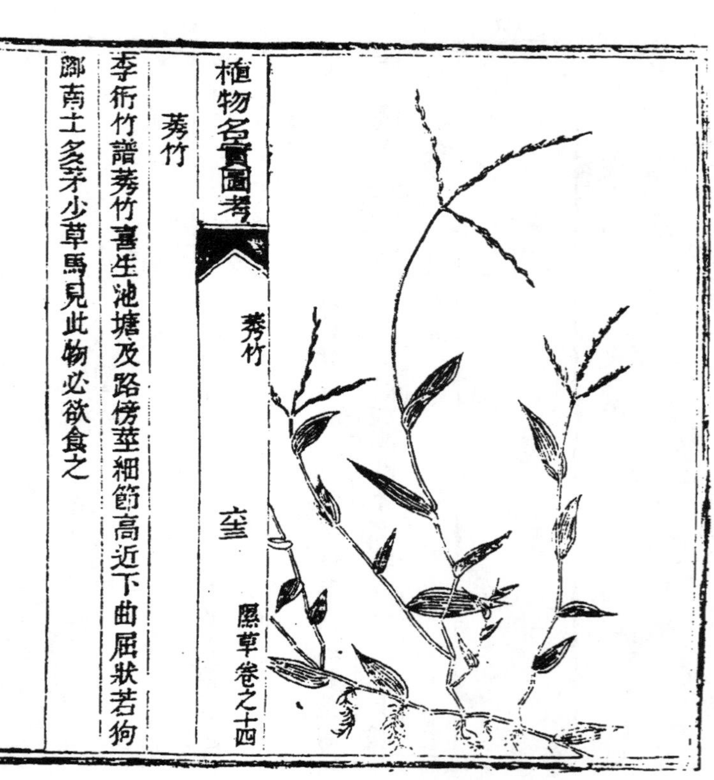

莠竹

李衎竹譜莠竹喜生池塘及路傍莖細節高近下曲屈狀若狗脚南土多茅少草馬見此物必欲食之

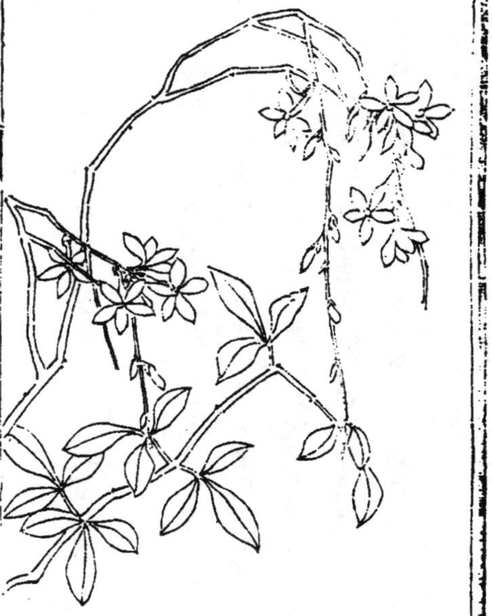

迎春花

本草綱目迎春花處處人家栽插之叢生高者二三尺方莖厚葉葉如初生小椒葉而無齒面青背淡對節生小枝一枝三葉正月初開小花狀如瑞香花黃色不結實葉氣味苦濇平無毒主治腫毒惡瘡陰乾研末酒服二三錢出汗便瘥滇志云花黃色與梅同時故名金梅

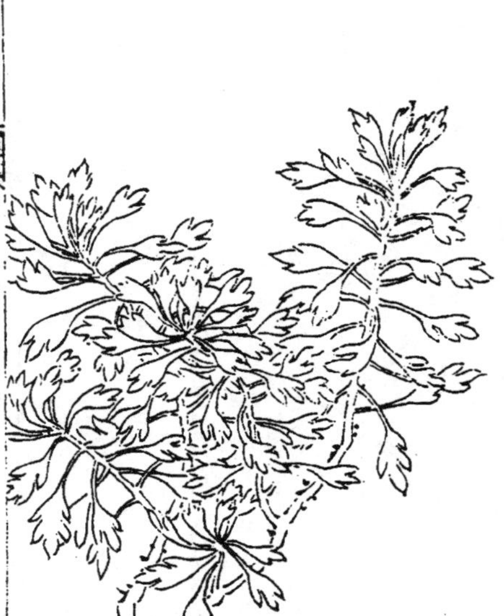

千年艾

本草綱目千年艾出武當太和山中小莖高尺許其根如蓬蒿其葉長寸餘無尖椏面青背白秋開黃花如野菊而小結實如青珠丹顆之狀三伏日采葉暴乾葉不似艾而作艾香搓之即碎不似艾葉成茸也羽流以充方物葉氣味辛微苦溫無毒主治男子虛寒婦人血氣諸痛水煎服之　按南越筆記洋艾本不甚高宜種盆盎綠葉茸茸如車蓋可療疾兼卻火災當即此草而俗間以廣中所植皆呼爲洋作記者仍其陋習殆未深考今京師多蓄於煖室經冬不凋尚呼爲蘄艾

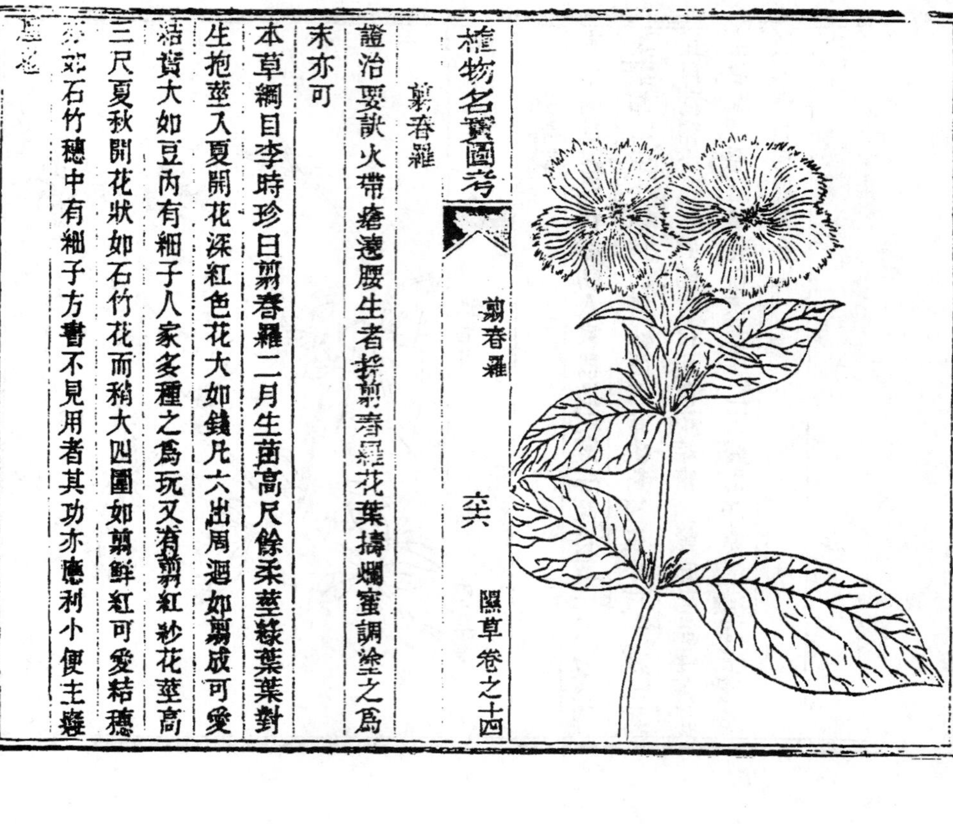

證治要訣火帶瘡遶腰生者採翦春羅花葉擣爛蜜調塗之爲末亦可

翦春羅

本草綱目李時珍曰翦春羅二月生苗高尺餘柔莖綠葉葉對生抱莖入夏開花深紅色花大如錢凡六出周迴如翦成可愛結實大如豆內有細子人家多種之爲玩又有翦紅紗花莖高三尺夏秋開花狀如石竹花而稍大四圍如翦鮮紅可愛結穗亦如石竹穗中有細子方書不見用者其功亦應利小便主癰腫也

李衎竹譜翦竹生江浙廣右永湘間甚多稜間有節有葉似桃其花如石竹差大丹紅一色人家盆檻內亦有種者俗名翦春羅

按江西湖南多呼爲翦金花又雄黃花以其色名之

箬

箬古今以爲笠蓬亦呼爲蔡禦濕所亟本草綱目始著錄藥物有殊功故備載諸方以著無棄菅蒯之義

雩婁農曰箬之用廣矣笠以禦雨蓬以行舟裹以避濕摘以習書南史徐伯珍少孤貧學書無紙常以竹箭箬葉甘焦學書葉如竹與蘆而用勝於竹蘆乃字書皆未詳及說文若訓擇菜餘皆以箬訓竹箬訓筍唯詩家間有詠及耳夫杜若既無定詁若木乃涉荒渺文人摭拾如數家珍而於民間日用之物忽焉不察非所謂畫家喜畫鬼神而不畫犬馬耶李時珍採以入藥品其氣味臚其治療拔貢才於灌莽

被翟而薦盟之脫堂阜於縲絏擢巖蔑於庭階得一知已沉淪著亦異幸矣吾前過章貢山中捋之擷之於蕪穢叢密間始識其全體土人皆呼爲遼葉李時珍謂其葉疎遼故名按字書遼樹葉疎也則亦可作遼吾謂凡物之幽遠者皆曰遼火燎於原其光遼也窗疎曰寮目朗曰瞭其見遠也山民曰獠外之至矣此草不生平原而遠依山澤謂之曰遼亦外之而已夫物爲人所外而有殊功古所云破天荒者非此類耶華門圭竇之人而皆陵其上其難爲上矣春秋世祿恃以爲獄烏可爲訓

淡竹葉

淡竹葉詳本草綱目今江西湖南原野多有之考古方淡竹葉夢溪筆談謂對苦竹而言或又謂自有一種淡竹唯李時珍以此草定爲淡竹葉又有竹頭草與此相類竹譜亦謂可代淡竹葉

半邊蓮

半邊蓮詳本草綱目其花如馬蘭只有半邊俚醫亦用之

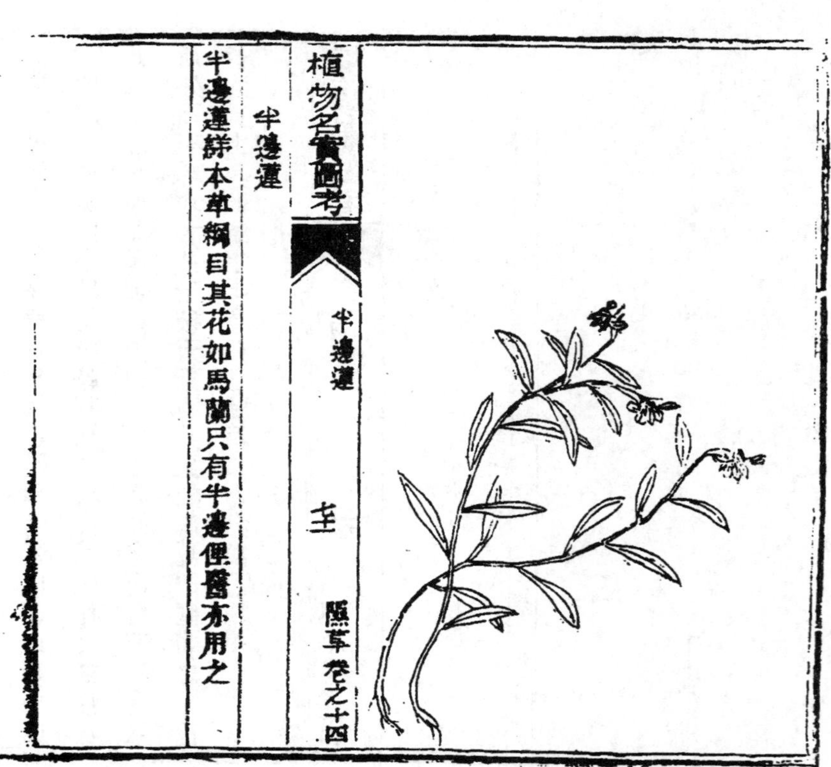

植物名實圖考　鹿蹄草　圭　隰草卷之十四

鹿蹄草

鹿蹄草本草綱目本軒轅述寶藏論收入隰草類氣味苦冷未經嘗也主治金瘡蛇犬咬毒有圖存之

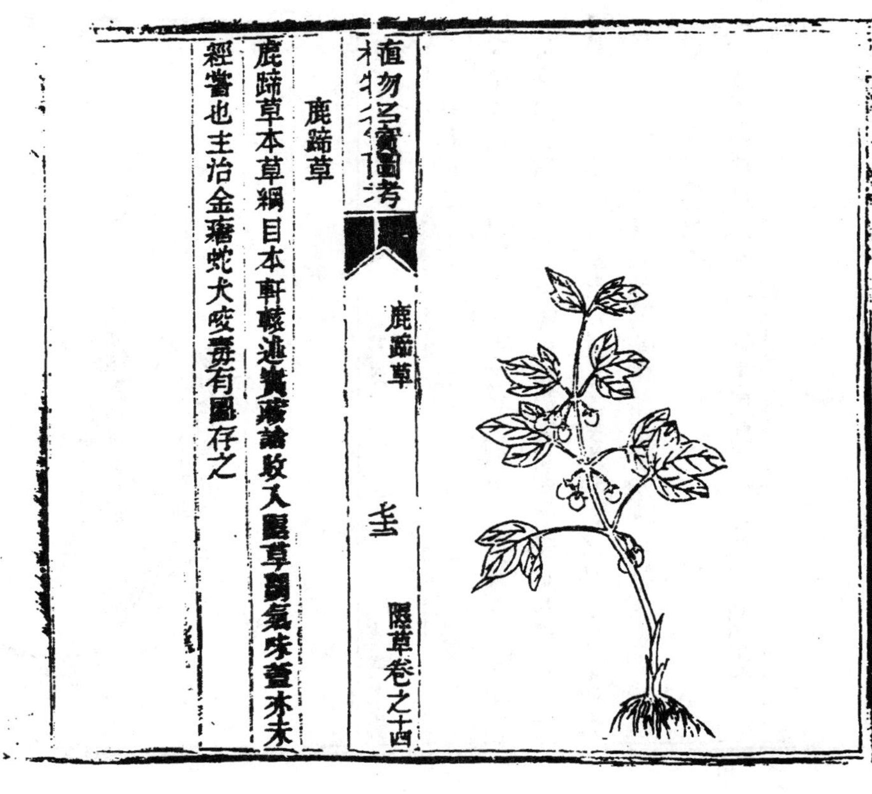

植物名實圖考　水楊梅　圭　隰草卷之十四

水楊梅

水楊梅本草綱目始著錄按圖亦與水濱水楊相類生子似楊梅老則飛絮俗無水楊梅之名恐卽一物而兩存圖之

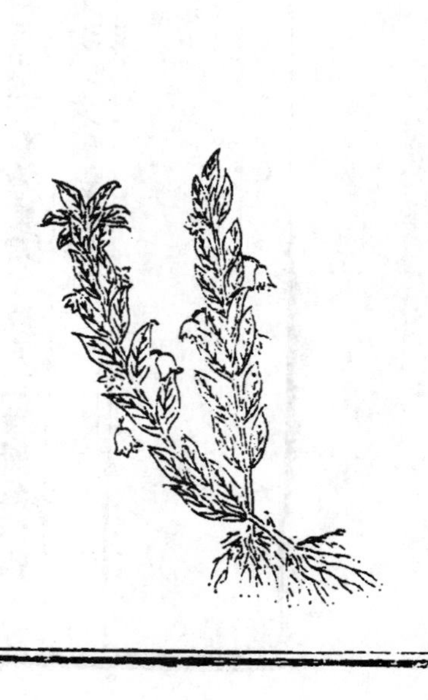

紫花地丁

本草綱目紫花地丁處處有之其葉似柳而微細夏開紫花結角平地生者起莖溝壑邊生者起蔓普濟方云鄉村籬落生者夏秋開小白花如鈴兒倒垂葉微似木香花之葉此與紫花者相戾恐別一種也氣味苦辛寒無毒主治一切癰疽發背疔腫瘰癧無名腫毒惡瘡

按各處所産紫花地丁皆不同此又一種依原圖繪之

常州菩薩草

宋圖經菩薩草生江浙州郡近京亦有之味苦無毒中諸藥食毒者酒研服之又治諸蟲蛇傷飲其汁及研傅之良亦名天王婦人姙娠咳嗽擣篩蜜丸服之立效此草凌冬不凋秋中有花直出赤子似蒻頭冬月採根用

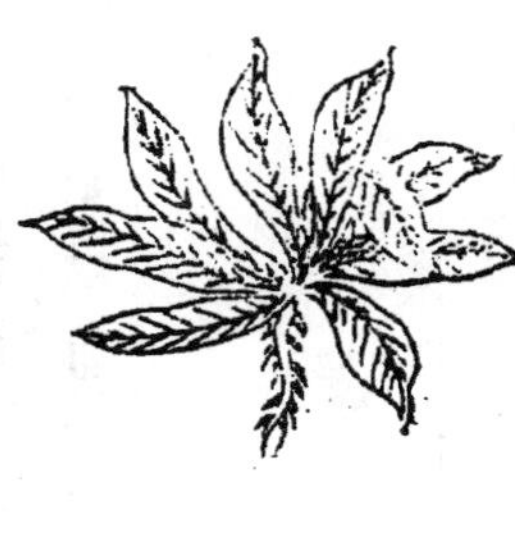

密州胡堇草

宋圖經胡堇草生密州東武山田中味辛滑無毒主五臟榮衛肌肉皮膚中瘀血止疼痛散血絞汁塗金瘡科葉似小堇菜花紫色似翹軺花一枝七葉花出三兩莖春採苗使時擣篩與松枝乳香花桑柴炭亂髮灰同熬如彈丸大如有打撲損筋骨折傷及惡癰癤腫破以熱酒摩一彈丸服之其疼痛立止

常州石逍遥草

宋圖經石逍遥草生常州味苦微寒無毒療癱瘓諸風手足不遂其草冬夏常有無花實生亦不多採無時俗用擣爲末煉蜜丸如梧桐子大酒服二十粒日三服百日差久服益血輕身初服微有頭疼無害

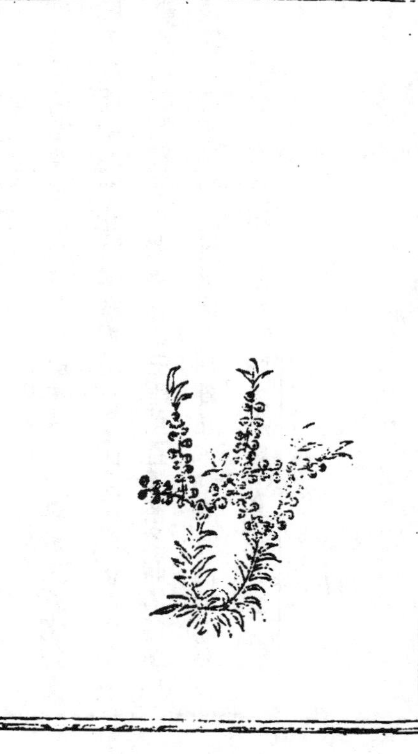

秦州苦芥子

宋圖經苦芥子生秦州苗長一尺已來枝莖青色葉如柳開白花似榆莢其子黑色味苦大寒無毒明眼目治血風煩躁

密州剪刀草

宋圖經剪刀草生江湖及京東近水河溝沙磧中味甘微苦寒無毒葉如剪刀形莖幹似嫩蒲又似三稜苗甚軟其色深青綠每叢十餘莖內抽出一兩莖上分枝開小白花四瓣蘂深黃色根大者如杏小者如杏核色白而瑩滑五月六月七月採葉正月二月採根一名慈菰一名白地栗一名河鳧茨土人爛擣其莖葉如泥塗傅諸惡瘡腫及小兒遊瘤丹毒以冷水調此草膏化如糊以雞羽掃上腫便消退其效殊佳根煑熟味甚甘甜時人作果子常食無毒福州別有一種小異三月生花四時採根

葉亦治瘡腫

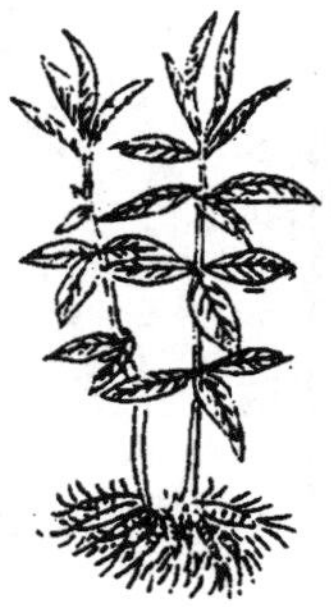

臨江軍田母草

宋圖經田母草生臨江軍性涼無花實二月採根用主煩熱及小兒風熱用之尤効

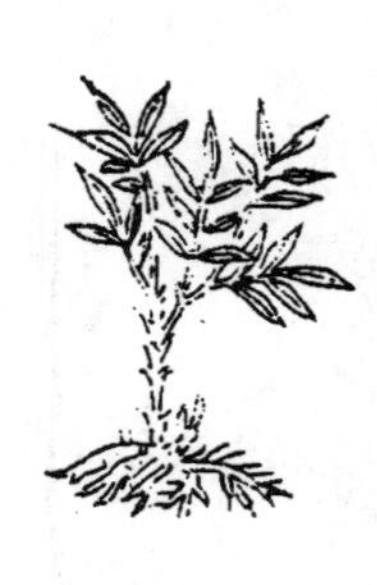

南恩州布里草

宋圖經布里草生南恩州原野中味苦寒有小毒治皮膚瘡疥莖高三四尺葉似李而大至夏不花而實食之令人瀉不拘時採根剝取皮焙乾爲末油和塗瘡疥殺蟲

鼎州地芙蓉

宋圖經地芙蓉生鼎州味辛平無毒花主惡瘡葉以傅貼腫毒九月採

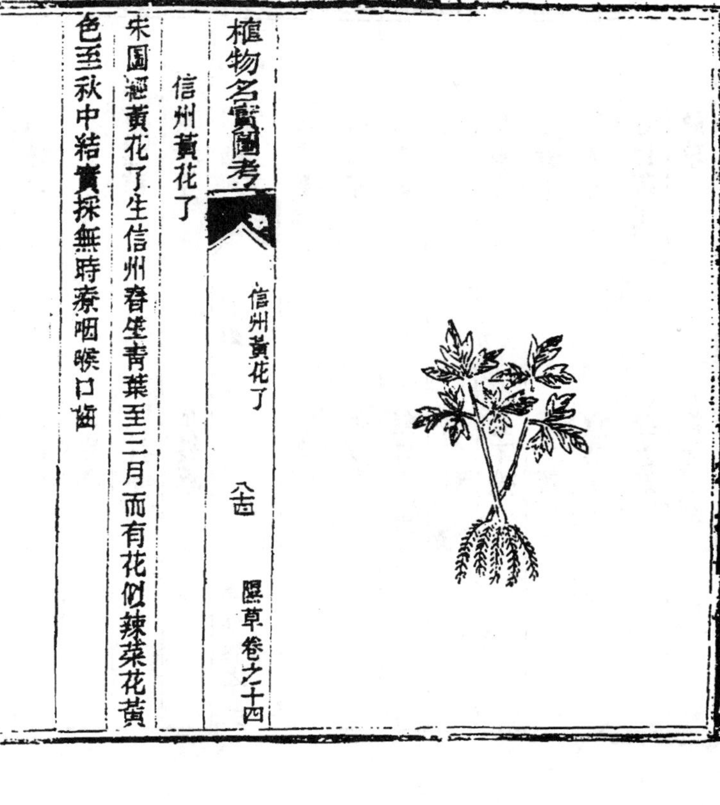

植物名實圖考　信州黃花了　八十四　隰草卷之十四

信州黃花了

宋圖經黃花了生信州春生青葉至三月而有花似辣菜花黃色至秋中結實採無時療咽喉口齒

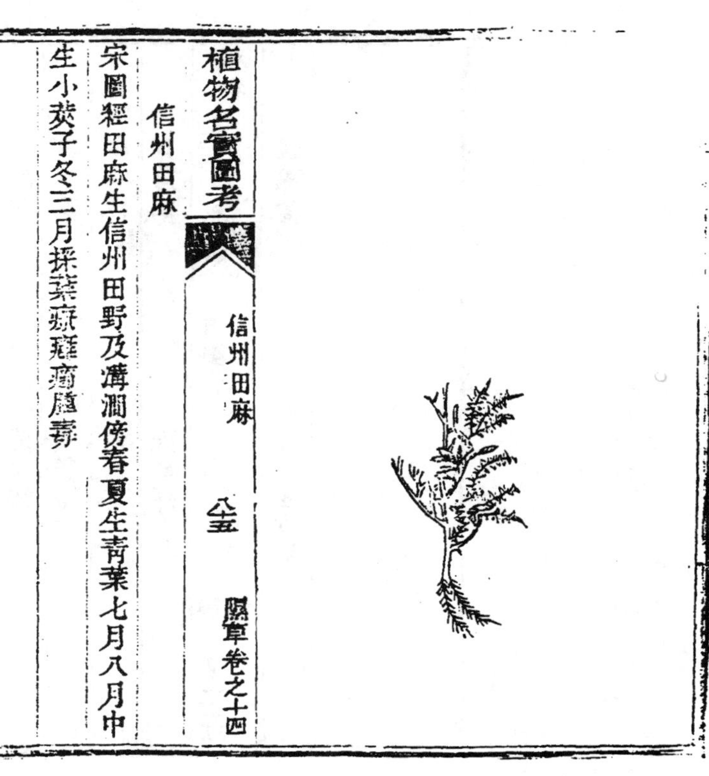

植物名實圖考　信州田麻　八十五　隰草卷之十四

信州田麻

宋圖經田麻生信州田野及溝澗傍春夏生青葉七月八月中生小荚子冬三月採葉療癰癤腫毒

植物名實圖考卷之十五

固始吳其濬著
蒙自陸應穀校刊

隰草類

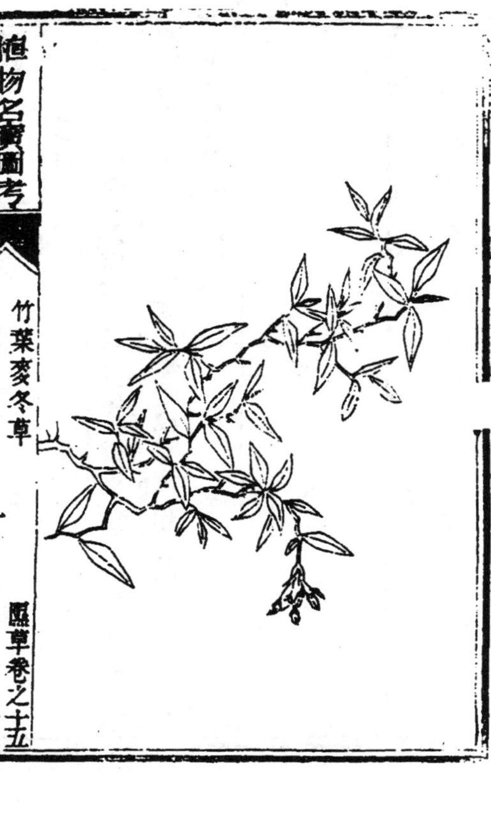

竹葉麥冬草

竹葉麥冬草生贛州吉安荒田中細莖拖地短節小葉似秋時小竹梢開小紅白花成簇余以十月後船行章江霜草就枯塲圃灌灌荒草中見有紅蕚新嬌取視得此後詢之建昌土醫云可瀉心火功同麥冬東海之囊妄言妄對姑存其說但小草淩冬得霜而葩或與秋菊同其喜涼畏炎之性

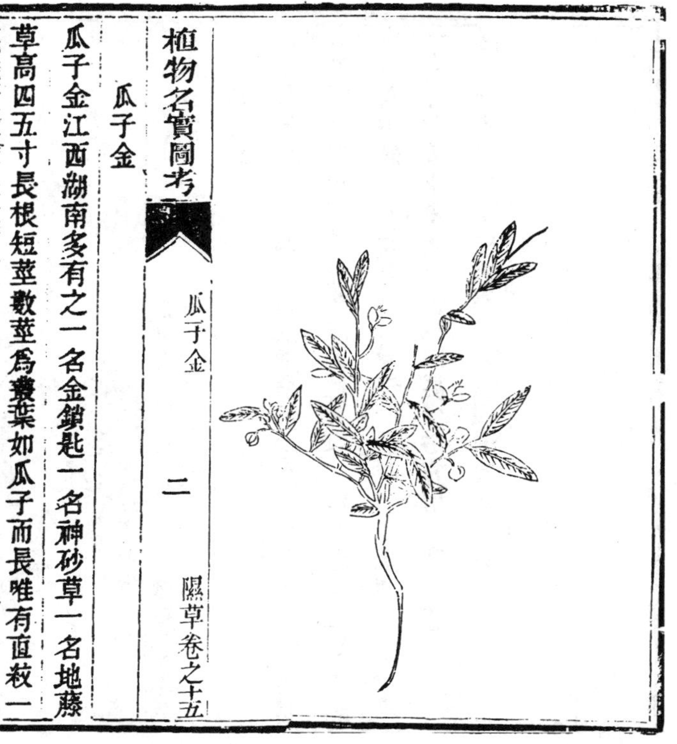

瓜子金

瓜子金江西湖南多有之一名金鎖匙一名神砂草一名地藤草高四五寸長根短莖數莖爲叢葉如瓜子而長唯有直紋一綫葉間開小圓紫花中有紫蕊氣味甘俚醫以爲破血起傷通關止痛之藥多蓄之雲南名紫花地丁滇南本草紫花地丁味苦性寒破血解諸毒攻癰疽腫毒治疥癩癬瘡治小兒走馬牙疳潰爛用紫花地丁新瓦焙爲末搽患處效

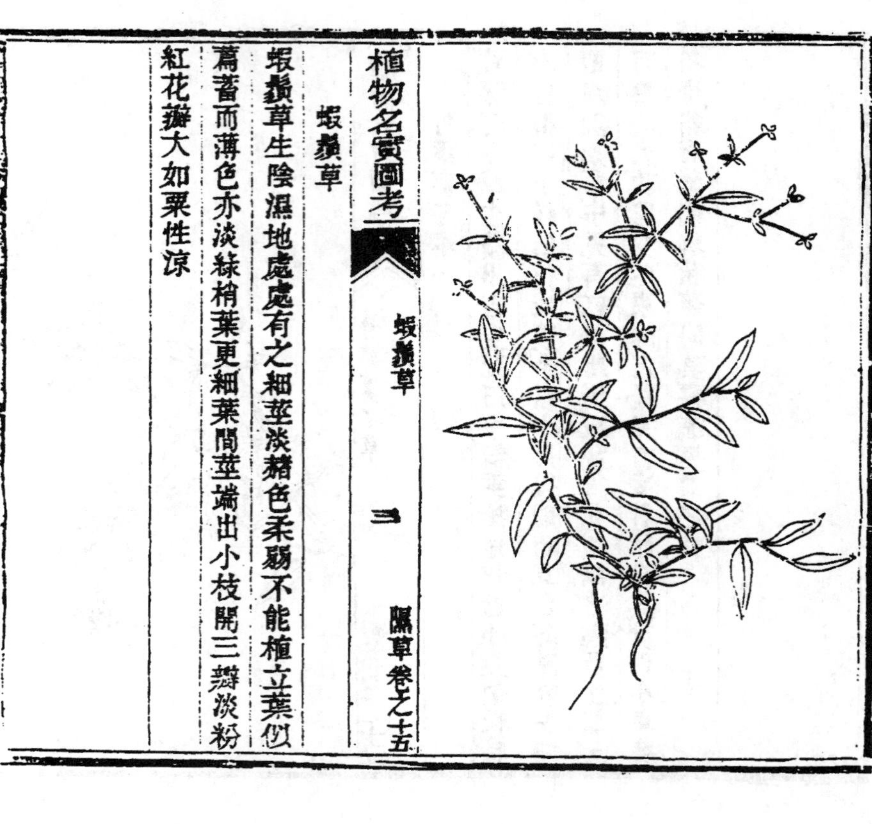

蝦鬚草

蝦鬚草生陰濕地處處有之細莖淡赭色柔弱不能植立葉似萹蓄而薄色赤淡綠梢葉更細葉間莖端出小枝開三瓣淡粉紅花瓣大如粟性涼

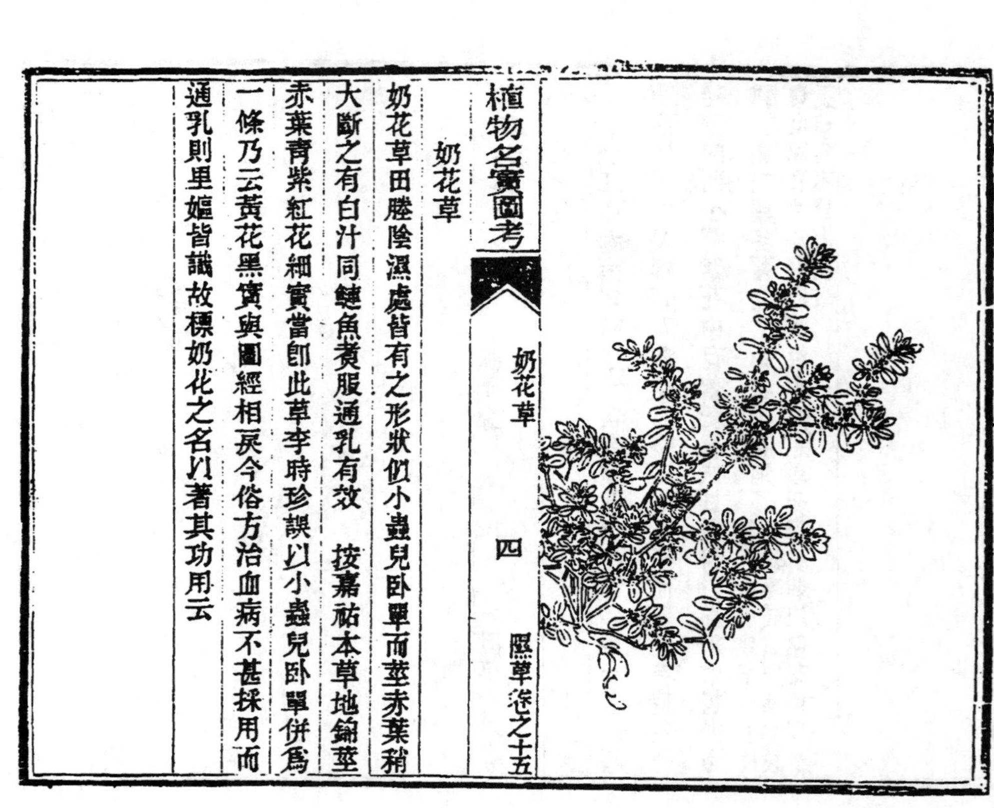

奶花草

奶花草田塍陰濕處皆有之形狀似小蟲兒臥單而莖赤葉稍大斷之有白汁同鯽魚煮服通乳有效　按嘉祐本草地錦莖赤葉青紫紅花細實當即此草李時珍誤以小蟲兒臥單併爲一條乃云黃花黑實與圖經相戾今俗方治血病不甚採用而通乳則里媪皆識故標奶花之名以著其功用云

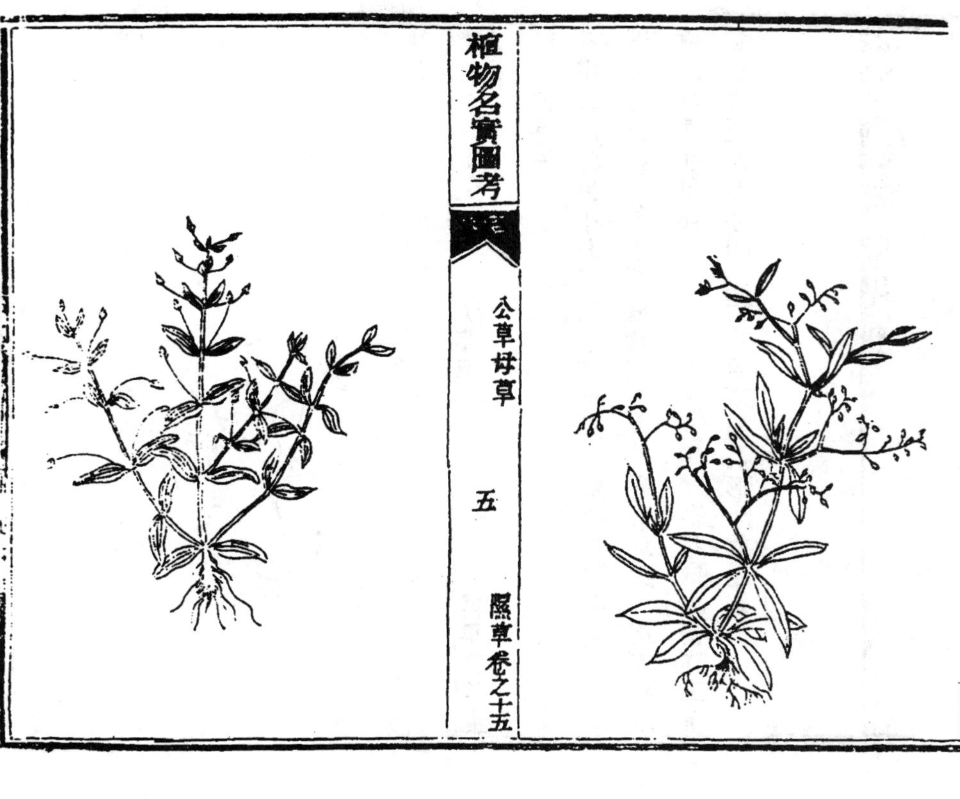

公草母草

公草母草產湖南田野間高五六寸綠莖細弱似鵝兒腸而不引蔓公草葉尖長半寸許附莖三葉攢生葉間梢頭復發細長莖開小綠黃花大如黍米落落清疎母草葉短微寬兩葉對生葉間抽短莖一莖一花俚醫以治跌打並入婦科通經絡二草齊用單用不驗

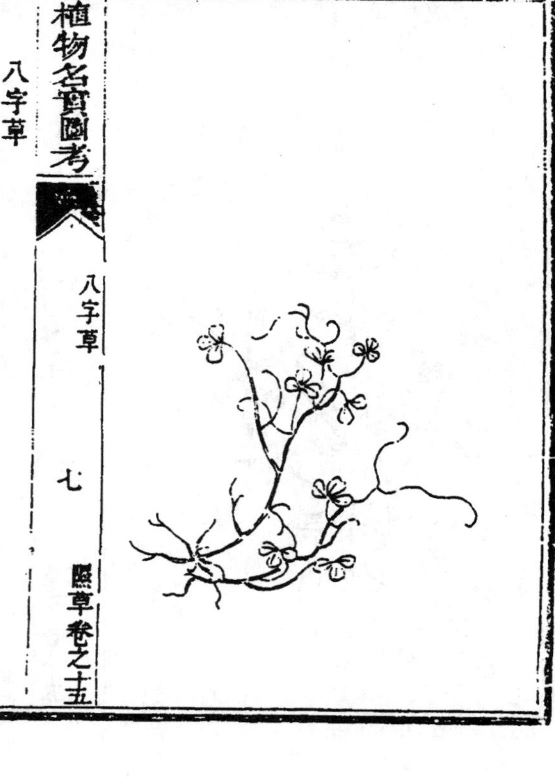

八字草

八字草產建昌小草蔓生莖細如髮本紅梢綠微有毛一枝三葉似三葉酸而更小葉極稀疎土人搗碎敷漆瘡　按本草拾遺漆姑草如鼠跡大生堦墀間陰處氣辛烈挼敷漆瘡亦主溪毒主治既同形亦相類而本草不圖其形未敢遽定

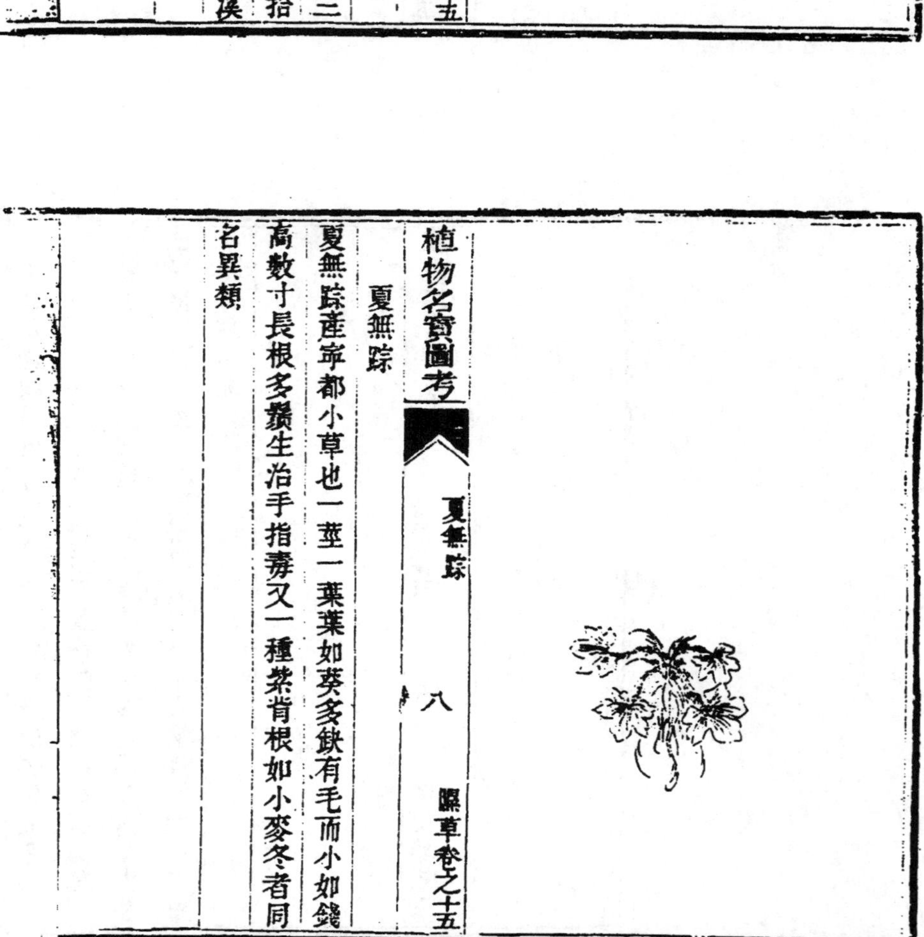

夏無踪

夏無踪產寧都小草也一莖一葉葉如葵多缺有毛而小如錢高數寸長根多鬚生治手指毒又一種紫背根如小麥冬者同名異類

天蓬草

天蓬草一名涼帽草生建昌河壖鋪地細莖如亂髮百餘莖為族莖端有葉三兩片如初生小柳葉黑根粗如指土人以洗腫毒

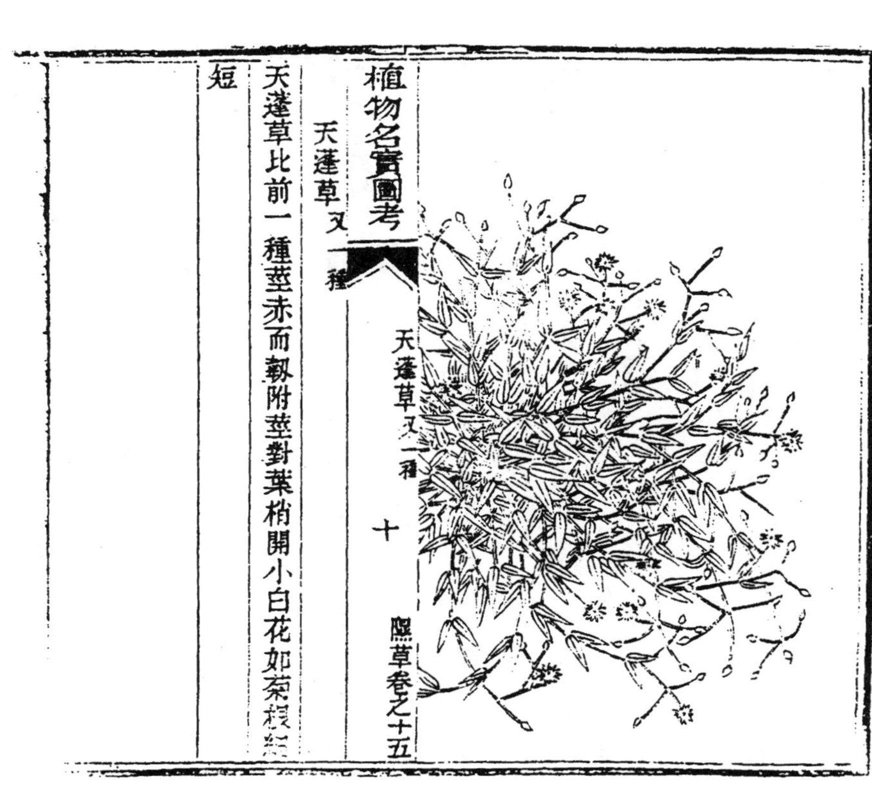

天蓬草又一種

天蓬草比前一種莖赤而勁附莖對葉梢開小白花如菊根紅短

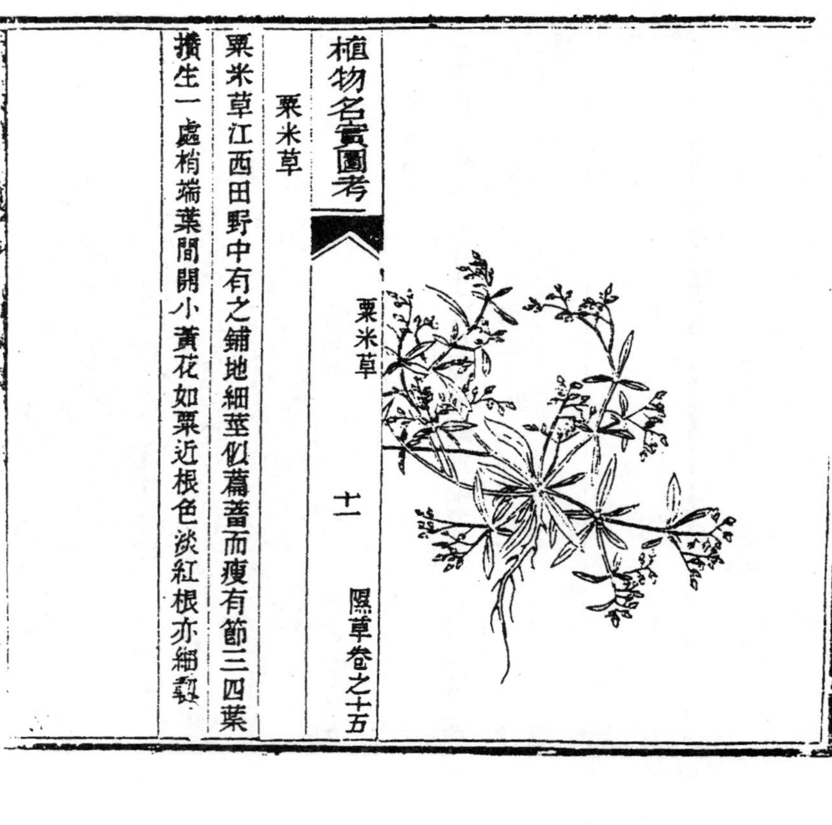

粟米草

粟米草江西田野中有之鋪地細莖似萹蓄而瘦有節三四葉攢生一處梢端葉間開小黃花如粟近根色淡紅根亦細韌

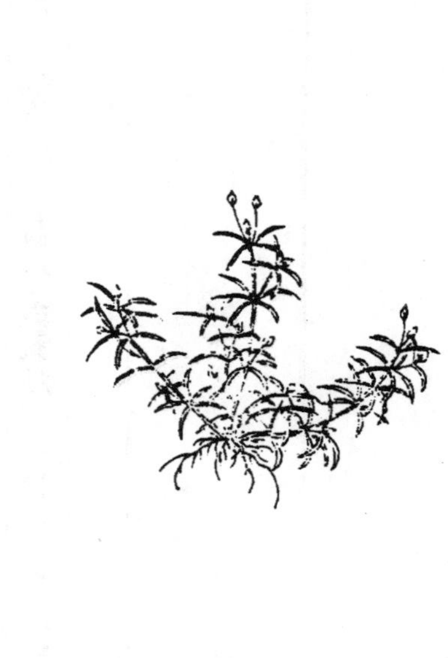

瓜槌草

瓜槌草一名牛毛黏生陰濕地及花盆中高三四寸細如亂絲微似天門冬而小矮糾結成簇梢端葉際結小實如珠上擎纍纍瓜槌牛毛皆以形名或云能利小便雲南謂之珍珠草俗方以治小兒乳積滇南本草珍珠草味辛性溫治面寒痛新瓦焙爲末熱燒酒服

飄拂草

飄拂草南方墻陰砌下多有之如初發小茅草高四五寸春時抽小莖結實圓如粟米生青老赭或云煎水飲能利小便

水線草

水線草生水濱處處有之叢生細莖如線高五六寸葉亦細長莖間結青實如菉豆大頗似牛毛黏而莖稍韌葉微大耳根有鬚俚醫以洗無名腫毒

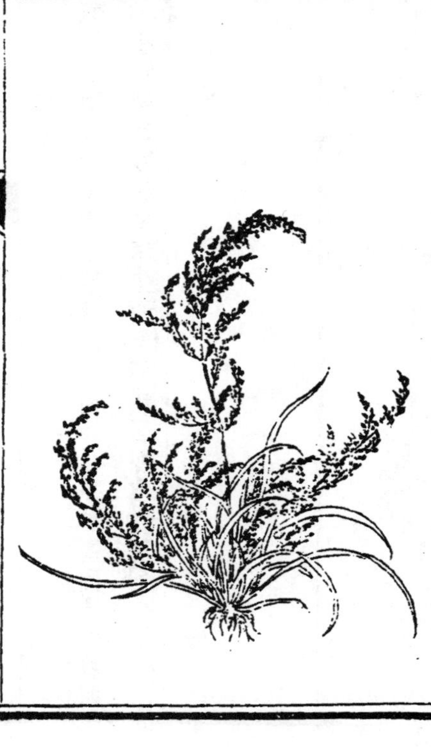

畫眉草

畫眉草撫州山坡有之如初生茅草高三四寸秋時抽葶發小穗數十條淡紫色似蓼而小殊有動搖之致或云可治跌打損傷亦名榧子草

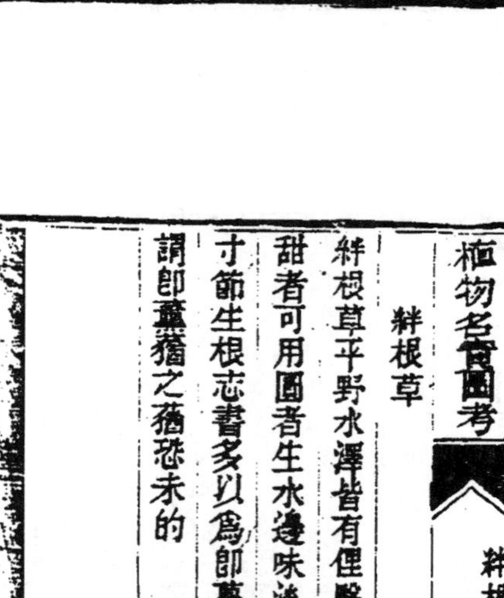

絆根草

絆根草平野水澤皆有俚醫謂之墊頭草扁者白根有鬚者味甜者可用圓者生水邊味淡者不可用治跌打損傷破皮止血寸節生根志書多以爲卽蔓草爾雅茜蔓于或卽此本草衍義謂卽薀藻之藻恐未的

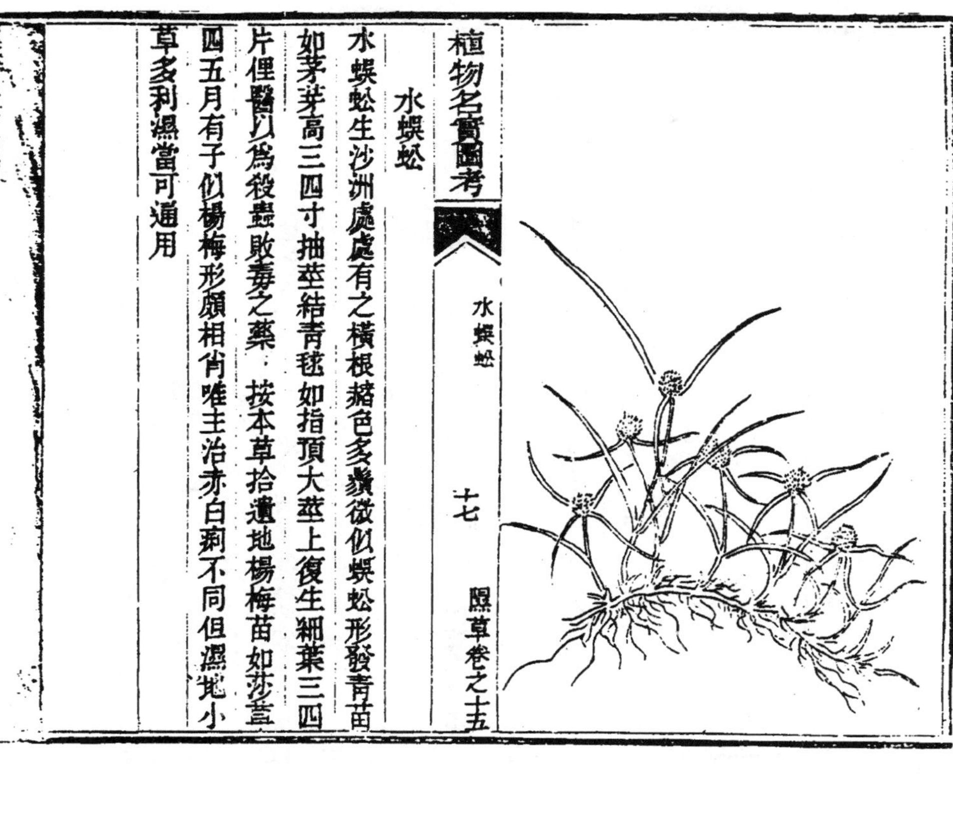

植物名實圖考　水蜈蚣　十七　隰草卷之十五

水蜈蚣

水蜈蚣生沙洲處處有之横根赭色多鬚微似蜈蚣形發青苗如茅芽高三四寸抽莖結青毬如指頂大莖上復生細葉三四片俚醫以爲殺蟲敗毒之藥　按本草拾遺地楊梅苗如莎草四五月有子似楊梅形頗相肖唯主治赤白痢不同但濕地小草多利濕當可通用

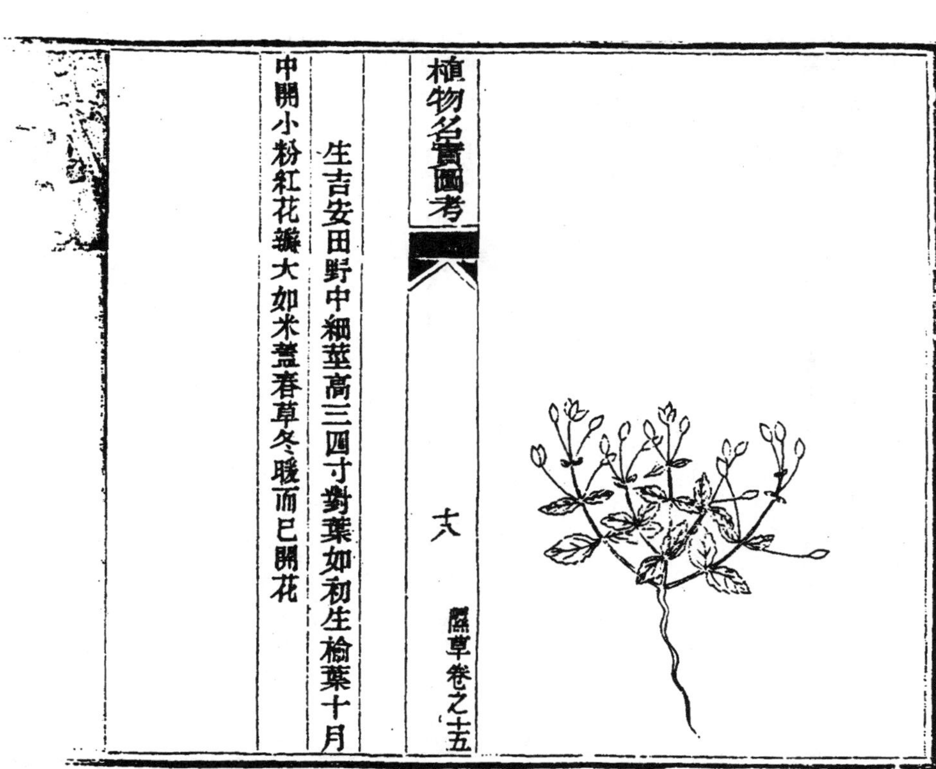

植物名實圖考　十八　隰草卷之十五

生吉安田野中細莖高三四寸對葉如初生榆葉十月中開小粉紅花瓣大如米蓋春草冬暖而已開花

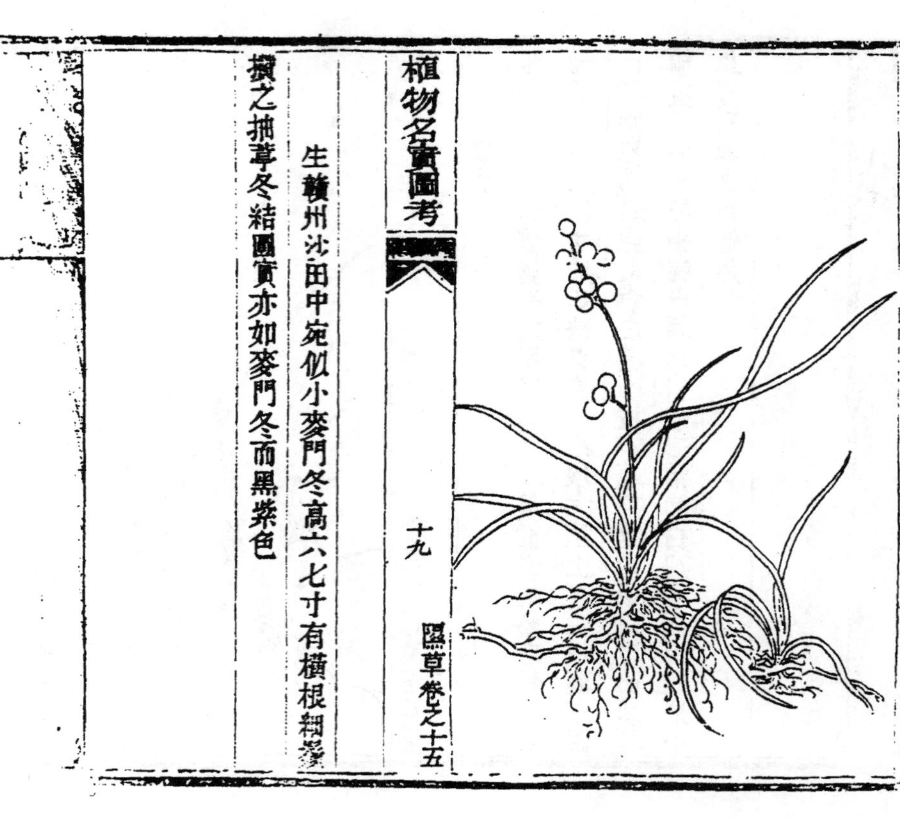

生贛州沙田中宛似小麥門冬高六七寸有横根綢繆攢之抽葶冬結圓實亦如麥門冬而黑紫色

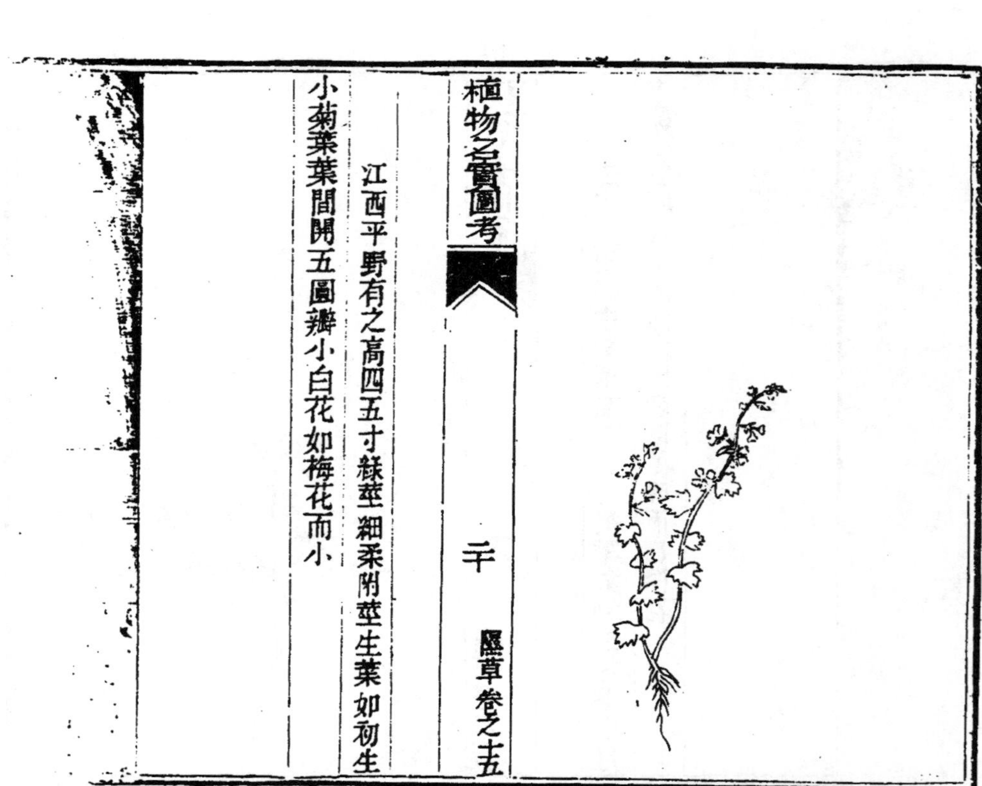

江西平野有之高四五寸蘇莖細柔附莖生葉如初生小菊葉葉間開五圓瓣小白花如梅花而小

生南康洲渚間小草鋪地細莖淡赭色葉大如指面濃綠背淡青而尖微紅無紋理宛似小桃

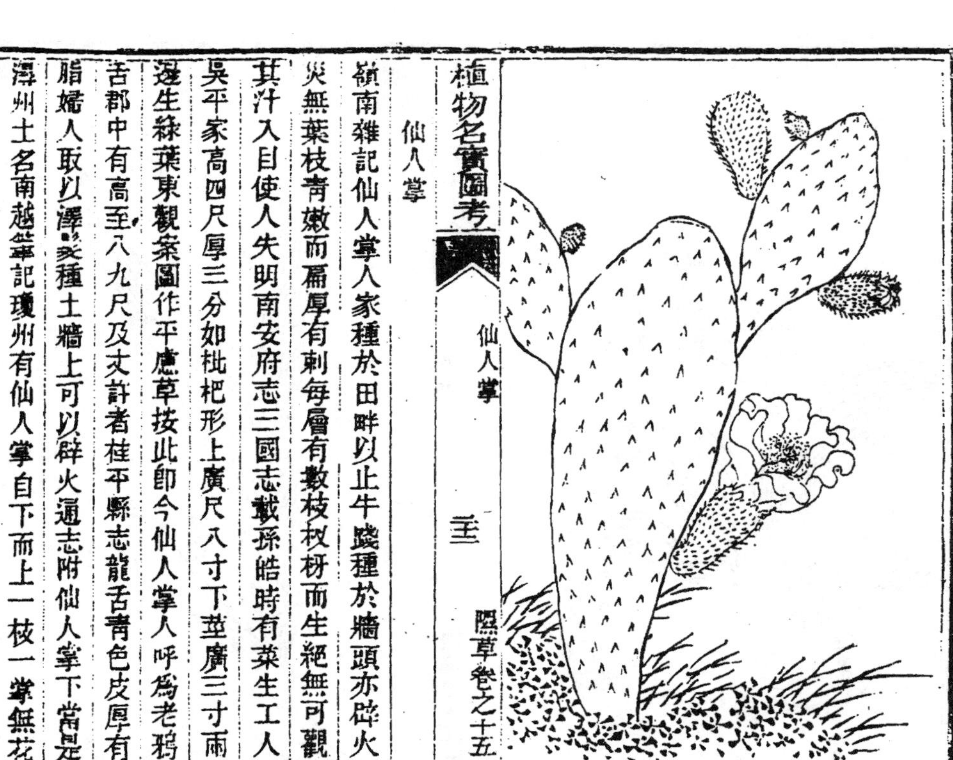

仙人掌

嶺南雜記仙人掌人家種於田畔以止牛踐種於牆頭亦辟火災無葉枝青嫩而扁厚有刺每層有數枝杈枒而生絕無可觀其汁入目使人失明南安府志三國志載孫皓時有菜生工人吳平家高四尺厚三分如枇杷形上廣尺八寸下莖廣三寸兩邊生綠葉東觀案圖作平慮草按此卽今仙人掌人呼爲老鴉舌郡中有高至八九尺及丈許者桂平縣志龍舌青色皮厚有脂婦人取以澤髮種土牆上可以辟火通志附仙人掌下當是潯州土名南越筆記瓊州有仙人掌自下而上一枝一掌無花

葉可以辟火臣謹按南安志據吳志以仙人掌爲卽平露足稱該洽南越筆記云廣州種以辟火殆卽昔所謂慎火樹者臣前在京師曾見之生葉成簇新綠深齒綴於掌邊道光乙未供奉
內廷
上命內侍出此草示臣
勅臣詳考以補羣芳譜所未備惜彼時未檢及吳志深慙疎陋又據內侍口述此草頃在
禁籞忽開花色如芙蓉大若月季禁中皆稱仙人掌上玉芙蓉云向陽花木

雨露曲承紓葩獻媚物理常然固不足言異徵也越八年臣備員湘撫繪草木圖敬述斯事以見無知之物偶經
宸顧尚能効靈忝竊槐棘有慙葵藿亦恐草木笑人又三年臣移撫雲南檢滇志云仙人掌肥厚多刺相接成枝花名玉英色紅黃實如小瓜可食節署頗多大者高及人有春末夏初開花結實俱如志所述因俾畫手補繪廻憶持節嶺嶠依
光禁籞昔目覩斯卉萬里昆明與奇葩異蕚晨夕熟濡豈是夙緣獨怪嶺南紀載殊不周詳豈秉筆者未及審核抑滇產異於他處耶臣謹識

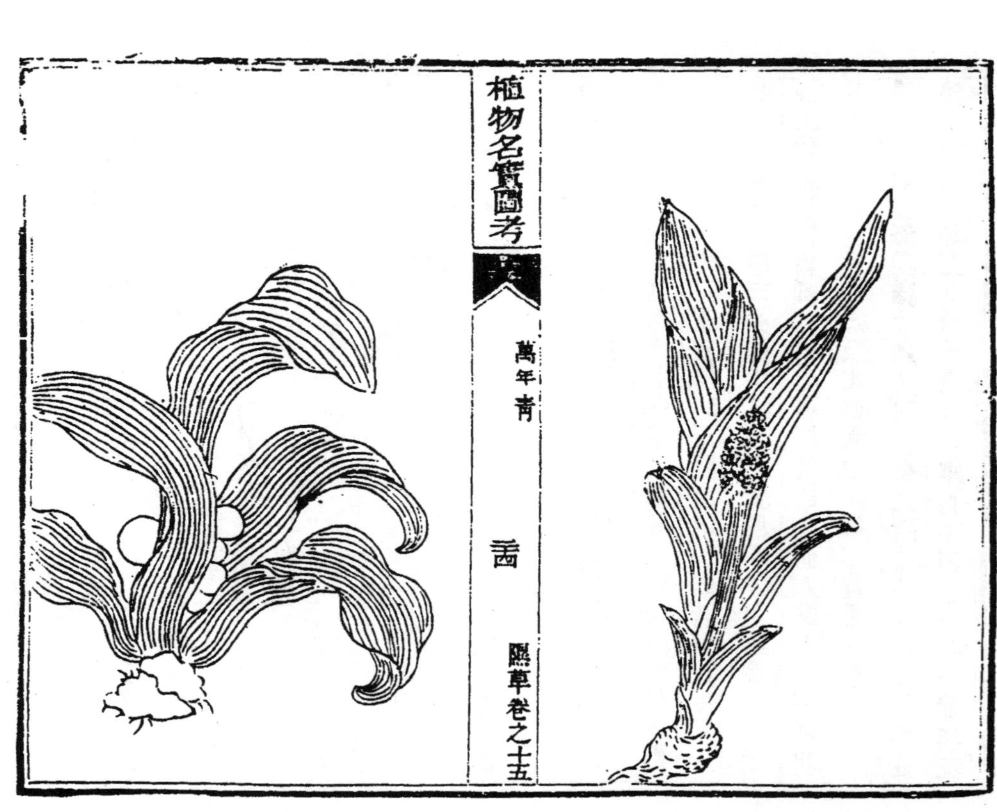

萬年青

花鏡萬年青一名蒀闊葉叢生深綠色冬夏不萎吳中人家多種之以其盛衰占休咎造屋移居行聘治壙小兒初生一切喜事無不用之以爲祥瑞口號至於結姻幣聘雖不取生者亦必剪造綾絹肖其形以代之又與吉祥草葱松四品並列盆中亦俗套也種法於春秋二分時分栽盆內置之背陰處俗云四月十四是神仙生日當删剪舊葉擲之通衢令人踐踏則新葉發生必盛喜壅肥土澆用冷茶　按九江俚醫以治無名腫毒疔瘡牙痛隱其名爲開口劍或謂能治蛇傷亦呼爲斬蛇劍

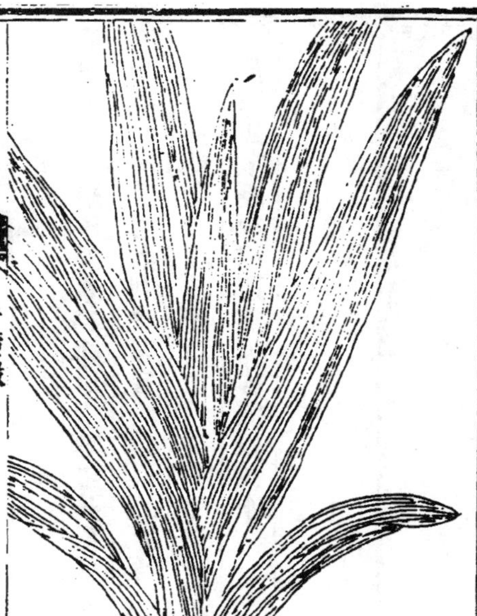

牛黃繖

牛黃繖江西湖南有之一名千層喜長葉綠脆紋脈潤層層抽長如抱蕉心長者可三四尺斷之有涎絲俚醫以治腫毒目爲難得之藥亦間有花卽廣中文殊蘭踰嶺經冬葉隕故少花其葉甚長仍爾圖之又滇南有佛手蘭葉亦相類

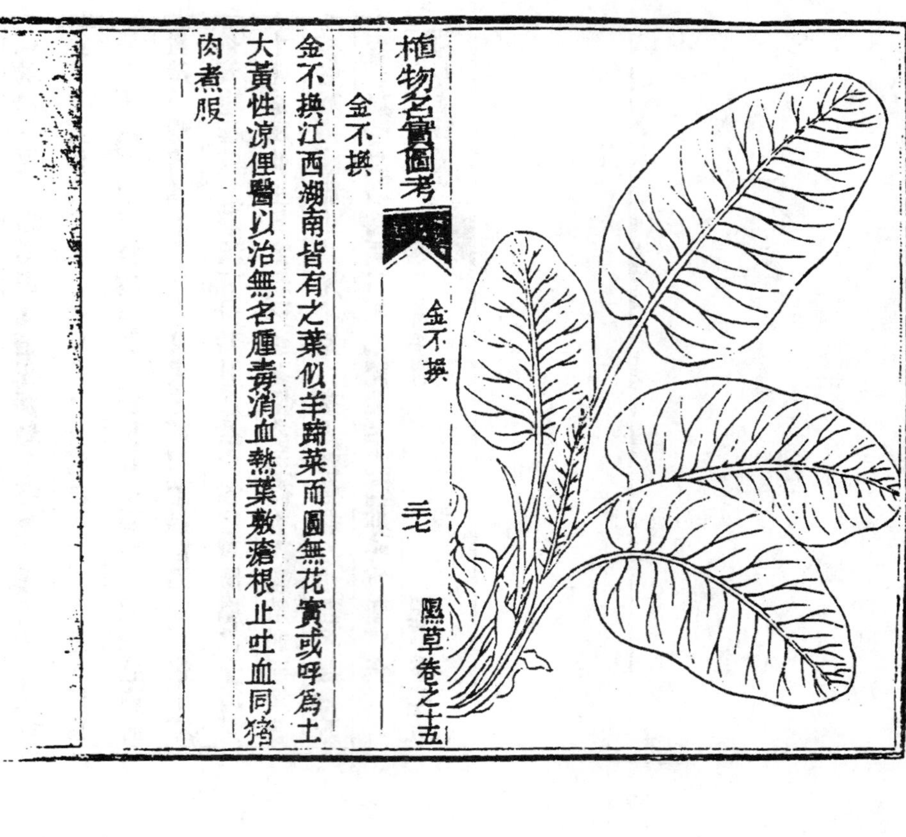

金不換

金不換江西湖南皆有之葉似羊蹄菜而圓無花實或呼為土大黃性涼俚醫以治無名腫毒消血熱葉敷瘡根止吐血同豬肉煮服

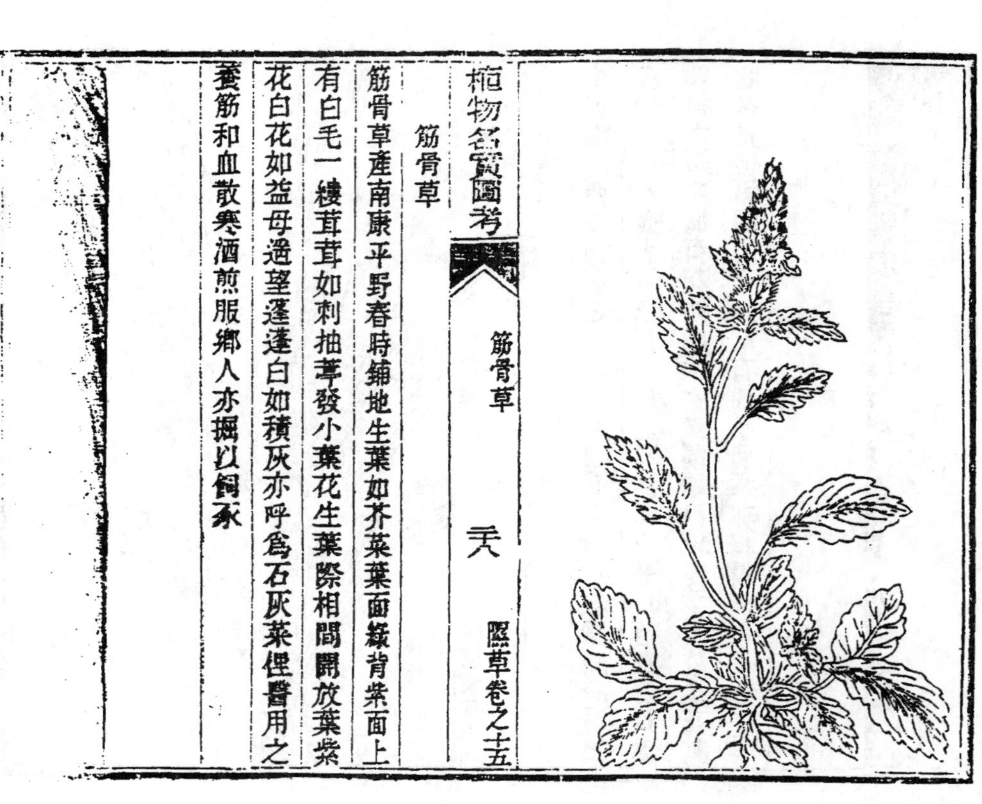

筋骨草

筋骨草產南康平野春時鋪地生葉如芥菜葉面綠背紫面上有白毛一樓茸茸如刺抽莛發小葉花生葉際相間開放葉紫花白花如益母過望蓬蓬白如積灰亦呼為石灰菜俚醫用之養筋和血散寒酒煎服鄉人亦擷以飼豕

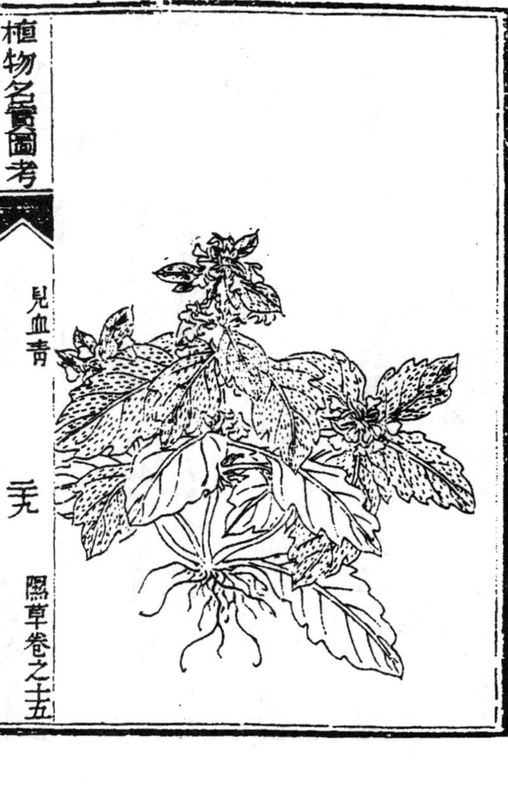

見血青

見血青生江西建昌平野亦名白頭翁初生鋪地葉如白菜長三四寸深齒柔嫩光潤無皺中抽數葶逐節開白花頗似益母草花蒂有毛茸茸叉頂梢花白故有白頭翁之名俚醫擣敷瘡毒殆亦鏨菜之類

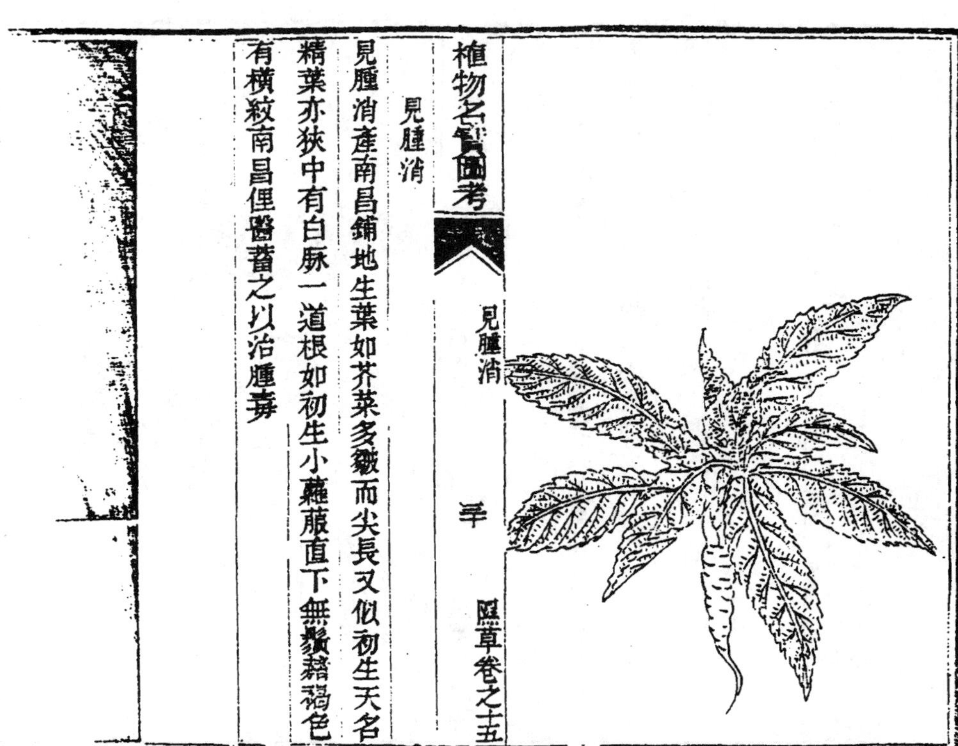

見腫消

見腫消產南昌鋪地生葉如芥菜多皺而尖長又似初生天名精葉亦狹中有白脈一道根如初生小蘿蔔直下無鬚赭褐色有橫紋南昌俚醫蓄之以治腫毒

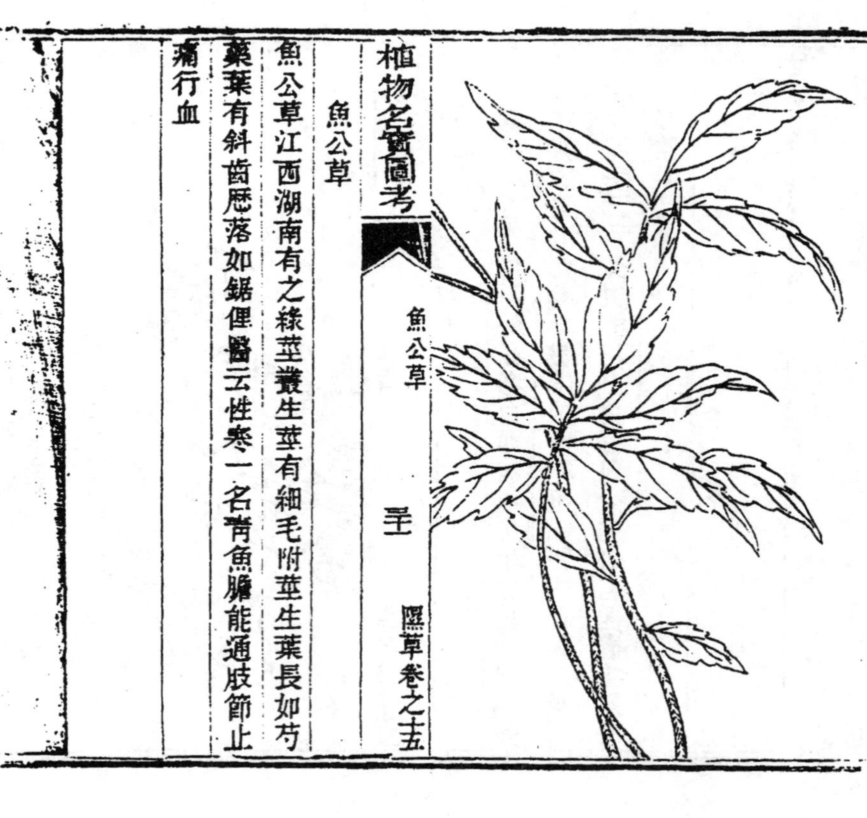

魚公草

魚公草江西湖南有之綠莖叢生莖有細毛附莖生葉長如芍藥葉有斜齒歷落如鋸俚醫云性寒一名青魚膽能通肢節止痛行血

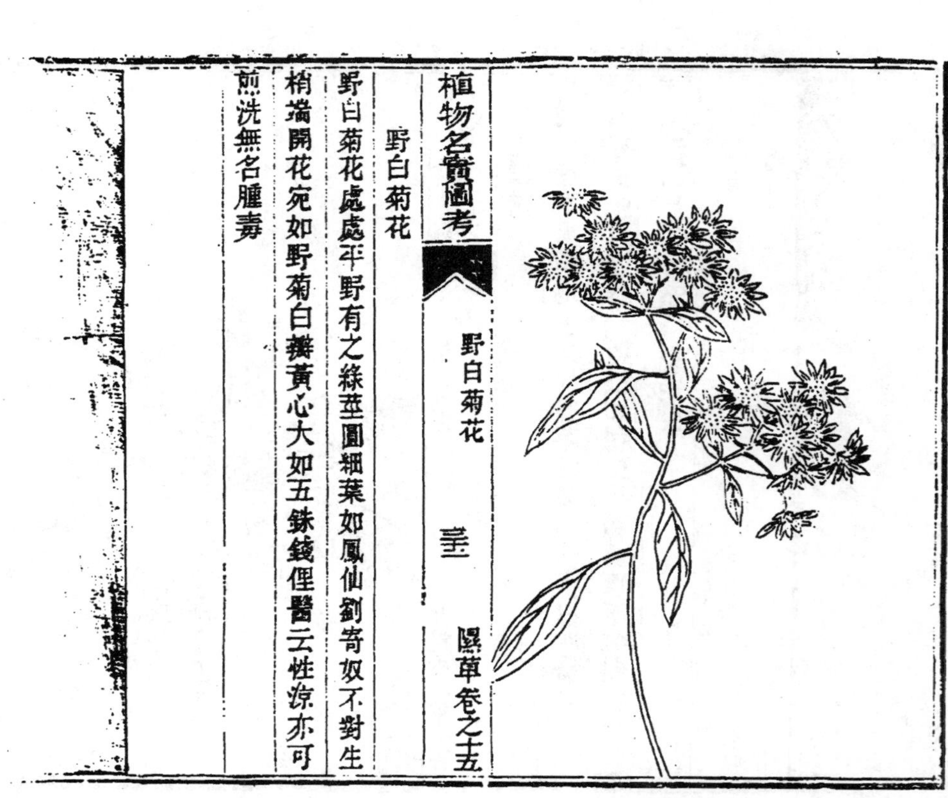

野白菊花

野白菊花處處平野有之綠莖圓細葉如鳳仙劉寄奴不對生梢端開花宛如野菊白瓣黃心大如五銖錢俚醫云性涼亦可煎洗無名腫毒

野芝麻

野芝麻臨江九江山圃中極多春時叢生方莖四稜稜青莖微紫對節生葉深齒細紋畧似麻葉本平末尖面青背淡微有澀毛繞節開花色白皆上矗長幾半寸上瓣下覆如勺下瓣圓小雙歧兩旁短缺如禽張口中森扁鬚隨上瓣彎垂如舌抵上齶星星黑點花萼尖絲如針攢簇葉莖味淡微辛作芝麻氣而更臊湖南圖中尤多芟夷不盡或即呼爲白花益母草

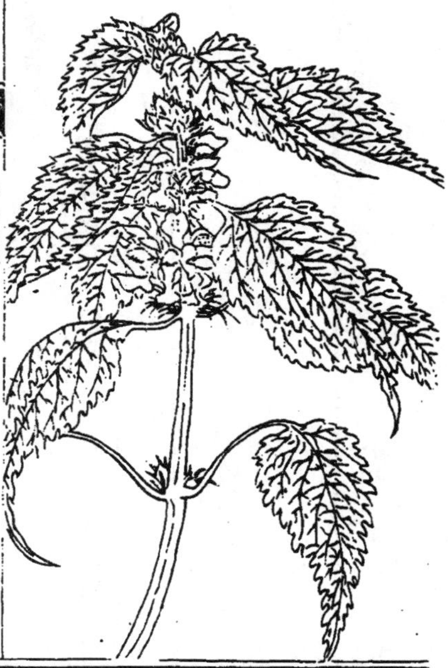

鵝草

鵝草江西平野多有之一名灑線花或即呼爲沙參長根細白葉似枸杞而小秋開五瓣長白花下作細筩瓣梢有齒如剪

按救荒本草沙參有數種此殆細葉開白花者

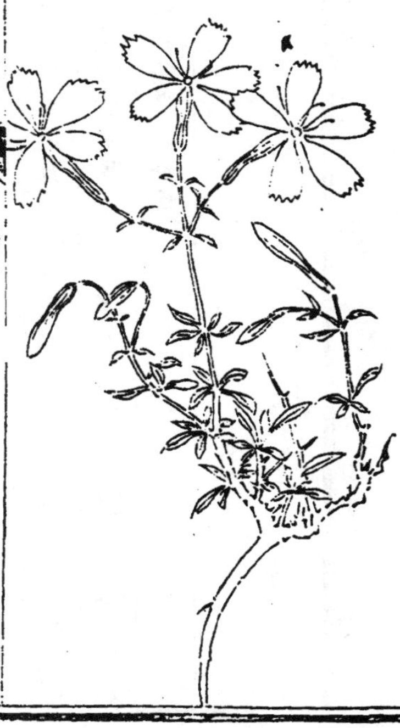

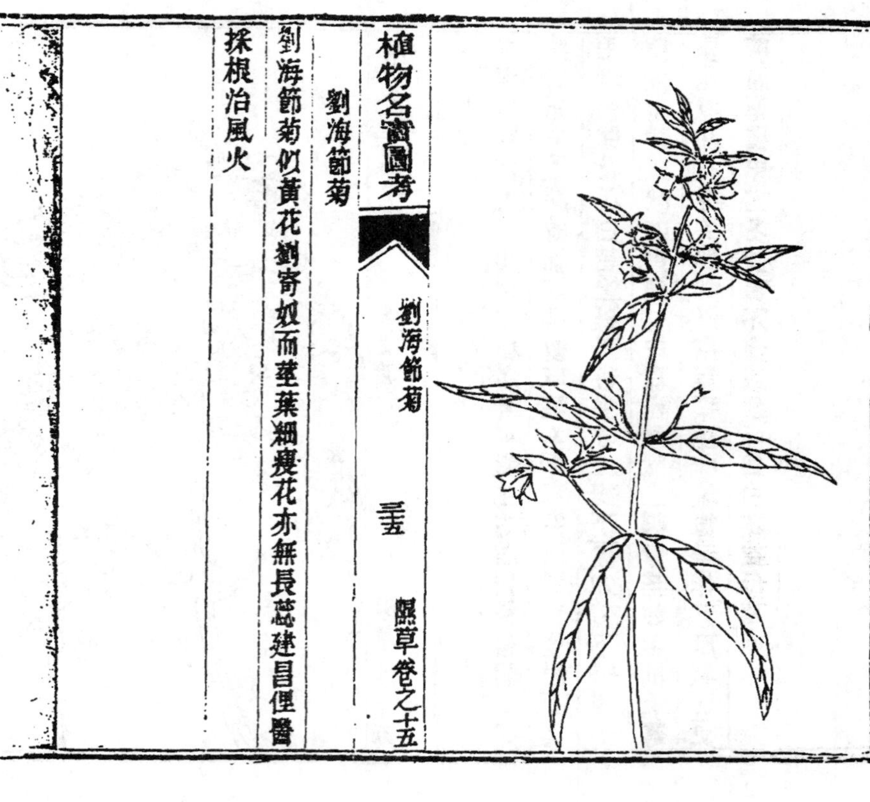

劉海節菊

劉海節菊似黃花劉寄奴而莖葉細瘦花亦無長蕊建昌俚醫採根治風火

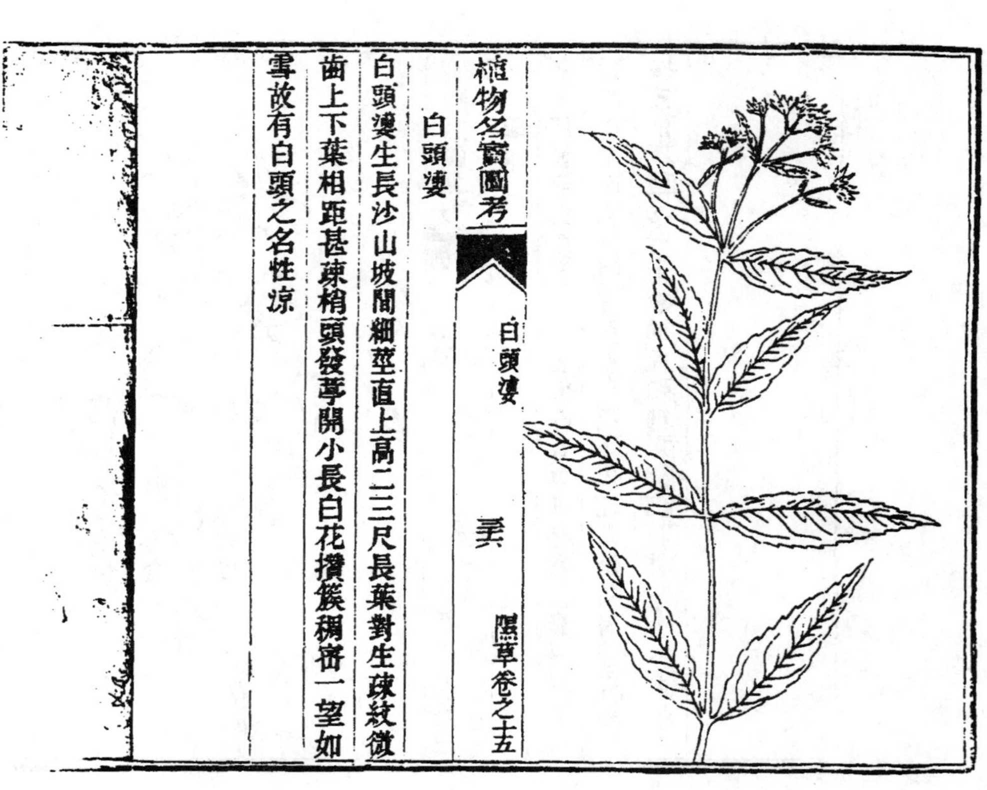

白頭婆

白頭婆生長沙山坡間細莖直上高二三尺長葉對生疎紋微齒上下葉相距甚疎梢頭發葶開小長白花攢簇稠密一望如雪故有白頭之名性涼

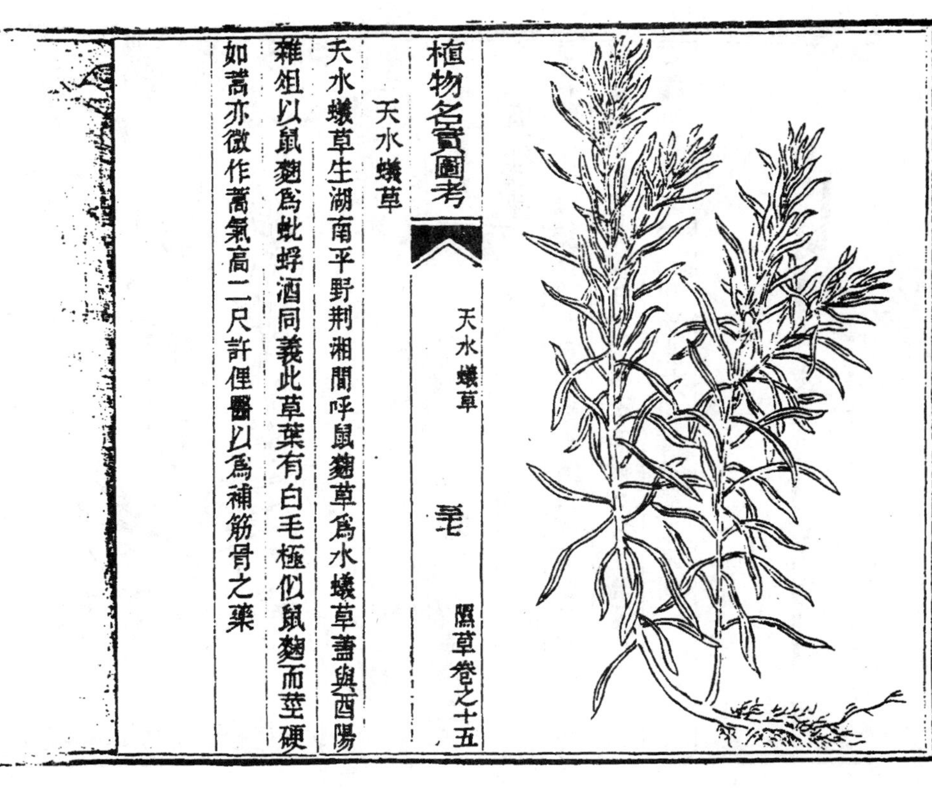

植物名實圖考　天水蟻草　三七　隰草卷之十五

天水蟻草

天水蟻草生湖南平野荆湘間呼鼠麴草爲水蟻草蓋與酉陽雜俎以鼠麴爲蚍蜉酒同義此草葉有白毛極似鼠麴而莖硬如蒿亦微作蒿氣高二尺許俚醫以爲補筋骨之藥

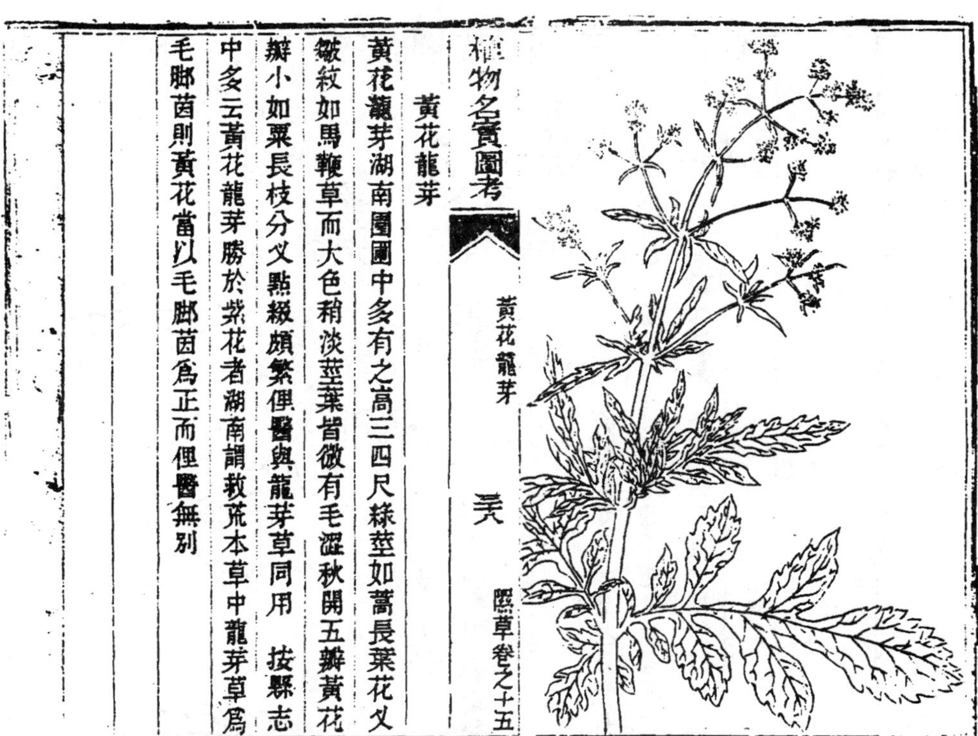

植物名實圖考　黄花龍芽　三八　隰草卷之十五

黄花龍芽

黄花龍芽湖南園圃中多有之高三四尺緑莖如蒿長葉花叉皺紋如馬鞭草而大色稍淡莖葉皆微有毛澀秋開五瓣黄花瓣小如粟長枝分叉點綴頗繁俚醫與龍芽草同用　按縣志中多云黄花龍芽勝於紫花者湖南謂救荒本草中龍芽草爲毛脚茵則黄花當以毛脚茵爲正而俚醫無别

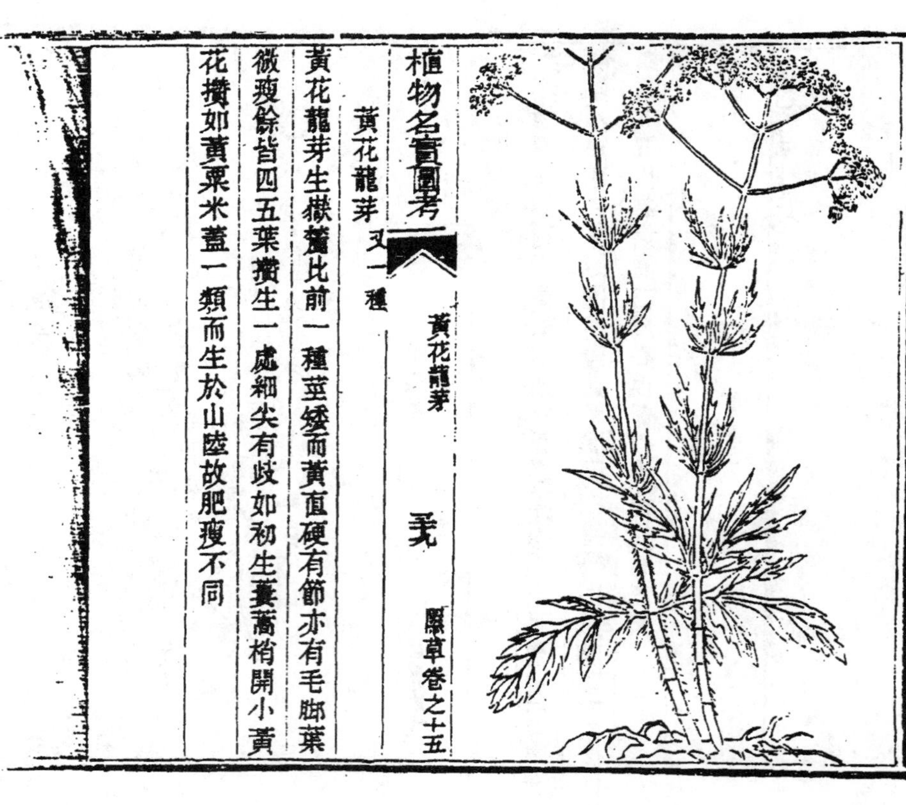

黃花龍芽 又一種

黃花龍芽生嶽麓比前一種莖矮而黃直硬有節亦有毛腳葉微瘦餘皆四五葉攢生一處細尖有歧如初生蔞蒿梢開小黃花攢如黃粟米蓋一類而生於山陸故肥瘦不同

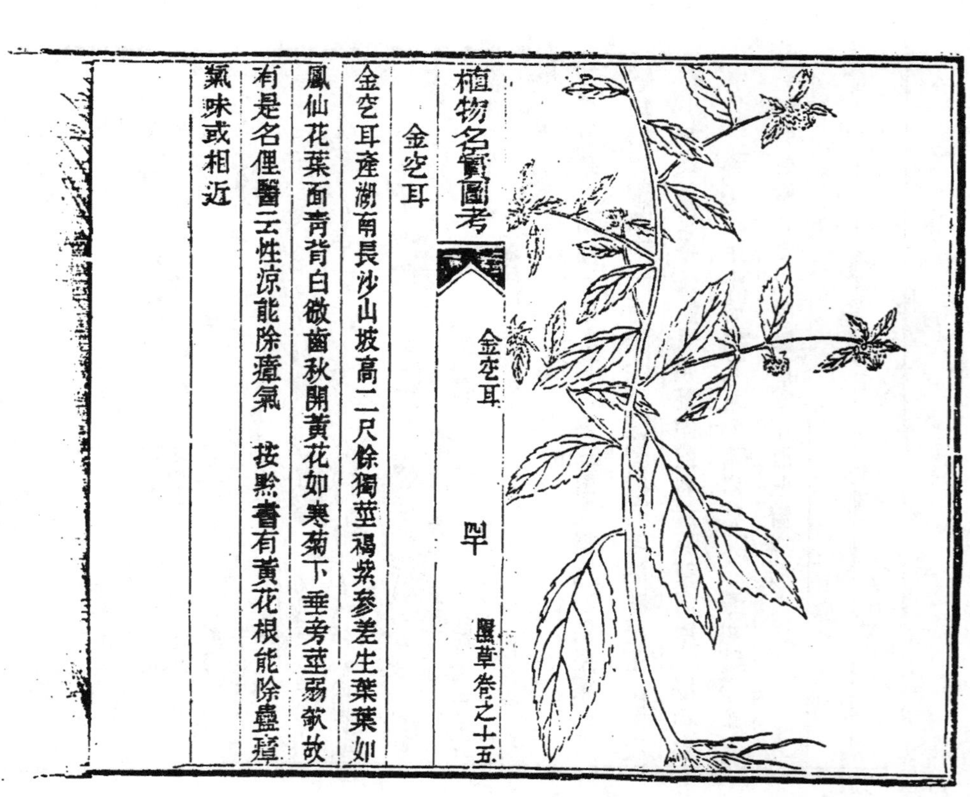

金空耳

金空耳產湖南長沙山坡高二尺餘獨莖褐紫參差生葉葉如鳳仙花葉面青背白微齒秋開黃花如寒菊下垂旁莖弱欹故有是名俚醫云性涼能除瘴氣　按黔書有黃花根能除蠱瘴氣味或相近

土豨薟

土豨薟生南昌園圃中紅莖對葉葉如鳳仙花葉而無齒梢端葉際發細葶柔嫩如絲開黃花如寒菊絲對如蠅足抱之土人或即以代豨薟

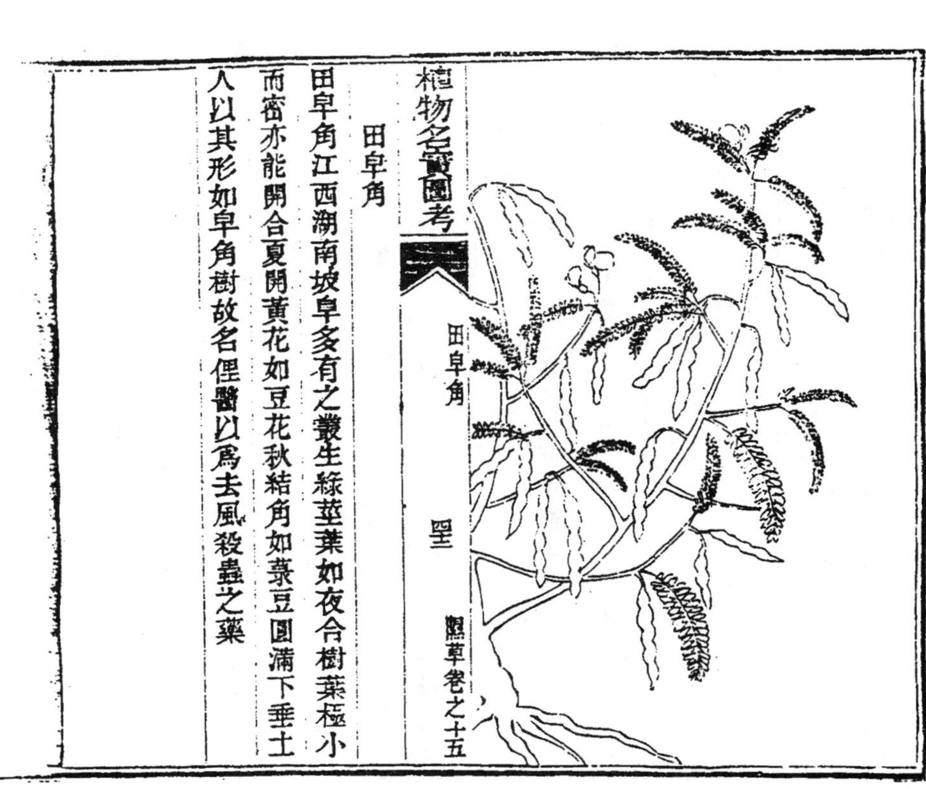

田皂角

田皂角江西湖南坡阜多有之叢生綠莖葉如夜合樹葉極小而密亦能開合夏開黃花如豆花秋結角如綠豆圓滿下垂土人以其形如皂角樹故名俚醫以爲去風殺蟲之藥

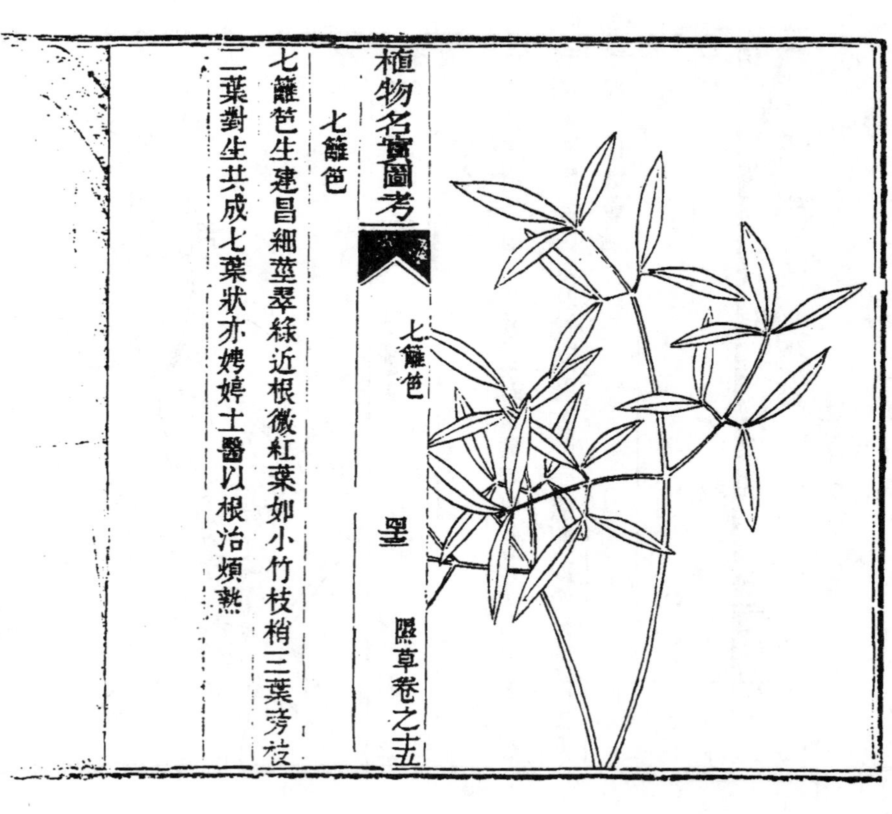

七籬芭

七籬芭生建昌細莖翠綠近根微紅葉如小竹枝梢三葉旁枝二葉對生共成七葉狀亦娉婷土醫以根治煩熱

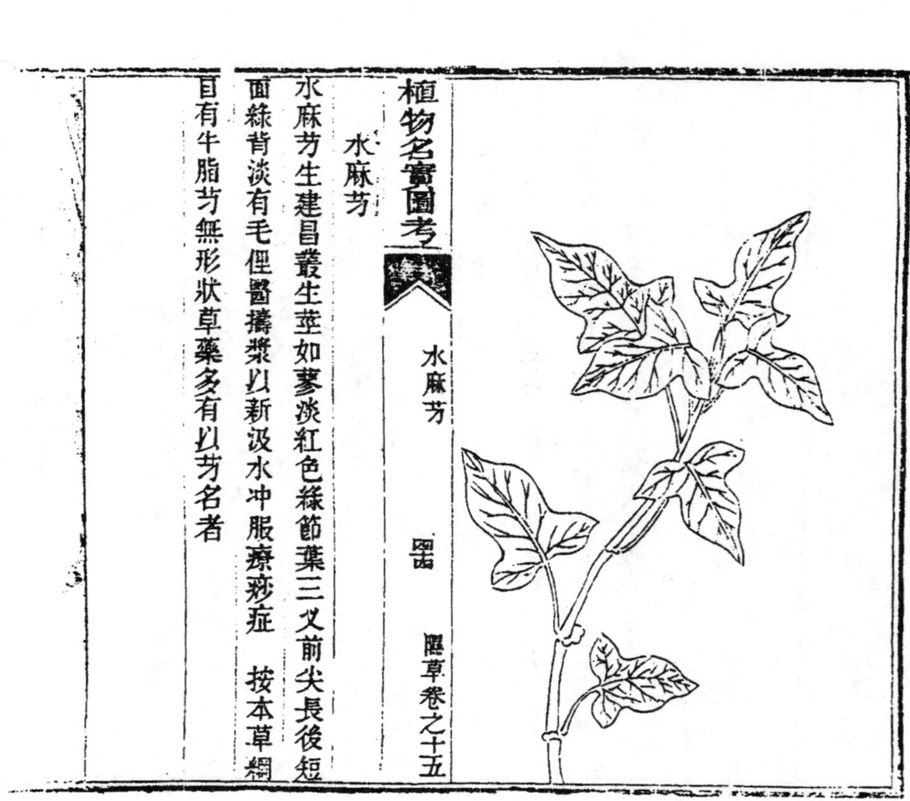

水麻芀

水麻芀生建昌叢生莖如蓼淡紅色綠節葉三叉前尖長後短面綠背淡有毛俚醫擣漿以新汲水冲服療痧症　按本草綱目有牛脂芀無形狀草藥多有以芀名者

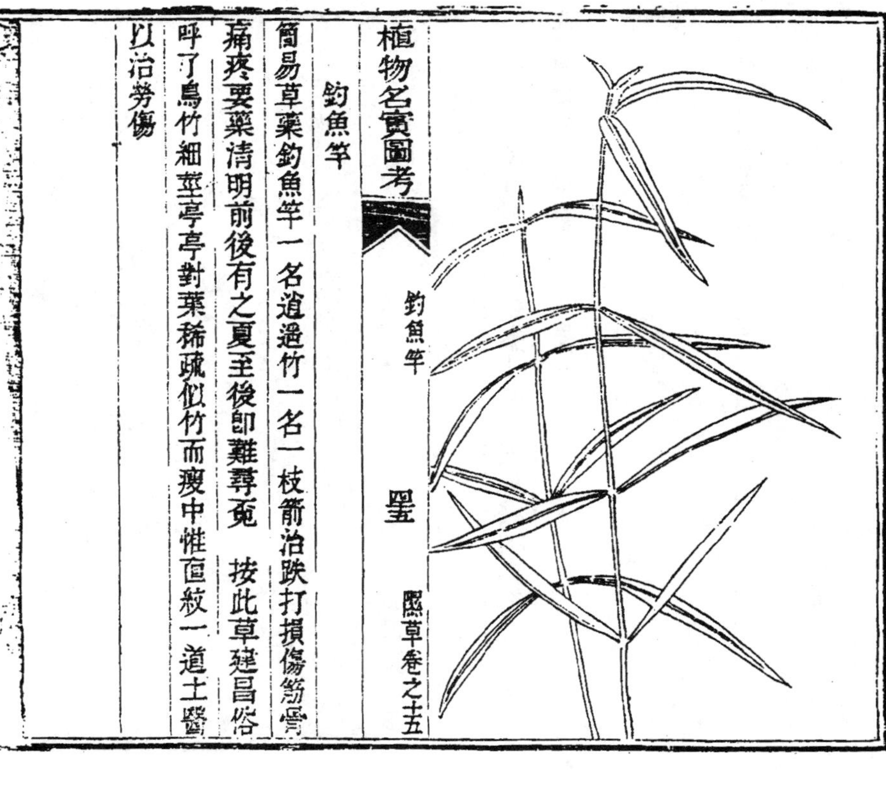

釣魚竿

簡易草藥釣魚竿一名逍遥竹一名一枝箭治跌打損傷筋骨痛爽要藥清明前後有之夏至後即難尋覓　按此草建昌俗呼了鳥竹細莖亭亭對葉稀疏似竹而瘦中惟直紋一道土醫以治勞傷

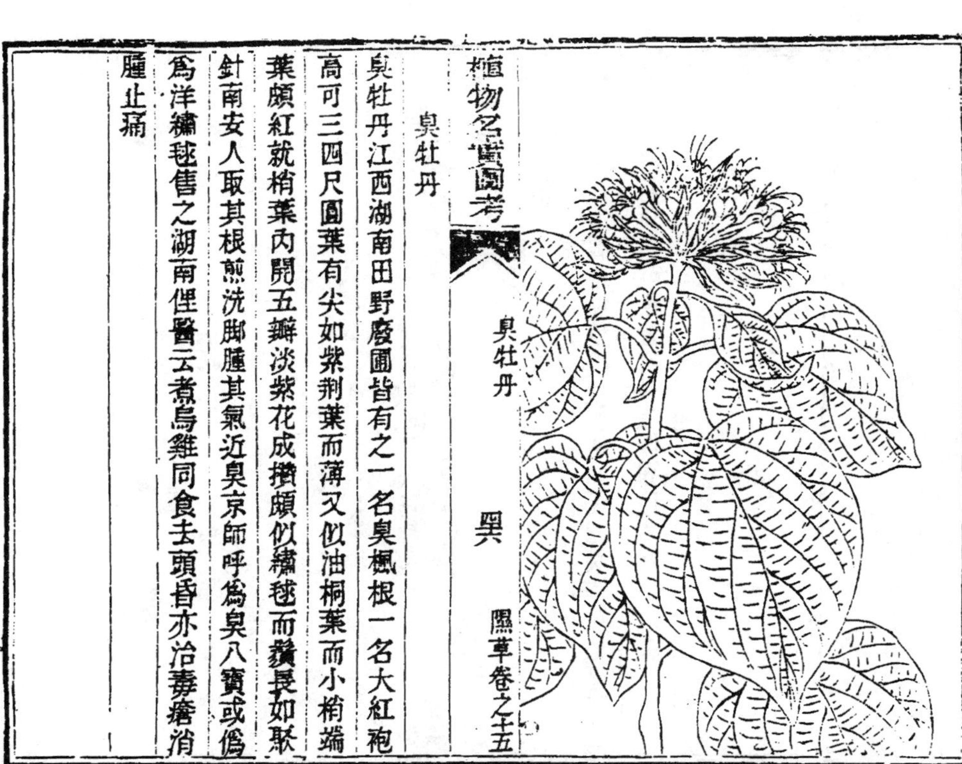

臭牡丹

臭牡丹江西湖南田野廢圃皆有之一名臭楓根一名大紅袍高可三四尺圓葉有尖如紫荆葉而薄又似油桐葉而小梢端葉頗紅就梢葉内開五瓣淡紫花成攢頗似繡毬而鬚長如聚針南安人取其根煎洗脚腫其氣近臭京師呼爲臭八寶或僞爲洋繡毬售之湖南俚醫云煮烏雞同食去頭昏亦治毒瘡消腫止痛

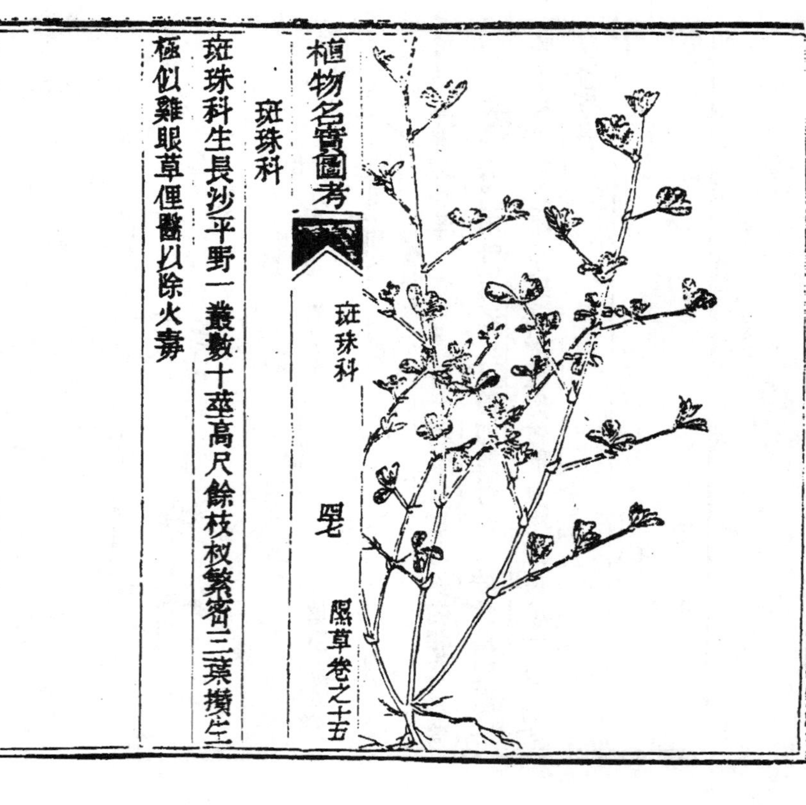

斑珠科

斑珠科生長沙平野一叢數十莖高尺餘枝杈繁密三葉攢生極似雞眼草俚醫以除火毒

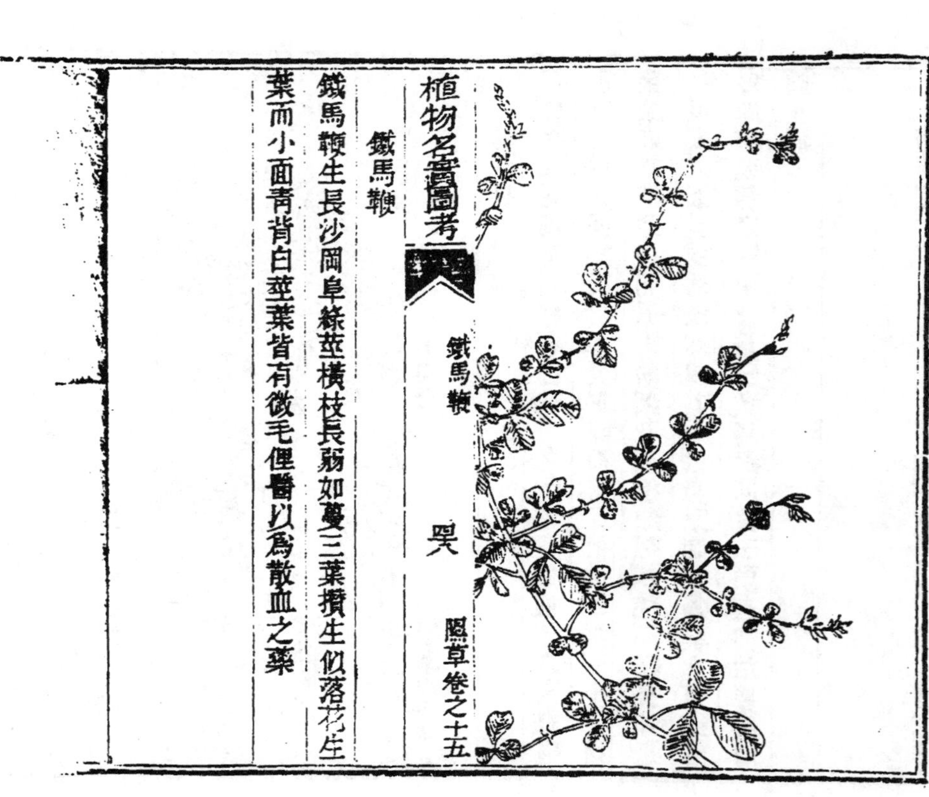

鐵馬鞭

鐵馬鞭生長沙岡阜綠莖橫枝長弱如蔓三葉攢生似落花生葉而小面青背白莖葉皆有微毛俚醫以爲散血之藥

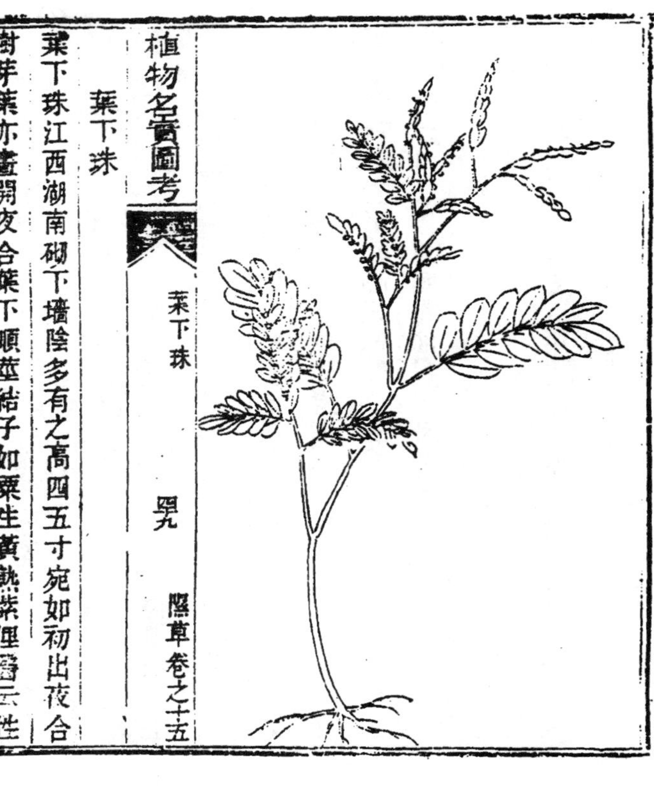

葉下珠

葉下珠江西湖南砌下墻陰多有之高四五寸宛如初出夜合樹芽葉亦晝開夜合葉下順莖結子如粟生黃熟紫俚醫云性涼能除瘴氣

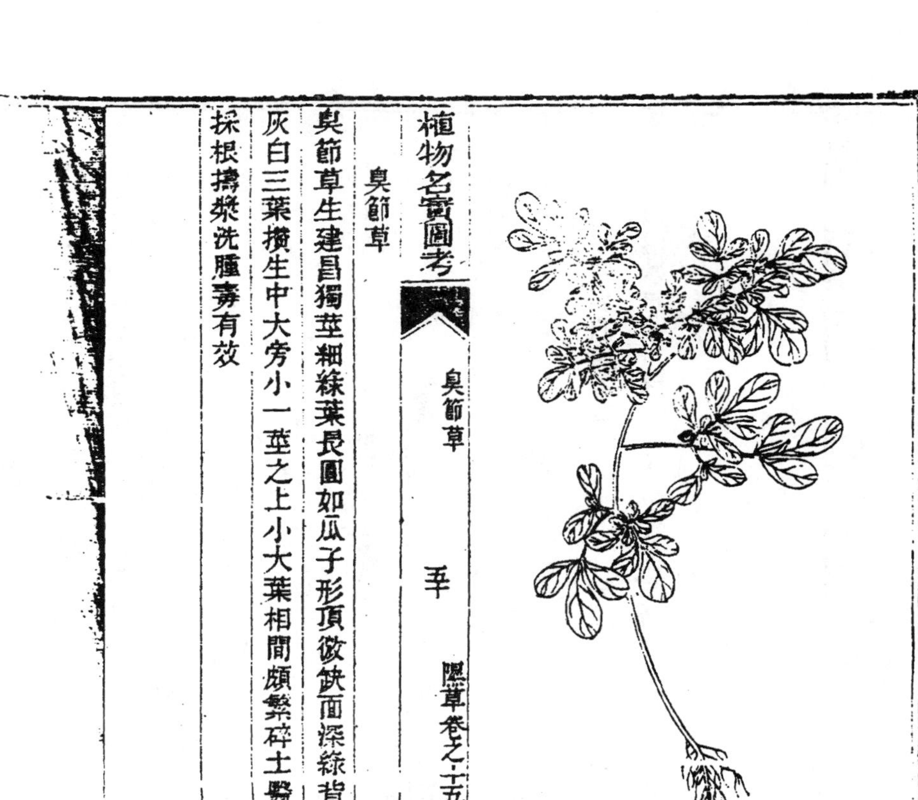

臭節草

臭節草生建昌獨莖細綠葉長圓如瓜子形頂微缺面深綠背灰白三葉攢生中大旁小一莖之上小大葉相間頗繁碎土醫採根擣漿洗腫毒有效

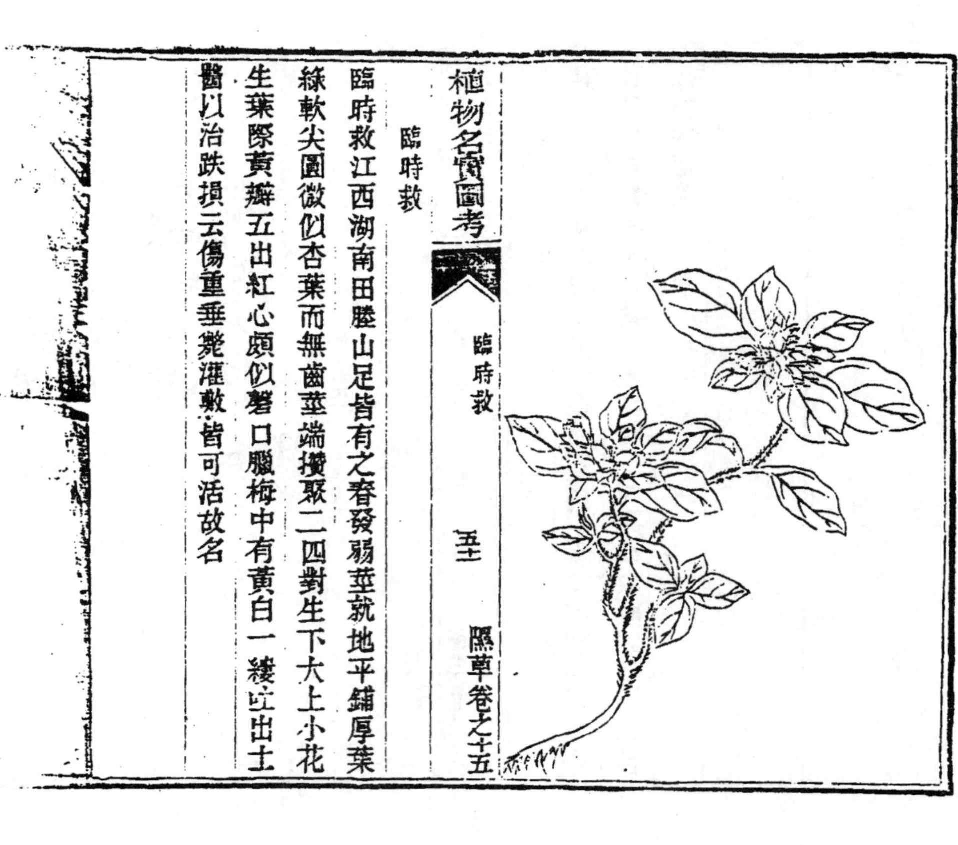

臨時救

臨時救江西湖南田塍山足皆有之春發弱莖就地平鋪厚葉綠軟尖圓微似杏葉而無齒莖端攢聚二四對生下大上小花生葉際黄瓣五出紅心頗似磬口臘梅中有黄白一縷迸出土醫以治跌損云傷重垂斃灌敷皆可活故名

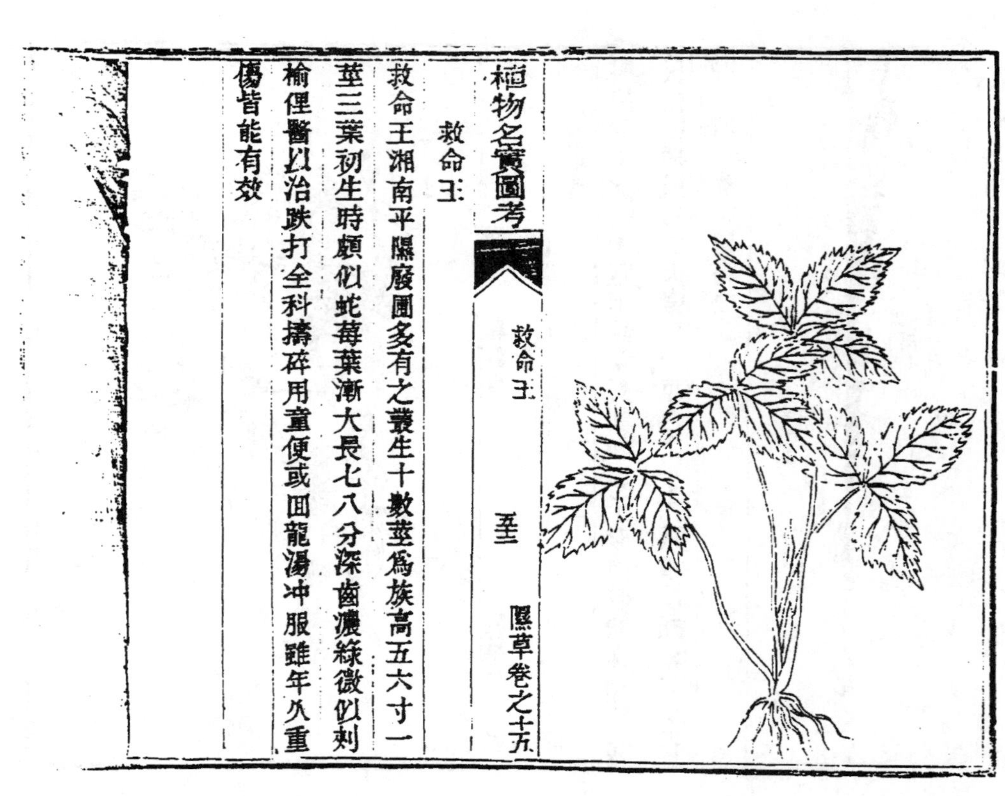

救命王

救命王湘南平隰廢圃多有之叢生十數莖爲族高五六寸一莖三葉初生時頗似蛇莓葉漸大長七八分深齒濃綠微似刺榆俚醫以治跌打全科擣碎用童便或囘龍湯冲服雖年久重傷皆能有效

鹿角草

鹿角草產建昌或謂之草麥冬葉根俱似麥門冬而柴硬與萱草根相類土人取根煎水亦可退熱　按本草綱目提胡根與此草甚肖惟提胡葉寬大如萱草頗柔潤根味甘似天門冬又一種竹葉草根亦如麥冬昔人謂麥冬有數種皆其同類

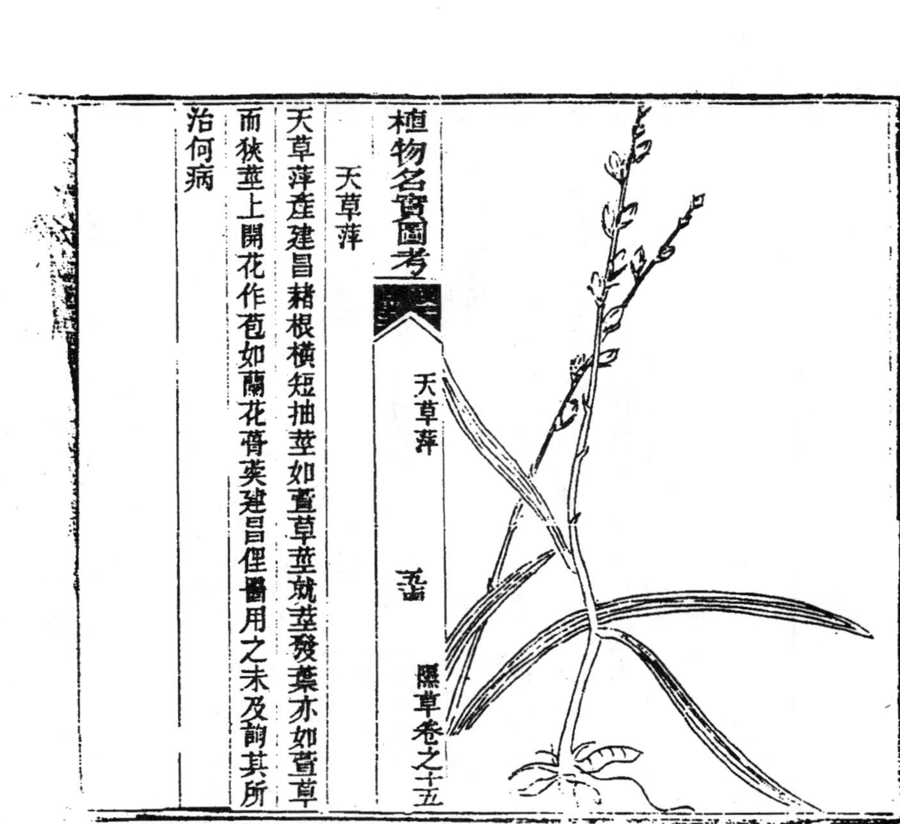

天草萍

天草萍產建昌赭根橫短抽莖如萱草莖就莖發葉亦如萱草而狹莖上開花作苞如蘭花骨朵建昌俚醫用之未及詢其所治何病

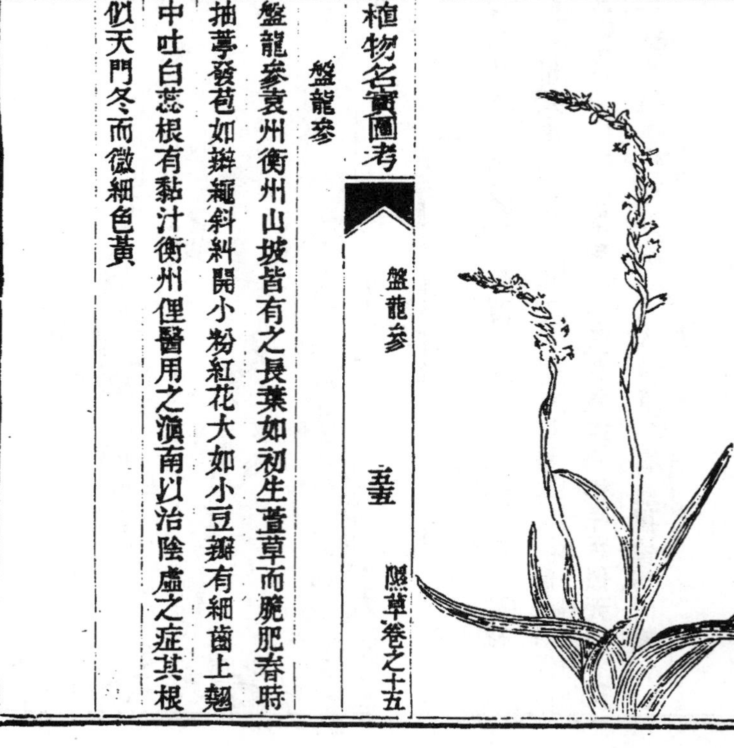

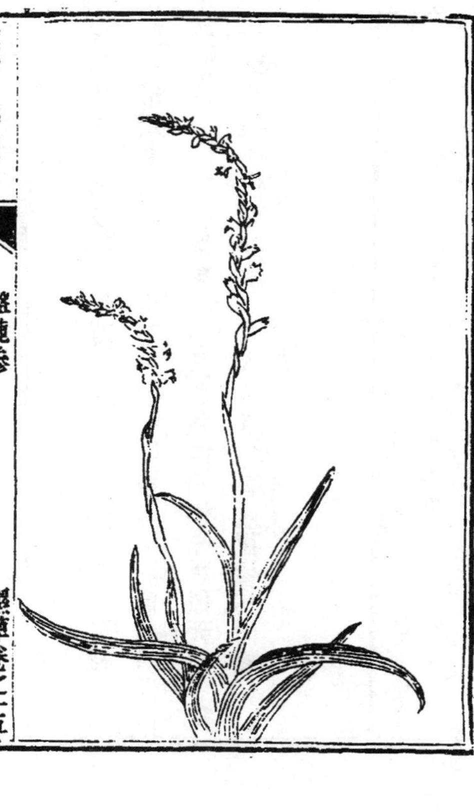

盤龍參

盤龍參袁州衡州山坡皆有之長葉如初生萱草而脆肥春時抽葶發苞如辮繩斜糾開小粉紅花大如小豆瓣有細齒上翹中吐白蕊根有黏汁衡州俚醫用之滇南以治陰虚之症其根似天門冬而微細色黄

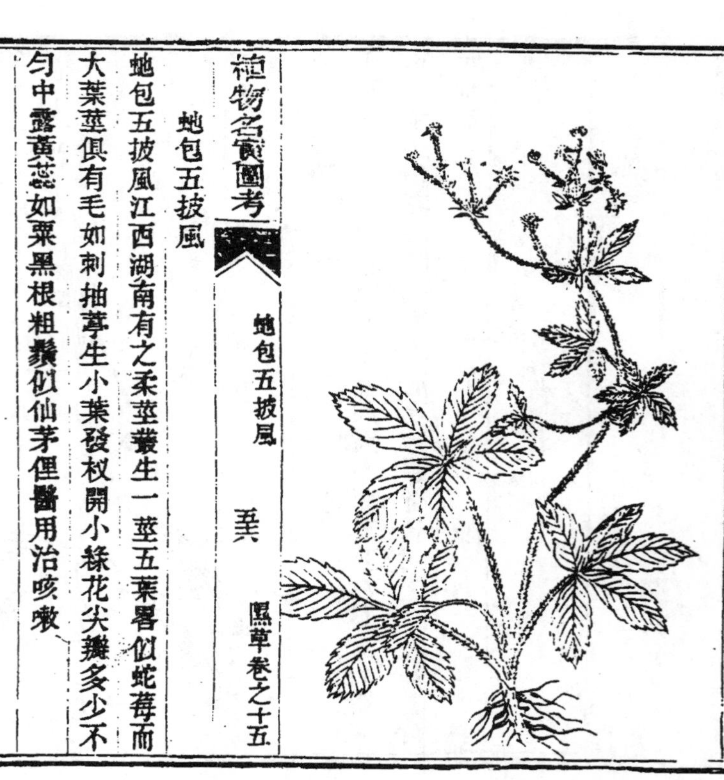

虵包五披風

虵包五披風江西湖南有之柔莖叢生一莖五葉略似蛇莓而大葉莖俱有毛如刺抽葶生小葉發杈開小絲花尖瓣多少不勻中露黄蕊如粟黑根粗鬚似仙茅俚醫用治咳嗽

植物名實圖考卷之十六

固始吳其濬著

蒙自陸應穀校刊

石草類

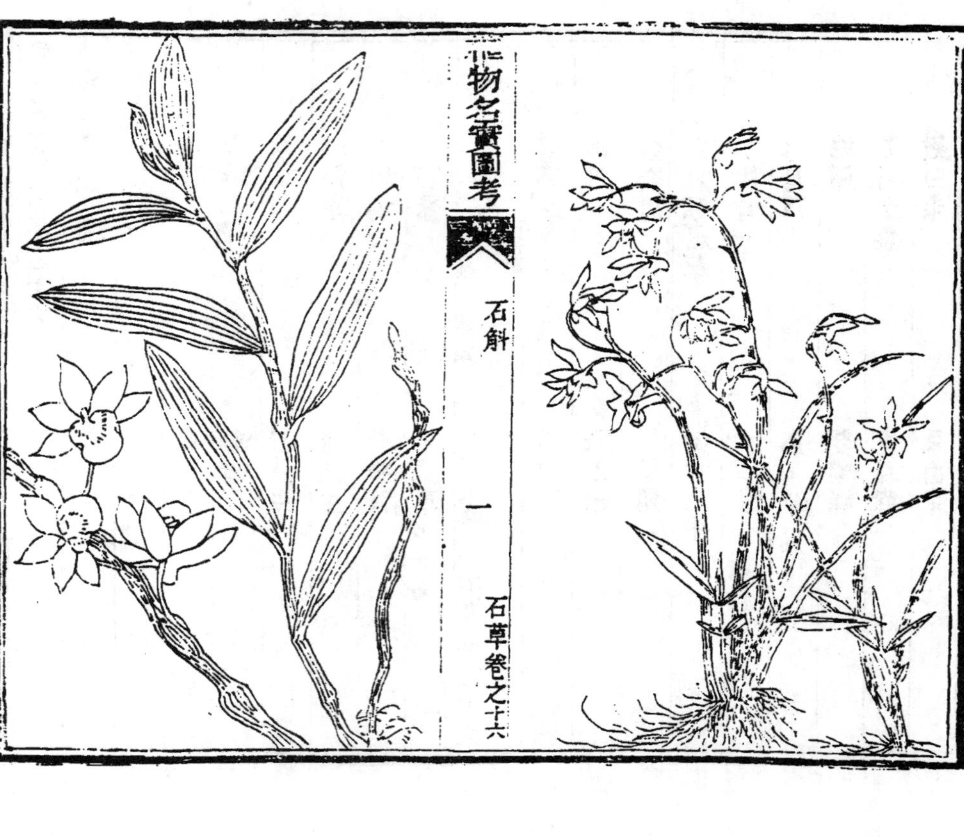

植物名實圖考　石斛　二　石草卷之十六

石斛

石斛本經上品今山石上多有之開花如甌蘭而小其長者爲木斛又有一種扁莖有節如竹葉亦寬大高尺餘卽竹譜所謂懸竹衡山人呼爲千年竹置之笥中經時不乾得水卽活

卷柏

卷柏本經上品詳宋圖今山石間多有之

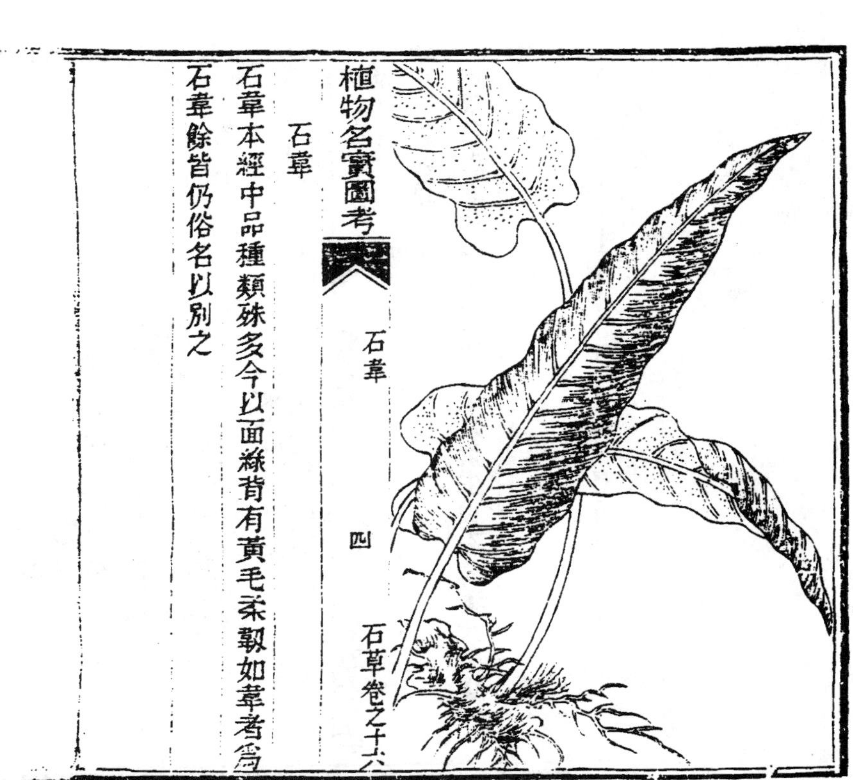

石韋

石韋本經中品種類殊多今以面絲背有黃毛柔韌如韋者爲石韋餘皆仍俗名以別之

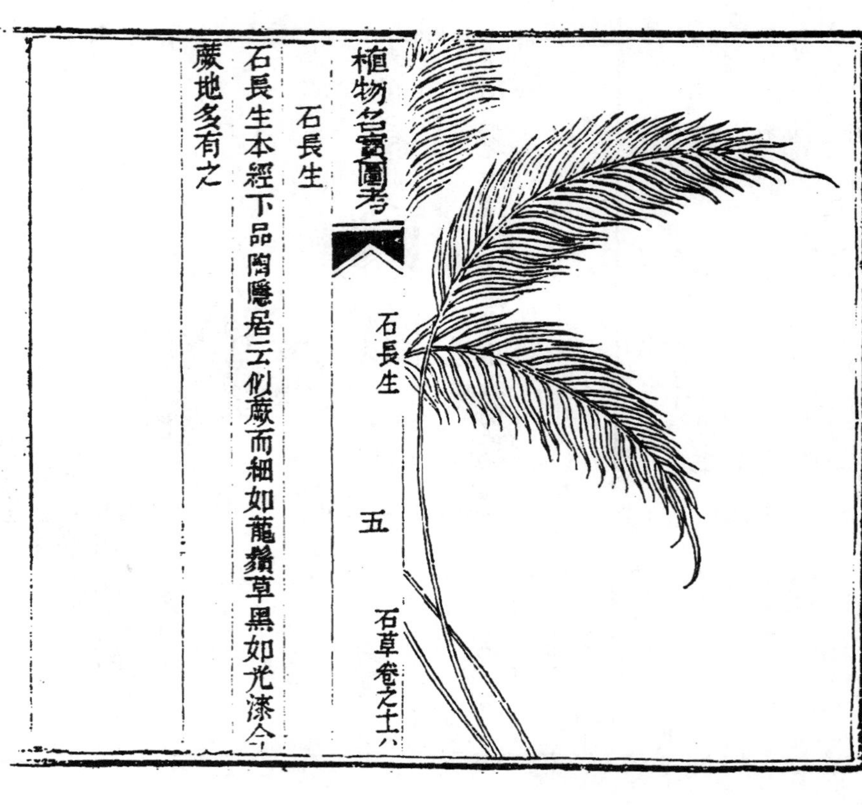

石長生

石長生本經下品陶隱居云似蕨而細如龍鬚草黑如光漆今廢地多有之

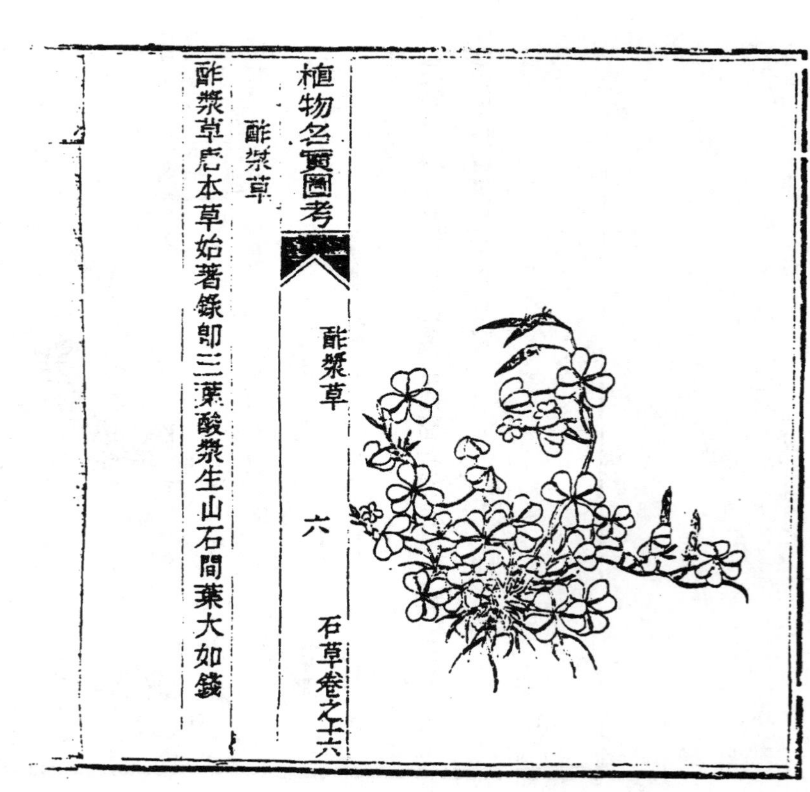

酢漿草

酢漿草唐本草始著錄卽三葉酸漿生山石間葉大如錢

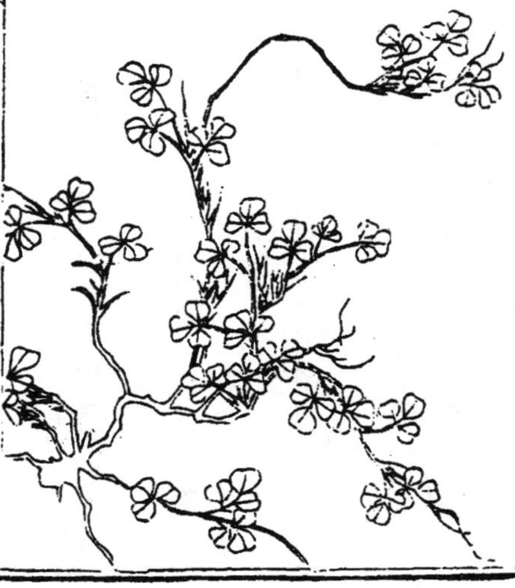

老蝸生

老蝸生生長沙田塍鋪地細蔓似三葉酸漿而蔓赭葉小根大如指微硬俚醫以治損傷

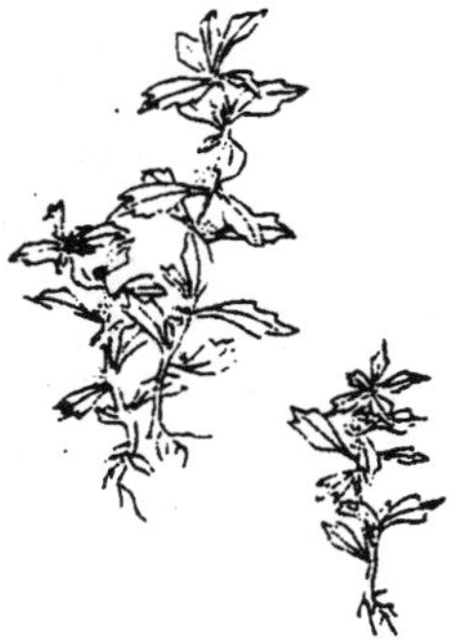

石胡荽

石胡荽四聲本草收之即鵝不食草詳本草綱目以治目瞖研末嗅之簡易草藥有滿天星沙飛草地胡椒大救駕諸名亦治跌打損傷或云能治痧症蓋取其辛能開竅

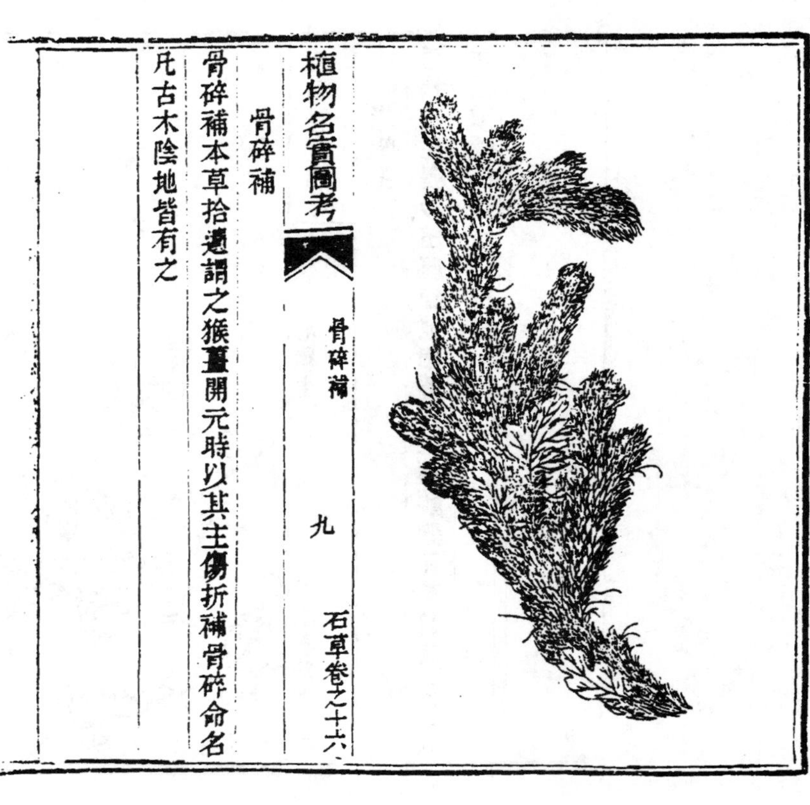

骨碎補

骨碎補本草拾遺謂之猴薑開元時以其主傷折補骨碎命名凡古木陰地皆有之

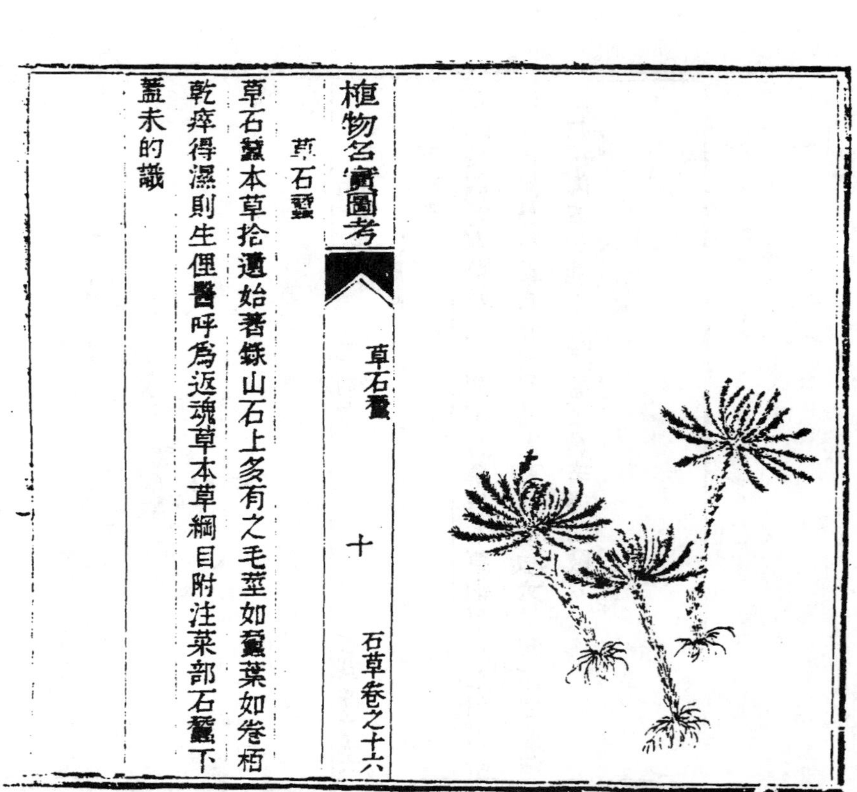

草石蠶

草石蠶本草拾遺始著錄山石上多有之毛莖如蠶葉如卷栢乾痒得濕則生俚醫呼為返魂草本草綱目附注菜部石蠶下蓋未的識

金星草

金星草嘉祐本草卽石韋之有金星者石韋結子大率相類卽貫衆等亦然凡俗名金星者皆以此

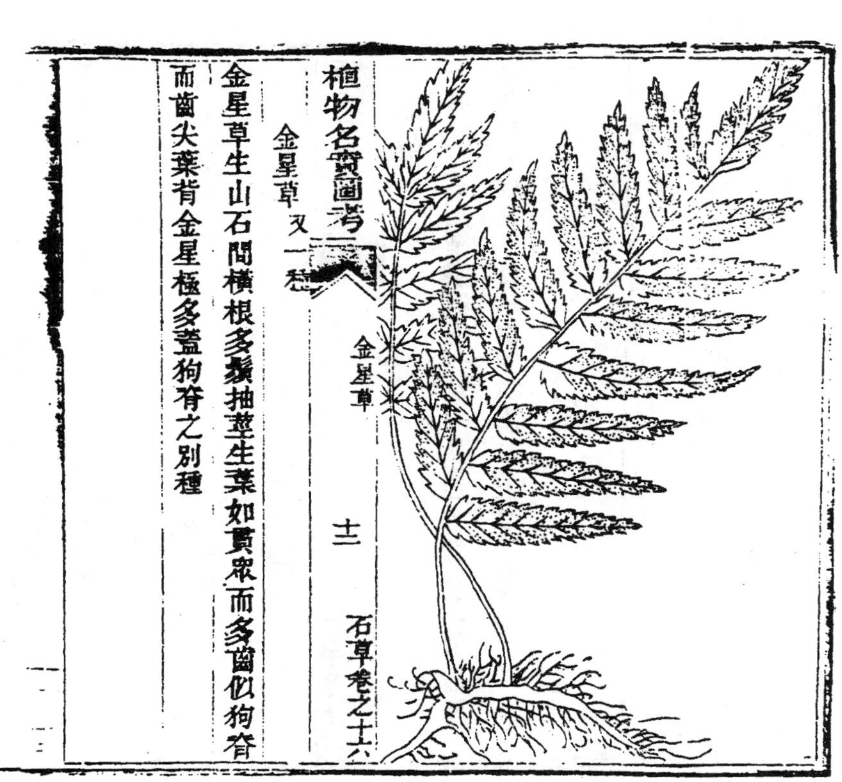

金星草又一

金星草生山石間横根多鬚抽莖生葉如貫衆而多齒似狗脊而齒尖葉背金星極多蓋狗脊之別種

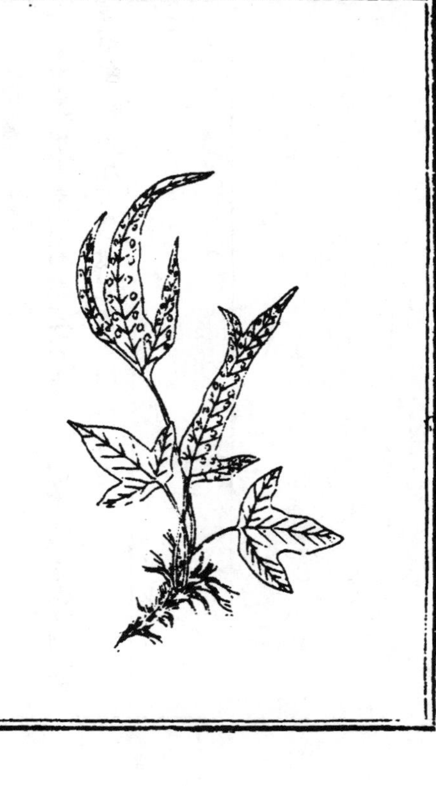

鵝掌金星草

鵝掌金星草生建昌山石間横根一莖一葉葉如鵝掌有金星滇本草謂之七星草云此草形如鷄腳上有黄點貼石生味甘性寒無毒治五淋白濁又包敷無名大瘡神效又熨臍治陰寒

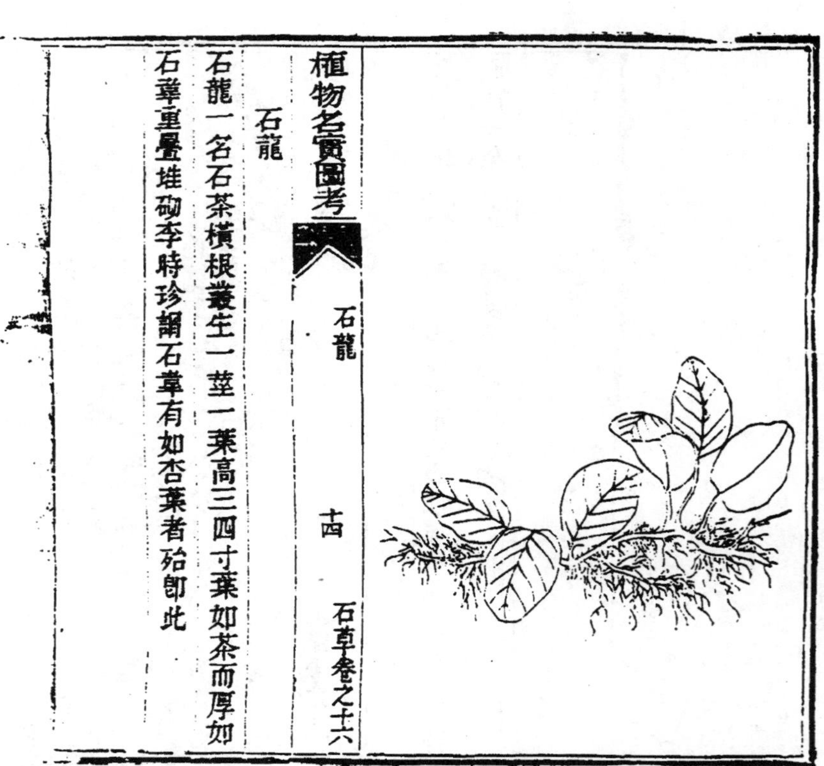

石龍

石龍一名石茶横根叢生一莖一葉高三四寸葉如茶而厚如石葦重疊堆砌李時珍謂石葦有如杏葉者殆即此

劍丹

劍丹生贛州山石上叢生長葉如初生萵苣面綠背淡亦有金星如骨牌點治跌打損傷酒煎服

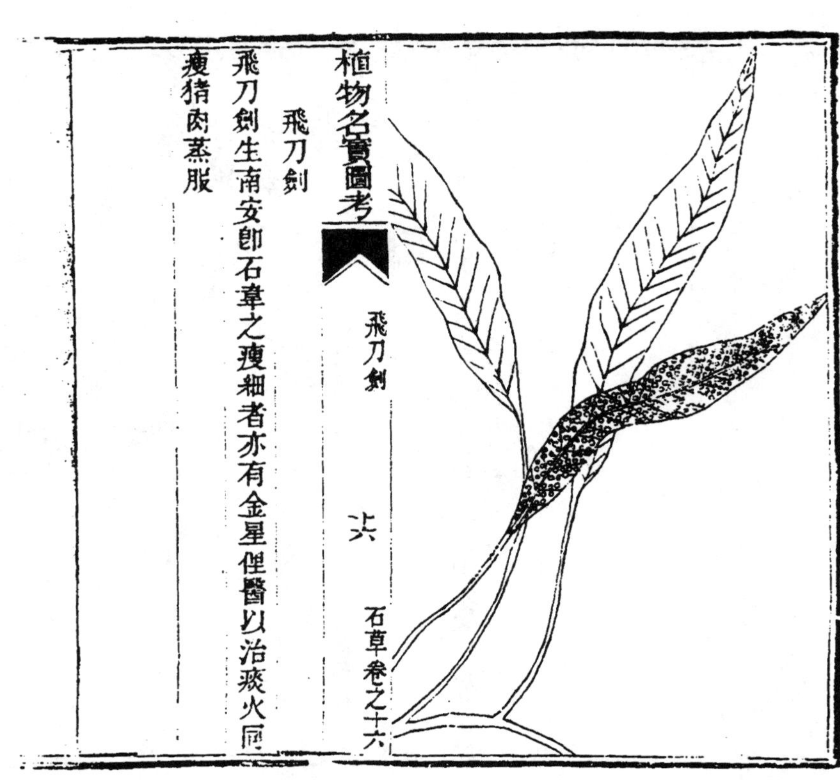

飛刀劍

飛刀劍生南安即石韋之瘦細者亦有金星俚醫以治痰火同瘦豬肉蒸服

金交翦

金交翦生建昌横根生葉似石韋而小亦有金星功同石韋

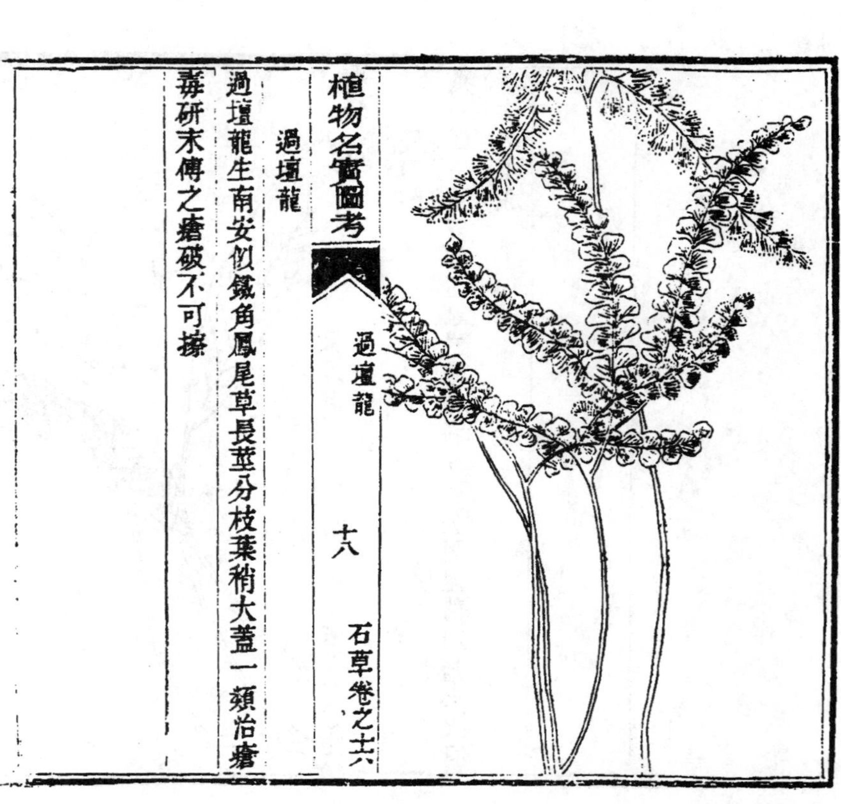

過壇龍

過壇龍生南安似鐵角鳳尾草長莖分枝葉稍大蓋一類治瘡毒研末傅之瘡破不可搽

鐵角鳳尾草

鐵角鳳尾草生建昌山石上高四五寸叢生紫莖對葉排生生如指肚大而末作細齒背有細子小如粟治紅白痢連根葉酒煎服嶽麓亦多有之

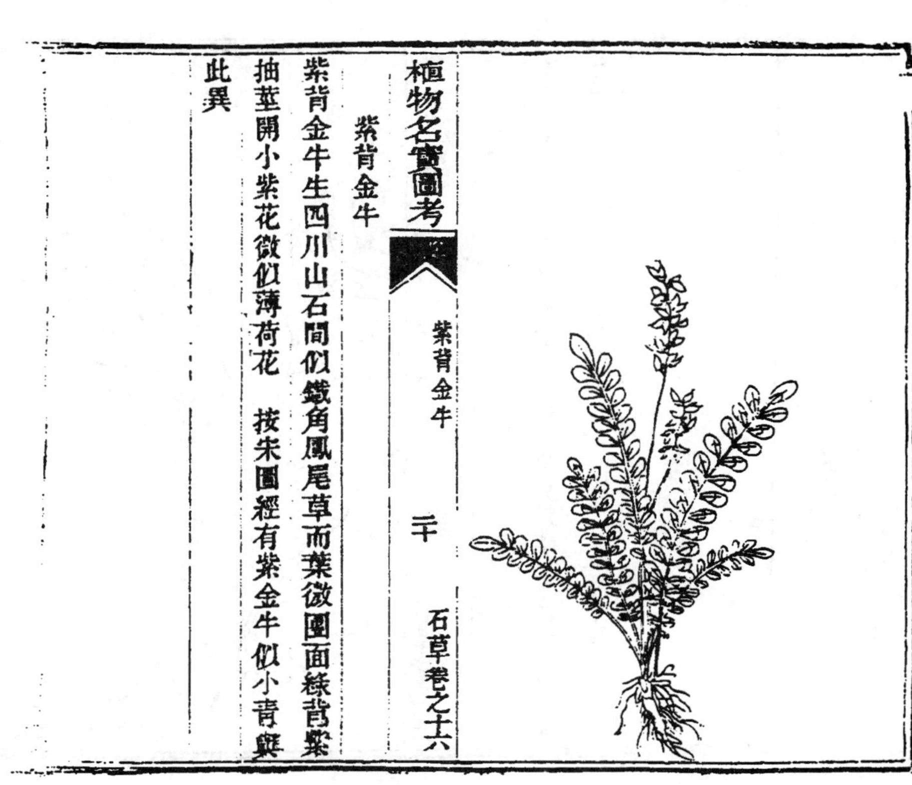

紫背金牛

紫背金牛生四川山石間似鐵角鳳尾草而葉微圓面綠背紫抽莖開小紫花微似薄荷花　按宋圖經有紫金牛似小青與此異

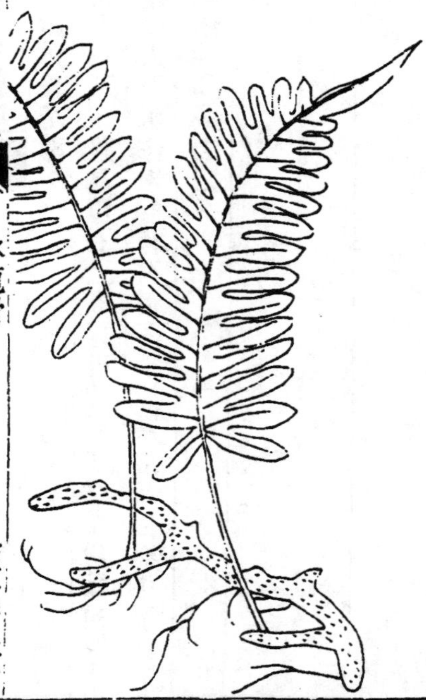

水龍骨

水龍骨生山石間圓根横出分杈藍白色多斑破之有絲疎類數莖抽莖紅紫一莖一葉葉長厚如石韋分破如猴薑而圓有紫紋主治腹痛酒煎服

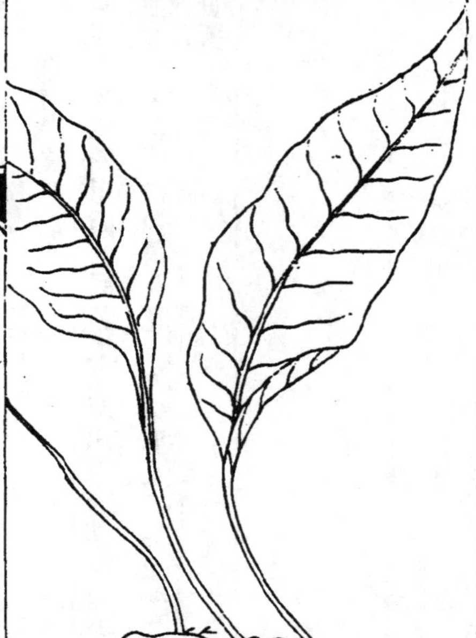

水石韋

水石韋生山石間横根赭色一莖一葉長如石韋而葉薄軟面綠背淡一名銀茶匙一名牌坊草主治咳嗽手指蛇頭

鳳尾草

鳳尾草生山石及陰濕處有綠莖紫莖者一名井闌草或謂之石長生治五淋止小便痛

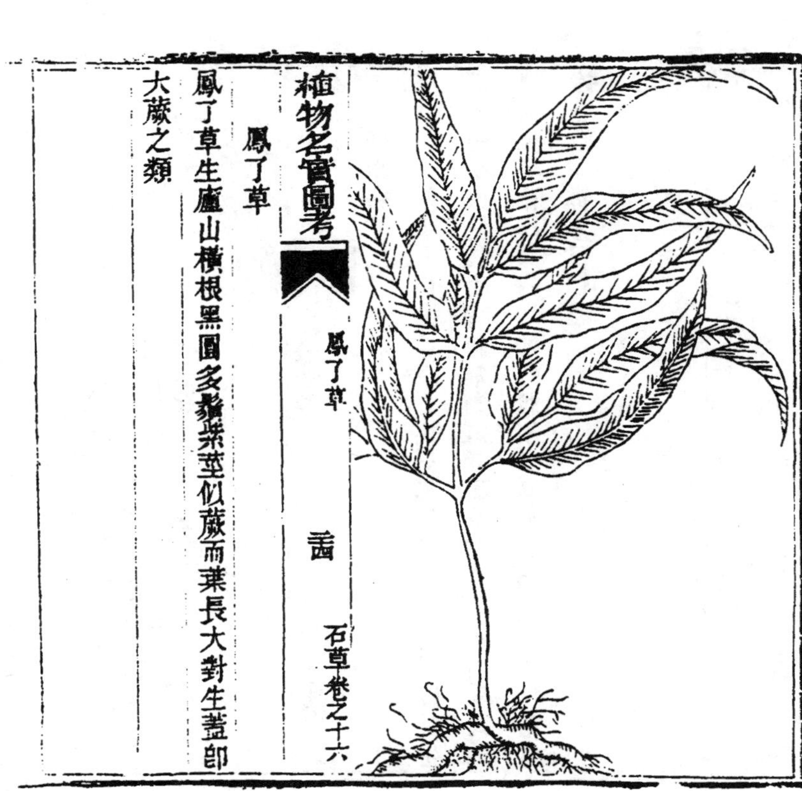

鳳了草

鳳了草生廬山横根黑圓多鬚紫莖似蕨而葉長大對生葢卽大蕨之類

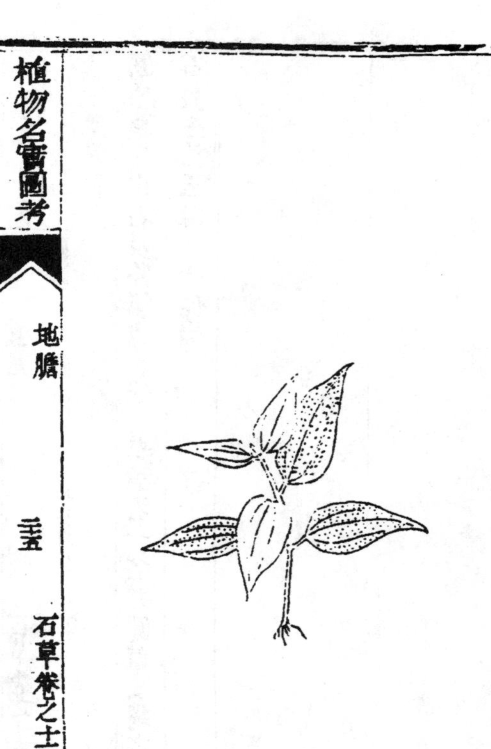

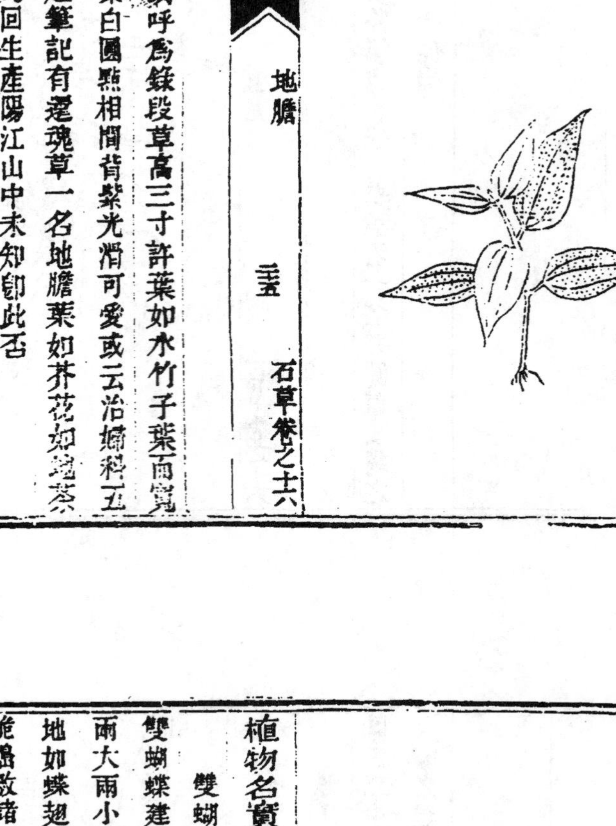

地膽

地膽產大庾嶺或呼為錢段草高三寸許葉如水竹子葉而寬厚面綠有直紋紫白圓點相間背紫光滑可愛或云治婦科五心熱症　按南越筆記有還魂草一名地膽葉如芥花如[illegible]茶以蛤試之能取死回生產陽江山中未知即此否

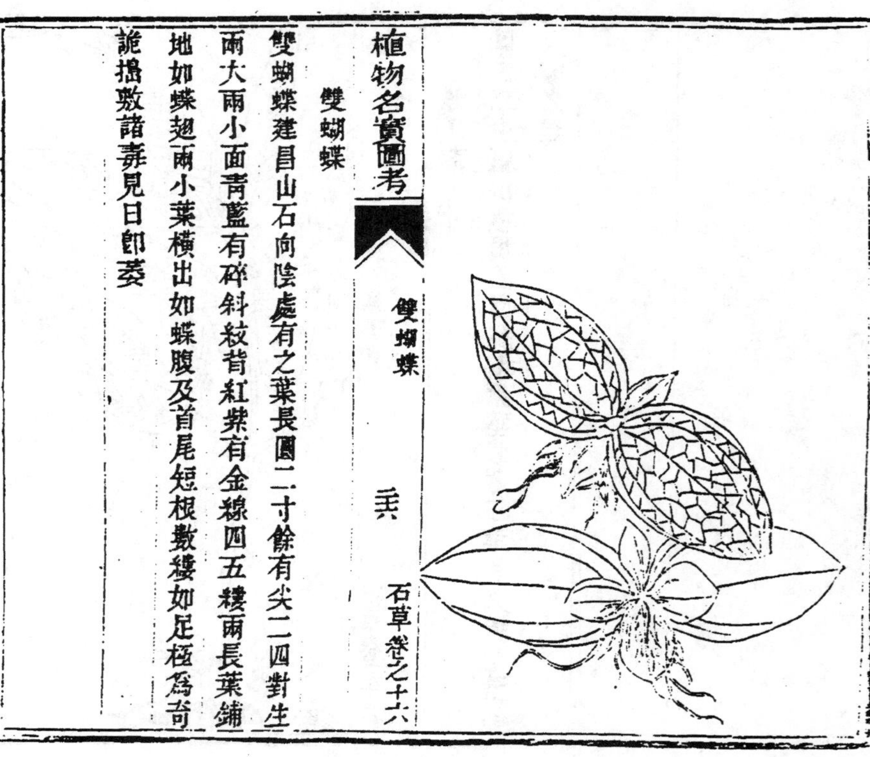

雙蝴蝶

雙蝴蝶建昌山石向陰處有之葉長圓二寸餘有尖二四對生兩大兩小面青藍有碎斜紋背紅紫有金線四五棲兩長葉鋪地如蝶翅兩小葉橫出如蝶腹及首尾短根數縷如足極為奇詭搗敷諸毒見日即萎

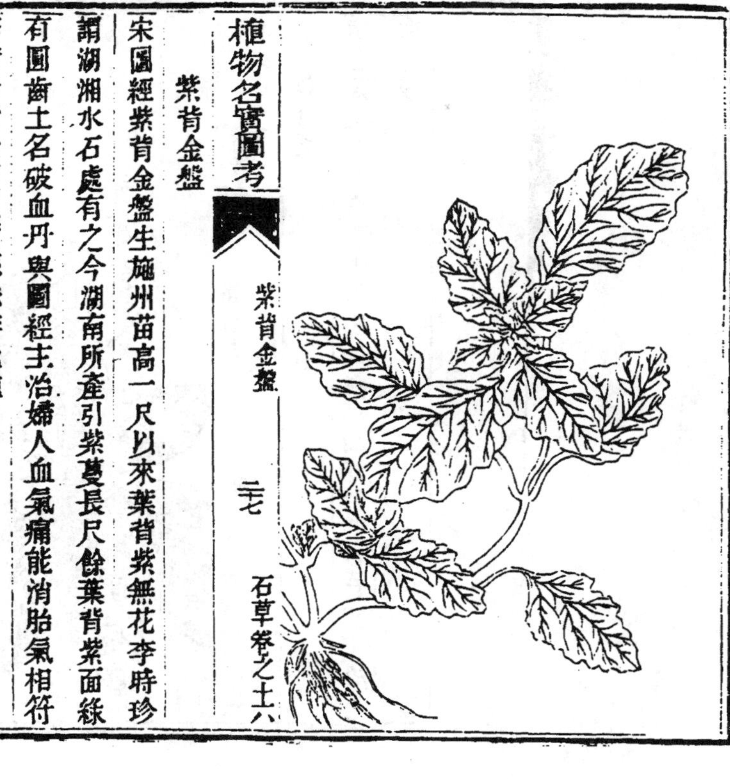

紫背金盤

宋圖經紫背金盤生施州苗高一尺以來葉背紫無花李時珍謂湖湘水石處有之今湖南所產引紫蔓長尺餘葉背紫面綠有圓齒土名破血丹與圖經主治婦人血氣痛能消胎氣相符李時珍所云蔓似黃絲恐非此種

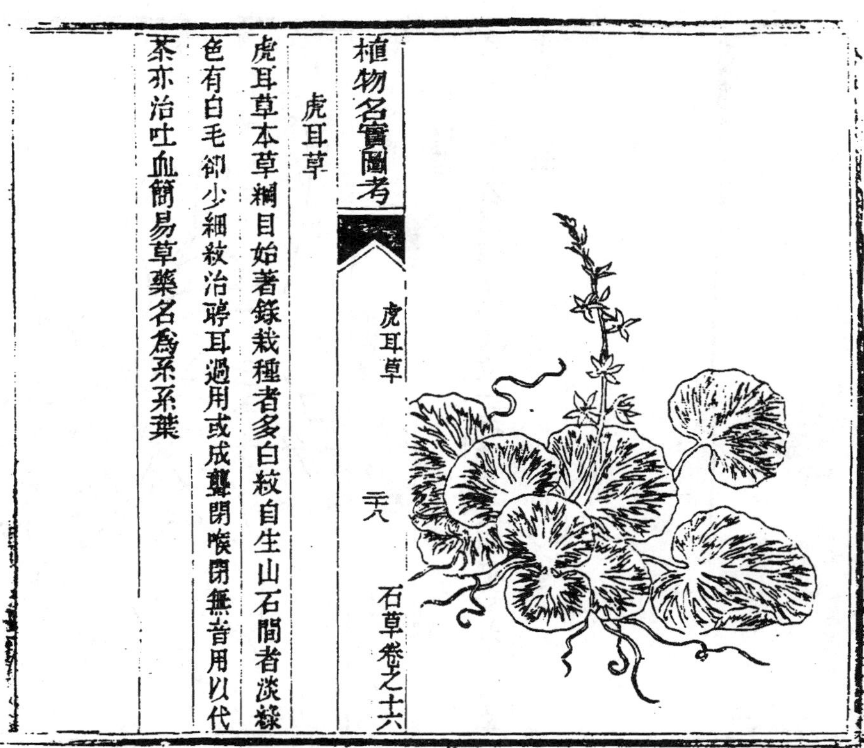

虎耳草

虎耳草本草綱目始著錄栽種者多白紋自生山石間者淡綠色有白毛卻少細紋治聤耳過用或成聾閉喉閉無音用以代茶亦治吐血簡易草藥名為系系葉

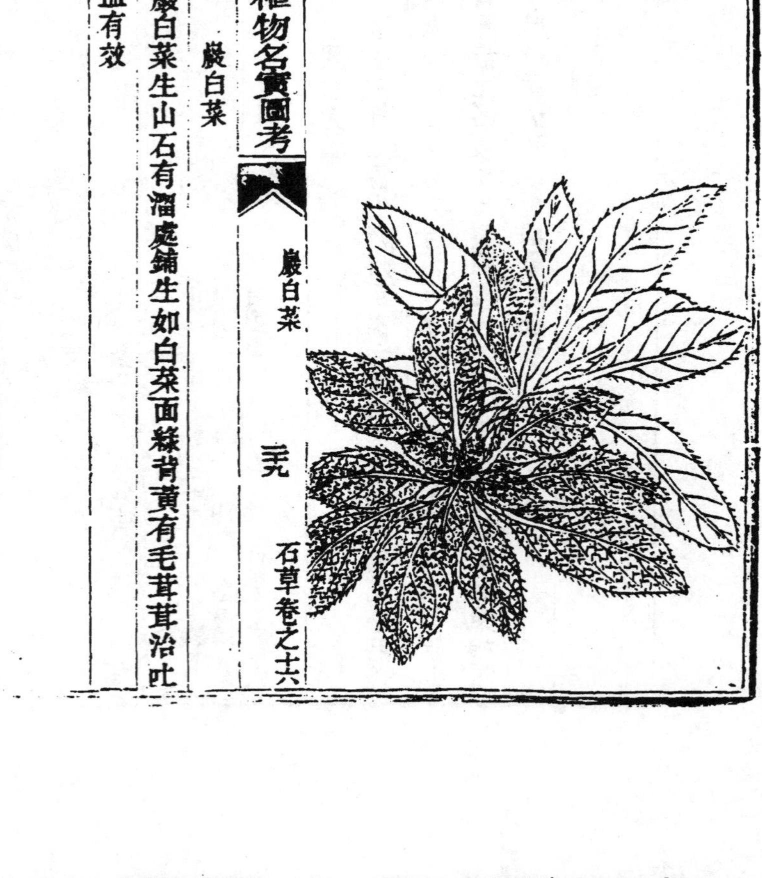

巖白菜

巖白菜生山石有溜處鋪生如白菜面綠背黃有毛茸茸治吐血有效

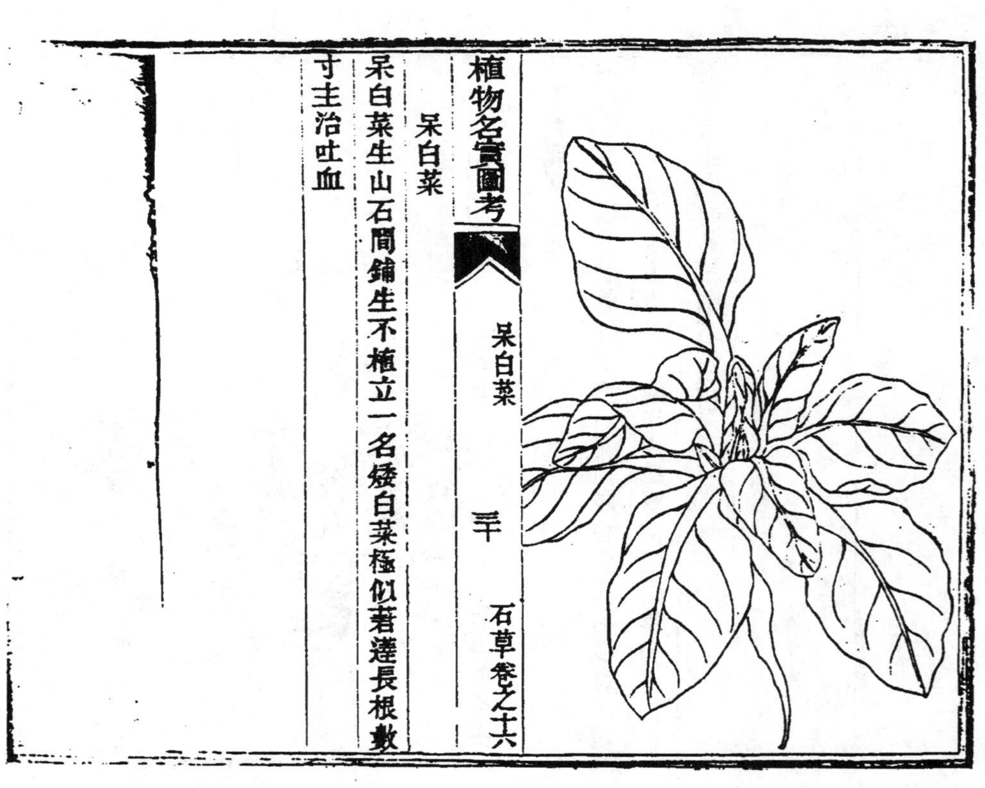

呆白菜

呆白菜生山石間鋪生不植立一名矮白菜極似著⿺辶差長根數寸主治吐血

植物名實圖考　石弔蘭　卅一　石草卷之十六

石弔蘭

石弔蘭産廣信寶慶山石上橫根赭色高四五寸就根發小莖生葉四五葉排生攢簇光潤厚勁有鋸齒大而疎面深綠背淡中唯直紋一縷葉下生長鬚數條就石上生根土人採治通肢節跌打酒病

植物名實圖考　七星蓮　卅二　石草卷之十六

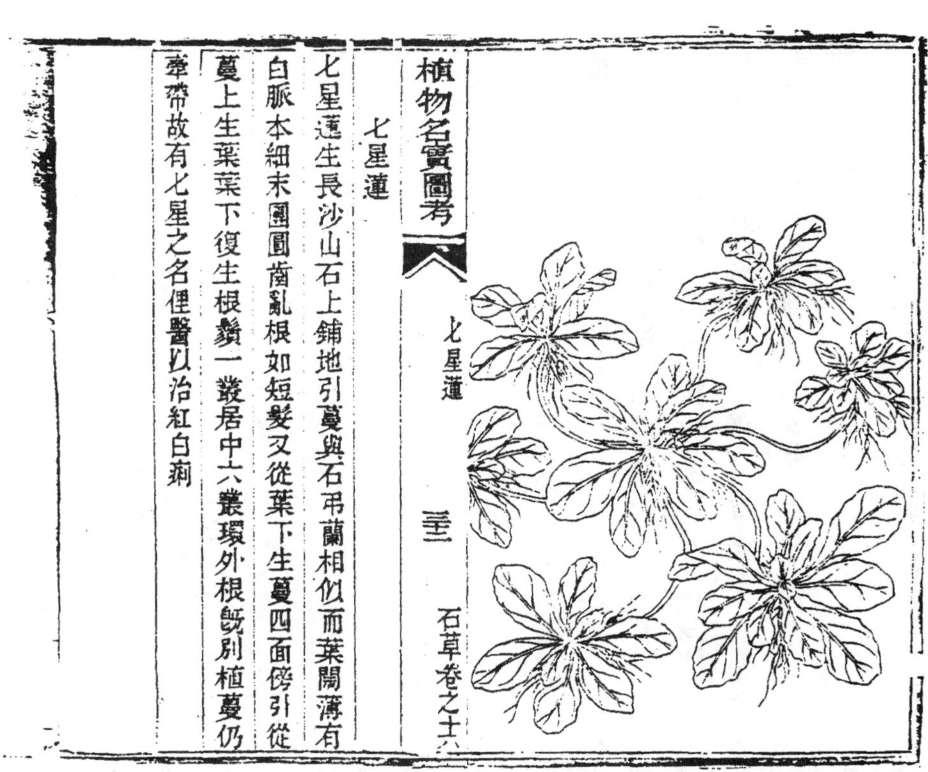

七星蓮

七星蓮生長沙山石上鋪地引蔓與石弔蘭相似而葉闊薄有白脈本細末團圓齒亂根如短髮又從葉下生蔓四面傍引從蔓上生葉葉下復生根鬚一叢居中六叢環外根既別植蔓仍牽帶故有七星之名俚醫以治紅白痢

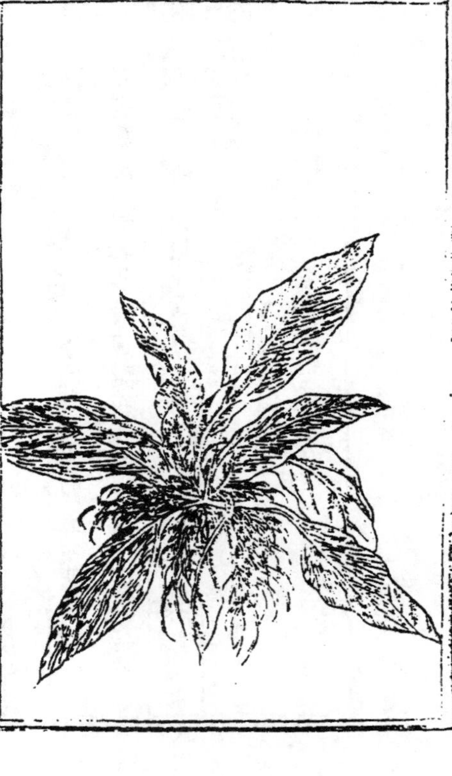

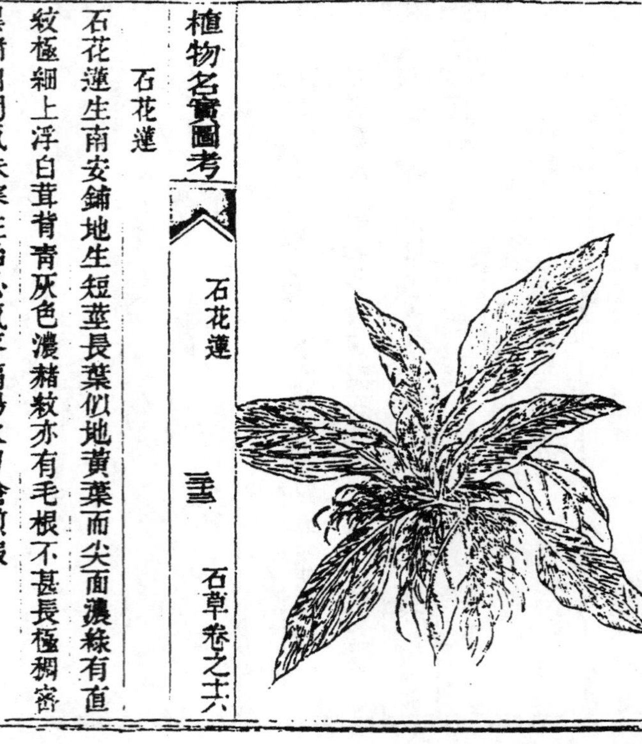

石花蓮

石花蓮生南安鋪地生短莖長葉似地黃葉而尖面濃綠有直紋極細上浮白茸背青灰色濃赭紋亦有毛根不甚長極稠密黑赭相間氣味寒主治心氣疼痛湯火刀槍煎服

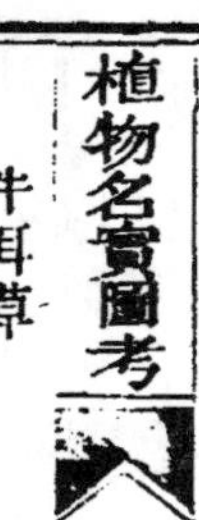

牛耳草

牛耳草生山石間鋪生葉如葵而不圓多深齒而有直紋隆起細根成簇夏抽葶開花治跌打損傷湖南謂之翻魂草滇本草謂之石胆草云生石上貼石而生開花形似車前草味甘無毒同文蛤爲末烏鬚良葉搗爛敷瘡神效按此花作筩子內微白外紫下一瓣長旁兩瓣短上一瓣又短皆連而不坼如鶉缺然葶高二三寸花朵下垂置之石盆拳石間殊有致

千重塔

千重塔江西山中近石處皆有之細莖密葉叢生高五六寸葉微似落帚而短稍寬土人云同螺螄肉煎水服能治咳嗽

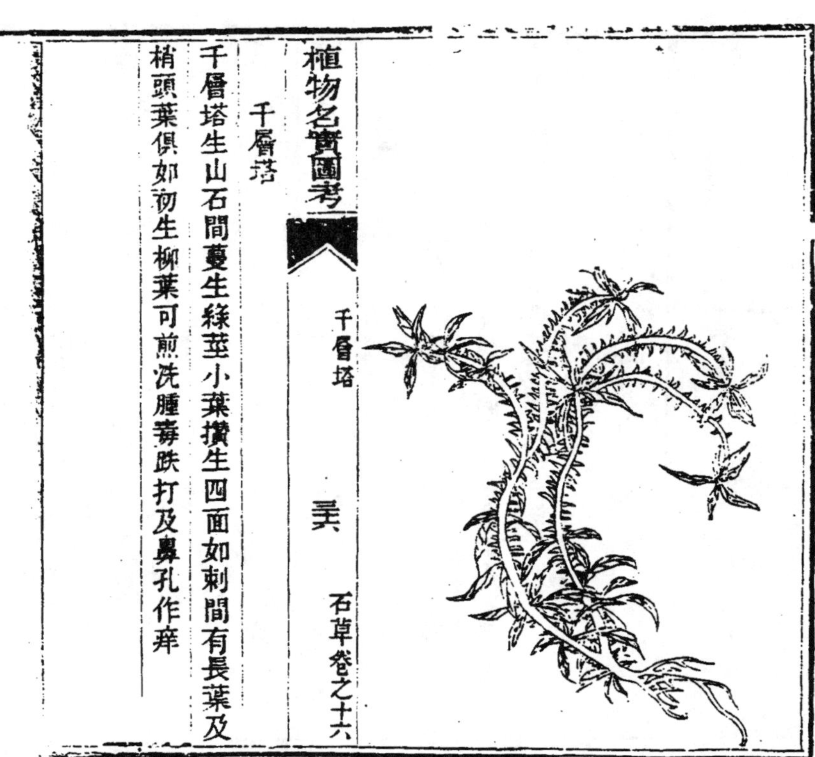

千層塔

千層塔生山石間蔓生綠莖小葉攢生四面如刺間有長葉及梢頭葉俱如初生柳葉可煎洗腫毒跌打及鼻孔作痒

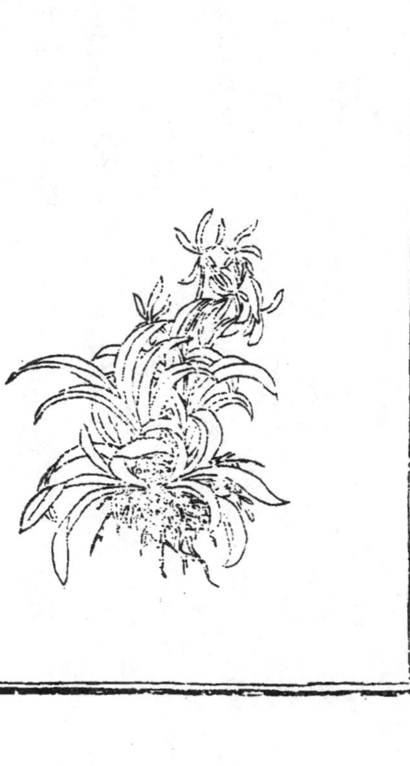
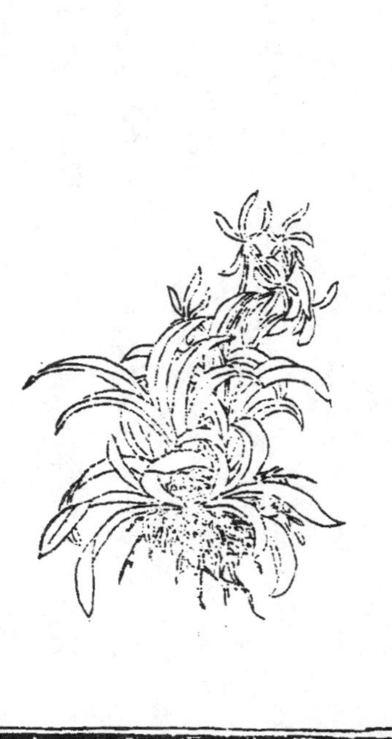

風蘭

風蘭產閩粵江西贛南山中亦有之一名弔蘭根露石上莖葉向下倒卷而上高四五寸扁葉長二寸許雙合不舒五月開花似石斛瓣與心均微似蘭而小以竹筐懸之檐間得風露之氣自生自開或寄生老樹上

石蘭

石蘭南安山石上有之橫根先作一莖如麥門冬色綠帶上發兩小葉葉中抽小莖開花瓣如甌蘭而短心紅瓣綠與甌蘭無異花罷結實仍如門冬纍纍相連蓋即石斛一種

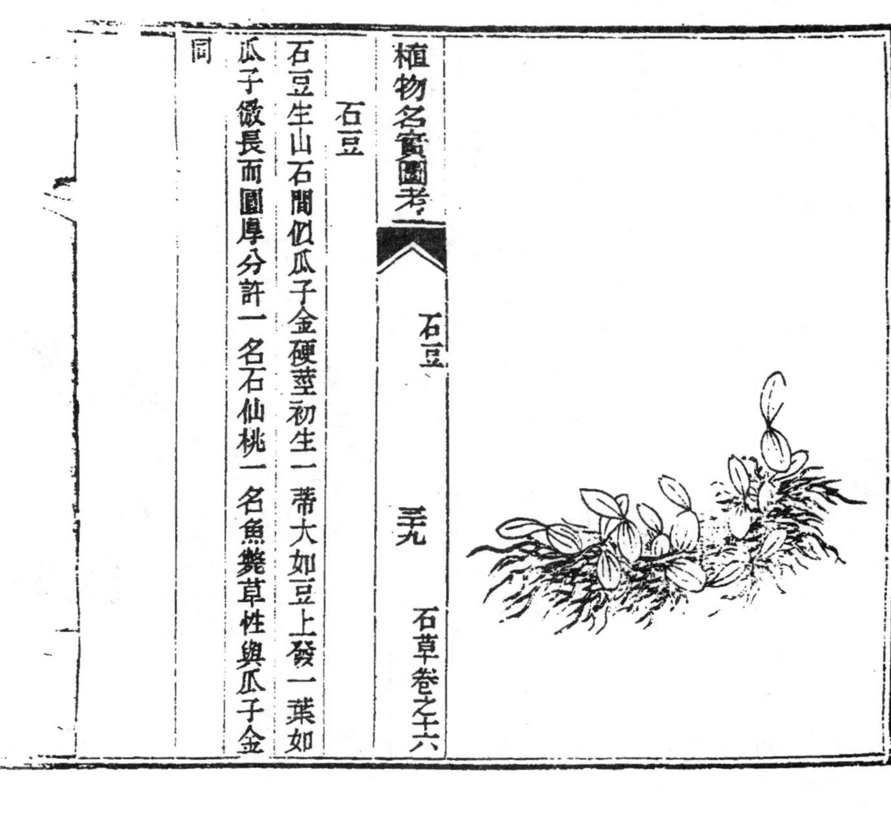

石豆

石豆生山石間似瓜子金硬莖初生一蒂大如豆上發一葉如瓜子微長而圓厚分許一名石仙桃一名魚鱉草性與瓜子金同

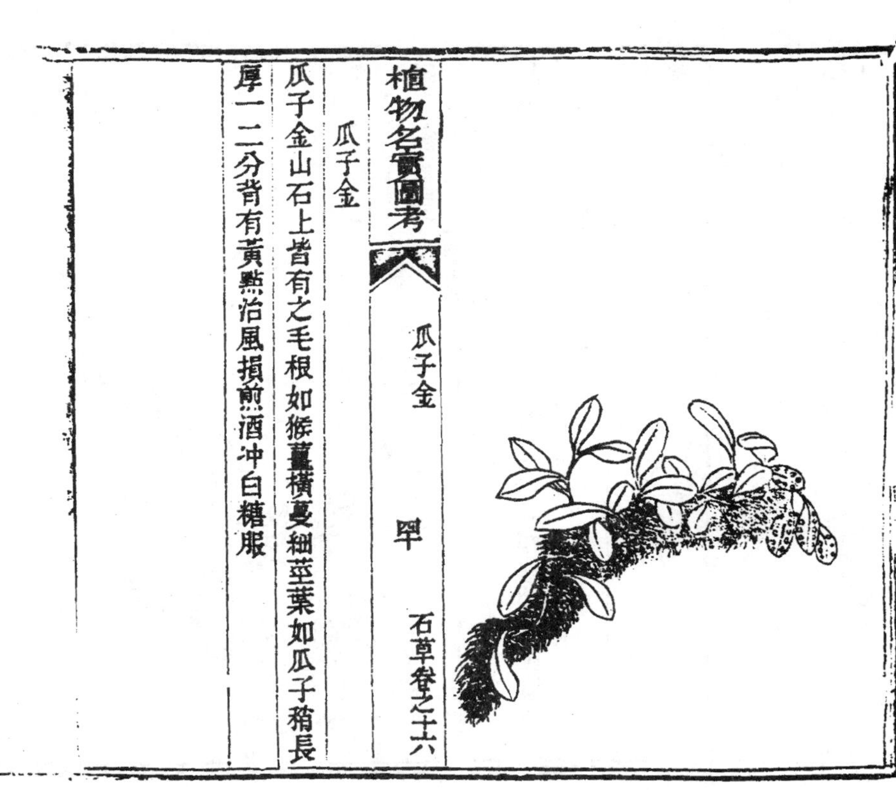

瓜子金

瓜子金山石上皆有之毛根如猴薑橫蔓細莖葉如瓜子稍長厚一二分背有黃點治風損煎酒沖白糖服

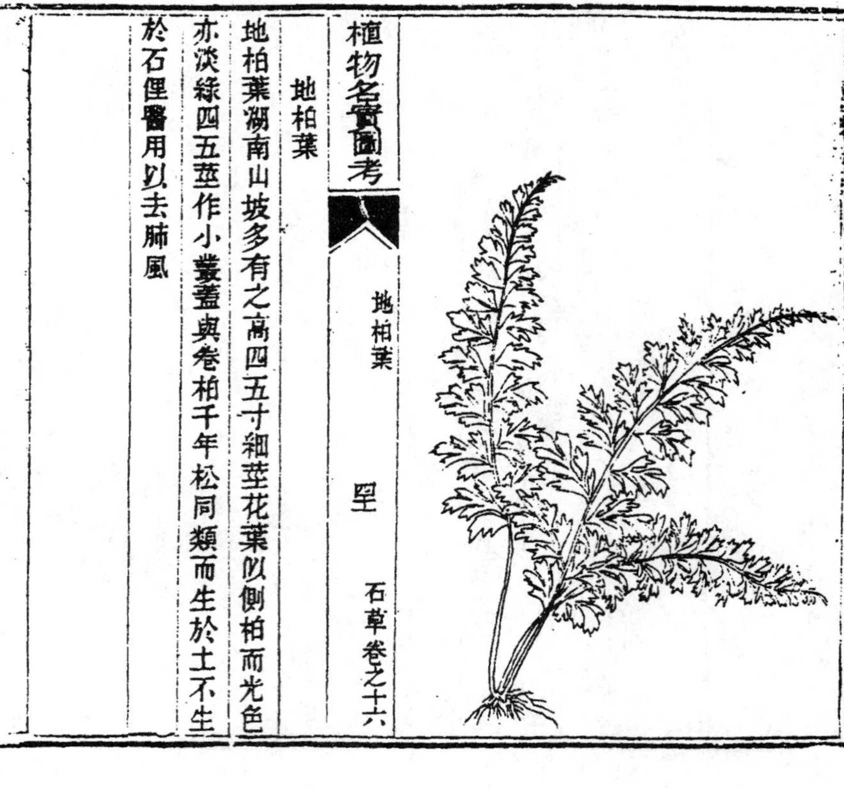

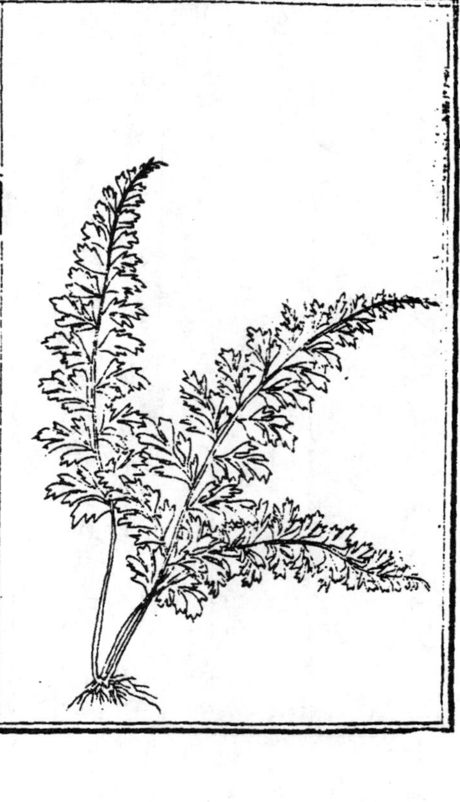

地柏葉

地柏葉湖南山坡多有之高四五寸細莖花葉似側柏而光色亦淡綠四五莖作小叢葢與卷柏千年松同類而生於土不生於石俚醫用以去肺風

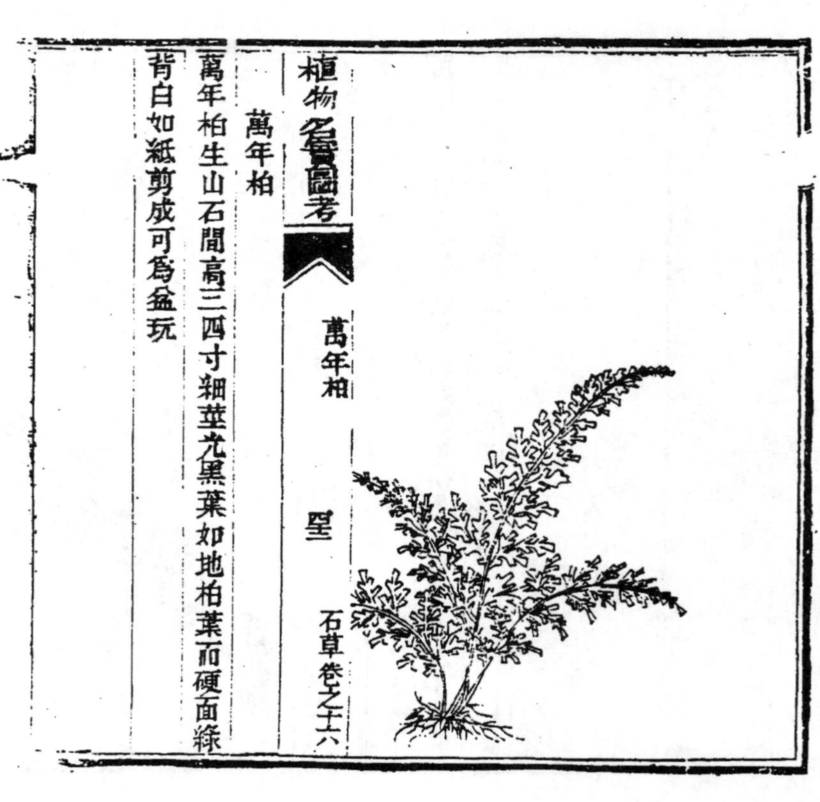

萬年柏

萬年柏生山石間高三四寸細莖光黑葉如地柏葉而硬面綠背白如紙剪成可爲盆玩

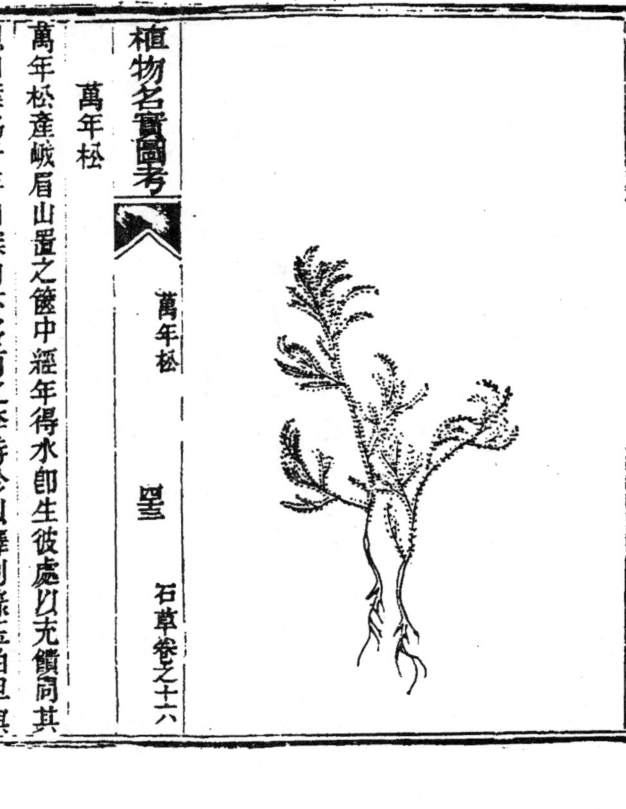

萬年松

萬年松產峨眉山置之篋中經年得水即生彼處以充饋問其似柏葉爲千年柏深山亦多有之李時珍以釋别錄玉柏但與紫花不符

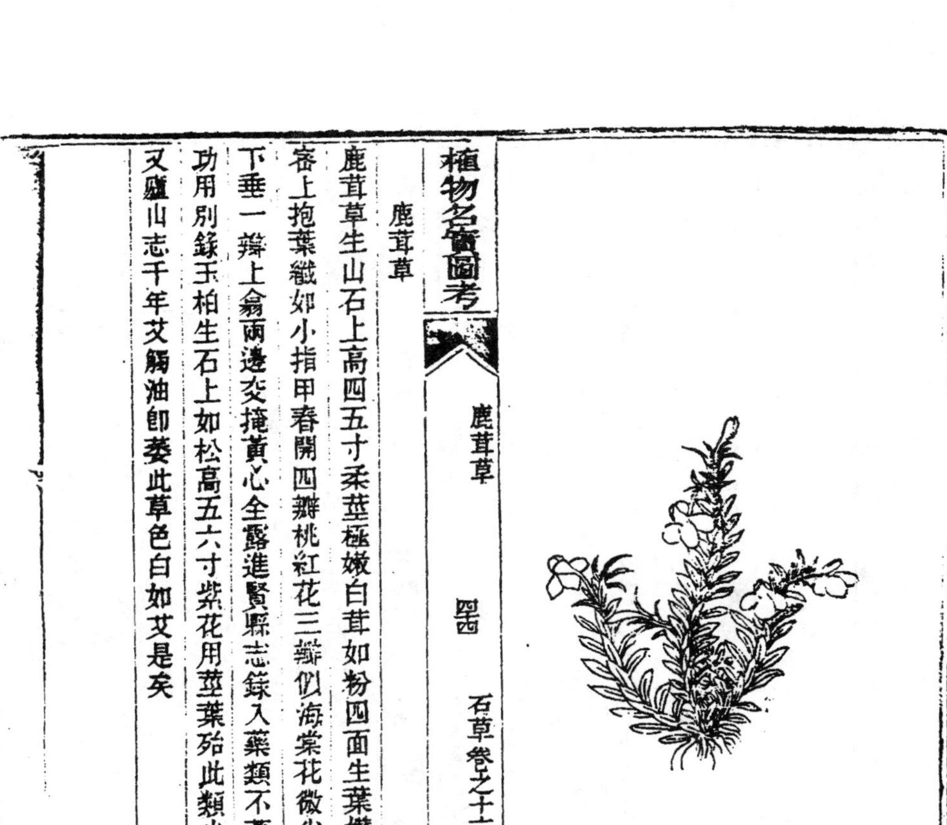

鹿茸草

鹿茸草生山石上高四五寸柔莖極嫩白茸如粉四面生葉攢密上抱葉纖如小指甲春開四瓣桃紅花三瓣似海棠花微尖下垂一瓣上翕兩邊交掩黄心全露進賢縣志錄入藥類不著功用别錄玉柏生石上如松高五六寸紫花用莖葉殆此類也又廬山志千年艾觴油即萎此草色白如艾是矣

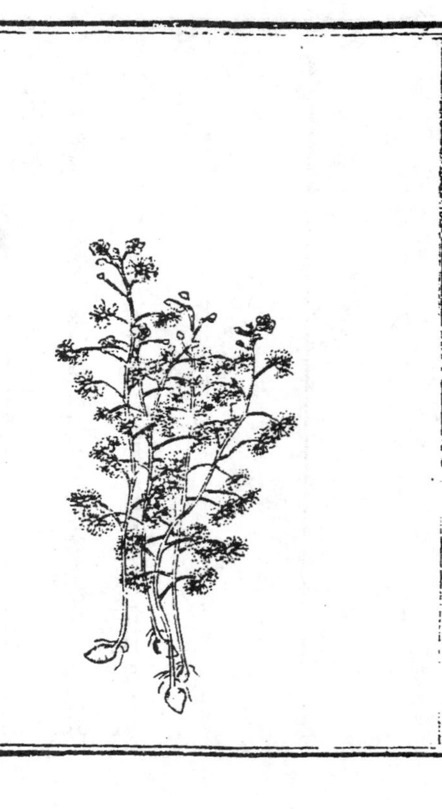

石龍牙草

石龍牙草生山石上根如小牛夏春無葉有花細莖如絲參差開五瓣小白花花罷黄鬚下垂高三四寸小草尤纖

筋骨草

筋骨草生山溪間綠蔓茸毛就莖生杈長至數尺著地生根頭緒繁挐如人筋絡俚醫以爲調和筋骨之藥名爲小伸筋秋時莖梢發白芽宛如小牙滇南謂之過山龍端午日玀玀採以入市醫之云小兒是日煎水作浴湯不生瘡毒受濕痒

牛毛松

牛毛松生山石上高三四寸數十莖爲叢葉細如毛而硬似刺松梢頭春開小黃花置之巾箱得雨可活俚醫以治跌損

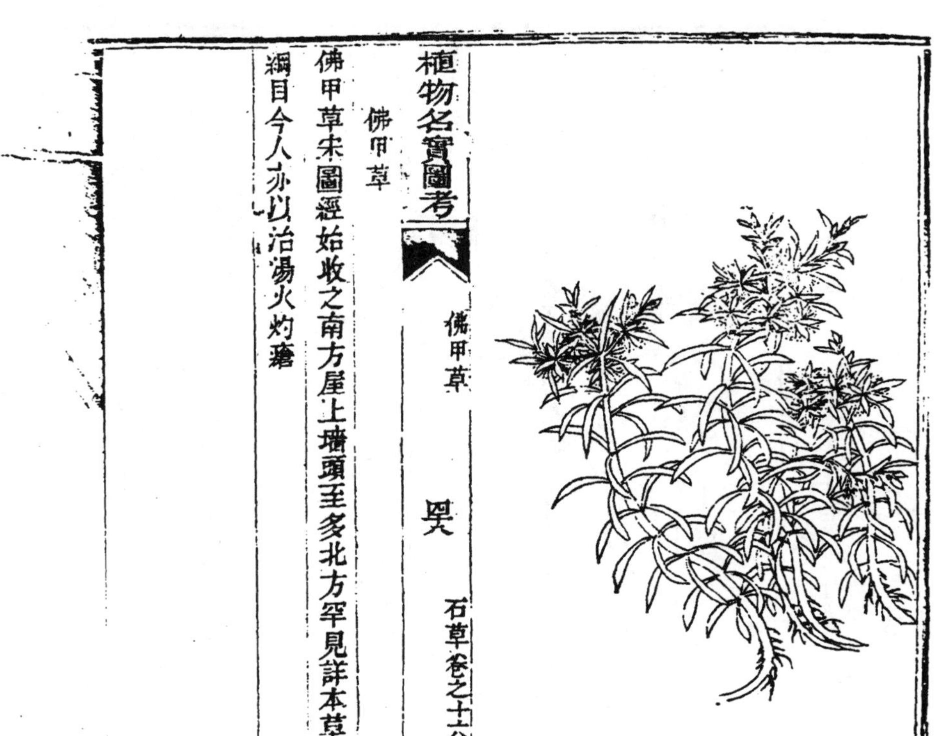

佛甲草

佛甲草宋圖經始收之南方屋上墻頭至多北方罕見詳本草綱目今人亦以治湯火灼瘡

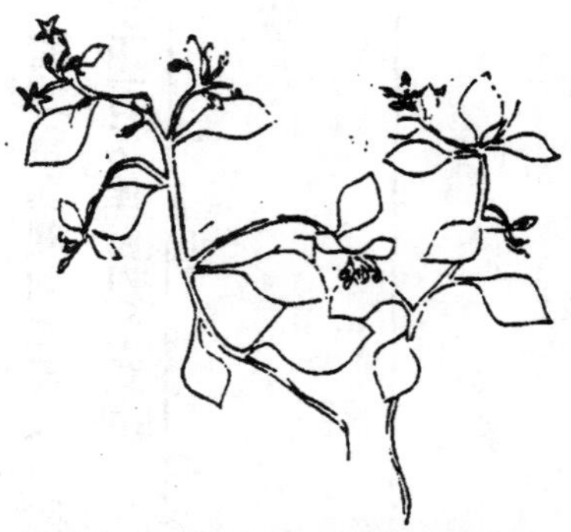

佛甲草又一種

佛甲草生山石上及瓦上莖葉淡綠高三四寸葉如小匙大若指頂微有白粉厚脆夏開黃花五瓣微尖與前一種以莖不紫葉不尖爲別根亦微香

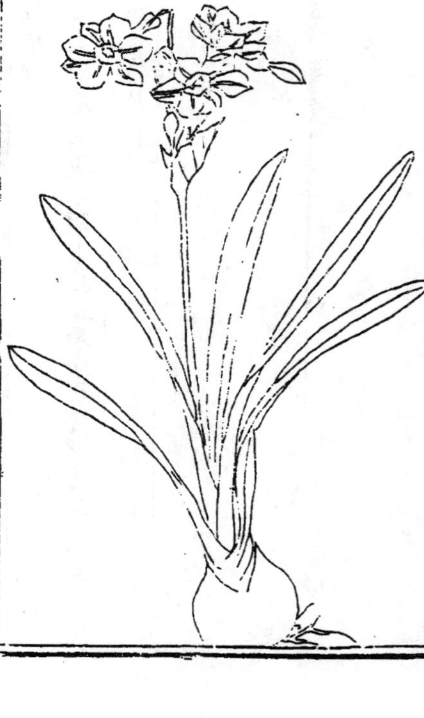

水仙

水仙花本草會編始收之俗謂其根有毒而衛生易簡方療婦人五心發熱同乾荷葉赤芍等分爲末白湯服之恐未可信其花不藉土而活應入石草

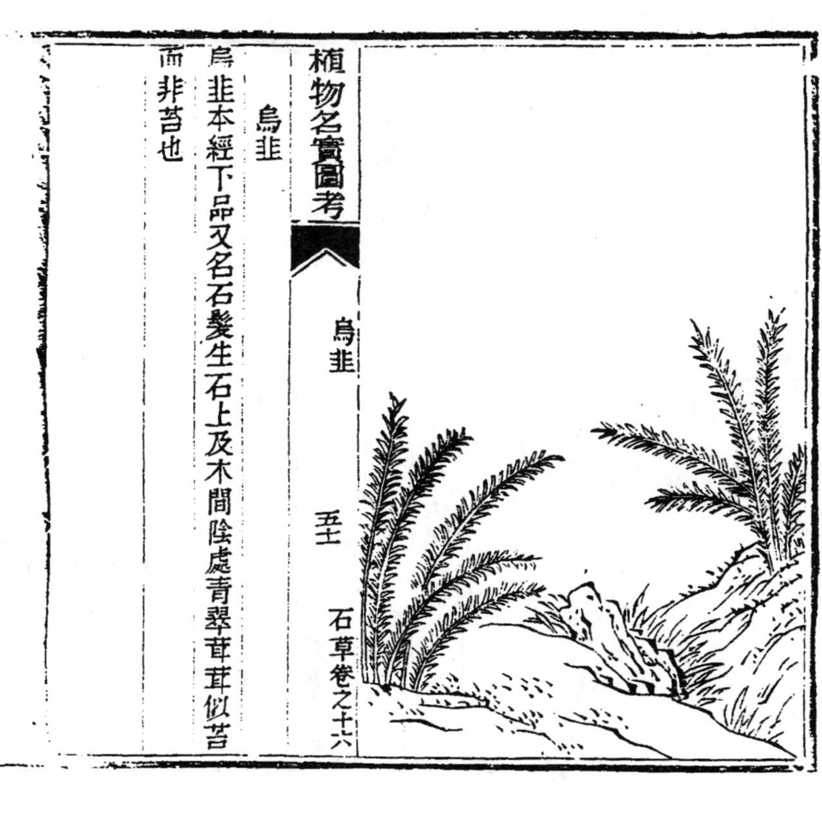

烏韭

烏韭本經下品又名石髮生石上及木間陰處青翠茸茸似苔而非苔也

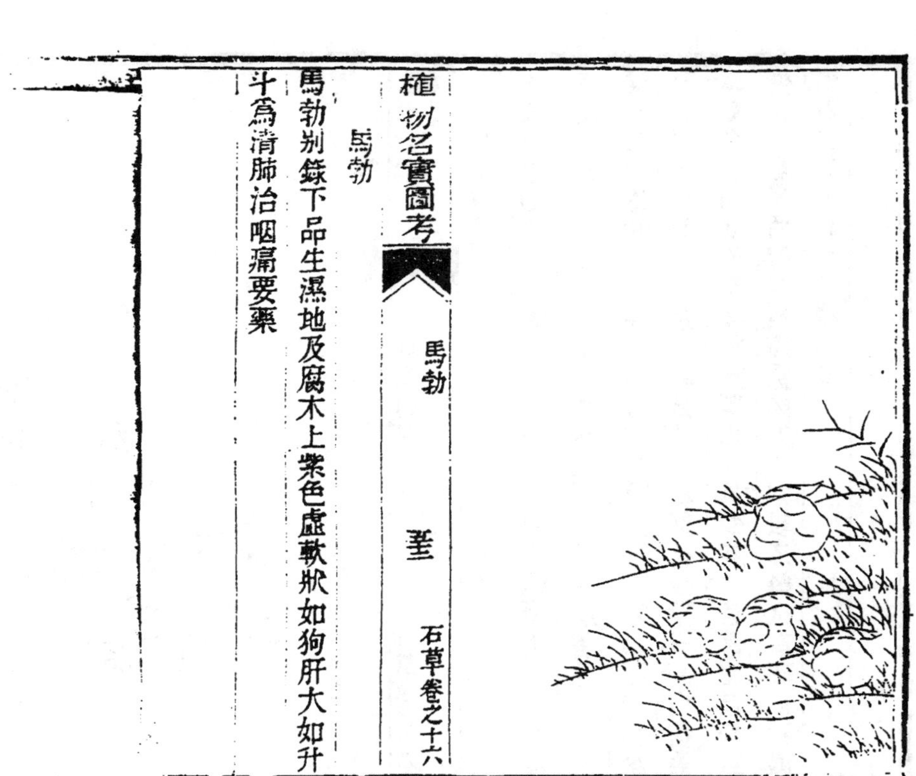

馬勃

馬勃別錄下品生濕地及腐木上紫色虛軟狀如狗肝大如升斗爲清肺治咽痛要藥

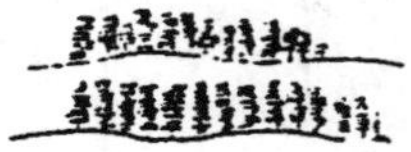

垣衣

垣衣別錄中品在蘚曰屋遊苔類主治大略相同

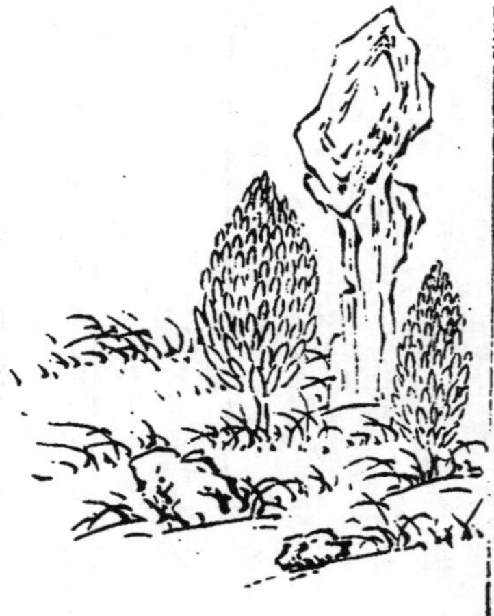

昨葉何草

昨葉何草卽瓦松唐本草始著錄惟此草俗云有大毒未可輕服燒灰沐髮搗塗湯火傷皆常用之且南北老屋皆生而唐本獨云生上黨屋上初生如蓬高尺餘遠望如松栽酸平無毒余至晉見此草果與他處有異秋時作粉紅花極繁五瓣白鬚黑蕊數點暘驕瓦灼益復郁茂蓋山西風烈屋上皆落土尺許草生其上無異岡脊氣飽霜露味兼土木鼓之鱗次雨飄僅藉濕潤而生其性狀固不得同耳

石蘂

石蘂本草拾遺始著錄李時珍以爲即別錄石濡生高山石上苔衣類也狀如花蘂故名

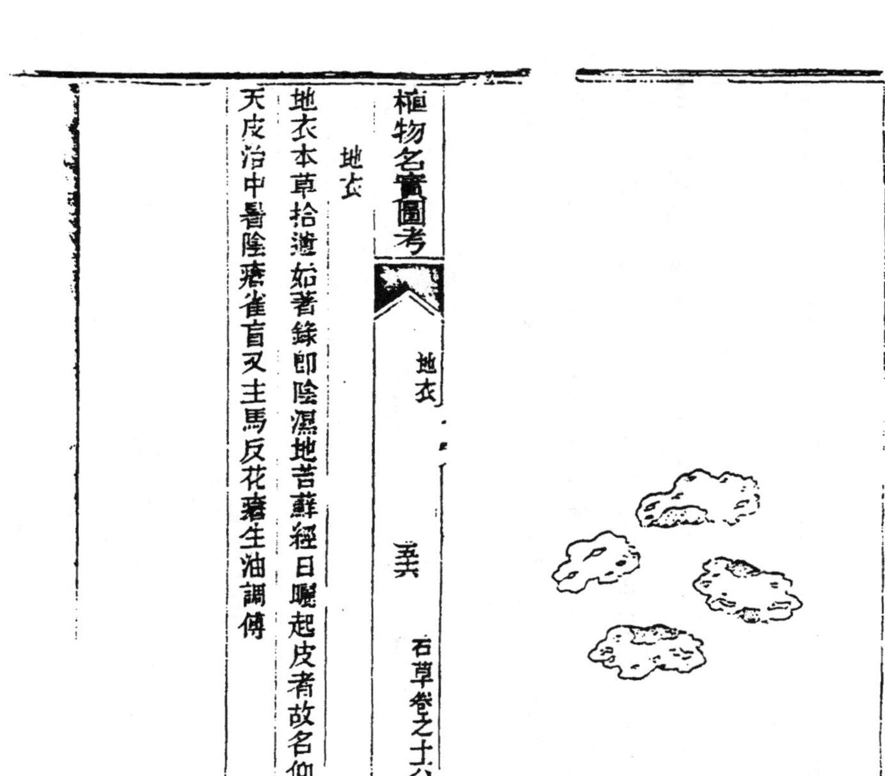

地衣

地衣本草拾遺始著錄即陰濕地苦蘚經日曬起皮者故名仰天皮治中暑陰瘡雀盲又主馬反花瘡生油調傅

離鬲草

離鬲草味辛寒有小毒主瘰癧丹毒小兒無辜寒熱大腹痞滿痰飲膈上熱生研絞汁服一合當吐出胷膈間宿物生人家階庭濕處高三二寸苗葉似羃歷去瘧爲上江東有之北土無

仙人草

仙人草主小兒酢瘡煮湯浴亦搗傅之酢瘡頭小而硬小兒此瘡或有不因藥而自差者當丹毒入腹必危可預飲冷藥以防之兼用此草洗瘡亦明目去膚翳挼汁滴目中生階庭間高二三寸葉細有鴈齒似離鬲草北地不生也

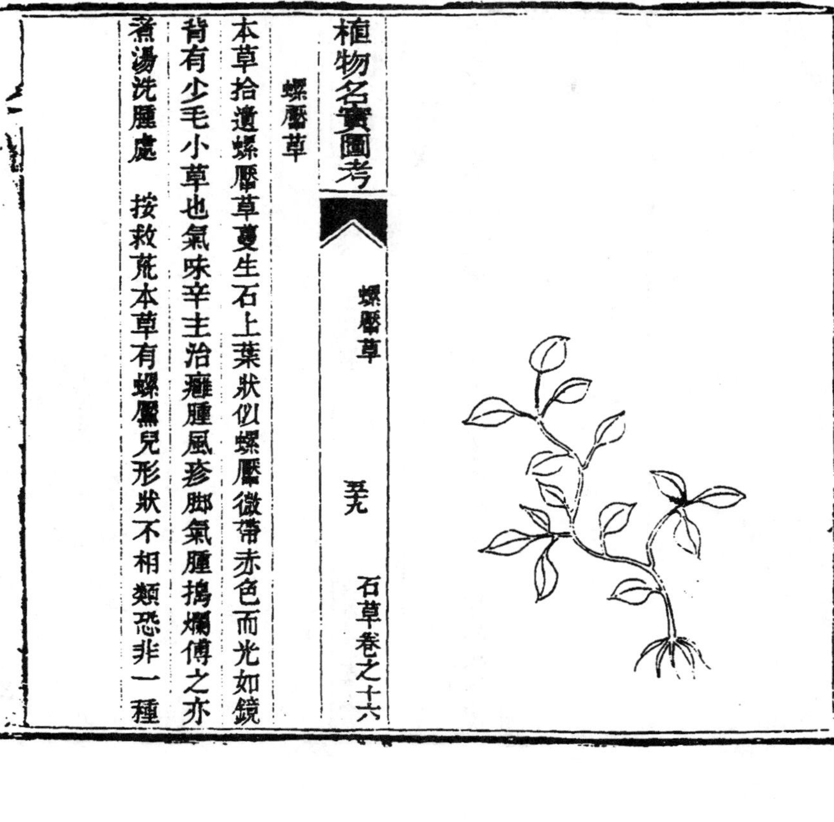

螺靨草

本草拾遺螺靨草蔓生石上葉狀似螺靨微帶赤色而光如鏡背有少毛小草也氣味辛主治癰腫風疹脚氣腫擣爛傅之亦煮湯洗腫處　按救荒本草有螺靨兒形狀不相類恐非一種

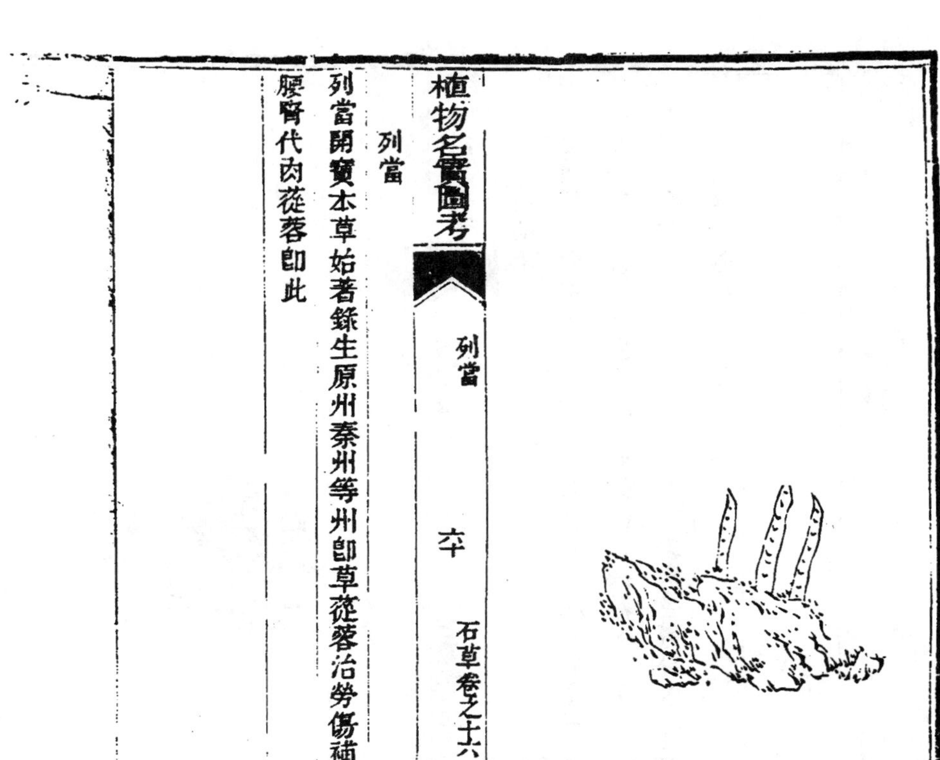

列當

列當開寶本草始著錄生原州秦州等州卽草蓯蓉治勞傷補腰腎代肉蓯蓉卽此

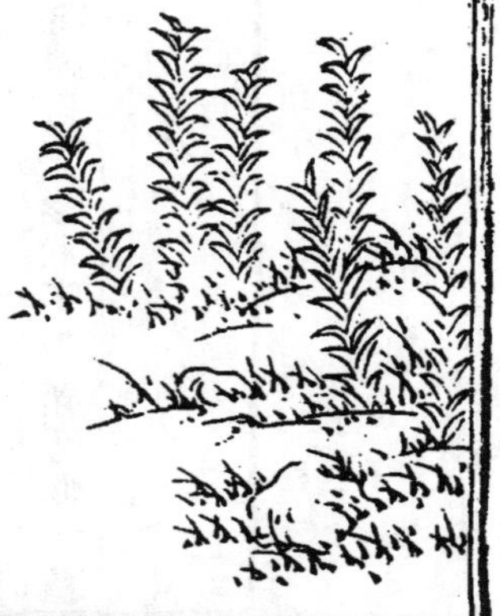

土馬騣

土馬騣嘉祐本草始著録垣衣生於土牆頭上者性能敗熱毒

河中府地柏

宋圖經地柏生蜀中山谷河中府亦有之根黄狀如絲莖細上有黄點子無花葉三月生長四五寸許四月採暴乾用蜀中九月藥市多有貨之主臟毒下血神速其方與黄耆等分末之米飲服二錢蜀人甚神此方誠有效也

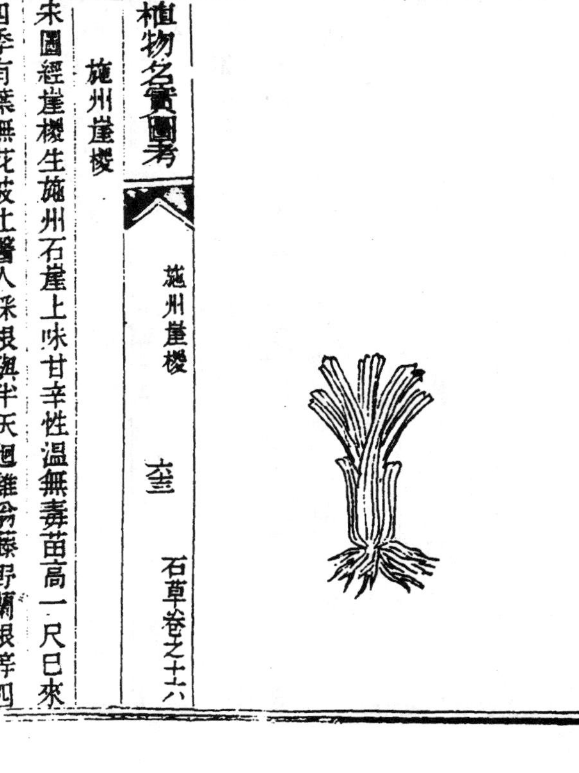

施州崖椶

宋圖經崖椶生施州石崖上味甘辛性温無毒苗高一尺已來四季有葉無花彼土醫人採根與半天廻雞翁藤野蘭根等四味淨洗焙乾去麁皮等分擣羅温酒調服二錢匕療婦人血氣并五勞七傷婦人服忌雞魚濕麪丈夫服無所忌

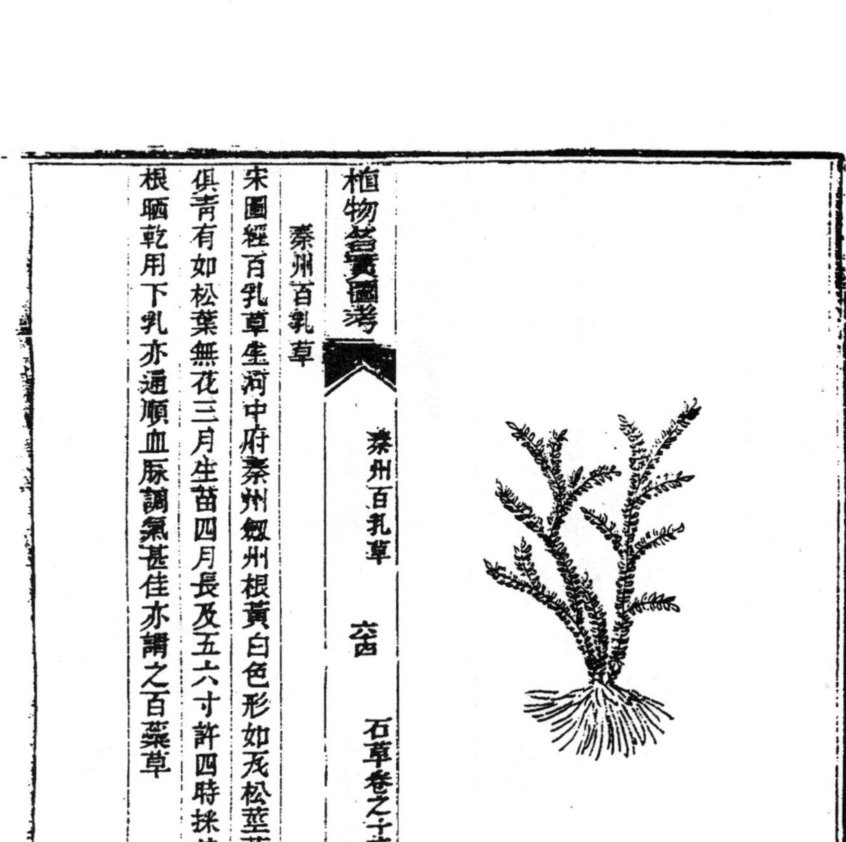

秦州百乳草

宋圖經百乳草生河中府秦州劒州根黃白色形如瓦松莖葉俱青有如松葉無花三月生苗四月長及五六寸許四時採其根晒乾用下乳亦通順血脉調氣甚佳亦謂之百藥草

施州紅茂草

宋圖經紅茂草生施州又名地沒藥又名長生草四季枝葉繁盛故有長生之名大涼味苦春採根葉焙乾擣羅爲末冷水調貼癰疽瘡癧

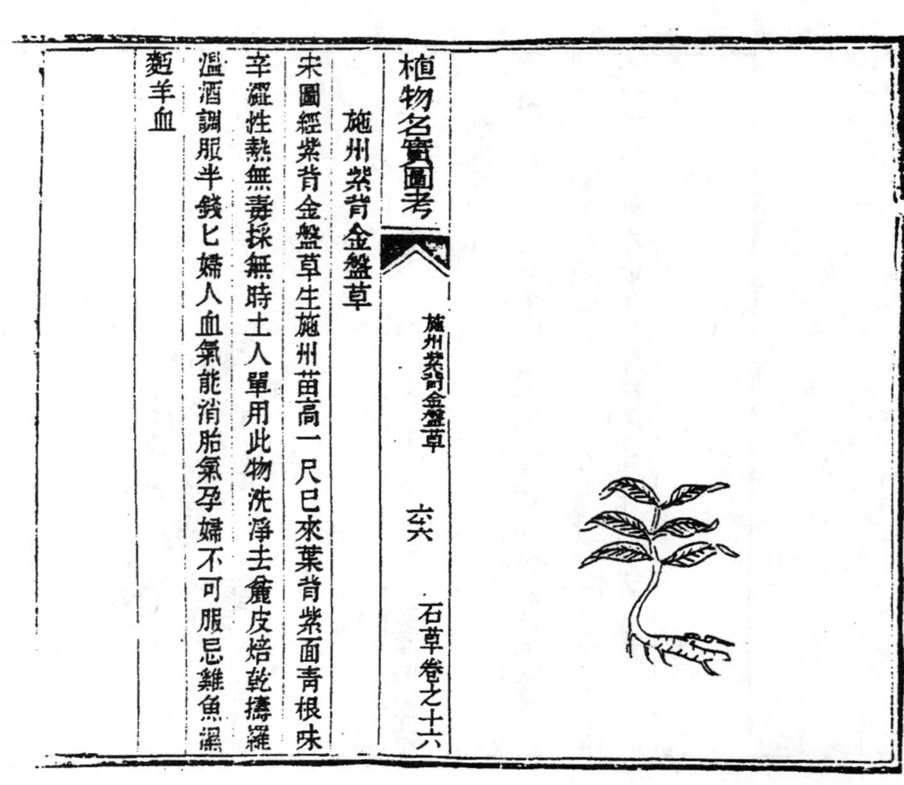

施州紫背金盤草

宋圖經紫背金盤草生施州苗高一尺已來葉背紫面青根味辛澀性熱無毒採無時土人單用此物洗淨去麄皮焙乾擣羅溫酒調服半錢匕婦人血氣能消胎氣孕婦不可服忌雞魚濕麪羊血

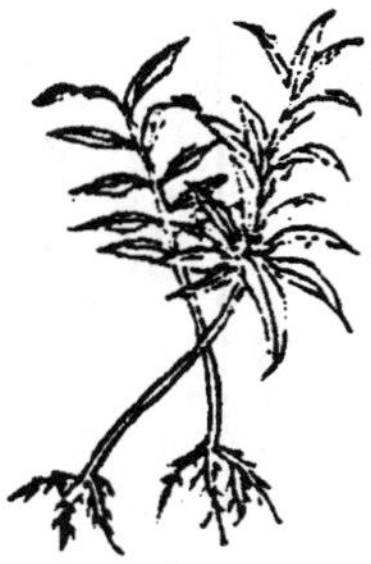

福州石垂

宋圖經石垂生福州山中三月有花四月採子焙乾生擣羅蜜丸彼人用治蠱毒甚佳

植物名實圖考卷之十七

固始吳其濬著

蒙自陸應穀校刊

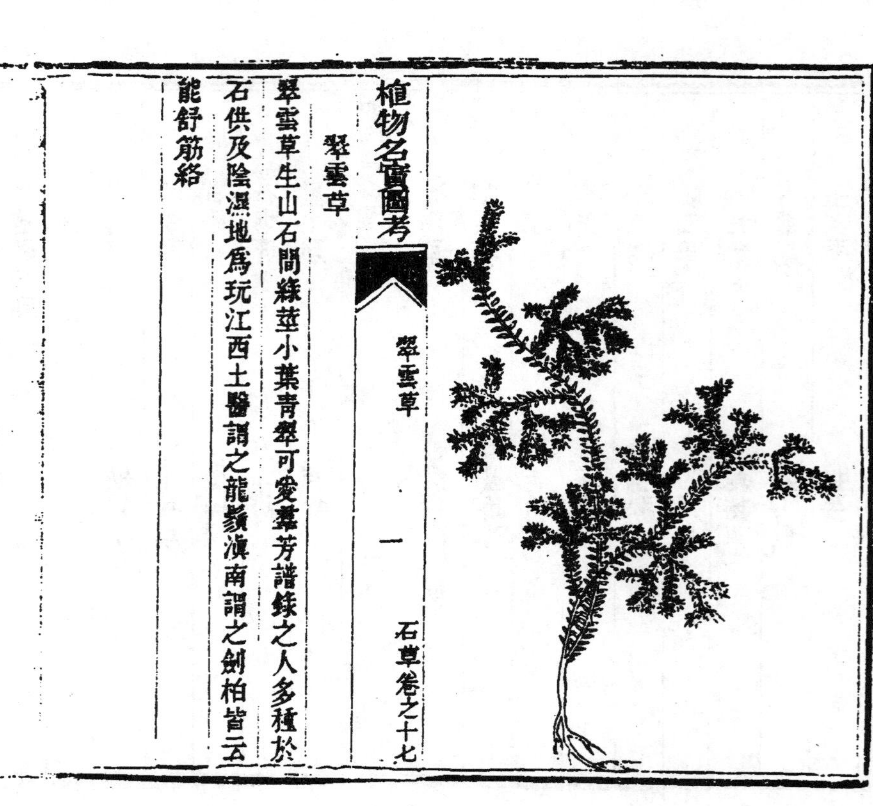

翠雲草

翠雲草生山石間緑莖小葉青翠可愛羣芳譜録之人多種於石供及陰濕地爲玩江西土醫謂之龍鬚滇南謂之劍柏皆云能舒筋絡

瓶爾小草

瓶爾小草生雲南山石間一莖一葉高二三寸葉似馬蹄有尖光綠無紋就莖作小穗色綠微黃貼葉如著

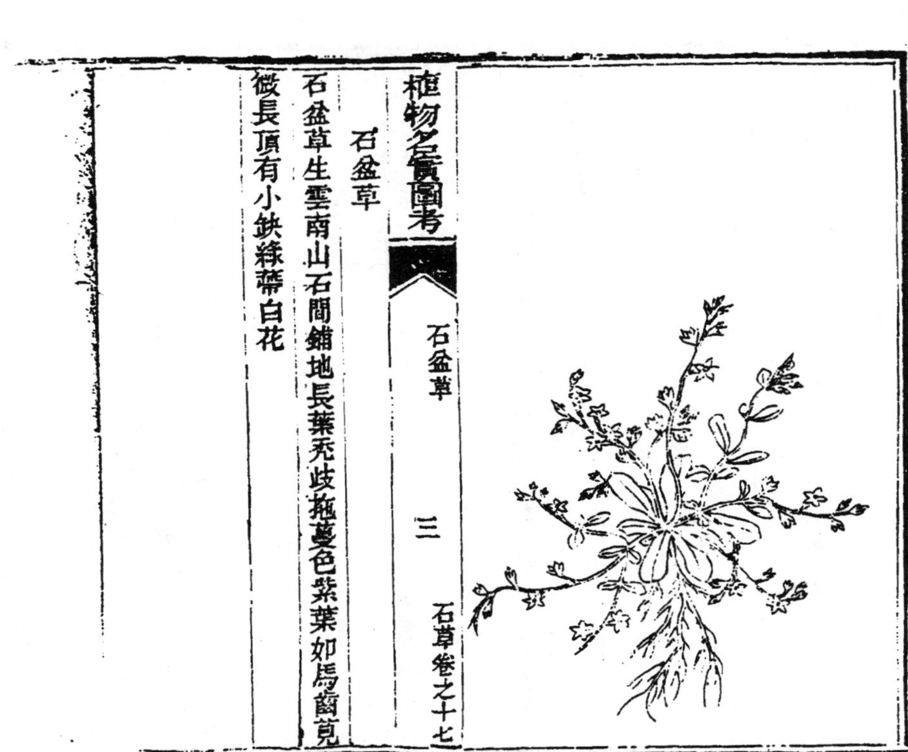
植物名實圖考　石盆草　三　石草卷之十七

石盆草

石盆草生雲南山石間鋪地長葉禿歧拖蔓色紫葉如馬齒莧微長頂有小鉠綠蒂白花

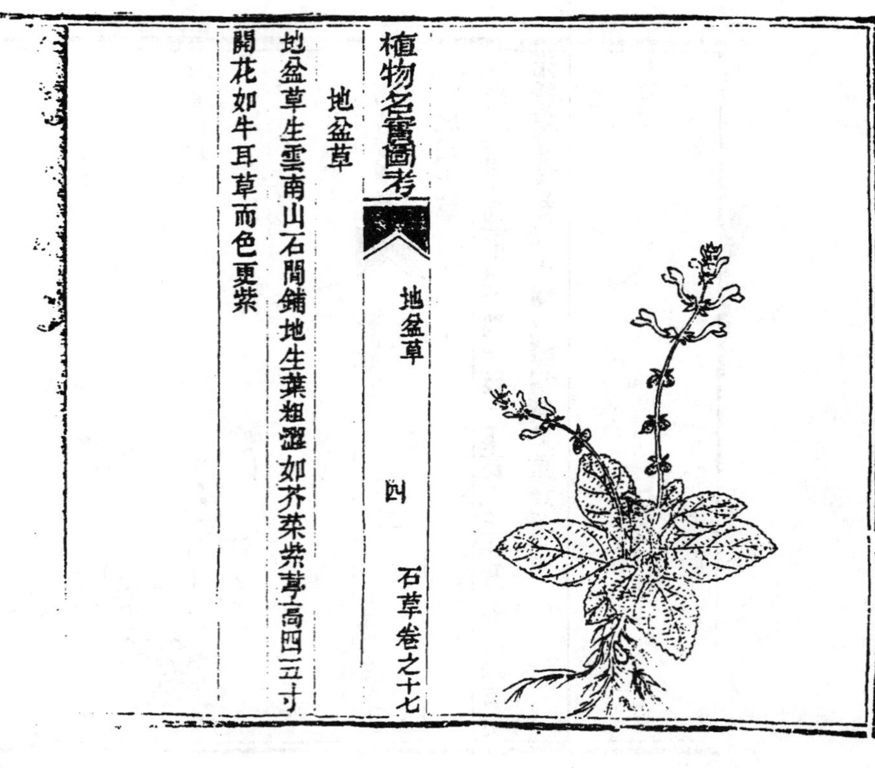

地盆草

地盆草生雲南山石間鋪地生葉粗澀如芥菜紫莖高四五寸開花如牛耳草而色更紫

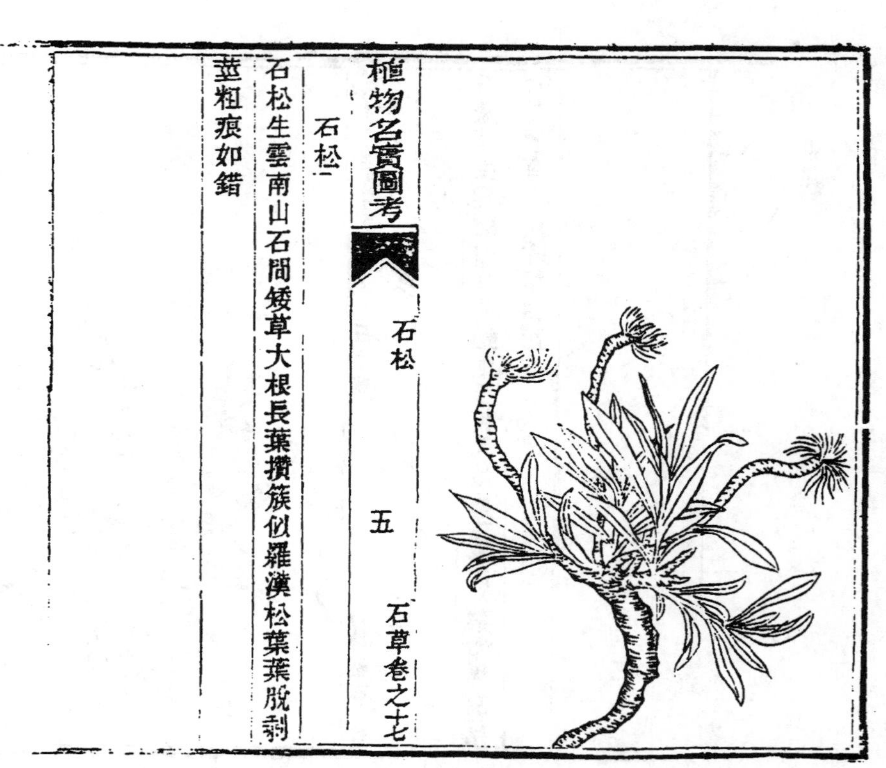

石松

石松生雲南山石間矮草大根長葉攢簇似羅漢松葉葉脫剝莖粗痕如錯

植物名實圖考　金絲矮它它　六　石草卷之十七

金絲矮它它

金絲矮它它生雲南山石間莖葉皆如蕨而高不逾尺橫根一莖一臼臼皆突起如節土醫以治筋骨痰火

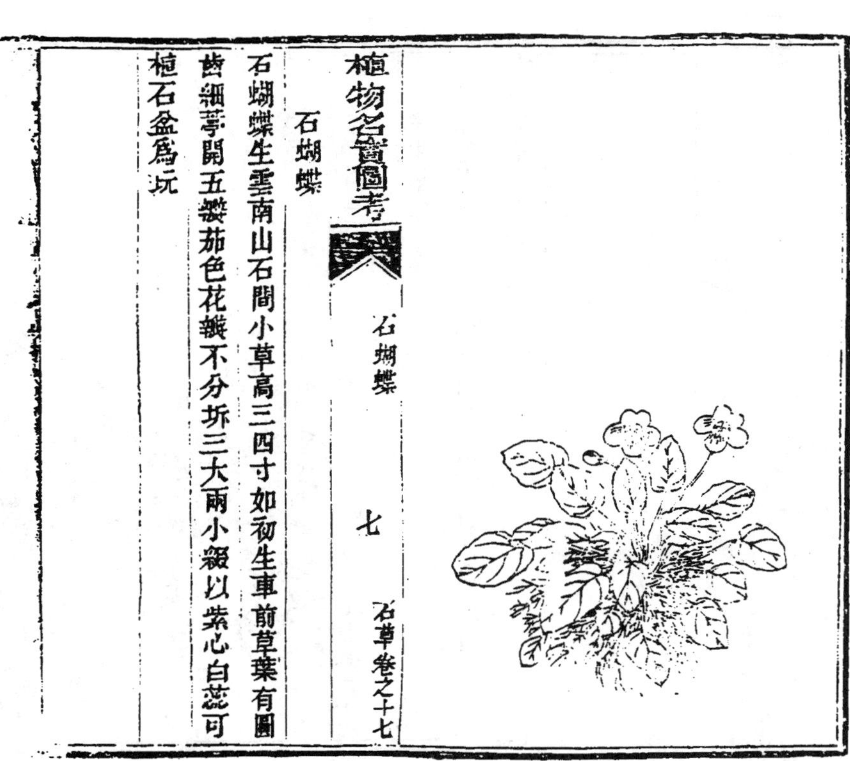

植物名實圖考　石蝴蝶　七　石草卷之十七

石蝴蝶

石蝴蝶生雲南山石間小草高三四寸如初生車前草葉有圓齒細莖開五瓣茄色花瓣不分坼三大兩小綴以紫心白蕊可植石盆爲玩

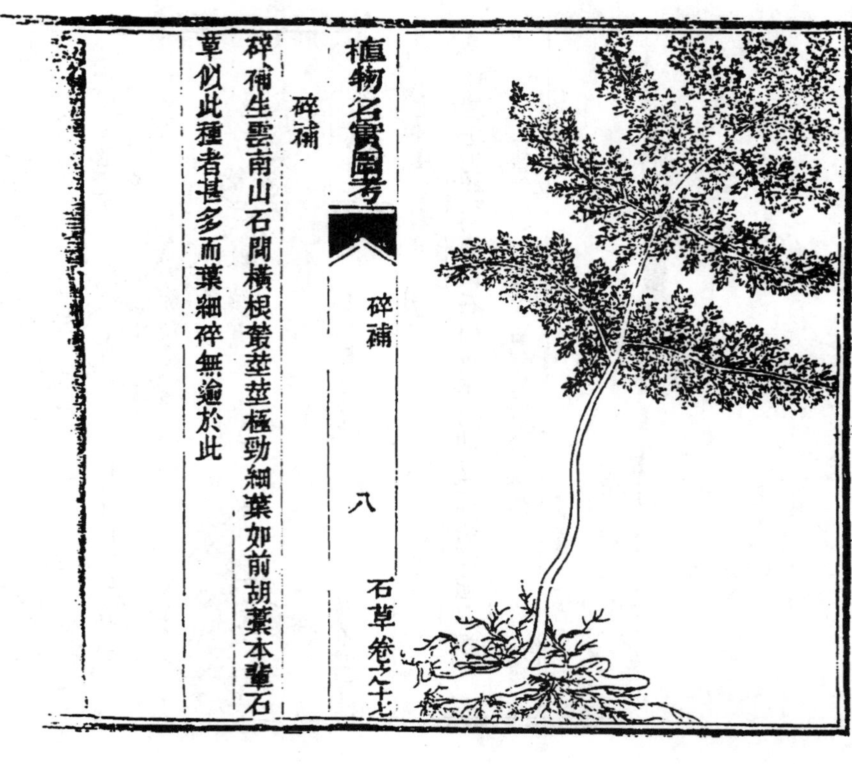

碎補

碎補生雲南山石間橫根叢莖莖極勁細葉如前胡葉本草石草似此種者甚多而葉細碎無逾於此

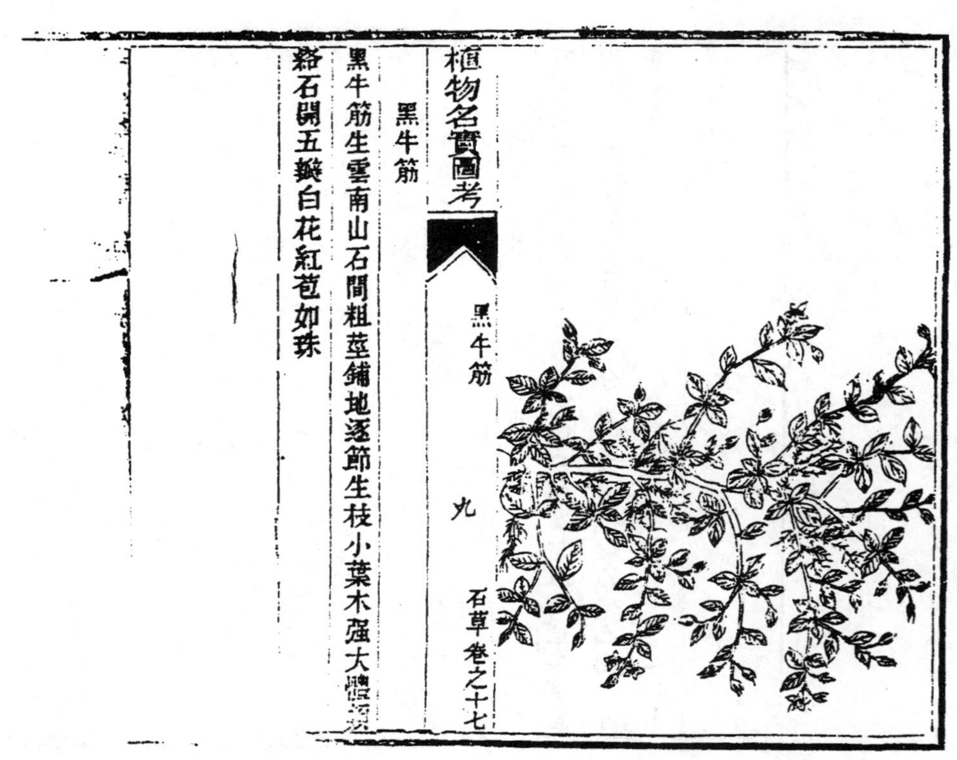

黑牛筋

黑牛筋生雲南山石間粗莖鋪地逐節生枝小葉木强大體如絡石開五瓣白花紅苞如珠

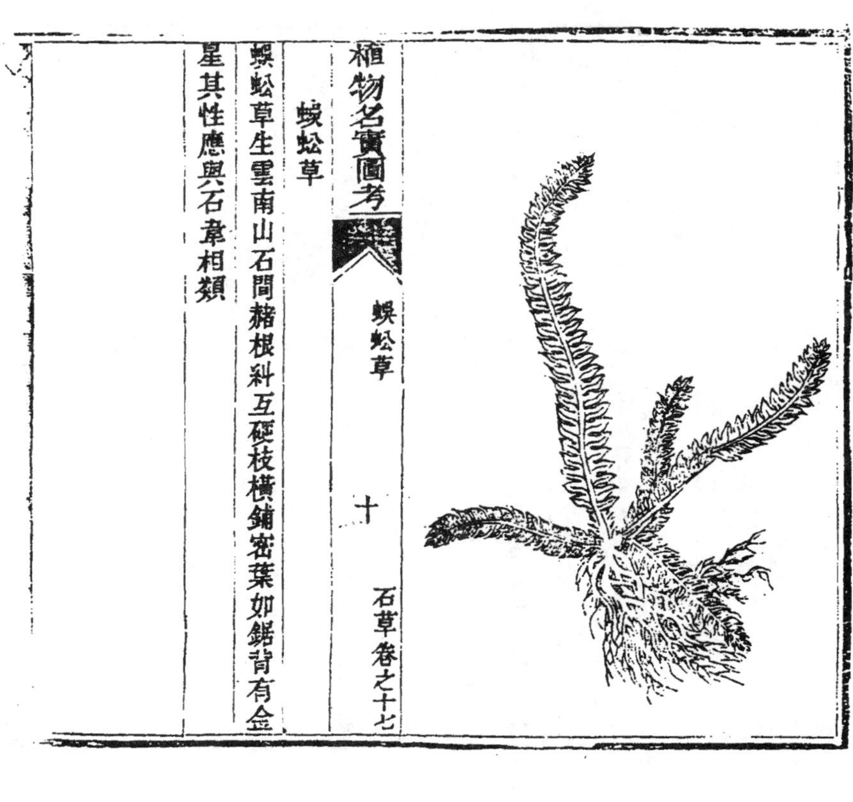

蜈蚣草

蜈蚣草生雲南山石間赭根糾互硬枝橫鋪密葉如鋸背有金星其性應與石韋相類

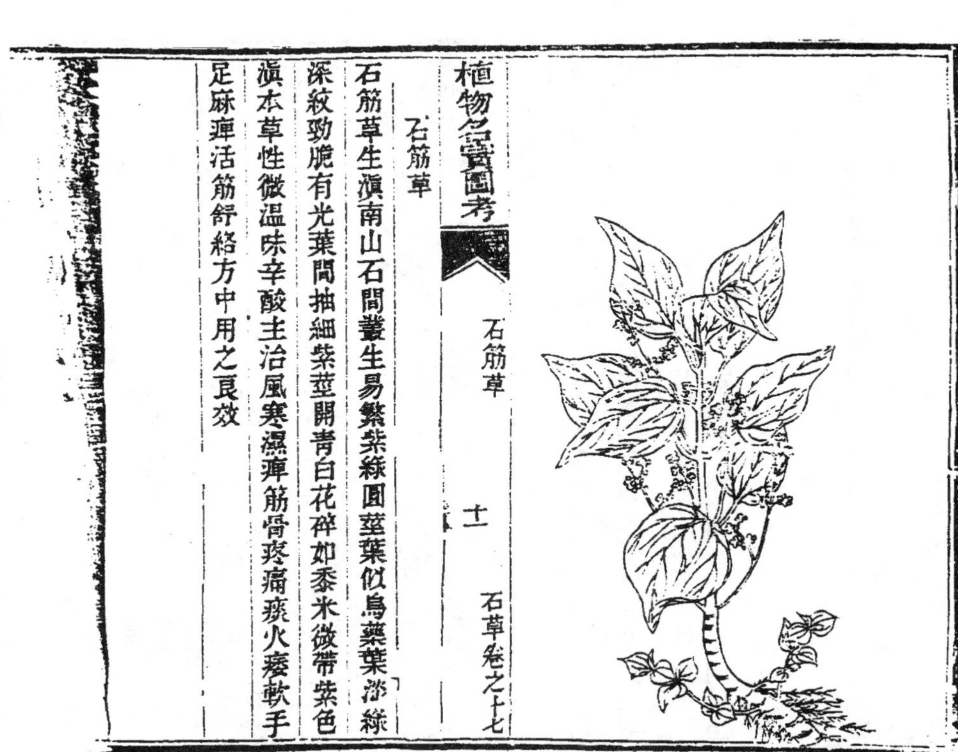

石筋草

石筋草生滇南山石間叢生易繁紫綠圓莖葉似烏藥葉深綠紋勁脆有光葉間抽細紫莖開青白花碎如黍米微帶紫色滇本草性微溫味辛酸主治風寒濕痺筋骨疼痛痰火痿軟手足麻痺活筋舒絡方中用之甚效

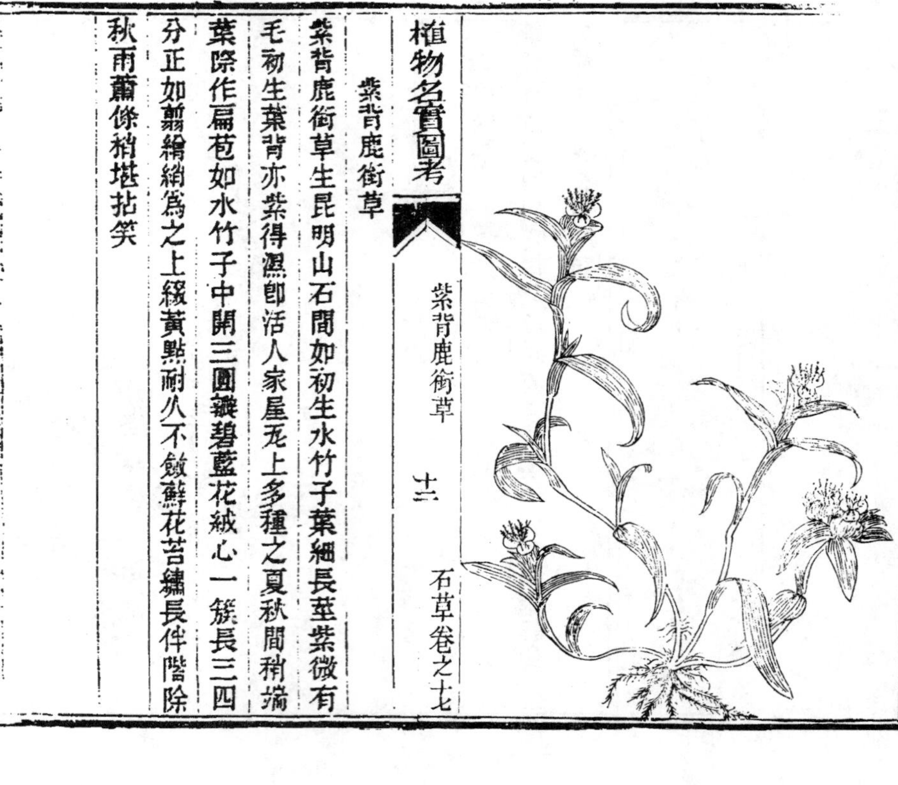

紫背鹿銜草

紫背鹿銜草生昆明山石間如初生水竹子葉細長莖紫微有毛初生葉背亦紫得濕即活人家屋瓦上多種之夏秋間稍端葉際作扁苞如水竹子中開三圓瓣碧藍花絨心一簇長三四分正如翦綵綃爲之上綴黃點耐久不斂鮮花苦纖長伴階除秋雨蕭條稍堪拈笑

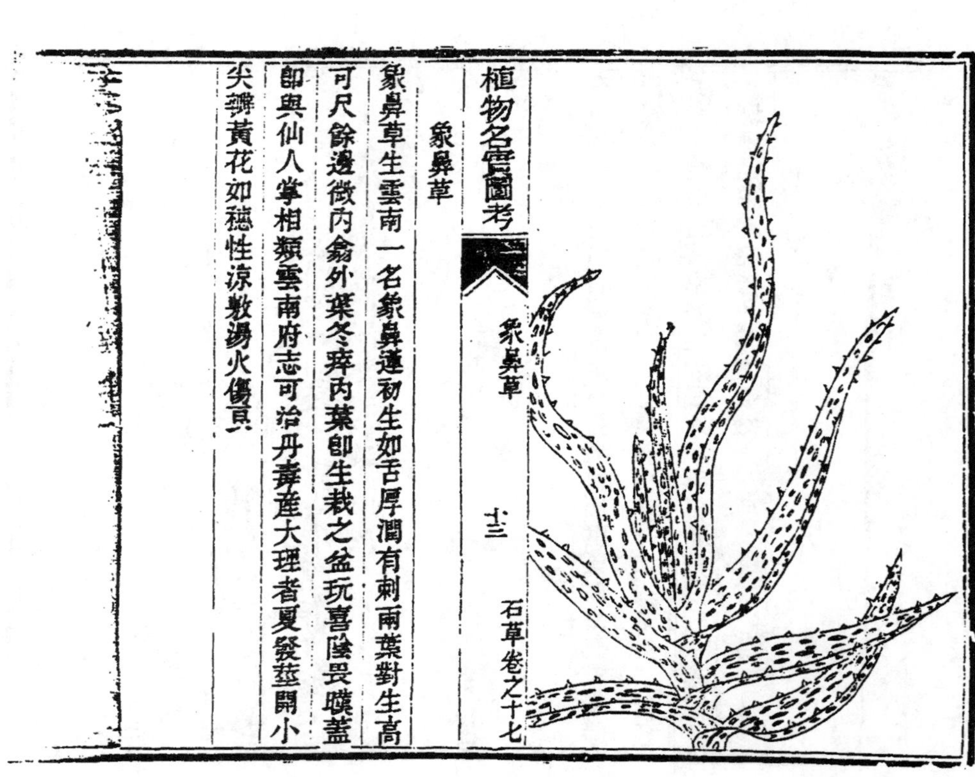

象鼻草

象鼻草生雲南一名象鼻蓮初生如舌厚潤有刺兩葉對生高可尺餘邊微內翕外葉冬瘁內葉卽生栽之盆玩喜陰畏曝蓋卽與仙人掌相類雲南府志可治丹毒產大理者夏發莖開小尖瓣黃花如穗性涼敷湯火傷

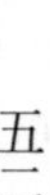

植物名實圖考

對葉草

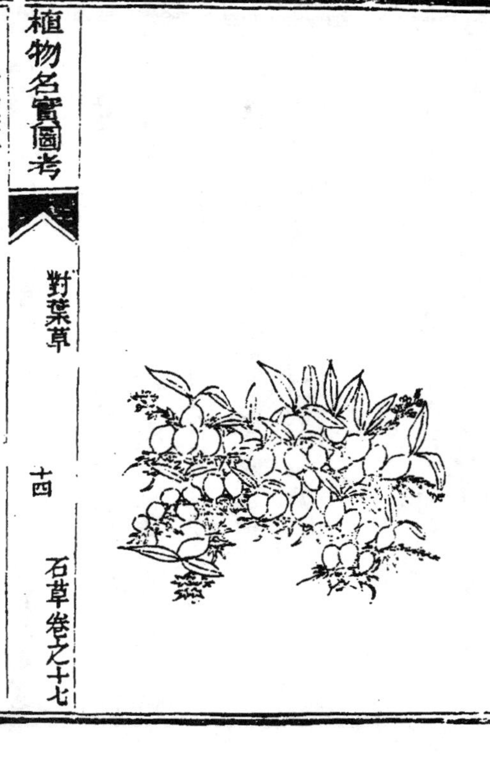

對葉草

對葉草生雲南山石上根如麥門冬纍綴成簇下有短鬚甚硬根上生葉如指甲雙雙對生冬開小白花四瓣作穗長二三分與瓜子金相類而花異性亦應同石斛

植物名實圖考

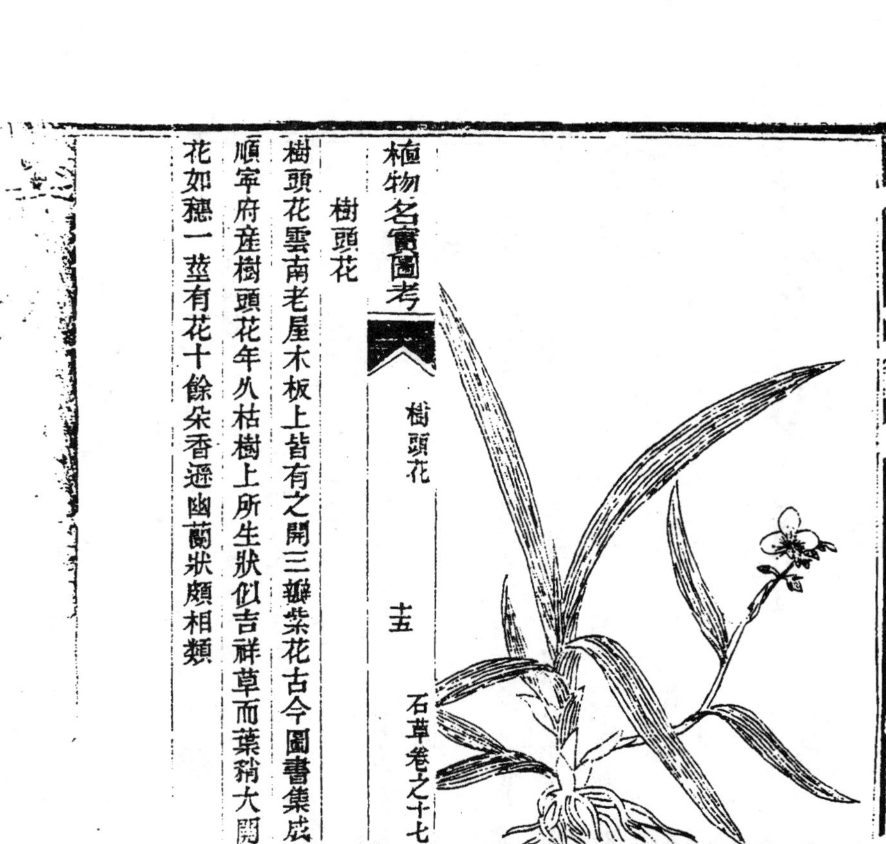

樹頭花

樹頭花雲南老屋木板上皆有之開三瓣紫花古今圖書集成順寧府産樹頭花年久枯樹上所生狀似吉祥草而葉稍大開花如穗一莖有花十餘朵香遜幽蘭狀頗相類

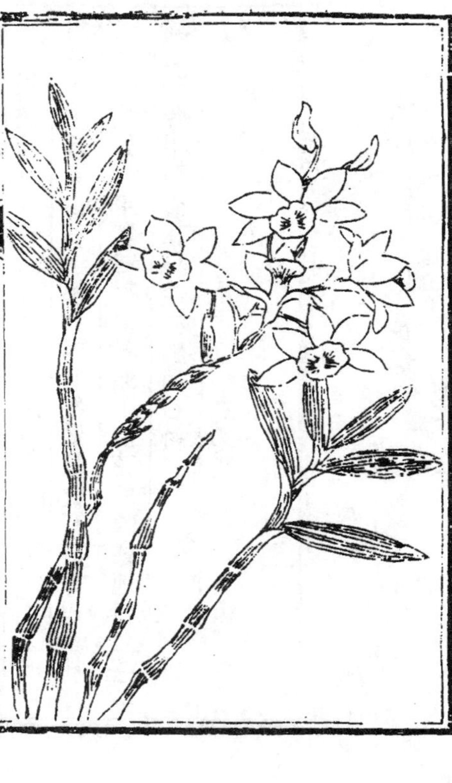

金蘭

金蘭卽石斛之一種花如蘭而瓣肥短色金黃有光灼灼開足則扁闊口哆中露紅紋尤艷凡斛花皆就莖生柄此花從梢端發杈生枝一枝多至六七朵與他斛異滇南植之屋瓦上極繁且黃其花以插鬢滇有五色石斛此其一也

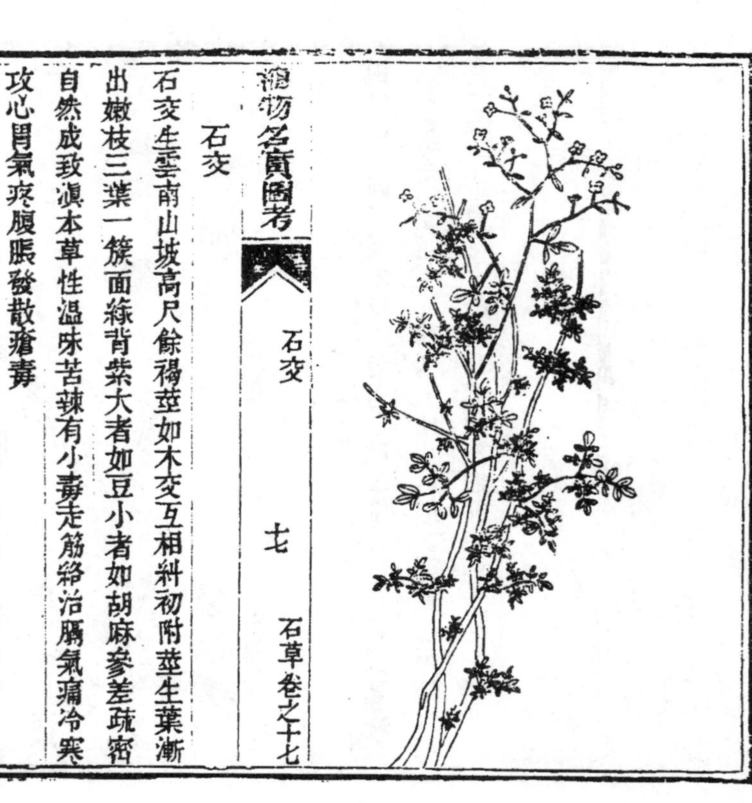

石交

石交生雲南山坡高尺餘褐莖如木交互相糾初附莖生葉漸出嫩枝三葉一簇面綠背紫大者如豆小者如胡麻參差疏密自然成致滇本草性温味苦辣有小毒走筋絡治腸氣痛冷寒攻心胃氣疼腹脹發散瘡毒

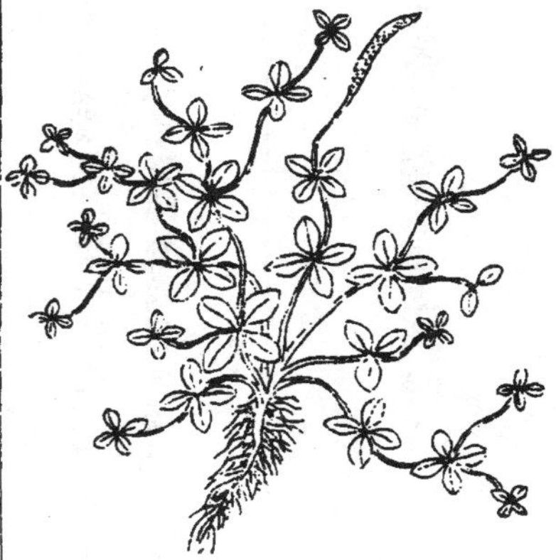

植物名實圖考　卷之十七　石草　豆瓣綠　十六

豆瓣綠

豆瓣綠生雲南山石間小草高數寸莖葉綠脆每四葉攢生一層大如豆瓣厚澤類佛指甲梢端發小穗長數分亦脆土醫云性寒治跌打損傷有製爲膏服之或有驗惟滇南凡草性滋養者皆曰鹿銜誕詞殊未可信姑存其方

六味鹿銜草膏

六味鹿銜草背生順寧縣瑟陰洞林岩板岩採取豆瓣鹿銜草紫背鹿銜草岩背鹿銜草石斛鹿銜草竹葉鹿銜草龜背鹿銜草六味加大茯苓用桑柴合煎去渣更加別藥熬一日夜冰餹爲膏性平和男女老幼皆可服忌酸冷治痰火用芋根酒服年老虛弱頭暈眼花用福圓大棗湯服年幼先天不足五癆七傷火酒調服患病日久難以起欠福圓大棗茯苓姜湯服此膏長服益壽延年鬚髮轉黑

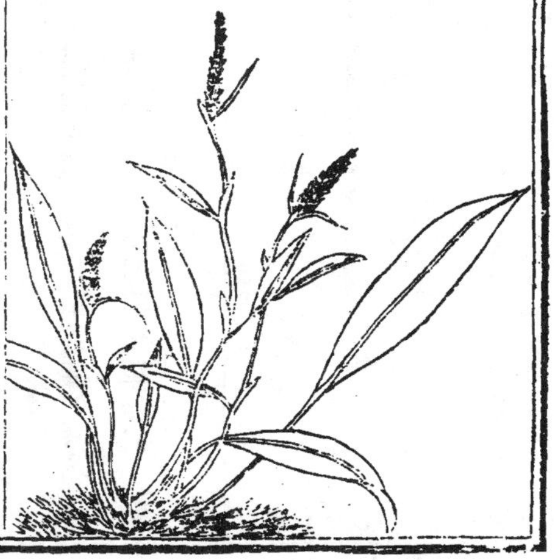

植物名實圖考　卷之十七　石草　草血竭　十九

草血竭

草血竭一名回頭草生雲南山石間亂根細如圓髮色黑橫生長柄長葉微似石韋而柔面綠背淡柄微紫春發葶開花成穗如小白蓼花滇本草味辛苦微澀性溫寬中消食化痞治胃疼寒濕浮腫癥瘕淤血男婦痞塊癥瘕積聚草血竭一錢焙末砂糖熱酒服氣盛者加檳榔台烏寒濕浮腫草血竭茴香根草果子共爲細末煮鰌魚吃三四次效

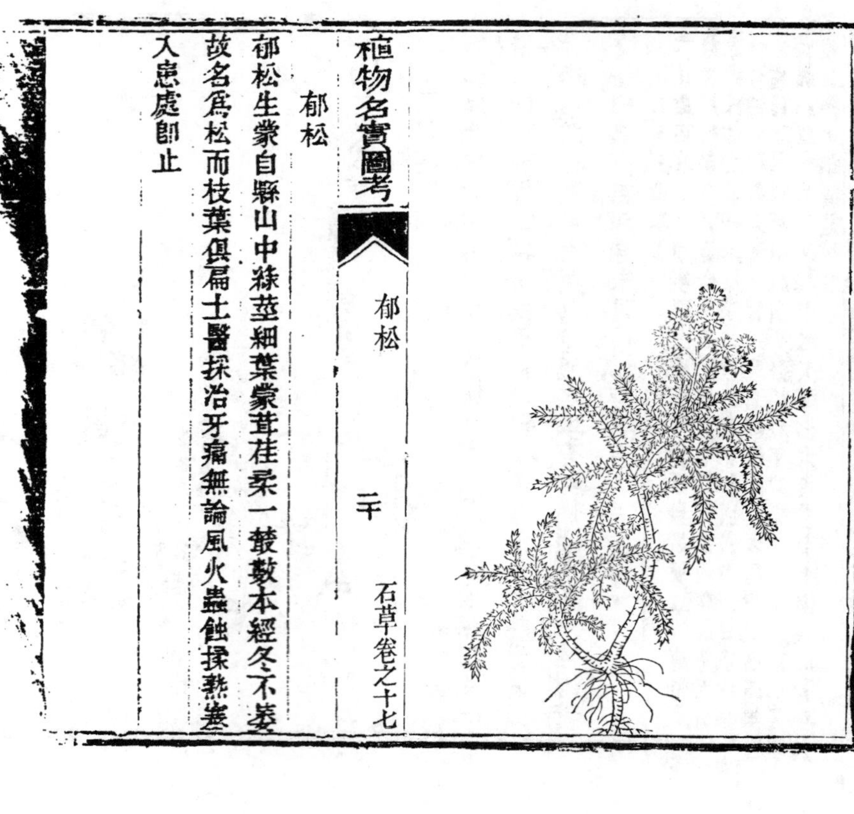

郁松

郁松生蒙自縣山中綠莖細葉蒙茸茬柔一莖數本經冬不萎故名爲松而枝葉俱扁土醫採治牙痛無論風火蟲蝕採熬塗入患處即止

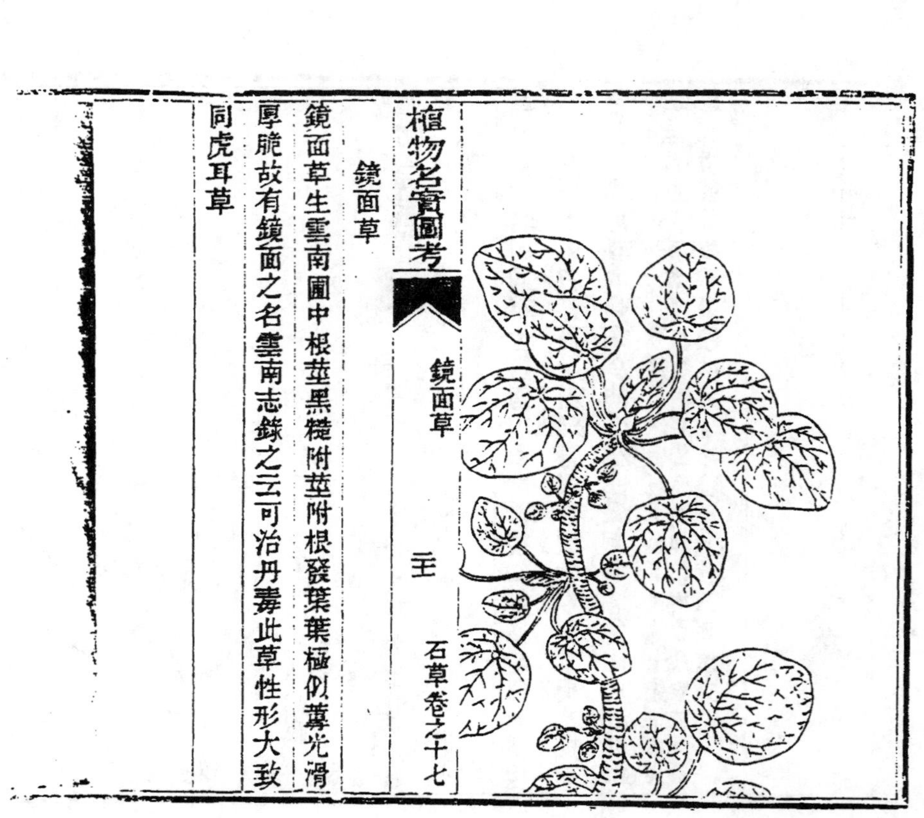

鏡面草

鏡面草生雲南圃中根莖黑糙附莖附根發葉葉極似蓴光滑厚脆故有鏡面之名雲南志錄之云可治丹毒此草性形大致同虎耳草

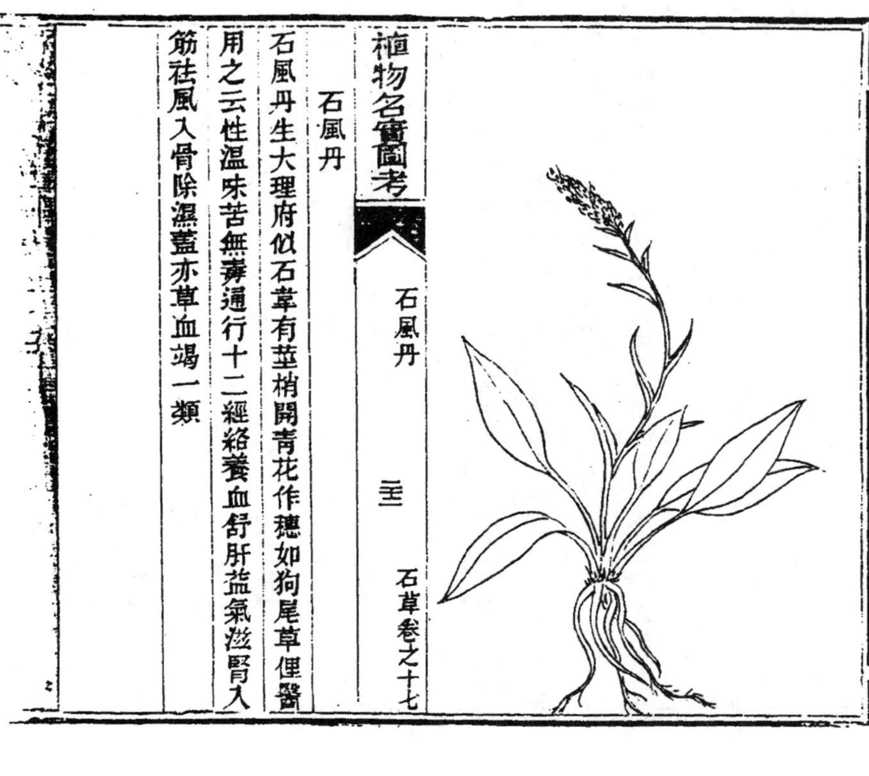

石風丹

石風丹生大理府似石韋有莖梢開青花作穗如狗尾草俚醫用之云性溫味苦無毒通行十二經絡養血舒肝益氣滋腎入筋祛風入骨除濕蓋亦草血竭一類

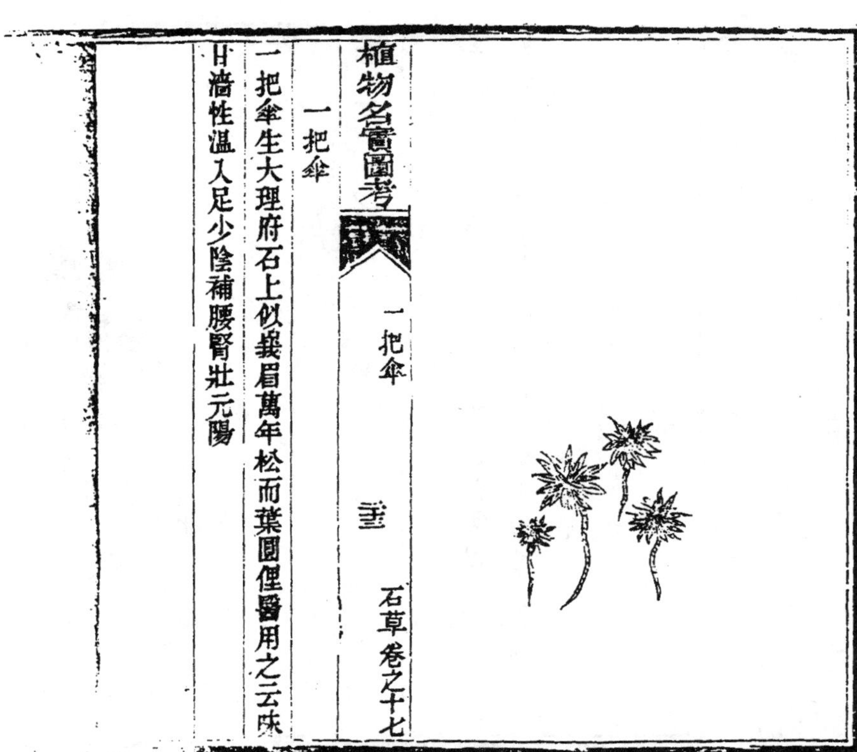

一把傘

一把傘生大理府石上似峩眉萬年松而葉圓俚醫用之云味甘濇性溫入足少陰補腰腎壯元陽

地捲草

地捲草即石上青苔濕氣凝結成片與仰天皮相似面青黑背白蓋即石耳之類滇本草味甘性溫無毒生石上或貼地上綠色細葉自捲成蟲形一名蟲草一名抓地松採取治一切跌打損傷筋骨如神不可生用生則破血夷人呼爲石青苔治鼻血效

石龍尾

石龍尾生雲南山石上獨莖細葉四面攢生高四五寸頗似初生青蒿而無枝叉大致如石松等而莖肥葉濃性應相類

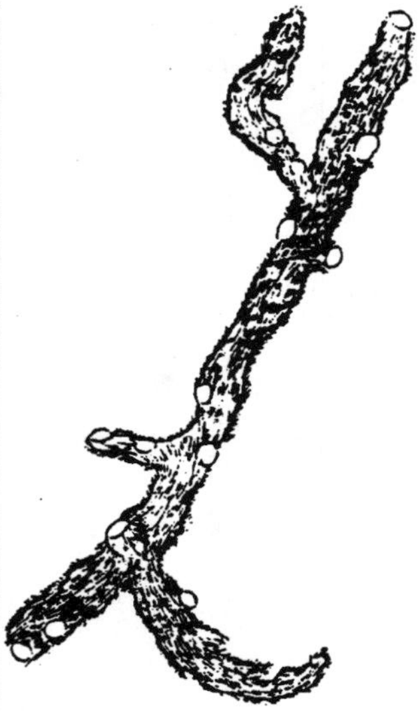

過山龍

過山龍一名骨碎補似猴薑而色紫有毛雲南極多味苦性溫補腎治耳鳴及腎虛久瀉

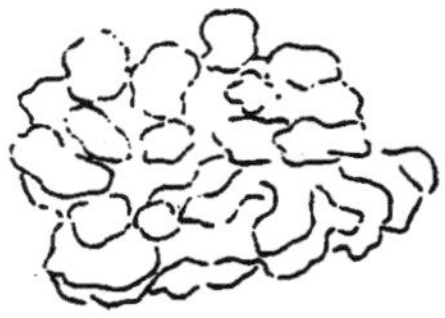

玉芙蓉

玉芙蓉生大理府形似楓松樹脂黃白色如牙相粘得火可然俚醫云味微甘無毒治腸痔瀉血

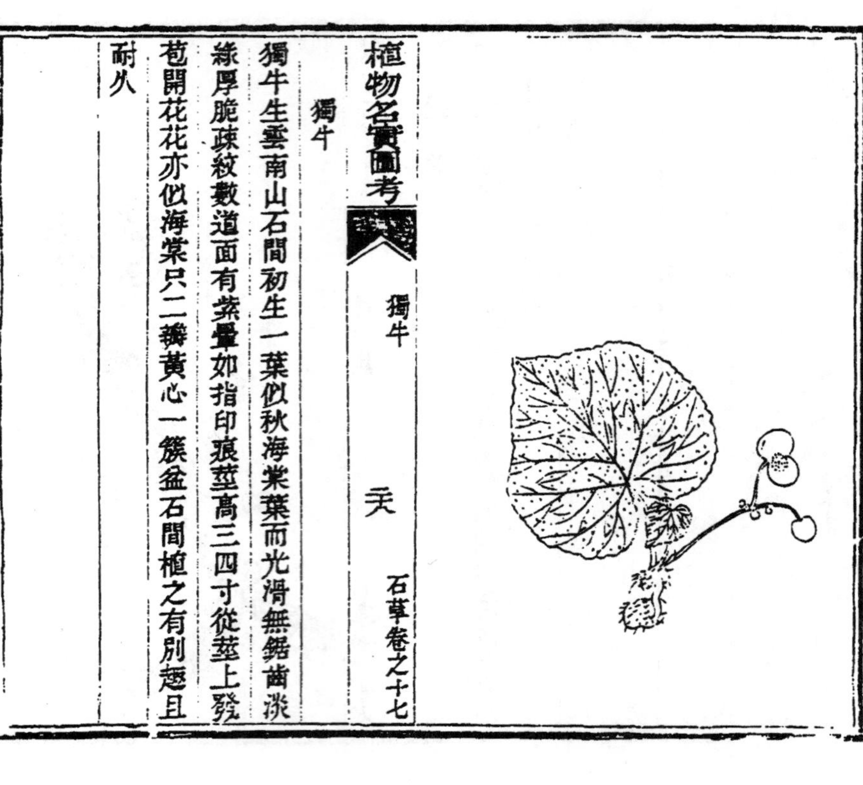

獨牛

獨牛生雲南山石間初生一葉似秋海棠葉而光滑無鋸齒淡綠厚脆疎紋數道面有紫暈如指印痕莖高三四寸從莖上發苞開花花亦似海棠只二瓣黄心一簇盆石間植之有別趣且耐久

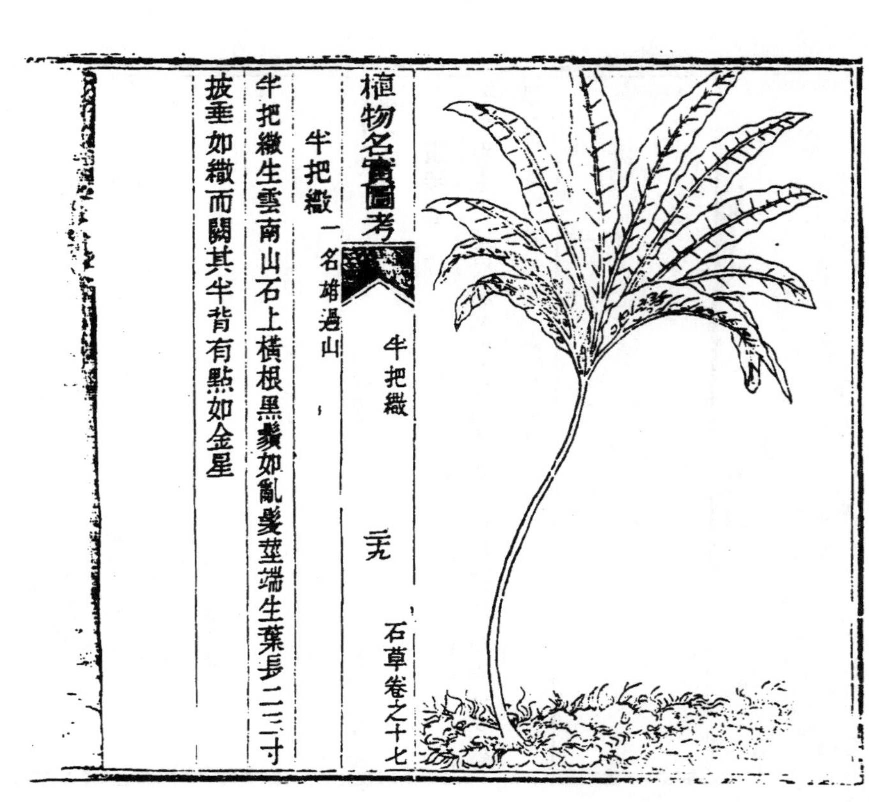

牛把織一名雄過山

牛把織生雲南山石上横根黑鬚如亂髮莖端生葉長二三寸披垂如織而闊其牛背有點如金星

大風草

大風草石韋之類而葉長尺許薄脆橫直紋皆類蕉葉背有白綠點蓋無風自搖者

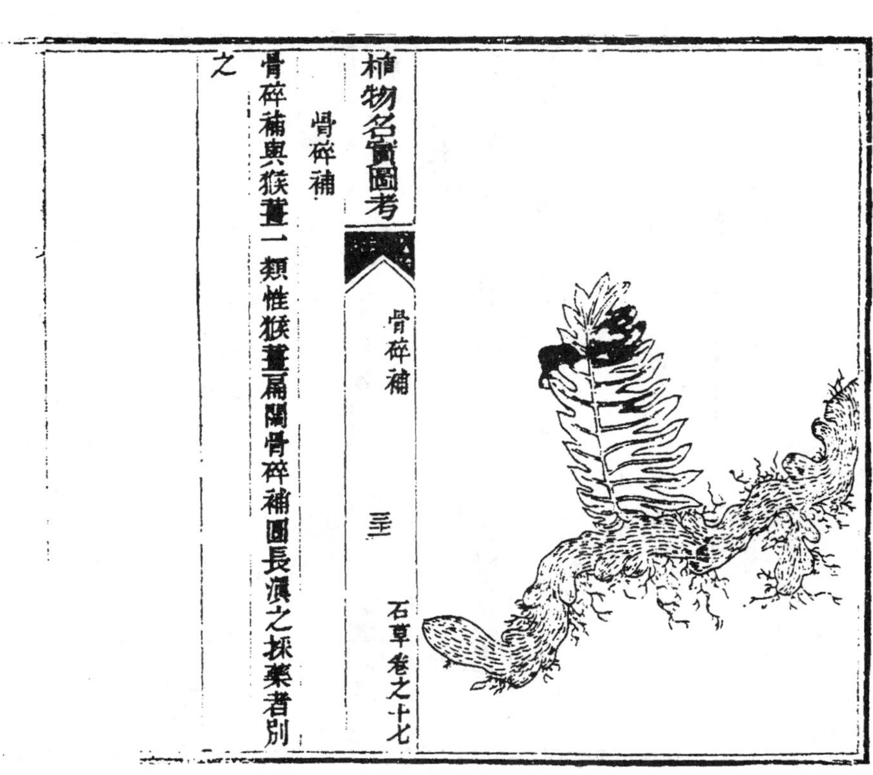

骨碎補

骨碎補與猴薑一類惟猴薑扁闊骨碎補圓長滇之採藥者別之

還陽草

還陽草大體類鳳尾草細莖如漆橫根多毛殆石長生之類

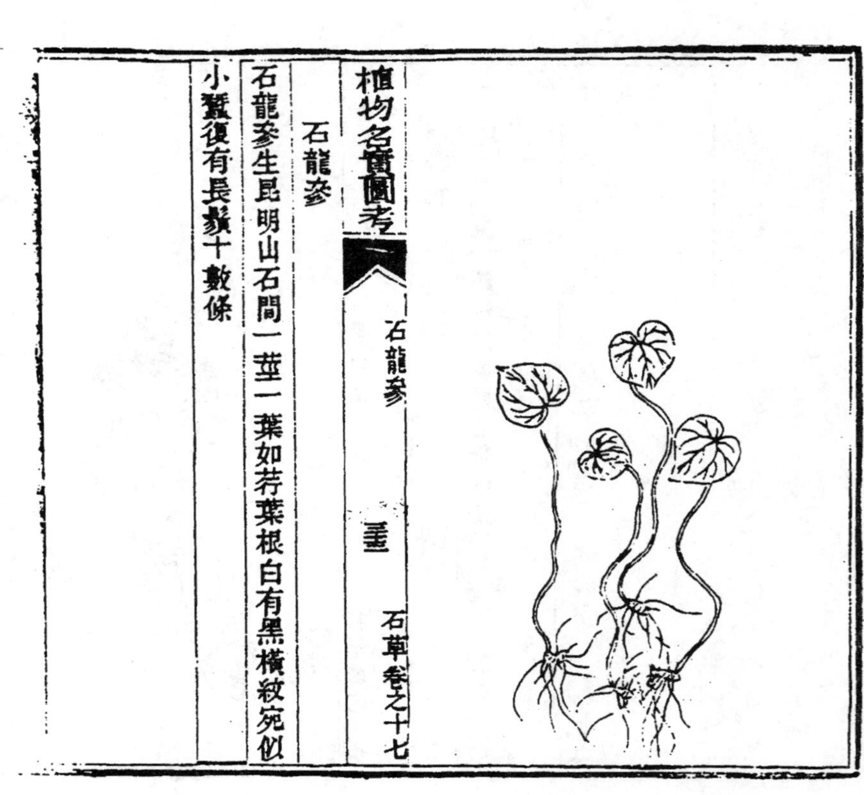

石龍參

石龍參生昆明山石間一莖一葉如荇葉根白有黑橫紋宛似小蠶復有長鬚十數條

小扁豆

小扁豆生雲南山石上長三四寸紅莖對葉開小紫花作穗結實如扁豆極小

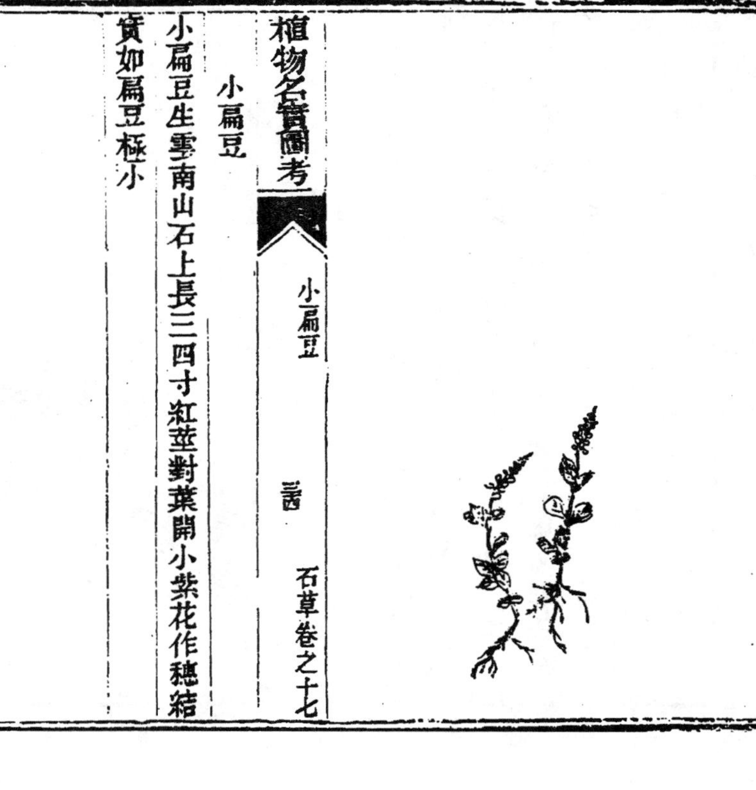

子午蓮

子午蓮滇曰茈碧花生澤陂中葉似蓴有歧背殷紅秋開花作綠苞四坼爲跗如大綠瓣內舒千層白花如西番菊黃心亦作千瓣大似寒菊浪穹縣志莖長六七丈氣清芬采而烹之味美於蓴八月花開滿湖湖名茈碧以此按本草拾遺萍蓬草葉大如荇花亦黃李時珍謂葉似荇而大其花布葉數重當夏晝開花夜縮入水晝復出則此草其即萍蓬耶

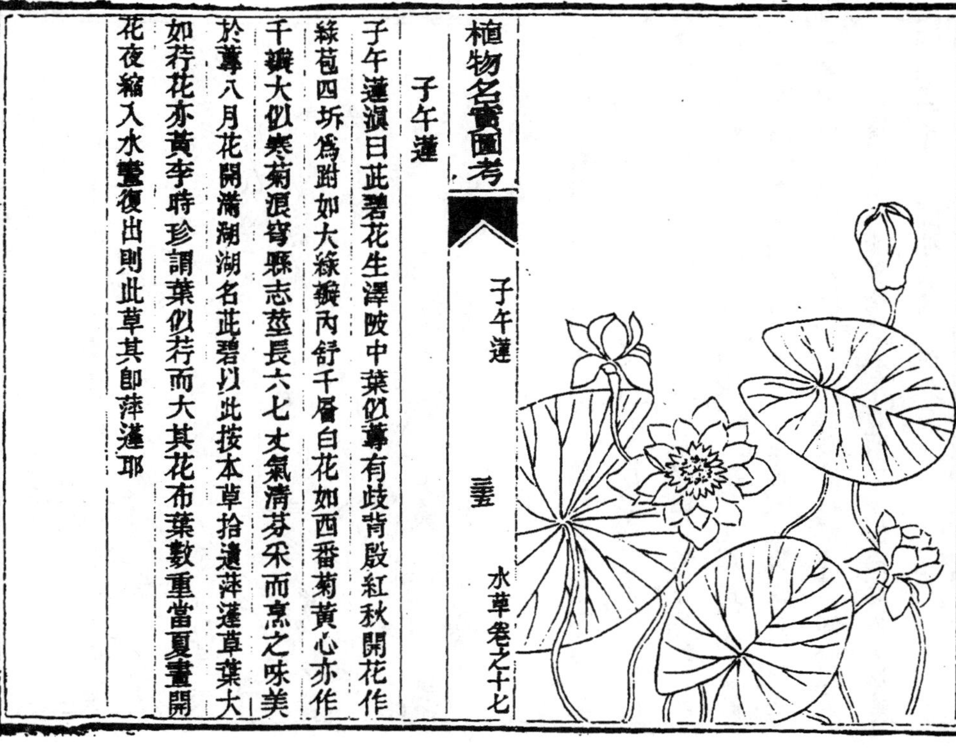

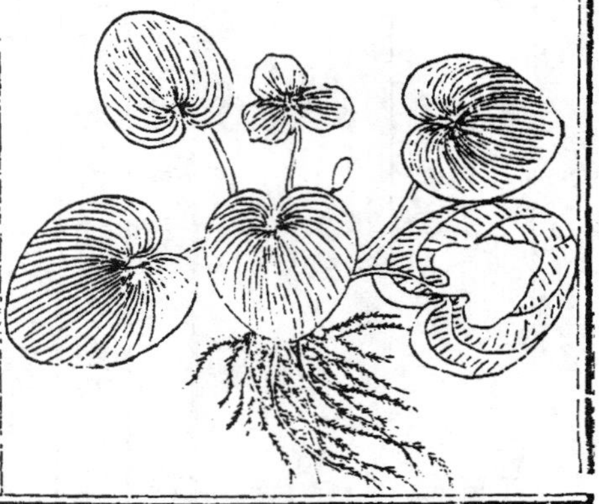

馬尿花

馬尿花生昆明海中近華浦尤多葉如荇而背凸起厚脆無骨數莖爲族或挺出水面抽短葶開三瓣白花相疊微皺一名水旋覆滇本草味苦微鹹性微寒治婦人赤白帶下按野菜贊云油灼灼蘋類圓大一缺背點如水泡一名芣菜沸湯過去苦澀須鹽醋宜作乾菜根甚肥美卽此草也

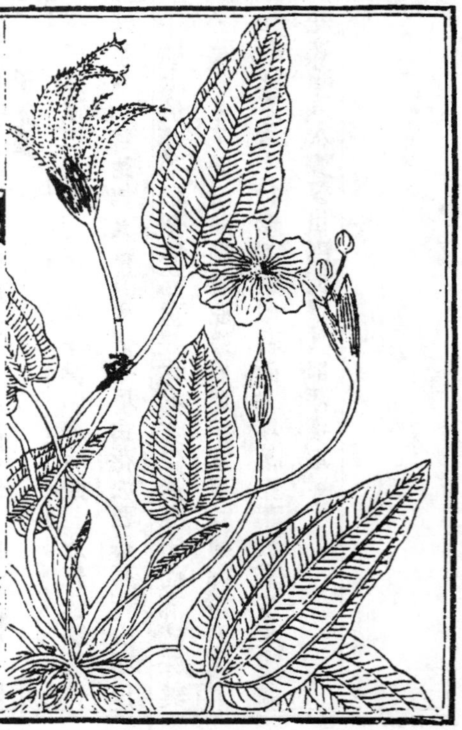

海菜

海菜生雲南水中長莖長葉葉似車前葉而大皆藏水內抽葶作長苞十數花同一苞花開則出於水面三瓣色白瓣中凹視之如六大如杯多皺而薄黃蕊素萼照耀漣漪花罷結尖角數角彎翹如龍爪故又名龍爪菜水濵人摘其莖煠食之崇自縣志莖頭開花無葉長丈餘細如釵股卷而束之以鬻於市曰海菜可瀹而食蓋未見植根水底漾葉波際也滇海虞衡志以爲其根卽蓴則並不識蓴考唐本草有蘋菜葉似澤瀉而小形差相類語卽未詳圖亦失眞不併入

植物名實圖考　滇海水仙花　三十八　水草卷之十七

滇海水仙花

滇海水仙花生海濱鋪生長葉如車前草而瘦粗厚澀紋層層攢密夏抽葶開粉紅花微似報春花團簇作毬映水可愛疑卽龍舌草之類根甚茸細

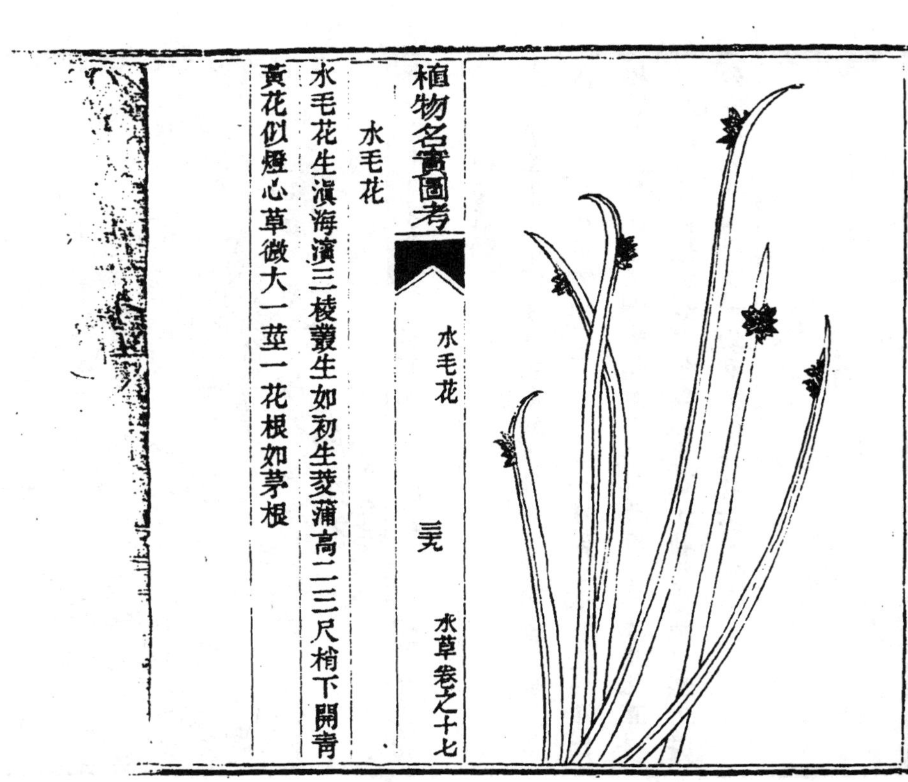

植物名實圖考　水毛花　三十九　水草卷之十七

水毛花

水毛花生滇海濱三棱叢生如初生茭蒲高一二三尺梢下開青黃花似燈心草微大一莖一花根如茅根

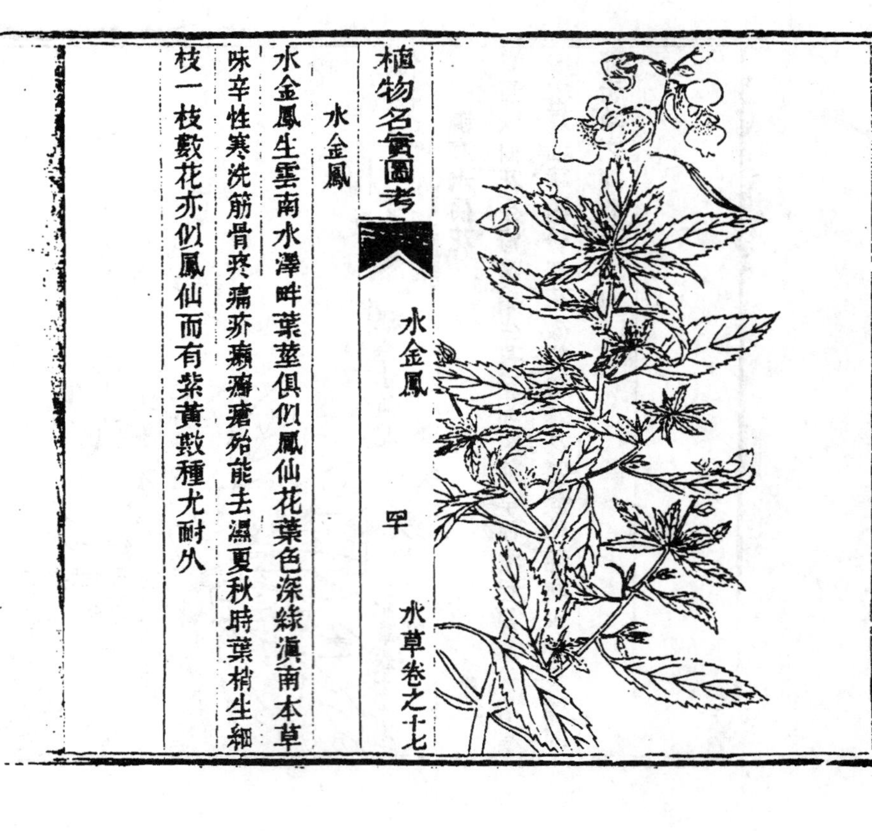

水金鳳

水金鳳生雲南水澤畔葉莖俱似鳳仙花葉色深綠滇南本草味辛性寒洗筋骨疼痛疥癩癬瘡殆能去濕夏秋時葉梢生細枝一枝數花亦似鳳仙而有紫黃數種尤耐久

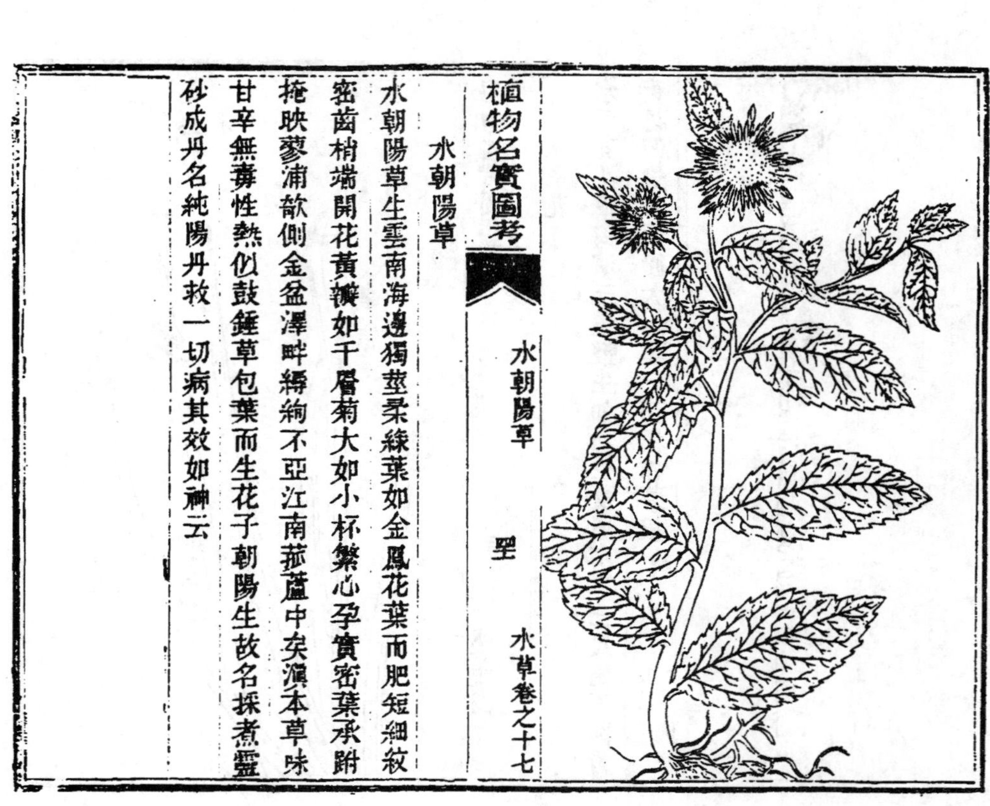

水朝陽草

水朝陽草生雲南海邊獨莖柔綠葉如金鳳花葉而肥短細紋密齒梢端開花黃瓣如千層菊大如小杯繁心孕實密葉承跗掩映蓼浦欹側金盆澤畔縟絢不亞江南菰蘆中矣滇本草味甘辛無毒性熱似鼓錘草包葉而生花子朝陽生故名採煮靈砂成丹名純陽丹救一切病其效如神云

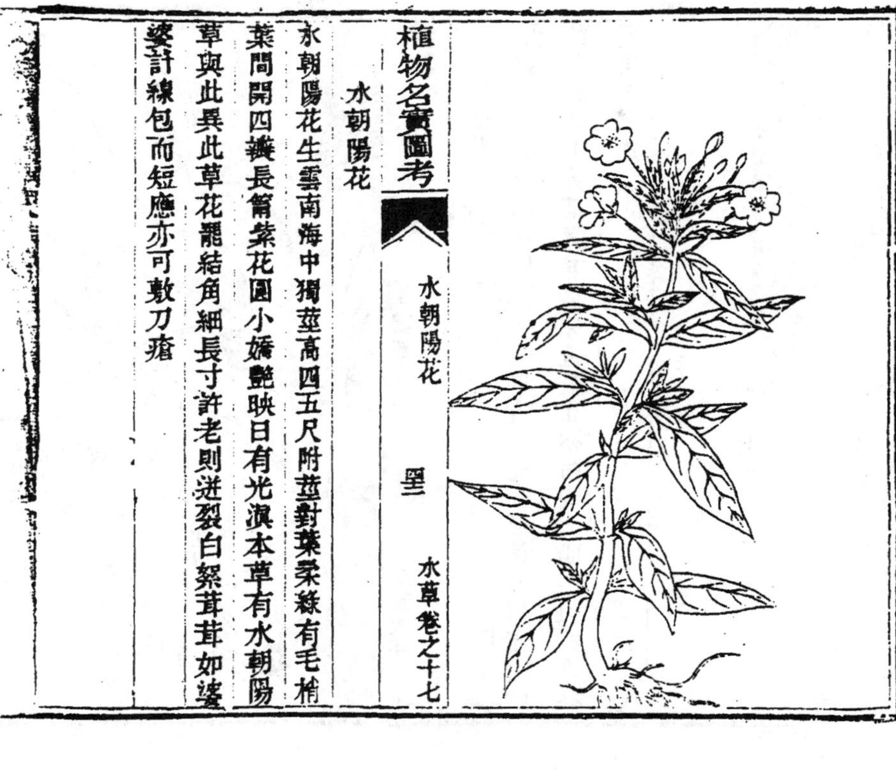

水朝陽花

水朝陽花生雲南海中獨莖高四五尺附莖對葉叢絲有毛梢葉間開四瓣長筩紫花圓小嬌艷映日有光滇本草有水朝陽草與此異此草花罷結角細長寸許老則迸裂白絮茸茸如婆婆針線包而短應亦可敷刀瘡

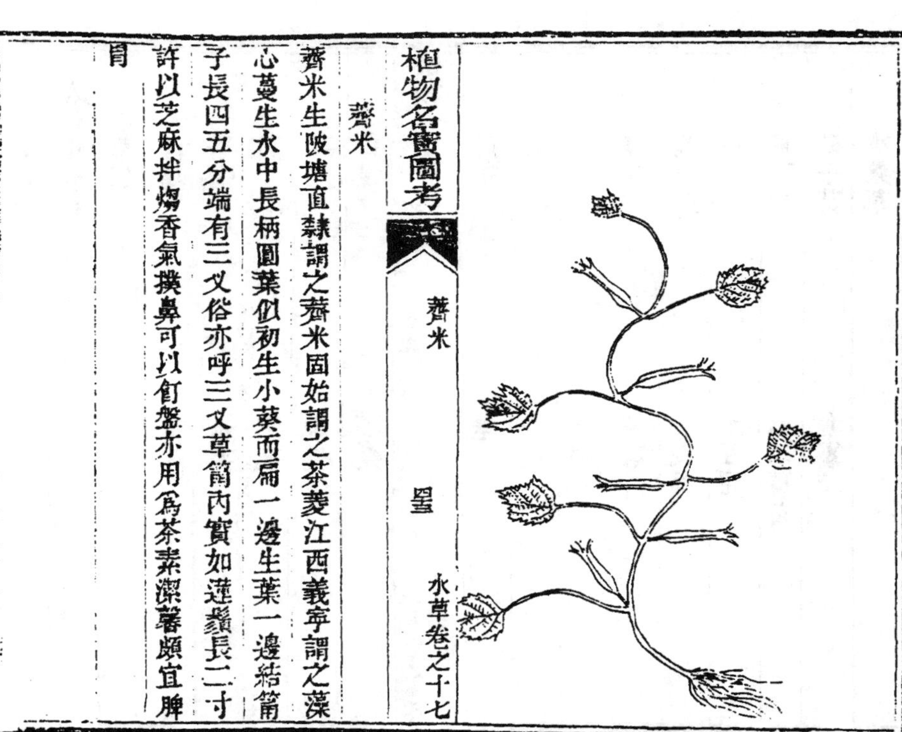

薺米

薺米生陂塘直隸謂之薺米固始謂之茶菱江西義寧謂之藻心蔓生水中長柄圓葉似初生小葵而扁一邊生葉一邊結筩子長四五分端有三叉俗亦呼三叉草筩內實如蓮鬚長二寸許以芝麻拌熓香氣撲鼻可以飣盤亦用爲茶素潔馨頗宜脾胃

牙齒草

牙齒草生雲南水中長根橫生紫莖一枝一葉葉如竹光滑如荇開花作小黃穗滇本草味苦澀止赤白痢大腸下血婦人赤崩帶下惡血

植物名實圖考卷之十八

固始吳其濬著

蒙自陸應穀校刊

水草類

澤瀉

澤瀉本經上品救荒本草謂之水萻菜葉可煠食撫州志臨川產澤瀉其根圓白如小蒜

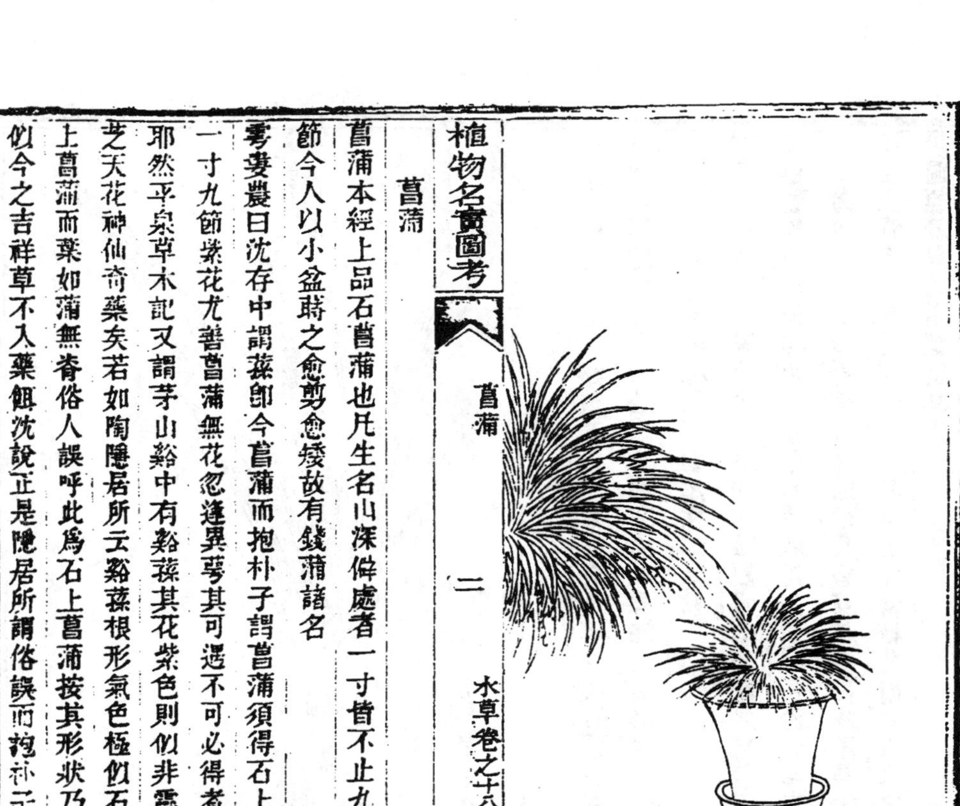

菖蒲

菖蒲本經上品石菖蒲也凡生名山深僻處者一寸皆不止九節今人以小盆蒔之愈剪愈矮故有錢蒲諸名

雩婁農曰沈存中謂蓀即今菖蒲而抱朴子謂菖蒲須得石上一寸九節紫花尤善菖蒲無花忽逢異萼其可遇不可必得者耶然平泉草木記又謂茅山谿中有谿蓀其花紫色則似非靈芝之天花神仙奇藥矣若如陶隱居所云谿蓀根形氣色極似石上菖蒲而葉如蒲無脊俗人誤呼此爲石上菖蒲按其形狀乃似今之吉祥草不入藥餌沈說正是隱居所謂俗誤而抱朴子

乃併二物爲一彙耶離騷草木疏引証極博不無調停詩人行吟徒揣色相仙人服餌尤務詭奇隱君此注似爲的矣

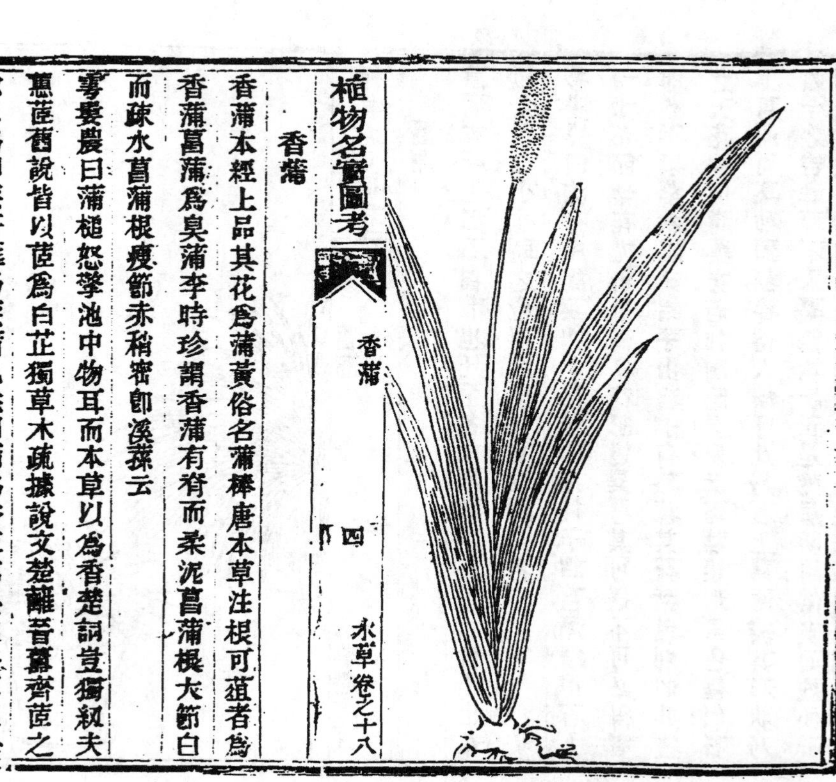

香蒲

香蒲本經上品其花爲蒲黃俗名蒲棒唐本草注根可菹者爲香蒲菖蒲爲臭蒲李時珍謂香蒲有脊而柔泥菖蒲根大節白而疎水菖蒲根瘦節赤稍密卽溪蓀云

雩婁農曰蒲槌怒挲池中物耳而本草以爲香楚詞豈獨叔夫蕙茝舊說皆以茝爲白芷獨草木疏據說文楚蘺晉虈齊茝之說以爲卽莞苻蘺乃莞蒲也然則蒲爲香草信矣出汙不染沁粉屑金鐃之蓮芝之蘭縱不降其發越亦當結此幽貞矣吳氏之說獨標穎異故不嫌粃其言

水萍

水萍本經中品爾雅萍蓱其大者蘋吳普本草始別出蘋即俗呼田字草

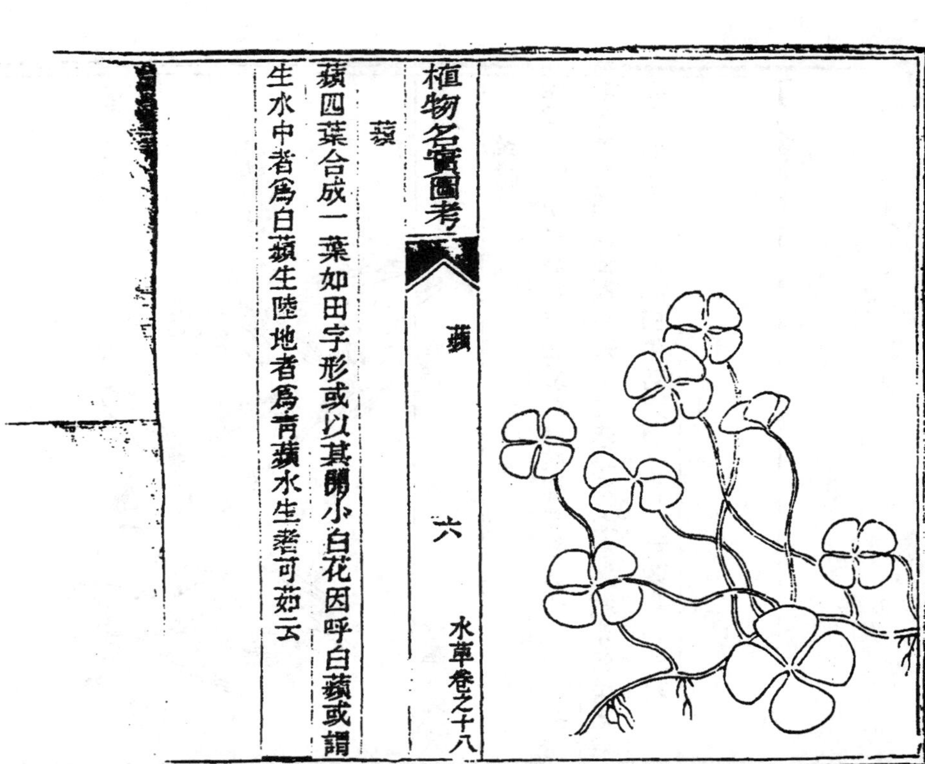

蘋

蘋四葉合成一葉如田字形或以其開小白花因呼白蘋或謂生水中者爲白蘋生陸地者爲青蘋水生者可茹云

海藻

海藻本經中品爾雅薚海藻注如亂髮生海中蓋卽俗呼頭髮菜之類又拾遺有海蕴蕴訓亂絲亦其類也

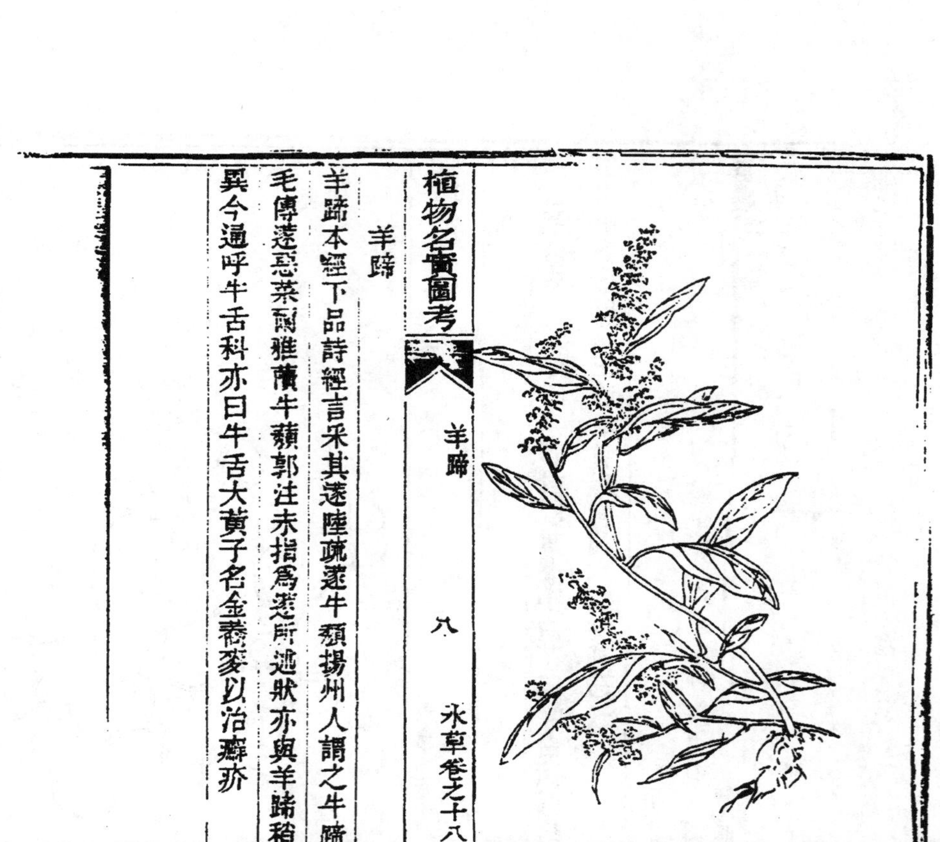

羊蹄

羊蹄本經下品詩經言采其蓫陸疏蓫牛蘈揚州人謂之牛蹄毛傳蓫惡菜爾雅蕢牛蘈郭注未指爲蓫所述狀亦與羊蹄稍異今通呼牛舌科亦曰牛舌大黄子名金蕎麥以治癬疥

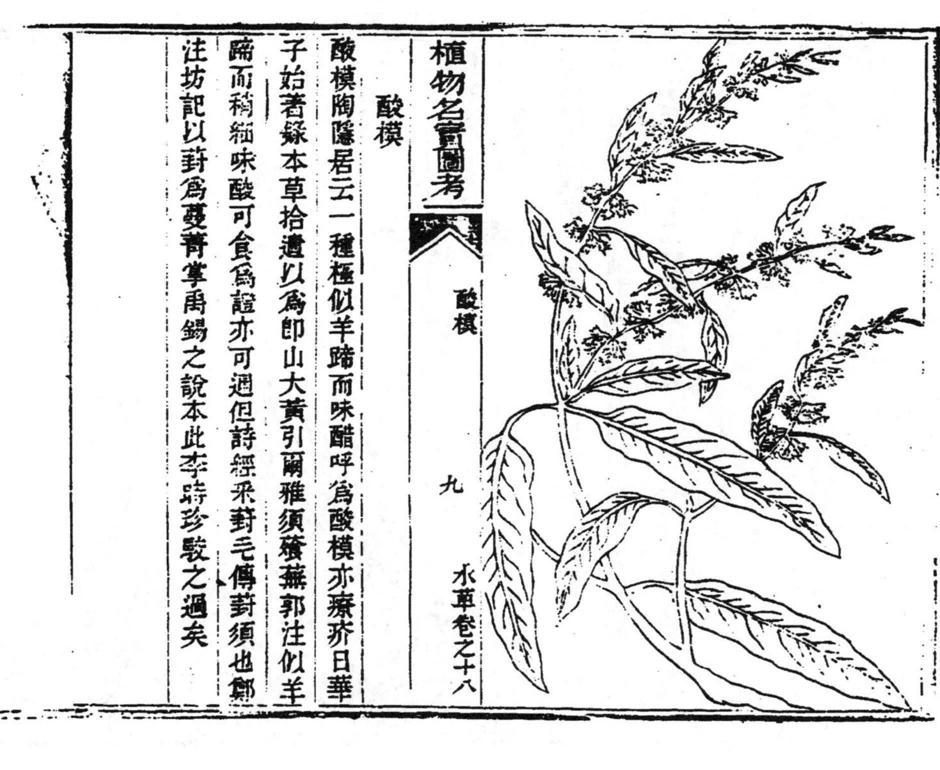

酸模

酸模陶隱居云一種極似羊蹄而味醋呼爲酸模亦瘮疥日華子始著録本草拾遺以爲即山大黃引爾雅須蕵蕪郭注似羊蹄而稍細味酸可食爲證亦可通但詩經采葑毛傳葑須也鄭注坊記以葑爲蔓菁掌禹錫之說本此李時珍駮之過矣

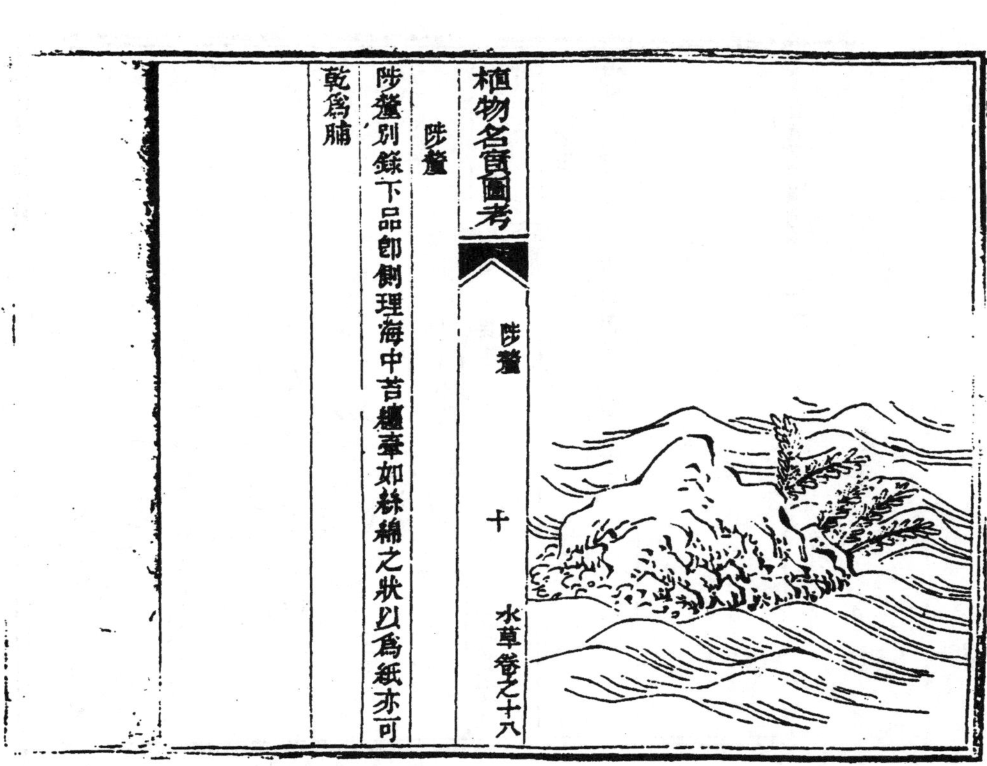

陟釐

陟釐別録下品即側理海中苔纏牽如絲緜之狀以爲紙亦可乾爲脯

石髮

石髮原附海藻下本草綱目始分條生海中曰龍鬚菜與石衣同名司馬温公詩萬古風濤浸石巖老苔垂足細鬖鬖傳聞海底珠無數何事從來散不畱盡生海涯石上今通呼頭髮菜

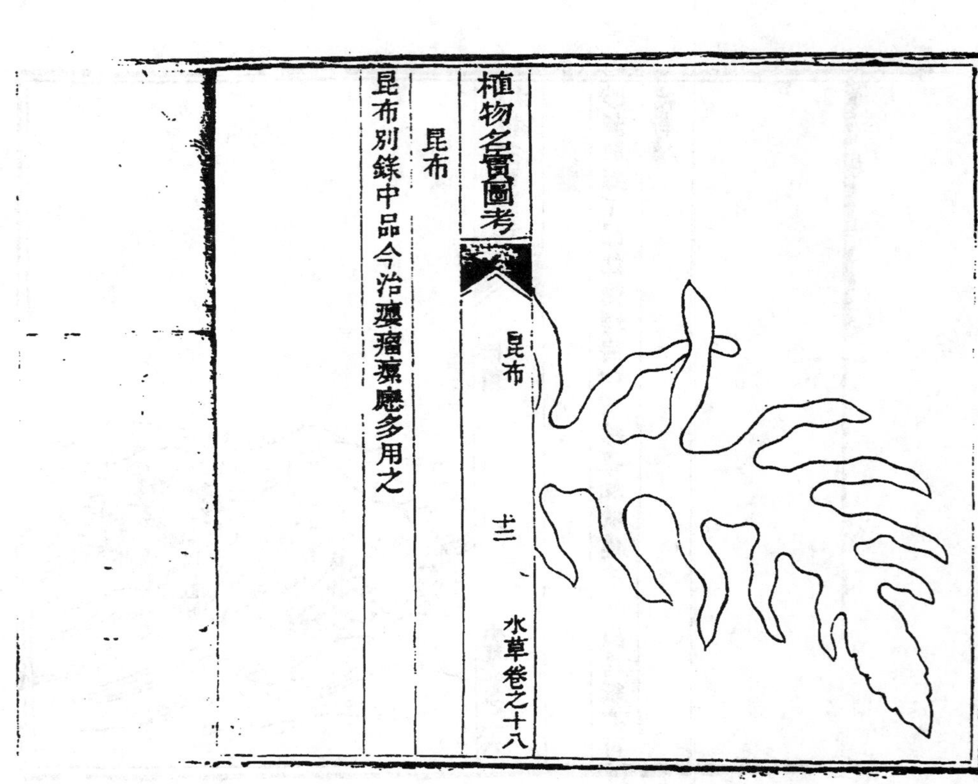

昆布

昆布別錄中品今治癭瘤瘰癧多用之

菰

菰別錄下品或謂之茭亦謂之蔣中心薹謂之菰首俗呼茭白亦曰茭瓜宋圖經謂爾雅出隧蘧蔬卽此秋時結實謂之彫胡米救荒本草菰根謂之茭筍今京師所謂茭耳菜也湘陰志茭草吐穗開小黄花實結莖端細子相膠大如指色黑小兒剝出煨熟食之味亦香美謂之茭粑卽菰米也

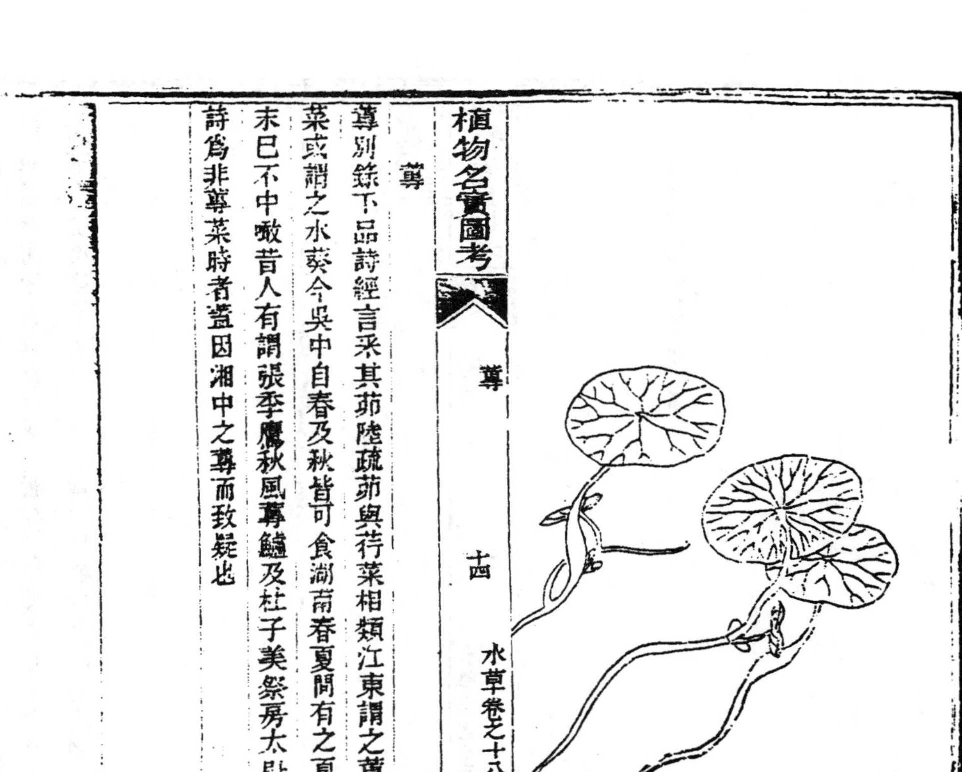

蓴

蓴別錄下品詩經言采其茆陸疏茆與荇菜相類江東謂之蓴菜或謂之水葵今吳中自春及秋皆可食湖南春夏間有之夏末已不中噉昔人有謂張季鷹秋風蓴鱸及杜子美祭房太尉詩爲非蓴菜時者蓋因湘中之蓴而致疑也

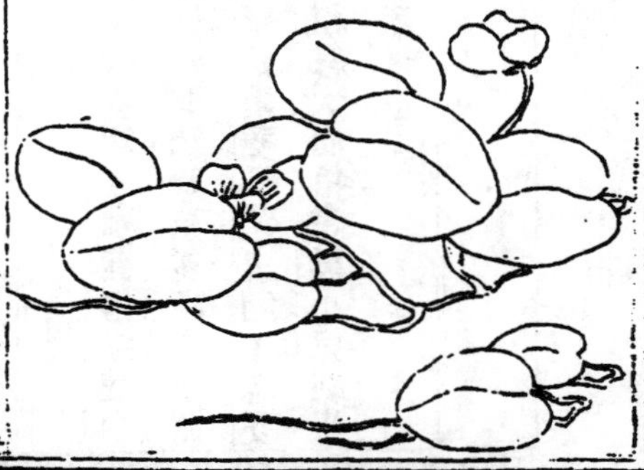

莕菜

莕菜爾雅莕接余陸璣詩疏謂可以按酒唐本草云鳧葵卽此救荒本草謂之荇絲菜一名金蓮兒湘陰志水荷莖葉柔滑莖如釵股根如藕人多以爲糝食亦卽此類

雩婁農曰詩傳亦鳧葵荇接余二名瞭然唐本草注以猪蓴爲荇遂並鳧葵屬之蓋誤以蓴爲荇也埤雅從之而鳧葵爲荇甚通稱矣物之在水者多名鳧篆鳧之出沒波際耳芍曰鳧茈人之泅水者亦曰鳧其義同也古人於菜之滑者多曰葵終葵菲不似葵其滑同也二物處水而滑故名易淆陸元恪云可案酒後世食者絶鮮南史沈覬採蓴荇根供食救荒本草嫩苗煠熟皆爲荒計巖棲幽事云爛煮味如蜜曰荇酥然亦得於所聞

蘄草

蘄草唐本草始著錄葉似澤蘭堪蒸啖江南人用以蒸魚云

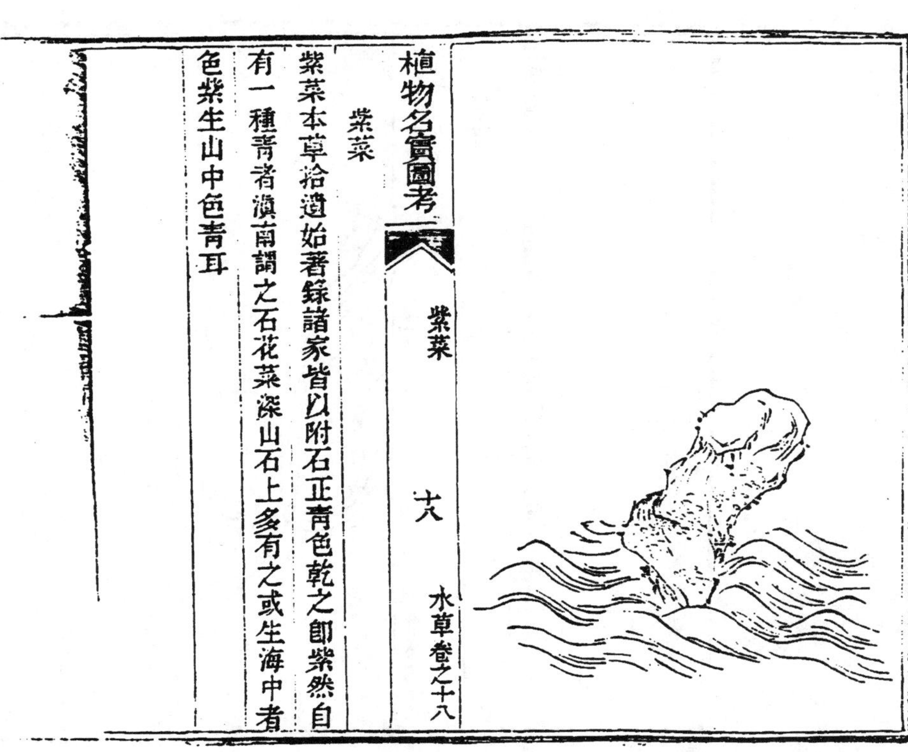

紫菜

紫菜本草拾遺始著錄諸家皆以附石正青色乾之卽紫然自有一種青者滇南謂之石花菜深山石上多有之或生海中者色紫生山中色青耳

海蘊

海蘊本草拾遺始著錄主治癭瘤結氣在喉間下水蓋海藻之細如亂絲者

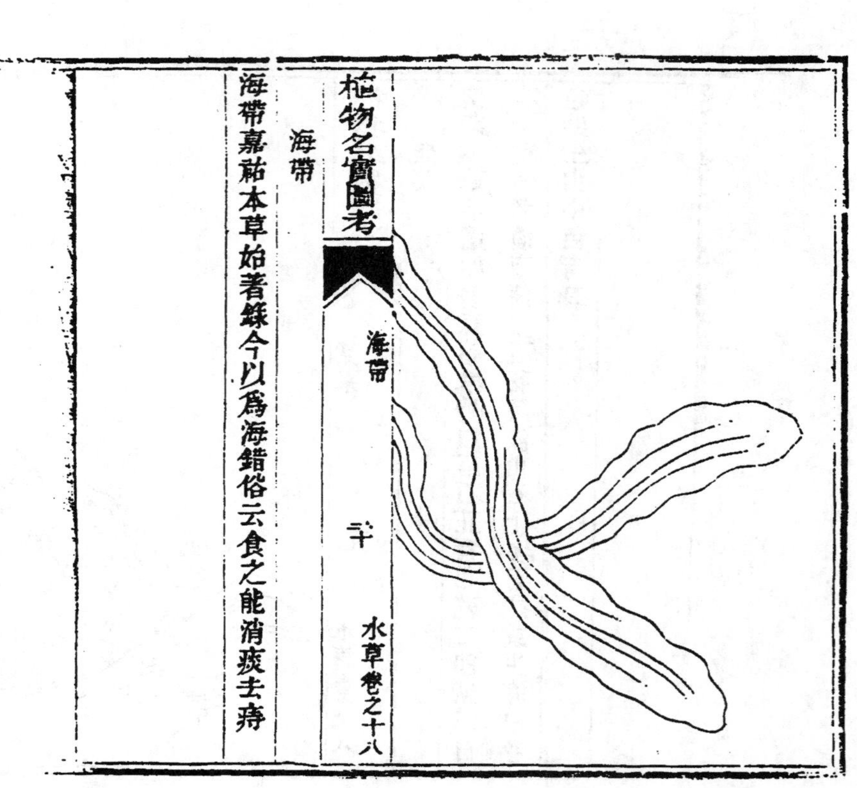

海帶

海帶嘉祐本草始著錄今以爲海錯俗云食之能消痰去痔

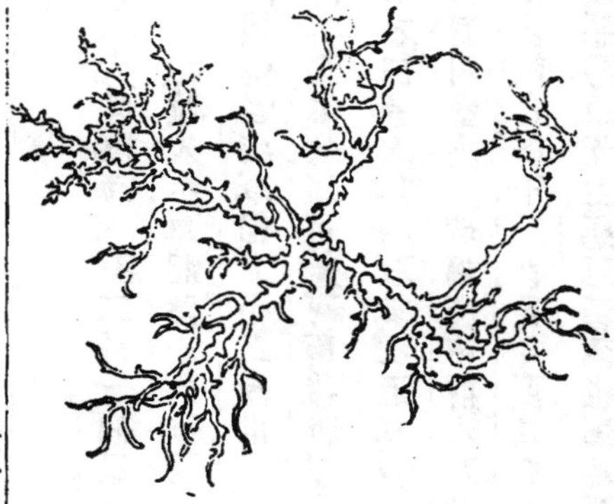

鹿角菜

鹿角菜食性本草始著錄通志以爲即綸李時珍所述即今鹿角菜與原圖不甚符存以俟考

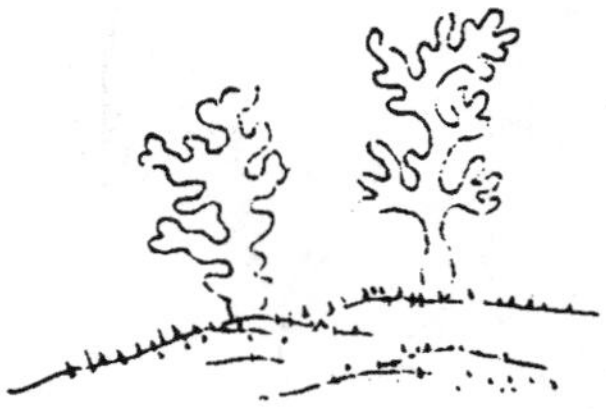

石花菜

石花菜本草綱目始著錄生海礁上有紅白二花形如珊瑚狃者爲雞脚菜今海菜中有鳳尾菜如珊瑚而扁亦其類也

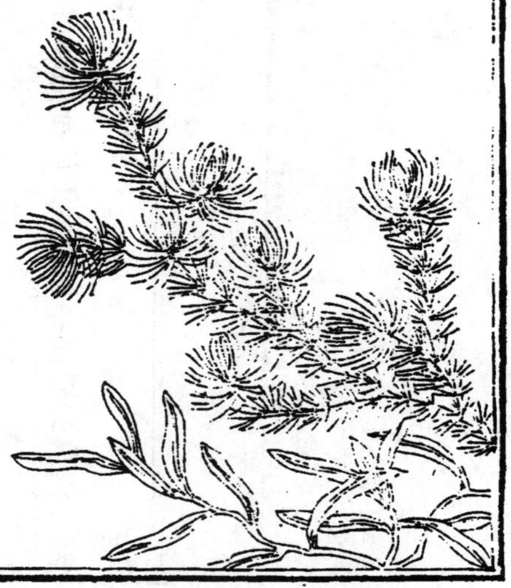

藻

藻爾雅莙牛藻注似藻而大陸璣詩疏有二種一似蓬蒿一如雞蘇皆可爲茹本草綱目始收入水草湘陰志馬藻兩兩葉對生如馬齒牛尾蘊亦藻類俗名絲草卽大小二種也

雩婁農曰藻火絺繡尚矣澗溪瀘藻可羞可薦後世屋上覆橑謂之藻井以蠆以織名之曰罽取其潔取其文取其禳火不以賤而遺之也魚朝恩有洞四壁夾安琉璃板中貯水及魚藻號魚藻洞侈極矣富者亦復效之楊子云吾見斧藻其楶未見斧藻其德惟師曠云歲欲惡惡草先生惡草者藻也藻爲惡草豈以水潦將至之徵耶凡浮生不根茇者生於萍藻君子觀於藻得澡身之義而戒其無根則免於惡矣

水豆兒

救荒本草水豆兒一名蕨菜生陂塘水澤中其莖葉比蒩草又細狀類細線連綿不絕根如釵股而色白根下有豆如退皮菉豆瓣味甘採秧及根豆擇洗潔淨煮食生醃食亦可

黑三棱

救荒本草黑三棱舊云河陝江淮荆襄間皆有之今鄭州賈峪山澗水邊亦有苗高三四尺葉似菖蒲葉而厚大背皆三稜劍脊葉中攛葶葶上結實攢爲刺毬狀如楮桃樣而尖顆瓣甚多其顆瓣形似草決明子而大生則青熟則紅黃色根狀如烏梅而頗大有鬚蔓延相連比京三棱體微輕治療並同其葶味甜根味苦性平無毒採嫩葶剝去麄皮煠熟油鹽調食

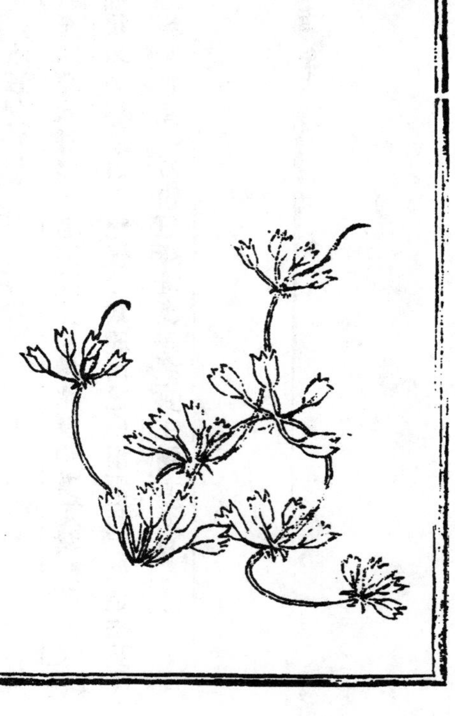

水胡蘆苗

救荒本草水胡蘆苗生水邊就地拖蔓而生每節間開四葉而葉如指頂大其葉尖上皆作三叉味甜採嫩秧連葉煠熟水浸淘淨油鹽調食

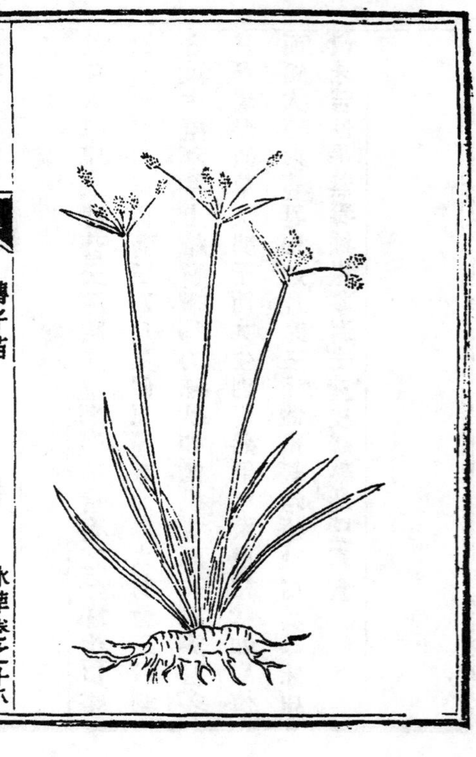

磚子苗

救荒本草磚子苗一名關子苗生水邊苗似水葱而麤大兩實叉似蒲葶梢開碎白花結穗似水莎草穗紫赤色其子如黍粒大根似蒲根而堅實味甜子味亦甜採子磨麪食及採根揀洗淨換水煮食或晒乾磨爲麪食亦可

魚蘘草

魚蘘草生湖北陂澤獨莖淡紫色長葉如柳葉圓齒黃筋

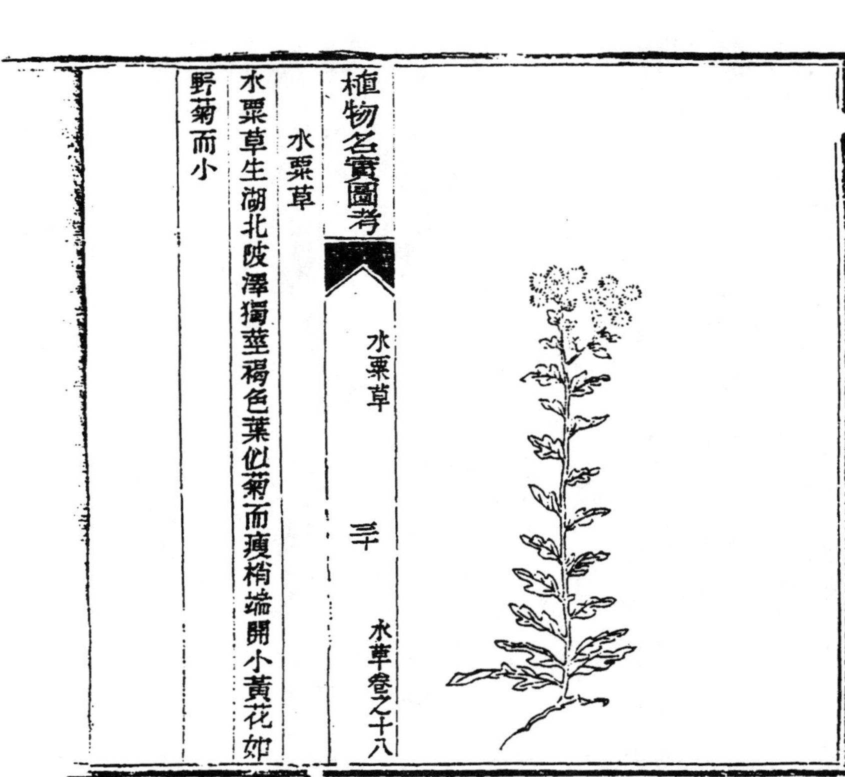

水粟草

水粟草生湖北陂澤獨莖褐色葉似菊而瘦梢端開小黃花如野菊而小